Kents Arzneimittelbilder

Kents Arzneimittelbilder

Vorlesungen zur homöopathischen Materia medica

Von Prof. Dr. James Tyler Kent †

Neu übersetzt und herausgegeben von
Med.-Rat Dr. Edward Heits

9. Auflage

HAUG

Karl F. Haug Verlag · Heidelberg

Die Deutsche Bibliothek – CIP-Einheitsaufnahme

Kent, James T.:
[Arzneimittelbilder]
Kents Arzneimittelbilder : Vorlesungen zur homöopathischen Materia medica / von James Tyler Kent. Neu übers. und hrsg. von Edward Heits. – 9. Aufl., 1. Nachdr. – Heidelberg : Haug, 1995
Einheitssacht.: Lectures on homoeopathic materia medica <dt.>
ISBN 3-7760-1383-4
NE: Heits, Edward [Hrsg.]

2. Auflage 1977 6. Auflage 1986
3. Auflage 1980 7. Auflage 1988
4. Auflage 1983 8. Auflage 1990
5. Auflage 1985 9. Auflage 1993
1. Nachdruck · 19.3.–21.3. Tausend · 1995

Titel-Nr. 2383 · ISBN 3-7760-1383-4

Gesamtherstellung: Progressdruck GmbH, 67346 Speyer/Rhein

Vorwort

Es ist nicht einfach, den Weg zu KENT zu finden, man muß sich schon in mancher Hinsicht wahrhaft geistig umstellen, um seinen Betrachtungspunkt einnehmen zu können. Bei ihm zeigt sich der fundamentale Unterschied homöopathischer und anderer Betrachtungsweise. Mit der Auffassung allein, daß KENT ein Vertreter der phänomenologischen Richtung gewesen sei, ist es nicht getan. Seine Gedankengänge gehen weit darüber hinaus. In seiner „Philosophie der Homöopathie" sowie in manchen Stellen seiner „Materia medica" offenbart sich sein Gedankengut erst im tieferen Sinne. Wenn er schreibt, eine Heilung sei keine Heilung, wenn sie nicht auf die Dynamik der Krankheit einwirke, so liegt hier der eigentliche Schlüssel zu seinem Verständnis verborgen. Über allem waltet das Gesamtbild des Kranken, das sich vor allem in den psychischen Symptomen, die für KENT die höchste Anzeige darstellten, äußere. Glaubte er doch, daß, wenn unter homöopathischer Behandlung die körperlichen Symptome sich zwar besserten, die psychischen aber schlechter wurden, der Kranke niemals geheilt werden könne. Auch glaubte er warnen zu müssen vor der Verordnung von Mitteln, die zwar oberflächlich dem Symptomenbild der Krankheit ähnelten, aber gegenüber der „inneren Natur" verschieden seien. Diese wären höchstens in der Lage, die Krankheit zu unterdrücken, niemals aber sie auszuheilen. Die wahre Natur der Krankheiten offenbarte sich für KENT nicht in ihrer pathologischen Anatomie. Diese stellt nur einen Endzustand, der durch mancherlei verschiedene Ursachen hervorgerufen sein konnte, dar, nicht aber das dynamische Geschehen. Wir könnten niemals gute Homöopathen sein, wenn wir Gewebsveränderungen als Krankheit betrachteten. Sie sind nichts als das Resultat der Krankheit. Einen pathologisch-anatomischen Endzustand könnten wir nicht heilen. Wir können nur heilen, was am Menschen krank ist und was zu diesem Zustand geführt hat. Es ist notwendig, zu versuchen, KENT in diesen Gedankengängen zu folgen. Nur so wird man seine „Materia medica" verstehen und Nutzen aus ihr ziehen. Wir haben KENT heute nötiger denn je!

Die vorliegende Übertragung stellt eine von vielen Wiederholungen befreite, also hier und da etwas gekürzte Ausgabe der 2. Auflage des KENTschen Werkes dar.

Nicht versäumen möchte ich, Herrn Dr. W. RINK, Steingaden, für seine Mitwirkung bei der Übersetzung des Werkes zu danken. Er hat wesentlich dazu beigetragen, die eigenwillige Ausdrucksweise KENTS gut lesbar und verständlich zu machen.

Ebenso danke ich dem Verlag, daß er es ermöglicht hat, dieses wichtige Werk der homöopathischen Ärzteschaft wieder zugänglich zu machen. Ich bin überzeugt, daß der Erfolg das Verlagsrisiko rechtfertigen wird.

Hamburg, im Oktober 1957.

EDWARD HEITS

Abrotanum

(Eberraute)

Dieses sehr wertvolle Mittel sollte häufiger benutzt werden. Es hat ähnliche Indikationen wie *Bryonia* und *Rhus tox.*, zeigt aber spezielle Symptome mit individuellen Zügen. Es betrifft rheumatische Zustände mit Herzbeteiligung, Nasenbluten, blutigem Urin, Angst und Zittern, in Verbindung mit abgelaufenem Durchfall. In einem Falle, der *Abrotanum* benötigt, handelt es sich manchmal um einen abrupt geheilten Durchfall, dem die oben geschilderte Symptomatik folgt. Auch bei gewaltsam unterdrücktem Gelenkrheuma, dem heftige Herzsymptome folgen, ist das Mittel angezeigt. Es ähnelt hier sehr *Ledum, Aurum* und *Kalmia.* Es ist sehr nützlich und häufig angezeigt bei Marasmus der Kinder. Die Abmagerung beginnt in den unteren Gliedmaßen und breitet sich allmählich nach oben aus, so daß das Gesicht zuletzt befallen wird. Wir haben also das entgegengesetzte Bild wie bei *Lycopodium, Natrium mur.* und *Psorinum.*

Das Mittel hat Pleuraerkrankungen geheilt, nachdem *Bryonia*, welche scheinbar angezeigt war, versagt hatte. Eine Frau mit Atemnot, Angst, kaltem Schweiß und Herzschmerzen lag in ihrem Bette, umgeben von ihren Angehörigen, die Abschied von ihr nehmen wollten. Sie hatte viele Monate an einem Knierheumatismus gelitten, hatte sich an Krücken im Hause herumgeschleppt und war dann wenige Tage zuvor sehr rasch durch eine scharfwirkende Einreibung angeblich „geheilt" worden. *Abrotanum* stellte ihre Gesundheit schnell wieder her.

Das Mittel hat brennende, geschwürsartige Schmerzen des Magens mit verdächtigem Erbrechen hervorgerufen und geheilt.

Sprunghaftigkeit ist ein bemerkenswerter Zug von *Abrotanum.* Wenn eine sogenannte „Krankheit" in eine andere übergeht, sollten wir immer an *Abrotanum* denken. Mumps, der sich auf Hoden oder Brustdrüsen schlägt, wird im allgemeinen durch *Carbo* oder *Pulsatilla* geheilt; aber *Abrotanum* hat Heilung in diesen Fällen auch dann bewirkt, wenn die genannten Mittel versagt hatten.

Das plötzliche Verschwinden eines Durchfalls, dem — wie oben erwähnt — Hämorrhoiden und akuter Rheumatismus in Verbindung mit Blutungen folgen, ist ebenfalls ein Ausdruck dieser Sprunghaftigkeit.

Der Abrotanum-Kranke ist empfindlich für kalte Luft und kaltes feuchtes Wetter. Er leidet stark unter Kreuzschmerzen, und seine Symptome verschlimmern sich nachts.

Bei Knaben heilt das Mittel Hydrocele, bei Neugeborenen Nabelbluten.

Wir sehen entweder Durchfall oder Verstopfung. Mit letzterer ist Rheumatismus verbunden, mit ersterem geht es dem Kranken besser. Hört der Durchfall auf, so leidet der Patient stärker. Durchfall bedeutet für ihn eine große Erleichterung wie bei *Natrium sulf.* und *Zincum.*

Überall im Körper heftige Schmerzen; aber besonders in den Eierstöcken und Gelenken.

Acidum aceticum

(Essigsäure)

Dieses Mittel ist wertvoll bei Beschwerden blasser, kränklicher Menschen. Es handelt sich um Kranke, die seit vielen Jahren geschwächt sind und an ererbter Anlage zu Tuberkulose leiden. Das Zusammentreffen von Abmagerung, Schwäche, Blutarmut, Appetitverlust, brennendem Durst und reichlichem blassem Urin verlangt *Acidum aceticum.* Es bestehen Hitzegefühle mit auf und ab wallender Pulsation wie beim Orgasmus. Bleichsucht junger Mädchen, allgemeine Ödeme, schlimme Folgen von Stichen und Bissen sind durch dieses Mittel geheilt worden. *Essig* ist ein altes Mittel für die üblen Nachwirkungen von Chloroform. Er ist nützlich bei Verstopfung mit Blutung. Es bestehen Blutungen aus den verschiedensten Schleimhäuten, aus Nase, Magen, Mastdarm, Lungen und aus Geschwüren. Empfindlich für Kälte.

Die Kranke ist verwirrt. Sie kennt ihre eigenen Kinder nicht mehr, vergißt kurz zurückliegende Ereignisse und leidet unter Angstanfällen. Ständig ist sie in Sorge, fürchtet, es könne etwas geschehen, ist verdrießlich und jammert viel.

Schwächeanfälle bei asthenischen, blutarmen Menschen. Kopfschmerzen. Blasses, wächsernes Gesicht. Nasenbluten. Eine Wange blaß, die andere rot. Diphtherie des Rachens und Kehlkopfs. Unstillbarer Durst. Empfindlicher Magen. Der Kranke erbricht Blut und alle Nahrung. Magengeschwüre. Heißes, saures Aufstoßen. Schaumiges Erbrechen. Nagende Schmerzen. Auftreibung des Magens mit ständigem Aufruhr. Brennen in Magen und Leib, besser durch Liegen auf dem Bauch.

Wir finden starke Leibschmerzen, Auftreibung des Leibes, Gasbauch oder Wassersucht. Der Leib ist empfindlich auf Berührung. Es besteht Durchfall, welcher dünn und blutig ist oder reines Blut enthält. Starke Blutung aus Hämorrhoiden, chronische Diarrhoe.

Reichlicher, wässeriger Urin. Das Mittel hat Diabetes (mit oder ohne Zucker im Urin) geheilt, wenn großer Durst, Schwäche, Blässe und Gewichtsverlust bestanden.

Schwäche mit Samenverlust. Erschlaffte Genitalien und angeschwollene Füße.

Blutungen aus dem Uterus, reichliche Regel oder wässeriger Regelfluß. Spärliche Regel bei Bleichsucht.

Kehlkopfschwäche, Krupp, Diphtherie. Das Mittel hat zahlreiche Fälle von Kehlkopfdiphtherie geheilt. Es besteht Heiserkeit mit blassen Schleimhäuten. Chronischer trockener Husten bei kränklichen, blassen Menschen mit Anschwellung der Glieder, Durchfall und Atemnot oder Nachtschweißen, bei familiärer Phthisis. Lungenblutung. Brennen in Brust und Magen, Pfeifen auf der Brust, chronische Bronchitis.

Es besteht Schwäche und Lahmheitsgefühl in den Gliedern mit Anschwellungen rheumatischen oder ödematösen Charakters. Wassersucht der Glieder mit Durchfall.

Es ist ein tiefwirkendes Konstitutionsmittel, und wenn es erst einmal gut erforscht ist, wird es sehr wertvoll sein. Alle Stoffe, die beim Nahrungsmittelmißbrauch eine Rolle spielen, können große Heilmittel werden, z. B. Essig, Kaffee, gewöhnliches Tafelsalz u. a. Wir sollten mehr als bisher in chronisch verfahrenen Fällen auf sie zurückkommen.

Acidum hydrofluoricum

(Flußsäure)

Die Symptome dieses Mittels nehmen in den Prüfungen einen großen Raum ein. Es ist ein sehr tiefwirkendes Mittel, ein Antipsoricum, ein Antisyphiliticum und Antisykoticum. Seine Wirkung ist schleichend, die Symptome treten langsam auf. Es verursacht die schwersten und langwierigsten Krankheiten, besonders solche, die mit Miasmen einhergehen. Seine Wirkung bei typischen Fieberzuständen ist sehr langsam und langwierig. Es paßt für alle Fälle von nächtlichen Fieberzuständen, die wochen- und jahrelang anhalten. Es ist zuweilen auch ein ungewöhnlich heißblütiges Mittel. Manchmal bestehen indessen Kältezustände. Abends und nachts entwickelt sich große Hitze im Körper mit ansteigender Temperatur und sehr heißer Haut. Oft Verschlimmerung durch Wärme. Erstickungsgefühle im warmen Zimmer wie bei *Pulsatilla.* Der Patient hat das Verlangen, Gesicht und Kopf in kaltem Wasser zu baden. Die Füße brennen und werden nachts aus dem Bett herausgestreckt. Der Patient sucht im Bett nach einem kalten Platz für Hände und Füße. Der Schweiß der Handteller und der Fußsohlen ist scharf und wundmachend, besonders zwischen den Zehen. Übelriechender Schweiß, Brennen, ungewöhnliche Hitze und Schärfe charakterisieren sehr viele Symptome, so die Absonderungen von Augen, Nase und Haut. Brenngefühl und Brennschmerzen. Chronischer Hitzezustand im ganzen Körper. Hitze verschlimmert von außen wie von innen. Diarrhoe von warmen Getränken. Charakteristisch ist die Verschlimmerung durch Tee, Kaffee und warme Getränke. Darauf beruhen Diarrhoe, Flatulenz, Magenverstimmung und Verdauungsstörungen.

Acidum fluoricum ist, wie gesagt, ein sehr tiefwirkendes Mittel. Es greift so tief in die Konstitution ein, daß man bestimmte Symptome an Nägeln, Haaren und Haut beobachtet, welche meistens mangelhaft entwickelt sind. Krustenbildung auf der Haut, ohne Neigung zur Heilung. Das Haar verliert seinen Glanz, es fällt aus und zeigt unter dem Mikroskop die Merkmale des Abgestorbenen. Entlang der Haargrenze findet man kleine Substanzverluste mit zerrissenen Rändern. Die Enden des Haares sind trocken, das Haar verfilzt sich, splittert und bricht, bildet struppige Strähnen und wird glanzlos. Die Nägel sind mißgestaltet, zeigen Längsfurchen, wachsen zu schnell und unregelmäßig, sind deformiert, stellenweise zu dünn und brechen leicht. Man beobachtet eine Neigung zu langsamem Schwund an Stellen mit geringer Blutzirkulation, wo die Haut nahe an den Knochen oder an Knorpeln liegt, z. B. an den Knorpeln der Ohren und Gelenke. Geschwüre über der Tibia. Mangelhafte Zirkulation in Händen und Füßen, die stellenweise kalt sind. Abends Brennen der Extremitäten, da dies die Zeit des Fieberanstiegs ist. Morgens und tagsüber sind die Extremitäten kalt. Der Patient ist blaß, sieht krank aus, zuweilen wachsfarben, und ist wassersüchtig. Ödeme an den Extremitäten, besonders den unteren, und an bestimmten Körperteilen, z. B. dem Praeputium. Wenn ein geschwächter Mensch, der an Knochenkrankheiten leidet, eine Gonorrhoe bekommt, findet man dabei eine enorme Schwellung des Praeputiums, wobei kein Mittel zu wirken scheint. *Acidum fluor.* heilt dieses Ödem. *Cannabis sativa* hat dasselbe Symptom, aber bei kräftigen Personen. *Acidum fluor.* paßt für sykotische Patienten. Es verhütet die Bildung von Feigwarzen und heilt diese auch. Es ist auch nützlich bei Rupia syphilitica.

Knochenaffektionen stehen bei *Acidum fluor.* obenan. Nekrosis, besonders der langen Knochen, aber auch der Ohrknorpel. Das Mittel produziert eine übelriechende scharfe Absonderung aus den Ohren, übelriechende Ozaena mit scharfer Absonderung und Nekrosis der Nasenknochen. Es ist komplementär zu *Silicea* und folgt naturgemäß auf diese, namentlich bei Personen, die *Silicea* zu häufig angewendet haben, ohne zu wissen, daß sie in einmaliger Dosis am besten wirkt und daß sie ein lange und langsam wirkendes Mittel ist. *Acidum fluor.* ist nicht nur Antidot gegen den Mißbrauch von *Silicea,* sondern es folgt auch auf *Silicea.* Überraschend ist das Durcheinander der Wirkung zwischen heiß und kalt bei verschiedenen komplementären Mitteln. Folgendes mag dies illustrieren: Stellen wir uns einen heißblütigen Patienten vor, der immer unter Hitze leidet, dem jedes Kleidungsstück zu warm ist und der auch kein warmes Zimmer verträgt, besonders abends, und der dazu weinerlich, traurig und vielleicht blond ist. Man wird da unwillkürlich an *Pulsatilla* denken. Der Pulsatilla-Patient ist heißblütig. Aber nach Gebrauch dieses Mittels verfällt der Patient in das andere Extrem und wird frostig. *Silicea* folgt dann naturgemäß auf *Pulsatilla.* Und wie oft kommt nicht ein Patient von *Pulsatilla* direkt auf *Silicea! Silicea* wirkt tiefer, ist heilkräftiger und bildet die natürliche chronische Modifikation von *Pulsatilla. Silicea* folgt auf *Pulsatilla* häufiger als jede andere Medizin. Nun aber weiter: der Patient kam von einem warmen Zustand in einen kalten und so zu *Silicea.* Aber wenn *Silicea* eine Zeitlang angewendet wurde und den frostigen Zustand beseitigt hat (man denke jedoch daran, daß *Silicea* zeitweise etwas von *Pulsatilla* hat, bei einigen seiner Leiden hat es auch

Verschlimmerung von Hitze), geht der Patient unter *Silicea* in einen warmen, heißblütigen Zustand über und verlangt dann nach leichterer Bekleidung. Da kommt dann unser Mittel dran. *Acidum fluor.* folgt auf *Silicea* ebenso naturgemäß wie *Silicea* auf *Pulsatilla*. Diese drei gehören zusammen. Von anderen Mitteln, die als Trias zusammengehören, wollen wir besonders erwähnen: *Sulfur, Calcarea* und *Lycopodium,* dann: *Sulfur, Sarsaparilla* und *Sepia,* und weiter: *Colocynthis, Causticum* und *Staphisagria.* Die Symptome müssen natürlich übereinstimmen. Aber man soll doch daran denken, daß diese Mittel in gewisser Beziehung einander ähnlich sind. In der Tat sind auch *Pulsatilla, Silicea* und *Acidum fluor.* einander sehr ähnlich in der ganzen Natur ihrer Symptome. *Pulsatilla* paßt mehr für akute Leiden oder für Frühstadien von chronischen. Es wird die Heftigkeit der Krankheit dämpfen, und dann kann ein komplementäres Mittel folgen. Es gibt Fälle, die bedeutende Verschlimmerung erfahren würden, wenn ein zu tief wirkendes Mittel wie *Silicea* im Anfang gegeben wurde. Wenn man dagegen mit *Pulsatilla* beginnt, kann man den Fall bessern und für *Silicea* vorbereiten.

Man denke ferner an *Acidum fluor.* bei bösartigen Knochenkrankheiten, bei Nekrosis, Caries, bei Fisteln, Zahn-, Tränensack- und Analfisteln, bei Knochenschwund, bei Mißbildung der Nägel, der Haare und Zähne, bei Erkrankungen der Ober- und Unterschenkel mit chronischen Knochenfisteln, die scharfen Eiter absondern.

Der Patient ist überempfindlich, leidet, wenn die Därme nicht regelmäßig funktionieren, wenn die Menstruation etwas verspätet eintritt, wenn er den Drang zum Urinieren nicht sofort befriedigen kann. Kopfschmerzen werden besser nach Wasserlassen. Wenn der Drang zum Urinieren nicht befriedigt wird, nimmt der Kopfschmerz immer mehr zu, bis Urin entleert wird. Dies ist ein besonderes Symptom, welches zuweilen zu *Acidum fluoricum* führt.

Wenn wir nun die große Tiefwirkung von *Acidum fluoricum* in Betracht ziehen, werden wir das Mittel passend für einige Gehirnleiden finden. Es paßt für Menschen, die geistig überarbeitet sind, für geistige Depression und Melancholie, für großen Trübsinn, für junge Leute, die ihr Nervensystem durch geheime Laster zerrüttet haben. Es paßt für Lebemänner, ähnlich wie *Acidum picrinicum* und *Sepia.* Diese Mittel passen besonders für jenen Zustand von Geistesschwäche und jene Störung der Konstitution, welche man als „Depression" bezeichnet. Dieser Zustand tritt auf bei Lebemännern, die von einem Vergnügen zum anderen hasten, um ihre Phantasie zu befriedigen. Aber *Acidum fluoricum* hilft auch bei soliden Männern, die eine Abneigung gegen Menschen, die ihnen lieb waren, befällt. „Ein Gefühl von Gleichgültigkeit gegen jene, die er am meisten liebt." *Sepia* zeigt ähnliche Symptome, paßt aber häufiger für Frauen, während *Acidum fluor.* mehr für Männer paßt. Doch ist diese Unterscheidung nur relativ zu nehmen. *Sepia* hat mehr Beziehungen zum Uterus und zu den Ovarien (vgl. *Calcarea*).

Acidum fluor. hat in Verbindung mit diesem Zustand einen starken sexuellen Erethismus. Der Patient wird Nacht für Nacht durch Erektionen wachgehalten. Die Libido kommt fortwährend über ihn, auch wenn er allein ist. Zuweilen heilt *Acidum fluor.* diesen Zwangszustand von Priapismus und überstarker Libido mit Schwellung des Praeputiums im Beginn der Gonorrhoe. Zeitweilig verlangt dieser Priapismus aber *Cantharis*, welches allerdings von unserem Mittel ganz verschieden ist.

Der Acid.-fluoricum-Patient ist verschlossen und schweigsam. Er sitzt da, ohne etwas zu sagen, ähnlich wie der Pulsatilla-Typ. Man findet diesen Zustand oft auch bei Irrsinnigen, die den ganzen Tag in einer Ecke sitzen, ohne ein Wort zu sagen, und kaum antworten, wenn sie angeredet werden. Der Patient sitzt in einer Ecke, ohne etwas zu sagen oder zu tun, ißt, wenn ihm Speise angeboten wird, läßt sich in sein Zimmer führen, wenn es Zeit ist, widersetzt sich niemandem und antwortet auf nichts. Dieser Zustand paßt für *Pulsatilla* und ist eng verwandt mit unserem Mittel. In *Acidum fluoricum* liegt etwas Irrsinn drin, aber besonders die Erschöpfung eines übermüdeten Gehirns. Geistige Erschöpfung durch Überarbeiten oder gewisse Untugenden.

Acidum fluor. paßt nach *Silicea* bei Rückenmarksaffektionen mit Lähmung, Zittern und Taubsein der Fußsohlen. Es kann oft den nervalen Prozeß aufhalten und die Verschlimmerung verhüten.

Hervorragend ist die Wirkung von *Acidum fluoricum* auf Varicen und varicöse Geschwüre. Venenerweiterung über den ganzen Körper, besonders an den unteren Extremitäten und im Anschluß an Schwangerschaft. Nach Stuhl mit Blutung treten Hämorrhoiden heraus. Rectumprolaps. Ganz veraltete varicöse Geschwüre an den unteren Extremitäten. Entsprechend der schwachen Zirkulation und der Neigung zu harten Krusten und harten hornartigen Hauteruptionen sind die entzündeten Geschwürränder verdickt, hart und glänzend. Die Geschwüre sind indolent, ohne Neigung zur Heilung; Gewebstrennungen heilen nicht zu. So heilen auch die Enden eines gebrochenen Knochens nicht zusammen. Die Geschwüre haben übelriechende, scharfe, dünne, wässerige Absonderungen (zuweilen auch sehr spärliche, aber immer scharfe und die umliegenden Körperteile verätzende), so daß sie von Ausschlägen und Schorfen umgeben sind.

Mit der Zirkulationsschwäche hängt auch das Taubheitsgefühl der Ohren und der Kopfhaut zusammen. Im Hinterkopf besteht ein Gefühl, als wäre er aus Holz. Die Kopfhaut verliert ihre Sensibilität, das Haar fällt aus, und es bilden sich Krusten. Taubheitsgefühl in den Extremitäten, das an Füßen und Händen aufwärts steigt. Taubheitsgefühl mit oder ohne Wassersucht bei Rückenmarks- und Gehirnaffektionen.

„Crusta lactea, trockene Schuppen. Viel Jucken, kahle Stellen am Kopf, Caries des Schläfenbeins, zeitweise übelriechender Eiter." — „Die ganze linke Kopfseite ist im Wachstum zurückgeblieben, das linke Auge erscheint kleiner." Das sind klinische Symptome, aber sehr charakteristische.

Bei Syphilis darf man *Acidum fluoricum* nicht übersehen. Alte Fälle mit Exostosen, Caries und Nekrose nach Anwendung verschiedener Arzneien. Alle Nasenknochen sind angegriffen, kleine Knochensplitter werden durch die Nase ausgestoßen, die Nase sinkt ein, heftige Nasenschmerzen. Die Uvula ist zerstört, die Tonsillen sind durchlöchert von syphilitischen Geschwüren. Chronische torpide Geschwüre und Ausschläge. Die Zähne werden cariös oder brechen ab oder bekommen Wurzelhautentzündung. Zahnfisteln mit Absonderungen. Unser Mittel hat oft solche Wurzelhautentzündungen beseitigt, Fisteln geschlossen, den Schmerz gestillt und die Zähne erhalten.

„Verlangen nach kaltem Wasser und beständiges Hungergefühl." Oft beobachtet man dieses Elendsgefühl im Magen. Der Patient möchte immer essen und empfindet auch Erleichterung vom Essen, doch hält diese, wie bei *Jod*, nicht lange an. *Acidum fluoricum* aber ist sehr tiefwirkend, es geht auf den Grund, beeinflußt den Aufbau und die Ernährung.

Auch für chronische Geschwüre im Halse paßt *Acidum fluoricum*. Diese Geschwüre brauchen nicht immer luetisch zu sein. Jedoch ist unser Mittel besonders für die Tertiärerscheinungen angezeigt, weniger für die primären Geschwüre. Gummata im Halse. *Silicea* paßt besonders für solche Fälle und ist auch ein nützliches Antidot gegen *Mercur*. In potenzierter Form sind *Silicea* und *Mercur* einander feindlich. Die Hochpotenzen von *Silicea* machen *Mercur* unwirksam.

Verlangen nach scharfen Speisen, nach Reizung des Appetits. Zeitweise ist kaum Appetit vorhanden, trotz des überwältigenden Hungergefühls. Der Patient kann nicht essen, und doch fühlt er sich bei vollem Magen, also nach dem Essen, besser.

Acidum fluoricum ist auch angezeigt bei der bösartigen Form von chronischer Diarrhoe, wie sie bei geschwächter Konstitution und schleichenden Krankheiten auftritt. „Morgendliche Diarrhoe." Zuweilen heftiges Jucken am Anus. Der Anus prolabiert während der Entleerung. Starke Blutung nach dem Stuhlgang. Verstopfung bei Hämorrhoiden.

Acidum fluoricum paßt ferner für Trinker mit Ödemen, welch letztere oft mit der Leber zusammenhängen. Alte Narben röten sich an den Rändern, umgeben sich mit Bläschen und jucken ungemein. Schuppige trockene Körperausschläge.

Acid.-fluoricum Patienten haben mitunter das „Gefühl, als wenn siedender Dampf aus den Hautporen entwiche", besonders wenn der Patient warm zugedeckt ist. Dies hat aber mit Fieber nichts zu tun. Es ist ein chronischer Zustand von gesteigerter Wärmeabgabe ohne gleichzeitigen Durst oder Temperaturerhöhung.

Acidum muriaticum

Acidum hydrochloricum

(Salzsäure)

Wenn wir ein verschlepptes, anhaltendes Fieber mit äußerster Schwäche behandeln, drängen sich uns die Arzneibilder von *Arsenicum, Acidum mur.* und *Acidum phos.* auf.

Bei *Arsenicum* haben wir die angsterfüllte Unruhe, bei *Acidum phos.* die geistige Erschöpfung und die muskuläre Schwäche, bei *Acidum mur.* in erster Linie die muskuläre Schwäche und in der Vorgeschichte sehr viel Unruhe. Geistig zeigt jedoch der Kranke eine stärkere Haltung als erwartet. Wenn wir das Bild einer starken muskulären Erschöpfung mit Herabhängen des Unterkiefers und Zurücksinken des Kranken im Bett sowie mit unwillkürlichem Stuhl- und Urinabgang vor uns haben, sollten wir an letzteres Mittel denken. Lähmungsartige Schwäche könnte man dieses Bild nennen. Bald haben wir eine Zungenlähmung, bald eine Lähmung des Blasen- und Afterschließmuskels. Das Mittel scheint sehr gut geeignet für die übelsten Formen zersetzender Fieber, wenn die oben geschilderten Symptome vorhanden sind. Schließlich wird der Kranke bewußtlos. Wenn Unruhe vorhanden ist, so ist sie nicht die von *Arsenicum* und *Rhus tox.* Der Kranke weigert sich zu sprechen, weil es ihn zu sehr anstrengt. Der Acidum-phos.-Kranke dagegen antwortet langsam auf Fragen wegen seiner großen geistigen Erschöpfung, die ihm das Nachdenken unmöglich macht.

Schwindel entsteht bei Augenbewegung und beim Liegen auf der rechten Seite. Bei diesem Schwindel sind manchmal gleichzeitig Lebererkrankungen vorhanden. Ein kräftiger, vollblütiger Mann mit gelblicher Hautfarbe, ungefähr 40 Jahre alt, hatte viel unter Leberbeschwerden gelitten. Die Leber war sehr empfindlich. Der Patient fühlte sich nur wohl, wenn er auf der linken Seite lag. Wenn er sich auf den Rücken oder auf die rechte Seite legte, überkam ihn sofort ein ängstliches Schwindelgefühl mit nachfolgendem starkem Schweißausbruch, so daß er sich sofort wieder auf die linke Seite legen mußte. *Acidum mur.* heilte seine Leberbeschwerden vollständig, obwohl sie sehr stark gewesen waren.

Die Kopfschmerzen werden verschlimmert durch Augenbewegungen und Aufrichten im Bett, gebessert durch langsames Umhergehen. Es bestehen Hinterkopfschmerzen mit herabgesetzter Sehkraft, die sich bei Sehanstrengungen verschlimmern. Schweregefühl im Hinterkopf. Dumpfheit in der Stirn. Empfindlichkeit des Hinterkopfes. Gefühl, als ständen die Haare zu Berge. Hitze im Scheitel.

Ausfall einer Gesichtshälfte. Die Augensymptome bessern sich im Dunkeln. Stechende Schmerzen. Brennen, besonders im linken Auge, gebessert durch Waschen. Jucken in den Augen.

Schwerhörigkeit. Lautes Krachen im Ohr während der Nacht. Der Kranke kann keine menschlichen Stimmen hören. Summen in den Ohren.

Verstopfung der Nase. Nasenbluten bei Keuchhusten, bei zersetzenden, fieberhaften Erkrankungen, bei Diphtherie und Scharlach. Starke übelriechende Blutungen aus der Nase.

Bei Typhus hängt der Unterkiefer herab. Die Lippenränder sind trocken, empfindlich und aufgesprungen. Brennende Lippen.

Mundschleimhaut und Zunge sind weiß belegt.

Zahnbelag. Das Zahnfleisch ist angeschwollen und blutet. Die Zähne werden locker, die Zunge ist trocken, schwer, steif und gelähmt. Der Mund ist trocken. Geschwürsbildung im Mund und auf der Zunge. Rote oder bläuliche Zunge. Wundheit der Lippenschleimhaut. Mundentzündung bei Säuglingen. Der Mund ist voller Geschwüre. Tiefe Geschwüre mit schwarzem Grund.

Heftige Rachenentzündung. Trockenheit des Rachens. Dunkelroter Rachen mit Geschwüren. Grauweißliche Beläge. Weißliche Ausschwitzungen, ähnlich wie bei Diphtherie. Gangränöser empfindlicher Rachen. Der Kranke hustet übelriechenden Schleim aus. Diphtherie mit äußerster Erschöpfung.

Großer Durst. Durst während des Frostgefühls und durstlos im Fieber. Abneigung gegen Fleisch. Der Kranke möchte Stimulantien. Er stößt bitter und faulig auf. Krampf der Speiseröhre. Saures Erbrechen. Unwillkürliches Schlingen. Leeregefühl im Magen, durch Essen nicht gebessert. Leeregefühl in Magen und Leib ohne Verlangen nach Nahrung. Leeregefühl im Magen um 10 Uhr vormittags bis zum Abend. Leeregefühl im Leibe am Morgen nach dem normalen Stuhlgang. Verdauungsstörung. Neigung zu Ohnmacht, Verstopfung, Verwirrung, schläfrig nach dem Essen.

Druck in der Lebergegend. Empfindliche und vergrößerte Leber. Völlegefühl und Rumoren im Leibe.

Wässerige Stühle, die beim Harnlassen unwillkürlich abgehen. Der Stuhl geht unbeobachtet ab. Dunkelbraune Stühle mit Blut. Viel Blähungen beim Stuhlgang. Stuhldrang, verschlimmert durch Bewegung. Dysenterie, fauliges Blut und Schleim. Blutung aus den Eingeweiden (dunkles, flüssiges Blut). Heraustreten des Afters beim Harnlassen. Stuhlgang beim Harnlassen. Bemerkenswert sind Erschlaffung und Jucken des Afters.

Große purpurrote Hämorrhoiden, welche äußerst empfindlich auf Berührung sind. Entzündung der Hämorrhoiden mit Hitze und Klopfen. Der Kranke muß die Beine lang ausstrecken. Blutende Hämorrhoiden. Brennen und Schneiden während des Stuhlgangs. Brennen nach dem Stuhl, gebessert durch Wärmeanwendung, verschlimmert durch Baden in kaltem Wasser. Wundheit des Afters. Fissuren.

Der Harnstrahl ist schwach. Der Kranke muß eine ganze Zeit warten, bis er Harn lassen kann; muß dabei derart drücken, daß der After hervortritt. Dies ist ein Zeichen der allgemeinen muskulären Schwäche. Unwillkürlicher Harn-

und Stuhlabgang bei fieberhaften Erkrankungen. Brennen und Schneiden in der Harnröhre beim Harnlassen mit nachfolgendem Tenesmus.

Impotenz. Schwaches Sexualbedürfnis. Blutig-wässerige Absonderungen aus der Harnröhre. Der Hodensack ist bläulich verfärbt. Jucken am Scrotum, durch Kratzen nicht gebessert. Der Vorhautrand ist entzündet.

Druckgefühl in den Geschlechtsorganen, als wenn die Regel käme. Die Regel ist zu früh und zu reichlich. Geschwüre an den Geschlechtsorganen mit fauliger Absonderung. Die Kranke kann die leiseste Berührung nicht ertragen, nicht einmal das Bettuch auf den Genitalien. Weißfluß mit Kreuzschmerz. Wochenbettfieber mit äußerster Erschöpfung, herabhängendem Kiefer, Herabgleiten im Bett und unterdrückten Lochien. Stuhl und Urin sind faulig und gehen unwillkürlich ab.

Kurzatmigkeit mit Rasseln auf der Brust nach Trinken. Der Atem scheint aus der Magengegend zu kommen. Druck auf der Brust.

Der Puls ist langsam und schwach. Jeder dritte Schlag fällt aus.

Drückender Schmerz im Rücken. Drückendes, ziehendes, müdes Gefühl in der Hüfte. Brennen in der Wirbelsäule.

Schweregefühl in den Armen, Taubheit und Kälte der Finger zur Nachtzeit. Die Beine zeigen eine dunkle Verfärbung. Faulige Geschwüre auf den Beinen mit brennenden Rändern. Anschwellung der Achillessehne. Die Füße sind blau und kalt. Brennen der Fußsohlen und Handflächen. Anschwellung und Brennen der Zehenspitzen. Reißen in den Gliedern, durch Bewegung gebessert. Schmerzen in den Gliedern bei intermittierendem Fieber.

Abendliches Fieber mit Frost und Schweiß, der auch fehlen kann. Fieber mit Frost untermischt. Das Bild dieses Mittels findet man bei Typhus und Gelbfieber wieder. Schwitzen während des Schlafes. Die Symptome verschlimmern sich während des Schweißes.

Acidum nitricum

(Salpetersäure)

Große allgemeine Schwäche, schwache Reaktion, äußerste Empfindlichkeit und nervöses Zittern sind bemerkenswerte Züge bei diesem Mittel. Besonders typisch sind Kranke, welche durch langes Leiden völlig zusammengebrochen sind und unter Schmerzen und Kränklichkeit körperlich mehr als geistig leiden, um schließlich in Blutarmut und Abmagerung zu verfallen. Sie sind empfindlich für Kälte und frösteln immer. Die Symptome werden nach Unterkühlung und in kalter Luft verschlimmert. Die Kranken erkälten sich andauernd. Die

Blutgefäßwände sind erschlafft und lassen leicht Blut durchtreten, reichliches dunkles Blut. Die Kranken haben Schmerzen, als ob ihnen das Fleisch von den Knochen gerissen würde, und das Gefühl, als ob ein Splitter in den entzündeten Teilen, in den Geschwüren oder Nerven säße. Entzündung der Knochenhaut, der Knochen und der Nerven. Syphilitische Knochenschmerzen. Knochenerweichung und Exostosen. Die Ränder der Körperöffnungen bluten und lassen Warzen entstehen. Alte Narben schmerzen bei kaltem Wetter und wenn das Wetter zum Kalten wechselt. Splitterschmerz. Drüsenentzündungen nach Mißbrauch von *Quecksilber* bei Syphilitikern. Langdauernde Drüseneiterung ohne Heilungsneigung mit gleichzeitig bestehenden stechenden Schmerzen. Die Absonderungen sind dünn, blutig, übelriechend und wundmachend. Manchmal zeigen sie auch eine schmutzig gelbgrüne Farbe. Eiterung ohne Heilungsneigung. Dies findet man häufig bei syphilitischen Kranken, die mit *Quecksilber* überbehandelt wurden. Das Mittel paßt auch für Eiterungen und Geschwürsbildungen bei Krebserkrankungen mit blutig-wässerigen Absonderungen und stechenden Schmerzen. Es ist häufig beobachtet worden, daß ein Kranker, für den *Acidum nitr.* paßt, mehr Durchfällen als Verstopfungen unterliegt. Das Mittel hat viele Beschwerden bei Kranken geheilt, die sich besonders wohlfühlen, wenn sie in einem Wagen fahren. Muskelhüpfen in allen Teilen des Körpers. Viele Beschwerden werden durch Stöße und Lärm verschlimmert. Auch die Schmerzen werden durch Lärm verstärkt. Acidum-nitr.-Kranke sind häufig äußerst empfindlich für Medikamente, besonders für Hochpotenzen — sie sind in der Tat ein Prüfstein für jede Hochpotenz, die man ihnen gibt. An vielen Stellen des Körpers bilden sich Fissuren. In den Augenwinkeln, in den Mundecken, um den After herum bricht die Haut auf; überall besteht jenes charakteristische Splittergefühl. Schließlich wird der Kranke ödematös, besonders an den Extremitäten. Übler, häufig fauliger Geruch ist ein typisches Symptom.

Der Harn hat den Geruch von Pferdeurin. Stinkender Weißfluß, lästiger Katarrh und schlecht riechender Atem, stinkender Fußschweiß. Der ganze Körper riecht stark. Man muß nicht zuviel Gewicht auf die häufig angeführte dunkle Konstitution mit brauner Hautfarbe legen. Das Mittel wird auch Blonde ebenso häufig wie Brünette heilen, wenn das Symptomenbild paßt.

Schwächung des Geistes. Gedankenflucht bei angestrengtem Nachdenken. Allgemeine Gleichgültigkeit gegenüber allen Dingen, Lebensüberdruß, keine Freude an irgend etwas. Verschlimmerung vor der Regel. Gemütsdepression am Abend. Angst wegen der mangelhaften Gesundheit mit Todesfurcht. Angstgefühle, nachts wenig Schlaf, Ärger und Sorgen. Der Kranke ärgert sich über seine eigenen Fehler. Ärger mit Zittern. Der Kranke ist hartnäckig in seiner Meinung und lehnt es ab, sich über sein Unglück trösten zu lassen. Er ist lebensüberdrüssig, fürchtet aber den Tod. Er ist erregbar und weint leicht. Verzweiflung, weil er sich nicht mehr erholen könne. Hoffnungslosigkeit. Der Kranke ist leicht erschreckt und aufgestört. Beim Einschlafen zuckt er zusammen, weil er sich erschreckt hat. Er kann nicht verstehen, was man ihm sagt. Der ganze seelische Zustand bessert sich, wenn er in einem Wagen fährt.

Der Kranke leidet viel unter Schwindel am Morgen und muß sich dann niederlegen. Seine Kopfschmerzen sind heftig und werden durch den Lärm des Fahrens auf gepflasterten Straßen verschlimmert, häufig aber durch Fahren im Wagen auf glatter Landstraße gebessert. Lärm und Rütteln vermehren seine Schmerzen. Schmerz wie in einer Zwinge, der von Ohr zu Ohr zieht. Der syphilitische Kopfschmerz wird häufig durch dieses Mittel geheilt. Schmerz, als wenn der Kopf eingeschnürt wäre. Schmerzhaftes, mit Übelkeit verbundenes Ziehen im Kopf, das sich bis in die Augen erstreckt. Stechende Schmerzen im Kopf. Hämmernder Kopfschmerz. Schmerzen morgens beim Erwachen, gebessert nach Aufstehen, verschlechtert nach Stößen, Rütteln, Bewegung und Lärm, wiederum gebessert durch Fahren in einem Wagen. Wärme bessert häufig die Kopfschmerzen, Kälte verschlimmert. Einhüllen bessert. Kopfschmerz, als wenn der Kopf mit einem Heftpflaster zusammengeschnürt wäre. Äußerste Empfindlichkeit des behaarten Kopfes und Schädels beim Kämmen und beim Huttragen. Das Haar fällt in dicken Büscheln aus wie bei Syphilis. Ausschlag auf dem behaarten Kopf mit scharfen, stechenden Schmerzen wie von Splittern; feuchte, juckende, übelriechende Ausschläge. Erweichung der Schädelknochen. Exostosen.

Die Augen haben ihren Glanz verloren, die Pupillen sind erweitert, und es besteht Diplopie. Entzündung der Bindehäute mit scharfem Tränenfluß. Geschwürsbildung auf der Hornhaut mit prickelndem Schmerz. Iritis mit stechendem Schmerz nachts; Wechsel von warmem zu kaltem Raum oder in kalte Luft hinaus verschlimmert. Flecken auf der Hornhaut. Ausgeprägte Lichtscheu, Brennen, Druck und Gefühl, als wäre Sand in den Augen. Ptosis. Angeschwollene Augenlider, welche hart sind und brennen. Kleine Warzen auf dem Oberlid. Leicht blutende Warzen mit Gefühl des Stechens.

Taubheit, gebessert durch Fahren im Wagen oder in der Eisenbahn. Katarrh der Eustachischen Röhre. Klopfen in den Ohren. Absonderung aus dem Ohr, übelriechend, braun, juckend, eitrig — seitdem der Kranke an Scharlach litt. Der Gehörgang ist nahezu geschlossen. Anschwellung der Drüsen um das Ohr herum. Caries des Proc. mastoideus.

Der Kranke bekommt jeden Winter Schnupfen. Kaum hat er die eine Erkältung hinter sich gebracht, bekommt er eine neue. Die Nase ist nachts während des Schlafens verstopft. Niesen im Kalten, nach jedem Zug. Der Raum, in dem der Kranke sich befindet, muß sehr warm sein. Übler Geruch in der Nase; der Katarrh belästigt durch seinen Geruch die Mitmenschen. Nasenbluten morgens und nachts. Nasenkatarrh, scharf, wässerig, nachts, gelb, übelriechend, wundmachend, blutig, bräunlich, dünn — seitdem der Kranke Scharlach hatte oder seitdem eine Syphilis mit *Quecksilber* behandelt wurde. Er hat ein Gefühl in der Nase, als wenn Splitter darin wären. Hoch oben in der Nase bilden sich dicke Krusten. Jeden Morgen schneuzt der Kranke grüne Krusten aus. Geschwürsbildung oben in der Nase. Es bilden sich Warzen in den Nasenlöchern und um sie herum. Rote, schorfige Nasenspitze. Auf den Nasenflügeln bilden sich Krusten. Aufgesprungene Nase.

Tiefe Leidensfalten charakterisieren das Antlitz des Acidum-nitr.-Kranken. Das Gesicht ist blaß, gelb, eingefallen und kränklich. Die Augen sind eingesunken. Dunkle Ringe um Augen, Mund und Nase. Das Gesicht ist aufgetrieben. Die Lider sind morgens geschwollen. Es bestehen braune Flecke. Pigmentierte warzige Flecke auf der Stirn. Die rechte Ohrspeicheldrüse ist groß. Die Haut fühlt sich an „wie über das Gesicht gespannt". Auf dem Gesicht bilden sich Krusten und Pusteln. Kieferknacken beim Kauen. Die Mundwinkel sind aufgesprungen, geschwürig und schorfig. Die Lippen sind wund und bluten. Schmerzhafte Anschwellung der Submaxillardrüse. Der Gesichtsausdruck ist ängstlich, verhärmt und kränklich.

Reißende Schmerzen in den Zähnen, verschlimmert durch kalte oder warme Speisen. Nach Quecksilber-Mißbrauch Klopfen im Körper jeden Abend und nachts. Caries der Zähne. Die Zähne werden gelb. Das Zahnfleisch blutet leicht, schwillt an und wird skorbutisch.

Die Zunge ist wund, schmerzhaft, rot, gelb weiß und trocken, aufgesprungen, mit schmerzenden Stellen. Geschwürsbildung der Zunge mit zähem Schleim im Munde. Entzündung der Zunge.

Geschwüre im Munde, auf der Zunge, im Halse, weißlich oder dunkel, schmutzig, faulig, fressend, syphilitisch, mit stechenden Schmerzen wie von Splittern. Entzündeter Mund mit stechenden, brennenden Schmerzen. Wunde, rote geschwollene Schleimhäute. Leichenhaft fauler Geruch aus dem Munde. Aus dem Munde fließt scharfer Speichel, der die Lippen wund macht.

Störung der Muskelaktion im Rachengebiet läßt die Speisen im Hals steckenbleiben und verursacht Würgen. Erschwertes Schlucken. Heftiger Rachenschmerz, der sich beim Schlucken bis in die Ohren erstreckt. Beim Schlingen Stechen im Hals wie von einem Splitter (*Hepar, Natrium mur., Alum., Argentum nitr.*). Zäher Schleim im Rachen. Schleim wird aus den hinteren Nasenöffnungen gezogen. Entzündung des Rachens, der Mandeln, der Uvula und des weichen Gaumens. Zäpfchen und Mandeln sind ödematös (*Apis, Rhus tox.*). Starke Anschwellung des Rachens und der Mandeln. Geschwürsbildung auf den Mandeln. Das Mittel hat Diphtherie geheilt, wenn das Splittergefühl vorhanden war und das übrige Symptomenbild paßte. Entzündung der Speiseröhre.

Den Kranken verlangt es nach Fett, würzigen Speisen, Hering, Kreide, Kalk, Erde. Er hat eine Abneigung gegen Brot und Fleisch. Im allgemeinen ist der Kranke durstlos.

Verdorbener Magen nach Milchgenuß. Die Speisen werden im Magen sauer und verursachen saures Aufstoßen und Erbrechen. Fett wird schlecht vertragen. Übelkeit nach dem Essen, gebessert durch Umhergehen oder Fahren im Wagen. Bitteres und saures Erbrechen von Mageninhalt. Geschwürsbildung im Magen.

Schmerzen im Magenmund beim Schlingen. Stechender Schmerz im Magen. Gastritis. Schweregefühl nach dem Essen. Wundes Gefühl nach dem Essen im Magen.

Chronische Leberentzündung. Tonfarbige Stühle. Gewaltig vergrößerte Leber. Schmerzen in der Lebergegend mit Gelbsucht. Stechender Schmerz in der Leber. Vergrößerte Milz.

Krampfhafter Schmerz im Leibe. Heftiger Schmerz in der Ileocoecalgegend, die allgemein erhöht schmerzempfindlich ist; Schmerz durch Bewegung verschlimmert. Der Kranke wird um Mitternacht durch ein Krampfgefühl im Leibe erweckt. Er ist frostig. Rumoren im Leibe. Der Leib ist aufgetrieben und empfindlich. Entzündung und Eiterung der Inguinaldrüsen. Die allgemeine Erschlaffung, die bei schwächlichen männlichen Säuglingen so sehr zum Leistenbruch disponiert, wird häufig durch *Acidum nitr.* behoben und der Bruch geheilt (*Lycopodium, Nux vomica*).

Körperlich heruntergekommene Menschen, die unter häufigen Durchfällen oder unter Verstopfung mit Durchfall wechselnd leiden, benötigen häufig dieses Mittel, besonders wenn der Harn stark riecht wie Pferdeurin und wenn der Kranke blaß und kränklich aussieht, abmagert, Kräfte verliert und an den Körperöffnungen Wundheit oder wundmachende Katarrhe bzw. Geschwüre zeigt. Der Stuhl ist blutig, faulig riechend, enthält Unverdautes, ist grün, schleimig, wundmachend, sauer, klumpig wie geronnene Milch (besonders bei Milchdiät), schwarz und mit fauligem Blut vermischt. Das Mittel paßt für Dysenterie. Wettersturz zum Kalten läßt Durchfall auftreten. Der After ist wund, brennt, zeigt Fissuren und ist mit Warzen bedeckt. Im Stuhlgang zeigen sich Schleimhautfetzen. Mit dem Stuhlgang geht viel reines, ungeronnenes Blut ab, das sehr übel riecht. Erfolgloser Stuhldrang. Der Kranke hat das Gefühl, als ob der Mastdarm gefüllt wäre, aber den Stuhl nicht austreiben könne. Verstopfung mit schmerzendem, hartem, schwer erfolgendem Stuhl. Ziehen, Schneiden und Drücken vor dem Stuhlgang; beständiges erfolgloses Drängen (*Nux vomica*). Beim Stuhldrang bestehen Kolik, Tenesmus, Afterkrampf und erfolglose Anstrengung. Stechen im Mastdarm. Nach dem Stuhl besteht immer noch Drang (*Mercurius*) und Erschöpfung. Empfindlichkeit des Afters. Schneidender Schmerz. Brennen und Kollern im Mastdarm. Zusammenschnürung des Afters, starke nervöse Aufregung, Herzklopfen. Der Schmerz hält die Kranken stundenlang nach dem Stuhl im Bett. Jucken und Brennen im After. Beständiges scharfes Nässen um den After herum. Periodisch auftretende Blutungen des Mastdarms und Schmerzen im Kreuzbein. Afterfissuren. Schmerzhafter Vorfall des Mastdarms. Das Mittel hat sich als sehr nützlich erwiesen bei Fisteln, Fissuren, Condylomen, Polypen, Karbunkeln, Mastdarmkrebs und Hämorrhoiden — wenn das Symptomenbild paßt. Das Mittel hat Hämorrhoiden geheilt, die so empfindlich waren, daß der Kranke schreien mußte, wenn sie nur leicht berührt wurden. Das Mittel paßt auch für Hämorrhoiden, die beim Stuhlgang schmerzen und bluten. Geschwürig zerfallene Hämorrhoiden, welche reichlich Blut und Eiter absondern. Wenn Hämorrhoiden schon bei dem leisesten Versuch, sie zu berühren, oder beim Stuhlgang so schmerzhaft sind, daß die Kranken in Schweiß ausbrechen, Angstanfälle bekommen und im ganzen Körper Herzklopfen empfinden, hat sich dieses Mittel als nützlich erwiesen (man vergegenwärtige sich *Paeonia* und *Staphisagria*). Übelriechendes Nässen um den After herum.

Die männlichen Geschlechtsorgane befinden sich in einem Zustande dauernder Reizung. Das Sexualbedürfnis ist vermehrt. Nachts störende, schmerzhafte Erektionen. Stechender Schmerz in der Harnröhre und in den Samensträngen. Das Mittel hat sich bei Gonorrhoe bewährt, wenn die Absonderung dünn und blutig ist oder wenn sie später grünlich bzw. gelblich wird. Es besteht Brennen und Stechen beim Wasserlassen; die Harnröhre ist geschwollen und sehr schmerzhaft. Das Mittel hat Condylome geheilt, die Splittergefühl verursachten, leicht bluteten und sehr empfindlich auf Berührung waren. Condylome an den Genitalien und um den After herum. Entzündung der Prostata bei Gonorrhoe, besonders wenn die Absonderung spärlich wird nach Erkältung oder nach starkwirkenden Injektionen. Das Mittel heilt alle Fälle von ständiger Schleimabsonderung, wenn die Harnröhre bei Berührung oder beim Urinlassen das typische Splittergefühl aufweist. Verschleppte Entzündung der Harnröhre mit Infiltration, so daß sich die Harnröhre hart und knotig wie eine Peitsche anfühlt (*Argentum nitr.*). Empfindliche Stellen in der Harnröhre, Geschwüre mit blutigem Eiter und dem typischen Splittergefühl. Jucken in der Harnröhre nach Tripper (*Petroleum*). Pusteln, Bläschen, Herpes und Krusten auf der Vorhaut. Kleine Geschwüre am Peniskopf oder auf der Vorhaut. Sich ausbreitende Geschwüre. Die Geschwüre sondern eine braune, blutige, wässerige, übelriechende Flüssigkeit ab. Fressende Geschwüre (*Arsenicum, Aurum muriaticum natronatum, Causticum, Mercurius corr.*). Entzündung der Vorhaut. Geschwüre, die das Frenulum zerfressen. Entzündete und geschwürige Teile haben das Splittergefühl und sondern blutiges Wasser ab. Paraphimose und Phimose mit starker Anschwellung. Die Schamhaare fallen aus.

Frauen werden sehr belästigt durch ständiges Jucken und Brennen und durch starken Sexualtrieb. Wundsein der Genitalien durch Ausfluß. Jede Anstrengung ruft eine Gebärmutterblutung hervor (*Calcarea*). Der Regelfluß ist dunkel und dick. Die Regeln sind zu früh und reichlich wie blutiges Wasser. Gebärmuttervorfall. Während der Menstruation entwickeln sich viele und starke nervöse Beschwerden. Blähsucht. Zerschlagenheitsschmerz in den Gliedern. Schmerzen die Oberschenkel hinab. Splittergefühl unter den Finger- und Zehennägeln, Herzklopfen, Angstgefühl, Zittern, neuralgische Schmerzen überall. Nach der Regel entwickelt sich ein schlickiger, wässeriger Ausfluß, der mehrere Tage anhält und starkes Wundsein der Geschlechtsteile hervorruft. Dünner, blutiger, wundmachender Ausfluß, entweder dauernd oder nur zu bestimmten Zeiten. Die Scheide ist wund; auf den Genitalien entstehen Condylome. Spitze

Tumoren. Karbunkel an der Harnröhrenöffnung, welche außerordentlich empfindlich auf Berührung sind. Jucken wird durch Kälte verschlimmert. Alle befallenen Teile zeigen Fissuren und bluten leicht.

Viele Beschwerden haben während der Regel oder während der Stillperiode ihren Höhepunkt. Knoten in der Brustdrüse. Die Brustwarzen zeigen Fissuren, sind empfindlich, wund und verursachen Splittergefühl. Neigung zu Fehlgeburt aus allgemeiner Schwäche und weil es leicht zu Gebärmutterblutung kommt.

Heiserkeit und Geschwürsbildung im Kehlkopf. Stimmverlust. Kehlkopfentzündung bei alten Syphilitikern. Druckgefühl auf der Brust, gebessert durch Auswurf. Kurzatmigkeit. Aussetzen der Atmung.

Husten wird im Winter verschlimmert, jedoch auch in warmen Räumen und nach Warmwerden. Der Husten ist trocken, bellend, schlimmer während der Nacht, während des Hinlegens und vor Mitternacht. Er entwickelt sich während des Schlafes. Husten mit hektischen Fiebern und Nachtschweißen. Krampfhafter Husten mit Würgen wie bei Keuchhusten; heftiger folternder Husten. Hartes andauerndes Husten mit Anfällen. Erschwerter Auswurf. Der Hustenreiz ist wie ein Kitzeln im Kehlkopf. Der Auswurf ist grünlich, zäh oder dünn, schmutzig, wässerig, blutig-schleimig oder dunkelblutig, klumpig. Loser Husten über Tag, trockener Husten nachts. Tagsüber Rasseln, aber kein Auswurf. Husten bei durch Lungen- oder Leberleiden bzw. Tuberkulose geschwächten Patienten. Der Auswurf schmeckt bitter, sauer oder salzig; er ist übelriechend, eitrig bis faulig. Der Kranke ist während der Hustenanstrengungen mit Schweiß bedeckt. Stechen in der Brust. Das Mittel paßt bei Typhuspneumonie mit Rasseln in der Brust und fehlendem Auswurf. Wenn Auswurf besteht, ist er braun oder blutig. Der Harn riecht wie der eines Pferdes. Bei Tuberkulose mit Nachtschweißen und Blutauswurf. Herzklopfen nach Aufregung und nach Treppensteigen. Der Puls ist beschleunigt, unregelmäßig; jeder vierte Schlag setzt aus.

Schwellung der Nacken- und Achseldrüsen. Steifer Nacken. Stechender Schmerz im Rücken und in der Brust. Brennende Stellen in der Wirbelsäule. Nächtliche Rückenschmerzen, die den Kranken zwingen, auf dem Bauch zu liegen. Heftiger Schmerz in Rücken und Gliedern bei Tabes dorsalis. Scharfe Schmerzen im Rücken beim Husten.

Rheumatische Schmerzen in den Gliedern. Abmagerung von Oberarm und Oberschenkel. Schwäche der Glieder. Wassersucht der Glieder. Verkrüppelte Nägel. Rheumatische Schmerzen in den oberen Gliedern. Stechen. Stechende Schmerzen in den Gliedern bei kaltem Wetter. Taubheitsgefühl der Arme und Hände. Kupferfarbene Flecke auf den Armen. Frostblasen an Händen und Fingern. Kalte, schweißige Hände. Zahlreiche große Warzen auf dem Handrücken. Herpes zwischen den Fingern. Bläschen auf der Daumenspitze, die sich zum Geschwür entwickeln. Nagelgeschwüre, verwachsene und verfärbte Nägel. Gelbe, gekrümmte Nägel; Splittergefühl unter den Nägeln. Das Mittel ist nützlich bei Wunden, die nach Entzündung das Splittergefühl zeigen. Nächtliches

Reißen in den langen Knochen der unteren Extremitäten. Die Beine sind müde, wie zerschlagen. Schmerzen in der Hüfte, als ob diese verrenkt wäre. Stechende Schmerzen längs der Nerven wie von Splittern. Syphilitische Knoten auf der Tibia mit nächtlichen Schmerzen. Frostblasen an den Füßen und Zehen. Fressende Blasen auf den Zehen (*Graphites*). Hochgradige Empfindlichkeit der Tibia. Reichlicher, übelriechender Fußschweiß.

Zucken des Körpers beim Einschlafen (*Agaricus, Argentum metallicum, Arsenicum, Natrium mur.*). Schmerzen entwickeln sich während des Schlafes. Aufschrecken im Schlaf. Angstvoller Schlaf ohne Erquickung mit schrecklichen Träumen.

Acidum nitr. ist ein sehr nützliches Mittel bei Fiebern. Bemerkenswert ist die Durstlosigkeit während aller Fieberstadien. Kalte Hände und Füße. Chronisches, intermittierendes Fieber bei kachektischen Individuen. Reichliche Nachtschweiße. Hochgradige Schwäche mit dem charakteristischen Harngeruch und mit dunklen Blutungen aus den Körperöffnungen läßt eine gute Wirkung des Mittels erwarten.

Acidum oxalicum

(Oxalsäure)

Dieses Mittel ist sehr vernachlässigt worden. Man kann damit manche Herzbeschwerden heilen, die früher mit nicht spezifischen, unbewährten, starkwirkenden Mitteln ohne durchgreifende Erfolge behandelt wurden. Bei *Acidum oxalicum* steht die heftige Herzaktion im Vordergrund. Zittern, Krämpfe, Gefühlsverlust; Taubheitsgefühl im Körper und in den Gliedern; Cyanose der unteren Extremitäten, der Finger und der Lippen; Lähmung der Glieder — das sind Symptome, aus denen hervorgeht, wie heftig dieses Mittel im Körper wirkt, indem es das Herz, das Rückenmark und das Hirn beeinflußt. Die Symptome verschlimmern sich durch Anstrengung und Bewegung. Der Patient ist empfindlich für kalte Luft. Die Symptome überfallen ihn plötzlich. Herzklopfen wechselt ab mit Stimmverlust. Kein Mittel erzeugt heftigere Schmerzen, schneidende, schießende, stechende, reißende Schmerzen an vielerlei Orten. Wundheitsgefühl und Schmerzen im ganzen Körper. Brennen in der Stirn, im Magen, im Unterleib, im Schlund, in der Harnröhre und an Händen und Füßen. Schmerzhafte Stellen auf dem behaarten Kopf. Berührungsschmerz auch an anderen Stellen. An manchen Stellen ist die Haut verfärbt. Die Beschwerden rühren vom Genuß saurer Früchte her, z. B. von Erdbeeren, Preißelbeeren, Äpfeln, Rhabarber, Tomaten, Grapefruit, auch von Zucker und stärkehaltigen Nahrungsmitteln. Wein und Kaffee werden nicht vertragen. Alle Symptome, besonders die Schmerzen, treten auf oder werden schlimmer, wenn man daran denkt. Manchmal bestehen starke Erregung und Heiterkeit, dann wieder Gedächtnisverlust und Niedergeschlagenheit. Manische Züge. Keine Neigung, sich zu unterhalten. Ohnmächtigwerden während des Stuhlgangs. Blutüberfüllung des Gehirns. Blutwallungen vom Körper zum Kopf. Hitzewellen steigen aufwärts. Schwindelanfälle. Das Augenlicht trübt sich. Der Kopf wird als leer empfunden. Heftiges Kopfweh in Stirn und Scheitel. Das Hirn birst. Kopfweh stellenweise, pressende Schmerzen in kleinen Bezirken, z. B. hinter dem Ohr. Die Kopfbeschwerden werden schlimmer durch Weingenuß, vom Hinlegen, nach Schlaf und Aufstehen und bessern sich nach dem Stuhlgang. Schmerzhafte Stellen auf der behaarten Kopfhaut. Die Buchstaben verschwimmen beim Lesen, der Blick wird trübe. Kleine, besonders lineare Objekte erscheinen größer und entfernter. Schmerzen in den Augen, besonders im linken; trübe Augen, Nasenbluten mit Gesichtsfeldtrübung. Das Antlitz ist blaß und bläulich, eingesunken. Hitzegefühl im Gesicht. Das Gesicht ist mit kaltem Schweiß bedeckt. Ziehender Schmerz mit Steifheitsgefühl in der Nähe des Unterkieferwinkels, erst im linken, dann im rechten. Geschwüre am Zahnfleisch. Das Zahnfleisch blutet und schmerzt stellenweise. Saurer Geschmack im Munde. Die Zunge schmerzt, ist rot, trocken, brennend, geschwollen, mit weißem Belag. Es besteht Geschmacksverlust. Aphthen im Munde; viel dicker Schleim zwingt zu ständigem Räuspern. Schlingen ist schmerzhaft am Morgen. Schmerzen im Schlunde, chronische Rachenschmerzen.

Es besteht vermehrter Appetit, aber verbunden mit Geschmacksverlust. Durst.

Magenschmerzen, besser nach Essen. Nagendes Gefühl im Magen, besser nach der Suppe. Nach dem Essen Aufstoßen, Übelkeit, Schmerzen in der Nabelgegend, Kolik, Rumoren in den Därmen, Stuhldrang, Schwäche. Der Genuß von Zucker verstärkt die Magenschmerzen. Wein verschlimmert die Kopfschmerzen. Kaffee wirkt heftig auf das Herz und verursacht Durchfall. Sodbrennen, schlimmer am Abend. Aufstoßen, Säurebeschwerden, Geschmacksverlust nach dem Essen. Übelkeit und Erbrechen. Übelkeit während der Schwangerschaft. Durst und Kolik nach Durchfall. Übelkeit und Wadenkrämpfe nach Stuhlgang. Anfallsweise Schmerzen im Leib während der Nacht, gebessert durch Blähungsabgang. Brennen im Magen und im Schlunde, hochgradige Empfindlichkeit des Magens. Entzündung des Magens und der Därme. Leerheitsgefühl, das durch Essen gebessert wird. Krampfhafte oder stechende Schmerzen und Brennen im Bauch und in der Leber. Heftige Schmerzen in der Nabelgegend, schlimmer abends und nachts sowie durch Bewegung. Die Leibschmerzen kommen oder werden verschlimmert, wenn man daran denkt. Versetzte Blähungen in der linken Colonflexur mit Schmerzen im linken Hypochondrium. Stechende Schmerzen in der Leber, die durch tiefes Atmen gebessert werden.

Krampfhafte Leibschmerzen, schlimmer nachts; Erbrechen, schlimmer durch Bewegung und Zuckergenuß. Chronische Entzündung der Därme. Starke Empindlichkeit des Leibes. Chronischer Morgendurchfall mit Krämpfen um den Nabel herum. Tenesmus, besonders wenn der Patient sich hingelegt hat. Kaffee verursacht Durchfall. Der Stuhl ist wässerig, besteht aus Schleim und Blut; geht unwillkürlich ab. Der Tenesmus während des Stuhlgangs verursacht Kopfschmerzen. Verstopfung mit erschwertem Stuhlgang; die Anstrengung dabei verursacht ebenfalls Kopfschmerzen.

Die Nierenregion ist schmerzhaft. Häufiges Wasserlassen, reichlicher Urin, der Calciumoxalate enthält. Schmerzen im ganzen Harntrakt. Das Urinlassen verursacht Schmerzen und Brennen in der Harnröhre sowie in der Glans penis. Harninkontinenz im Schlaf. Alle Harnsymptome verschlimmern sich beim Darandenken.

Reißende Schmerzen in den Samensträngen, schlimmer nach Bewegung. Empfindlichkeit der Hoden, die beim Gehen schmerzhaft werden. Starkes sexuelles Begehren; nächtliche Erektionen. Samenergüsse und sexuelle Schwäche. Schießende Schmerzen entlang den Samensträngen.

Stimmverlust mit Herzbeschwerden. Herzklopfen, abwechselnd mit Stimmschwäche. Der Kehlkopf schmerzt, ist wund, mit Kitzelgefühl und wie zusammengeschnürt. Beim Reden bildet sich Schleim im Kehlkopf. Der Kranke muß sich beim Reden ständig räuspern, um den Kehlkopf freizubekommen. Weißer Schleim im Kehlkopf. Beim Räuspern kommt dicker, gelber oder weißer Schleim heraus.

Während der Herzbeschwerden ist die Atmung erschwert. Bei schwächlichen, nervösen Frauen haben wir anfallsweise Atmungsstörungen. Heftige, rasche Atmung wechselt periodisch mit normaler. Bei Angina pectoris besteht stoßweise und plötzlich einsetzende Einatmung und gepreßte Ausatmung. Kurzluftigkeit mit dem Gefühl einer sehr schmerzhaften Zusammenschnürung des Kehlkopfs, mit Keuchen und Druckgefühl auf der Brust, schlimmer beim Darandenken.

Herzhusten bei der geringsten Anstrengung. Würgegefühl im Kehlkopf. Kitzelgefühl im Kehlkopf beim Spazierengehen in kalter Luft. Scharfe, schießende Schmerzen in der linken Lunge, im Herzen und im linken Hypochondrium mit der Unfähigkeit, während absoluter Ruhe durchzuatmen. Schmerzgefühl in der Brust, bis zum Rücken ausstrahlend. Schweregefühl im unteren Teil der linken Lunge.

Stechende, reißende Schmerzen hinter dem Brustbein, die bis in die Schultern und Arme ausstrahlen, schlimmer auf der linken Seite. Die Nägel und die Lippen sind blau. Kalter Schweiß. Lähmung der unteren Extremitäten. Spastische Atmung (man vergegenwärtige sich *Latrodectus mactans*). Heftiges Herzklopfen bei Rheumatikern, schlimmer beim Darandenken.

Unregelmäßiger Puls, intermittierend, schnell. Kalter Schweiß, blaue Nägel, große Schwäche. Das Mittel heilt mancherlei Herzbeschwerden, z. B. bei Endocarditis, Pericarditis, Klappeninsuffizienz, Herzflattern usw.

Schmerzen unter dem Schulterblattwinkel, zwischen den Schultern bis zum untern Teil des Rückens ausstrahlend. Stiche in der Brust bis zum Schulterblatt Heftige Schmerzen im Rücken und die Oberschenkel hinab, durch Lagewechsel erleichtert. Dieses Symptom bildet eine Ausnahme, da die Schmerzen im allgemeinen von Bewegung schlimmer werden.

Betäubende Schmerzen im unteren Teil des Rückens, besser nach Stuhlgang. Taubheitsgefühl, prickelndes Gefühl, Kältegefühl mit Schwäche im Rückgrat. Schwäche in Lenden und Hüften bis zu den unteren Extremitäten. Die Schmerzen schießen bis in den Kopf zurück. Kälteschauer im unteren Teil des Rückens, denen abendliches Fieber folgt, jeden Tag von neuem. Bewegung verursacht vielerlei Schmerzen in der Wirbelsäule mit Ziehen in den Rückenmuskeln. Lähmung nach Rückenmarksentzündung. Die Glieder sind steif. Anfälle von Kurzluftigkeit.

Taubheitsgefühl von den Schultern bis in die Fingerspitzen. Scharfe, schießende Schmerzen in den Armen. Das rechte Handgelenk fühlt sich wie verrenkt an. Schmerzen im rechten Metacarpus und im muskulären Teil des rechten Daumens mit Hitze- und Taubheitsgefühl. Die Hände sind fast unbrauchbar und kalt wie bei einer Leiche. Bei Herzbeschwerden sind Finger und Nägel blau. Schmerzen in den Fingerspitzen an der Beugeseite. Muskelhüpfen in den Schulter-, Arm- und Fingermuskeln. Die Beine sind steif, taub und schwach. Die unteren Extremitäten sind kalt, blau und gelähmt. Heftige Schmerzen in den unteren Extremitäten. Brennen in Füßen und Händen. Rheumatismus der Gelenke.

Erschreckende Träume. Aufwachen mit Herzklopfen, kaltem Schweiß und Gliederschmerzen. Schläfrigkeit während des Tages; nicht erquickender Schlaf nachts. Besserung nach Abgang von Blähungen. Heftige Magenschmerzen verhindern den Schlaf.

Frostschauer, Schüttelfrost. Der Körper ist kalt. Hitze von der geringsten Anstrengung. Hitzeschauer, dann kalter Schweiß. Schüttelfrost am Abend, danach innere Hitze und Schweißausbruch. Die Hände sind kalt. Kalter Schweiß des Gesichts, der Hände und Füße.

Acidum phosphoricum

(Phosphorsäure)

„Geistige Erschöpfung" urteilt man, wenn man beobachtet, was ein Phosphorsäure-Patient sagt oder tut. Sein Geist scheint ermüdet; wenn man ihn fragt, antwortet er langsam oder gar nicht und sieht den Fragenden nur an. Er ist zu müde, um zu sprechen oder zu denken. Er sagt: „Sprechen Sie nicht mit mir lassen Sie mich zufrieden." Diesen Zustand findet man sowohl bei akuten als auch bei chronischen Krankheiten, die durch geistige Überarbeitung entstanden sind, oder auch durch fortgesetzte Sorgen bei Geschäftsleuten oder bei schwächlichen Schulmädchen, die durch jede geringe Anstrengung erschöpft werden.

Bei akuten Krankheiten, besonders bei Typhus, ist der Patient abgeneigt, zu sprechen oder auf Fragen zu antworten. Er sieht stumpf vor sich hin, weiß nicht mehr, was er eigentlich sagen wollte, und kann seine Antworten auf Fragen nicht formulieren. Eine weitere Ursache ist die Sexualschwäche der Männer, besonders jener, welche Onanie betreiben. Asthenie, Reaktionsschwäche, Stumpfheit mit Impotenz. Geistige Schwäche, als sei das Gehirn zerstört.

In jedem Falle finden wir, daß die geistigen Symptome sich zuerst entwickeln. Das Mittel wirkt vom Geistigen zum Physischen, vom Gehirn zu den Muskeln. Das ist so hervorstechend, daß man hierin einen wesentlichen Unterschied zu *Acidum mur.* sehen kann. Bei letzterem Mittel kommt zunächst die muskuläre Erschöpfung, und der Geist erscheint noch lange klar, wenn der Körper schon erschöpft ist. Bei *Phosphorsäure* ist die Muskulatur noch kräftig, wenn der Geist erschöpft ist. Der Kranke sieht körperlich kräftig aus. Er sagt, daß er körperlich in Ordnung sei, arbeiten könne, sogar kräftig arbeiten könne; aber der Geist wäre erschöpft. Es besteht geistige Apathie. Der Patient ist unfähig, eine Reihe von Zahlen zusammenzuzählen, die Zeitung zu lesen, zusammenhängend zu denken bzw. gedankliche Assoziationen durchzuführen; er kann die Namen der Familienmitglieder nicht behalten. Ein Geschäftsmann z. B. vergißt die Namen seiner Angestellten, er ist verwirrt, kann aber körperlich arbeiten und spazierengehen; die Muskelschwäche kommt später.

Der Phosphorsäure-Patient kann aber auch große physische Schwäche aufweisen. Der Kranke ist außerordentlich müde, er klagt über lähmende Schwäche im Rücken bzw. im ganzen Körper. Später entwickeln sich sexuelle Impotenz, Abneigung gegen Beischlaf, Verlust des sexuellen Begehrens. Keine Erektionen mehr. Der Penis erschlafft während des Beischlafs, so daß der Akt nicht vollendet werden kann (*Nux vomica*).

Beschwerden nach Geschäftssorgen. Dauernder Kummer. Junge Frauen leiden unter unbefriedigter Zuneigung oder unter dem Verlust eines Geliebten, die einen mehr, die anderen weniger; manche nehmen es mehr philosophisch. „Beschwerden nach Sorgen, Kummer, Ärger, Heimweh oder enttäuschter Liebe. Vor allem bestehen Schläfrigkeit, Nachtschweiß gegen Morgen und Abmagerung." Der Kranke härmt sich ab, wird mager, zunehmend schwächer, verwelkt im Gesicht. Nachtschweiß, kalter Schweiß den Rücken hinab bzw. an Armen und Händen, mehr als an den Füßen. Kalte Extremitäten, schwacher Blutumlauf, schwaches Herz. Der Patient erkältet sich beim leichtesten Anlaß, und die Erkältung setzt sich in der Brust fest. Trockener, hackender Husten. Katarrhalische Entzündungen in der Brust. Tuberkulose. Blässe mit allmählich zunehmender Schwäche und Abmagerung.

Während der Schwäche besteht Schwindel. Schwindelgefühl im Bett. Der Kranke hat das Gefühl zu treiben, während er im Bett liegt. Die Glieder scheinen aufgehoben und davongetrieben zu werden, während der Kopf still liegt.

Kongestive Kopfschmerzen, besonders bei Schulmädchen, schon bei leichter geistiger Arbeit und bei Augenanstrengung. Periostschmerzen. Die Knochen schmerzen, als kratze man sie. Besserung durch Bewegung. Wenn der Kranke sich hinlegt, erscheinen die Schmerzen auf der Seite, auf der er liegt.

Die meisten Beschwerden werden durch Warmhalten gebessert sowie durch absolute Ruhe und durch friedliches Alleinsein. Verschlimmerung nach Anstrengung geistiger oder körperlicher Art oder wenn man mit dem Kranken spricht. Morgendliche Kopfschmerzen, die nach dem Aufstehen erneute Bettruhe erforderlich machen. Kopfschmerzen, die sich verschlimmern, wenn man mit dem Kranken spricht. Empfindlichkeit gegen kaltes Wetter, aber auch gegen einen warmen Raum.

Die Kopfschmerzen beginnen häufig im Hinterkopf und breiten sich bis zum Scheitel aus. Gefühl, als wenn ein Gewicht auf den Scheitel drücke. Schlimmer durch Bewegung, Sprechen und Licht. „Druckgefühl wie von einem Gewicht im Kopf, das nach unten drückt." Die Kopfschmerzen sind verbunden mit geistiger Schwäche und Hirnmüdigkeit. Schwindel mit Klingen in den Ohren und glasigen Augen.

Der Gebrauch von *Acidum phos.* bei chronischen Fiebern erfordert besondere Beachtung. Die Beschwerden entwickeln sich langsam und nehmen langsam ab. Allmählich zunehmende Schwäche. Solche Bilder finden wir beim fortgeschrittenen Typhus. Der Acidum-phos.-Patient zeigt Schwäche, aufgetriebenen Leib, trockene braune Zunge, Belag auf den Zähnen, allmählich auftretende Bewußtlosigkeit. Geringer Durst nimmt allmählich zu bis zu intensivem Durst mit Verlangen nach viel Wasser während des Schweißes. Der Kranke möchte allein sein; er sieht den Fragesteller mit glasigen Augen an, als wenn er ihn nur langsam verstände. Die Pupillen sind zusammengezogen oder erweitert, die Augen eingesunken. Facies hippokratica. Continuierliches Fieber. Blutungen aus Nase, Lunge, Eingeweiden und aus allen Schleimhäuten. Blutlose, belegte, dunkel verfärbte Lippen.

Allmählich zunehmende Schwäche. Zunächst sind die geistigen Symptome am bemerkenswertesten, aber die körperliche Schwäche nimmt bald derart zu, daß der Unterkiefer herabfällt und der Patient an Erschöpfung zu sterben scheint. Derartige Schwächezustände können von Blutungen herrühren (*China* war hier das Routinemittel der älteren Homöopathen; es hält die Blutung auf, leitet die Erholung ein und verhütet die Wassersucht). Es ist ein Bild wie bei Blutarmut; blasse Lippen und blasse Zunge; Gesicht, Hände und Füße sind wächsern.

Schmerzen und Beschwerden im ganzen Körper, durch Bewegung gebessert, schlimmer durch Kälte. Die Schmerzen scheinen tiefeingewurzelt; oft Nervenschmerzen, besonders aber Knochenschmerzen, als ob man an den Knochen kratze oder als ob ein rauhes Instrument über die Knochen gezogen würde. Die Schmerzen sind im allgemeinen nachts schlimmer.

Der Magen verweigert die Arbeit. Die Speisen bleiben im Magen und werden sauer. Saures Aufstoßen. Chronische Verdauungsstörungen mit Hirnmüdigkeit; Beschwerden von sauren Getränken, Früchten, kalten Getränken und fettem Essen. Vernichtungsgefühl im Leibe nach normalem Stuhlgang.

Zusammen mit den anderen Phosphorsäure-Symptomen ist milchiger Urin ein charakteristisches Zeichen. Milchige Flocken im Urin. Manchmal scheint die Harnröhre beim Mann verklebt zu sein. Der Urin wird bisweilen erst nach längerem Stehen milchig, als ob Mehl, Kreide oder Phosphor-Salze in ihm aufgerührt wären.

Für *Phosphorsäure* ist oft eine Besserung der Beschwerden bei Eintritt von Durchfall typisch. Reichlicher, dünner, wässeriger Stuhl, durch dessen Menge der Kranke eigentlich erschöpft sein müßte. Kinder mit so viel wässerigem Stuhl im Sommer, daß die Windel nutzlos scheint. Der Stuhl ist fast geruchlos, dünn und wässerig; er läuft über das Kleid der Mutter und bildet eine große Pfütze auf dem Fußboden. Aber das Kind lächelt, als wenn nichts geschehen sei. Die Mutter wundert sich, wo soviel Stuhl herkommt, und trotzdem scheint es dem Kind gutzugehen. Bei *Acidum phos.* bessert der Durchfall oft viele Symptome; der Patient fühlt sich dabei besser. Chronischer Durchfall, reichlich, dünn und wässerig, weißlichgrau. Wenn der Durchfall nachläßt, fühlt sich der Kranke schlechter und es entwickeln sich Zeichen von Tuberkulose, Schwäche, Hinfälligkeit und Hirnmüdigkeit. Manche Kranke sagen, sie fühlten sich nicht wohl, wenn sie nicht Durchfall hätten. Für *Podophyllum* ist gerade das Gegenteil charakteristisch. Auch hier haben wir ein durchfälliges Kind, der Stuhl ist sehr reichlich und rinnt auf den Boden, und die Mutter wundert sich, wie das Kind soviel Stuhl produzieren kann. Aber der Stuhl riecht sehr übel, er stinkt entsetzlich, und der fast bewußtlose Kranke sieht aus, als stürbe er. Mund und Nase sind eingefallen. Facies hippokratica. Es besteht in beiden Fällen schmerzloser Stuhlgang, aber *Phosphorsäure* zeigt nicht die große Schwäche und der Stuhl ist weißlichgrau bzw. schmutzigweiß. Bei *Podophyllum* ist er gelb. Für *Gratiola* ist ein ähnlicher Schwächezustand typisch, aber der Stuhl ist grünlich-wässerig, er sieht aus wie ein Licht, das durch ein grünes Glas scheint; manchmal ist er auch dick wie grüne Galle.

Der Leib ist stark angeschwollen, tympanitisch. Große Empfindlichkeit der Eingeweide wie bei Typhus. „Weißer oder gelber, wässeriger Durchfall, chronisch oder akut, ohne Schmerzen oder merkliche Schwäche oder Erschöpfung." Wenn der Stuhl wässerig ist, ist er meistens nur leicht gefärbt, manchmal milchig. Wenn er gelb ist, ist er breiig-weich, wie bei Typhus, dünn wie Maisbrei. „Durchfall nicht schwächend, nach Erkältung im warmen Sommer, wässerig, chronisch, heftig, gallig oder schleimig, schon 20 Monate dauernd. Der Patient sieht aus wie ein alter Mann. Durchfall nach Genuß von Saurem; bei jungen

Leuten, die zu schnell wachsen; mit unverdauten Speiseresten, grünlichweiß und schmerzlos." Wenn wir Durchfall nach sauren Speisen haben, finden wir manchmal das Symptomenbild der *Phosphorsäure*. Bei Durchfall nach saurem Wein, z. B. Weißwein, oder nach sauren Flüssigkeiten, Essig, Zitronen, sollte man stets an *Antimonium crudum* denken. Das genannte Symptom ist sehr typisch für dieses Mittel. Es ist nützlich bei Cholera.

Männliche Sexualorgane: Sexuelle Schwäche, chronische Erschöpfung, Impotenz, Masturbation. Nächtliche Pollutionen mit großer Erschöpfung. „Prostatorrhoe. Unmittelbar nach jeder Erektion Absonderung von Prostatasekret." Selbst nach weichem Stuhlgang wird Prostatasekret abgesondert.

Haarausfall ist ein hervorstechender Zug. Die Schamhaare, die Barthaare, die Augenbrauen und die Kopfhaare fallen aus. In diesem Punkte ist das Mittel eng mit *Natrium mur.* und *Selenium* verwandt. *Selenium* zeigt Ausfall der Kopfhaare, Augenbrauen, Lid-, Bart- und Schamhaare. Bei *Natrium mur.* werden die Haare sehr dünn. Während des Wochenbettes fallen die Schamhaare aus.

Acidum phos. zeigt ferner einen lästigen Fluor: „Gelb, meist nach der Regel, mit Jucken, reichlich, dünn, scharfer Schleim, bei gleichzeitiger Chlorose." Das Mittel paßt für Frauen, die ihr Kind lange Zeit gestillt haben oder Zwillinge gestillt haben und die viel Milch haben. Sie werden leicht müde und schwach. Flüssigkeitsverlust, Blutverlust, langes Stillen und Schwäche aus ähnlichen Ursachen.

Die Phosphorsäure-Kranken neigen zu Brustbeschwerden, wenn sie längere Zeit an geistiger Ermüdung und körperlicher Schwäche gelitten haben. Entsteht Durchfall, dann kommen die Brustbeschwerden nicht zum Ausbruch. Wenn man den Durchfall mit Gewalt unterdrückt durch Adstringentien oder Medikamente, die dem Patienten nicht angepaßt sind, so ergeben sich verheerende Folgen. Es kommt zu Tuberkulose. Nach Dyspnoë, Husten und anderen Brustbeschwerden entwickeln sich schließlich strukturelle Veränderungen in den Lungen. Im allgemeinen entsprechen der *Phosphorsäure* nur selten Gewebsveränderungen, eher Frühstadien der Erkrankungen, nervöse Zustände, milchiger Urin und Durchfall, die lange Zeit bestehen können. Die Brustbeschwerden sind akut: Typhuspneumonie; schleichende Fieber, die mit Brustbeschwerden enden. Ähnlich *Phosphor:* Verzögert gelöste Pneumonien mit Gemütssymptomen, Reaktionsmangel, zunehmende Infiltration der Lungen. Haemoptyse.

Lange dauernde Fieber, die mit Herzschwäche enden, mit Herzklopfen und Gemütssymptomen. Herzklopfen während sexueller Erregung. Neigung zu Abscessen nach langem Fieber.

Die Gliedmaßen und Gelenke sind mitbetroffen. Schmerzen im Hüftgelenk und in den langen Knochen zwischen den Gelenken, besser durch Bewegung. Alte Gichtiker. Die Gewebe werden geschwächt. Wo die Haut über den Knochen nur dünn aufliegt, erscheinen rote Flecken, die sich entzünden und offene

Geschwüre bilden. Nach Fieber Muskelabscesse über dem Schienbein, wo es nur wenig von Haut bedeckt ist, und Schwäche in den Fußgelenken. *Phosphorsäure* hat eine besondere Beziehung zur Knochenhaut. Periostitis. Nächtliche Schienbeinschmerzen. Der Knochen fühlt sich wie angekratzt an. Kalte Hände und heiße Füße. Geschwüre an den Beinen mit wässeriger, starkriechender Absonderung.

Beulen, Abscesse, Pusteln und andere nässende Eruptionen; eitrige Hautausschläge; die Gewebe werden schlaff.

Allgemeine Nervenschwäche, bemerkenswerte Gleichgültigkeit, schwach und zitterig, zur Ohnmacht neigend, große nervliche Erschöpfung, hysterisches Verhalten. Kriechgefühl, prickelnd über den ganzen Körper, besonders dort, wo er behaart ist („als wenn sich etwas in den Haarwurzeln abspiele"). Ameisenlaufen, besonders bei Schwächung durch sexuelle Exzesse. „Ameisenlaufen über den ganzen Körper." Schmerzhafte Stellen in der Wirbelsäule, lahmer Rücken. Rückenschmerzen.

„Juckgefühl zwischen den Fingern, in den Gelenkbeugen oder in den Händen." Herpes, Ekzeme, Erysipel. Es bilden sich auf der Haut große purpurrote Flecken: Blutaustritt aus den kleinen Venen. Ekchymosen. Geschwüre auf der Haut, Karbunkel, Warzen, Frostblasen, Balggeschwülste. Auswüchse, welche stechen, brennen und schwarz werden. Schlechter Blutumlauf in der Haut. Die Haut verwelkt, wird alt und grau. Der Patient magert ab.

Acidum picrinicum

(Pikrinsäure)

„Körperliche und geistige Schwäche" ist der erste Eindruck, den man bei der Prüfung dieses Arzneimittelbildes erhält. Diese Schwäche nimmt von einfacher Müdigkeit bis zur Lähmung zu. Es bestehen wesentliche Anzeichen für Hirn- und Rückenmarkserweichung. Der Kranke wird bald hitzeempfindlich und wünscht frische Luft, die seine geistigen und körperlichen Beschwerden bessert. Frische Luft und kühles Baden sind günstig für ihn. Er ist empfindlich für kaltes Wetter. Bemerkenswerte Züge sind: Taubheitsgefühl an vielen Stellen, Zittern, Müdigkeit, Schweregefühl, Zwang, sich hinzulegen, Verschlimmerung nach der geringsten Anstrengung. Die Hauptursachen dieser Symptome sind: zuwenig Schlaf, Sorgen und geistige Überarbeitung. Es besteht starke Gleichgültigkeit.

Es handelt sich um ein typisches Mittel bei Hirnermüdung mit Gleichgültigkeit und Mangel an Willenskraft. Der Kranke ist abgeneigt, zu sprechen, zu denken oder irgendeine geistige Anstrengung zu vollbringen. Er ist schnell erschöpft von der geringsten geistigen Arbeit, die manche Beschwerden verursacht, z. B. Schmerzhaftigkeit und Lahmheit, Durchfall, Brennen entlang der Wirbelsäule, allgemeine Schwäche, Schweregefühl in den Gliedern und im Rücken. Er verliert jegliches Interesse an den Dingen, wird nervös von jeder geistigen Anstrengung.

Das sehr wertvolle, aber vernachlässigte Mittel kann bei jungen Schulkindern von allgemeinem Nutzen sein. Wenn das Kind anfängt, das Abc zu lernen, bekommt es Kopfweh, und zwar bei jeder wiederholten Anstrengung von neuem. Oft besteht Erweiterung der Pupillen dabei. Nach jeder Schulprüfung treten diese heftigen Kopfschmerzen auf. Ein junger Schüler mit den folgenden Symptomen wurde prompt geheilt: Schulkopfschmerz, Schwindel beim Stehen, Schwere im Kopf, Nasenbluten, erweiterte Pupillen, Blutfülle der Bindehäute, Unfähigkeit, bei künstlichem Licht zu arbeiten.

Appetitverlust. Bitterer Geschmack im Mund, Erbrechen, Gelbsucht. Schwindel nach geistiger Anstrengung. Lahmheit durch Bücken, Umhergehen, Steigen und durch Heben des Kopfes vom Kissen. Der Kranke kann nicht aufsitzen, es wird ihm bald davon übel (oft mit Kopfschmerzen verbunden). Für die Kopfschmerzen der Studenten, Lehrer, Berufstätigen und überarbeiteten Geschäftsleute ist es ein sehr nützliches Mittel. Man hat es leider oft übersehen für Fälle von Kopfschmerz mit großer nervlicher Schwäche, die von Kummer und Depressionen herrührt. Es entspricht heftigen Schmerzen im Scheitel, in der Stirn und im Hinterkopf, die unter starkem Wärmegefühl längs der Wirbelsäule ausstrahlen. Es besteht Füllekopfschmerz. Der Kopf muß kaltgehalten werden. Der Kopfschmerz verschlimmert sich in warmen Räumen und durch Einhüllen des Kopfes (auch des Körpers), er bessert sich durch körperliche und geistige Ruhe.

Die Kopfschmerzen fangen häufig mit Tagesgrauen an, nehmen tagsüber zu und werden durch Schlaf sowie nachts gebessert. Der Kranke liegt tagsüber völlig danieder, aber nach Ruhe geht es ihm besser, und während der Nacht bessert der Schlaf seine Beschwerden. Diese Kopfschmerzen haben häufig äußerste Erschöpfung zur Folge. Mit den Kopfschmerzen stellt sich oft starke sexuelle Erregung ein, die auch mit vielen anderen Symptomen des Mittels verbunden sein kann, aber keine wesentliche Begleiterscheinung darstellt.

Die Augensymptome gehen bei denen, die an Hirnmüdigkeit leiden, auf einen Tonusverlust in den Augenmuskeln zurück. Sehen, feinen Druck lesen und Augenanstrengungen verursachen Kopfschmerzen und Augensymptome (*Onosmodium*). Es besteht ein schmerzhaft stechendes Gefühl, als sei Sand in den Augen. Scharfe Tränen. Funken, Nebel vor den Augen. Kurzsichtigkeit. Sehtrübung. Die Gegenstände verschwimmen; die Pupillen sind erweitert. Heftige Schmerzen über den Augen. Dicker Augenschleim. Die Augensymptome werden durch künstliches Licht verschlimmert.

Kleine Furunkel und Pusteln im äußeren Gehörgang. Saures Aufstoßen. Übelkeit am Morgen, schlimmer beim Aufstehen und Umhergehen.

Es bestehen Anzeichen, die auf Leberbeschwerden deuten. Der Patient ist gelb.

Rumoren im Leib, Durchfall nach geistiger Anstrengung. Gelber, wässeriger oder dünner, satziger und öliger Stuhl. Schmerzen nach Stuhlgang. Stuhl wie gelber Haferschleim. Große Schwäche nach dem Stuhlgang bei asthenischen Personen.

Der Harn hat hohes spezifisches Gewicht, enthält Zucker, Eiweiß, reichlich Urate, Harnsäure, Phosphate, wenig Sulfate. Nachtropfen nach dem Harnlassen. Blasenschwäche. Großer Phosphatverlust.

Bei der Arzneimittelbildprüfung von *Acidum picrin.* wird das normale sexuelle Empfinden in Geilheit und Wollust mit heftigen Erektionen, besonders während der Nacht, verwandelt. Das Mittel hat oftmals diese Erscheinungen geheilt, selbst wenn sie schon lange bestanden hatten. Schmerzen im Hinterkopf und in der Wirbelsäule, Schwere der Glieder und sexuelle Erregung. Wenn große Ruhelosigkeit der Füße vorhanden ist, hilft *Zincum picr.* besser. Es heilt Impotenz und Spermatorrhoe, wenn der Kranke nicht in der Lage ist, seine wollüstigen Gefühle zu beherrschen.

Brennendes Hitzegefühl in der Wirbelsäule nach geistiger oder physischer Anstrengung. Schwäche der Wirbelsäule und Schweregefühl der Glieder, besonders der unteren Gliedmaßen. Der Rücken ist so ermüdet, daß der Kranke nicht aufrecht sitzen kann; er rutscht im Stuhl zurück oder muß sich hinlegen. Erleichterung im Liegen. Das Mittel hat sich nützlich gezeigt bei Myelitis mit Schwäche in den Gliedern und dem Gefühl, als ob Körper und Glieder eingebunden oder zusammengeschnürt wären. Es besteht manchmal auch Gefühllosigkeit der Beine, als ob elastische Strümpfe übergezogen wären. Bei Lähmungserscheinungen motorischer Art mit quälenden Erektionen und Samenergüssen während des Schlafs ist das Mittel angezeigt. Viele Fälle von Rückenmarksschwäche sind durch dieses Mittel geheilt worden.

Es besteht Schwäche der unteren Glieder mit Zittern, Taubheits- und Krampfgefühl. Ameisenlaufen und Prickeln wie von Nadeln, bemerkenswerte Kälte der Füße. Körperliche Anstrengung verstärkt alle diese Symptome sehr. Nach langer Ruhe fühlt sich der Kranke gebessert. Bei der geringsten Anstrengung Müdigkeit in den Gliedern und im ganzen Körper. Große Muskelschwäche. Schläfrig am Tage; schlaflos nachts, besonders nach geistiger Arbeit.

Acidum sulfuricum

(Schwefelsäure)

Ein sehr markantes Symptom von *Acidum sulf.* ist ein Schauergefühl im ganzen Körper und in den Gliedern ohne sichtliches Zittern, besonders wenn chronisches Schwächegefühl vorliegt. Erschöpfung, Erregbarkeit und Gehetztsein sind ständig anzutreffende Züge. Auch besteht eine Blutungsneigung mit vielerlei Beschwerden. Schwarzes, flüssiges Blut kommt aus den Körperöffnungen. Kleine rote Flecken vergrößern sich rasch; sie sehen einer Purpura haemorrhagica ähnlich. Nach geringen Gewalteinwirkungen entstehen blauschwarze Flecke auf der Haut, manchmal blutrote Flecke wie bei einer Bachforelle; schon bei geringen Anlässen Wundreiben, dem Geschwürsbildung folgt. Furunkel und Decubitus. Viele Beschwerden, wie man sie bei alten Leuten findet. Die Morgenverschlimmerung der Symptome ist charakteristisch. Empfindlichkeit für Kälte. Abmagerung. Die Schmerzen sind „wie zerschlagen", brennend, reißend, stechend, schießend und stoßend; sie entwickeln sich langsam und weichen plötzlich. Die Absonderungen sind dunkel und leicht blutig oder blutstreifig oder dünn, gelb und blutig; sie machen die Umgebung wund. Allgemeiner Schweißausbruch nach dem Essen. Die Symptome treten vor allem auf der rechten Körperseite auf. Das Mittel ist oft angezeigt bei sauer riechenden Säuglingen (wie *Hepar*). Große Empfindlichkeit gegen Berührung und Kälte. Wenn die Empfindlichkeit gegen Kälte behoben ist, geht es dem Kranken häufig schlechter; es ist dann *Pulsatilla* erforderlich, welche das Komplement und Antidot ist.

Schwäche des Geistes und des Körpers mit hochgradiger Traurigkeit und dauerndem Weinen. Nichts kann den Kranken befriedigen, der schon bei geringfügigen Anlässen ärgerlich und erregbar wird; er kann nicht schnell genug essen und arbeiten, keiner kann es ihm recht machen; er ist dauernd in Eile, wenn er etwas tut oder irgendwo hingeht. Alles muß sofort getan werden. Er hat keine Lust zu antworten. Unentschlossenheit.

Schwindel in geschlossenen Räumen. Besser beim Umhergehen in frischer Luft und im Liegen. Manchmal verursacht der Schwindel Bettlägerigkeit.

Spannungsgefühl in der Stirn mit Schnupfen.

Das Gehirn scheint „lose" zu sein und auf die Seite zu fallen, auf welcher der Patient liegt. Besser beim absoluten Stillsitzen, schlimmer beim Umhergehen. Das Blut steigt sichtlich zu Kopf und die Füße werden kalt. Empfindung wie elektrische Schläge in Stirn und Schläfen vormittags und wieder abends. Gefühl, als würde ein Pflock durch starke Schläge in den Schädel getrieben. Die Schmerzen im Kopf entwickeln sich langsam und hören plötzlich auf. Heftige Kopfschmerzen bei geschwächten Leuten. Starke Empfindlichkeit der Knochenhaut wie bei Syphilis. Das Haar fällt aus oder wird grau. Geschwürsbildung auf dem behaarten Kopf. Sehr empfindliche Ausschläge. Augen tränen beim Lesen. Chronische Entzündung der Augen mit erweiterten Venen und Geschwürsbildung. Gefühl eines Fremdkörpers im rechten äußeren Augenwinkel. Schmerzen in den Augen bei Schnupfen.

Heftige Ohrschmerzen, die langsam zunehmen und plötzlich aufhören. Allmählicher Gehörverlust. Blutige Absonderung aus dem Ohr. Summen im Ohr.

Langsames Nässen dunklen, dünnen Blutes abends aus der Nase. Das Mittel heilt scharfen, blutigen Ausfluß aus der Nase bei schwächlichen Kranken, wenn die Allgemeinsymptome zum Bilde passen. Der Schnupfen ist trocken oder flüssig, mit Verlust von Geruch und Geschmack.

Der Acidum-sulf.-Kranke hat einen leidenden Gesichtsausdruck. Blaß, kränklich, manchmal gelbsüchtig. Der Ausdruck langen Leidens ist betont. Es bestehen tiefe Züge von Schmerz, Erschöpfung und Abmagerung. Spannung der Gesichtshaut oder ein Gefühl, als ob Eiweiß darauf eingetrocknet wäre. Heftige neuralgische Schmerzen des Gesichtes, die sich allmählich entwickeln und plötzlich aufhören; durch Wärme und Liegen auf der schmerzenden Seite gebessert. Kleine rote Flecken oder Tüpfelchen im Gesicht, die allmählich an Größe zunehmen. Entzündung der Submaxillardrüsen.

Die Zähne verfallen frühzeitig. Heftige Zahnneuralgien, die sich langsam entwickeln und plötzlich aufhören. Besser durch Kälte und auch durch Hitze, schlechter abends im Bett. Die Zahnnerven sind äußerst empfindlich. Verlust des Geschmacks während eines Schnupfens. Mundentzündung ist eines der wichtigsten Symptome. *Acidum sulf.* ist unser am häufigsten angezeigtes Mittel bei Mundentzündungen der Säuglinge, vor allem bei dem aphthösen Mund des Säuglings oder auch der Mutter mit gelblichen oder weißlichen Geschwüren. Blutiger Speichel aus dem Munde, Bläschen im Munde. Der Atem riecht sehr übel. Blutung aus den Schleimhautoberflächen des Mundes und Zahnfleisches mit oder ohne Purpura haemorrhagica. Mundgeschwüre, die sich rasch ausbreiten.

Entzündung des Rachens von aphthösem oder follikulärem Charakter. Die Schleimhäute sind von Epithel entblößt. Gelbliches oder weißes diphtherisches Exsudat mit umgebenden Aphthen und Blutungen aus Nase, Zahnfleisch oder anderen Stellen. Diphtherie mit ungewöhnlich großer Erschöpfung und Foetor. Die Uvula ist ödematös. Im Rachen viele sich ausbreitende Geschwüre. Empfindlichkeit des Rachens mit schmerzhaftem, erschwertem Schlingen. Infolge der Rachenbeschwerden kommen Flüssigkeiten beim Schlucken zur Nase heraus. Speichelfluß. Die Drüsen des Halses schwellen an; es bestehen starke Schwellungen der Mandeln, des weichen Gaumens und des ganzen Halses. Dunkles, flüssiges Blut aus Rachen und Mund.

Verlangen nach Branntwein und Früchten. Verlust des Appetits und zunehmende Schwäche sind hervorragende Züge. Abneigung gegen den Geruch von Kaffee. Der Kranke kann kein kaltes Wasser trinken, da es ihm starkes Kältegefühl im Magen verursacht und ihn frösteln macht. Heftiger, krampfhafter Husten, wie er bei Trinkern auftritt. Chronisches Sodbrennen, saures Aufstoßen, saures Erbrechen. Die Zähne sind dabei immer sehr empfindlich. Saures Erbrechen während der Schwangerschaft. Morgendliches Erbrechen der Trinker (vgl. *Arsenicum*), sauer und faulig. Übelkeit und Zittern. Husten mit Aufstoßen saurer Flüssigkeit. Der Magen scheint schlaff herabzuhängen. Erbrechen nach Trinken kalten Wassers. Heftige krampfhafte Schmerzen im Magen, die allmählich kommen und plötzlich aufhören. Das saure Erbrechen ist ganz ähnlich wie bei *Robinia*.

Der Kranke erbricht keine Nahrung, kann aber wegen Schmerzen im Magen und Schleimbrechen nichts essen.

Nach längerem intermittierendem Fieber vergrößert sich die Milz; sie ist schmerzhaft beim Husten und empfindlich auf Berührung. Stechende Schmerzen in Milz und Leber. Das Mittel hat in vielen Fällen Blei-Vergiftung und Blei-Kolik behoben. Gefühl von Schwäche und Eingesunkensein im Bauch nach Stuhlgang. Schwächegefühl im Bauch, als ob die Regel käme. Wehenähnliche Schmerzen im Leibe, die in die Hüften und in den Rücken ausstrahlen.

Durchfall mit großer allgemeiner Schwäche und dem Gefühl des Zitterns. Chronischer Durchfall mit viel Beschwerden. Wundmachende Stühle, die während des Stuhlgangs im Mastdarm brennen. Durchfall durch geringste Diätfehler, nach Obst (besonders unreifem) und nach Austern. Wässeriger Stuhl, gelblichorange, fädig, schleimig, blutvermischt, grünlich, schwarz, mit unverdauten Speiseresten, wie faule Eier riechend. Hämorrhoiden, die sehr empfindlich sind und jucken; schmerzhaft während des Stuhlgangs; besonders bei Trinkern. Bei Verstopfung wird der Stuhl in kleinen Ballen abgesetzt.

Schmerz in der Blase, wenn das Wasserlassen aufgeschoben wird. Das Mittel hat schon Diabetes geheilt. Spärlicher Urin; blutiger Urin. Häutchen auf dem Urin.

Die Regel ist zu häufig und zu reichlich, fließt dunkel und dünn. Viele Symptome erscheinen vor der Regel. Alpdruck vor der Regel oder auch am Schluß der Regel. Die Scheide ist vorgefallen und gangränös. Weißfluß, blutig, scharf, milchig oder eiweißartig gelb. Die Frau im Klimakterium hat viele Symptome, die besonders auf *Acidum sulf.* passen. Typische Symptome dieser kritischen Periode sind Hitzewallungen, Schwäche, Gefühl des Zitterns, nervöse Hast bei allen Handlungen und in allen Gefühlen, Blutungen aus der Gebärmutter mit nichtkoagulierendem Blut, Verstopfung mit kleinen, harten Knollen wie Schafdung. *Acidum sulf.* hat in seinem Prüfungsbild Schwangerschaftserbrechen. Erbrechen, dem Husten vorausgeht. Es hat Sterilität geheilt, wenn diese vermutlich auf zu reichlichem und zu häufigem Regelfluß beruhte. Heftiges Jucken der Vulva.

Schmerz und Empfindlichkeit im Kehlkopf, besonders beim Schlucken. Heiserkeit mit trockenem, rauhem Gefühl im Kehlkopf.

Schwache Brust und große Atemnot. Schnelle Bewegung der Nasenflügel (wie bei *Lycopodium*). Schnelles Auf- und Abbewegen des Kehlkopfs während der Atemnot. Kurzluftigkeit.

Außer morgens ist der Husten trocken und bellend. Manchmal bestehen zwei Hustenarten: Husten in der frischen Luft beim Umhergehen oder Reiten, schlimmer durch kalte Getränke und Kaffeegeruch. Und Husten, dem Jucken und Erbrechen folgt, wobei der Reiz in der Brust gefühlt wird.

Der Auswurf kommt morgens, besteht aus dunklem, dünnem Blut oder aus dünnem, gelblichem blutstreifigem Schleim, der sauer schmeckt.

Schwäche auf der Brust mit brennenden, stechenden Schmerzen. Druck auf der linken Brustseite. Reichliche Lungenblutung von dunklem, flüssigem Blut nach Lungenentzündung und während des Klimakteriums. Geschwürsbildung in den Lungen (vgl. *Kalium carb.*). Druckgefühl auf der Brust und Erstickungsgefühl, bis der Kranke die Beine herabhängen läßt. Das Mittel hat sich sehr nützlich gezeigt bei den ersten Anfängen der Phthise mit reichlichem Schweiß und großer Schwäche; aber wo es in den letzten Stadien gegeben wurde, hat es anscheinend Blutung erzeugt und die entzündlichen Zustände der Lunge verschlimmert. Stechende Schmerzen im Herzen. Herzklopfen. Das Mittel hat sich ferner als nützlich erwiesen bei Pleuraerguß.

Große Schwäche in der Wirbelsäule, besonders beim Stehen und Sitzen. Schmerzen in der Lendengegend. Empfindlichkeit zwischen den Schulterblättern beim Husten. Steifheit des Rückens morgens beim Aufstehen. Großer Absceß rechts im Nacken.

Schwarze und blaue Flecken an den Gliedern. Stechender Schmerz im Schultergelenk beim Heben des Armes. Stiche in den Fingergelenken. Wundscheuern der Oberschenkel nach Reiten. Ausgesprochene Schwäche in den Knie- und Fußgelenken. Angeschwollene Fußvenen. Frostblasen. Zucken der Finger während des Schlafs.

Schläft spät ein und erwacht zu früh. Alpdruck vor der Regel.

Frostgefühl, Hitzewallungen mit Schweiß. Reichlicher Schweiß, sauer und kalt, meistens am Oberkörper, nach Bewegung, nach Essen warmer Speisen. Morgenschweiße, Nachtschweiße. Typhus mit großer Erschöpfung. Blutung aus den Kapillaren, dunkles, dünnes Blut.

Blutung dunklen, dünnen Blutes aus den Därmen. Continuafieber mit Zerfallserscheinungen. Leichenhaftes Aussehen.

Ekchymosen, Purpura haemorrhagica. Alte Narben werden rot und schmerzhaft. Jucken und Ameisenlaufen bei Ausschlägen. Pusteln. Rote, juckende Kleckse auf der Haut, bläuliche Flecke. Kontusionen. Decubitus. Furunkel und Abscesse. Knötchenförmige Urticaria. Das Mittel heilt alte schmerzlose Geschwüre, die zu Absonderung dunklen Blutes neigen. Sehr schmerzhafte, sich ausbreitende Geschwüre. Stechende, brennende Schmerzen in Geschwüren. Das Mittel hat faulige Geschwüre an den Beinen geheilt. Es ist nützlich bei Geschwüren der Trinker und bei Geschwüren, die verschleppten Fiebern folgen. Dünne, gelbe oder blutige Absonderung.

Aconitum napellus

(Sturmhut)

Aconit ist ein kurz wirkendes Mittel. Seine Symptome halten nicht lange an. In großen Gaben ist es ein starkes Gift, das entweder tötet oder dessen Wirkung sich schnell verflüchtigt, so daß, wenn der Patient überhaupt gesunden kann, die Genesung nicht lange auf sich warten läßt. Chronische Krankheiten folgen ihm nicht. Wie ein Sturm geht es vorüber. Bei einiger Überlegung werden wir erkennen, welche Krankheiten diesem Bild gleichen und bei welcher Art von Patienten eine Krankheit diesen kurzen, plötzlichen Charakter annimmt.

Aus Erfahrung und Beobachtungen der Arzneimittelbilder ersehen wir, daß kräftige, vollblütige Menschen, wenn sie sich erkälten, schnell und schwer erkranken, während schwächliche, anfällige, kränkliche Menschen die Neigung haben, nur langsam von akuten Leiden zu genesen, aber nicht so heftig und plötzlich zu erkranken. Hieraus und aus der plötzlichen Wirkung des *Aconit* ist leicht zu folgern, daß Menschen, die an Aconit-Erscheinungen leiden, vollblütig sind. Starke, robuste Typen und abgehärtete, derbe Kinder erkranken selten an leichten Erkältungen nach Einwirkung starker Temperaturschwankungen. Sind diese Menschen aber leicht gekleidet und werden sie dann einem plötzlichen, starken Wechsel oder längere Zeit kaltem, trockenem Nordwind ausgesetzt, so ziehen sie sich leicht eine akute Erkältung zu. So wird ein kräftiger Mensch, der lange im Freien zubringt oder der sich in zu leichter Kleidung in der trockenen kalten Winterluft mit ihrem plötzlichen, schnellen Wechsel länger aufhält, unter beängstigenden Symptomen noch vor Einbruch der Nacht krank. Wenn solche vollblütigen und robusten Patienten mit starkem Herzen, lebhaftem Geist, kräftiger Zirkulation nun plötzlich erkranken, nachdem sie sich starken Witterungseinflüssen ausgesetzt haben, ist *Aconit* angezeigt. *Aconit* hat nicht die Erscheinungen, die gewöhnlich auf Entzündungen folgen. Der Sturm geht so schnell vorüber, daß der frühere Zustand bald wieder eintritt. Bei diesen kräftigen Patienten werden plötzliche Kongestionen durch kräftige Reaktion ausgeglichen. Der Patient scheint von einem plötzlichen, gewaltsamen Tod bedroht, gesundet aber schnell wieder. Es ist, wie DUNHAM sagt, ein gewaltiger Sturm, der schnell vorüberbraust. DUNHAMS Darstellung dieses Mittels in der Materia medica ist höchst anschaulich und lesenswert.

„Krankheitserscheinungen aller Art zeigen sich nach der Einwirkung von trockenem, kaltem Wind." Vollblütige Kinder bekommen plötzliche Kongestionen zum Gehirn, mit hohem Fieber oder mit Krämpfen. Jedes Organ des Körpers zeigt das Bild der Heftigkeit und Plötzlichkeit: das Gehirn, die Lungen, die Leber, das Blut, die Nieren. Das Mittel paßt bei Leiden, die plötzlich durch sehr kaltes Winterwetter oder große Sommerhitze entstehen. Es entspricht den Lungen- und Kopfkrankheiten des Winters sowie den Darmentzündungen und Magenverstimmungen des Sommers. Wir wissen aus der Erfahrung, wie diese vollblütigen Individuen plötzlich durch Überhitzung ernstlich erkranken. Ihre plötzlichen Anfälle sind schrecklich. Alle diese entzündlichen Zustände sind von großer Beschleunigung des Blutkreislaufs, erregter Herztätigkeit, starker Erregung des Gehirns, heftiger Erschütterung des ganzen Körpers und von großer Angst begleitet.

Die psychischen Symptome von *Aconit* sind sehr ausgeprägt. Der Patient empfindet die Heftigkeit seiner Krankheit, denn er ist in einem Zustand großer nervöser Gereiztheit und Erregung. Angst drückt sich in seinen Zügen aus, und die Herztätigkeit ist so stark, daß er denkt, er müsse sterben. Es muß der Tod sein, vor dem er Angst hat: das steht auf seinem Gesicht geschrieben. Er sagt: Herr Doktor, hier kann alles nichts mehr helfen, ich muß sterben. Oft sagt der Patient die Stunde seines Todes tatsächlich voraus. Ist eine Uhr im Zimmer, so behauptet er: Wenn der Zeiger da und da steht, bin ich eine Leiche. Wenn wir diese rasende Angst, diese schreckliche Furcht, die große Unruhe, die Heftigkeit und die Plötzlichkeit der Anfälle sehen, dann haben wir einen Fall von Aconit-Vergiftung vor uns oder einen Krankheitsfall, wo *Aconit* angezeigt ist. Für jemand, dessen Krankheit der Aconit-Vergiftung gleicht, ist die kleinstmögliche Gabe *Aconit* geboten. Vergessen wir nicht, daß es ein sehr schnell wirkendes Medikament ist.

Welche Teile des Körpers wir auch beobachten mögen, wir finden überall Entzündungszustände. Aber ganz unabhängig von dem Zustand und dem Sitz der Entzündung ist das Gesamtbild des Patienten, wie wir es beschrieben haben. Der Gesichtsausdruck, die psychischen Symptome, die Ruhelosigkeit, die Intensität sind die hervorragenden Symptome, die wir zuerst bemerken werden. Darüber hinaus gibt es noch eine Menge kleiner psychischer Symptome, die von viel geringerer Bedeutung sind als diese Furcht, diese Angst.

Die Verdrängung früherer Eigenschaften durch andere ist für den Patienten kennzeichnend. Alle Liebe zu seiner Umgebung ist geschwunden, es ist ihm völlig gleichgültig, wie es seinen Angehörigen geht. Der Kranke hat absolut kein Interesse für sie. Zuweilen ist es ein Zustand von höchster Gleichgültigkeit.

Nach dieser Schilderung werden wir leicht erkennen, daß dieses Bild keinem anderen Mittel der Materia medica gleicht, so ausschließlich ist das Aconit-Bild. Vergleichen wir damit auch andere Mittel — wir finden es nur bei *Aconit.* Einzelne Züge des Bildes werden wir zwar bei anderen Mitteln auch finden, aber das geschilderte Gesamtbild finden wir nur bei *Aconit.* Nehmen wir die psychischen Symptome: sie sind alle heftig und sehr ausgeprägt. Delirium, sofern es vorhanden ist, ist heftig und mit Aufregung, Angst und Furcht verbunden. Die Patienten weinen wie vor ungeheurer Angst und Qual. Große Aufregung, Angst, Todesangst. Sie begreifen nicht, warum sie weinen. Auch mancherlei Stimmungen sind mit Aconit-Angst verbunden. Seufzen, Reizbarkeit, Ärger, Umherwerfen aller möglichen Dinge, Zanken, Beißen, das alles finden wir bei *Aconit*, mit großer Heftigkeit und Angst verbunden.

Was hier als hervorragendste Symptomatik geschildert wurde, ist mit den übrigen Zeichen verquickt. Schreit vor Schmerz. „Die Schmerzen sind wie von Messern stechend, schneidend, bohrend", sagt DUNHAM. Die Heftigkeit der Aconit-Schmerzen ist erstaunlich, so daß, wenn neuralgische Schmerzen dazutreten, diese kaum auszuhalten sind. Dem Kranken ist etwas ganz Entsetzliches geschehen, sonst könnte er nicht solche Schmerzen haben. Er sagt seine Todesstunde voraus. Das ist die Folge des Entsetzens, welches ihn übermannt hat. Dieses Bild der Psyche sehen wir stets bei Lungenentzündung, bei entzündlichen Zuständen irgendeines Körperteils, bei Entzündung der Nieren, der Eingeweide usw.

Schwindel ist ebenfalls bei all diesen Symptomen vorhanden. Schwindel, Drehen, Schwanken. Eine Frau macht ihre Besorgungen und stolpert plötzlich über einen Hund. Es wird ihr furchtbar schwindelig, sie kommt nicht einmal mehr zu ihrem Wagen. Schwindel, der durch Angst entsteht, durch plötzliche Angst, und die Angst von dem Schreck bleibt. Ein Rest der Angst verbleibt. Das weist uns auf *Opium* hin. Beschwerden durch Angst, Gehirnentzündung durch Angst, Schwindel durch Angst. Kongestion als Folge von Angst; Aufruhr im ganzen Sensorium, alles geht rundherum.

Der Kopfschmerz ist kaum zu beschreiben, mit solcher Heftigkeit tritt er auf. Reißen, Brennen im Gehirn, in der Kopfhaut, begleitet von Angst, von Fieber, von Todesfurcht. Kopfschmerz von Erkältung, von unterdrücktem Schnupfen. Heftige Kopfschmerzen über den Augen; Gehirnkongestionen mit kongestiven Kopfschmerzen, mit Ängstlichkeit und heißem Gesicht.

Die Symptome, die bei Augenleiden auf *Aconit* hinweisen, sind zahlreich. Plötzlich sind die Augen entzündet. Blutandrang nach den Augen. Blutrotes Aussehen. Plötzliche Entzündung aller Gewebe, der Bindehaut, besonders bei trockenem, kaltem Wind. Lange Zeit wurde gelehrt: Gib *Aconit* im ersten Stadium einer Entzündung. Das ist falsch, obgleich alle unsere Lehrbücher *Aconit* für das erste Stadium einer Entzündung empfehlen. Es bleibt dabei unberücksichtigt, welche Konstitution vorliegt und wie die Entzündung entstanden ist. Verfahren wir nicht danach. Suchen wir, sofern es möglich ist, nach dem Gesamtbild des Aconit-Falles oder geben wir ein besseres Mittel. Auch eine andere Praxis ist lange befolgt worden, nämlich: *Aconit* gegen Fieber zu geben. *Aconit* war das Fiebermittel vieler früheren praktischen Ärzte; aber diese Behandlung ist falsch.

Aconit entspricht einer Augenentzündung, die so plötzlich auftritt, daß man gar nicht begreift, wo eine derartige Entzündung in so kurzer Zeit herkommen kann. Die Augen schwellen enorm an ohne jede Absonderung. Es besteht höchstens etwas wässeriger Schleim. Die plötzliche Entzündung mit dicklicher Absonderung ist niemals ein Aconit-Fall. *Aconit* zeigt nicht die üblichen Folgen von Entzündungen, sondern eine starke Schwellung, die plötzlich kommt und geht. Man staunt darüber, daß eine solche Schwellung so schnell zurückgehen kann. Aber Zustände, die Folgen von Entzündungen sind, weisen immer auf andere Mittel hin, nicht jedoch auf *Aconit.* Wir dürfen bei Fieber nur dann an *Aconit* denken, wenn wir das ganze Aconit-Bild vor uns haben. Bei Aconit-Fieber haben wir Lichtscheu. Große Unruhe mit Fieber. Starre Augen mit verengten Pupillen. Heftige Schmerzen und Entzündung der tiefer liegenden Schichten des Augapfels.

Geben wir *Aconit* nur, wenn die Symptome passen. Eine Entzündung, die langsam fortschreitet, die zu Eiterung neigt oder bei der die Schleimhäute Eiter absondern, hat keine Aconit-Symptome. Geben wir nie *Aconit* bei Blutvergiftung, wie wir sie bei Scharlach, Typhus usw. finden. In solchen Fällen haben wir keines der heftigen Symptome von *Aconit.* Die nervliche Reizung fehlt völlig, im Gegenteil, wir haben Stumpfheit, Schlaffheit, dunkelrote Haut — *Aconit* aber entspricht hellrot. Geben wir nie *Aconit* bei Blutzersetzung. Diese fehlt gänzlich beim Aconit-Bild. An *Aconit* dürfen wir nicht denken bei langsam erscheinendem, andauerndem Fieber. *Aconit* hat kein Symptom, das dem Typus des andauernden Fiebers entspricht. *Aconit* zeigt gewöhnlich eine scharfe Attacke. Es ist absolut nicht verwandt mit Wechselfieber, denn dessen Symptome hat es nicht. Wir könnten uns einmal durch einen ersten Anfall von Wechselfieber täuschen lassen, aber die Tatsache, daß ein zweiter Anfall kommt, schließt *Aconit* aus. Einige Mittel haben Periodizität oder eine stufenweise auftretende Wirkung. Bei *Aconit* gibt es das nicht. Der heftige Fieberanfall weicht in einer Nacht, wenn *Aconit* das richtige Mittel war. Ist das nicht der Fall, dann war es ein Fehler, es zu verordnen, denn es kann Schaden anrichten. Alles, was bei einer Krankheit vorkommen kann, ist in Erwägung zu ziehen, nicht nur die Symptome, die das Mittel deckt, sondern auch diejenigen, die es nicht deckt.

Aconit entspricht Augenentzündungen mit brennender, plötzlich auftretender Geschwulst. Die Lider schwellen so schnell, daß sie nur mit großer Mühe geöffnet werden können, und wenn sie geöffnet werden, indem man die Lider hochzieht, dann träufelt heißes Wasser hervor, aber kein Eiter. Dieser Zustand entsteht sehr schnell durch Erkältung. Sobald die Schleimhautoberfläche entzündet ist, kann möglicherweise blutiges Sekret heraustreten. Die Blutgefäße werden brüchig und plötzlich zerrissen und die Kapillaren sickern.

Ohrenentzündung entsteht ebenso plötzlich. Reißende, intensive, schneidende Schmerzen im Ohr. War ein Kind ungenügend bekleidet draußen im kalten Wind, so schreit es beim Heimkommen und hält die Hand gegen das Ohr. Der

Anfall erscheint meist früh am Abend, nachdem es wieder zu Hause ist. Fieber und Angst treten auf und das Kind muß herumgetragen werden. Der Schmerz ist heftig; Geräusche sind unerträglich. Es ist, als ob Geräusche mit allen Gliedern gehört würden, so überempfindlich ist das Gehör. Im ganzen Körper finden wir diese Überempfindlichkeit der Nerven. Alle Schmerzen sind intensiv, heftig, und der Patient befindet sich dauernd in einem Zustand der Angst und höchsten Reizbarkeit. Stechende, brennende, reißende, ziehende, schneidende Schmerzen im Ohr.

Wenn Schnupfen von heftigem Kopfschmerz begleitet ist, der sich nachts einstellt, nachdem man sich am Tage zuvor eine Erkältung zugezogen hat, wird dieses kurz und schnell wirkende Mittel angezeigt sein. Der Carbo-veg.-Schnupfen bricht erst mehrere Tage nach der Erkältung aus. Auch Sulfur-Schnupfen entwickelt sich erst einige Tage nach der Erkältung. Der Carbo-veg.-Patient erkältet sich dadurch, daß er seinen Mantel im Zimmer anbehält. Bei *Aconit* geht der Patient in einem dünnen Rock aus und erkrankt dann, wenn er ein vollblütiger Mensch ist, vor Mitternacht.

Sehr häufig ist ein ausgeprägtes Aconit-Bild beim Schnupfen der Kinder zu finden, besonders bei den rosigen, pausbäckigen, vollblütigen Kindern, nicht bei den kränklichen, blassen. Diese kränklichen Kinder erkranken nicht so schnell. Ihre Lebenskraft ist so herabgesetzt, daß alles bei ihnen langsam vor sich geht, Krankheiten brechen bei ihnen erst 2—3 Tage nach der Schädigung aus. Wenn zwei Geschwister, ein schwächliches und ein kräftiges, sich eine Erkältung zuziehen, wird das eine in der Nacht darauf Bräune bekommen und *Aconit* brauchen; das andere bekommt sie am nächsten Morgen und verlangt *Hepar*.

Die den Schnupfen begleitenden Symptome sind oft: Kopfschmerz, Angst und Furcht. Der ängstliche Gesichtsausdruck ist das erste, was beim Aconit-Kranken wahrgenommen wird. Die Aconit-Lungenentzündung zeigt sich im Gesicht. Dort finden wir große Angst. Diese deutet auf *Aconit*. Wir wissen, im Gesichtsausdruck läßt sich vieles erkennen, was im Körper vorgeht. Er erzählt uns die ganze Anamnese. Am Wohl und Weh, am Elend des Patienten können wir allgemein auf den ersten Blick erkennen, daß etwas Bedeutendes vorgefallen ist. Wir brauchen nicht lange hin und her zu raten, bis wir es getroffen haben. Hier haben wir vor allem die Angst. — Eine rote und eine blasse Wange haben viele Mittelbilder, aber der ängstliche Ausdruck, die Furcht, die Hitze, die Unruhe und die Plötzlichkeit, mit der alles über einen vollblütigen Menschen hereinbricht, das sind Symptome, die sofort auf *Aconit* hinweisen. Unter anderen Umständen könnte es auch ein anderes Mittel sein. Neuralgische Schmerzen im Gesicht, „wie heiße Drähte zu beiden Seiten des Gesichts", wenn jemand sein Gesicht einem scharfen, kalten Wind aussetzte. Erst bekommt er ein Taubheitsgefühl, dann setzen Schmerzen ein, heftige Schmerzen. Er schreit wegen messerartiger, heftiger, schneidender Schmerzen. *Aconit* bringt ihm Erleichterung.

Kriechen und Krabbeln von Ameisen. Diese Empfindung zeigt *Aconit* längs der Nerven. Der Kranke hat Hüftweh, wobei der Schmerz wie Eiswasser am Nerv entlanggleitet. Kriechen, Krabbeln, Kitzeln im Gesicht mit und ohne Schmerz. Intensive Hitze, intensives Fieber spricht aus dem Gesicht. Auf der Seite, auf der der Patient liegt, bricht oft Schweiß aus, und sobald der Patient sich umdreht, trocknet der Schweiß dort und bricht auf der anderen Seite aus.

Was für ein tröstliches Mittel ist *Aconit* bei Zahnschmerz! Es ist bei Zahnschmerz so hilfreich, daß fast jede alte Dame weiß, daß Watte, mit einem Tropfen *Aconit* in den hohlen Zahn gesteckt, hilft. Sehr oft lindert dies, aber eine Gabe *Aconit* wirkt besser. Die Zahnschmerzen müssen jedoch heftig sein — wieder die alte Geschichte — und von trockenem, kaltem Wind herrühren sowie vollblütige Individuen betreffen; intensiver Schmerz, schneidende, schießende Schmerzen in den Zähnen. Diese Schmerzen treten oft in gesunden Zähnen auf und ergreifen die ganze Zahnreihe. Heftige Schmerzen nach Erkältung. Derartige Schmerzen werden schnell durch eine Gabe *Aconit* gebessert.

Geschmacksstörungen, verstimmter Magen. Alles, ausgenommen Wasser, schmeckt bitter. Und welch ein Verlangen hat der Aconit-Patient nach Wasser! Er kann nicht genug Wasser bekommen, und es ist ihm sehr zuträglich.

Brennen ist das Symptom, das sich durch das ganze Mittelbild zieht. Bei der Beschreibung jedes Schmerzes finden wir es wieder. Brennen im Kopf, Brennen längs der Nerven, Brennen längs der Wirbelsäule, Brennen im Fieber, zuweilen Brennen, als wäre man mit Pfeffer eingerieben.

Aconit ist sehr wirksam bei Halsentzündung, wenn brennende, stechende Trockenheit, starke Röte der Mandeln oder des Rachens oder des ganzen Halses vorliegen. Oft ist der weiche Gaumen stark angeschwollen. Hochgradige Entzündung alles dessen, was man im Hals sehen kann. Aber das allein indiziert noch nicht *Aconit*. Es heißt wohl „Halsentzündung", aber jeder Homöopath weiß, daß er ebensogut 40—50 andere Mittel wählen könnte nach dem Bild, das hier entworfen wurde. Kein homöopathischer Arzt könnte nach solcher Beschreibung verordnen. Aber beachten wir die Art des Halsbildes, dann müssen wir uns als Ärzte die Frage stellen: Wodurch wird ein solcher Hals zum Aconit-Fall? Und dann werfen wir noch die Frage auf: Könnten wir nicht ebensogut verordnen, auch wenn wir den Hals nicht gesehen hätten? Für einen intelligenten Arzt ist nicht der Organbefund, sondern das Verhalten des ganzen Menschen leitend für die Arzneimittelwahl. Wenn es für den Arzt notwendig wäre, den entzündeten Teil zu sehen, um sich ein Bild davon zu machen, wie könnte er dann die Leber behandeln? Er kann sie doch nicht sehen. Wie will er für den Magen verordnen? Er kann ihn doch nicht sehen. Daher müssen wir das berücksichtigen, was für den Arzt die innerste Natur des Patienten darstellt. Da erkennen wir die Ursachen der Erscheinungen. Wenn wir uns den Aconit-Patienten klar vorstellen, können wir verordnen. Es wäre sehr schön, wenn alles, was behandelt werden soll, auch gesehen werden könnte. Wenn wir die Leber sehen könnten, würden wir sagen: Sehen wir sie uns gut an. Wenn wir das Herz sehen könnten, würden wir raten: Untersuchen wir es recht genau.

Wie läßt sich denn aus dem Organ Hals richtig auf den Patienten schließen? Natürlich, bei jedem kranken Hals wird das Schlucken schwer. Wir wollen damit sagen, daß dies in nichts für den Arzt auf einen Aconit-Patienten schließen läßt. Wenn der Patient vollblütig wäre, wenn er bei kaltem, rauhem Wind eine Zeitlang im Freien gewesen wäre, wenn er in der Nacht mit einem heftig brennenden, stechenden Hals erwacht wäre, nicht schlucken könnte, hohes Fieber und großen Durst nach kaltem Wasser hätte, nicht genug davon kriegen könnte, wenn er in einem ängstlichen, fieberhaften Zustande sich befände, dann hätten wir einen Patienten vor uns, dem wir *Aconit* verordnen müßten. Es gibt genug intelligente Patienten, die mit sicherem Blick gerade das beschreiben können, worauf es ankommt. Als Arzt wissen wir dann, wie es um einen solchen Kranken steht. Wir wissen, wie er aussieht, aber das genügt nicht für die Mittelwahl. Der Ungebildete gibt manchmal eine bessere, zur Mittelwahl geeignetere Beschreibung als der Intelligente.

Wie ängstlich sind die Patienten mit Magensymptomen! Die Schmerzen sind entsetzlich; brennende, reißende Schmerzen mit Angstgefühl, mit Fieber durch Erkältung, nicht von Magenüberladung, sondern von Erkältung, die sich auf den Magen geschlagen hat, durch ein kaltes Bad oder im heißen Sommer von zu großer Hitze. Brechen, Würgen, Ziehen, als stülpe sich alles um von dem gräßlichen Würgen. Erbrechen von Blut, von hellrotem Blut. Das ist so bezeichnend für ein allgemeines Magenübel. Während dieses Fieberzustandes verlangt der Patient bittere Sachen, Wein, Bier, Branntwein, aber er gibt sie wieder von sich, sobald sie in den Magen gelangt sind. Er hat Verlangen nach pikanten Sachen, nichts schmeckt ihm bitter genug. Wenn er nur was Bitteres bekommen könnte. Dabei schmeckt ihm alles bitter, alle Speisen, nur Wasser nicht.

Der klinische Ausdruck lautet: „Gastrischer Katarrh". Es ist eine scharfe, akute Entzündung des Magens. Würgen, Erbrechen von Galle, Erbrechen von Blut. Erfolgloser Brechreiz bei leerem Magen, dabei Ängstlichkeit, Unruhe, Todesfurcht. Die sich im Gesicht ausdrückende Angst erweckt einen furchtbaren Eindruck.

Aconit ist ein wirksames Mittel bei Leberentzündung, sofern sie plötzlich auftritt. Bei wiederholten Anfällen bewährt es sich nicht, aber beim ersten. Heftige Entzündung der Leber mit heftigen, reißenden, ziehenden Schmerzen und Brennen. Dann folgen Unruhe, die furchtbaren Qualen der Angst, fortwährendes Umherwälzen, Todesfurcht, rotes Gesicht, glasige Augen, großer Durst. „Angstvolle Ruhelosigkeit" deckt das alles. Im Leibe schießende, brennende, stechende Schmerzen nach heftiger Erkältung mit Schüttelfrost. Wir erkennen bald, daß es nicht darauf ankommt, wo die Krankheit ihren Sitz hat; wir müssen den Aconit-Kranken als Ganzheit vor uns haben.

Auch entzündliche Störungen aller Baucheingeweide können vorkommen, auch katarrhalische Entzündungen. Es kann sich um einen Katarrh des unteren Teils des Grimmdarms handeln oder um einen Katarrh des Rectums bei Dysenterie. Bei Dysenterie finden wir im Nachtgeschirr fast reines Blut; Blut und etwas Schleim. Der Kranke wagt das Nachtgeschirr nicht zu verlassen. Erbrechen von etwas Blut aus dem Magen und Entleeren von blutigem Schleim aus dem Rectum. Die Kranken prophezeien immer, daß sie noch in der gleichen Nacht oder in einigen Stunden sterben werden. Sie sehen aus, als wenn dieses Vorgefühl des Todes berechtigt wäre. Der ganze Körper ist in einem Zustand von Todesqual; der Tenesmus und Krampf, das Drängen zu Stuhl sind einfach fürchterlich. Es besteht wässeriger Durchfall, aber das ist kein sehr wichtiges Symptom, obgleich HERING es unterstreicht. Aber wenn reines Blut abgeht und Schleim mit Stuhlzwang, oder wenn bei Kindern mit Sommerkrankheiten wenig grüner Schleim abgeht, der wie Gras aussieht, reines Blut oder grasgrüne Stühle mit plötzlich einsetzendem Fieber bei blonden, rosigen Kleinen, dann denken wir an *Aconit*. Die meisten Darmkrankheiten kommen bei übergroßer Hitze unter Kindern vor, die im Juni geboren sind. Das Kind bekommt durch die Hitze eine Leberentzündung, der Stuhl wird weiß wie Milch und ist von tonartiger Beschaffenheit. Das Kind sieht gelb aus und schreit vor Schmerz.

Weitere Anzeigen sind: Harnkrankheiten, Blasen- und Nierenkrankheiten. Entzündliche Zustände mit blutigem Urin. Spärlicher Urin, unterdrückter Urin oder verhaltener Urin. Verhaltungen nach Schreck.

Entzündung der Blase mit schneidenden, reißenden Schmerzen. Brennende Schmerzen mit brennendem Urin. Der Urin ist heiß, dunkel, rot; rot und klar oder blutig. Harnverhaltung infolge Kälte, besonders bei Kindern, mit Schreien und Unruhe. Bei Entzündung der Blase bei Erwachsenen oder Kindern haben wir alle psychischen Merkmale, die den Aconit-Kranken charakterisieren.

Aconit heilt die heftigsten Fälle von Hodenentzündung, wenn sie plötzlich auftreten. Hodenentzündung infolge von Kälte, Frost, bei vollblütigen Männern. Aber bei der gewöhnlichen Hodenentzündung nach unterdrücktem Tripper-Ausfluß nützt *Aconit* nichts.

Die Frau ist ihrer Natur nach ein Aconit-Patient durch ihr mitfühlendes Wesen und ihre natürliche Empfindsamkeit. Die gesunde Frau ist an sich ein sensitives Geschöpf. Sie erkrankt durch Nervenerschütterung, durch Angst, sie erkrankt ihrer Natur nach aus anderen Ursachen als der Mann. Selten bekommt ein Mann eine Entzündung aus Angst; aber Angst ist eine ganz gewöhnliche Erscheinung bei Gebärmutter- und Eierstockentzündungen bei vollblütigen, kräftigen, erregbaren Frauen. Angst verursacht Fehlgeburt oder droht sie herbeizuführen. Wenn aber *Aconit* zeitig genug gegeben wird, verhindert es die Fehlgeburt. Die stechenden, brennenden, reißenden Schmerzen von *Aconit* sehen wir oft infolge Angst oder plötzlicher Aufregung auftreten. Eine schwangere Frau sagt manchmal: Herr Doktor, reden Sie nicht mehr von meiner

Entbindung, ich weiß ja doch, daß ich bei dieser Entbindung sterbe. Wenn es überhaupt ein ausgeprägtes Symptom gibt, das uns leiten kann, dann haben wir es hier. Eine Gabe *Aconit*, ein anderes Gesprächsthema, und es geht. Nach ein paar Tagen fragen wir: Nun, wie ist es mit der Angst? Dann sagt die Patientin: Ach, davon reden wir gar nicht mehr. Solche Kleinigkeiten gibt es viele. Aber gerade dieses Angstgefühl ist ein sonderbares Ding und charakterisiert so recht eigentlich die Natur und das Wesen des Weibes.

Entzündung der Geschlechtsteile bei vollblütigen Frauen. Jetzt werden wir einen Begriff des hohen Wertes von *Aconit* bei Frauenleiden bekommen. Es ist nicht immer angezeigt, aber wenn es angezeigt ist, dann vergessen wir folgendes nicht: *Aconit* ist häufiger für Frauen und Kinder angezeigt als für Männer, für empfindsame, erregbare, kräftige Individuen. Bei Männern ist es gewöhnlich angezeigt bei entzündlichen Zuständen infolge von Erkältung in trockener, kalter Luft, und es ist geradezu erstaunlich, wie leicht wir einen Aconit-Patienten von den wunderbaren Wirkungen der Homöopathie überzeugen können, indem wir ihm beweisen, wie schnell er durch *Aconit* in Schweiß gerät, wodurch heftiges Fieber gebrochen wird, vorausgesetzt, daß es sich um einen frischen, einfachen Fieberanfall handelt.

Aconit ist angezeigt nach langsamer, schwerer Entbindung und bei heftigen Nachwehen. Schießende, ziehende Nachwehen, mit Neigung zu Fieber. Gebärmutterblutungen, hellrotes Blut und Todesangst. Es ist wunderbar, was *Aconit* in solchen Fällen leistet, wo eine Erkältung im Wochenbett stattgefunden hat; aber verwechseln wir das nicht mit Kindbettfieber. Letzteres ist eine Form der Blutvergiftung, das erstere nur eine Entzündung. Zuweilen ist die Brust in Mitleidenschaft gezogen. Brustschmerzen, die Milchabsonderung stockt, Fieber. Sowie aber der Wochenfluß unterdrückt ist, geben wir kein *Aconit*.

Neugeborene Kinder mit Atembeschwerden nach Zangengeburt oder verzögerter Geburt sprechen auf *Aconit* an. Das Kind atmet schwach, das Herz kommt nicht recht in Gang, und nach wenigen Stunden tritt Fieber ein. *Aconit* ist hier wirklich das einfachste Mittel. Verhaltung des Urins beim Kind ist so häufig ein Aconit-Fall, daß wir kaum jemals eine andere Medizin anzuwenden brauchen. Das Kleine kann noch nicht reden, sich noch nicht äußern, der Arzt muß hier eine gewisse Routine haben, und routinierte Ärzte haben bei Urinverhaltungen *Aconit* meist mit Erfolg gegeben. Kommt indessen bei der Mutter Urinverhaltung vor, so wird sie in mehr als 50 Prozent aller Fälle durch eine Gabe *Causticum* behoben.

Aconit ist ein sehr gern angewendetes Krupp-Mittel, ein oft mißbrauchtes. Aber es ist angezeigt in allen plötzlich auftretenden Fällen von Krupp bei vollblütigen Kindern, die infolge langen Aufenthaltes im Freien bei trockenem, kaltem Wind erkrankt sind. Das Kind wird zu Bett gebracht, erwacht aus dem ersten Schlaf, so um 21 oder 22 oder 23 Uhr, faßt nach dem Hals, hustet sehr, ein bräuneartiger, erstickender, heiserer, bellender Husten. Kaum irgendein

Mittel paßt so gut wie *Aconit*. Bei Tage erkältet, entwickelt sich plötzlich die Krankheit. Eine Gabe *Aconit* wird den Beschwerden abhelfen. Krupp, der von einer akuten Erkältung stammt, sich aber nicht vor dem nächsten Morgen oder nächsten Abend entwickelt, entspricht einer ganzen Anzahl anderer Mittel, besonders *Hepar*, das langsamer wirkt. Es paßt für etwas heruntergekommene Kinder, die häufig Bräuneanfälle haben. *Spongia* ist ihm auch ähnlich, aber diesem fehlen mehrere Symptome, die wir bei heruntergekommenen Kindern finden, die sich fortwährend erkälten. Es ist schwer, zwischen dem Krupp von *Aconit* und *Spongia* zu unterscheiden, denn beide haben die Angsterscheinungen des Krupp. Der Aconit-Krupp ist heftig. Es besteht Entzündung und zugleich Krampf des Kehlkopfes, der ungemein schnell eintritt. Der Spongia-Krupp ist weniger entzündlich. Die Entzündung wächst mit dem Krampf. Aber während der Spongia-Patient so etwa um 23 Uhr mit Würgen und Ersticken aufwacht, hat er weder die hohe fieberhafte Erregung, die *Aconit* entspricht, noch die Todesangst. Hingegen hat er die Trockenheit, die wir auch bei *Aconit* haben. Der Aconit-Zustand ist gewöhnlich mit Trockenheit verbunden. Höchstens handelt es sich um einen geringen, wässerigen Auswurf. *Spongia* ist völlig trocken. Trotz Entzündung ist die Schleimhaut trocken. Unter den Aconit-Krupp-Symptomen haben wir: Kehlkopf empfindlich gegen Berührung, erwacht mit Krupp aus dem ersten Schlaf nach Erkältung durch trockenen, kalten Wind.

Aconit entspricht starken Atembeschwerden, Atemnot infolge von Krampf der kleinen Bronchialgefäße, dem Asthma ähnlich. Es ist angezeigt bei jener Atemnot, die zur Kapillar-Bronchitis gehört, bei Atemnot, die bei der Herzerregung vollblütiger Menschen gefunden wird, nach Erkältung oder Schreck. Atemnot infolge von Angst, bei nervösen Frauen, bei erregbaren, leicht angegriffenen, nervösen, vollblütigen Frauen. Atem kurz, mühsam, ängstlich, schnell. Es ist eine asthmatische Atemnot mit Trockenheit der Schleimhäute und der kleinen Bronchialgefäße.

„Sitzt kerzengerade und kann kaum atmen." Das stimmt. *Aconit* zeigt solche plötzliche, heftige Herzaffektion, flatternden, schwachen, vollen und springenden Puls; der Kranke sitzt im Bett, faßt nach dem Halse, reißt alles ab; vor Mitternacht heiße Haut, großer Durst, große Angst — alles kommt zusammen. Angst mit Atemnot. Plötzlicher Schmerz am Herzen mit Atemnot. Alles das zugleich.

Heftiges Erstickungsgefühl. Aus Furcht und Angst gerät der Patient in starken Schweiß. Er ist in Schweiß gebadet, und doch ist seine Haut heiß. Wenn die Angst vorüber ist, wird ihm heiß. Da haben wir Hitze und Schweiß mit dieser furchtbaren Angst verbunden. Puls fadenförmig.

Besser beim Ausatmen. Der Krampf im Kehlkopf stellt sich oft beim Einatmen ein.

„Schlimmer beim Einatmen. Unausgesetzt kurzer, trockener Husten. Schweres Atmen. Atmet nur mit dem Zwerchfell, Brustbeklemmungen wie bei Lungenentzündung." *Aconit* hilft sehr schnell bei Entzündung der Brustorgane, des Rippenfells, der Lungen, der die Luftwege auskleidenden Schleimhäute. Bei Lungenentzündung haben wir diese Atemnot, diesen plötzlichen Ausbruch. Eine Atemnot, die sehr rasch zunimmt, ist oft der Vorbote einer Lungenentzündung. Die Entzündung steigert sich derartig, daß die Schleimhäute Blut absondern, kirschrotes Blut, oder der ausgeworfene Schleim ist weiß und stark blutstreifig von hellem, rotem Blut. Treten wir an das Bett eines an Lungenentzündung Erkrankten, dann finden wir in der Speischale Schleim mit hellem, rotem Blut. Nun erwägen wir die Heftigkeit, mit der das auftritt, die Unruhe und Angst des Patienten — er sagt seine Todesstunde voraus —, da haben wir den Aconit-Kranken. In einem Fall von Lungenentzündung, wo das Lungengewebe selbst in den Krankheitsprozeß erheblich mit einbezogen ist, handelt es sich meist um die obere Hälfte der linken Lunge, wenn *Aconit* angezeigt sein soll. Zuweilen kommt Blut aus den Schleimhäuten des Rachens, des Kehlkopfes, der Luftröhre, der Bronchien, ein ganzer Mund voll, so schwer ist die Entzündung. Diese Brusterkrankungen sind mit großen Schmerzen verbunden. Schießende Schmerzen, brennende Schmerzen, reißende Schmerzen. Der Patient muß auf dem Rücken und hoch liegen. Er kann nicht auf der Seite liegen, nur auf dem Rükken. Wenn er auf der Seite liegt, nimmt der Schmerz zu. „Reißende, ziehende Schmerzen."

Beachten wir: Die trockenen, kalten Winde. Plötzlicher Schreck bei Personen mit guter, starker, kräftiger Blutzirkulation. Das Blutspucken, von dem wir sprechen, ist nicht wie bei Schwindsucht, es kommt unbemerkt; das Blut steigt auf mit leichtem Husten. Mancher wäre irrtümlicherweise geneigt, in solchen Fällen bei heruntergekommenen, schwächlichen Patienten *Aconit* zu geben. Aber in solchem Fall ist es nicht angezeigt, es gibt dabei viel bessere Mittel. Der Patient bekommt nicht immer Lungenentzündung, manchmal liegt nur eine Entzündung der oberen Luftwege vor.

„Trockener Husten, Erbrechen, Würgen, intensives Fieber, Blutspucken." Kein Auswurf, außer etwas wässerigem Schleim und Blut, sonst trocken. Das kommt häufig vor. Trockener Husten, Gefühl von Trockenheit in der ganzen Brust und im Kehlkopf, Trockenheit im Halse. Gießt Unmengen kalten Wassers hinunter, und nach einem heftigen Hustenanfall bringt er etwas Blut heraus, aber gewöhnlich besteht der Auswurf nur aus Schleim. Der Auswurf bei Lungenentzündung sieht meist wie Rost aus, als ob Rost damit vermischt wäre. Mittel wie *Bryonia* und *Rhus tox.* sowie einige andere haben diesen Auswurf gewöhnlich als Kennzeichen, wie es eben der Natur dieser Mittel entspricht. Aber ein Aconit-Fall hat kirschrotes, helles Blut. Seine Blutungen sind hellrot und zuweilen reichlich.

Der Husten bei Lungenentzündung, bei Krupp, bei allen Brustbeschwerden kommt plötzlich. Wenn der Kranke schlafen geht, wird ihm der Kehlkopf trokken, es stellt sich ein Gefühl des Zusammenschnürens ein. Er erwacht und faßt nach dem Kehlkopf. Er denkt, er müsse ersticken. Das alles kommt von kaltem Wind. Kräftige Menschen bekommen Zugwind, erkälten sich und kriegen Aconit-Symptome.

Aconit-Fieber ist immer heftig, immer plötzlich. *Aconit* hat nie den Typus eines sogenannten schleichenden Fiebers. So etwas gibt es bei *Aconit* nicht — kein schleichendes, anhaltendes Fieber. Der Aconit-Patient hat in allen entzündeten Teilen das Gefühl, als ob heißer Dampf eindränge, als ob heißes Blut und Hitzewellen dort hinschössen. Längs der Nerven Hitze- oder Kältegefühl.

Im höchsten Fieberstadium ist der Puls voll und springend. Ein starker, kräftiger Puls. Wenn der Anfall kommt und die furchtbare Angst und Spannung der Nerven da sind, ist der Puls sehr klein, aber nachdem die Herztätigkeit sich wieder einigermaßen normalisiert hat, wird der Puls kräftiger.

Ziehende Schmerzen längs der Wirbelsäule. Schmerzendes, steifes Genick. Krabbeln im Rückgrat, wie von Käfern, von Insekten. Es ist ein charakteristisches Merkmal, dieses krabbelnde Gefühl. Es kommt von Kälte, von plötzlicher Erstarrung.

„Zittern der Hände", verbunden mit diesen plötzlichen Anfällen. „Kalt wie Eis, Füße wie Eis, heiße Hände." Heiße Hände und kalte Füße kommen zuweilen vor. Alle Arten rheumatischer Gelenkaffektionen: Sie treten zum erstenmal auf, sind keine alten, gichtigen oder rheumatischen Anfälle, sondern akuter Rheumatismus, durch plötzliche Einwirkung von Kälte, nach langem Aufenthalt in trockenem, kaltem Wind. Sie sind ebenfalls von Fieber begleitet, von angstvoller Unruhe, von dem eigenartigen, so oft beschriebenen Gemütszustand.

„Zitternde, prickelnde Konvulsionen der Muskeln." Auch die Nerven zeigen Aconit-Symptome. *Aconit* ist ein herrliches Mittel bei Nervenentzündungen vollblütiger Menschen. Taubheitsgefühl längs der Nervenstränge, hervorgerufen durch Erkältung. Taubheitsgefühl und Prickeln, besonders in den oberflächlichen Nerven. „Entzündung der Nervenscheiden." Nervöse Reizbarkeit, übergroße Unruhe.

Sulfur hat starke Beziehungen zu *Aconit*. Es produziert viele Aconit-Symptome. In vielen alten, chronischen Fällen, wo *Sulfur* angewendet wurde bei starken, kräftigen Konstitutionen, wird *Aconit* für den akuten Anfall, *Sulfur* für den chronischen Zustand passen. In akuten Anfällen, wo *Aconit* paßt, und zwar für den ganzen Anfall, bleibt vielleicht bei dieser Konstitution die Neigung zu ähnlichen Anfällen zurück. Auf diese Neigung hat *Aconit* keinen Einfluß, aber *Sulfur*. Natürlich müssen die meisten Symptome stimmen, aber wir werden oft finden, daß Sulfur-Symptome folgen werden, wo *Aconit* im ersten Anfall passend war, und manchmal hinterläßt ein sehr heftiger erster Anfall eine Schwächung der Konstitution, gegen welche *Aconit* wirkungslos ist. Es hat nicht die Macht, Rückfälle zu verhüten. Damit hört seine Wirksamkeit auf. Mit *Sulfur* ist das anders.

Nach *Aconit* passen ferner gut: *Arnica* und *Belladonna.* Allerdings wird es uns manchmal so vorkommen, als ob *Aconit* imstande wäre, die ganze Krankheit zu decken. Aber dann gibt es da noch ein zögerndes Etwas, das bleibt — und es müssen Mittel wie *Arnica* und *Belladonna* und *Ipecacuanha* und *Bryonia* gegeben werden, um der Krankheit ein Ende zu machen —, zuweilen auch *Sulfur,* sehr häufig *Silicea.* So müssen wir die Verwandtschaft der Mittel studieren. Wenn wir *Aconit* fälschlich angewendet haben, in zu vielen Gaben oder in zu starker Dosis, wenn sich unser Patient nicht recht erholt, oder wenn er sich selbst *Aconit* verordnet hat, wo er es lieber hätte bleiben lassen sollen, da werden *Coffea* oder *Nux* ihm aufhelfen.

Aesculus hippocastanum

(Roßkastanie)

Eine eigentümliche Art von Vollblütigkeit (Plethora) ist für dieses Arzneimittelbild typisch. Eine Gefäßfüllung, die die Extremitäten und den ganzen Rumpf betrifft; gewisse Symptome zeigen, daß das Hirn ähnlich stark durchblutet ist. Die Symptome bei *Aesculus* sind schlimmer im Schlaf, obwohl sie erst im Wachzustand bemerkt werden. Der Patient erwacht verstört, sieht sich ganz verwirrt im Zimmer um, ist bestürzt, kennt die Menschen nicht wieder, ist erstaunt über seine Umgebung, hat optische Täuschungen. Das Mittel ist besonders wirksam bei Kindern, die erschreckt und verwirrt aus dem Schlaf auffahren. Es verursacht tiefe Traurigkeit, Reizbarkeit, Gedächtnisschwäche und Abneigung gegen Arbeit. Zuweilen tritt ein Gefühl von körperlicher Kongestion ein, Stauung der Venen, und dann sind obige Symptome besonders deutlich. Es ist eine allgemeine Venenstauung, oft schlimmer im Schlaf und im Liegen, besser bei körperlicher Anstrengung. Die Symptome klingen nach starken Anstrengungen ab. Bewegung, Arbeit, Beschäftigung erleichtern. Das Mittel hilft bei Personen, die an Herzklopfen leiden, das sich bis in die Extremitäten fortpflanzt; das Pochen wird als hörbares Klopfen sogar im Schlaf empfunden.

Die psychischen Symptome sind sowohl bei der Mittelprüfung als auch in Krankheitsfällen am wichtigsten. HAHNEMANN weist uns darauf hin, den psychischen Symptomen die größte Aufmerksamkeit zu widmen, weil sie den eigentlichen Menschen ausmachen. Die mit dem inneren Menschen am stärksten verknüpften und daher wesentlichsten Symptome sind die psychischen Symptome. Die feinsten Eigenschaften von *Aesculus* sind noch nicht erschlossen, aber wir haben den Schlüssel dazu. Hochgradige Reizbarkeit ist der allgemeine Zustand, in welchem viele psychische Symptome wurzeln. Reizbarkeit und geistige Depression finden wir bei vielen Arzneien als Angelpunkt, um den sich in gewissen Fällen alle psychischen Symptome drehen. Der Grund dafür, daß diese beiden Symptome dem Menschen eigentümlicher sind als andere psychische Merkmale, liegt darin, daß sie mit der Krankheit als solcher vergesellschaftet sind. Die psychischen Symptome eines Mittels kann man in bestimmte Klassen einteilen. Die Symptome, die sich auf das Gedächtnis beziehen, sind nicht so wichtig wie jene, die zum Verstand gehören, und letztere wiederum sind weniger wesentlich als die Symptome, die den Wünschen, Neigungen und Abneigungen entsprechen. Der Patient — obgleich er in einem Zustand erhöhter Reizbarkeit ist — zeigt sich nicht gereizt, wenn er tun kann, was er gern möchte. Wenn es ihm genehm ist, daß man mit ihm redet, so merkt man ihm bei der Unterhaltung keine Reizbarkeit an. Man bemerkt diese Reizbarkeit auch nicht, solange man tut, was ihm paßt. Aber sobald man etwas tut, was ihm nicht paßt, tritt diese Reizbarkeit hervor, und das ist der innerste Kern seines Wesens. Was er wünscht, will er auch, und festzustellen, was er will, ist das Wichtigste bei jeder Prüfung. Es kann jemand traurig sein, weil ihm etwas fehlt, was er haben möchte; er sehnt sich nach etwas, was er nicht hat, und er ist traurig darüber; diese Traurigkeit kann einen Grad erreichen, daß sie geistige Verwirrtheit auslöst.

Verwirrtheit und Schwindel. Man beachte den Unterschied: Schwindel ist keine Zerrüttung des Verstandes. Verwirrtheit ist eine Störung des Verstandes, nicht eine Störung der Sinnesorgane. Man unterscheidet Schwindel, z. B. beim Gehen, von periodisch auftretender Verwirrtheit, also der Unfähigkeit, klar zu denken. Schwindel ist das Gefühl des Drehens und gehört den Sinnesorganen an. In einigen unserer Repertorien kommt der große Fehler vor, daß Verwirrtheit zusammen mit Schwindel unter „Sinnesorgane" verzeichnet steht. Diese Dinge müssen wir sorgfältig durchdenken, damit wir darüber ins klare kommen, was die Symptome bedeuten, die unsere Patienten uns mitteilen.

Ein Patient bemerkt etwa, daß ihm, wenn er über die Straße geht, schwindlig wird, als ob sich ihm inwendig alles umdrehe; dabei kann er aber ganz gut eine Reihe Zahlen addieren. Sein Verstand ist also in Ordnung. Wenn wir uns selbst vollkommen klar über diese Begriffe sind, werden wir verstehen, was der Patient meint. Es ist wichtig, die Aussage der Patienten im Gedächtnis zu behalten. Aber oft sagt der Patient etwas, was er gar nicht meint, und dann ist es nötig, in Parenthese hinzuzufügen, was er eigentlich meint. Ein Patient sagt zum Beispiel: „Ich habe solche Brustschmerzen" und hat dabei die Hand auf dem Bauch. Oder eine Frau redet während ihrer Periode von Magenschmerzen, während doch jeder weiß, daß diese Schmerzen von der Gebärmutter kommen. Die Patienten müssen oft über ihre Aussagen genau befragt oder veranlaßt werden, die Hand auf die schlimme Stelle zu legen. So reden die Patienten auch von Schwindel, wenn sie in Wirklichkeit gar nicht schwindlig sind, sondern verwirrt; oder sie reden von Verwirrtheit, wenn sie meinen, daß sie auf der Straße schwanken.

Aesculus hat in seinem Arzneibild allerlei fliegende Schmerzen über den ganzen Körper (wie *Pulsatilla* und *Kali carb.*), flüchtige, scharfe, schießende, reißende, ziehende Schmerzen, die von einer Stelle zur anderen wandern. Zuweilen gehen sie kaum tiefer als unter die Haut, zuweilen an den Nerven entlang.

Im Vordergrund steht der Kopfschmerz: ein dumpfer Schmerz, bei dem es scheint, als würde das Hirn herausgepreßt. Häufig sind die Schmerzen im Hinterhaupt, als ob der Kopf zerquetscht würde; heftige, furchtbare Schmerzen mit Gehirndruck. „Dumpfes Stirnkopfweh von rechts nach links mit dem Gefühl von Zusammenziehen der Stirnhaut." Völlegefühl im Kopf, mit dumpfem, schwerem, lastendem Schmerz in der Stirn; Schmerz über dem rechten Auge. „Neuralgischer Schmerz über der rechten Orbita", äußerlich am Kopf. „Schießender Schmerz im linken Scheitelbein, später im rechten." Ameisenkribbeln ist ein Merkmal, das mit allen anderen Symptomen zusammen vorkommt. Wenn man auf die Haut achtet, findet man Ameisenkribbeln, Kitzeln und Stechen am ganzen Körper, so daß alles, was an der Kopfhaut empfunden wird, dem Mittel ganz generell zukommt.

Aesculus ist ein herrliches Augenmittel, besonders wenn die Augen „Hämorrhoiden" haben — ich meine damit: stark erweiterte Blutgefäße, intensive Rötung der Augen mit Tränenfluß, brennende geäderte Augäpfel. Dieser vermehrte Blutzufluß ist mehr oder minder schmerzhaft. Die Augäpfel tun weh: scharfe, stechende Schmerzen in den Augen. Fast in jeder Rubrik von *Aesculus* finden wir stechende, schießende, kneifende, wandernde Schmerzen mit Völlegefühl. Schwellung der Hände und Füße, — keine weiche ödematöse Schwellung, die nach Druck Vertiefungen zeigt, sondern Spannung. Viele giftige Mittel haben dieselbe Wirkung. Arzneien, die Störungen des Gefäßsystems verursachen, werden oft in ihrer Wirkung durch heiße Bäder gehemmt. Schwäche nach einem heißen Bad. Schwäche bei warmem Wetter. Abneigung gegen Hitze. Vorliebe für Kälte. So ist es bei *Pulsatilla.* Die Pulsatilla-Gefäße ziehen sich bei Kälte zusammen, und durch diese Kontraktion fühlt der Patient sich besser; aber in warmer Luft und nach einem heißen Bad füllen sich die Venen und werden mit Blut überladen. Nach einem lauen Bad fühlt sich der Pulsatilla-Patient oft besser, während ein türkisches Bad für ihn meistens schädlich ist. Viele Beschwerden von Aesculus-Patienten gleichen diesem Zustand. Der Kranke fühlt sich wohler in kalter Luft. Die Symptome von *Aesculus* werden durch Temperaturschwankungen hervorgerufen, besonders die kleinen stechenden Schmerzen. Es ist charakteristisch, daß diese oberflächlichen Schmerzen fast immer durch Hitze gebessert werden, während die tiefergehenden Schmerzen oft durch Kälte gebessert werden. Nun werden bei *Pulsatilla* die stechenden Schmerzen der Kopfhaut und des ganzen Körpers oft durch örtliche Anwendung von Wärme gebessert, während der Patient im übrigen Kälte verlangt. So bessern sich auch die stechenden Schmerzen bei *Aesculus* durch Wärme, während sich der Patient sonst im Kalten wohler fühlt; indessen verschlimmert sich sein Zustand manchmal durch kaltes, feuchtes Wetter, wenn Blutstockungen oder rheumatische Leiden vorliegen.

Bei *Secalė* z. B. sehen wir, daß die oberflächlichen Schmerzen längs der Nerven durch Wärme gebessert werden, aber der Patient verlangt nach frischer Luft oder danach, aufgedeckt zu liegen; nur die schmerzende Stelle soll warm gehalten werden. Dasselbe finden wir bei *Camphora.* Solange die stechenden Schmerzen andauern, verlangt der Kranke geschlossene Fenster und warme Umschläge; aber sobald der Schmerz vorbei ist, müssen die Fenster aufgemacht werden und man soll die Decke fortnehmen, damit er atmen kann. Dies sind allgemeine Beobachtungen, die beim Analysieren von Symptomen gemacht werden können.

Aesculus ist ein Mittel gegen venöse Blutstauungen, die manchmal bis zum Bersten gehen. Einen Zug möchte ich noch erwähnen: Die Kongestionen sind blau oder rot. Diese Arznei nun bringt eine Entzündung des Halses hervor mit dem charakteristischen Merkmal sehr dunkler Röte. Sie hat die Neigung, Geschwüre und Krampfadern hervorzubringen, und rings um diese bemerken wir eine scharfe, dunkle Verfärbung. *Aesculus* heilt dementsprechend Krampfadergeschwüre mit dunkelrotem Hof. Wenn wir auf die Hämorrhoiden achten, so sehen wir, daß die Geschwulst dunkelrot ist und aussieht, als wolle sie sich ablösen. Das Mittel wirkt nicht bei entzündlichen Zuständen, es ist träge und passiv. Gewisse Mittel verursachen eine leichte Entzündung mit starker Röte, alles vollzieht sich heftig und schnell; aber bei *Aesculus* geht alles langsam. Die Aktivität ist herabgesetzt, das Herz arbeitet mühsam, die Venen sind überfüllt.

„Aufstoßen: sauer, fettig, bitter." „Neigung zum Erbrechen." „Sodbrennen, Hochkommen von Speisen nach dem Essen." Das Mittel macht viele Verdauungsstörungen, und an diesen Symptomen erkennen wir, daß wir es neben *Phosphor* und *Ferrum* einordnen müssen. Gleich nach der Nahrungsaufnahme oder etwas später werden die Speisen sauer; der Kranke speit sie aus, bis er nach einiger Zeit den Magen von seinem Inhalt entleert hat. Das ist ein gemeinsames Merkmal von *Phosphor, Ferrum, Arsenik, Aesculus* und einigen anderen Arzneien. Der Aesculus-Patient hat ferner eine erhöhte Blutfülle der Schleimhäute sowie Magengeschwüre. „Fortwährende Qualen und Brennen im Magen, Neigung zum Erbrechen." Ein derartiger Zustand kann von Magengeschwüren herrühren.

Der Bauch macht viele Beschwerden. Die Symptome des rechten Hypochondriums, des Bauches und des Rectums zeigen uns deutlich, daß eine Stauung der Pfortader vorliegt. Alles ist träge. Die Verdauung ist träge, die Därme sind verstopft, so daß beim Stuhlgang ein Rectumprolaps droht. Quälende Hämorrhoiden mit Völle des rechten Unterbauches. Die Leber ist sehr schmerzhaft. Nach dem Essen Beschwerden im Darm und Rectum. Stechende, brennende, wie von zackigen Wundrändern herrührende Schmerzen, als ob kleine Splitter im Mastdarm steckten. Große Schmerzen mit blutenden Hämorrhoiden. Große Hämorrhoidalknoten, welche bluten und schwären. Der Darminhalt wird in den Mastdarm gepreßt, gegen den After, gegen diese stark vergrößerten Venen, und darauf folgt Eiterung mit Blutung und großen Schmerzen. Dunkler Stuhl, dem heller folgt, ein Zeichen von Leberanschoppung. Chronische Verstopfung.

Das Kreuz ist der Sitz vieler Leiden, besonders der untere Teil. Schmerzen im Kreuz und in den Hüften; auch Schmerz längs des ganzen Rückens und im Genick. Eine ganz gewöhnliche Erscheinung bei Kranken, die an Hämorrhoiden leiden, sind Schmerzen im Genick und an der Basis des Hirns. Wenn diese Hämorrhoidarier gehen, haben sie Schmerzen vom Kreuzbein bis in die Hüften. Dieser Schmerz beim Gehen vom Kreuzbein nach den Hüften ist ein typisches Merkmal von *Aesculus.* Dem Mittel entsprechen ferner oft Frauenleiden mit heftigen ziehenden Schmerzen im Becken. Oft hat *Aesculus* diese herabziehenden Schmerzen im Becken mit starkem Weißfluß und pressenden Schmerzen in den Hüften beim Gehen geheilt. Die Frau empfindet, daß die Gebärmutter geschwollen ist; sie sagt, der Unterleib sei voll, sowohl vor als auch während der Periode. Sie leidet die ganze Zeit über sehr an Schmerzen in den Lenden. „Schmerzen in der Gebärmutter mit Pochen im Unterbauch." „Alte Fälle von Weißfluß; dunkelgelber, dicklicher, zäher Ausfluß." „Weißfluß mit Lahmheit des Rückens und der Gelenke zwischen Kreuzbein und Becken." Während der Schwangerschaft alle möglichen Beschwerden: Schmerzen, Völlegefühl und unbehagliche Empfindungen in der Gebärmutter sowie Rückenschmerzen beim Gehen.

Der Aesculus-Patient hat ferner oft gichtige Leiden; Gicht in allen Gelenken; gichtig-rheumatische Beschwerden, neuralgische Beschwerden. Besonders äußert sich diese rheumatische Anlage vom Ellenbogen bis in die Hand. Reißende, ziehende Schmerzen, die unvermutet hier- und dorthin wandern und durch Wärme gebessert werden. Krampfadern an den Schenkeln und Beinen sind durch *Aesculus* geheilt worden. Diese Neigung des Körpers zu Krampfadern ist ein hervorragender Zug von *Aesculus,* wie wir bereits gesehen haben. Wenn die Halsentzündung behoben ist, bleiben überfüllte Venen zurück, die *Aesculus* zuweilen heilt. Nachdem das Augenleiden kuriert ist, bleiben erweiterte Gefäße in der Schleimhaut des Auges zurück. Bei rheumatischen Beschwerden haben wir Krampfadern. *Aesculus* ist das bei Hämorrhoidal-Konstitution am häufigsten indizierte Mittel.

Beständiges, dumpfes Kopfweh; Gehen ist fast unmöglich; der Kranke ist kaum imstande, aufzustehen und nach dem Sitzen zu gehen. Man beobachte jemand, der an Aesculus-Kopfschmerzen leidet: Wenn er nach dem Sitzen aufstehen will, macht er viele qualvolle, vergebliche Versuche, ehe es ihm endlich glückt. Das finden wir ebenso bei *Sulfur* und *Petroleum;* auch durch *Agaricus* wird dieses Symptom behoben.

Aethusa Cynapium

(Hundspetersilie)

Ehe *Aethusa* bekannt war, hatte die Cholera infantum (Erbrechen und Durchfall bei Kindern) fast stets einen tödlichen Ausgang, weil es kein Mittel gab, das dem Bild dieses ernsten Leidens glich. Von Anfang an hat bei dieser Krankheit der Tod dem Gesicht seinen Stempel aufgedrückt, und wenn es überhaupt ein Mittel gibt, das imstande ist, hier das Leben zu retten, dann ist es *Aethusa.* Es wird in Fällen angewendet, wo sich bei Kindern in der Hitze ganz plötzliches Unwohlsein einstellt mit äußerster Erschöpfung. Die Mutter merkt zunächst gar nicht, daß das Kind krank ist, bis sie es aus dem Bett nimmt. Wenige Stunden zuvor war das Kind noch gesund; aber wenn in der heißen Jahreszeit Cholera infantum herrscht und das Kind Milch trinkt, dann wird diese teils in Klumpen, teils flüssig sofort wieder ausgebrochen. Zusammen mit dem Brechen finden wir einen dünnen, gelblichgrünen, schleimigen Stuhl. Das Kind sieht aus, als sterbe es; bleiches, hippokratisches, verfallenes Gesicht; um die Lippen bläuliche Blässe; Augen und Nase eingesunken. Die Mutter erschrickt und schickt augenblicklich zum Arzt. Das Kind fällt erschöpft in Schlaf. Es erwacht, trinkt Milch, die wieder nach wenigen Minuten hochkommt, teils in Klumpen, teils flüssig. Danach wieder die schreckliche Erschöpfung, das totenartige Aussehen und langer Schlaf. Ohne *Aethusa* holt der Totengräber nach 2—3 Tagen das Kind. Das ist ungefähr alles, was von *Aethusa* in dieser Beziehung zu sagen wäre.

Der Aethusa-Patient hat Delirium, Erregungszustände, Geistesstörungen aller Art, die von Gehirnleiden begleitet sind. Manche Kinder erkranken in heißen Nächten an Gehirnaffektionen. Dann versagt die Magentätigkeit, die Därme erschlaffen, alles, was dem Magen zugeführt wird, kommt entweder wieder hoch oder läuft rasch durch den Darm. Wir sehen das hauptsächlich bei Kindern, die von der Mutter in der herkömmlichen Weise ernährt werden: jedesmal, wenn das Kind schreit, legt sie es an oder gibt ihm zu trinken. Das ist etwa so, als ob das Kind eine halbe Tasse Milch trinkt, diese teilweise verdaut, nach einem Weilchen noch etwas Milch nimmt, und dann wieder ein bißchen. Dadurch kommt es zu Übersäuerung und, sobald Hitze eintritt, zu Gehirnerscheinungen. Nur sehr robuste Kinder vertragen eine solche Ernährung. *Aethusa* paßt für diese falsch ernährten Kinder. Es steht an der Spitze der Mittel, die indiziert sind, wenn die Verdauung versagt und Gehirnaffektionen auftreten, vor allem bei Kindern. Aber auch Erwachsene können in einen Aethusa-Zustand geraten, wenn die Verdauung infolge Gehirnreizung oder Aufregung völlig versagt. Das Mittel hat Verdauungsstörungen geheilt, die von fortwährendem Essen kommen bei ewig-knabbernden Menschen, welche immer hungrig tun, immer Keks und dergleichen in der Tasche haben und so lange essen, bis endlich der Magen versagt. Es paßt auch in Fällen von Verdauungsschwäche infolge Kopfkoliken mit heißem Kopf, Erbrechen, Erschöpfung, Schweiß und langem Schlaf.

Aethusa entspricht ferner Krämpfen bei Kindern. Manchmal verursachen die Gehirnaffektionen keine Magenstörungen, sondern das Kind verfällt in Krämpfe, bekommt feuchte Hände, leichenblasses Gesicht, Schweiß, Erschöpfung, Schlaf. „Krämpfe, große Schwäche und Erschöpfung mit Schlafsucht." Nach Erbrechen und Stuhlentleerung mit Krämpfen schlummert das Kind ein. Aethusa-Patienten haben einen typischen Gesichtsausdruck, der die Verordnung bestimmt. Man kann die Indikation gleichsam vom Gesicht ablesen und braucht so wenig zu fragen, daß man seine Verordnungen wie aus der Pistole geschossen geben kann; empfehlenswert ist das aber nicht. Ein tüchtiger Arzt, der seine Materia medica gründlich und fleißig studiert und ihre Prinzipien erfaßt hat, wird zwar bisweilen den Anschein erwecken, daß er rein reflexmäßig verordnet, aber in Wirklichkeit tut er das nicht, denn er kombiniert manches, wovon Außenstehende keine Ahnung haben. *Aethusa* erscheint im Ausdruck von Gesicht und Körper, während bei vielen anderen Arzneien äußerlich nichts zu sehen ist, weil sie sich in inneren und tieferliegenden Symptomen kundtun. Lassen Sie mich einen Fall als Beleg für das Gesagte schildern: Nehmen Sie z. B. einen kräftig aussehenden Menschen, der stets bereit ist, mit Ihnen zu speisen. Sie haben schon seit längerer Zeit bemerkt, daß seine Nase sich ständig häutet. Er redet im allgemeinen nie über seine Gesundheit. Wenn aber während des Essens etwa eine Tür plötzlich zugeschlagen wird, dann springt er auf und erzählt Ihnen, wieviel er ißt, wie gut ihm das bekommt, wie wohl er sich nach dem Essen fühlt. Sie hatten zwar bemerkt, daß er ein starker Esser ist, hatten ihm aber keine Silbe über seine Gesundheit gesagt und ihn auch nicht aufgefordert, etwas darüber mitzuteilen. Wenn Sie ihm dann ein Glas Milch hinschieben (die Amerikaner sind meist Abstinenzler), sagt er: „Nein, Milch kann ich nicht trinken. Wenn ich Milch trinke, bekomme ich Durchfall, ich trinke nie Milch." Wer könnte für diesen Menschen nicht ein Mittel verordnen, auch ohne ihn erst zur Untersuchung ins Sprechzimmer mitzunehmen! Wer könnte in diesem Fall an etwas anderes als an *Natrium carb.* denken? In manchem schwierigen Fall sieht man plötzlich klar, wenn man den Patienten zu Tisch einlädt.

Agaricus muscarius

(Fliegenpilz)

Die Hauptcharakteristika dieses Mittels sind Zucken und Zittern, Muskelhüpfen und Gliederzittern. Beben und Zittern im ganzen Körper und in den Gliedmaßen. Das Zucken der Glieder kann sich bis zu ausgesprochenem Veitstanz steigern. *Agaricus* hat viele Fälle von Veitstanz geheilt. Zucken aller Muskeln. Im ganzen Körper Kribbelgefühl, wie von Ameisen, das aber nicht in der Haut, sondern im Muskelfleisch lokalisiert ist. Hautjucken, das nach Kratzen auf eine andere Stelle übergeht. Keine Stelle am Körper ist frei davon. Eigentümliche Empfindungen auf der ganzen Haut oder an umschriebenen Stellen, Kältegefühl, Empfindung von kalten oder heißen Nadeln; Stechen und Brennen, wo die Zirkulation schwach ist, an Ohren, Nase, Handrücken, Fingern, Zehen; rote Flecke mit Jucken und Brennen, wie von Frost. *Agaricus* ist ein vorzügliches Mittel gegen Frostbeulen. Der Patient ist sehr nervös und kälteempfindlich. Zucken, Prickeln, Kitzeln usw. nach geistiger Anstrengung, gebessert durch Bewegung. Alle Symptome von *Agaricus muscarius*, vor allem die Rückenmarkssymptome, werden verschlimmert durch geschlechtlichen Verkehr. Das Mittel ist wirksam bei den Symptomen, die sich bei jungverheirateten nervösen Frauen nach dem Verkehr einstellen; hysterische Ohnmacht nach dem Verkehr.

An psychischen Symptomen finden wir dementsprechend hauptsächlich: große Veränderlichkeit, Reizbarkeit, geistige Depression und Klagen über geistige Überanstrengung durch anhaltendes Studium. Das Hirn scheint spät entwickelt. Kinder lernen spät Laufen und Sprechen; das entspricht einer Kombination der Mittelbilder von zwei anderen Arzneien: *Natrium muriaticum* (spätes Sprechen) und *Calcarea carb.* (spätes Laufen). Bei *Calcarea* kommt das von einer Schwäche der Knochen, bei *Agaricus* von einem geistigen Gebrechen, einer Entwicklungshemmung des Verstandes. Kinder mit Zuckungen und frühen Ohnmachten; nervöse Mädchen in den Entwicklungsjahren, die vor Aufregung und Schreck Krämpfe bekommen, wenn sie gescholten werden; geistig spät entwikkelte Kinder mit schlechtem Gedächtnis, die viele Fehler machen und langsam lernen. Nervöse Patienten, die viele Schreib- und orthographische Fehler machen, weil sie nur langsam denken können; falsche Ausdrücke kommen massenhaft vor. „Der ganze geistige Zustand ist wie gelähmt", d. h. Geist und Sinne sind gehemmt. Der Patient ist träge, dumm, scheint zeitweise wahnsinnig. Wir haben da eine Verstandesverwirrung, die an Irrsinn grenzt und der Trunkenheit nicht unähnlich ist. Delirium wie bei Alkoholabusus. Der Kranke wird schwachsinnig, sagt dumme, einfältige Dinge, singt und pfeift zu unpassender Zeit, macht Verse und ergeht sich in Prophezeiungen. Oder er verfällt in den entgegengesetzten Zustand und wird gleichgültig gegen seine Umgebung. Mancher, der sonst sanft und ruhig ist, wird eigensinnig, störrisch und eingebildet.

Koordinationsstörungen der willkürlichen Muskelbewegungen. Inkoordination der Gehirn- und Rückenmarksfunktionen. Plumpe Bewegungen der Finger und Hände. Was der Patient trägt, läßt er leicht fallen. Die Finger kommen in Streckkrampf, wenn sie etwas festhalten sollen. Manchmal kann man ein Küchenmädchen, das viel fallen läßt und zerbricht, erfolgreich mit *Agaricus muscarius* oder *Apis* behandeln. Beide Mittel sind jedoch polar: Der Agaricus-Patient steht gern am Feuer, während der Apis-Patient die warme Küche meidet. Ungeschicklichkeit und Plumpheit sowohl geistiger als auch körperlicher Art.

Zuweilen ist der Patient dumm, linkisch und plump, ein anderes Mal schnell von Begriff und beschwingt, sagt ohne Anstrengung Gedichte auf, besonders nachts. Morgens ist er müde, träge, und das dauert etwa bis zum Mittag. Die psychischen Symptome sind morgens schlimmer, gegen Abend gebessert. Zukkungen und Krämpfe hören im Schlaf auf. Schwindel bei Gehen im Freien. Dauerndes Frösteln. Der Kranke führt oft gerade das Gegenteil von dem aus, was er eigentlich tun will. Schwindel und Geistesstörungen sind häufig kombiniert.

Die Kopfschmerzen bei *Agaricus* sind im allgemeinen mit Rückenmarkssymptomen. Zittern und Zucken verbunden. Kopfschmerzen bei Rückenmarkskranken. Schmerzen, als ob Eis den Kopf berühre, oder wie von kalten Nadeln (ähnlich wie auch in anderen Körperteilen). Schmerzen im Kopf wie von einem Nagel. Morgens geringe Blutung, das Blut ist schwarz, dick und tropft kaum. Kältegefühl im Kopf. Viele eigenartige Empfindungen der Kopfhaut, z. B. eisige Kälte nach Jucken und Kratzen. Ähnlich im ganzen Körper. Es juckt, obgleich kein Ausschlag zu sehen ist. Zwanghaftes Kratzen, danach das Gefühl, als wäre die Stelle eiskalt, als bliese der Wind dagegen. Der Kopf ist in dauernder Bewegung wie bei Veitstanz. Jucken der Kopfhaut, besonders morgens beim Aufstehen, entsprechend der allgemeinen Verschlimmerung am Morgen. Deutlicher Ausschlag auf der Kopfhaut. Ausschlag mit Schorf.

Augen: Zucken und Rucken. Typisch für Agaricus-Augen ist der Nystagmus beim Fixieren, der nur im Schlaf aufhört. Auch andere Mittel haben dieses Augenleiden schon geheilt, z. B. *Cicuta, Arsenicum, Sulfur, Pulsatilla.* Aber *Agaricus* bringt es hervor und heilt es daher sicher. Bemerkenswerte Farben- und Gesichtstäuschungen sind dem Mittel eigen. Flimmern vor den Augen; mühsames Lesen. Die Dinge erscheinen dort, wo sie gar nicht sind. Schwarze Fliegen vor den Augen („mouches volantes"); schwarze Stäubchen; Doppelsehen. Muskelschwäche der Augen. Unregelmäßige Augenbewegungen; die Pupillen sind erweitert oder verengert. Nebel oder Spinnweben vor den Augen. Krampfhaftes Rucken und Zucken sowie die veitstanzähnlichen Bewegungen der Augen und die Farben- und Formtäuschungen im Gesichtsfeld sind die ausgesprochensten Symptome.

Ohren: Röte, Brennen, Zucken der Ohren. Gefühl von Frostbeulen. Das gleiche Zucken und Kitzeln, das das Mittel im allgemeinen hat. Schwerhörigkeit, Taubheit oder auch scharfes Gehör. Morgens ist der Patient stumpf, träge, dumm, müde; aber wenn der Abend kommt, wird er lebhaft, geht aus sich heraus, wird aufgeregt, poetisch und prophetisch, will bis in die Nacht hinein aufbleiben, nimmt an allem teil, möchte Karten spielen usw.

Nase: Nasenbluten; reichlicher stinkender Ausfluß aus der Nase. *Agaricus* heilt die ältesten chronischen Katarrhe mit Trockenheit und Schorfbildung bei tuberkulösen Individuen, so tiefgehend wirkt es. Es hat viele Fälle von beginnender Schwindsucht geheilt. Es heilt alten Husten und Katarrhe. Rote Nase, wie erfroren. Es paßt so gut wie *Ledum* und *Lachesis* für die rote Nasenspitze alter Säufer.

Gesicht: Nach dem bisher Gesagten können wir auch hier folgende Zeichen erwarten: Zucken der Gesichtsmuskeln, Jucken und Röte. Brennen wie von Frost, lähmende Schwäche. Veitstanzartige Krämpfe. Idiotischer Gesichtsausdruck. Manche Patienten sind ganz anstellig, solange sie in ihrem Beruf arbeiten; sobald sie sich aber mit etwas Neuem, Ungewohntem beschäftigen sollen, benehmen sie sich ziemlich blöde, und zwar besonders morgens. Am Morgen kann der Patient nichts Neues begreifen, aber abends ist er rege und kann neue Ideen fassen. Das ähnelt der Wirkung von Kaffee, Tee und alkoholischen Getränken. *Agaricus* ist ein vorzügliches Antidot alkoholischer Getränke. Bei Agaricus- und Zink-Patienten ist das Rückenmark affiziert, beide zeigen Verschlimmerung durch Reizmittel.

Agaricus hat viele Fälle mit epileptiformen Krämpfen geheilt, aber häufiger noch den hysterisch-epileptischen Typus mit Schaum vor dem Mund, Krämpfen mit Rückwärtsbeugung des Körpers, Verzerrung der Gesichtsmuskeln. Der Agaricus-Patient hat Zeiten, wo vorübergehend kleine Gesichtsmuskeln oder einige Muskelfasern ein paar Minuten lang zucken: kurz danach tritt die gleiche Erscheinung an einer anderen Stelle des Gesichts auf; ein Augenlid z. B. zuckt, dann wieder eine andere Gruppe von Muskeln usw. Manchmal ist das so schlimm, daß es den Patienten fast verrückt macht. Das ist ein Agaricus-, aber auch ein Nux-vomica-Zustand.

Die Zähne fühlen sich zu lang an und sind empfindlich gegen Berührung. Die Zunge zuckt, zittert, bebt und verursacht dadurch undeutliches oder stoßweises Sprechen. Zunge trocken, zittrig. Der Kranke lernt schwer sprechen. Zungenkrampf; unartikuliertes Sprechen. Phagedänische, fressende Geschwüre am Zungengrund. Schmerz an der Zunge. Mercurialgeschwüre am Gaumen. Kleine, weiße Bläschen bei Mundentzündungen von Säuglingen. Brennender Durst; rasender Hunger. Nagen im Magen wie bei Heißhunger, trotzdem aber kein Verlangen zu essen.

Blähungen; scheußliches Aufstoßen; starke Aufgetriebenheit; Kollern und Unruhe im Leib; stinkende Blähungen; dumpfes Glucksen. Kneifende Koliken. Furchtbar stinkender Stuhl; Aufgetriebenheit, wie sie bei Typhus vorkommt; schleichende Form von Typhus; Rucken und Zucken der Muskeln; paralytische Schwäche; Abzehrung; psychische Symptome.

Morgens Diarrhoe; viel heiße Blähungen (*Aloe*) mit Brennen im Rectum; weicher Stuhl, heftiger Stuhldrang; unwillkürliches Pressen vor, während und nach dem Stuhlgang. Gefühl, als platze das Rectum, auch noch nach dem Stuhlgang (*Mercur* und *Sulfur*). Heftige, plötzliche Schmerzen; kann nicht warten; Gefühl des Zerreißens. Vor dem Stuhlgang Schneiden und Kneifen im Leib; quälendes Drängen; schmerzhaftes Pressen im Rectum. Während des Stuhlgangs Kolik und Abgang von Blähungen; brennender Schmerz und Schneiden im After; Schweiß; Schmerz von den Lenden nach den Beinen, der nach dem Stuhlgang fortdauert. Nach dem Stuhlgang ist der Kopfschmerz gebessert; Beißen im After; Spannen im Rectum; schneidende Schmerzen im After; Kneifen im Hypogastrium; Blähungen; Schwere im Bauch und um den Nabel; Schmerz in der Brust. Hervorzuheben ist der Tenesmus nach dem Stuhlgang.

Rückenmarkssymptome: Prickeln den Rücken auf und ab mit Durchfall am Morgen; Zittern mit Schwäche der unteren Extremitäten, wodurch das Treppensteigen erschwert wird, u. a.

Erschlaffung, die zu Lähmung der unteren Extremitäten führt. Verstopfung und Lähmungsgefühl des Rectums; harter Stuhl; Pressen beim Stuhlgang, als ob es ums Leben ginge, und doch kein Stuhl. Beginnende Lähmung der unteren Glieder mit Zucken der Muskeln und Brennen längs der Wirbelsäule. Manchmal geht der Stuhl unwillkürlich ab, nachdem das Pressen wegen Erfolglosigkeit aufgegeben worden ist. Dieses Symptom ist sonst nur bei *Argentum nitricum* (Stuhl und Urin) bekannt. Der Drang zum Urinieren ist ebenso stark wie der Stuhldrang. Tröpfeln von Urin. Ein eigentümlicher Zug dieses Mittels ist, daß der Urin kalt erscheint: während der Urin tröpfelt, können die kalten Tropfen längs der Harnröhre gezählt werden. „Der Urin geht langsam in einem Strahl oder in Tropfen ab; der Patient muß drücken, um den Abfluß zu beschleunigen." „Urin wässerig, klar, zitronenfarbig, hellgelb; dunkelgelb und heiß; roter, flockiger, pulverförmiger Bodensatz; wäßrig am Vormittag, milchig am Nachmittag, wie Molken, mit rotem oder weißem Bodensatz (Magnesiumphosphat); Regenbogenfarben an der Oberfläche." Phosphate: milchiger Urin, ölige oder schillernde Oberfläche, fettige Häutchen auf dem Urin wie Petroleum. Spärlicher Urin bei rheumatischen, gichtischen, hysterischen Individuen. Frierende, schwache, bleiche Personen mit beginnender Schwindsucht. Der Urin ist spärlich, Kopfschmerzen stellen sich ein. Mehrtägige Verstopfung. Kopfschmerz durch Stuhlgang gebessert. Bei *Acidum fluoricum* haben wir Kopfschmerz, wenn dem Harndrang nicht nachgegeben wird.

Geschlechtsorgane: kalt und eingeschrumpft. Ein Vergleich der Symptome der männlichen und der weiblichen Geschlechtsorgane zeigt, daß bei der Frau keine umfangreichen Prüfungen gemacht worden sind, aber beim Mann gibt es viele Symptome, die denen der Frau analog sein dürften. Beim Mann sind die Symptome nach dem Verkehr schlimmer, bei der Frau hat man das gleiche beobachtet. Beschwerden nach geschlechtlicher Erregung, nach Ausschweifungen usw.; beim Weib Ohnmacht, beim Mann Schwäche. Zittern, Zucken und andere Agaricus-Symptome können nach dem Verkehr schlimmer werden, weil die geschlechtlichen Funktionen mit dem Rückenmark zusammenhängen. An Rükkenmarksaffektionen Leidende zeigen sich nach dem Akt besonders niedergeschlagen.

Beim Mann während des Verkehrs Brennen in der Harnröhre wie von Wundheit oder mit dem Gefühl, als sei die Samenflüssigkeit beim Erguß heiß. Brennen in der Prostata während des Ergusses. Heftige geschlechtliche Erregung während des Aktes, aber beim Erguß selbst fehlt die Wollust, es ist ein passiver, freudloser Erguß. Das kommt bei Männern mit Rückenmarksschwäche und bei nervösen Männern vor; ferner während der Behandlung alter katarrhalischer Ausflüsse aus der Harnröhre, bei chronischer Gonorrhoe und Nachtripper, wenn schon alle möglichen lokalen Behandlungsweisen angewandt worden sind. Das Glied ist kalt und eingeschrumpft; sehr schmerzhafte Schrumpfung der Hoden. Veralteter Nachtripper mit dauerndem Jucken und Kitzeln in der Harnröhre. Lange bestehender Ausfluß. Hier sind zwei Mittel besser als alle anderen: *Petroleum* und *Agaricus.*

Weibliche Geschlechtsorgane: Der routinemäßig arbeitende Arzt denkt immer an *Pulsatilla* oder *Sepia* gegen Schmerzen, die nach unten drängen; aber bei Frauen mit Rückenmarksreizung und mit dem Gefühl, als werde alles nach unten gezerrt und wolle herausfallen, so daß eine Leibbinde getragen werden muß, ist *Agaricus* das beste Mittel. Schlanke, nervöse, unruhige Frauen sollen *Agaricus* bekommen. Während der Periode Kopfschmerzen, Zahnschmerzen u. a. Alle Hauptsymptome sind schlimmer während der Periode; vorher und nachher dagegen ziemlich belanglos. Verschlimmerung der Herzsymptome und Verfall am Ende der Periode. — Starker Ausfluß, dunkel, blutig, scharf, wundmachend. Als Mittel der Wahl gilt *Agaricus* in Verbindung mit *Acidum fluor.* Beide Mittel haben viel Verwandtes; sie gleichen einander besonders in bezug auf den Ausfluß (reichlich und scharf, so scharf, daß er die Umgebung der Geschlechtsteile reizt und wund macht, so daß die Patientin nicht mehr gehen kann). Bei *Acid. fluoricum* ist neben den nervösen Symptomen Kopfschmerz vorhanden, der nachläßt, wenn Urin gelassen wird, oder Kopfschmerz, wenn dem Urindrang nicht augenblicklich nachgegeben wird, mit reichlichem, scharfem, fressendem Ausfluß.

Agaricus ist ein großartiges Mittel bei Brustbeschwerden, obgleich es selten dabei verordnet wird. Brustkatarrhe mit Nachtschweißen und den bekannten Erscheinungen am Nervensystem. Heftiger Husten in einzelnen Anfällen, die mit Niesen endigen. Krampfhusten mit Schweiß gegen Abend, mit schnellem Puls, Auswurf von eiterartigem Schleim, schlimmer am Morgen und bei Rükkenlage. Fälle von beginnender Schwindsucht. *Agaricus* entspricht in jeder Hinsicht der Anlage zu Tuberkulose. Ich erinnere mich, daß ich bei einem Patienten, den ich nach seiner Vorgeschichte und seinen Symptomen für Tbc-verdächtig hielt, *Tuberculin* versuchen wollte. Er magerte aber ab und sah aus, als würde er sterben. Ich ließ die Sache einstweilen ruhen und wartete ab. Dann traten die Symptome von *Agaricus* auf, die eine Zusammengehörigkeit dieser beiden Mittel anzeigten und HERINGS Beobachtungen über die Verwandtschaft von *Agaricus* und *Tuberculin* bestätigten. *Agaricus* heilte dann den Patienten und ließ ihn aufblühen.

Hochgradiges nervöses Zittern ist für das Mittel typisch. Zittern, schlimmer am Abend. Außen auf der Brust ständiges Kitzeln und Kribbeln. Der Rücken bietet viele Leitsymptome. Steifigkeit der ganzen Wirbelsäule; Gefühl, als breche sie beim Bücken entzwei („als ob etwas so eng sei, daß es reißen müsse, wenn man sich bückt"). Krampf der Rückenmuskeln. Tiefinnerliches Jucken. Heftige, schießende, brennende Schmerzen. Schmerz längs der Wirbelsäule, schlimmer beim Bücken. Schmerzen aller Art in der Wirbelsäule. Die Schmerzen ziehen den Rücken auf und ab. Empfindlichkeit der Wirbelsäule gegen Druck, besonders im Genick und zwischen den Schulterblättern. Gefühl, als ob kalte Luft über den Rücken streiche, wie bei der Aura eines epileptischen Anfalls; oder als ob der Körper mit Eis in Berührung käme. Kalte Stellen, Frösteln über den Rücken, Krabbeln, Kriechen, Ameisenlaufen. Unempfindlichkeit und Taubheitsgefühl der Rückenhaut. Am schlimmsten sind die Schmerzen in dieser Gegend nach dem Geschlechtsverkehr. Schmerz in der Lenden- und Kreuzbeingegend, besonders bei Anstrengung, beim Sitzen usw. Schmerzen im Kreuzbein, als sei es zerschlagen und wolle zerbrechen. Schmerzen unterhalb der Taille bei Frauen.

In den Gliedern allgemeine Zuckungen; die Gliedmaßen sind taub und wie von Veitstanz bewegt; Brennen hier und da; stellenweise Kältegefühl und Lähmigkeit. Zittern der Glieder, der Hände. Schwerfälligkeit aller Bewegungen. Rheumatismus und Gicht der Gelenke. Brennendes Jucken der Hände wie von Frost. In den kleineren Gelenken, wo die Zirkulation schwach ist, Symptome von Frost. Zehen und Finger steif.

Die Knochen scheinen zerbrechen zu wollen, besonders die der unteren Gliedmaßen. Gefühl, als werde das Schienbein brechen. Schmerz im Schienbein. Wachstumsschmerzen bei Kindern. Die Kranken wollen am Ofen sitzen, sonst bekommen sie kalte Füße. Schmerz in den Knochen. Schwere in den Beinen. Paralytische Schwäche in den unteren Extremitäten zu Beginn der Schwangerschaft. Zittern und Jucken in den unteren Extremitäten. Alle diese Symptome weisen auf *Agaricus* hin.

Agnus castus

(Keuschlamm)

Dieses wunderbare Mittel wird häufig übersehen. Man sollte sich seiner erinnern bei chronisch Kranken, die infolge geschlechtlicher Ausschweifungen und geheimer Laster zusammengebrochen sind. Es betrifft blasse, kränkliche, traurige Menschen, die über ihr verpfuschtes Leben klagen. Paßt für beide Geschlechter. Sexuelle Schwäche. Erschlaffung der Geschlechtsorgane. Perversität.

Das Mittel heilte eine Frau, die sich geheimen Lastern hingegeben hatte und nach ihrer Hochzeit feststellte, daß sie keinerlei sexuellen Anreiz mehr empfand. Später wurde sie schwanger; aber nach der Entbindung hatte sie keine Milch. *Agnus castus* konnte die verzögerte Milchsekretion nach 3 Wochen in Gang bringen.

In Fällen, in denen die Milch schnell zu versiegen droht oder spärlich wird und die eine ähnliche Vorgeschichte haben, wird das Mittel recht häufig helfen, wenn die übrigen Symptome zum Arzneibild passen.

Es heilt Gebärmutterblutungen und stellt die unterdrückte Regel bei jungen Frauen „mit einer Vergangenheit" wieder her. Die Vagina ist schlaff. Häufig besteht Prolaps sowie reichlicher, eiweißähnlicher Ausfluß.

Ein bedauernswerter junger Mann konstatiert kurz nach seiner Verheiratung, daß er impotent ist. Er hat Gonorrhoe gehabt, hat ausschweifend gelebt und leidet jetzt unter erschlafften, kalten Geschlechtsorganen, Samenergüssen und Prostatasekretion beim Stuhlgang. Seine junge hübsche Frau reizt ihn sexuell nicht, obwohl er noch kurz vor der Heirat in geschlechtlicher Beziehung Erfolg hatte. Er hat nur morgens noch Erektionen, aber sonst nicht mehr.

Bei dem oben geschilderten Zustand entwickeln sich viele Enttäuschungen. Gedächtnisverlust, Verzweiflung, Selbstmordgedanken, Angst, Furcht und Verdrießlichkeit. Diese Kranken leiden unter Kopfschmerzen, Lichtscheu und zahllosen Nervensymptomen. Ameisenlaufen auf der Haut. Reißende Schmerzen des Kopfes, des Gesichtes und der Zähne. Jede, auch die einfachste Nahrung bringt den Magen in Unordnung und verursacht Übelkeit. Die Muskeln des Kranken sind schlaff. Er ist blutarm; seine Drüsen sind vergrößert, besonders die Milz. Er wird zunehmend blähsüchtig. Die Baucheingeweide hängen herab wie ein Gewicht. Wir finden zunehmende Schwäche des Mastdarms und Verstopfung. Der Kranke muß sich beim Stuhlgang sehr anstrengen, häufig jedoch erfolglos, denn der Stuhl gleitet zurück wie bei *Silicea, Sanicula* und *Thuja*. Voluminöser, harter Stuhl. Am After Jucken und Brennen. Laute Blähungen von urinösem Geruch. Die Umgebung des Afters ist wund. Bald bekommt der Kranke einen harten Husten und Nachtschweiße. Die Glieder sind müde und kalt. Er ist empfindlich für Kälte und verlangt nach Ruhe. Anstrengungen und Bewegungen vermehren seine Beschwerden. Er hat schon bei vielen Ärzten Rat eingeholt, und sie haben ihm gesagt, er leide an Neurasthenie. Ein solcher Patient braucht *Agnus castus*.

Ailanthus glandulosa

(Götterbaum)

Diese Arznei paßt besonders für die schleichenden Formen von Infektionskrankheiten, z. B. von Diphtherie und Scharlachfieber, für Blutvergiftung und symptomatische Typhoide, vor allem in Fällen, die durch kapillare Blutüberfüllung mit roten, grauen, schwachgelblichen, schmutzigfarbigen Flecken charakterisiert werden. Die auffallendste Manifestation solch eines schleichenden Krankheitstypus ist das maligne Scharlachfieber. Der eigentliche Ausschlag kommt nicht heraus, statt dessen erscheinen rosenrote Flecke; die gewöhnliche Ausbreitung des Exanthems fehlt oder ist unterdrückt. Blutungen aus Zahnfleisch und Nase sowie starke Anschwellung des Halses. Das Gesicht ist purpurn, der Ausdruck blöde, die Augen sind blutüberfüllt, selbst Blutungen aus den Augen kommen vor. Es scheint eine große Erschöpfung vorzuliegen, aber es ist eher eine Art Betäubung. Der Patient erscheint dumm und benommen. Im Hals sieht man kleine purpurrote Flecken, die zusammen mit ödematösen Erscheinungen auftreten (wie bei *Baptisia*). Es ist ein schleichender, unterdrückter Krankheitstypus. Fortschreitende Blutzersetzung. Das ausfließende Blut ist schwarz. Kinder verfallen in einen Zustand von Benommenheit, aus der sie nur mit Mühe aufgerüttelt werden können. Zuweilen bilden sich Blasen an den Fingerspitzen oder an anderen Körperstellen. Foetor aus Mund und Nase. Manchmal tritt die Krankheit anfangs als leichter Fieberanfall auf, aber durch Erkältung oder Unterdrückung der natürlichen Erscheinungen nimmt sie die Form eines schleichenden typhösen Fiebers an, und wo zuerst ein einfacher Fieberanfall bestand, tritt jetzt ein Zustand der Erschöpfung ein mit Pulsbeschleunigung, sehr üblem Geruch, starker Röte oder Cyanose und passiver Kongestion mit purpurroten Flecken, die der Haut ein scheckiges Aussehen verleihen. Wenn eine Krankheit eine solche Wendung nimmt, liegt Blutvergiftung vor und es erscheint ein typhusähnliches Bild.

Die diesen Zustand begleitenden psychischen Symptome sind interessant. Ständiges Träumen im Wachen. Das Kind schreit dauernd, sieht kleine rattenähnliche Tiere herumlaufen, fühlt Ratten oder kleine Tiere an den Beinen entlang über den Körper kriechen. Gesprochene Worte schwinden gleich wieder aus dem Gedächtnis. Andauernde Vergeßlichkeit. Alle früheren Ereignisse sind vergessen oder das Kind erinnert sich ihrer, als wären sie anderen geschehen oder als hätte es sie gelesen oder nur geträumt. Der Kranke kann sich nicht konzentrieren und Fragen nicht ordentlich beantworten; er ist wie in einem halbbewußten Zustand und verfällt schließlich in völlige Bewußtlosigkeit. In den Anfangsstadien dieses Zustandes herrscht große Angst und Ruhelosigkeit, später kommen Stumpfsinn und totale Gleichgültigkeit hinzu. Fortwährendes Seufzen mit Niedergeschlagenheit; sehr reizbar, halb bewußt, schließlich Bewußtlosigkeit, Stumpfsinn, Delirium, Empfindungslosigkeit. Delirium mit Schlaflosigkeit und Unruhe. Der psychische Zustand ist ähnlich wie bei Infektionskrankheiten. Dr. WELLS verordnete diese Arznei in einer großen Anzahl von Fällen als eine Art festständiges Mittel gegen Scharlachfieber und konnte viele Kranke damit retten. Es scheint den bösartigen Typus von Krankheiten in einen gutartigen zu verwandeln.

Den erwähnten Symptomen füge ich noch folgende hinzu: Haarausfall. Vor den Augen tanzende Lichtflecke, auch nachts und bei geschlossenen Lidern. „Pupillen stark erweitert. Reichlicher, dünner, seröser bzw. blutiger Ausfluß aus der Nase" — wie bei schwerem Scharlach. „Blutandrang in der Nase. Große Erschöpfung, Ausdruck großer Niedergeschlagenheit. Gesicht dunkel gleich Mahagoniholz" — wie bei unterdrücktem Scharlachfieber. Rotes, gedunsenes, angeschwollenes Gesicht. *Ailanthus glandulosa* entspricht den malignen Krankheitsformen, seine Anwendung paßt am besten für Epidemien mit bösartigem Verlauf.

Wir unterscheiden verschiedene Typen von Scharlachfieber. In bestimmten Jahreszeiten finden wir vorwiegend leichte, unkomplizierte Fälle. Der typische Ausschlag ist zwar vorhanden und kommt schnell heraus, aber ohne besonders hohes Fieber. Solche Fälle verlaufen bei guter Ernährung, warmem Zimmer, warmer Kleidung und fast ohne Medikation normal. Die Haut ist hellrot, glatt, glänzend. Bei anderen Epidemien finden wir nur vereinzelt so leichte Fälle, während die Mehrzahl beträchtliche Halsentzündungen aufweist. Der Ausschlag ist, wenn überhaupt vorhanden, nur gering ausgeprägt. Blutandrang nach dem Kopf und Rückenmarkssymptome stellen sich ein mit Schmerzen im Genick. Der Hals ist stark verschwollen, entzündet, hellrot und schmerzhaft. Dann gibt es einen dritten Typus, bei dem der Hals besonders starke Schwellungen aufweist; alle Schleimhäute sind angeschwollen, es besteht Neigung zu Blutvergiftung oder -zersetzung mit Vergrößerung der Drüsen, ferner Gedunsenheit der Haut und sehr übler Geruch. Die Haut ist dunkel, der Ausschlag spärlich, manchmal von Anfang bis Ende kaum sichtbar. Diese Fälle führen fast stets zum Tode, wenn man nichts dagegen unternimmt; sie sind sehr ernst. Die alten Ärzte nannten diese drei Formen: „Einfacher Scharlach", „Halsscharlach", „Bösartiger Scharlach". Bei manchen Epidemien begegnet man allen drei Formen, und in manchen Familien treten zwei Formen gleichzeitig auf. Ein Kind z. B. hat den leichten Typus, ein anderes den schwereren. Blasen an den Fingerspitzen mit scheußlichem Geruch. Wenn die Blasen aufgehen, setzt Eiterung ein, sofern das Kind überhaupt so lange am Leben bleibt. Die tödlichen Fälle gehören zum bösartigen Typus. Selbst wenn der Ausschlag bei der schleichenden Form des Scharlachs nicht herauskommt, verursacht der Druck des Fingers auf die Haut eine weiße Stelle, die nur langsam wieder rot wird. Je deutlicher das zu beobachten ist, desto schleichender ist der Typus. Je bösartiger der Typus, desto träger die Zirkulation, und speziell für diesen Zustand kommt *Ailanthus glandulosa* in Frage. Die Haut ist schlaff, schlecht durchblutet. Auch wenn der Ausschlag fehlt, ist eine passive Kongestion der Venen vorhanden. Dieses Arzneibild haben viele Mittel. *Veratrum viride* z. B. macht solche vasomotorische Lähmungen, so daß mit dem Fingernagel auf der Haut gezogene Linien lange sichtbar bleiben. Bei all diesen Infektionskrankheiten besteht ein scheußlicher Geruch wie von Leichen oder von fauligem Fleisch, vor allem beim schleichenden Typus der Krankheiten, wo unser Mittel besonders angezeigt ist.

Der Hals ist stark verschwollen, dunkelrot, fast purpurfarben. Diphtherie mit äußerster Erschöpfung. „Hals schwärzlich-gelblich, geschwollen; Mandeln geschwollen und mit tiefen Geschwüren durchsetzt." Der Hals und die Mandeln zeigen oft ödemartige Schwellungen. In manchen Fällen stellt sich Durchfall ein, der sehr verhängnisvoll ist (kritischer Durchfall). Bei diesen Zuständen bestehen Schmerzen im Genick und im Kopf.

„Der Atem ist beschleunigt, unregelmäßig, schwer. Brennen der Handflächen und der Fußsohlen, die der Kranke auf kühle Stellen zu legen strebt. Gefühl, als ob eine Ratte am Bein herauflief e oder eine Schnecke am Bein heraufkröche." Dieses psychische Symptom zeigte sich an einem meiner Prüfer bei der schleichenden, adynamischen Form der Krankheit, die durch starke, plötzliche Erschöpfung charakterisiert wird. Erbrechen; kleiner, schneller Puls; purpurrote Haut. Blitzschnelle Schauer vom Gehirn nach den Extremitäten. Frostschauer um 8 Uhr früh mit Kälte, Hitze und Schweiß. Während des Kältegefühls Erbrechen und schneidende Schmerzen über der Hüfte. Der Kälte geht bösartiger Ausschlag besonders an Gesicht und Stirn vorauf. „Während der Kälte: Hunger, Leerheitsgefühl, unerträgliche Schmerzen im Rücken und Genick, im oberen Teil des Rückens und im Hüftgelenk." Dieser Schmerz im Genick ist gewöhnlich ein Vorläufer des schleichenden Fiebertypus; er findet sich meistens vor einem heftigen kongestiven Anfall mit Benommenheit und Hitze des Kopfes.

Der erwähnte kleinfleckige, masernähnliche Ausschlag tritt nicht als gleichmäßig ausgedehntes Exanthem auf, sondern in Flecken und kleinen Kreisen. „Unregelmäßiger, fleckiger, schmutzfarbener Ausschlag, der bei Druck verschwindet und nur sehr langsam wieder erscheint; vermischt mit kleinen Bläschen, schlimmer an Stirn, Nacken und Brust. Spärlicher, zwei Tage dauernder Ausschlag mit schlimmem Hals und gelindem Fieber." Dieser Ausschlag gleicht den Flecken, die wir bei den typhösen Krankheitsformen finden.

Was wir über unser Mittel bei Scharlachfieber wissen, macht es weiteren Studiums wert. Es müßte eingehender geprüft werden, damit wir ein noch besseres Verständnis dafür gewinnen.

Weitere Symptome sind: „Reichlicher Ausschlag von bläulicher Färbung. Typhöses Scharlachfieber." „Der Ausbruch des Ausschlags ist zögernd; er bleibt leicht bläulich." „Körper und Glieder mit einem unregelmäßig gefleckten Ausschlag von lebhaft bläulicher Färbung bedeckt." Hier haben wir aber nur einen

Typus des Scharlachfiebers. Dieser schleichende Typus verlangt bisweilen *Sulfur* oder *Phosphor, Belladonna, Baptisia* oder *Lachesis*. Um ein Mittel vom anderen unterscheiden und das Bild jedes Mittels sicher im Gedächtnis behalten zu können, ist ein sorgfältiges Studium der Materia medica erforderlich. Wenn wir das Arzneibild jedes Einzelmittels studiert haben, wird es uns ein leichtes sein, die Mittel zu vergleichen. Besonders wertvoll sind die Vergleiche am Krankenbett. Wenn wir mit einem guten Wissen der Leitsymptome an ein Krankenbett treten, werden wir erstaunt sein über die Menge von Symptomen, die sich uns aufdrängen. Bei einem Scharlachkranken sollten wir uns nicht die Namen aller Arzneien, die gegen Scharlach empfohlen worden sind, ins Gedächtnis rufen. Lassen wir uns vielmehr von dem Bilde des Patienten an solche Mittel erinnern, die diesem Patienten gleichen, ganz unbekümmert darum, ob sie mit Scharlach in Verbindung gebracht worden sind oder nicht. Wenn wir den Ausschlag ansehen, sagen wir vielleicht: Der sieht wie ein Aconit-Ausschlag aus. Aber bei *Aconit* haben wir eine so unbedeutende Bläue, daß dieses Mittel auszuschließen ist. *Belladonna* paßt auch nicht, denn dann müßte der Ausschlag glatt und glänzend sein. *Pulsatilla* dagegen entspricht einem masernähnlichen Ausschlag und ist oft mit schleichendem Fieber verbunden, aber dieses Fieber hat keinen typhösen Typus; also schalten wir auch *Pulsatilla* aus. Jetzt denken wir an Mittel, die typisch sind bei allen Infektionskrankheiten mit Erschöpfung, Verschlimmerung nach Schlaf, allgemeiner Stumpfheit und Delirium, und sogleich fällt uns *Lachesis* ein, das Mittel der Wahl für solche Krankheitsformen.

Oder betrachten wir einen anderen Fall von Scharlachfieber, wo wir z. B. nur spärlichen Ausschlag finden. Das Kind zieht sich fortwährend die Haut von den Lippen und der Nase ab. Blässe und Erschöpfung, kein nennenswerter Ausschlag, fast völlige Urinverhaltung. Sofort denken wir an *Arum triph.*; der Anblick der Erscheinungen ruft dieses Mittel ins Gedächtnis. — In einem anderen Fall etwa finden wir das purpurrote Aussehen, von dem ich oben gesprochen habe; weitere Symptome sind: scheußlicher Geruch, sehr schlimmer Hals; das Kind kann nicht genug kaltes Wasser bekommen, es möchte, daß ihm kaltes Wasser fortwährend in Strömen durch den Hals liefe. Dann können wir uns sicher auf *Phosphor* verlassen. Bei diesen schleichenden Krankheitsformen gibt es immer etwas Charakteristisches in der Krankheitsgeschichte, wenn wir nur aufmerken, genau studieren und lange genug beobachten.

Allium Cepa

(Zwiebel)

Allium Cepa wird hauptsächlich gegen „Erkältungen“ angewandt. Die verschiedenen Phasen dieser „Erkältungen“ spielen sich in Nase, Hals, Kehlkopf und Bronchien ab. Alle Phasen der „Erkältung“ — der Schnupfen, die Kehlkopfentzündung, der Husten und alle anderen Beschwerden — werden durch Wärme verschlimmert; sie sind z. B. schlimmer im warmen Zimmer, ausgenommen das Kitzeln im Kehlkopf, das zuweilen durch Einatmen kalter Luft verschlimmert wird. Auch der Husten wird oft durch kalte Luft ausgelöst; aber der Patient fühlt sich trotzdem wohler im Kühlen und ist empfindlich gegen Wärme. Die meisten Symptome sind schlimmer am Abend, vor allem der Schnupfen, die „Erkältung“ als solche und die allgemeinen Symptome. Das sind die bemerkenswertesten allgemeinen Züge von *Allium Cepa.*

Es ist nicht überraschend, daß alte Frauen Zwiebeln auf die Ohren zu binden pflegen gegen Ohrenschmerzen und auf den Hals gegen Halsbeschwerden, denn Zwiebeln sind in fast jedem Klima oftmals angezeigt gegen Einwirkung der Kälte. In jedem Klima bringen kalte, feuchte, durchdringende Winde meistens Allium-Cepa-Beschwerden mit sich: Schnupfen, Grippe, Influenza usw.; meist ist kongestiver Kopfschmerz damit verbunden mit Tränenfluß, der aber immer mild ist, sowie reichlicher, wässeriger, wundmachender Ausfluß aus der Nase. Rauhes Gefühl in Hals und Kehlkopf, das sich bis in die Brust hinunterzieht. Wundsein in der Nase, das nach 24 Stunden bis in den Kehlkopf hinabsteigt. Husten infolge Kitzelns in der Luftröhre und beim Niederlegen in einem warmen Zimmer. Besonders beim Zubettgehen zeigt der Kranke mit dem Allium-Cepa-Bild eine Verschlimmerung aller Symptome. Wir haben die Kehlkopfschmerzen beim Husten von Patienten so beschreiben hören: „als ob jemand mit einem Haken bei jedem Aufhusten den Hals hinunterführe“. Reißen im Kehlkopf bei jedem Hustenanfall. Niesen, Rauheitsgefühl aller Schleimhäute, reißender quälender Husten, alle Symptome schlimmer im warmen Zimmer und abends. Es ist erstaunlich, wie schnell *Allium Cepa* solche Erkältung behebt.

Wir wollen uns jetzt mit den Besonderheiten des Schnupfens unseres Mittels beschäftigen. Zu den ersten Symptomen gehört das Niesen, das immer häufiger wird. Wässeriger Ausfluß tropft ständig aus der Nase, brennt wie Feuer und macht die Oberlippe und die Nasenflügel wund, bis Röte und Rauhigkeit da sind. Beachten wir: der Ausfluß aus der Nase ist scharf, der aus den Augen ist mild. Behalten wir das gut, denn wenn wir zum Studium von *Euphrasia* kommen, werden wir das Gegenteil finden. Wir sehen dort den gleichen wässerigen Ausfluß aus der Nase und ebenfalls einen reichlichen Tränenerguß; aber dort sind die Tränen scharf und der Ausfluß aus der Nase ist mild. Der Nasenausfluß bei *Cepa* dagegen frißt geradezu die Härchen von der Oberlippe weg.

Großer Blutandrang nach der Nase, so daß der Patient ein Spannungsgefühl bekommt mit Klopfen und Brennen, zuweilen sogar mit Nasenbluten. Schmerzen im Unterkiefer und Gesicht, weiterhin in den Kopf ausstrahlend. Dumpfer Schmerz in Stirn und Augenhöhlen; starker Kopfschmerz mit Lichtscheu. Reißen, Bersten und Klopfen im Kopf.

Nun eine andere Phase der Arznei: Warum ihre Wirkung links beginnt und dann nach rechts übergeht, wissen wir nicht, aber tatsächlich ist es meistens so. Verstopfung des einen Nasenlochs. Wässeriger, scharfer Ausfluß aus dem linken Nasenloch — nach 24 Stunden ist dann auch das rechte in Mitleidenschaft gezogen. „Reichlicher Nasenfluß. Erkältung nach feuchtem Nordwestwind", — überhaupt nach feuchtem, kaltem Wind. Fließschnupfen mit Kopfschmerzen und Tränen. Mangel an Appetit, Husten, Zittern der Hände. Hitzegefühl und Durst, schlimmer abends und im Zimmer, besser im Freien. „Alljährlich im August morgens Schnupfen mit heftigem Niesen. Empfindlichkeit gegen Blumenduft. Pfirsichhaut." Das ist eine Art Heufieber, die durch *Allium Cepa* geheilt wird. Es vertreibt den Heufieberanfall in wenigen Tagen, wenn die Symptome passen. Die eigentliche Natur des Heufiebers ist uns noch unbekannt. Es ist wahrscheinlich die Manifestation einer chronischen Krankheit, eine Kundgebung der Psora, und kann nur durch antipsorische Behandlung geheilt werden. Oftmals haben wir gesehen, wie Heufieber zu einer bestimmten Jahreszeit durch ein schnellwirkendes Mittel behoben wurde, um kurz darauf wiederzukehren, und dann bedurfte es meist eines anderen Mittels. Hört das Heufieber auf, müssen wir mit Allgemeinbehandlung einsetzen. Da treffen wir dann bei gehöriger Beobachtung Symptome an, die total verschieden sind von denen des akuten Anfalls. Solange das Heufieber andauert, kommen sie nicht zum Vorschein. Es ist sehr schwierig, ein passendes Mittel zu finden, solange das Fieber auf der Höhe ist, denn der Zustand gleicht dann einer akuten Krankheit auf der Grundlage von Psora. Bei psorischer Veranlagung ist ein kurzwirkendes Mittel unzulänglich, es mag einen einzigen Tag helfen, aber dann muß das tieferwirkende Mittel eingesetzt werden, das sowohl das Heufieber als auch alle anderen Symptome beseitigt. Die günstigste Zeit, Heufieber zu heilen, liegt zwischen dem Verschwinden des akuten Anfalls und seinem Wiederauftreten nach einiger Zeit. Da kommt das Heufieber dann in stark geschwächter Form wieder, ganz verschieden vom vorherigen Anfall, und verlangt ein anderes Mittel. So heilt fast jeder Fall, wenn das konstitutionelle Mittel richtig gewählt wurde.

Bei einer anderen Schnupfenform breitet sich die Entzündung über Ohren, Hals und Kehlkopf aus. Alte Frauen pflegen — wie schon gesagt — den Kindern bei Ohrenschmerzen Zwiebeln auf die Ohren zu legen. Das ist gar nicht so unsinnig, wenn wir bedenken, welche Leiden und Schmerzen das Mittel macht. Ruckende Schmerzen vom Hals nach der Eustachischen Röhre. Heftige Ohrenschmerzen, sogar Eiter aus dem Ohr. Klingen im Ohr. Stiche vom Ohr nach der Stirn. Schmerzen, als ob dicke Fäden von tief innen aus dem Kopf herausgezogen würden. Stechende, reißende Schmerzen im Ohr mit bellendem Husten, mit Schnupfen und Kehlkopfentzündung. In Familien mit einer Hausapotheke ist *Pulsatilla* das gebräuchlichste Mittel gegen Ohrenschmerzen, und es ist meistens so richtig gewählt, daß nur selten nach dem Arzt geschickt zu werden braucht. *Pulsatilla* steht in so naher Verwandtschaft zum Ohr, daß es Ohrenschmerzen bei fast allen zarten Kindern heilt, die jämmerlich weinen. Aber Kinder mit Wutanfällen, denen nichts recht zu machen ist, die alles fortschmeißen, auch was sie erst haben wollten, oder die dem Kindermädchen ins Gesicht schlagen, müssen *Chamomilla* bekommen. Mit *Chamomilla, Pulsatilla* und *Allium Cepa* können wir die Ohrenschmerzen der meisten Kinder heilen.

Nun zu den Augensymptomen, welche die Allium-Cepa-Erkältung begleiten: Erinnern wir uns, daß der Ausfluß aus den Augen mild ist. Obgleich die Augen brennen, machen die Tränen die Wangen nicht wund. Reichlicher, milder Tränenfluß, besonders abends im warmen Zimmer.

Wir wissen, daß die Zwiebel blähende Wirkungen hat. *Allium Cepa* ist demnach eine herrliche Arznei für Kinder mit Kolik. Schneidende, reißende, ziehende Schmerzen, die das arme kleine Ding fast zerreißen. Es schreit über das furchtbare Schneiden im Unterleib. „Stechende Schmerzen im Unterleib." Kolikschmerzen, die von der Lebergegend ausgehen, sich über den ganzen Bauch verbreiten, am stärksten um den Nabel herum; schlimmer beim Sitzen. Windkolik. *Allium Cepa* ist ferner ein wundervolles Mittel bei bellendem Husten und, wenn die übrigen Symptome passen, auch für Kinder mit schlechter Verdauung, mit Erbrechen und Blähungen, die übel riechen und Koliken verursachen. *Allium Cepa* heilt endlich bei Kindern auch Risse am After mit Blutungen.

Akute Stimmbeschwerden, katarrhalische Heiserkeit; reichlicher Auswurf von Schleim aus dem Kehlkopf. Heftige Entzündung des Kehlkopfs, die schnell entsteht, mit dem schon erwähnten Husten und Reißen im Kehlkopf. Manche geben ein Gefühl an, als ob etwas losgerissen worden sei. Andere sagen, es fühle sich an, als ob bei jedem Aufhusten ein Haken durch den Kehlkopf gezogen würde. Kitzel im Kehlkopf mit Heiserkeit. Bei dem bellenden Husten sitzt der Schmerz im Kehlkopf. Das Kind zittert und bebt, weil es sich wegen der reißenden Kehlkopfschmerzen vor dem Husten fürchtet. Husten und Schweratmigkeit beim Einatmen kalter Luft; aber ein warmer Trunk vermehrt das Kitzeln derartig, daß der Patient sicher anfängt zu husten. So wird der Husten sowohl durch kalte Luft als auch durch Aufenthalt im warmen Zimmer verschlimmert. Erkältungen ziehen sich oft in die Bronchien und sind von Fieber und Pulsbeschleunigung begleitet. Bei Kitzel im Kehlkopf, bei Husten durch Einatmen kalter Luft, bei Verschlimmerung im warmen Zimmer und am Abend mit reißendem Schmerz im Kehlkopf ist *Allium Cepa* das Heilmittel. Der Husten ist krampfartig und gleicht dem Krupphusten oder einem bellenden

Husten. Die leitenden Symptome sind: Heiserer, harter, bellender, gellender, krampfiger Husten, ausgelöst durch dauernden Kitzel im Kehlkopf; der Husten erzeugt einen rauhen, spaltenden Schmerz im Kehlkopf, so plötzlich und so arg, daß der Patient sich vor Schmerzen krümmt und den Husten mit allen Mitteln zu unterdrücken strebt. „Heftiger Kehlkopfhusten, der den Patienten veranlaßt, nach dem Kehlkopf zu greifen; Gefühl, als wolle der Husten den Kehlkopf zerreißen oder spalten." Das Kind faßt nach dem Kehlkopf und will ihn festhalten. Das ist, wie wir sehen, völlig verschieden vom Aconit-Zustand, bei dem das Kind nach dem Kehlkopf faßt, wenn es nach Einwirkung von trockenem, kaltem Wind durch den heiseren, bellenden Husten vor Mitternacht aufwacht. Also können wir *Aconit* nicht anstelle von *Allium Cepa* geben.

Ein anderes Krankheitsbild, auf das *Allium Cepa* eine gute Wirkung ausübt, ist die traumatische Neuralgie in Amputationsstümpfen. Die Schmerzen sind fast unerträglich und erschöpfen den Patienten ungemein schnell.

Aloe

(Aloe)

Aloe gleicht *Aesculus*, insofern beide Mittel eine typische Blutüberfüllung der Venen mit Steifheit und Völlegefühl im ganzen Körper auslösen. Die größte Störung findet sich jedoch in den Venen des Pfortadersystems mit starkem Völlegefühl in der Lebergegend und im Bauchraum, verbunden mit Hämorrhoiden. *Aloe* entspricht allen Arten von Leibschmerzen, die zu Stuhl drängen (wie *Nux vomica*); schneidende Schmerzen, krampfartige Schmerzen. Schmerzen um den Nabel, die herabschießen ins Rectum und wie Messer schneiden. Dysenterie und Diarrhoe. Bei den Anfällen von Diarrhoe entleert sich viel dünner, gelber, stinkender, ätzender Kot, der wie Feuer brennt und den After wund macht. Der Patient hält nur mit Mühe den Stuhl zurück, gibt fortwährend acht auf den Schließmuskel des Mastdarms, denn sobald er das nicht tut, geht Stuhl ab. Er kann keine Blähungen entweichen lassen, weil immer etwas Kot dabei kommt. Bei der Aloe-Diarrhoe ist der Leib von Gasen aufgetrieben, die ein Gefühl von Vollheit und Engigkeit verursachen. Der Kranke muß oft zu Stuhl gehen. Kleine Kinder lassen, kurz nachdem sie laufen gelernt haben, unwillkürlich Tropfen auf die Erde fallen; kleine gelbe Tropfen von Schleim und Kot. Die Mutter straft das Kleine oft deswegen, aber es kann nichts dafür. Es kann den Stuhl nicht halten, er geht unwillkürlich ab. Die Herrschaft über den Schließmuskel fehlt. Dieser Zustand ist nicht immer mit Diarrhoe verbunden, denn manchmal lassen die Kinder beim Herumlaufen unwillkürlich kleine, harte, runde, murmelartige Stückchen Kot fallen. Sie merken gar nicht, daß Stuhl abgegangen ist.

Oft findet man eine Erschlaffung des Rectums mit Prolaps des Anus und blutenden Hämorrhoiden. Jeder Bissen Nahrung treibt zu Stuhl; auch Trinken treibt oft zu Stuhl. Diarrhoe durch Austernessen zu ungeeigneter Jahreszeit. Man möchte *Lycopodium* geben, denn Austernvergiftung gehört zum Lycopodium-Bild. Wir können, ohne das theoretisch begründen zu können, aus Erfahrung sagen: Austernvergiftung in der Saison verlangt *Lycopodium*, außerhalb der Saison *Aloe*. Austern haben eine sehr giftige Wirkung bei heißem Wetter und zur Zeit der Vermehrung. Sehr viele Menschen werden nach Austerngenuß krank, sie sind aufgedunsen, bekommen Durchfall und erbrechen tagelang. Wenn diese Gruppe von Symptomen vorhanden ist, wird *Lycopodium* helfen und die Neigung, nach Austern krank zu werden, beseitigen. Wenn aber nach Austernessen zur heißen Jahreszeit choleraähnliche Zustände eintreten, dann ist *Aloe* das richtige Mittel.

Dieses Mittel ist noch nicht genügend geprüft, darum haben wir zuerst die Umstände erwähnt, unter denen es klinisch angewendet wird. Es ist wegen seiner venösen Wirkungsrichtung dem *Sulfur* näher verwandt als irgendein anderes Mittel. Wenn wir *Kali bichr.*, *Sulfur* und *Aloe* miteinander vergleichen, werden wir erstaunt sein über deren spezielle Beziehungen zum Magen und zum Darm.

Von den wenigen psychischen Symptomen erwähnen wir: „Patient glaubt zu wissen, daß er in einer Woche sterben wird." „Das Leben ist eine Last." „Abneigung gegen Bewegung." Das Mittel ist noch zu wenig erprobt, als daß sich präzisere Angaben machen ließen. Wir wissen nur Weniges, und dieses Wenige hat *Aloe* mit anderen Mitteln gemeinsam. Der Aloe-Patient ist unter dem Einfluß seiner Schmerzen außerordentlich reizbar. Die Schmerzen sitzen im Bauch. Kolikschmerzen, Blähungsschmerzen im Bauch, die ihn zur Verzweiflung bringen. Er wird sehr erregt in seinen Kolikanfällen. Ein kleines, aber auffallendes Symptom ist: „Haßt alle, stößt jedermann zurück." Die Kongestion nach dem Kopf, die während der Darmstörung auftritt, ist eine Art venöser Stauung, wie sie auch im Pfortadersystem vorkommt. „Kopfschmerz in der Stirn." „Kopfschmerz, der durch Hitze verschlimmert und durch kalte Umschläge gebessert wird." *Aloe* hat immer Verschlimmerung durch Hitze und Erleichterung durch Kälte. Der Patient will in einem kalten Zimmer sein, fühlt sich heiß und echauffiert. Seine Haut ist oft heiß und trocken; nachts im Bett will er unbedeckt liegen. Brennen der Extremitäten, heiße Hände und kalte Füße oder umgekehrt kalte Hände und heiße Füße. Der Kopf ist heiß, Verlangen, etwas Kühles aufzulegen, also Hitze auf der Hautoberfläche, kein Fieber. Völlegefühl und Venenstauung im ganzen Körper; Blutungen sind häufig; venöse Blutungen aus Nase, Därmen und Blase; allgemeine Blutungen. Die Venen werden varicös erweitert. Die Haut ist heiß. Viel Hitze in den Körperhöhlen; Augen, Mund und Hals sind heiß und brennen. Gefühl von Trockenheit und Wundsein um den After.

Unter „Essen und Trinken“ finden wir: „Bald nach dem Abendbrot Kollern im Leibe.“ Kolikschmerzen in den Därmen vom Essen und Trinken, auch wenn keine Diarrhoe vorhanden ist, sogar wenn Verstopfung vorliegt. — Das Mittel ist wirksam bei den Beschwerden alter Biertrinker. Diarrhoe durch Biertrinken. Bei Menschen, die jedesmal nach Biergenuß Diarrhoe kriegen, werden wir finden, daß *Aloe* zur Gesamtsymptomatik paßt, manchmal aber auch *Kalium bichromicum,* denn diese Mittel gleichen sich ungemein in ihren Magen- und Darmsymptomen. „Aufstoßen mit Druck im Magen.“ Das belegt ebenfalls die Neigung zu kapillarer und venöser Kongestion. „Blutspeien und Blutungen aus dem Darm.“

Viel Schmerz, Brennen und Hitze in der Lebergegend. Im rechten Hypochondrium Spannungs- und Völlegefühl. *Aloe* ist ein ganz hervorragendes Lebermittel. Es wirkt aber nicht so tief wie *Sulfur. Aloe* dient oft als Palliativ, dem *Sulfur, Acid. sulf., Kalium bichr.* oder *Sepia* zu folgen haben, alles Mittel, die *Aloe* ergänzen und die Heilung vollenden.

Mit *Aloe* beginnen wir zweckmäßigerweise bei solchen Leberleiden, die große Völle, stechende Schmerzen in der Lebergegend und trockene, brennende, heiße Haut ohne Temperaturerhöhung aufweisen. *Aloe* macht weniger Fieber, sondern eher jenes trockene Hitzegefühl auf der Haut, das wir auch bei psorischen Patienten finden. Die bisherigen Erfahrungen sind noch nicht umfangreich genug, um behaupten zu dürfen, *Aloe* bringe einen Ausschlag hervor. Könnte das bewiesen werden, so gehörte *Aloe* damit unter die antipsorischen Mittel. Es ist kein so tief und so dauernd wirkendes Mittel wie *Sulfur,* aber es ist auch nicht so kurzwirkend wie *Aconit* und *Belladonna.* Die Beschwerden treten mäßig schnell ein. Man kann es *Bryonia* gegenüberstellen, die auch nicht so tief wirkt wie *Sulfur.*

Die hervorragendsten Züge des Abdominalbildes sind vielleicht die Völle, die Spannung und das Kollern. Es scheint, als wolle der Leib platzen; das Kollern ist so laut, daß es von der Umgebung gehört werden kann, ein ununterbrochenes Rumoren. Der Stuhl wird unter lautem Kollern entleert, wie Wasser aus einem Spundloch. Ältere Autoren sagen: er sprudelt hervor, denn der Abgang von Stuhl ist von vielen Blähungen begleitet, die das Sprudeln und Gurgeln verursachen. Der Bauch bleibt aufgetrieben, selbst wenn viele Blähungen entwichen sind, was also keine Erleichterung bringt. Der Schmerz wird hauptsächlich im Leib oberhalb der Hüften empfunden. Starke Auftreibung längs des Querdarms und des auf- und absteigenden Dickdarms, als wolle der Leib platzen.

Schmerzen, Gurgeln, Kollern; Schwere und Druck, wie von außen kommend. Kneifende, raffende Schmerzen im oberen Teil des Bauchs um den Nabel, die zum Krummsitzen zwingen, was erleichtert. „Gefühl von Schwäche im Leibe, als müßte Diarrhoe kommen.“ Die Schwäche ist zuweilen so groß, daß der Patient zu Bett gehen muß, wenn er Diarrhoe bekommt, was oft als Podophyllum-

Bild angesprochen wird wegen der extremen Erschöpfung. Bei *Podophyllum* finden wir starke Auftreibung, sehr schnelle Entleerung, viele Blähungen, lautes Kollern im Darm; die Störung tritt morgens um 4 Uhr ein. *Aloe* verhält sich in dieser Beziehung wie *Sulfur,* insofern sie den Patienten am frühen Morgen mit Diarrhoe aus dem Bett treibt und ihn bisweilen nötigt, die Füße aus dem Bett zu strecken, um sie abzukühlen, oder sich unbedeckt zu lassen. Schnüren und Schwächegefühl im Leib. „Schmerzhaftigkeit im ganzen Leib, besonders in den Flanken und zu beiden Seiten des Nabels." Der Leib ist so empfindlich, daß der Patient keine bequeme Lage finden kann. „Dumpfe Leibschmerzen wie nach Erkältung, morgens und abends sich wiederholend."

Nun finden wir auch Abdominalsymptome, die sich auf Frauenkrankheiten beziehen, nicht auf Diarrhoe. „Gefühl, als wäre in die Knochenfugen von Schambein und Steißbein ein Pflock eingetrieben." „Wehenartige Schmerzen in den Lenden und Leisten, schlimmer beim Stehen." *Aloe* hat langjährigen Vorfall der Gebärmutter geheilt, wenn er verbunden war mit Völle, Hitze der Körperoberfläche, Neigung zu morgendlichen Durchfällen, Herunterdrängen der Gebärmutter und dem Gefühl, als sei ein Pflock in die Knochenfugen von Schambein und Steißbein getrieben. Nach-unten-Drängen, als wolle alles aus dem Becken herausfallen.

„Stuhldrang, wobei aber nur heiße Blähungen entweichen, was Erleichterung verschafft, aber der Drang kommt bald wieder." Bei chronischen Leiden dieser Art ist *Aloe* auch wirksam, wenn z. B. jemand an Verstopfung leidet, mehrere Tage keinen Stuhlgang hat, aber jeden Tag wiederholt glaubt, es käme Stuhl, wobei aber nur Winde abgehen. *Natrium sulf.* heilt gewöhnlich diesen Zustand. „Klumpiger, wässeriger Stuhl" — das ist ein typischer Zug von *Aloe.* Harte Klumpen, vermischt mit wässerigem Stuhl; kleine, harte Klumpen, die wie Murmeln oder Schafdung aussehen. Bei Verstopfung bleiben diese kleinen Klümpchen oft lange Zeit im Rectum, ohne Stuhlgang zu veranlassen; sie gehen schließlich unwillkürlich ab und werden dann in der Wäsche gefunden. Gänzlicher Verlust des Gefühls im After (Anästhesie). Keine Empfindung vom Durchgang des Stuhls.

Viele Aloe-Krankheiten haben den Charakter von Dysenterie mit wundem, entzündetem Rectum. Entzündung des unteren Grimmdarms. Blutige Entleerungen und gelber, gallertartiger Schleim. Zuweilen geht bei Aloe-Patienten nichts ab als dieser charakteristische gallertartige Schleim. Vergessen wir *Aloe* nicht bei traubenförmigen Hämorrhoiden. „Jucken und Brennen im After, wodurch der Schlaf verscheucht wird." Der Patient muß sich am After kratzen; er kann es nicht unterlassen, so stark ist das Jucken. Es bringt ihn rein zur Verzweiflung. Nur kalte Umschläge erleichtern. Ein allgemeines Merkmal von *Aloe* ist, daß Salben das Jucken vermehren. Vermehrtes Jucken rund um die Hämorrhoidalknoten nach Anwendung von Salben. Salben sind Gift für solche Patienten, sie bekommen Ausschlag danach.

Wo die Schleimhaut entzündet ist, sammelt sich dicker, gallertartiger Schleim an; wenn eine schwärende Stelle, ein geschwüriger Fleck oder eine Entzündung des Afters vorhanden ist, können gallertartige, verhärtete Schleimfetzen abgezogen werden, die zuweilen eine fast lederartige Dicke aufweisen. Manchmal findet man im unteren Teil des Rectums den klumpigen Stuhl ganz in Gallerte eingeschlossen. Der klumpige Stuhl von *Graphit* sieht aus wie in geronnenes Eiweiß eingebettet. Bisweilen scheidet der Aloe-Patient, bevor er Stuhlgang hat, dicken, gallertartigen Schleim aus, der den unteren Teil des Rectums angefüllt hat. In einem Fall mit diesem Symptom heilte *Aloe* eine Verengerung des Rectums. Die Striktur verhinderte die Passage des Darminhalts bis zum After, aber das Rectum füllte sich trotzdem drei- bis viermal täglich mit einer Menge gallertartigen Schleimes. Der Kot, der durchgezwängt werden konnte, war kaum dicker als ein Pfeifenrohr. Man sagt, unsere Mittel wären nicht imstande, Strikturen zu heilen, was sie zuweilen aber doch tun. Wenn wir Kranke zu heilen vermögen, können wir wunderbar beobachten, wie die gesunde Natur dieses ganze entzündete Gewebe erfaßt und wie der Darmkanal wieder normal wird. Das haben wir oft erlebt bei Strikturen der Harnröhre und des Rectums.

Alumen

(Alaun)

Alumen scheint eine eigentümliche paralytische Schwäche der Muskeln im ganzen Körper, eine Art Mangel an Elastizität hervorzubringen. Die Extremitäten sind schwach. Diese Schwäche macht sich auch im Rectum und in der Blase bemerkbar.

Der Stuhl wird kompakt, weil dem Rectum die Fähigkeit mangelt, den Kot herauszubefördern. Die Blase ist ebenfalls in ihrer Tätigkeit gehemmt, so daß nur mit großer Mühe Urin gelassen werden kann. Nach dem Urinieren bleibt die Blase oft halbvoll. Der Urin geht sehr langsam ab; wenn der Patient im Stehen uriniert, fällt der Urin senkrecht herunter (vgl. *Hepar*). Daran erkennen wir die Atonie der Blasenmuskulatur. Der paralytische Zustand erstreckt sich auch auf die Venen und äußert sich hier in einer vasomotorischen Lähmung.

Eine andere für das ganze Mittelbild charakteristische Eigenschaft ist die Neigung zu Verhärtungen von entzündeten Oberflächen. Alle Mittel mit dieser Wirkung haben irgendwie eine Affinität zu krebsartigen Affektionen, denn auch bei Krebs finden wir als typische Erscheinung die Neigung zu Verhärtungen. Geschwüre sind eine generelle Indikation für *Alumen*. Die Verhärtung bildet sich hier unter dem Geschwür. Geschwüre mit verhärteter Basis oder kleinen Schuppen erscheinen an den Hautstellen, wo die Zirkulation schwach ist, z. B.

über knorpeligen Teilen; es bildet sich eine große, dicke, verhärtete Masse. Unter der Kruste findet sich Infiltration, die Kruste hebt sich ab, aber die Heilung bleibt aus wegen der Gewebsschwäche, die durch Gefäßlähmung entstanden ist, z. B. beim Epitheliom. Daher entsprechen diesem Mittel Epitheliome und andere krebsartige Affektionen. Was ist Faserkrebs (Scirrhus) anderes als eine spezielle Form der Verhärtung? Wenn der Organismus in seiner Abwehrkraft herabgestimmt wird und seine Bildekräfte sinken, wenn die Gewebe sich entzünden und bei dem geringsten Anlaß sich verhärten, dann haben wir eine Konstitution vor uns, die zu tiefgehenden Leiden, zu Schwindsucht, zu Brightscher Krankheit, Diabetes und Krebs prädestiniert ist. Wir sind hier an der äußersten Grenze des Erträglichen. *Alumen* versetzt den Organismus in einen Zustand der Zerrüttung; die Gewebsbildung wird fehlerhaft und minderwertig, viele dieser Verhärtungen werden mit Krebs enden. *Alumen* ist ein lange wirkendes antipsorisches Mittel.

Alumen fördert auch die Tendenz zu Verhärtungen des Gebärmutterhalses und der Brustdrüsen. Die Drüsen entzünden sich langsam, es bleibt nicht bei der gewöhnlichen Härte der Kongestion, sondern die Drüsen werden hart wie Stein. Die Verhärtung betrifft die verschiedenen Drüsen des Körpers, besonders aber die Mandeln. *Alumen* ist ein Mittel für Menschen mit Neigung zu Erkältungen, die sich auf den Hals und speziell auf die Mandeln erstrecken und sie verhärten. Bei Menschen, die sich immer wieder erkälten und deren Mandeln immer wieder anschwellen und sich verhärten, haben wir in *Alumen* eine Medizin, die für den ganzen Prozeß paßt, sowohl für die Verhärtung als auch für die Infiltrationen. Ganz sicher heilt es die Fälle von vergrößerten Mandeln nach dem Gesetz der Ähnlichkeit — wenn nämlich alle Symptome übereinstimmen. Es heilt kleine Kinder, die mit enorm vergrößerten und sehr harten Mandeln aufwachsen und bei denen sich jede Erkältung auf den Hals schlägt. *Alumen* ist nah verwandt mit *Baryta carb.*, das ähnliche Eigenschaften hat. Bei manchen Patienten finden wir eine Konstitution, die uns nach genauer Prüfung *Baryta carb.* zu entsprechen scheint. Dann wieder gibt es andere Konstitutionen, die mehr mit *Alumen* übereinstimmen. Eine dritte Form entspricht *Sulfur*, eine vierte *Calcarea carb.*, wieder eine andere *Calcarea jod.* usw., und alle können die beschriebenen Zustände aufweisen. Wenn wir Symptome finden, die ein klares Bild des konstitutionellen Zustandes ergeben, dann hat es keine Gefahr. Wenn die Symptome klar und eindeutig sind, ist der Fall so gut wie geheilt, weil dann leicht das richtige Mittel zu finden ist.

Alumen ist nur unzureichend geprüft. Trotzdem halten wir es für wichtig, auch bei nur teilweise geprüften Mitteln zu verweilen, wenn diese eine Anzahl auffallender Züge haben, die sich täglich anwenden lassen. Psychische Symptome hat *Alumina* nur sehr wenige. Die höheren Potenzen müßten noch an sensitiven Menschen geprüft werden, damit die psychischen Symptome geklärt werden.

Einige Kopfsymptome sind jedoch sehr wertvoll. Schmerz oben auf dem Kopf mit Brennen, als ob ein Gewicht auf den Schädel drückt. Wir finden eine bettlägerige Frau, welche die Hand auf den Kopf drückt und sagt: „Herr Doktor, hier brennt es wie Feuer; es ist, als drücke es mir den Schädel ein. Ein bißchen besser ist es, wenn ich mit der Hand fest drauf drücke oder wenn mir jemand einen eiskalten Umschlag drauf legt." Die Patientin verlangt, daß das Tuch alle paar Minuten wieder in kaltes Wasser getaucht wird. Es ist sonderbar, daß ein drückender Schmerz durch Drücken auf die betreffende Stelle gelindert wird. Das ist wie bei *Cactus:* Drückender Schmerz auf dem Scheitel, durch Druck gelindert. Die Reihe der Mittel mit diesem Symptom ist sehr klein, und daher nimmt *Alumen* doch einen wichtigen Platz ein. Es gibt einige sonderbare, seltene und eigentümliche Symptome, für die wir nur eine geringe Zahl von Mitteln haben; deshalb müssen wir auch auf abseitigen Wegen die konstitutionellen Symptome zu finden versuchen. *Alumen* heilte einen drückenden Scheitelschmerz, der mit einem sehr lästigen chronischen Blasenleiden abwechselte.

Schwindel: bei Rückenlage, mit Schwäche in der Magengrube. Besser beim Liegen auf der rechten Seite sowie beim Öffnen der Augen. Noch einen anderen Zug haben wir übrigens bei diesem Mittel: Herzklopfen durch Liegen auf der rechten Seite. Das muß jedem als etwas ganz Eigentümliches auffallen, denn Herzklopfen ist im allgemeinen schlimmer beim Liegen auf der linken Seite. Herzflattern und Herzvergrößerung machen für gewöhnlich mehr Beschwerden beim Liegen auf der linken Seite, weil das Herz dann weniger Spielraum hat; es ist durchaus sonderbar und auffallend, wenn die Herzbeschwerden schlimmer sind beim Liegen auf der rechten Seite. Wenn dieses Symptom bei einem Patienten vorhanden ist, muß man ein Mittel suchen, in dessen Arzneibild genau das gleiche Symptom auftritt. Dann werden wir oft sehen, daß auch alle übrigen Symptome des Falles zu dem Mittel passen, das diesen eigentümlichen Zustand hervorbringen kann.

Diesen Erscheinungen müssen wir noch folgende hinzufügen: Langsamkeit, Untätigkeit, träge Muskelfunktion, Bewegungsfaulheit, Gefühl von Schwäche in Armen und Beinen.

Bei Verstopfung bleibt entweder der Stuhldrang ohne Erfolg, oder der Patient hat mehrere Tage überhaupt keinen Stuhldrang. Unfähigkeit, den Stuhl herauszupressen, obwohl Patient lange Zeit drückt. Schließlich geht nach vielen Tagen Stuhl ab in Form eines Haufens von kleinen harten Kügelchen, die wie Murmeln aneinander hängen. Das ist ein typischer Zug der Alumen-Konstitution, obgleich dieses hervorragende Symptom noch nirgends vermerkt ist. „Stuhl: selten, trocken und fest; dick, schwarz, hart oder in kleinen Stückchen wie Schafdung; keine Erleichterung danach." Dieser eigentümliche Zustand kommt von Schwäche bzw. Erschlaffung des Rectums, d. h. das Rectum ist nicht kräftig genug, den ganzen Darminhalt auszustoßen, — daher das Gefühl, mit dem Stuhlgang nie ganz fertig zu sein. Im Rectum Eiterbildung mit Blutung aus Hämorrhoidalgeschwüren. Die Hämorrhoiden eitern und sind sehr schmerzhaft, so daß der Patient nach jedem Stuhl lange Zeit Schmerzen hat, dumpfe, wehe Schmerzen im Rectum.

Katarrh beherrscht das Mittelbild bei alten, skrofulösen, psorischen Patientinnen, die an chronischem, gelbem, mildem Ausfluß leiden und erweiterte Venen haben; chronischer, gelber Ausfluß aus der Scheide. Bei Männern besteht chronische, schmerzlose Gonorrhoe der Urethra. Bei diesen katarrhalischen Ausflüssen besteht gleichzeitig Neigung zu Eiterbildung: kleine Geschwüre und schwämmchenartige Flecke in der Scheide und am Gebärmutterhals. Das Mittel paßt bei chronischer Gonorrhoe, wenn der Ausfluß nicht weiß geworden ist wie sonst beim Nachtripper, sondern gelb bleibt, und wenn längs der Harnröhre kleine Verhärtungen vorhanden sind, die der Patient dem Arzt gegenüber als „Klümpchen" bezeichnet. Das sind kleine Geschwüre, auf deren Grund sich Verhärtungen finden. Bei diesem Zustand handelt es sich um eine Alumen-Gonorrhoe. Verordnet man dem Patienten dieses Mittel nicht, so bekommt er nach kurzer Zeit zwei oder drei Strikturen der Harnröhre. Ein anderes charakteristisches Symptom dieser katarrhalischen Zustände ist die Neigung zu Gefäßaffektionen. Die Venen werden brüchig und bluten. Blutungen aus entzündeten oder katarrhalischen Stellen, ebenso Blutungen aus Geschwüren.

Wir finden ferner oft Kopfneuralgien, wie sie in dieser Art bisher noch nicht beschrieben worden sind. Die Kopfschmerzen zeigen sich morgens beim Erwachen. Die Augensymptome haben entzündlichen oder kongestiven Charakter mit Neigung zu Eiterungen. Eiterige Augenentzündung; chronisch-kranke Augen. „Sieht die Dinge bei Licht doppelt." Nasenpolyp links. Lupus oder Krebs an der Nase. Gesicht leichenblaß, Lippen blau. „Scirrhus der Zunge." Disposition zu kleinen Gewächsen, zu umschriebenen Verhärtungen und Infiltrationen. Die Zähne lockern sich oder fallen aus. Das Zahnfleisch zieht sich von den Zähnen zurück und blutet leicht; skorbutartiges Aussehen des Zahnfleisches. „Der Mund brennt, ist geschwürig; graue, schmutzfarbene, schwammige Schleimhaut am Zahnhals, der wie von wildem Fleisch umgeben ist; übelriechender Speichel." Im Munde Geschwürsbildung mit Trockenheit. Trockene Zunge, trokkener Hals, großes Verlangen nach eiskaltem Wasser. „Das Zäpfchen ist entzündet und geschwollen. Neigung zu Mandelentzündung." „Der Patient erbricht alles, was er ißt."

Im Bauch finden wir Blähungen. Die Därme funktionieren nicht. Darmspasmen, Krämpfe und heftige Kolikbeschwerden; bohrende, reißende, ziehende Schmerzen. Schrumpfung der Bauchhaut mit Nabeleinziehung. Das Arzneimittelbild von *Plumbum* bei Menschen, die mit Bleiweiß umgehen, ist ein Pendant zu dem von *Alumen*. Es ist daher nicht verwunderlich, daß *Plumbum* und *Alumen* Antidote sind: weil ihre Wirkungen sich gleichen, können die beiden Mittel nicht unter einem Dache leben. *Alumen* ist ein hervorragendes Mittel gegen Koliken von Bleiarbeitern; es behebt die Disposition zur

Blei-Vergiftung und kann z. B. bei Malern, die wegen ihrer Blei-Empfindlichkeit ihren Beruf aufgeben mußten, die Berufsfähigkeit wiederherstellen.

Bei Frauen finden wir: „Schweregefühl der Gebärmutter, die auf die Blase drückt." Granulationen in der Scheide; starker Weißfluß; Abmagerung; gelbe Hautfarbe; Verhärtung der Gebärmutter, sogar Faserkrebs; Geschwüre in der Gebärmutter. Zuweilen können wir solche Veränderungen der Vagina schon diagnostizieren, wenn die Frauen uns mitteilen, der Coitus sei so schmerzhaft, daß kein Verkehr mehr möglich sei. Man braucht sich nicht darüber wundern, daß der natürliche Akt bei so viel Schmerzen nicht ausgeführt werden kann.

„Gänzlicher Verlust der Stimme." Chronischer Stimmverlust infolge allgemeiner Körperschwäche und ständiger Erkältungen. Auswurf von viel gelbem Schleim. Fortwährendes Räuspern, um nur etwas gelben Schleim loszuwerden. „Trockener Husten abends nach dem Niederlegen." „Chronischer Morgenhusten." Der Husten als solcher ist bei diesem Mittel nicht wichtig; es kommt vielmehr auf den Allgemeinzustand des Organismus an. Husten allein trifft nicht das Wesentliche dieses Arzneibildes: wenn kleine Geschwüre in den Luftwegen vorhanden sind, muß ja schon rein mechanisch Husten ausgelöst werden. Unser Patient kann jedoch Schwindsucht bekommen oder auch sonst von einem schlimmen Leiden befallen werden.

Alumen ist sehr wirksam bei der Behandlung alter Leute, die morgens an reichlichem, zähem Auswurf leiden, den sie nur schwer aushusten können. Hierin gleicht es *Antimonium tartaricum*.

Der Verwandtschaft mit *Aluminium* entsprechen — wie weitere Prüfungen im einzelnen noch zeigen werden — viele Rückenmarkssymptome unseres Mittels. Wir wissen, daß im Alumen-Bild manche Rückgratsymptome vorkommen: Kälte des Rückgrats. Gefühl, als würde kaltes Wasser den Rücken herunter gegossen. Wirbelsäulenschmerzen in Höhe der unteren Schulterblattränder, Schwäche in dieser Region und in den Schultern. Gleich *Aluminium* produziert es das Gefühl, als würden die Glieder von einem Seil oder einem Band zusammengeschnürt. Gefühl, als ob ein Seil um den Oberarm straff angezogen würde. Die Unbeholfenheit der Finger, die sich im Fallenlassen von Gegenständen zeigt, die Schmerzen der unteren Gliedmaßen bei Nacht, die Müdigkeit und Stumpfheit sind weitere Rückenmarkssymptome. Gefühl wie von einem angespannten Seil unterhalb des Knies; die Fußsohlen schmerzen beim Gehen; kalte, abgestorbene Füße trotz warmen Schuhwerks; die Beine sind kalt bis zu den Knien. Zerschlagenheitsgefühl in allen Gliedern. Kribbelnde, prickelnde Lähmungen der Glieder. Es sind also genügend Beweise für die Wirkung des Mittels auf das Rückenmark vorhanden.

Nachts wird Patient wachgehalten durch die Empfindung, als rausche das Blut durch den Körper. Viele Beschwerden stellen sich während des Schlafes ein. Alpdruck. Patient ist empfindlich gegen Witterungswechsel und sehr empfindlich gegen Kälte.

Aluminium

(Aluminium)

Aluminium wird zweckmäßigerweise nach *Alumen* besprochen, das viele Aluminium-Symptome hat und stark von *Aluminium* abhängt, worauf auch die Art seiner Wirksamkeit beruht. Hier ist ein kleiner Wink angebracht: Wenn wir ein Oxyd oder ein kohlensaures Salz gründlich geprüft und die psychischen Symptome einwandfrei ermittelt haben, können wir, von dieser Grundlage ausgehend, zum Vergleich ein anderes Salz derselben Gruppe verordnen, dessen psychische Symptome weniger bekannt sind, wie das z. B. bei *Alumen* der Fall ist. Die psychischen Symptome von *Alumen* sind erst wenig herausgearbeitet worden. Wir können aber die psychischen Symptome von *Aluminium*, das ja mit *Alumen* verwandt ist, weitgehend auch für letzteres annehmen. *Alumen* wird also viele Patienten heilen, bei denen sich Aluminium-Symptome zeigen.

Die psychischen Symptome von *Aluminium* kennen wir ziemlich gut. Es wirkt hauptsächlich auf den Intellekt und kann den Verstand so verwirren, daß der Patient seine Entschlüsse nicht auszuführen vermag. Sein Urteil ist gestört. Die Dinge, die der Patient als wirklich vorhanden kennt oder gekannt hat, erscheinen ihm unwirklich und er ist im Zweifel darüber, ob er sich nicht täuscht. In den leitenden Symptomen ist das nicht so klar ausgesprochen, aber die „Chronischen Krankheiten" von Hahnemann bringen eine gute Schilderung davon. Dort lesen wir: „Wenn der Patient etwas sagt, ist es ihm, als ob ein anderer dies gesagt hätte, und wenn er etwas sieht, als ob ein anderer das gesehen hätte oder als ob er sich in einen anderen verwandelt hätte und dann erst sehen könnte." Das heißt also, es besteht eine Verwirrung des Geistes, eine Verwirrung der Ideen und Gedanken. *Aluminium* heilt solche Symptome. Das Bewußtsein der persönlichen Identität des Patienten ist verwirrt. Er weiß nicht ganz genau, wer er ist; es kommt ihm so vor, als sei er nicht er selber. Er ist in einer dösigen Geistesverfassung, begeht Irrtümer beim Sprechen und Schreiben und braucht Wörter, die er eigentlich nicht benützen wollte. Verwirrung und Verdunklung des Geistes. Unfähigkeit, einen Gedankengang bis zu Ende zu verfolgen.

Charakteristisch ist ferner eine auffallende Hast. Nichts bewegt sich schnell genug; die Zeit scheint zu schleichen; alles geht zu langsam; nichts ist recht. Außerdem hat der Kranke Zwangsvorstellungen. Wenn er scharfe Instrumente oder Blut sieht, schaudert ihm davor. Ein Werkzeug, das zum Morden oder Töten gebraucht werden könnte, weckt in ihm entsprechende Impulse; er hat den Wunsch, sich das Leben zu nehmen.

Der Aluminium-Patient ist dauernd traurig. Fortwährendes Seufzen, Stöhnen, Nörgeln und Klagen. Der Kranke ist immer hastig. Er will fort, strebt weg von dem Ort, wo er ist, hofft, daß es dann besser wird, und ist voller Angst. Allerlei Einbildungen. Eine Art allgemeine Furcht. Wenn er über seinen Geisteszustand nachzudenken anfängt, glaubt er, den Verstand zu verlieren. Er grübelt über seine Wahnideen, seine Hast und seine Geistesverwirrung nach. Er weiß kaum seinen Namen, wenn er erregt ist. Er wundert sich, daß er nicht verrückt wird, und glaubt schließlich, er werde doch noch wahnsinnig.

Die meisten psychischen Symptome stellen sich des Morgens beim Erwachen ein. Das Verhalten wechselt. Manchmal ist der Geisteszustand etwas besser und zeigt vorübergehend ein stilles, ruhiges Wesen. Dann aber verfällt der Kranke wieder in Angst und Furcht; er glaubt, ein Unglück würde geschehen, was ihn mit Schrecken erfüllt. Auch Angst um die Zukunft.

Am auffallendsten ist die Wirkung von *Aluminium* auf die Rückenmarksnerven. Schwächezustand der betreffenden Muskeln. Schwäche des ganzen Körpers. Erschwertes Schlucken infolge Schlundlähmung. Hemmungen beim Heben und Bewegen der Arme. Paralyse einer Körperseite, der Muskeln der unteren Extremitäten, der Blase oder des Rectums. Der paralytische Zustand beginnt mit einer Art Parese, die später in völlige Paralyse übergeht.

Alle Funktionen sind verzögert. Die Nervenleitung ist verlangsamt, so daß ein Nadelstich an den Extremitäten erst nach zirka einer Sekunde empfunden wird. Alle Sinne sind in dieser Weise geschwächt, bis es zu deutlicher Abgestumpftheit des Bewußtseins kommt, zu einer Art Verdummung oder geistigen Trägheit. Eindrücke treten erst mit bemerkenswerter Verspätung ins Bewußtsein.

Lähmungszustände sind für das ganze Mittelbild charakteristisch und können immer wieder in mannigfacher Form beobachtet werden. Die Harnblase z. B. entleert den Urin nur sehr langsam. Manche Frauen brauchen viel Zeit zum Wasserlassen, weil sie nicht richtig pressen können. Der Patient sagt, er könne das Wasserlassen nicht beschleunigen. Der Urin kommt langsam und träge, zuweilen tröpfelt er nur. Manchmal besteht Urinverhaltung mit unfreiwilligem Abgang. Die Trägheit macht sich auch im Rectum bemerkbar. Es besteht Darmatonie mit Unfähigkeit zum Pressen beim Stuhlgang. Das Rectum ist so erschlafft, daß der Stuhl nicht abgeht, obgleich der Darm mit weichem Stuhl angefüllt ist. Oft aber finden wir im Mittelbild auch harten Stuhl. Am besten wirkt das Mittel bei Rectumlähmung mit weichem Stuhl. Sind die erwähnten psychischen Symptome mit dickem, hartem, knolligem oder klumpigem Stuhl kombiniert, so wird *Aluminium* heilen. Die Anstrengung, den weichen Stuhlgang zu entleeren, ist so groß, daß die Patienten oft folgende Klagen vorbringen: Sie müssen lange auf dem Klosett sitzen, obgleich Völle empfunden wird und mehrere Tage kein Stuhl abgegangen ist. Sie haben das Bedürfnis, Stuhl zu entleeren, weil sie spüren, wie voll das Rectum ist, und doch sitzen sie lange vergeblich. Dann beginnen sie heftig mit den Bauchmuskeln zu pressen und strengen sich furchtbar dabei an, denn sie empfinden, daß das Rectum nur wenig arbeitet. Sie quälen sich wieder und wieder, sind in Schweiß gebadet von Kopf bis Fuß, auf das Klosett gebannt, als kämen sie nicht mehr fort, pressen und mühen sich wie bei einer Geburt und bringen endlich ganz weichen Stuhl heraus in dem Gefühl, daß immer noch etwas zurückgeblieben ist.

Natürlich finden wir auch bei anderen Mitteln das Symptom einer erschwerten Entleerung bei weichem Stuhl, aber diese Mittel haben dann weitere besondere Merkmale. Nehmen wir z. B. einen Menschen, der schwer wach bleiben kann; er sagt, es sei ihm unmöglich, eine Zeile zu lesen, ohne einzuschlafen; er könne fortwährend schlafen. Tag und Nacht leidet er unter Trockenheit des Mundes, die Zunge klebt am Gaumen. Wenn er uns dann noch dieses Pressen und Drücken beim Stuhlgang beschreibt, so brauchen wir eigentlich nicht weiter zu fragen. Wir kennen dann bereits das Mittel. Fügt der Patient noch hinzu, daß er ohnmächtig werde, wenn er lange stehe, daß ihm in einem engen Zimmer schlecht werde, daß er im Freien allerlei Beschwerden habe, dann spricht das alles für *Nux moschata*. Wir sehen also, wie deutlich die Mittel „reden" können; sie erzählen ihre eigene Geschichte. Ein weiteres Beispiel: es kommt eine Frau zu uns, die an Blutungen und ständigem Ausfluß leidet; sie ist bleich, schwach und von Blähungen aufgetrieben; je mehr Winde abgehen, desto schlechter fühlt sie sich; außerdem muß sie sich lange quälen, ehe ein weicher Stuhl abgeht, und hat das Gefühl einer Rectumlähmung. Hier können wir nichts besseres tun, als *China* geben.

Wenn wir den Mitteln gestatten, zu reden und ihre eigene Geschichte zu erzählen, kommen wir zum Individualisieren. All das haben wir gesagt, um zu zeigen, daß die Untätigkeit des Rectums allein die Wahl des Mittels nicht entscheiden darf. Man muß individualisieren. Dieses Prinzip darf nie übergangen werden. Wir mögen 20 Mittel mit einem bestimmten Symptom haben, aber erst wenn wir einige weitere Angaben von dem Patienten erhalten, z. B. die Art und Weise, wie er arbeitet, oder die Art und Weise, wie die Krankheit den ganzen Menschen befallen hat usw., erst dann haben wir genügend Anhaltspunkte, nach denen wir uns richten können. Wir haben das Bild des Aluminium-Patienten, des China-Patienten, des Nux-moschata-Patienten gesehen. Die wichtigste Aufgabe des Arztes ist es, den Kranken zu heilen; und das verlangt, den Kranken selbst so lange zu studieren, bis man einen rechten Begriff von seiner Krankheit erlangt hat.

Das Aluminium-Bild zeigt viel Schwindel. Der Patient zittert, taumelt, „alles geht mit ihm rundherum", und zwar fast dauernd. Das Mittel entspricht dem Schwindel alter, lebensmüder Menschen, alter, gebrochener, vom Leben aufgeriebener Patienten. Auch Schwindel beim Schließen der Augen, wie bei Rückenmarksaffektionen, z. B. bei Seitenstrangsklerose. *Aluminium* hat Leiden hervorgerufen, die der locomotorischen Ataxie analog sind. Empfindungslosigkeit der Fußsohlen, blitzartige Schmerzen, Schwindel beim Augenschluß, alle Arten von Unsicherheit, Stolpern, Koordinationsstörungen usw. Tatsächlich kann

Aluminium im ersten Stadium locomotorischer Ataxie den Krankheitsprozeß aufhalten, indem es das innere Gefüge des Organismus in Ordnung bringt. Mit *Aluminium metallicum* haben wir die blitzartigen Schmerzen in alten, unheilbaren Fällen behoben und die Reflexe wunderbar gebessert, wodurch auch eine allgemeine Besserung erzielt wurde.

Die meisten Symptome sind schlimmer morgens beim Aufstehen. Am Morgen geht, wie wir bereits gesehen haben, der Urin langsamer ab als später, wenn der Patient sich bewegt hat und ein bißchen warm geworden ist. Gliedersteife am Morgen. Morgens muß der Kranke sich geistig zusammennehmen. Er wacht verwirrt auf und weiß nicht recht, wo er ist. Besonders bei Kindern werden wir das bemerken — sie erwachen morgens verwirrt (wie bei *Aesculus* und *Lycopodium*). Der Patient muß sich anstrengen, um sich zu vergewissern, ob die Dinge wirklich so sind, wie sie aussehen; auch weiß er nicht sicher, ob er zu Hause ist oder anderswo.

Viel Kopfschmerzen mit Übelkeit und Erbrechen. Die Kopfschmerzen stellen sich ein, sobald der Patient sich erkältet, was bei seiner Neigung zu Katarrhen oft der Fall ist. Der Aluminium-Patient leidet fast dauernd unter Trockenheit der Schleimhäute; die Nase ist trocken, verstopft, besonders auf einer Seite, meist links. Pflockgefühl in der Nase. Trockene Schleimhaut oder Schorf, alter, zehrender Katarrh, Schorf in den hinteren Nasenöffnungen und in der Fossa Rosenmüller. Grüner, lästiger Schorf in der ganzen Nase.

Für die Beziehung zum Kopfschmerz gilt folgendes: Jedesmal, wenn der Patient sich erkältet, stockt die dicke, gelbe Ausscheidung und an ihre Stelle tritt ein wässeriger Ausfluß; dann hat er Schmerzen in der Stirn, über den Augen, durch den Kopf gehend, mit Übelkeit und Erbrechen dabei. Kopfschmerzen durch chronischen Katarrh. Der Kopfschmerz verschlimmert sich im Liegen. Dauernder oder periodischer Kopfschmerz. *Aluminium* entspricht also einer Konstitution, die man psorisch nennen könnte — veraltcten konsumierenden Leiden bei skrofulöser Diathese, die zu Tuberkulose und katarrhalischen Affektionen neigt.

Die Affinität dieses Mittels zu Katarrhen ist stark ausgeprägt. Katarrhe, wo immer Schleimhäute vorhanden sind. *Aluminium* beeinträchtigt die Haut und die Schleimhäute ganz außerordentlich, die inneren Schleimhäute und auch die äußere Haut. Der Patient hat immer Auswurf. Er schneuzt sich ständig die Nase und hat Absonderungen aus den Augen.

Wir wollen nun zu den Sehstörungen übergehen, die zu diesem katarrhalischen Zustand gehören: Trübung des Sehens wie von Nebel oder von einem Schleier. Auch die inneren und äußeren Augenmuskeln sowie die Lidmuskeln zeigen mancherlei Störungen. Schwachsichtigkeit bzw. veränderliche Sehkraft. Die paralytische Schwäche, die dem Mittel im allgemeinen zu eigen ist, findet man besonders ausgeprägt in gewissen Muskeln oder Muskelgruppen des Auges, so daß die passenden Gläser nur schwer bestimmt werden können.

In der Nase betrifft der katarrhalische Zustand vor allem den hinteren Teil. Die hinteren Nasenöffnungen sind mit zähem Schleim und Schorf angefüllt. Im Hals sind der weiche Gaumen, die Schleimhäute der Mandeln, des Rachens usw. granulös, geschwollen, blutgefüllt und entzündet. Aber das wechselt, denn sehr oft sind Rachen und Hals auch trocken. Es besteht dabei eine chronische Überempfindlichkeit, ein Wehgefühl. Stechen beim Schlucken fester Nahrung. Pflockgefühl im Hals, besonders nach Eßpausen; besser durch Trinken und beim Schlingen. Bei Aufenthalt in der Nachtluft zeigt sich bald eine Anhäufung von zähem Schleim bis in den Kehlkopf mit viel Schmerzen im Kehlkopf und in der Brust sowie mit chronischem, trockenem, hackendem Husten. Der gleiche katarrhalische Zustand zieht sich in die Speiseröhre hinab, so daß sie überempfindlich wird. Erschwertes Schlucken. Der Bissen gleitet nur mit Anstrengung hinunter und bleibt lange fühlbar. Wir finden also schmerzhaftes, verzögertes, langsames, mühsames Schlingen. Diese paralytische Schwäche verlangt vom Kranken eine gewisse Kraftaufwendung beim Schlucken von festen Speisen. Katarrh des Magens, der Därme, des Rectums; mit dem weichen, aber trotzdem mühsam produzierten Stuhl geht oft eine Menge Schleim ab. Auch die Blase, die Nieren und die Harnröhre sind katarrhalisch entzündet; eine Gonorrhoe besteht häufig als katarrhalischer Ausfluß oder Nachtripper weiter. Zuweilen ist es kein richtiger Nachtripper, sondern der Ausfluß dauert mehrere Monate und bleibt gelb, statt hell oder milchig-weiß zu werden. Ein ähnliches Bild bietet die Vagina. Der schleimige Ausfluß aus der Scheide ist dick, gelbweiß, zuweilen wundmachend. Für die beschriebene Konstitution sind also ausgedehnte katarrhalische Zustände charakteristisch.

Die Haut verhärtet sich, wird geschwürig. Verhärtungen am Geschwürsgrund. Haut und Schleimhäute sind reaktionsunfähig und neigen zu Verhärtungen. Verdickung aller Schleimhäute; später kommen kleine Geschwürchen heraus, und im Lauf der Zeit bilden sich Verhärtungen am Grunde der Geschwüre. Das gleiche gilt von der Haut. Trockenheit und Brennen sowohl der Schleimhäute als auch der äußeren Haut.

Chronisch granulöse Augenlider. Beim Umklappen der Augenlider sieht man eine verdickte Schleimhaut. Zuweilen verursacht diese Verdickung oder Hypertrophie eine Umstülpung der Augenlider (Ektropion). „Die Wimpern fallen aus." Das paßt zu dem ganzen Zustand. Das Haar am ganzen Körper fällt aus. Manche Stellen werden völlig kahl. Das Haupthaar geht massenhaft aus. Alle möglichen Geräusche in den Ohren, Summen usw.; Gehörsstörungen. Eitrige Otorrhoe (Ohrenfluß).

„Aufgesprungene Nasenspitze" ist typisch für das Mittel. Hier und da Verhärtungen, welche die Entstehung von Lupus und Epithelgeschwülsten bei entsprechender Disposition begünstigen. *Aluminium, Alumen* sowie *Arsenik, Lachesis, Sulfur* und *Conium* sind Mittel gegen diese Krankheiten. Mit einigen von ihnen sind ausgezeichnete Erfolge erzielt worden, auch wenn schon Infiltrationen vorhanden waren. Auf der Gesichtshaut und an anderen Körperteilen Kitzeln. Jucken, besonders beim Warmwerden. Spannungsgefühl. Eigentümliches Gefühl im Gesicht und an anderen unbedeckten Hautstellen, ein Gefühl wie von angetrocknetem Eiweiß oder von angetrocknetem Blut oder von Spinnweben im Gesicht. Wer einmal durch Büsche mit Spinnweben gegangen ist, weiß, was für ein eigentümliches Krabbeln die Spinnweben im Gesicht verursachen; man hat keine Ruhe, bis die Spinnweben wieder abgewischt sind. Diese Empfindung gehört besonders zu *Aluminium, Borax, Baryta carb.* Kriechen und Krabbeln auf der Haut. Jucken hier und da im Gesicht. Diese Symptome sind so aufreizend, daß der Patient dasitzt und sich fortwährend im Gesicht reibt. Man denkt, er sei nervös. Den gleichen Eindruck erwecken jene anderen Patienten, die sich dauernd die Hände reiben. Es ist wichtig, festzustellen, ob der Patient das tut, weil er die Hände nicht still halten kann oder weil sie ihn jucken.

Über den Hals wäre ergänzend noch folgendes zu sagen: „Geschwüre im Rachen; sie sind schwammig und sondern einen gelblich-braunen, schlecht schmeckenden Eiter ab." Hier muß hinzugefügt werden, daß der Patient oft chronisch-entzündliche Halsleiden hat. Im Arzneibild von *Aluminium* sind betont die Schleimhäute betroffen. Ein Aluminium-Patient blutet häufig aus vielen Schleimhäuten. Er hat Nasenkatarrh und rote Augen; seine Nase ist verstopft; er hat alle Formen von scheinbar akuten Erkältungen, sehr heftige Halsschmerzen und Ausfluß aus allen Öffnungen. Hier sollten wir keine Arznei wählen wie bei normalen Erkältungen, die sich auf den Hals geschlagen haben, auch kein Mittel wie bei akut entzündetem Hals, sondern ein tiefwirkendes, antipsorisches Mittel, das monatelang wirkt. In dieser Hinsicht hat unser Mittel Beziehungen zu *Silicea, Graphit* und *Sulfur*. Es bewirkt Veränderungen im Gewebe und in den Zellen, und zwar allmählich, denn es ist ein langsam wirkendes Mittel. Wenn der Patient selbst sich auch trotz seiner tiefwurzelnden, psorischen Affektionen nach diesem Mittel bald subjektiv besser fühlt, so werden doch Monate vergehen, ehe alle Symptome behoben sind. Er wird sagen: „Ich fühle mich zwar besser, ich kann auch besser essen und besser schlafen, aber gewisse Symptome scheinen noch da zu sein." Da wäre es dann unklug, das Mittel zu wechseln. Wir dürfen nicht erwarten, daß die Katarrhe, die Rückenschmerzen und die anderen Symptome, deretwegen wir das Mittel verordnet haben, auf einen Schlag verschwinden, sondern können ganz zufrieden sein, wenn wir nach Verlauf vieler Wochen einen Erfolg sehen. Dasselbe haben wir bei der paralytischen Schwäche von *Plumbum*.

Wir kennen jetzt ein neues Mittel, das sich mehr und mehr einbürgert, dessen Prüfung umfassende und reiche Erfolge verspricht und das in seinen Symptomen dem Arzneibild von *Aluminium* ähnelt. Es ist *Curare*. Es wäre zu wünschen, daß bald eine eingehendere Prüfung vorgenommen würde, denn das Mittel ist reich an Erscheinungen, die denen von *Aluminium* und *Plumbum* ähnlich sind, besonders hinsichtlich der Schwäche der Hände und Finger bei Pianisten. Eine alte Klavierspielerin sagte, ihre Finger würden schlaff, wenn sie eine Weile gespielt habe. Die Schwäche scheint in den Streckmuskeln zu liegen. Die Fähigkeit, die Finger zu heben, ist gehemmt; die Fingerfertigkeit ist verlorengegangen. *Curare* hilft da ausgezeichnet. Aber unser Mittel hat auch allgemeine paralytische Eigenschaften. Während *Curare* besondere Beziehungen zur Lähmung von Beugemuskeln, also weniger Affinität zu den Streckmuskeln aufweist, hat *Aluminium* Beziehungen zu beiden Muskelgruppen, also zu Beugemuskeln und zu Streckmuskeln.

Aluminium ist eine der wenigen Arzneien, bei denen Verschlimmerung durch Stärkemehl eintritt, besonders durch Kartoffelmehl. Verschlimmerung durch den Genuß von Kartoffeln. Verdauungsstörungen, Diarrhoe, Blähsucht und Verschlimmerung des Hustens durch Kartoffelessen. Auch Salz, Weinessig, Pfeffer und Spirituosen verschlimmern. *Aluminium* ist ein Rückenmarksmittel. Verschlimmerung durch geistige Getränke zeigen auch einige andere Rückenmarksmittel, u. a. *Zincum;* der Zincum-Patient kann keinen Wein trinken, denn alle seine Leiden werden dadurch verschlimmert. Die Wirkung von *Zincum* wird durch Alkoholgenuß so schnell aufgehoben, daß der Patient von allen Spirituosen lassen muß. Er wird nicht nur betrunken, sondern alle seine Leiden werden verschlimmert.

Die Verdauung ist bei Aluminium-Patienten völlig aufgehoben. Der Kranke leidet an Magenkatarrh, an Magengeschwüren, an Unverdaulichkeit der einfachsten Nahrung. Er verträgt weder Stärkemehl, noch Kartoffeln, noch die leichtesten Nahrungsmittel und bekommt nach allen Speisen saures und bitteres Aufstoßen. Erbrechen von Speisen, Schleim oder Galle. Nausea, Schwindel, Sodbrennen, viel Blähungen. Erbrechen von Schleim und Wasser. Der Magen ist durch Gase aufgebläht. Die Leber macht viel Beschwerden. In beiden Hypochondrien, besonders im rechten, starke Beschwerden.

Im vorigen Abschnitt haben wir darauf hingewiesen, daß *Alumen* ein Antidot von *Blei* ist. Daß es diese Wirkung hat, verdankt es seiner Grundsubstanz. Denn *Aluminium* hebt die giftige Wirkung von *Blei* und die Empfindlichkeit gegen *Blei* auf. Kolik und paralytische Schwäche bei Bleiarbeitern, Malern und Künstlern und bei Menschen, die gegen Blei-Vergiftung empfindlich sind, so daß sie Lähmungen bekommen können, wenn sie z. B. bleihaltige Haarwaschmittel gebrauchen. Vor nicht allzu langer Zeit wurde *Bleisäure* allgemein von Frauen bei Weißfluß angewendet, aber es stellte sich heraus, daß viele Frauen so empfindlich dagegen waren, daß sie Lähmungserscheinungen bekamen. *Aluminium* ist das beste Gegengift bei krankhaften Veränderungen, die durch Blei verursacht sind.

Über Stuhl und Rectum ist bei den Allgemeinsymptomen schon soviel gesagt, daß nur wenig nachzutragen bleibt. Wir finden im Arzneimittelbild u. a. Fissuren, was verständlich ist, wenn wir bedenken, was für empfindliche Schleimhäute der Patient hat. Er leidet sehr unter Verstopfung und strengt sich beim Stuhlgang und beim Urinieren sehr an, die Schleimhaut ist verdickt und geschwollen; daher wird es leicht zu Fissuren kommen. Ein Mittel, welches die Schleimhaut so beeinflußt, daß Fissuren entstehen müssen, wird die Fissuren auch heilen können. Wir brauchen nicht erst im Repertorium nachzuschlagen, um zu sehen, was das Mittel bei Fissuren geleistet hat. Aus unserer allgemeinen Kenntnis der Arznei ersehen wir, daß Patienten mit Fissuren geheilt werden, weil das Mittel die Schleimhäute und die Haut so verändert, daß Fissuren eintreten müssen.

Erwägen wir noch, welche anderen Arzneien ebenfalls diesem Zustand des Organismus entsprechen und daher etwa auch eine Fissur heilen könnten: Wenn wir die Natur von *Acid. nitric.*, *Causticum* und *Graphit* betrachten, erkennen wir, warum sie sich für die Heilung von Fissuren so vorzüglich eignen. Wir müssen unsere Materia medica sorgfältig studieren, dann zeigt sich uns, was sich am Menschen als Ganzheit und an seinen Organen und Geweben im einzelnen abspielt.

„Häufiges Urinieren." „Urin geht beim Stuhlgang während des Pressens ab oder kann nicht ohne Pressen gelassen werden." Das ist ein merkwürdiges und daher hochwertiges Symptom. Der Patient muß wie beim Stuhlgang drücken, um die Blase entleeren zu können. „Urin brennend, fressend, scharf." „Gefühl von Schwäche in der Blase und den Geschlechtsteilen." „Schwellung der Harnröhre mit Ausfluß von hellgelbem Eiter." „Brennen beim Urinieren." Die Symptome der männlichen Geschlechtsorgane sind: Schwäche, Impotenz und nächtliche Samenergüsse; das Mittel ist angezeigt, wenn die Geschlechtsorgane durch Mißbrauch geschwächt sind. Vergrößerung der Vorsteherdrüse und andere Leiden der Prostata mit Völlegefühl im Damm. Unbehagliches Gefühl bzw. Schmerz in der Gegend der Vorsteherdrüse nach Coitus. Beschwerden während oder nach Samenerguß. Der Geschlechtstrieb ist vermindert und zuweilen ganz aufgehoben. Paralytische Schwäche oder Erschlaffung der Geschlechtsorgane. Bei schwerem Stuhlgang Abgang von Prostataschleim. Schmerzhafte nächtliche Erektionen.

Frauen haben viele, vorwiegend katarrhalische Beschwerden, die mit *Aluminium* geheilt werden können. Ein Beispiel dafür ist der Weißfluß. Reichlicher, scharfer oder wundfressender Fluor, bisweilen so stark, daß er an den Schenkeln herunterläuft und die Haut rötet und entzündet. Geschwüre am Muttermund. Die Schleimhäute sind schlaff und aufgelockert und schwären leicht. Allgemeine Körperschwäche. Herunterdrängen der Gebärmutter infolge Erschlaffung der Bänder. Gefühl von Schwere; alle Eingeweide im Becken sind schwer. Der Ausfluß ist meist gelb und dick, aber es kann auch eiweißartiger, faseriger, scharfer Ausfluß vorhanden sein. „Durchsichtiger Schleim." Fluor vorwiegend tagsüber, schlimmer beim Gehen oder Stehen. Das ist kein sehr wichtiges Symptom, weil es naturgemäß meistens so ist. Nach der Menstruation ist die Frau so angegriffen, daß sie fast die ganze Zeit bis zur nächsten Periode braucht, um sich zu erholen. Alle ihre Muskeln sind schwach, sie scheint jede Elastizität verloren zu haben. Das Mittel paßt vorzüglich für Frauen im Beginn des Klimakteriums, etwa ab 45 Jahren. Die Periode greift stark an; sie ist zwar spärlich, aber noch anstrengend; die Beschwerden sind quälend, die Patientin fühlt sich während der Periode elend. „Nach der Periode Erschöpfung an Leib und Seele" — das ist ein typischer Zug im Aluminium-Bild. Das Mittel paßt nach vergeblicher palliativer Behandlung von Fluor, der vielleicht etwas gebessert ist, aber ständig rezidiviert, auch nach *Pulsatilla* oder anderen Mitteln, sogar nach *Thuja*, wenn diese Arznei nur auf das Symptom Fluor und nicht auf das ganze Krankheitsbild abgestellt war.

Die Patienten sind müde und abgespannt. Wenn wir den ganzen Kranken betrachten mit seiner geschwächten Gesamtkonstitution und wenn wir dann noch einen Ausfluß konstatieren, der schon einmal gebessert wurde, aber immer wiederkommt — dann denken wir bei Mann und Weib an *Aluminium*. Der Ausfluß beim Mann ist schmerzlos. Der Gonorrhoe-Ausfluß hat lange gedauert, hat aufgehört und ist wiedergekommen, zuletzt nur noch wenige Tropfen. Solche veralteten Fälle hat *Aluminium* häufig geheilt.

Weiter ist das Mittel indiziert bei Schwangerschaftsbeschwerden. Eine Frau z. B., die sonst nicht an Verstopfung gelitten hat, ist während der Schwangerschaft obstipiert und zeigt alle charakteristischen Züge des Aluminium-Bildes, d. h. Untätigkeit des Rectums, keine Kraft zum Ausstoßen; sie muß die Bauchmuskeln anwenden, muß pressen. Auch ihr Kind muß beim Stuhlgang in ähnlicher Weise drücken. Dann benötigt schon das Neugeborene oder das nur wenige Monate alte Kind *Aluminium*. Es ist ein ganz allgemeines Mittel gegen Verstopfung bei Kindern, wenn wir keinen anderen Grund finden können. Das Kind drückt und drückt und macht alle möglichen Anstrengungen, um den Stuhl herauszubringen, obwohl er weich ist und eigentlich ohne jede Mühe hätte kommen müssen.

Die Symptomatik der Stimme bietet nichts Überraschendes. Wir finden: Heiserkeit, Verlust der Stimme und paralytische Schwäche des Kehlkopfs. Das ist weiter nicht sonderbar, denn es stimmt mit dem Allgemeinbefinden und der asthenischen Konstitution überein. Der Patient hat eine schwache Stimme; falls er Sänger ist, kann er nur eine kurze Weile singen und darf sich nicht lange anstrengen. Alles ist ihm lästig. Paralytischer Zustand der Stimmbänder, der stetig zunimmt und mit Stimmlosigkeit endet.

Wir kommen nun zu einigen besonders merkwürdigen Zügen im Aluminium-Bild, zu denen zunächst der Husten gehört. Auswurf ist zuweilen vorhanden, aber gewöhnlich ist der Husten trocken. Räuspernder Husten; jener lästige, dauernde Husten, der jahrelang währen kann. Das Mittel konkurriert mit *Arg. met.* bei dem trockenen, räuspernden Husten, der besonders mit Schwäche verbunden ist; aber der Arg.-met.-Patient hat den ganzen Tag Husten, während der Aluminium-Husten morgens eintritt. Hier haben wir das Symptom, das ungefähr den ganzen Aluminium-Husten deckt: „Husten morgens, bald nach dem Erwachen. — Jeden Morgen ein langer Hustenanfall." Der Husten ist hart, ein ständiges trockenes Räuspern. Der Kranke hustet, bis ihm der Atem ausgeht und bis er erbricht, oder er läßt Urin dabei abgehen — besser gesagt: „sie läßt Urin abgehen", denn dieses Symptom kommt bei Frauen sehr häufig, bei Männern nur selten vor. „Trockener, räuspernder Husten mit häufigem Niesen." Ein Autor schreibt: „infolge verlängerten Zäpfchens", es müßte jedoch heißen: Gefühl, als ob das Zäpfchen verlängert sei. Es ist ein Gefühl, als ob irgend etwas in der Kehle kitzele; ein Kitzel, als ob das Zäpfchen weit herunterhinge. „Husten infolge des Gefühls, als ob eine lose Haut im Halse hinge." Auch Kitzel im Kehlkopf, was besonders von Sängern betont wird. Wir denken sofort an *Aluminium,* wenn bei Sängern die Stimme infolge Lähmung oder Überanstrengung versagt. Die Stimme läßt nach und wird schwach; wenn eine Erkältung hinzutritt, entsteht ein eigentümlicher Kitzel. *Aluminium* ist sehr wirksam in solchen Fällen. *Arg. met.* war das von den alten Homöopathen bei Sängern und Rednern mit zitternder, geschwächter Stimme angewandte Mittel, solange sie den Wert von *Aluminium* dafür noch nicht kannten.

Hier möchten wir etwas über *Rhus* vorwegnehmen, weil wir es später vielleicht übersehen könnten. Manche älteren Sänger behalten nach Erkältungen eine Stimmschwäche zurück, die sich nur im Beginn des Singens bemerkbar macht. Wenn sie dann ein Weilchen gesungen haben, wird die Stimme „genügend aufgewärmt". Geben wir allen solchen Patienten, Primadonnen, Rechtsanwälten, Predigern usw. *Aluminium.* Sie müssen ihre Stimme „aufwärmen", dann geht es. Manche aber sagen: „Wenn ich in ein Treibhaus gehe, ein Weilchen warte und dann wieder anfange zu singen, ist es schlimmer denn je." Ihre Stimme ist besser, wenn sie in einem sehr warmen Zimmer bleiben und hintereinander weg singen. Das paßt zu dem allgemeinen Bilde von *Rhus.* Da haben wir eine andere Art Heiserkeit, die sich von der paralytischen Heiserkeit bei *Aluminium* und *Arg. met.* unterscheidet. (Die Rhus-Heiserkeit ist zwar auch eine Art paralytischer Heiserkeit, aber sie bessert sich durch Bewegung und wird nach einiger Zeit gänzlich verschwinden.) Die Heiserkeit, von der wir hier reden, tritt ein, wenn der Sänger anfängt zu singen. Dann scheint es, als ob er erst etwas Schleim loswerden müßte, damit die Kehle frei wird und die Stimme wieder funktioniert. Die Stimmbänder sind anfangs mit Schleim bedeckt, erst nach dessen Abhusten können sie wieder normal arbeiten. Anders ist das bei Phosphor-Patienten. Bei ihnen schmerzt der Gebrauch der Stimme. Die Stimmbänder sind schmerzhaft bei der Bewegung, die Stimmritze ist empfindlich bei Berührung. Manchmal ist das so schlimm, daß es wie ein Messerstich durch die Stimmbänder geht, wenn die Stimme benützt wird. Wir müssen demnach das Symptom Heiserkeit auf das allersorgfältigste individualisieren. Homöopathie ist eine Sache der Unterscheidung.

Brustschmerzen, die durch Sprechen zunehmen. Schwäche der Brustmuskulatur. Die Lungen erscheinen schwach, auch in der Brust Schwächegefühl. Zugluft vermehrt das Wehgefühl in der Brust.

Die nachfolgenden, höchst auffallenden Züge finden wir in Rücken und Gliedern. Bei den Allgemeinsymptomen haben wir schon darüber gesprochen, aber es gibt da Einzelheiten, die wir wiederholen und uns ins Gedächtnis zurückrufen müssen. Empfindungslosigkeit der Fußsohlen in Verbindung mit Schwindel beim Schließen der Augen. Wir sprachen bereits von dem paralytischen Zustand bei Tabes dorsalis mit Störungen der Bewegungskoordination, aber das Rückenmark bietet noch einige weitere wichtige Symptome: Brennen im Rückgrat; Schmerzen im Rücken; brennende, stechende Schmerzen im Rücken. Ein Patient beschrieb das folgendermaßen: „Schmerz im Rücken, als ob ein heißes Eisen an die unteren Wirbel gehalten würde." Bei Myelitis (Rückenmarksentzündung) wirkt *Aluminium* wunderbar, wenn gleichzeitig starke Spasmen der Rückenmuskulatur vorhanden sind — ein Zeichen, daß die Rückenmarkshäute mit angegriffen sind. Einer anderen Seite des Mittels entspricht ein wohlbekannter Zustand bei Rückenmarksentzündung, nämlich das Gefühl von etwas Reifenförmigem; das Gefühl von Binden bzw. Bandagen hier und da um die Glieder und um den Körper. Es ist ein ganz verbreitetes Symptom. Das Gefühl, als wäre ein festes Seil um den Körper gezogen, charakterisiert die Gereiztheit des Rückenmarks am besten. Brennende Stellen, als ob glühendes Eisen in das Rückgrat gezwängt würde. Schmerzen längs des Rückenmarks; reißende, ziehende Schmerzen mit zunehmender paralytischer Schwäche. Paralyse einer Seite. „Schmerz in den Fußsohlen beim Gehen, als wären sie zu weich und geschwollen. Gefühllosigkeit der Hacken beim Gehen." „Zittern der Knie" — das gehört zur allgemeinen Schwäche. „Glieder schlafen beim Sitzen ein." Wenn die Glieder irgendwo gedrückt werden, schlafen sie ein; schwache Zirkulation; schwache Nerventätigkeit; alles ist herabgestimmt. Arme und Beine sind schwer. „Schmerzen in den Gliedern, als würden die Knochen zusammengequetscht; Druck in den Gelenken." Nun noch einige Nervensymptome, die etliches von dem bereits Gesagten zusammenfassen: „Reaktionsschwäche." „Merklicher Kräfteverlust, besonders nach Bewegung im Freien." „Einseitige Lähmung, besonders der Streckmuskeln." „Rheumatische und traumatische Paralysen bei gichtischen Patienten." Gichtische Patienten mit Knoten an den Gelenken. Asthenische Konstitution. „Körperliche und geistige Erregtheit." Hier und da Zittern im Körper. „Langsamer, unsicherer Gang, wie nach schwerer Krankheit." Der Kranke muß sich langsam bewegen, kann sich nicht beeilen. „Unwillkürliche Bewegungen."

Allerlei Träume und Schlafstörungen. Unruhiger, wenig erquickender Schlaf. Erwachen mit Herzklopfen. „Viele Träume und häufiges Aufwachen; der Patient fährt erschreckt auf, murmelt und schreit." „Während des Schlafes ziehen die Nackenmuskeln den Kopf rückwärts." Das findet man bei paralytischer Schwäche. „Erwachen, weil die Nackenmuskeln so ziehen. Zuckungen im Genick während des Schlafes.“

Im Aluminium-Bild findet sich oft ein erheblicher Mangel an animalischer Wärme. Der Kranke fröstelt, will aber doch im Freien sein: er erkältet sich ständig bei jedem Witterungswechsel und bei Zugluft. Manch ein Patient geht kalt wie ein Frosch schlafen, und wenn er dann im Bett warm geworden ist, wird er durch Bettwärme und Jucken so stark belästigt, daß er zu gar keinem Behagen kommt. Hier vermischen sich zwei Symptome. Die Zirkulation in den Extremitäten, besonders am Handrücken, ist so schwach, daß bei kühlem Wetter die Hände ständig kalt sind und sich mit blutenden Sprüngen und Rissen bedecken.

Die Haut längs des Schienbeins ist rauh und spröde und juckt. Man sagt, daß trockenes bzw. kaltes, trockenes Wetter die Beschwerden von Aluminium-Patienten erhöht, während feuchtes Wetter zuweilen bessert.

Fieber spielt in diesem Mittelbild keine große Rolle. Nicht viel Fieberschauer, kein hohes Fieber; die passiven, langsamen, trägen, chronischen Faktoren überwiegen. Bei heruntergekommenen Patienten haben wir zuweilen Nachtschweiße und Schweiße gegen Morgen oder Schauergefühl mit Durst.

Ein bemerkenswerter Zug dieses Mittels ist die chronische Trockenheit der Haut. Schweiß ist selten und spärlich. Das ist gerade das Gegenteil von *Calcarea,* deren Arzneibild starke Schweiße aufweist. Der Aluminium-Patient hingegen mit seinen Lähmungs- und Rückenmarkssymptomen ermattet zwar vor Anstrengung und ist erschöpft, aber er schwitzt nicht. Packen wir ihn in Betten und Decken ein, so fest wir wollen, damit er schwitzen soll — es wird ihm heiß, es juckt ihn, aber richtig zum Schwitzen kommt er nicht. Spärlicher Schweiß bis zu völliger Unfähigkeit, zu schwitzen. Chronische Trockenheit der Haut mit Rissen. Die Haut ist spröde, rissig, aufgesprungen vor Trockenheit. Große Trockenheit der Oberhaut auf dem Handrücken. Bei Kälte werden vor allem die Hände leicht kalt und fleckig.

Ambra grisea

(Grauer Amber)

Dieses Arzneimittelbild stellt gleichsam eine charakteristische Verkörperung des vorzeitigen Alterns dar. Wir finden darin schon bei Fünfzigjährigen Symptome, die eigentlich erst mit 80 Jahren erscheinen dürften. Wir beobachten Zittern und eine eigentümliche Art von Schwäche, die am besten als „Senilität“ bezeichnet wird. Es liegt keine krankhafte Geistesverwirrung vor, sondern jener typische Zustand, den wir bei alten Leuten gegen das Ende ihres Lebens antreffen. Zittern, Schwanken und Wackeln. Verträumter Geisteszustand mit Vergeßlichkeit. Der Patient stellt eine Frage nach der anderen, ohne auf Antwort zu warten, und springt von einem Gegenstand zum andern. Man kann eigentlich nicht sagen, daß es Zerstreutheit ist, es ist mehr ein träumerischer Zustand — eben Senilität. Ein flüchtiger, faselnder Schwätzer, der gar nicht zu merken scheint, daß wir ihm noch nicht geantwortet haben — ein solcher Typ, stellen wir fest, braucht *Ambra grisea.* Den gleichen Geisteszustand finden wir auch bei vielen Frauen der modernen Gesellschaft, und zwar so häufig, daß wir uns wundern, wenn wir ihm nicht überall begegnen. Die moderne Salondame, die, selbst wenn es um ihre Seligkeit ginge, keine Strümpfe stopfen kann, wird ebenfalls schnell in diesen Zustand geraten, und selbst *Ambra grisea* wird sie dann nicht heilen. Aber es gibt auch eine Nervenkrankheit, die sich in diesen Symptomen kundtut, und diese kann durch *Ambra* geheilt werden.

Seelische Depression, die mit Erregung wechselt, ist ein weiteres Charakteristikum alternder Menschen. Einer Periode größter Erregbarkeit folgt depressive Gleichgültigkeit gegen alles, gegen Freude, Gram, Menschen usw.; ohne große Teilnahme behandelt der Kranke alle Dinge, die einem Normalen das Herz brechen würden. Er wundert sich nicht einmal darüber, daß er über wunderbare Ereignisse nicht aufgeregt ist; so ausgesprochen ist seine Gleichgültigkeit. Manche Beschwerden sind morgens schlimmer. Der Patient steht wirr und dumpf auf, ist tagsüber verträumt und bekommt abends Symptome von Irrsinn.

Ambra ist eins der häufigst angezeigten Mittel bei einfachem Schwindel alter Männer. Der Patient kann vor Schwindel nicht ausgehen; er ist so schwindelig, daß er morgens beim Aufstehen geraume Zeit warten muß, ehe er sich auf die Beine stellen kann. Das ist der Schwindel, der zu Senilität und vorzeitigem Altern gehört. Wenn so ein Mensch anfangen will, über etwas nachzudenken, sind seine Gedanken wie weggefegt; es ist eine Art Konfusion durch Gedankenschwund. Er muß mehrmals ungewöhnliche Anstrengungen machen, um seine Gedanken zurückzuholen, ehe er seinen Geist so weit konzentrieren kann, daß er über irgendeine Idee nachzudenken vermag. Aber während ihm die geistige Konzentration schwerfällt, verweilen seine Gedanken zwanghaft bei den unangenehmsten Dingen, die sich ihm aufdrängen und die er nicht loswerden kann. Das ähnelt dem Arzneibild von *Natr. mur.*, aber der typische Zug von *Natr. mur.* ist, daß der Kranke gern und freiwillig an vergangene unangenehme Vorkommnisse denkt und nachts wachliegt, um darüber nachzugrübeln. Der Ambragrisea-Patient aber fühlt sich gezwungen, bei solchen Dingen zu verweilen. Bilder, spöttische Gesichter, greuliche Einbildungen, Phantasien und Visionen halten ihn wach. In halbem Traumzustand muß er diese Grimassen festhalten. Ein solcher Geisteszustand kann das Resultat beruflicher Überarbeitung sein und mit Schwindel, mit Kongestionen nach dem Kopf und mit Hirnüberanstrengung einhergehen.

Noch ein anderer Zug ist für das gesamte Mittelbild typisch, nämlich: die Gegenwart anderer Personen verschlimmert die Symptome. Eine Kranke, die von einer Wärterin gepflegt wird, kann unmöglich zu Stuhl gehen, ehe sie nicht die Wärterin ins andere Zimmer geschickt hat. Auch wenn sie sehr preßt, hat sie keinen Stuhl, falls sie nicht allein ist. Der Natr.-mur.-Patient kann nicht urinieren, wenn jemand dabeisteht. Bei unserem Mittel ist das ein allgemeiner Zug: in Gesellschaft Geistesverwirrung und Verlegenheit, Erröten, Zittern, nervöse Erregung und Vergeßlichkeit. Bei diesen Symptomen bildet der Patient sich bald ein, er werde verrückt; zuletzt gerät er in einen Zustand von Melancholie, Traurigkeit und Verzweiflung und möchte nicht länger leben. Er verflucht sein Leben und möchte sterben. „Große Traurigkeit." „Melancholisch, sitzt tagelang und weint." Das ist der Geisteszustand eines vorzeitig gealterten Patienten mit abgewirtschafteter Konstitution. Er ist das Bild eines Wracks, und wir fragen uns wohl, wenn uns ein solcher Patient aufsucht, ob wir ihn noch frühzeitig genug in Behandlung bekommen haben, um ihn heilen zu können. Wir sehen sofort, daß wir jemand vor uns haben, mit dem es abwärtsgeht, der in dieser oder jener Form dem Wahnsinn verfallen wird. Ein Arzt sieht die Vorboten eines großen Zusammenbruchs, wenn er einen Ambra-grisea-Patienten vor sich hat, mit dem nervösen Geisteszustand, mit dem Zittern und Zucken und der Aufregung; dabei war der Patient einst ein starker, kräftiger Mensch.

Ein Beispiel: Einen Menschen hat im Beruf oder in der Häuslichkeit ein schwerer Schlag getroffen. Es besteht nicht der Eindruck einer beginnenden Schwindsucht; wir sehen auch keine kachektische Anlage; es liegt vielmehr eine Erschöpfung des Nervensystems, eine geistige Erschöpfung vor. Einem anderen Menschen etwa nimmt der Tod ein Familienmitglied nach dem anderen, so daß ihm nichts mehr zu bleiben scheint; er kann es vom philosophischen Standpunkt aus nicht fassen; er wird berufsunfähig und verliert seine Freunde, und dann kommt eine solche Traurigkeit über ihn, daß er sich fragt, ob das Leben überhaupt noch wert sei, gelebt zu werden. Da haben wir den Ambra-grisea-Patienten vor uns.

Viele Beschwerden stellen sich morgens und nach dem Essen ein. „Schwindel, Schweregefühl auf dem Scheitel, schlimmer nach Schlaf", aber besonders morgens und auch nach dem Essen. „Patient muß sich niederlegen wegen Schwindel und Schwächegefühl im Magen."

Beim Nervensystem finden wir: Musik ist unerträglich, läßt den Kranken zittern, verschlimmert seine psychischen Symptome und verursacht ihm Rückenschmerzen wie von Hammerschlägen. Viele psychische Symptome entstehen durch Musikhören. Die Töne empfindet der Patient wie ein körperliches Etwas, das ihn packt.

Die Leiden treten oft nur auf einer Seite auf: Schweiß auf einer Körperhälfte oder auf der erkrankten Seite. „Auf der rechten Seite des Kopfes eine Stelle, die bei Berührung der Haare wie wund erscheint." Dasselbe Gefühl auf der Haut. Überempfindlichkeit bei Berührung. „Die Kopfhaut fühlt sich wund an morgens beim Erwachen; darauf folgt ein Gefühl von Betäubung." Das Wort Betäubung geht durch alle Leiden. Wir werden immer auf eine eigentümliche Art von Betäubungsgefühl stoßen, wie es bei alten Leuten vorkommt. Verminderte Sensibilität; schwache Zirkulation.

Unter den Augensymptomen finden wir: „Schwäche des Sehvermögens, als ob man durch Nebel sieht." Sehtrübung ohne organische Grundlage, also eine nervöse, funktionelle Sehtrübung bei beginnender Senilität. „Jucken im Auge, als ob sich ein Gerstenkorn bilden wolle." Jucken am ganzen Körper; Jucken in allen Körperöffnungen.

Als Symptome, die zwar sonst nirgends verzeichnet sind, die aber sicher zu diesem Mittel gehören, finden wir: Pressende Kopfschmerzen, die von beiden Schläfen ausgehen; Ziehen und Reißen im Kopf; schießender, pfeilschnell schneidender Schmerz im Kopf, schlimmer bei Anstrengung, besser bei Ruhe und im Liegen. Kopfschmerz beim Schneuzen. Drückender Schmerz im linken Stirnmuskel und Auge. Brennen im rechten Auge und in den Augenlidern. In kurzen Zwischenräumen auftretendes Reißen in und auf dem rechten Auge. Druckgefühl auf der linken Augenbraue. Stechen, schlimmer nach dem Essen. Tränenabsonderung. Diese Symptome stehen in den Originalprüfungen, sind aber in den Arzneimittellehren ausgelassen worden. Dasselbe ist der Fall bei den „Leitenden Symptomen".

„Das Gehör wird schwach." Stumpfheit des Gehörs ohne organische Veränderungen. Die Hörfähigkeit ist gestört. Musik verschlimmert die Symptome, weil die Gehörnerven überempfindlich sind. „Musikhören verursacht Blutandrang zum Kopf." Musik verschlimmert den Husten. Stellen wir uns einmal jemand vor, der anfängt zu husten, bloß weil er Musik hört! Eine sonderbare Sache! *Calcarea* macht eine ähnliche Empfindlichkeit, so daß Klavierspiel schmerzt, besonders im Kehlkopf.

Das Mittelbild zeigt ferner viele Blutungen. Morgens starkes Nasenbluten. Da haben wir wieder die Verschlimmerung am Morgen. Wir denken an schwache Zirkulation wegen des leichten Blutens der Schleimhäute. „Starkes Nasenbluten früh im Bett." „Getrocknetes Blut sammelt sich in der Nase." Ständige Trockenheit in der Nase, häufiger Niesreiz. Chronischer trockener Nasenkatarrh mit atrophischen Schleimhäuten. Die Nase wird innen glänzend und schrumpflig.

Trockenheit des Mundes ohne Durst. Beißende Schmerzen im Halse nach dem Schlingen. Rauhigkeit im Halse. Die Beschwerden sind schlimmer morgens, nach dem Essen und nach warmen Getränken, besonders nach warmer Milch. „Nach dem Essen Husten und Würgen." Wir finden eine eigentümliche Verbindung von Halssymptomen: Trockenheit und gleichzeitig Ansammlung von Schleim, den der Patient herausbringen möchte. Wenn er Anstrengungen macht, den Schleim abzuhusten, würgt er und erbricht zuweilen. Schwäche in der Magengrube nach jedem Auswurf. Ohnmächtiges, hohles Gefühl in der Magengrube. Druck unten in der Lebergegend, schlimmer morgens, nach dem Essen und nach Stuhlgang; Auftreibung des Bauches mit vielen Blähungen, besonders nach dem Essen. Manche Symptome sind schlimmer nach Trinken. Zuweilen stellen sich diese Symptome mit Kollern und Schneiden in den Därmen mitten in der Nacht ein und wecken den Patienten. Der Bauch ist eiskalt. Gefühl, als wäre der Bauch auch inwendig ganz kalt. Manchmal scheint die Kälte nur auf einer Seite des Bauches zu sein oder in einer Hälfte des Bauches zu sitzen. Hartnäckige Verstopfung bei alten Leuten, besonders wenn sie beim Stuhlgang durch Anwesenheit anderer irritiert werden. „Häufiger erfolgloser Stuhldrang; das macht den Patienten ängstlich; er kann die Gegenwart anderer nicht ertragen."

Blutiger Urin mit rotem Bodensatz. Der Urin ist wolkig, gelblich-braun und hat bräunlichen Bodensatz. „Sauer riechender Urin." Reichliche Urinmenge. „Während des Urinierens Brennen, Stechen, Jucken und Kitzel in der Harnröhre und den Schamteilen." „Wundsein zwischen den Schenkeln." „Wollüstiges Jucken in den Hoden." Starke Erektionen am Morgen ohne Lustgefühl mit Schwäche der Geschlechtsorgane. Die Symptome sind sehr veränderlich (wie bei *Ignatia* und *Natr. mur.*). Als ein Ganzes zusammengefaßt können die Symptome miteinander in Einklang gebracht werden, aber einzeln herausgegriffen scheinen sie wunderlich zu sein. Wir müssen das Mittel als ein geschlossenes Ganzes nehmen, um seine Wirkungen zu verstehen.

Starker Blutfluß zwischen den Perioden. „Ausfluß von Blut zwischen den Perioden beim kleinsten Anlaß." Ausfluß aus der Scheide durch Drücken bei hartem Stuhl, auch durch langes Gehen oder durch große Anstrengung. „Während der Periode wird das linke Bein ganz blau von ausgedehnten Krampfadern. Drückender Schmerz im Bein." „Liegen verschlimmert die Gebärmuttersymptome" — etwas ganz Unerwartetes! Periode zu früh und zu stark. „Die Periode tritt acht Tage zu früh ein, und dann kommt das Jucken in den Geschlechtsteilen mit Wundheit und Schwellung der Schamlippen."

Ein anderer bemerkenswerter Zug dieses Mittels, den wir bei der nervösen Erregung und Erschöpfung erwarten können, ist Atemnot mit Herzsymptomen. Schweratmigkeit, eine Art Asthma, das bei geringster Anstrengung auftritt.

„Kitzel, Kratzen und Wundheit im Kehlkopf und in der Luftröhre." Überall Jucken, oft eine Art Krabbeln. „Asthma bei alten Leuten und Kindern und bei schwachen, zitterigen, elenden Wesen." „Pfeifen in der Brust beim Atmen." „Heftiger, krampfartiger Husten mit häufigem Auswurf und mit Heiserkeit." Zum Teil ist dieser Husten nervösen Ursprungs. Es ist ein Husten mit Erregung, Nervosität, Zittern, der einen erfahrenen Arzt auf die Idee bringen kann, daß der Patient irgendwelche Gehirn- und Rückenmarksstörungen haben müsse. Nervöser Husten, wie er bei Rückenmarksleiden oft vorkommt. Asthmatische Atemnot von jeder kleinen Anstrengung, von Musik, von Erregung. Husten mit Blutandrang nach dem Kopf. Husten vom Nachdenken und aus Angst.

Nicht allzulange, nachdem sich diese Symptome gezeigt haben, wird der Patient abmagern und verkümmern, bis seine Haut wie gedörrtes Fleisch aussieht. Meistens ist er zitterig und ausgemergelt. Er klagt viel über ziehenden Druck tief in der linken Brustseite, über rauhes Gefühl und Zucken in der Brust, über Jucken und Kitzel; er läuft hin und her beim Versuch, die juckenden Stellen zu berühren und sich zu kratzen.

Es nimmt nicht wunder, daß dieser Patiententyp an Herzklopfen leidet, ausgelöst durch geringste Anstrengung, durch Aufregung, durch Musik, durch das Bemühen, seine Aufmerksamkeit auf etwas zu lenken. Dieses Herzklopfen nimmt der Patient sogar in den Extremitäten wahr. Überall klopft es. Seine Extremitäten pulsieren. Er fühlt seine Arterien; sein Herzklopfen verursacht Atembeklemmungen.

Die Glieder werden leicht gefühllos; der leiseste Druck bringt sie zum Einschlafen; die Füße schlafen ein, wenn die Beine übereinandergeschlagen werden. Kälte, Zittern, Steifigkeit in den Extremitäten. Die Fingernägel werden brüchig und rauh. Die Arme schlafen beim Liegen ein. „Wund und rauh zwischen den Schenkeln und in den Kniekehlen." Schwere der unteren Gliedmaßen. Paralytische Schwäche. Vorzeitige Senilität. Das Mittel heilt vorzeitiges Zittern bei Personen in mittlerem Alter. Es heilt Schlaflosigkeit, Betäubungsgefühl, schwache Zirkulation, Verlust der Muskelkraft. Es paßt ausgezeichnet für Kinder, die erregbar, nervös und schwach sind. Ein Mittel für hagere Personen, alte Menschen und Kinder.

Ammonium carbonicum

(Ammoniumcarbonat)

Wenn wir, wie früher üblich, lediglich die auffallend flüchtige Natur von *Ammonium carbonicum* berücksichtigen, werden wir es nur gegen Ohnmachtsanfälle und ähnliche Zustände anwenden, etwa in Form von Hirschhornsalz. Aber *Ammonium carbonicum* ist in Wirklichkeit ein tiefwirkendes Konstitutionsmittel, ein Antipsoricum. Es wirkt auf die Bluterneuerung, reizt den ganzen Organismus und erzeugt eine skorbutische, skrofulöse Konstitution mit scharfen Säften. Der Speichel wird scharf und macht die Lippen wund, so daß sie an den Winkeln und in der Mitte aufplatzen und rauh, trocken und grindig werden. Die Augenlider schwären, sie werden trocken und krustig durch die wundmachende Tränenflüssigkeit. Der Stuhl ist scharf und macht wund. Die weiblichen Geschlechtsteile werden rauh und wund von scharfem Menstrualfluß und Weißfluß. Wo Hautgeschwüre entstehen, macht der daraus hervorsickernde

Eiter die umgebende Haut wund. Die Eigenschaft, wund zu machen, haben alle Ausscheidungen und Ausflüsse, die dieses Mittel charakterisieren.

Zur Natur dieses Mittels gehören ferner Blutungen, und zwar von schwarzem Blut. Das aus Nase, Gebärmutter, Blase und Därmen kommende Blut gerinnt häufig nicht. Es ist dunkel und zeigt starke Störungen der Blutzirkulation an. Die Haut ist fleckig und zwischen den Flecken sehr blaß. Das Mittel erregt das Herz, das heftig und hörbar zu klopfen beginnt, wobei jede Bewegung das Klopfen vermehrt. Damit ist große Erschöpfung verbunden. Eigenartigerweise wußten schon die alten Ärzte, daß *Ammonium carb.* Schweratmigkeit bei Herzleiden beseitigt, und wandten *Aqua ammoniae* oder Hirschhorn bisweilen bei den aufgezählten Symptomen an. Man braucht das Mittel auch als Stimulans. Wo es angezeigt ist, genügt eine einzige Gabe in Hochpotenz. Die alten Ärzte wußten ebenfalls, daß Hirschhorn auch in den frühen Stadien von Schwindsucht hilft, sogar noch beim Übergang in vorgeschrittenere Stadien. Diese Ordination ist eine alte allopathische Gepflogenheit, hat aber homöopathische Beziehungen zu manchen Fällen. Das Mittel heilt erfahrungsgemäß Patienten im Stadium der Erschöpfung verbunden mit Herzschwäche am Ende einer Pneumonie.

Das Arzneibild von *Ammonium carb.* zeigt sepsisähnliche Zustände, wie wir sie bei Rose und der bösartigen Form von Scharlachfieber sehen, mit Erschöpfung und großer Atemnot, wobei das Herz aussetzen zu wollen scheint. Dabei finden wir ein ungewöhnlich fleckiges Aussehen der Haut, das auf Lähmungszustände der Blutgefäße zurückzuführen ist; ferner Vergrößerung der Drüsen und ein dunkles, gedunsenes Gesicht. *Ammonium carb.* ist seit Jahrhunderten bei solchen Zuständen allopathisch gegeben worden, hat aber auch seine homöopathische Eigenschaft durch seine Wirksamkeit bewiesen.

Das Mittel paßt auch zu einfacher Entkräftung, schwachem Herzen und Abmagerung. Prüfungssymptome fehlen eigentlich gänzlich, auch Erfahrungen sind wenig vorhanden. Der Patient muß im Bett liegen und kann wegen Atemnot bei Bewegung nichts tun. Das ist reine Schwäche. Ein solcher Fall hat uns vor anderthalb Jahren sehr zu denken gegeben. Es war eine Dame, auf welche die obige Beschreibung genau paßte; ihr Leiden bestand in einer eigentümlichen Herzschwäche mit Atemnot und Herzklopfen bei Bewegung. Wir behandelten die Patientin, hatten ihr Krankheitsbild aber nicht genau studiert, und da unter unserer Behandlung keine Besserung eintrat, wechselte Patientin zu einem unserer berühmtesten Nervenärzte über, der ihr eine „Liegekur" verordnete und versprach, daß sie in sechs Wochen völlig hergestellt sein würde. Aber nach Verlauf von sechs Wochen ging es der Patientin schlechter denn je und sie ging zu einem Spezialisten für Herzkrankheiten, der ihr nach der Untersuchung sagte, das Herz sei allerdings nicht sehr kräftig, aber es läge keine organische Krankheit vor, und daher könne er nichts verordnen und nicht helfen. Dann kam ein Lungenspezialist dazu und nach und nach noch andere Spezialisten. Alle Organe der Patientin wurden genau untersucht, aber immer hieß es, es sei nichts zu finden; die arme Frau konnte jedoch wegen ihrer Leiden und ihres Herzklopfens überhaupt nicht mehr gehen. Sie hatte etwas trockenen. krächzenden Husten, der aber nichts zu bedeuten hatte, denn ihre Brust war untersucht und als gesund befunden worden. Nachdem ihr nirgends geholfen werden konnte und sie immer schwächer wurde, siegten die Familienangehörigen, die auf unserer Seite standen, und brachten sie wieder in unsere Behandlung. Wir vertieften uns nun eingehend in das Krankheitsbild, das noch sehr unklar war, da nur ganz wenige Symptome vorlagen, und kamen schließlich auf *Ammonium carb.* Bei diesem Mittel blieb die Patientin 18 Monate lang, und jetzt erklettert sie Berge, tut alles, wozu sie Lust hat, und will auch wieder ihren Haushalt versorgen. Durch dieses eine Mittel ist aus einer Patientin mit nervöser Erschöpfung, Gehirnschwäche, und was sonst noch alles bei ihr diagnostiziert worden war, eine ganz gesunde Frau geworden. Das zeigt, wie tief das Mittel wirkt. Eine Gabe wirkte bei ihr 6—8 Wochen und bei jedem Einnehmen besserte sich ihr Zustand.

Erschöpfung bei jeder Menstrualblutung. Ein Anfall von Cholera bzw. ein Zustand, der irrtümlich für Cholera gehalten werden könnte, tritt am ersten Tage der Periode ein. Starke Diarrhoe. Zuweilen Erschöpfung mit Erbrechen, eine Erschöpfung wie bei *Veratrum* mit Kälte, Bläue, Verfall, Atemnot, wofür meistens, und zwar mit Recht, das Vorliegen von Herzschwäche verantwortlich gemacht wird. Aber das Mittelbild zeigt auch Asthma mit folgenden Eigentümlichkeiten: Im warmen Zimmer steigt die Atemnot und der Patient droht zu ersticken. Er muß zur Erleichterung an die kalte Luft hinaus. Auch das Allgemeinbefinden des Patienten wird durch Zimmerwärme schlechter. Die anderen Körperbeschwerden und der Kopfschmerz sind schlimmer in Kälte.

Eine allgemeine Erscheinung bei diesem Mittel sind Schmerzen in den Knochen. Die Knochen schmerzen, als wollten sie brechen. Die Zähne schmerzen heftig bei jedem Witterungs- oder Temperaturwechsel. Die Kinnbacken oder die Zahnwurzeln schmerzen. Ein hervorragender Zug ist das Ausfallen des Haares. Die Fingernägel werden gelblich, das Zahnfleisch zieht sich von den Zähnen zurück und blutet, die Zähne werden locker, was ja zu der skorbutischen und skrofulösen Konstitution paßt.

Das Mittelbild deutet auch auf Hysterie. Es ist daher nicht verwunderlich, daß nervöse Frauen gern ein Fläschchen *Ammoniak* bei sich tragen. Manche tun das, weil sie in engen Räumen ohnmächtig werden und dann ihr Ammoniak brauchen. An sich ist dieser Zustand, wenigstens in leichteren Graden, noch nicht hysterisch; er gehört zur sensiblen Natur der Frau. Aber wenn er stärker ausgeprägt auftritt, bekommt er deutlich hysterische Züge. Die hysterische Ohnmacht wird durch den Gebrauch von Ammoniak verhindert. *Ammonium carb.* kann die Herztätigkeit stimulieren und Erleichterung verschaffen.

Des weiteren zeigt das Mittelbild depressive Verstimmungen. Patient weint viel, hat Ohnmachtsanfälle, Angst, Unbehagen und Ermattung von Bewegung.

Überempfindlichkeit gegen das Gerede der Leute. Sowohl die physischen als auch die psychischen Beschwerden sind schlimmer bei feuchtem Wetter. Gichtische und nervöse Beschwerden, Erschöpfung, Herzbeschwerden, Atemnot, Kopfschmerz usw. bei rauhem Wetter. Kongestiver Kopfschmerz bei feuchtem Wetter und Witterungswechsel. Gefühl, als trete das Hirn aus Stirn und Augen heraus. „Pulsieren, Klopfen und Drücken in der Stirn, als wolle sie platzen." Kopfschmerz während der Periode. Kopfschmerz morgens schlimmer. Derartige Kopfschmerzen kennzeichnen das Medikament als Antidot von *Lachesis,* weil auch letzteres Mittel alle diese Zustände von Erschöpfung hervorbringt. In älteren Lehrbüchern finden wir den Ausdruck: „Feindlich gegen *Lachesis.*" Das bedeutet: wenn *Lachesis,* in Hochpotenz gegeben, gut gewirkt hat, wird voraussichtlich *Ammonium carb.*, als Folgemittel gegeben, nicht gut wirken. Zuweilen kann es dann stören, indem es die Symptome verwischt und verwirrt. Aber wenn *Lachesis* in zu niedriger Potenz gegeben wurde und der Patient durch die zu starke Dosierung vergiftet worden ist, wirkt *Ammonium carb.* in hoher Potenz als Antidotum und wird viele Vergiftungssymptome beseitigen. Bei Schlangenbissen z. B. können wir eine große Ähnlichkeit beider Mittel erkennen. Bekanntlich wird *Ammonium carb.* häufig bei Schlangenbissen angewandt. Natürlich hilft es nicht in allen Fällen, aber es muß doch einiges geleistet haben, sonst könnte es nicht in so großem Ruf stehen. Nur sollte man es nicht als Antidot schlechthin geben, sondern nur bei individueller Indikation, z. B. bei Blutvergiftung und Bissen von Tieren, sofern das Blut dazu neigt, schwarz zu werden (wie bei *Elaps*). Bei Schlangenbissen finden wir eine Neigung zu schwarz aussehenden Blutungen, die nicht gerinnen.

Ammonium carb. macht viele Augensymptome. Funken vor den Augen in Verbindung mit Kopfschmerz; Doppeltsehen; Lichtscheu. „Ein großer schwarzer Fleck schwimmt oben vor den Augen." Wenn diese Symptome bei der beschriebenen Konstitution auftreten, heilt das Mittel sogar Linsentrübungen. Brennen in den Augen, heftiger Schmerz in den Augen, blutunterlaufene Augen.

Das Mittel wirkt auch auf die Ohren: Schwerhörigkeit und Ausfluß scharfer Sekrete aus den Ohren.

Nase: skorbutischer, katarrhalischer Zustand. Der Ausfluß aus der Nase ist scharf. „Starker Schmerz, als dränge das Hirn heraus, gerade über der Nase." „Nasenbluten morgens, beim Waschen von Gesicht und Händen." Viele Beschwerden vom Baden; ein auffallender Zug ist, daß die Haut nach dem Baden mit roten, fleckigen Stellen bedeckt ist. Baden kann auch Nasenbluten verursachen. Das kommt von der Einwirkung des Badens aufs Herz. Herzklopfen wird schlimmer nach dem Baden. Ob das von der schnellen Reaktion beim Baden oder von der Wirkung des Wassers auf die Haut kommt, ist schwer zu sagen.

Der Hals sieht aus wie bei bösartigem Scharlachfieber oder wie bei Diphtherie und anderen bösartigen Krankheiten; purpurn, geschwollen, geschwürig, blutend, entzündet; dabei große Erschöpfung, vergrößerte Mandeln und Drüsen.

Die Drüsen an der Außenseite des Halses sind vergrößert und fühlen sich wie Klumpen oder Knoten an. Wenn bei Diphtherie die Nase verstopft ist, schreckt das Kind aus dem Schlaf auf und ringt nach Atem. Hier sehen wir wieder die Verwandtschaft mit *Lachesis* und ähnlichen Schlangengiften: bald nach dem Einschlafen wacht der Patient unter Erstickungs- und Würgegefühlen wieder auf. Bei Diphtherie und bei Brustbeschwerden mit großer Erschöpfung geht es dem Patienten nach dem Schlafen schlechter.

Periode zu früh. „Menstrualblutung ist schwärzlich, oft klumpig." Der Weißfluß ist scharf. „Heftiges Ziehen im Leibe und in der Scheide." „Reizzustand der Clitoris." Anschwellen der Geschlechtsorgane. Ergänzend sei noch etwas erwähnt, was meist nicht verzeichnet, aber doch wichtig ist, nämlich ein Gefühl von Wundsein aller Eingeweide und des Beckens; zuweilen ist es, als wären alle inneren Teile roh. Es ist ein Gefühl von Roh- und Wundsein; durch Berührung wird es nicht ausgelöst. Das Gefühl sitzt tief innen, besonders während der Periode. Während der ganzen Dauer der Periode Roh- und Wundheitsgefühl. „Periode übermäßig stark, vorher Kneifen und Kolik."

Ammonium carb. macht starke katarrhalische Symptome und Husten mit viel Schleimrasseln in der ganzen Brust und in den Luftwegen. Atembeklemmung, katarrhalische Atemnot. Wenn diese Symptome vorliegen, ist das Mittel ganz besonders wirksam bei hypostatischer, passiver Blutfülle der Lungen mit viel Schleim, der schwer ausgeworfen werden kann; lautes Rasseln in der Brust und große Schwäche. Es ist ein gutes Palliativmittel in den letzten Stadien der Schwindsucht. Man gibt eine Dosis *Ammonium carb.*, wenn große Erschöpfung, Kälte und Schwäche der Brust vorliegen. Dieses Schwächegefühl gleicht dem von *Stannum*. Der Patient kann nur schlecht laut aufhusten; wegen der Schwäche kann er den Schleim (wie bei *Ant. tart.*) nicht herausbekommen. Kurzer asthmatischer Husten.

Die Beschwerden dieses Arzneimittelbildes treten vor allem früh um 3 Uhr auf. Dann stellt sich Husten ein. Alte Leute, die Bronchitis haben, erleiden eine Verschlimmerung um 3 Uhr morgens mit Herzklopfen und Erschöpfung. Sie wachen um diese Zeit auf mit kaltem Schweiß und Atemnot. Fast kein Puls; Herzschwäche; Gesicht bleich und kalt.

„Große Mattigkeit." Mangelhafte Reaktion während oder gegen Ende schwerer Krankheiten wie Typhus, Diphtherie, Scharlachfieber, Rose usw. Auch wenn der Patient bei solchen Krankheiten in einen Zustand größter Erschöpfung gerät, kann unser Mittel noch helfen, ein Beweis dafür, daß es bezüglich der Erschöpfung mit *Arsenik* konkurrieren kann. „Das Herz setzt aus", wie die alte Schule sich oft ausdrückte. Man sagt: Der Patient kam so schön vorwärts, aber dann starb er, weil das Herz aussetzte. In vielen Fällen rettet *Ammonium carb.* das Leben, wenn es rechtzeitig gegeben wird.

„Abneigung gegen Gehen im Freien." „Kinder lassen sich nicht gern waschen." „Bettwärme lindert die rheumatischen Schmerzen und die Frostschauer."

„Im warmen Zimmer bessert sich der Kopfschmerz." „Vom Waschen Wiederauftreten der Symptome; Nasenbluten; blaue Hände, geschwollene Venen." „Schlimmer in kalter Luft."

Wir kommen nun zu den Erscheinungen der Haut: „Körper rot, wie mit Scharlach bedeckt." „Das Mittel trieb die Masern nach dreiwöchiger Verzögerung heraus." „Faulige, flache Geschwüre, in denen es sticht." „Bösartiges Scharlachfieber mit Benommenheit, Aufschrecken aus dem Schlaf." „Rose bei alten Leuten, falls Gehirnsymptome dabei sind." Wenn bei schweren Krankheiten Hautausschläge auftreten, z. B. Karbunkel oder Rose, ohne daß der Patient daraufhin Linderung verspürt, dann handelt es sich stets um einen bedenklichen Zustand. Hier muß schleunigst ein passendes Mittel gefunden werden. Bei schweren inneren Störungen ist es nichts Ungewöhnliches, wenn sich bösartig aussehende Geschwüre bzw. Karbunkel oder rosenartige Blattern zeigen. Wenn aber danach nicht gleich Erleichterung für den Kranken eintritt, ist es immer bedenklich. Denn das deutet auf die Unterdrückung eines verderblichen Zustandes bzw. auf dessen schwierige Beeinflußbarkeit. Ein solcher Ausbruch ohne Erleichterung wirkt zerstörend. Da müssen wir uns an unser Mittel halten, um einer Verschlimmerung dieses Zustandes entgegenzuwirken. Je nach Lage des Einzelfalles kann natürlich auch eine andere Arznei, wenn sie dem Symptombild entspricht, das Mittel der Wahl sein.

Ammonium muriaticum

Ammonium chloratum

(Ammoniumchlorid)

Der Kranke hat häufig das Gefühl, als ob es in den Blutgefäßen des ganzen Körpers koche. Er ist kälteempfindlich. Viele Beschwerden nehmen in frischer Luft zu. Hitzewallungen, die mit Schweiß enden; beißende und scharfe Schmerzen herrschen vor. Brennen und Wundsein der Schleimhäute. In den Sehnen besteht ein Ziehen und das Gefühl von Verkürzung. Das Mittel wirkt lange nach. Man kennt nur wenige psychische Symptome von verläßlichem Charakter. Es bestehen Furcht, Gereiztheit und Abneigung gegen gewisse Menschen. Neuralgische und rheumatische Schmerzen im Kopf. Reißende Schmerzen im Kopf. Stechende, reißende Schmerzen in den Schläfen. Jucken des behaarten Kopfes und anderer Stellen. Ausschlag am ganzen Körper wie bei Masern. Das Mittel heilt grauen Star, wenn die übrigen Symptome passen. Gelbe Flecken vor den Augen. Brennen der Augen und Augenlider bei Zwielicht oder trübem Licht. Nebel vor den Augen trotz hellen Tageslichts. Die Ohren brennen im Freien.

Schwerhörigkeit. Entzündung des rechten Ohrs, des Rachens und des Kehlkopfs.

Der Kranke leidet stark unter Schnupfen mit wässerigen, brennenden Absonderungen; trotzdem ist seine Nase verstopft. Schnupfen mit Brennen im Kehlkopf. In der Schulmedizin ist das Mittel viel für Schnupfen verwendet worden. Rachen- und Kehlkopfentzündung. Früher stellte man große Mengen dieses Ammoniumsalzes für medizinische Zwecke her. Mit einem gewöhnlichen Taschenmesser schabte man einige Kristalle ab und löste sie in einem Glas Wasser auf. Alle Kranken bekamen die gleiche Medizin, unabhängig von ihren Symptomen. Einige dieser Erkältungen wurden daraufhin prompt geheilt, mochten sie fieberhaft gewesen sein oder nicht. Heutzutage ist *Ammonium mur.* ein Mittel, dessen Wirkungsbereich man genau kennt. Man sollte seine Symptome sorgfältig studieren.

Verbunden mit vielen anderen Symptomen und Beschwerden besteht eine ausgesprochene Blässe des Gesichtes. Reißen in den Gesichtsknochen. Schwellung der Submaxillar- und Parotisdrüsen mit stechenden Schmerzen. Brennen und Wundsein des Mundes und der Lippen wie bei *Ammonium carb.* Die Zunge ist geschwollen. Es ist ein sehr nützliches Mittel für uncharakteristische Halsentzündungen, aber besonders nützlich, wenn ausgesprochenes Brennen, verbunden mit zähem Schleim, vorhanden ist. Klopfen im Hals und in den Nackendrüsen, starke Anschwellungen, blasses Gesicht, Stechen im Hals, starke Schmerzen beim Schlingen mit oder ohne Durst.

Der Kranke stößt auf, sobald er gegessen hat, und erbricht dann. Er hat Hungergefühl, verbunden mit Völle wie bei Blähsucht. Leeregefühl, Nagen im Magen und in der Milzgegend. Brennende, stechende, reißende Schmerzen im Leibe. Der Leib ist durch Blähungen aufgetrieben. Viel Darmgeräusche. Starker Schmerz in der Leistengegend. Schmerzen im Leibe und im Kreuz während der Regel. Der Leib ist fett, erschlafft und schwer. Dagegen sind die unteren Extremitäten mager. Wundsein und Brennen im Mastdarm und am After während des Stuhlgangs und noch lange danach. Stechende, reißende Schmerzen am Damm. Harter, bröckeliger Stuhl, sehr schwierig zu entleeren. Der Kranke muß dazu die Bauchmuskeln mitbenutzen. Wie alle Ammoniumsalze macht auch unser Mittel schmerzhafte Hämorrhoiden. Das Mittel heilt Durchfall, wenn die Stühle wie Schabsel aussehen und blutig oder wässerig sind. Grüne und schleimige Stühle am Morgen. Durchfall und Erbrechen während der Regel (wie bei *Ammonium carb.*). Das Mittel hat Prostatahypertrophie geheilt, ebenso Gebärmuttervergrößerungen.

Die Regel tritt jedesmal zu früh auf, verbunden mit Kreuzschmerzen und Schmerzen im Leib. Der Regelfluß ist schwarz und klumpig (sehr ähnlich wie bei *Ammonium carb.*). Während der Regel bestehen häufig blutige Entleerungen aus dem Darm mit choleraähnlichen Symptomen.

Starke Uterusblutungen. Reichlicher schmerzloser Weißfluß. Verbunden mit all den genannten Leib- und Regelsymptomen sind starke Blähungen und

Darmgeräusche sowie Koliken. Diese Symptomengruppe haben wir besonders bei blassen, kränklichen, schwächlichen Frauen.

Das Mittel paßt für katarrhalische Beschwerden, die sich auf den Kehlkopf und bis in den Bronchialbaum hinunter ausdehnen, mit stechenden, reißenden, brennenden Schmerzen. Heiserkeit und Verlust der Stimme mit Brennen im Kehlkopf. Der Kranke muß andauernd weißen Schleim aus dem Kehlkopf herausräuspern. Er wird kurzatmig bei körperlicher Arbeit. Im Freien oder in der Kälte bekommt er das Gefühl eines Gewichtes auf der Brust. Er hat trockenen Husten, der durch beständiges Kitzelgefühl im Kehlkopf ausgelöst wird. Täglich wiederkehrender erstickender Husten. Das Mittel paßt für schwächliche Leute, denen Phthise droht und die jeden Tag trockenen Husten und Pulsbeschleunigung haben.

Heftige Kopfschmerzen, schlimmer nachts. Kältegefühl zwischen den Schultern. Stechen, Ziehen und Reißen in den Gliedern. Spannungsgefühl in den Muskeln und Sehnen der unteren Gliedmaßen sowie in der Beugeseite des Oberschenkels beim Gehen. Kalte Füße des Nachts im Bett. Reichliche Nachtschweiße in der zweiten Nachthälfte. Hitze- und Fieberwallungen.

Wenn der Leser sich mit den Prüfungen befaßt und sie im einzelnen studiert, kann er leicht die Kernpunkte des Mittels herausfinden und wird sehr wahrscheinlich noch Anwendungsmöglichkeiten finden, die hier nicht erwähnt worden sind.

Anacardium orientale

(Ostindische Elefantenlaus)

Das Bild dieses Mittels strotzt von eigentümlichen Vorstellungen und Ideen. Der Geist scheint schwach. Erhebliche, wenn nicht völlige Geistesschwäche. Imbezillität. Alles erscheint wie ein Traum; alles ist sonderbar. Der Kranke begreift schwer, ist sehr reizbar, wird durch alles gestört und flucht viel. Schwaches Gedächtnis. Vergißt Dinge, die er eben noch gewußt hat. Alle Sinne scheinen zu schwinden. Der Patient tappt umher wie im Traum. Dauernd wechselnde Zustände. Stumpfheit und Trägheit des Geistes überwiegen. Steht in beständigem Widerspruch mit sich selbst. Unentschlossenheit. Der Patient kann sich nicht entschließen, dies oder jenes zu tun, er zögert und tut dann oft gar nichts. Er kann nicht unterscheiden, besonders nicht die guten und schlechten Handlungen. Er vernimmt Stimmen, die ihm dies und jenes zu tun befehlen, und scheint zwischen einem guten und einem bösen Willen hin und her geworfen zu werden. Sein böser Wille verleitet ihn zu Gewalttätigkeiten und Ungerechtigkeiten, aber sein guter Wille hält ihn zurück und hemmt ihn. So entsteht ein Streit zwischen zwei Willen, zwei Impulsen. Wenn ein Arzt, der von der menschlichen Natur etwas versteht, diesen Zustand gründlich analysiert, so wird er erkennen, daß ein solcher Mensch hauptsächlich in seinem äußeren Willensleben gestört ist, so daß der innere Wille hier nicht behandelt zu werden braucht. Die äußere Willenskraft wird fortwährend durch äußere Einflüsse gereizt, aber der innere Wille, das Gewissen, hält den Menschen zurück und verhindert, daß er seine Impulse in Taten umsetzt. Diese Wirkung kann nur bei einem wirklich guten Menschen beobachtet werden. Er gerät in Widerstreit, wenn sein äußerer Wille angeregt wird, während es bei einem schlechten Menschen überhaupt keine Zurückhaltung und keine Hemmung gibt.

Halluzinationen. Ein Dämon sitzt auf der einen Schulter und ein Engel auf der anderen. Der Kranke neigt zu Bosheiten und hat einen unwiderstehlichen Drang zum Fluchen und Schwören. Lacht, wenn er ernst sein müßte. So geht das weiter, bis das ganze äußere Willensleben verdorben ist. „Innere Angst, d. h. der innere Wille ist in Aufruhr infolge der äußeren Störung." „Widerspruch zwischen Wille und Vernunft" — damit versuchen wir etwas auszudrücken, wovon der Patient selbst nichts weiß. „Ihm ist bewußt, daß er zwei Willen hat." Das ist besser ausgedrückt. Zerstörung oder Lähmung des äußeren Willens, wodurch der Mensch in einen Zustand von Willenlosigkeit kommt, die zu Gewalttätigkeiten führen kann. Von diesen Erscheinungen kann man viel profitieren. Aus der eigentümlichen Wirkung von *Anacardium*, *Aurum*, *Argentum* auf den menschlichen Geist haben wir viel gelernt. Die Wirkung bestimmter Mittel auf den Geist müßte von den Psychologen viel mehr beachtet werden. Auf diese Weise gelangen wir nämlich zu Tatsachen und können manche Hypothese ausschalten.

Der Kranke bildet sich ein, es sei nichts wirklich, alles sei nur ein Traum. Fixe Ideen. Ichspaltung. Das kommt von dem dunklen Bewußtsein, daß es einen Unterschied gibt zwischen dem äußeren und dem inneren Willen, dem Bewußtsein des körperlichen und des geistigen Willens. Grübelt über die ewige Seligkeit. Meint, daß ein Fremder neben ihm ist. Auch dies ist ein Kennzeichen der Ichspaltung. Glaubt, daß ihn sonderbare Gestalten begleiten, eine zur rechten und eine zur linken. *Anacardium* kann den Menschen zu Irrsinn und Wahnsinn treiben. Wechsel zwischen Launen und Ausgeglichenheit. Einen Augenblick lang sieht der Patient etwas ein, aber im nächsten nicht. Einen Augenblick erkennt z. B. eine Frau ihr Kind, schon im nächsten nicht mehr. Einen Augenblick denkt der Patient das verrückteste Zeug, und im nächsten Augenblick hat er gerade noch so viel Verstand, um einzusehen, daß es nicht stimmt. Täuschungen, Illusionen, Einbildungen in vorgeschrittenem Grad. Im Repertorium finden wir oft dieselben Mittel bei Illusion und Sinnestäuschung, was schließlich ja nur ein Gradunterschied ist. Wenn der Geist nur leicht beeinträchtigt ist, weiß der Patient jeweils, daß es sich um eine Illusion handelt, d. h. daß das Gesehene keine Realität ist. Er sieht z. B. Dämonen: zuerst sagt ihm sein Verstand, daß kein Dämon vorhanden ist, aber später verlangt der Patient trotzdem, man solle den Dämon verscheuchen. Es ist ziemlich belanglos, welches der beiden Symptome vorliegt; die Symptome sind wesensgleich, es handelt sich nur um einen Unterschied des Grades der Verwirrung, und deshalb sind Illusion und Sinnestäuschung im Repertorium nicht an verschiedenen Stellen genannt.

Anacardium, Hyoscyamus, Stramonium und *Belladonna* sind wichtig für die Manifestation geistiger Perversionen, und zwar sowohl der verstandesmäßigen als auch der triebmäßigen. Wenn ein Medikament auf die Triebe des Menschen wirkt, so beeinflußt es den äußeren Willen. Wenn es aber auf seinen Verstand wirkt, so beeinflußt es den inneren Willen und die Einsicht. Es gibt Medikamente für beide Seiten des Menschen.

Der Patient ist niedergedrückt, mutlos, fürchtet Verfolgung, vermutet Feinde und Diebe, fürchtet jeden und jedes, ist voll innerer Angst, hat keine Ruhe. Fühlt sich von der ganzen Welt verlassen und ist verzweifelt, weil er nicht leisten zu können glaubt, was von ihm erwartet wird. Ist sehr feige. Fürchtet, daß etwas Entsetzliches passieren wird. Verdrießlich, mürrisch, grämlich, ungesellig. Klagt über schwaches Gedächtnis. Kleinigkeiten machen ihn wütend. Alles moralische Gefühl ist in ihm erstorben. Das ist ein bemerkenswerter Zug. Er ist grausam, kann ohne jede Gefühlserregung körperliche Schmerzen zufügen. Grausam, boshaft, schlecht.

Geistige Erregung wirkt sich verschlimmernd aus. Schwachsinn. Folgen von Schreck und Ärger. Das Mittel paßt bei religiösem Wahnsinn, wenn ein Konflikt zwischen äußerem und innerem Willen vorhanden ist. Es ist *Hyoscyamus* ähnlich.

Viele Beschwerden werden durch Essen gebessert. Druckgefühl wie von einem Pflock, im ganzen Körper, im Kopf, in den Augen, am Nabel und längs des Rückgrats. Die Gegenstände erscheinen zu weit entfernt. Die Dinge haben ein seltsames, manchmal unheimliches Aussehen. Geruchstäuschungen. Chronischer, trockener Schnupfen.

Der ganze Körper zeigt deutliche Symptome; aber es scheint, als böte die Psyche die Hauptmerkmale. Das Mittel wird selten angewendet, außer für solche psychische Symptome. Gewöhnlich werden letztere, sofern sie eindeutig vorhanden sind, insgesamt durch das Mittel gedeckt.

Zittern und lähmende Schwäche. Tetanus; Epilepsie. Gefühl wie von einem Reifen oder einem Band um den Rumpf, um die Glieder oder den Kopf. Pflockgefühl.

Häufig Ausschläge (wie bei *Rhus*). Erysipeloid, dunkel, schwärzlich, bösartiger Typus. Das Mittel kann ein Antidot sein bei Rhus-Vergiftung und zwar gar nicht selten. Ausschlag am ganzen Körper. Gelbe Bläschen. Intensives Jukken des Ausschlags. Warzen an den Händen (wie bei *Natrium mur.*). Die Haut brennt sehr. Die Symptome von *Anacardium* scheinen mit denen von *Rhus* verwandt zu sein.

Antimonium crudum

(Schwarzer Spießglanz)

Wenn wir das Gesamtbild dieser Substanz studieren, sind wir überrascht, daß alle Symptome sich um den Magen konzentrieren. An allen Beschwerden ist der Magen irgendwie beteiligt. Alle Beschwerden stören auch den Magen und lösen Nausea aus. Auch Kopfschmerz z. B. verursacht Übelkeit. Wenn der Patient sich eine Magenverstimmung zuzieht, ist er ganz und gar erledigt. Jene Leiden, die sich häufig auf den Magen schlagen, verlangen dieses Medikament.

Zunächst die psychischen Symptome, welche die Konstitution charakterisieren, die dieses Mittels bedarf: Sehr bedrückter Geisteszustand. Mangel an Lebenslust. Der Arzt weiß sehr genau, daß ein Fall ernst ist, wenn der Patient keine Lust mehr zum Leben hat, sondern es als Last empfindet. Wenn wir einen Patienten sagen hören: „Ach, Herr Doktor, wenn ich doch sterben könnte", dann liegt meist ein tiefgreifendes Leiden vor, das schwer zu beheben ist. „Das Leben verwünschen": das finden wir besonders bei schleichendem, lange dauerndem, ständigem Fieber, z. B. bei Typhus. Das Mittelbild enthält die ganze Erschöpfung des Typhus und sowohl den continuierlichen wie den intermittierenden wie den remittierenden Fiebertyp. Die Erschöpfung gleicht der bei *Arsenicum,* aber *Arsenicum* macht überwältigende Todesangst, *Antimonium* jedoch Lebensüberdruß. Bei *Arsenicum* finden wir starke Ruhelosigkeit, bei *Antimonium* dagegen ist das nicht der Fall. *Arsenicum* macht furchtbaren Durst, *Antimonium* aber nicht. Obgleich also in beiden Mittelbildern außerordentliche Erschöpfung mit dauerndem Fieber vorliegt, sehen wir ungleiche Züge genug, um beide genau unterscheiden zu können. Derart wechselnde Symptome kommen zuweilen vor bei jungen Mädchen in der Entwicklungszeit, die von Bleichsucht bedroht sind. Sie haben Lebensüberdruß, u. zw. hysterischen Lebensüberdruß, Augenblicke großer Erschöpfung, plötzliche Anfälle von Schwäche und Ohnmacht. Wir finden immer wieder neue Züge bei ihnen, die nicht gleichzeitig auftreten, sondern im Wechsel oder nur zeitweise. Diese übermäßig aufgeregten, überspannten, nervösen, hysterischen, ekstatischen jungen Mädchen und Frauen sind z. B. plötzlich ganz entzückt durch mildes Licht, das durch bunte Scheiben fällt, oder durch das sanfte Licht des Mondes. „Sentimentale Anwandlungen bei Mondlicht." Es ist ein hysterischer Zustand, ein ungeregelter Ausbruch krankhafter Gefühle, wenn das Gleichgewicht des Nervensystems verlorengegangen ist. Solche Patienten verkörpern den Geisteszustand und die Konstitution, die dem Arzneibild von *Antimonium crudum* entsprechen. Bei diesem Geisteszustand scheinen, wie schon gesagt, alle sonstigen Alterationen auch noch den Magen anzugreifen.

Das Antimonium-Bild enthält einen allgemeinen Zug, den wir uns gut einprägen müssen, nämlich: gichtischer oder rheumatischer Zustand, bei dem die

Symptome mit der Witterung wechseln. Schlimmer bei kaltem, feuchtem Wetter und nach einem kalten Bad, besser bei Hitze oder nach einem warmen Bad; schlimmer nach dem Genuß von saurem Wein oder von stimulierenden Getränken jeglicher Art. Wenn wir sagen: „Schlimmer nach Wein", müssen wir ergänzend noch eruieren, welchen Charakter die Beschwerden haben, die nach Wein schlimmer werden. Der Patient wird leicht betrunken, aber er ist empfindlicher in physischer Hinsicht als in psychischer. Seine gichtischen Symptome sind schlimmer nach saurem Wein; alles Weh, alle Schmerzen des Körpers und der Gelenke sind schlimmer von saurem Wein; er bekommt Kopfschmerzen davon; vor allem werden seine gastrischen Beschwerden durch sauren Wein verschlimmert.

Der Patient fühlt sich schlechter nachts, bei feuchtem Wetter und bei Kälte, besser bei ruhigem Liegen und durch Anwendung von Wärme, aber bedeutend schlechter durch Überheizung und ausstrahlende Wärme. Manches Symptom wird durch Sonnenstrahlen und Kaminhitze ausgelöst. Offenes Feuer ist dem Antimonium-crudum-Patienten entschieden zuwider. Ein Kind mit Stickhusten hustet ärger, wenn es ins Feuer sieht. Das ist sonderbar und so seltsam, daß keine Hypothese es zu erklären vermag und keine Theorie aufgestellt werden kann, die einer Erklärung nahe käme; es sind das jedoch Tatsachen, die wir als solche annehmen müssen.

Wenden wir uns nun wieder der gichtischen Konstitution zu: die ganze gichtische Natur eines Falles kann sich plötzlich so ändern, daß wir uns wundern, wo die äußeren Symptome alle geblieben sein mögen; denn plötzlich, während einer Nacht oder während eines Tages, fängt der Patient an zu erbrechen, wir beobachten ständiges Erbrechen, das tagelang, selbst wochenlang anhält, bis dann die gichtartigen Symptome in den Extremitäten wieder erscheinen. Dieses Springen der Symptome von einem Ort zum andern kann bemerkenswert schnell erfolgen. Die Gicht hört in den Extremitäten plötzlich auf und sofort sind Magensymptome da, die bisweilen als Magengicht bezeichnet werden.

Das Mittelbild zeigt ferner katarrhalische Symptome. Katarrh der Nase, des Magens, des Mastdarms usw.; vermehrter Ausfluß von Schleim aus diesen Organen, besonders nach Genuß von saurem Wein und bei Kälte. Eine unangenehme Eigenschaft des Nasenkatarrhs ist die Verstopfung der Nase bei Nacht. Auch wenn der Patient in ein überheiztes Zimmer kommt, ist seine Nase bald verstopft, und er hat alle möglichen, unbeschreibbaren Leiden. Der Schnupfen droht chronisch zu werden infolge der langsamen, schwachen Zirkulation und der elenden Konstitution. Der chronische Schnupfen ist nachts schlimmer und mit Kopfschmerz verbunden. Wenn der Katarrh schwerflüssig und trocken wird, ist der Kopfschmerz ärger. Der Patient hat Kopfneuralgien, pressende Schmerzen und fürchterliche Übelkeit mit Erbrechen; seine Angehörigen bezeichnen das dann als gastrische Kopfschmerzen. Aber der erwähnte Zustand entsteht durch eine geringfügige Erkältung, die den dicken Ausfluß versiegen läßt, bis es zur Trockenheit der Nase kommt und die Nase von der eingeatmeten Luft wie Feuer brennt. Zuweilen vergehen diese Beschwerden nach heftigem Erbrechen; zuweilen auch nicht, und der Kopfschmerz dauert tagelang ohne Erleichterung durch Erbrechen an, oder er wird nur durch langanhaltendes Erbrechen erleichtert. Der Kopfschmerz wird schlimmer bei Bewegung und nachts; besser beim Liegen, in Ruhe und im Freien; schlimmer im warmen Zimmer, durch Überhitzung, ausstrahlende Hitze und Licht. Wir sehen also, daß der Katarrh, der Kopfschmerz und die gastrischen Symptome zusammengehören. Der ganze Mensch ist krank, deshalb dürfen wir die Symptome nicht gesondert nehmen, sondern müssen den ganzen Menschen behandeln. Noch ein anderer Zug ist hinsichtlich der Schleimhäute sehr wichtig. Die Schleimhäute haben die Neigung, eine milchige, weiße Ausschwitzung abzusondern, was sich hauptsächlich auf der Zunge bemerkbar macht. Die ganze Zunge ist mit milchig-weißem Belag wie mit weißem Pelz bedeckt. Das finden wir in allen Fällen, in denen dieses Mittel angezeigt ist. Bei sommerlicher Magenverstimmung der Kinder, bei gastrischem Fieber, bei typhusartigen Erkrankungen des Magens sieht die Zunge weiß aus. Bei der geringsten Veranlassung stellt sich Würgen und Erbrechen ein. Alles scheint zu stören. Der Patient hat Widerwillen gegen Essen; der Gedanke an Essen und der Geruch von Speisen machen ihn wild. Das ist wie bei *Arsenicum.*

Ein Patient nimmt z. B. abends vor dem Schlafengehen ein kaltes Bad, wacht morgens auf und kann kein Wort mehr sprechen. Das ist offenbar schmerzlos vor sich gegangen; denn er merkt es nicht eher, als bis er morgens sprechen will. Dabei können Kehlkopfkrämpfe, Verkrampfungen des Schlundes und ähnliche Zustände vorkommen. Erkältungen ziehen sich zuweilen in den Hals und in die Luftröhre und erzeugen Bronchitis und Pneumonie.

Trockener, bellender, krampfartiger Husten mit abnehmenden Anfällen. Wir wollen das näher erklären: Der erste Anfall kommt mit großer Heftigkeit, erschüttert den ganzen Menschen und dauert längere oder kürzere Zeit, ihm folgt ein zweiter von geringerer Heftigkeit und ein dritter von noch geringerer Heftigkeit; ungefähr nach zwölf oder auch weniger Anfällen von jeweils verminderter Heftigkeit endet es mit einem trockenen, krächzenden Husten, der kein richtiger Anfall mehr ist. Wenn eine solche Hustenperiode, sei es nun Bronchial- oder Keuchhusten, den ganzen Körper erschüttert und mehr oder minder ausgeprägte gastrische Störungen vorhanden sind, ist *Antimonium crud.* das richtige Mittel. Es wird bald die ganze Symptomatik des Falles ändern. Die Brust bleibt jedoch matt, wund und zerschlagen von der Heftigkeit des Hustens.

Die Magensymptome bedürfen besonderer Beachtung. Beständige Nausea: Es liegt wie ein Klumpen im Magen. Der Patient hat das Gefühl, er habe dauernd einen überladenen Magen, als hätte er zuviel gegessen, und zwar fühlt er dies gerade dann, wenn er nichts gegessen hat. Völlegefühl im Leib, obwohl dieser ganz normal ist. Gefühl von Magenerweiterung; gleichzeitig

Erbrechen von Nahrungsresten und danach von Schleim. Dauerndes Würgen, Nausea, quälende Schwere im Magen. Das Erbrechen erleichtert nicht und die Erschöpfung schreitet fort.

Entzündung der Leber oder eines Teils davon. Schmerzen in der Gegend der Gallenblase. Große Schmerzen in der Lebergegend; reißende, ziehende Schmerzen in der Leber. Gelbsucht ist zuweilen mit diesen Symptomen verbunden.

Im Bauch finden wir weiter folgende Symptomgruppe: heftige Bauchschmerzen, Brennen, starke Auftreibung. Die Auftreibung scheint zuzunehmen. Es ist, als ob etwas allmählich zusammengeschraubt werde und die Auftreibung sich dadurch vermehre. Wir finden dieses sonderbare Symptom bei dem tympanitischen Zustand von typhösen Fiebern, ferner in Fällen von Blähsucht und bei Sommerdiarrhoe. Dazu gesellen sich gastrische Symptome, z. B. weißer Zungenbelag, besonders wenn die Krankheit durch den Genuß von saurem Wein oder durch ein kaltes Bad verursacht worden ist oder wenn eine gichtische Konstitution vorliegt.

Das Mittel macht ferner klumpige, wässerige Diarrhoen. Diarrhoe nach Genuß von saurem Wein. Gefühl, als ob die Darmentleerung zuviel Zeit beanspruche. Heftiger Stuhldrang, wobei aber nur ein kleiner Klumpen und etwas Flüssigkeit abgehen. Häufig wiederholter Stuhldrang, wobei Klumpen und Flüssigkeit allmählich zunehmen. So geht es bei Sommerdiarrhoe fort, bis der Darm ganz entleert ist. Dann tritt heftiger Tenesmus ein. Es ist eine Diarrhoe, die mit Dysenterie, Entzündung des Rectums und Grimmdarms, mit großen Qualen, häufigen Entleerungen, anhaltenden Anstrengungen und großer Erschöpfung endet.

Quälende Hämorrhoiden bei alten Gichtikern. Die Knoten sind immer wund und entzündet, besonders an kalten, feuchten Tagen oder durch kaltes Baden; sie werden immer schlimmer, besonders wenn der Patient so töricht ist, sauren Wein zu trinken oder etwas Saures zu essen. Magen-, Darm-, Rectum- und Hämorrhoidalbeschwerden verschlimmern sich von saurem Wein, sauren Früchten, kaltem Baden und feuchtem Wetter.

Die Bauchmuskeln erschlaffen, besonders bei Frauen, und zwar so arg, daß die Kranken im Becken ein fortwährendes Drängen nach unten fühlen, als ob der Inhalt des Beckens herausgedrückt würde oder herausfallen wolle. Vorfall der Gebärmutter. Verstärkter Ausfluß. Störungen aller Art zur Zeit der Monatsblutung. Überempfindliche, schmerzhafte Eierstöcke, wie bei hysterischen Mädchen.

Das Mittel erzeugt Schweiß; starken, erschöpfenden Schweiß, nicht den milden Schweiß, den wir bei langwierigen Krankheiten finden. Schweiß bei der geringsten Anstrengung. Nach Überhitzung kommt es leicht zu Erkältungen.

Die Haut ist geschwürig und hat Neigung zu Warzen- und Schwielenbildung. Brüchige Nägel und Haare. Harte, hornige Auswüchse zeigen sich unter den Nägeln, die sehr schmerzhaft sind. An den Fingerspitzen erscheinen kleine hornartige Auswüchse. Der geringste Druck erzeugt Schwielen und wunde Stellen. Bei Arbeitern finden wir eine ungewöhnliche Veranlagung zur Verdickung der Haut an den Fußsohlen mit starken Schmerzen beim Auftreten. Die schwieligen Stellen sind äußerst empfindlich. Bildung zahlreicher Hühneraugen. Die Neigung zu Neubildungen und Verhärtungen der Haut ist für das Mittel typisch. Warzen an den Händen; die Nägel werden brüchig und schwarz, können kaum beschnitten werden, sind hart und trocken. Das Haar ist ungesund. Pusteln mit rotem Hof bilden sich auf der Haut. Pustelartige Ausschläge, die entzündet, rot und empfindlich sind.

Antimonium tartaricum

Tartarus stibiatus

(Brechweinstein)

Das Arzneimittelbild von *Antimonium tart.* prägt sich am intensivsten im Gesicht aus. Das Antlitz macht einen flachen, kränklichen Eindruck. Die Nase ist faltig und eingesunken; die Augen sind eingefallen und haben dunkle Ringe. Die Lippen sind bleich und eingeschrumpft. Die Nasenlöcher sind weit, beben leicht und sehen oft schwarz und rußig aus. Das Gesicht ist von kaltem Schweiß bedeckt, kalt und blaß. Der ganze Gesichtsausdruck ist leidend. Die Luft im Zimmer des Kranken ist scharf, etwas faulig, verdorben und erweckt die Empfindung, daß im Hintergrund der Tod lauert. Die Angehörigen des Patienten sind aufgestört; sie laufen hin und her. Die Wärterin ist aufgeregt und übergeschäftig. In diesem Milieu sollen wir nun eine homöopathische Verordnung geben. Die Erregung teilt sich uns mit, und wir können nicht schnell genug ein Mittel verschreiben. Von solchen Umständen werden wir unwillkürlich beeindruckt, und unter diesem Eindruck treffen wir unsere Verordnungen.

Bei welchen Fällen finden wir diesen Zustand, diese Erscheinungen, alle diese Züge und Symptome, die der Natur des Mittels angepaßt sind? In erster Linie bei katarrhalischen Patienten, asthenischen Konstitutionen, schwachen Kindern und alten Leuten. Katarrhalische Zustände der Luftröhre und der Bronchien. Wenn wir den Patienten abhorchen, hören wir starkes Rasseln und Blubbern in der Brust. Es ist, als ob wir das Todesröcheln eines Sterbenden hörten. Hin und wieder mundvoller Auswurf von leicht gefärbtem weißlichem Schleim. Die Lunge füllt sich ständig mit Schleim; anfangs ist der Patient noch einigermaßen imstande, ihn auszuwerfen; aber schließlich erstickt er fast an dem sich immer wieder bildenden Schleim infolge der Schwäche von Brust und Lungen. So ist es z. B. bei schwerer Grippe. Die Krankheit kann sehr schnell eintreten und rasch verlaufen. Es gibt Fälle mit früher Erschöpfung nach drei oder vier Tagen oder höchstens einer Woche. Die ersten paar Tage weisen noch nicht auf *Antimonium tart.* hin. Solange die Reaktionsfähigkeit gut ist und die Kraft des Patienten vorhält, sehen wir das oben beschriebene hippokratische Gesicht nicht, auch nicht die Entkräftung, die Kälte und den Schweiß. Wir hören auch das Rasseln in der Brust noch nicht, denn dies sind Symptome, die einen Rückgang der Kräfte bekunden.

Antimonium tart. macht Entkräftung und Reaktionsschwäche. Es paßt also für solche Fälle, die diese Zustände haben, bzw. für solche Patienten, die, wenn sie zum Liegen kommen, so schwach werden, daß sie bald in völlige Passivität verfallen. Fälle von Bronchitis und Pneumonie, Luftröhrenentzündung und allgemeine Entzündung der Luftwege weisen meist noch Trockenheit oder spärliche Schleimabsonderung auf. Wenn sich das Leiden nach einigen Tagen verschlimmert, wird es zu Erschlaffung, Erschöpfung und Schwäche führen. Aber im ersten Stadium ist *Antimonium tart.* noch nicht indiziert. Hier kommen vielmehr *Bryonia, Ipecac.* und ähnliche Mittel in Betracht; sie reichen stets aus, wenn nicht von Anfang an Erschlaffung und Schwäche vorhanden sind. Ist dies der Fall, so ist nur *Antimonium tart.* indiziert.

Bei *Ipecacuanha* finden wir auch dieses rauhe Rasseln, aber hier ist es noch verbunden mit großer Reaktionskraft der Lungen. Bei *Antimonium tart.* stellt sich das rauhe Rasseln erst nach vielen Tagen ein, bei *Ipecac.* jedoch schon in den ersten Tagen der Krankheit. *Antimonium tart.* zeigt Husten, Würgen und Erbrechen im Stadium großer Erschlaffung, Erschöpfung und Kälte. Es ist, als müsse der Patient sterben. Wenn wir ihn husten hören, sind wir sogleich überzeugt, daß seine Lungenfunktion außerordentlich schwach ist. Wir wissen, daß die Lunge imstande sein muß, tief Atem zu holen. Diese Fähigkeit hat der Antimonium-tart.-Patient nicht mehr. Seine Brust ist voll brodelnden Schleims; der Husten rasselt, befördert jedoch keinen Schleim oder nur einen kleinen Teil davon heraus, was aber keine Erleichterung bringt. Der Patient erstickt an Kohlensäurevergiftung, die durch Mangel an Expectorationskraft herbeigeführt wird. Fälle von Pneumonie mit Schüttelfrost können mit einem heftigen Anfall beginnen, der durch seine Intensität schon nach 3—4 Tagen zu vorzeitiger Erschöpfung führt. Am Anfang der Erkrankung ist unser Mittel noch nicht angezeigt, während des Höhepunktes der Entzündung aber wird es nicht mehr ausreichend sein. Die Heftigkeit des Anfalls versetzt den Patienten in einen Zustand der Erschöpfung; er bietet bald das Bild großer Schwäche, als wäre er schon sehr alt. Er erschlafft schnell und wird von der Krankheit völlig erschöpft. Bei *Aconit, Belladonna, Ipecacuanha* und *Bryonia* brechen die Patienten aus voller Kraft plötzlich zusammen. Bei *Antimonium tart.* haben wir das Gegenteil: wenig Fieber, kalter Schweiß, Kälte, Erschöpfung, hippokratisches Gesicht. So ist es das Mittel, das bei ernsten Fällen von Bronchitis und Pneumonie erst in der Schlußphase wirkt. Die meisten dieser Patienten sterben unter dem Symptomenbild von *Antimonium tart.*

Im Arzneibild von *Antimonium tart.* finden sich viele Schmerzen und Leiden. Zum großen Teil gründet sich die Wirkung von *Antimonium tart.* auf *Antimonium crudum.* Viele Symptome beider Mittel sind gleich: Verschlimmerung durch Wärme und durch zu warme Kleidung. Der Patient sitzt im Bett; er hat nichts um Schultern und Hals, sein Nachthemd steht offen, damit er atmen kann. Er erstickt, wenn das Zimmer zu warm ist. Das ist das Bild von *Antimonium crudum.* Der Kranke läßt sich nicht dreinreden und nicht beschwatzen. Alles ist ihm zur Last. Das kranke Kind will nicht, daß man es anredet oder anrührt oder ansieht. Man soll es zufrieden lassen. Beständiges Jammern, Ächzen und Wimmern. Das Atmen ist oft mehr ein Ächzen. Jede Störung scheint die Atmung zu beschleunigen, jede Belästigung reizt den Kranken, der immer schlechte Laune hat und sehr reizbar ist, wenn er gestört wird. Kein Wunder, daß der Patient sehr ängstlich ist, denn sein Aussehen läßt ihn ahnen, daß er, wenn ihm nicht bald Erleichterung verschafft werde, sicher sterben müsse. Das Gefühl des Erstickens und der Atemnot nimmt überhand. Die Nasenflügel zittern wie bei *Lycopodium,* das mit *Antimonium* nah verwandt ist und ihm sehr gleicht.

Antimonium tart. macht viel Kopfschmerzen, aber *Antimonium crudum* heilt Antimonium-Kopfschmerzen wahrscheinlich besser, während *Antimonium tart.* eher die Antimonium-Brustbeschwerden heilt.

Beide Mittel zeigen ausgesprochene gastrische Symptome. Beständige Nausea, Erbrechen von Unverdautem. *Antimonium tart.* macht schweratmig und magenkrank. Widerwillen gegen alles und jedes, gegen die meisten Speisen, sogar gegen Wasser. Manchmal ist der Patient etwas zugänglicher; wenn er in Ruhe gelassen wird, schläft er trotz aller seiner Leiden ein oder verfällt in einen Zustand von Gefühl- und Empfindungslosigkeit. Er hustet und schnarcht bei aller Atemnot, was ganz nach *Antimonium crudum* aussieht, aber dieses Mittel macht nicht so reichliche Schleimabsonderung und keine entzündeten Schleimhäute und zeigt auch nicht den auffallend passiven Zustand des ganzen Organismus mit der großen Verzweiflung und dem trostlosen Aussehen.

Klinisch ist die Anwendung von *Antimonium tart.* meist auf die Schleimhäute der Brust beschränkt worden, obwohl es speziell für die torpiden Zustände aller Körperschleimhäute indiziert ist. Absonderung weißen Schleims aus den Augen. „Augen vorstehend und starr. Trübe und schwimmend. Augenentzündung bei Gonorrhoe." Bei den rheumatischen Zuständen kommen andere Wirkungsformen und -phasen unseres Mittels in Frage als bei *Antimonium crudum.* Die betroffenen Gelenke unterliegen langsamer torpider Infiltration und werden ödematös. Gichtische Infiltration aller Gelenke. Das ist besonders schlimm bei kaltem, feuchtem Wetter. Augensymptome von gichtischem Charakter. Augen und Gelenke erkranken gleichzeitig. Gichtischer Zustand der Augen wie im ganzen Körper. Die Schleimhaut der Augen ist blaß und schlaff, nicht rot und entzündet, und scheint zu tränen; sehr schnell bildet sich Schleim darauf.

Das Mittel zeigt nicht die brennende Rauhigkeit von *Ars.* und anderer mehr akuter Mittel, obgleich Erschöpfung, Angst und kalter Schweiß vorhanden sind, die *Ars.* ähneln.

Gichtischer Zustand der Zähne. Alle Zähne sind rheumatisch. „Rheumatische Schmerzen in den Zähnen" mit Gelenkrheuma. Die Zähne sind empfindlich. „Die Zähne sind mit Schleim überzogen."

Bei allen Beschwerden leidet gleichzeitig auch der Magen. Übelkeit, Unfähigkeit zu verdauen und Widerwille gegen Speisen. Alles, was in den Magen gelangt, wird erbrochen, selbst löffelweise genommenes Wasser. Bei den meisten Beschwerden besteht kein Durst. Es ist eine Ausnahme, wenn das Mittel einmal Durst macht. Oft stehen die Freunde des Patienten während seiner Atemnot um ihn herum mit dem herzlichen Wunsch, ihm etwas Gutes zu tun, und sei es auch nur, ihm ein Glas Wasser zu reichen. Aber den Kranken regt die Zumutung, einen Schluck Wasser trinken zu müssen, auf. Er wird gereizt und läßt seinen Verdruß merken. Kinder murren gekränkt, wenn man ihnen Wasser anbietet. Durstlosigkeit mit Bronchialbeschwerden, mit reichlicher Schleimabsonderung und Rasseln auf der Brust. Manchmal entsteht ein unwiderstehliches Verlangen nach etwas Kaltem, aber das ist eine Ausnahme. „Verlangen nach Saurem oder sauren Früchten", wovon ihm übel wird. Magenbeschwerden von Essig, von sauren Sachen, von saurem Wein, von sauren Früchten (wie bei *Ant. crud.*). Abneigung gegen Milch und jede andere Nahrung, aber Milch macht den Kranken besonders elend, denn sie verursacht Übelkeit und Erbrechen. Magen und Leib sind von Blähungen aufgetrieben. Der Leib ist tympanitisch.

In der alten Schule war es gebräuchlich, *Ant. tart.* bei Fieber in großen Dosen zu geben und so lange damit fortzufahren, bis der Leib Zeichen von Beschwerden aufwies, die sich schließlich durch alle Eingeweide fortpflanzten. Bei Pneumonie wurden die Kranken mit *Ant. tart.* direkt gefüttert. Kaum jemals wurde ein anderes Mittel als *Ant. tart.* bei Pneumonie angewendet. Kein Wunder, daß so viele Patienten starben, denn ehe die Krankheit ihren üblichen Verlauf nehmen und sich zur Gesundheit wenden konnte, wurden die Lungen durch *Ant. tart.* gelähmt, das der Arzt der alten Schule in zu starker Dosis verschrieb und woran dann der Patient infolge Erschöpfung starb. Mit den Magen- und Darmsymptomen geht eine beständige Übelkeit einher und darüber hinaus ein tödlicher Widerwille gegen jede Nahrung. Der Kranke hat das Gefühl, daß er sterben muß, wenn er dem Magen irgend etwas zuführt, also nicht nur Abneigung gegen Nahrung, nicht nur gewöhnliche Übelkeit, die dem Erbrechen vorangeht, sondern einen tödlichen Widerwillen gegen alle Speisen. Zu der Schwäche gesellt sich zunehmende Angst mit Erstickungsbeschwerden, die zunehmen, wenn Nahrung angeboten wird. Gutherzige Menschen reden dem Patienten oft zu, doch etwas zu sich zu nehmen, nachdem er vielleicht tagelang nichts genossen hat. Aber schon der Gedanke an Essen erschwert seine Atmung und vermehrt die Atemnot, die Übelkeit, den Widerwillen und alle Leiden.

Trotzdem ist das Erbrechen sehr erschwert und mehr oder weniger krampfhaft. „Heftiges Würgen und Quälen. Anstrengung beim Erbrechen. Erstickungsgefühl, Würgen unter großen Qualen." Der Magen erscheint spastisch und nur mit größter Mühe und nach vielen Anstrengungen gibt er ruckweise etwas von sich. „Erbrechen von allem, was in den Magen gelangt, mit Massen von Schleim." Dicker, zäher, weißer Schleim, zuweilen mit Blut. „Erbricht große Massen Schleim, zähen Schleim." Zäher, wässeriger Schleim, manchmal auch etwas Speise, dann dicker, weißer, zäher, fadenziehender Schleim.

Der Patient erstickt fast beim Brechen, während dieser dicke, zähe, weiße Schleim aus Speiseröhre und Mund herausgewürgt wird. Der Mund füllt sich damit. Es gehört eine krampfhafte Anstrengung des Patienten dazu, den Mageninhalt loszuwerden, der aus Schleim oder aus Schleim und Galle besteht. Wenn das Erbrechen anfängt, kommt zunächst Schleim; nach langer Anstrengung kommt es zur Resorption von Galle in den Magen, und die Galle löst das fortwährende Erbrechen aus. Die große Anstrengung veranlaßt auch Blutungen der Magenschleimhaut; der Mageninhalt ist blutstreifig. Geschwüre aller Schleimhäute. Blutende Geschwüre in der Nase und im Kehlkopf sowie im Magen; daher das Blutbrechen.

Gleich *Antimonium crudum* ist unser Mittel bei alten Säufern wirksam. Alte Leute sehen entkräftet aus und erkälten sich leicht. Die Luftwege füllen sich mit Schleim. Würgen und Erbrechen. „Schleimrasseln in der Brust bei alten Säufern." — *Antimonium tart.* ist hier zuweilen erforderlich. — *Antimonium crudum* dann, wenn das Leiden hauptsächlich auf den Magen beschränkt ist. — *Antimonium tart.*, wenn Brustsymptome dabei sind mit zunehmender Angst, Kältegefühl und Erschöpfung; Erschöpfung von vielem Trinken. Alte gichtische Patienten; alte Säufer; entkräftete Konstitutionen. Kinder von schwächlicher Konstitution, die vorzeitig gealtert aussehen. Erkältungen schlagen sich bei ihnen auf die Brust; starkes Schleimrasseln, wobei dieses Mittel besonders angezeigt ist.

Sehr häufig besteht ein vom Magen ausgehendes Angstgefühl, das weniger als Schmerz beschrieben wird, sondern eher als ein ängstliches Gefühl, ein tödliches Ohnmachtsgefühl, eine unbeschreibbare Nausea vom Magen aus. „Angst im Magen mit Übelkeit." „Passive Stauung der Leber mit Galleerbrechen."

Das Mittel macht starke, messerscharf schneidende Schmerzen. Kneifen in den Eingeweiden, Kolikschmerzen. Auftreibung des Leibes. Der Leib kann aufgetrieben sein von Ascites oder von Blähungen. „Scharfe, schneidende Schmerzen, wie von Messern." „Furchtbare Leibschmerzen." Wassersucht ist eines der allgemeinen Zeichen bei *Antimonium.* Wir erinnern uns eines energischen Roßarztes, der alle Pferde mit schwarzem Spießglanz fütterte, wenn Viehseuche herrschte. Fast alle von ihm behandelten Pferde bekamen Wassersucht und lagen Tage und Wochen mit eingewickelten Fesseln und Beinen. Es war das eine unbeabsichtigte Prüfung des Arzneibildes von *Antimonium.* Alle

Verbindungen von *Antimonium* haben die Neigung zu Wassersucht, Erschlaffung und Schwäche, besonders *Ant. tart.* Früher war es allgemein üblich, alten Patienten von schwächlicher Konstitution gegen Ende von Pneumonien und bei Fiebern *Ant. tart.* zu geben, aber wenn sie dann wieder aufstehen konnten, hatten sie 3—4 Monate lang geschwollene Füße. Wenn das nicht der Fall war, bekamen sie „Fiebergeschwüre".

Antimonium ist eine häufige Ursache von „Fiebergeschwüren", langwierigen, indolenten Geschwüren, die sich nach chronischen Fiebern bei heruntergekommenen Kranken an den Beinen bilden. Manchmal werden die Patienten sie nie wieder los, bestimmt nicht eher, bevor sie nicht in homöopathische Behandlung kommen.

Apis mellifica

(Honigbiene)

Apis hat so sehr mit der Körperoberfläche zu tun, daß wir die äußeren Symptome zuerst studieren wollen. Auf dem ganzen Körper besteht ein dicker, rauher Ausschlag, manchmal von rosa Färbung; man fühlt ihn unter den Fingern als rauhen Ausschlag. Der Patient ist dann sehr von Hitze gepeinigt und die Haut ist mit oder ohne Ausschlag sehr empfindlich gegen Berührung. Da und dort knötchenartige Anschwellungen, die kommen und gehen. Darauf ein Stadium von erysipelartiger Entzündung mit Flecken besonders am Kopf und mit starker Anschwellung des Gesichts, der Augen und der Augenlider. Rose kommt bei *Apis* überall vor, aber meist tritt sie im Gesicht auf und entwickelt sich zu ausgedehnten Entzündungen mit Stechen, Brennen und Ödemen. An den Extremitäten haben wir deutliche Zeichen von Wassersucht: Schwellungen mit nach Druck zurückbleibenden Dellen. Es kann eine allgemeine Hautwassersucht eintreten. Das Gesicht ist zeitweise stark geschwollen, die Augenlider sehen aus wie Wassersäcke, das Zäpfchen hängt wie ein Wassersack herunter, die Bauchdecken sind stark verdickt. Alle Schleimhäute sehen aus, als würde sich massenhaft Wasser entleeren, wenn man hineinsticht. Allgemeine Besserung durch Kälte, Verschlimmerung durch Hitze. Das gilt auch für den psychischen Zustand bei Entzündungen, Herzleiden, Wassersucht, entzündetem Hals usw. Die Verschlimmerung steigert sich schon durch warme Getränke, durch Zimmerwärme, warme Kleidung, Ofenwärme usw.; bei heißem Wetter leidet der Patient außerordentlich. Wenn wir bei Gehirnaffektionen mit Blutandrang nach dem Gehirn einen Apis-Patienten in ein warmes Bad bringen, wird er Konvulsionen bekommen. Daran sehen wir, daß warme Bäder nicht immer gut „für Anfälle" sind. In den Lehrbüchern der alten Schule wird oft darauf hingewiesen, daß nach der Angabe alter erfahrener Frauen warme Bäder „für Anfälle“ von Kindern gut seien. Aber manche Kinder sterben unter solchen Prozeduren. Wenn bei Kindern Zuckungen auftreten und Konvulsionen drohen, fühlt sich die Pflegerin oft veranlaßt, das Kind in ein warmes Bad zu stecken. Kommen wir dann dazu, so finden wir das Kind in einem furchtbaren Zustand. Bei Gehirnaffektionen, auf die *Opium* und *Apis* passen, werden die Anfälle schlimmer durch Baden in warmem Wasser. Die Pflegerin wird uns sagen, daß es mit dem Kinde schlimmer wurde, sobald es ins warme Bad kam, daß es totenblaß wurde, so daß man gedacht habe, es werde sterben. Da haben wir die durch Hitze verschlimmerten Konvulsionen, die besonders auf *Apis* und *Opium* hindeuten. In den Lehrbüchern steht nicht, daß die Halssymptome bei *Apis* durch warme Getränke verschlimmert werden. Einer unserer Schüler schrieb uns, daß er unter Anwendung der allgemeinen Regeln, die er bei uns gelernt hat, einen Diphtheriekranken erfolgreich behandelte, bei dem Erleichterung durch Kälte eintrat und *Apis* für das ganze übrige Krankheitsbild paßte. Daraus ergibt sich, wie sorgfältig die Zusammenhänge beachtet werden müssen. An der Körperoberfläche macht *Apis* immer viel Wassersucht, roten Ausschlag, Blattern, Nesseln und Rose, Entzündungen, die sich auf die Schleimhäute ausdehnen. *Apis* befällt die äußeren Körperteile, insbesondere die Haut und die hautnahen Gewebe, aber auch die Umhüllungen und Bedeckungen von Organen, z. B. den Herzbeutel. Es macht seröse Entzündungen und Ergüsse. Entzündung der Gehirnhäute, des Herzbeutels und des Bauchfells. Wassersucht, Katarrh und Rose. Alle diese entzündlichen Zustände zeigen Stechen und Brennen; Brennen wie von glühenden Kohlen, zeitweise auch Stechen wie von Nadeln oder feinen Splittern.

Die psychischen Symptome bei *Apis* sind sehr überraschend, besonders ihre Verschlimmerung durch Hitze und Stubenwärme. Die Symptome im einzelnen sind: große Betrübnis, beständiges Weinen ohne Grund, Weinen Tag und Nacht; Patient kann vor quälenden Gedanken nicht schlafen und zermartert sich wegen aller möglichen Dinge das Gehirn. Niedergeschlagenheit mit beständigem Weinen, Traurigkeit und Schwermut; äußerste Reizbarkeit; Beunruhigung um alles und jedes. Lächerlich argwöhnisch und eifersüchtig. Völlig freudlos. Absolut gleichgültig gegen alles, was froh und glücklich machen könnte. Patient glaubt nicht, daß Dinge, die ihn glücklich machen könnten, wirklich für ihn bestimmt sind. Närrisches, albernes, kindisches Betragen älterer Frauen im Wochenbett. Patient redet bei ernsten Anlässen albernes Zeug wie ein Kind. Ein anderes psychisches Bild bietet das Delirium, das bei schweren Gehirnerkrankungen von Kindern auftritt. Das Kind gerät nach und nach in einen Zustand von Bewußtlosigkeit und völligem Stumpfsinn. Liegt stumpfsinnig da, eine Seite des Körpers zuckt, die andere ist regungslos; wirft den Kopf von einer Seite zur anderen; der Kopf ist krampfhaft zurückgekrümmt; die Pupillen sind eng oder erweitert, die Augen sind sehr rot, das Gesicht ist erhitzt. Zustand von Stupidität oder halbem Bewußtsein. Kinder liegen mit halbgeschlossenen Augen wie betäubt da.

Das Mittel paßt bei Gehirnerkrankungen, z. B. Meningitis oder Cerebrospinalmeningitis mit Starrkrampf, sofern alle Symptome durch Wärme verschlimmert werden. Bei Kindern verschlimmert sich das Bild, sobald sie in ein überheiztes Zimmer kommen; sie werden dann totenbleich. Wenn ein Kind überhaupt noch dazu fähig ist, wirft es die Betten ab. Liegt ein Kind so, daß es ins Feuer sehen kann, so wird der Zustand viel schlimmer. Wir haben Apis-Kinder gesehen, die man vom Kamin abwenden mußte. Sie schrien, um von der Hitze fortzukommen, die ihnen vom Ofen oder vom Kamin entgegenströmte. Hitze verschlimmert jedes Symptom und läßt am ganzen Körper kalten Schweiß ausbrechen, wodurch aber weder das Fieber noch die brennende Hitze gelindert werden. Sehr oft rollen die Patienten den Kopf hin und her, wenden ihn von einer Seite auf die andere und knirschen mit den Zähnen. Die Augen sind entzündet, wenn Krämpfe drohen. Kinder heben zuweilen die Hand nach dem Kopf in einem Zustand halber Bewußtlosigkeit. Das Kind schreit auf mit jenem eigentümlichen Schrei, der — wie wir wissen — auf Blutüberfüllung und Entzündung des Gehirns deutet: cri encéphalique — der gellende, nächtliche Schrei der Kinder mit Hirnhautentzündung. Dieser Schrei ist ein typisches Symptom im Apis-Bild. Kinder fahren aus dem Schlaf mit diesem Schrei auf. Im Prüfungstext heißt es: „Bewußtlosigkeit, unterbrochen von gellendem Schrei." Wi müssen jedoch imstande sein, schon in früheren Phasen die Krankheiten zu erkennen, denn wir sehen die Bilder ja nicht immer erst in den vorgeschrittene Stadien. Nach dem Bild, das die Krankheit im Anfang zeigt, müssen wir auc das Mittel wählen.

Apis hat in seinem psychischen Bild alle Arten von Delirien und Geschwät zigkeit. Schreien, Kreischen, Aufschreien, gellend, mehr oder minder hefti Todesahnung, Todesfurcht, Angst vor Apoplexie. „Sehr geschäftig; ruhelo von einer Arbeit zur anderen wechselnd; Unsicherheit besonders der Finge Zehen und Gliedmaßen. Das Nervensystem zeigt Koordinationsstörunge Diese Störung der Koordination geht durch das ganze Mittelbild. Unsicherhe Stolpern bei geschlossenen Augen. Schwindel bei Augenschluß. „Beschwerd durch Wut, Schreck, Ärger, Eifersucht, schlechte Nachrichten." „Nach heftig seelischer Erschütterung auf der ganzen rechten Seite gelähmt."

Die Beschwerden bei *Apis* treten mehr oder minder heftig und schnell au Sie kommen mit großer Schnelligkeit, überstürzen sich förmlich, bis Bewuß losigkeit eintritt. Ein ernster, schwerer Apis-Fall weist immer Heftigkeit au Wir haben viele schwere Vergiftungen durch Bienenstiche beobachten könne Wenn ein überempfindlicher Patient gestochen wird, ist er schwer krank. Wo die meisten Menschen sind schon einmal von Bienen gestochen worden. Meiste entsteht nur eine ganz kleine Anschwellung rund um den Stich, eine Schwellun vom Umfang eines kleinen Vogeleis oder höchstens eines Hühnereis ohne jed konstitutionelle Beeinträchtigung; in diesem Fall ist das Individuum nicht überempfindlich gegen *Apis*. Selbst bei fünf, sechs Stichen entsteht an jeder Stelle nur eine kleine Geschwulst. Wenn aber ein gegen Bienengift empfindlicher Mensch auch nur einen kleinen Stich irgendwo am Körper erleidet, so bekommt er derartige Übelkeit und Angst, daß er denkt, er müsse sterben. In zehn Minuten ist er von Kopf bis Fuß mit Nesseln bedeckt; es sticht und brennt überall, er möchte ins kalte Wasser springen und fürchtet zu sterben, wenn nicht irgend etwas zur Linderung seines fürchterlichen Zustandes geschieht. Er wälzt und windet sich, als würde er zerrissen. Das alles haben wir von *Apis* gesehen. Das Antidot ist *Karbolsäure*, ganz gleich in welcher Potenz. Wenn wir *Karbolsäure* in einem solchen Fall anwenden, so überkommt den Patienten ein Empfinden von kühlendem Behagen. Er sagt: „Herr Doktor, die Medizin geht mir bis in die Fingerspitzen." Bei jedem Antidot müssen wir gut aufpassen, was der Patient sagt. Wenn wir das richtige Antidot treffen, das manchmal gleichzeitig das heilende Medikament darstellt, ganz gleich in welcher Potenz, so fühlt sich der Patient wohl. Er hat das Gefühl, als ob das Mittel bis in die innersten Teile des Organismus gehe. Bei der Arzneiwahl müssen wir uns immer durch alle Symptome des Patienten leiten lassen, denn sie sagen uns, welches Medikament angewendet werden muß. Und wenn dann das richtige Mittel gegeben ist, tritt eine Reaktion ein, wie wir sie oben beschrieben haben.

Wenn wir mit den Symptomen von *Apis* genügend vertraut sind, werden wir bei der Behandlung der Augen oft ohne Spezialisten fertig. Früher war es üblich, mit salpetersaurem Kupfer oder Silber zu ätzen, und die moderne Therapie ist nicht viel besser. Heutzutage sollte der homöopathische Arzt Augensymptome ebensogut erkennen und mit Erfolg behandeln können wie Lungensymptome oder die Symptome irgendeines anderen Körperteils. Bei Augenkrankheiten müssen in der Homöopathie ebenfalls die Symptome des ganzen Menschen beachtet werden, nicht nur die der Augen.

Apis ist ein großes Augenmittel. Es hinterläßt tiefverwurzelte, entzündliche Zustände als Krankheitsfolgen. Entzündungen von erysipelartigem Charakter, mit Verdickung der Schleimhäute und der Lider. Weiße Flecken, Undurchsichtigkeit oder Verdichtung der Hornhaut. Entzündungen mit diffuser oder stellenweiser Verdichtung. Erweiterte Blutgefäße. Aktive Entzündungen sind häufig von Ödemen der oberen und unteren Lider begleitet. Das ganze Gesicht weist oft ödematöse Schwellungen auf, wie wir sie auch nach Bienenstichen finden. Die Lidschleimhäute sind oft so stark geschwollen, daß die Lider sich umstülpen und wie rohes Fleisch aussehen. Starker Tränenfluß. Die Tränen laufen in Strömen über die Wangen. Brennen und Stechen wie von Feuer, besser durch Waschen und kalte Umschläge, schlimmer durch Wärme. Chronische Augenleiden, verschlimmert vom Hineinsehen in offenes Feuer und von ausstrahlender Wärme. Verlangen nach kalten Umschlägen. Chronisch granulöse Lider. Die Folgen der chronischen Entzündungen sind zahlreich und ausgedehnt. Schlimmer vom Hinsehen auf weiße Flächen, besonders auf Schnee. Schmerzen tief in den Augäpfeln. Stechen, Brennen, Bohren, Schießen. Chemosis (umschriebene Schwellung der Augenbindehaut am Hornhautrand). *Apis* paßt oft für alte skrofulöse Augenaffektionen und Gefäßerkrankungen. Die Venen sind erweitert. Iritis. „Kongestionen nach den Augen, Blutgefäße überfüllt." „Die ganze Bindehaut ist entzündet." Lichtscheu. Rheumatische Augenentzündung; die Augenentzündung bei Rheumatikern ist meistens schwer. Katarrhalische Augenentzündung; skrofulöse Augenentzündung. Scharfe Tränen; Brennen in den Augen. Erysipel eines Auges und einer Gesichtshälfte, das sich von rechts nach links ausbreitet.

Die Richtung von rechts nach links ist ein allgemeines Merkmal von *Apis*. Rose z. B. fängt auf der rechten Seite des Gesichts an und verbreitet sich dann über die Nase auf die linke Seite. Entzündungen der Baucheingeweide beginnen rechts und gehen dann auf die linke Seite über. Entzündung des rechten Eierstocks kommt häufiger vor als Entzündung des linken. Auch bei der Gebärmutter ist die rechte Seite häufiger entzündet als die linke. Schmerzen im rechten Becken, die sich nach links verlagern. Brennen und Stechen, von rechts nach links gehend.

Entzündung des Mittelohrs während oder nach Scharlachfieber.

Nun kommen wir zu den Halsleiden. *Apis* heilt Diphtherie, besonders bei hochgradiger Entzündung oder wenn der Belag gering ist bzw. auffallend langsam herauskommt. Mund und Rachen sind ödematös, der weiche Gaumen ist wie ein Wassersack aufgeschwollen, das Zäpfchen hängt schwammig herunter und ist glasig-transparent. Rund um Rachen und Mund ist eine ödematöse Zone bemerkbar; es sieht aus, als werde viel Wasser herauskommen, wenn hineingestochen wird. Brennende, stechende Schmerzen im Halse, durch Kälte gebessert, durch Wärme verschlimmert. Abneigung gegen alle warmen Speisen und Getränke. Die Zunge schwillt so stark, daß sie den Mund ausfüllt; schlimmer auf der rechten Seite, auch zuerst spürbar auf der rechten Seite. Aussehen wie rohes Fleisch; Zunge, Mundhöhle und Rachen sehen wie abgehäutet aus. Halsschwellungen verschiedenen Grades; gutartige Schwellung mit Brennen, Stechen und Röte. Geschwüre im Hals als Folgen der Entzündungen.

Apis paßt für die schwerste Form von Halsentzündung bei Scharlachfieber. Es heilt Scharlachfieber, wenn die übrigen Symptome passen, was durchaus nicht ungewöhnlich ist, obwohl der Ausschlag manchmal rauh ist. Denn der Scharlachausschlag braucht nicht immer glatt und glänzend zu sein. Wenn der Ausschlag nicht herauskommt, ist das Gesicht sehr bleich und der Hals hochgradig entzündet. In solchen Fällen, die durch Hitze schlechter werden, die kein Zudecken vertragen und gegen Stubenhitze empfindlich sind, ist *Apis* angezeigt. Der Patient wünscht ein kühles Zimmer, fühlt sich elender durch ausstrahlende Wärme oder heiße Luft, die vom Ofen oder vom Kamin kommt. Der Apis-Patient vermeint zu ersticken, wenn nur etwas heiße Luft über seinen Körper streicht; er wird von Hitze gepeinigt, selbst während der Frostschauer eines intermittierenden Fiebers. Wenn er während des Frostschauers im warmen Zimmer ist, glaubt er zu ersticken. So ist es bei Scharlachfieber, bei Halsentzündung, bei Diphtherie, schon beim geringsten Hauch ausstrahlender Hitze. Türen und Fenster sollen offen sein. Der Kranke verlangt nach Kälte. Manchmal bekommt der Scharlachkranke Konvulsionen, wenn der Ausschlag nicht herauskommen will. *Apis* ist zuweilen das passende Mittel, muß aber mit *Cuprum, Zincum* und *Bryonia* verglichen werden. Ein warmes Bad verschlimmert die Konvulsionen.

„Morgens Gefühl von Zusammenschnüren und Brennen im Halse." Der Hals ist wund und verschwollen. Stechende Schmerzen. „Kann keine feste Nahrung zu sich nehmen." Gleichzeitig finden wir oft Schütteln, Schaudern, kleine Schauer mit fiebrigem Zustand. Oft glauben wir, dem Patienten etwas Gutes anzutun, wenn wir ihn warm zudecken; aber das verschlimmert, er wirft die Decken von sich. Ein Kind strampelt die Decken weg. Ein Erwachsener, der gut zugedeckt ist, wirft die Decken ab, selbst wenn er Frost hat. Diese sonderbaren und eigentümlichen Erscheinungen sind leitende Symptome, die man nicht weiter erklären kann.

Apis macht Übelkeit, Würgen und Erbrechen unter großer Angst. Erbrechen von Galle und allen Speisen. Erbrechen saurer und bitterer Flüssigkeiten.

Apis verursacht Schmerz und Beengung im Leibe und unter den Rippen. Das Gefühl des Beengtseins haben wir vielfach bei Apis-Leiden. Der Leib ist durch Gase aufgetrieben. Blähungsschmerzen, große Auftreibung und Vollheit, Leib hart wie eine Trommel. Bei allen Entzündungskrankheiten, bei Bauchfellentzündung, Leberentzündung, Beckenentzündung haben wir große Aufgetriebenheit und Beengung im Leibe. Dieses Beengungsgefühl ist nicht immer diffus, sondern manchmal nur lokal; zuweilen sind leichte Kongestionen dabei. Meistens wird die Beengung im ganzen Leibe empfunden und macht es dem Patienten unmöglich zu husten, denn er fürchtet, daß etwas in ihm zerspringt. Der Husten erweckt das Gefühl, als zerreiße etwas. Der Kranke kann beim Stuhlgang nicht pressen, weil er befürchtet, es werde etwas reißen, wenn er drückt. Derselbe Zustand besteht in der Brust. Es ist so, als ob beim Husten sich etwas losreißen wolle.

Überempfindlichkeit von Leber und Milz. Entzündung der Leber und der Milz. Schmerzen unter den kurzen Rippen, schlimmer links. „Schmerzen, die unter den Rippen anfangen und sich nach aufwärts verbreiten. Zwang, sich vornüber zu beugen, infolge eines schmerzhaft zusammenziehenden Gefühls im Hypochondrium." Alle Schmerzen veranlassen den Kranken, sich vornüber zu beugen und die Glieder zu krümmen, weil das Gefühl der Streckung schmerzhaft ist. Empfindlichkeit des Magens gegen Berührung. Der ganze Leib ist überempfindlich, so daß jede Berührung sehr schmerzhaft ist. Bei allen entzündlichen Frauenleiden tut der Leib sehr weh und schmerzt. Schmerz, Aufgetriebenheit und stechende, brennende Schmerzen im ganzen Leib. Brennende Hitze im Magen.

Nach Fingerdruck auf die Bauchdecken bleiben sichtbare Dellen bestehen — ein ödematöser Zustand. Anasarka (Wassersucht des Unterhautzellgewebes). Die Glieder sind extrem geschwollen. Füße und Hände geschwollen. Brennen, Stechen und Gefühllosigkeit in den Gliedern.

Gefühl, als wären die Eingeweide zerquetscht. Wässerige Diarrhoe ist ein allgemeines Symptom bei *Apis*; gelbe Stühle, grüne Stühle, olivgrüne Stühle usw. Jeden Tag sechs- bis achtmal durchfälliger Stuhl von aashaftem Geruch.

Apis ist besonders wirksam bei einer eigentümlichen Art von Stuhl, der bei Säuglingen und kleinen Kindern vorkommt: Gemisch von Blut, Schleim und Speisen, wodurch der Stuhl wie Tomatenpüree aussieht. Der After drängt beim Stuhlgang heraus und scheint offen zu bleiben (offener After wie bei *Phos.* und *Pulsat.*) Chronische Diarrhoe, Dysenterie, Blutungen aus den Därmen. Verstopfung ist meist von Kopfschmerzen begleitet. Hat oft viele Tage keinen Stuhl. Die Därme scheinen völlig gelähmt, dabei Gehirnkongestionen und Gehirnhautentzündung.

Die Harnbeschwerden bei *Apis* sind zahlreich. Der Urin ist spärlich, fließt tropfenweise. Viel Pressen, ehe Urin kommt, und dann sind es nur wenige Tropfen; ein wenig heißer Urin tröpfelt; brennender Urin, blutiger Urin. Sobald sich einige Tropfen in der Blase ansammeln, fängt das Drängen an; ständiges, erfolgloses Drängen. Später bisweilen Urinverhaltung. Kinder lassen lange Zeit keinen Urin, kreischen, fassen mit der Hand nach dem Kopf, schreien im Schlaf auf, werfen die Betten von sich. Oft hilft da eine Gabe *Apis*. Das Mittel ist oft auch angezeigt bei Scharlachfieber, wenn der Urin viel Eiweiß enthält. Brennen bei spärlichem Ausfluß von Urin. Harnbeschwerden mit ödematöser Schwellung der Geschlechtsorgane. Spärlicher Urin bei kleinen Jungen mit stark vergrößerter Vorhaut oder Hydrocele (Wasserbruch); bei Harndrang schreit der Junge, weil er an die Schmerzen denkt, die er beim vorigen Mal gehabt hat. Entzündlicher Zustand der Nieren und der Harnwege, der Blase und Harnröhre. Sämtliche Harnwerkzeuge sind gereizt (*Cantharis* sehr ähnlich). Diese beiden Mittel sind Antidota. Wenn wir zu einem Kind gerufen werden, das zuviel *Apis* bekommen hat, können wir fast immer *Cantharis* als Gegengift geben. Wenn wir zu einer Frau kommen, die *Cantharis* zu verwerflichen Zwecken genommen hat, dann können wir meist mit *Apis* helfen.

Die rasenden Schmerzen, die durch *Cantharis* verursacht werden, lassen sich durch *Apis* beheben. Das Stechen, Brennen, Schneiden in den Harnorganen finden wir bei *Apis*. „Unfreiwilliger Abgang von Urin." Stechende Schmerzen in der Harnröhre mit Bettnässen. Erhöhte Reizbarkeit der Harnorgane. „Strangurie, Harnzwang." „Todesangst beim Urinieren. Urinverhaltung beim Nähren der Säuglinge." Merkwürdigerweise wußten manche alte Frauen, schon lange bevor *Apis* geprüft war, daß man Urinverhaltungen bei Säuglingen beseitigen kann, wenn man heißes Wasser auf ein paar Bienen gießt und dem Kleinen einen Teelöffel von diesem Auszug eingibt. Dieses Hausmittel war in vielen Familien und bei Pflegerinnen bekannt und hat sich bewährt. Auch wir geben in solchen Fällen *Apis*. „Spärlicher, übelriechender Urin, der Eiweiß und Blutgerinnsel enthält." Besonders bei akuter Albuminurie, wie sie bei bzw. nach Scharlachfieber oder Diphtherie vorkommt. Nierenentzündung ist oft das Ende bei vielen allopathisch behandelten Patienten. Bei homöopathischer Behandlung kommt das kaum vor.

Das Mittel hat nahe Beziehungen zu den Geschlechtsorganen, sowohl zu den männlichen als auch zu den weiblichen. Ödematöse Schwellungen der Geschlechtsorgane. *Apis* ist ein guter Freund der Frauen. Es scheint alle ihre entzündlichen Leiden zu heilen, wenn alle Symptome übereinstimmen. Das heißt: Es bringt Entzündung des Uterus und der Eierstöcke hervor sowie Erkrankungen der inneren und äußeren Geschlechtsteile. Bei entsprechendem Symptombild brauchen wir dann nur *Apis* zu geben. Es verhütet sogar Abortus, wenn jemand versucht hat, die Leibesfrucht der Frau zu entfernen, oder wenn sie Mittel eingenommen hat, die Wehen erzeugen sollen, Wehen, die stark genug wären, um den Inhalt der Gebärmutter auszustoßen, besonders im ersten, zweiten und dritten Monat. Etwas Blutung hat sich eingestellt, vielleicht schon leichte Wehen, die Eihäute sind aber noch nicht gerissen. Die Frau hat stechende, brennende Schmerzen, liegt unbedeckt da und leidet unter Hitze, wahrscheinlich infolge einer zu großen Dosis *Secale*. Auch gegen den Willen der Frau wird *Apis* diesen Zustand überwinden. Manchmal sind Frauen auch Zufälligkeiten oder Schwächezuständen ausgesetzt, wodurch sie, trotz sehnlichen Wunsches nach einem Kinde, von Abort bedroht werden. Hier hilft *Apis*. Brennen und Stechen in den Eierstöcken, besonders im rechten; *Apis* hilft sogar bei Cystenbildung; es hat oft Geschwülste geheilt und Cystenbildung aufgehalten oder zum Verschwinden gebracht. Die rechte Eierstocksgegend ist sehr empfindlich. Schmerzen in Gebärmutter und Eierstöcken vor und während der Monatsblutung. Stechende, reißende, ziehende Schmerzen wie von Messern, schlimmer durch Hitze. Das ist ein leicht zu erkennendes Zeichen, denn bei diesen sehr schmerzhaften Symptomen werden oft Wärmflaschen versuchsweise angewendet, in der ganz natürlichen Hoffnung auf Erleichterung. Aber bei diesem Mittelbild verschlimmert Wärme. Die Patientin wirft alles von sich, denn die Schmerzen werden ärger durch Wärme. „Die Eierstöcke sind vergrößert." Wassersucht im rechten Eierstock. Eierstocksgeschwulst.

Apocynum cannabinum

(Hanfartiger Hundswürger)

Dieses Mittel ist oft sehr brauchbar als Gegenpol zu *Apis.* Seine Symptome sind den Apis-Symptomen sehr ähnlich: Wassersucht, rheumatische Zustände, Gewebsschwellungen, seröse Ergüsse, spärlicher Urin, entzündlich-ödematöse Schwellungen. Wenn von den besonderen Symptomen zweier Vergleichsfälle nur eine Modalität etwa ausgelassen würde, z. B. Verschlimmerung bzw. Besserung durch Hitze oder Kälte, so wären wir häufig nicht imstande, zwischen *Apis* und *Apocynum* zu unterscheiden, so sehr gleichen sich ihre Arzneibilder. Beide sind z. B. Mittel gegen Wassersucht: die nur routinemäßig verordnenden Ärzte versuchen meist erst *Apis* und dann *Apocynum,* um danach gegebenenfalls noch andere Mittel auszuprobieren, die bei Wassersucht in Frage kommen.

Meistens wirkt bei *Apocynum* die Kälte verschlimmernd. Der Patient wird durch Kälte kränker. Seine Leiden werden schlimmer durch kalte Umschläge. In seinem aufgeschwollenen, wassersüchtigen Zustand ist er frostig und empfindlich gegen Luft sowie gegen kalte Getränke. Er bekommt Magenschmerzen und erbricht sogar nach kalten Getränken. Unbehagen im ganzen Körper, wenn Kaltes in den Magen gelangt. Wir sehen sofort, wie verschieden das von *Apis* ist. Jeder, der nur nach Symptomen jagt und nicht deutlich unterscheidet zwischen dem Kranken als Ganzheit und der Krankheit mit ihren einzelnen Symptomen, kann gar nicht die Unterschiede der Mittelwirkungen verstehen, die darauf beruhen, daß der Zustand des einen Patienten sich durch Hitze verschlimmert, der des anderen aber sich durch Hitze bessert, und zwar durchgehends bei allen Leiden.

Alle Ausscheidungen sind vermindert. Der Urin ist spärlich. Die Haut ist trocken. Ganz gleich, welche Krankheit der Patient hat — schwitzen kann er nicht. Wenn er nur schwitzen könnte, denkt er, dann wäre ihm wohler. Die Wasserausscheidung ist ungenügend. Der Kranke trinkt zwar viel, aber alles geht ins Zellgewebe, das ödematös wird. Der Kranke hat eine hydrogenoide Konstitution. Er nimmt Wasser auf, gibt aber keins ab. Er läßt wenig Urin, schwitzt wenig oder gar nicht; seine Haut ist trocken, zuweilen heiß, und doch fröstelt ihn. Die Haut ist spröde und rauh. Der Apis-Patient leidet auch unter trockener Haut und spärlichem Urin; jedoch finden wir bei ihm stets Verschlimmerung durch Hitze und Besserung durch Kälte. Das ist der große unterscheidende Zug der einzelnen Formen von Wassersucht, Rheumatismus und vielen inneren Leiden. „Wassersucht der serösen Häute." Wassersucht des Gehirns, des Herzbeutels, des Rippenfells, des Bauchfells; alles wird durch Wasser ausgedehnt. Große Leiden, großes Unbehagen. Der entzündliche Rheumatismus ist ähnlich wie bei *Apis,* insofern Wassersucht dabei vorhanden ist; Entzündung des ganzen Körpers. Druck hinterläßt Dellen in den Anschwellungen um die Gelenke, wie bei *Apis*. Aber neben dem spärlichen Urin besteht Mangel an Schweiß; trotz des fiebrigen Zustands finden wir fortwährendes Frösteln und das Bedürfnis nach warmer Bedeckung, während der Apis-Patient gern unbedeckt liegt. Man könnte sagen: „Nun, das ist nur ein Symptom." Wer keinen Unterschied bemerkt zwischen den Symptomen, die der Patient selbst offenbart, und den Symptomen, die sich an den einzelnen Organen zeigen, wird das Symptom, auf das es ankommt, nicht unterscheiden können. Wenn er einen Fall vornimmt und ihn im Repertorium ausarbeitet, wird er einen bestimmten Zug als Symptom benutzen. Doch wird dieser Zug zuweilen alle übrigen beherrschen, weil er zum Patienten als solchem gehört und nicht lediglich zu einem einzelnen Organ. Wir haben viele Mittel, bei denen der ganze Patient durch Wärme gebessert wird. Ein solcher Patient will sich im Warmen aufhalten, er will warm sein, und doch verlangt er, daß der leidende Teil kalt behandelt wird. Aber das Allgemeine ist jeweils der beherrschende Zug, und wenn wir die allgemeinen Erscheinungen nicht kennen und sie nicht von den besonderen Erscheinungen unterscheiden, bringen wir Verwirrung in unsere Materia medica. Wir müssen die Erscheinungen, die zum Patienten selbst gehören, von denen unterscheiden, die zu seinen Organen gehören. „Wassersucht mit großem Durst." Der Kranke nimmt viel Wasser in sich auf, aber er gibt kein Wasser ab, und das verstärkt die Neigung zu Wassersucht.

Apocynum ist ein großartiges Medikament für die schleichende Form gewisser Erkrankungen, wie Typhus und Scharlachfieber, und ist wirksam nach zehrenden Krankheiten. Die Patienten werden sehr erschöpft, sehr frostig, bekommen großen Durst, der Urin wird spärlich, die Haut wird trocken. Mit der Rekonvaleszenz steht es schlecht; die Erholung ist verzögert. In diesem Stadium tritt Wassersucht ein nach Scharlachfieber oder nach Typhus. Eine schleichende Krankheit wie Typhus hat den Patienten vier bis fünf Wochen ans Bett gefesselt, er ist abgemagert und erschöpft, nimmt nicht an Gewicht zu und hat keinen Appetit, aber er trinkt sehr viel; es ist, als brauche er nichts als Wasser. Seine Haut fängt an, sich zu dehnen, weil das Zellgewebe ödematös wird, und es entsteht Wassersucht. Das ist wie bei *Apis*, das auch angezeigt wäre, wenn dem Kranken immer heiß wäre, wenn er unbedeckt liegen wollte und Kaltes verlangte.

Die psychischen Symptome sind noch nicht genügend erforscht. Wir kennen nur wenige klinische Symptome, und diese sind nicht sehr wichtig. *Apocynum* hat den eigenartigen Stumpfsinn nach Gehirnhautentzündung geheilt, aber wir wissen nicht, für welche Anfangsstadien von Gehirnkrankheiten das Mittel paßt, weil entsprechende Prüfungen fehlen. Wir kennen nur das chronische Bild. Der Kranke dreht den Kopf hin und her, wirft ihn von einer Seite zur anderen und ist sehr abgemagert. Ein Kind hat Frösteln und Fieber dabei; sein Schädel fängt an, sich auszudehnen, die Fontanellen werden breiter; dann denken wir an einige Mittel, welche seröse Ergüsse in geschlossenen Leibeshöhlen heilen können. *Apocynum* ist eines davon. Aber wir kennen das Anfangsbild seiner Wirkung nicht. Wir kennen das Anfangsbild von *Apis*, aber nicht das von *Apocynum*.

Hahnemanns Prüfungen bringen viele Einzelheiten. Er stellte ein Kreuzverhör mit seinen Arzneiprüfern an, z. B. über ihren Charakter, über die Zeit, zu der ihre Symptome begannen bzw. aufhörten usw. Die Symptome vieler Mittel hat er an sich selbst geprüft. Hahnemann hatte eine sensitive Konstitution mit feinster Beobachtungsgabe, und seine Prüfungen verschafften ihm einen Einblick in das Wesen der Medikamente, den er auf keine andere Art hätte erlangen können. Ärzte, welche die Arzneiwirkungen peinlich genau und gewissenhaft studieren, erfahren von der Materia medica mehr als jemand, der dies nicht tut. Heutzutage aber werden Prüfungen gemacht, bei denen weiter nichts herauskommt als gewöhnliche Symptome wie Magenschmerzen, Übelkeit, Kopfschmerzen, Rückenschmerzen, kalte Füße usw. Viele unserer Mittel sind bisher lediglich in symptomatischer Beziehung geprüft. Das „Was", das „Wann" und das „Wieviel" wird dabei leider fortgelassen. Auch das Wesen des Kranken und seine feineren Empfindungen bleiben unberücksichtigt, weil sie nur als Affekte, Gemütsbewegungen usw. aufgefaßt werden. „Der Kranke ist niedergeschlagen und verwirrt; ihm ist, als ob er immer nur weinen könnte." Die typischen Neigungen kennen wir weder beim Mann noch bei der Frau; wir kennen weder die Wünsche noch die Aversionen, nicht die physischen und nicht die psychischen, und deshalb kann man mit Recht sagen, daß wir nur eine teilweise Prüfung vor uns haben, die nur für die Leiden paßt, die an der Oberfläche liegen.

„Gehirnhautentzündung mit großer Stumpfsinnigkeit." Das ist das letzte Stadium, in welchem große Erschöpfung obwaltet. Muskelschwund, Steifheit aller Glieder mit wassersüchtigen Schwellungen. Oft schießen bei Gehirnhautentzündung Schmerzen durch die Nerven und strahlen in die Gelenke aus. Dann greifen Mittel wie *Apis, Calc. carb.* und *Apocynum* tief ein. Das erste Zeichen dafür, daß das Mittel in einem Fall von Gehirnhautentzündung wirkt, ist der zunehmende Urinfluß, der die ganze Zeit vorher nur spärlich war.

Der Gesichtsausdruck spiegelt Todesangst. „Gesicht fleckig, gedunsen, geschwollen. Unter den Augen gedunsen. Bleibende Dellen nach Druck. Trockene Zunge, großer Durst." Es gibt noch ein anderes Mittel, das in diese Rubrik gehört, das aber sehr oft falsch aufgefaßt wird und sehr wahrscheinlich in den meisten Fällen vor *Apocynum* gegeben wird. Es ist *Arsenik*. Es macht die gleichen wassersüchtigen Zustände wie *Apis* und *Apocynum*. Kältegefühl. Bauchschwellung und seröse Ergüsse in den Leibeshöhlen. Besserung durch Wärme. Alle Symptome und der Kranke selbst werden durch Wärme gebessert, und zwar bedarf es dazu intensiver Wärme. Der Kranke verlangt ein sehr warmes Zimmer. Aber *Arsenik* hat noch andere Charakteristika: Tödliche Erschöpfung, Todesangst und entsetzliche Unruhe, wie wir sie bei keinem anderen dieser

Mittel finden; Kadavergeruch, den man gleich beim Betreten des Zimmers bemerkt und der den anderen Mitteln nicht eigen ist. Auf diese Weise müssen wir unsere Medikamente beobachten, jedes erst einzeln studieren und sie dann miteinander vergleichen. Die Medikamente, deren Allgemeinsymptome einander ähnlich sind, müssen sodann noch in bezug auf Wärme und Kälte verglichen werden. Auf diese Weise bekommen wir eine Reihe von solchen Arzneien, bei denen Wärme bessert, und eine andere Reihe, bei denen Kälte bessert. Das ist unser Ausgangspunkt; dann müssen wir Einteilungen und Untereinteilungen vornehmen und so immer weiter fortfahren.

„Dicker, gelber Schleim im Halse; großer Durst. Steifheit des oberen Rumpfes. Völle- und Spannungsgefühl." Zunehmende Atemnot mit Husten. Bei *Apocynum* muß der Kranke wie bei *Apis* aufrecht im Bett sitzen, denn Liegen erhöht den Druck auf die Lungen und beengt den Atemraum. „Durst beim Erwachen und den ganzen Tag durstig. Großer Durst, aber Wasser ist schädlich." Der Kranke möchte wohl kaltes Wasser, aber es verursacht Magenschmerzen oder Erbrechen und Spannungsgefühl oder Unbehagen, so daß er sich schließlich vor kalten Getränken fürchtet. Warme Getränke bekommen ihm besser und lösen Behagen aus; kalte Getränke verschlimmern, aber auf Kaltes hat er Lust.

Es folgt: „Anschwellung und Erbrechen." Wir finden starke Schwellung aller Zellgewebe mit allgemeiner Wassersucht. Der Kranke ist „voll". Die Blutgefäße sind überfüllt. Der Magen ist erweitert. Der Kranke muß viel brechen; aber trotz der Überfüllung seines ganzen Körpers trinkt er oft und erbricht wieder. Essen kann er nur schlecht; er kann nichts bei sich behalten; es wird nichts verdaut. Dadurch entsteht ein Teil der Symptome: „Gefühl von Druck im Epigastrium und in der Brust", so daß der Kranke kaum Luft genug bekommt, um sich zu bewegen. Schon ganz wenig Nahrung gibt ihm das Gefühl des Aufgetriebenseins. Er hat nagenden Hunger, aber der geringste Bissen, schon ein Mundvoll Essen bläht ihn auf. Sein Magen ist voller Wasser; er erbricht große Mengen Wasser, Galle und Unverdautes. Der Magen wird in diesem wassersüchtigen Zustand schließlich sehr reizbar. Es ist, als ob nichts mehr hindurchginge. Schließlich tritt Darmlähmung ein. Die Nieren arbeiten nicht und Urin geht fast gar nicht mehr ab. Die Zunge entzündet sich. Alle Schleimhäute sind entzündet, auch die des Magens. Der Leib ist stark geschwollen. Bauchwassersucht.

Dann kommt eine andere Phase. Es scheint, als ob ein Organ nach dem anderen seine Funktion einstelle. Eierstöcke und Gebärmutter versagen, die Menstruation bleibt aus. Zuweilen scheint es, als ob das Versagen dieser Organe der Beginn des Leidens wäre. Eine Frau gerät allmählich in einen Zustand von schleichender Schwäche und Nervosität. Sie verliert ihre Monatsblutung, bekommt eine Empfindlichkeit des Leibes, Anschwellung von Bauch und Gliedern.

Apocynum hat sich auch als Heilmittel bewiesen bei Diarrhoe, die mit Wassersucht wechselt. Zuweilen stellt sich Diarrhoe ein, worauf alle anderen Beschwerden verschwinden. Einmal wurden in einem Fall von Wassersucht große Gaben von *Apocynum* verabfolgt, die eine eigentümliche Diarrhoe auslösten. Solange diese Diarrhoe dauerte, war die Wassersucht verschwunden. Aber die vielen Gaben von *Apocynum* verursachten eine Erweiterung der Milz und die Wassersucht kam wieder. Nach dem Absetzen von *Apocynum* versagte das Herz. Ähnliche Resultate sehen wir bei dem allopathischen Gebrauch von *Digitalis.* Nach längerer Anwendung muß der Arzt die Digitalis-Verordnung einstellen, und dann stirbt der Patient an Herzlähmung. Aber niemals wird der *Digitalis* die Schuld an dem Tode zugeschrieben, und nie scheint der so verordnende Arzt zu begreifen, daß *Digitalis* tötet.

Alle Funktionen sind geschwächt, die Funktionen der Haut, der Nieren, der Därme, der Gebärmutter; alle Organe neigen zu Wassersucht. Die Harnbeschwerden werden sehr lästig. Spärlicher Urin anfangs, später Urinverhaltung. Schmerzhaftes Urinieren; ständiger Harndrang, obwohl die Blase oft nur teilweise gefüllt ist. Der Kranke kann keinen Urin lassen. „Urinverhaltung mit großem Drang." „Paralyse der Extremitäten; Drang zum Urinieren." Betäubung und Kribbeln in den Extremitäten. Endlich totaler Kräfteverfall mit nachfolgender allgemeiner Wassersucht. Es zeigen sich wechselnde Zustände: Wassersucht wechselt mit reichlichen Ausleerungen. Die Wassersucht kann abnehmen durch starke wässerige Ausscheidungen aus dem Darm oder durch krankhaft vermehrte Tätigkeit der Nieren; der Urin wird dann so reichlich ausgeschieden, daß der Kranke gar nicht begreifen kann, woher soviel Wasser kommt. Plötzlich hört das auf. Der Urin wird wieder spärlich, die Gewebe werden ödematös und die Wassersucht nimmt zu. Nach einiger Zeit setzt das Herz aus. „Nur ein Drittel der normalen Urinmenge wird abgesondert, ohne Schmerzen in Nieren oder Blase. Totale Urinverhaltung bei Gehirnaffektionen." *Apocynum* war einst ein Mittel, das man allen Kindern gab, die an Bettnässen litten, und da es viele heilte, muß das Mittel diesem Symptom wohl entsprechen; aber es ist ein klinisches Symptom. Wenn man seine ausgesprochene Wirkung auf die Blase kennt, ist es nicht überraschend, daß es oft unfreiwilligen Urinabgang geheilt hat. Wassersucht der Geschlechtsorgane.

Wir haben das Ausbleiben der Monatsblutung, die Amenorrhoe, erwähnt, aber das Mittel hat auch eine bemerkenswerte hämorrhagische Neigung. Es bewirkt überall Blutung, besonders aus der Gebärmutter. Die Monatsblutung kann zu stark, zu häufig und zu langdauernd sein, aber auch außer der Zeit auftreten. Blutarmut infolge starker Gebärmutterblutungen; anschließend folgt Wassersucht. Die alten Ärzte pflegten *China* zu geben, wenn Wassersucht auf Blutungen folgte. Diese Arznei war von so allgemeinem Nutzen und half so oft, daß sie selten ein anderes Mittel verordneten. Aber *Apocynum* ist gleichfalls ein großartiges Mittel bei Wassersucht, die auf Blutung folgt. Es wirkt auf Blutung und Wassersucht zugleich. „Verlängerte Menorrhagie, oder sechs Wochen währende Gebärmutterblutung. Das Blut kommt in großen Klumpen, manchmal auch in flüssigem Zustand." Einen Tag oder zwei Tage lang mäßige Blutungen; plötzlich werden sie so stark, daß die Patientin nicht außer Bett bleiben kann; sie muß ganz ruhig liegen. „Schleimhautfetzen in dem flüssigen Blut." „Dauernde Menorrhagie oder anfallsweise auftretende Blutungen", bis die Patientin völlig erschöpft ist (wie bei *Phosphor, Ipecac.* oder *Secale*). Meistens hören die Gebärmutterblutungen auf, wenn eine bestimmte Blutmenge abgegangen ist. Wenn aber das Blut so flüssig ist wie bei *Apocynum,* stehen die Blutungen erst dann, wenn ein Zustand völliger Erschöpfung erreicht ist. Nun aber wird die Atemnot es der Patientin unmöglich machen, sich niederzulegen. Das kommt ebenso bei Brustwassersucht vor. Das Mittel macht auch eine hypostatische Kongestion der Lungen bei Patienten, die viel gesessen haben, so daß die Lunge sich von unten füllt; die Kongestion steigt nach und nach immer höher, bis ein großer Teil der Atmungsorgane behindert ist. „Großer Druck im Epigastrium. Schweratmigkeit. Ringen nach Luft. Keuchen und Husten." Es sind das die gleichen Symptome wie bei *Tart. emet.* Kleiner unregelmäßiger Puls; fast pulslos. Drohende Ohnmacht, sobald der Kranke versucht, den Kopf vom Kissen zu heben. Kleiner schwacher Puls. Herzbeutelwassersucht. Sehr lästiges Herzklopfen.

Argentum metallicum

(Silber)

Metallisches Silber ist ein sehr tiefwirkendes Mittel. Es war zu allen Zeiten eine wertvolle Substanz und wurde jahrhundertelang als bedeutsames Symbol betrachtet sowie als Medizin angewandt. Es ist ein Antisporicum und, nach seinen Symptomen zu urteilen, wohl auch ein Antisykoticum, ein Mittel gegen Flechten. Es greift tief in die Lebensvorgänge ein und wirkt besonders auf die Nerven bzw. die Nervenscheiden (Schmerzen längs der Nerven). Alle Knorpel werden von ihm betroffen. Es macht eine Hypertrophie, eine Massenzunahme der Gelenkknorpel, der Ohrknorpel und der Nasenknorpel.

Ferner bringt es knorpelige Gewächse und Geschwülste hervor sowie Infiltrationen. Es affiziert die Nervensubstanz und greift tief in den Organismus ein. Es ist ein ungewöhnliches Mittel, denn es beeinflußt den ganzen Menschen und speziell die sensiblen Nerven. Am Gehirn bewirkt es Veränderungen im Sinne einer allmählichen Erweichung. Ein eigentümlicher Zug seiner allgemeinen Wirkung bezieht sich auf die intellektuellen Fähigkeiten, während es mit Instinkten und mit dem Willen weniger zu tun hat.

Gedächtnis und Intellekt können gestört werden, so daß es zu Schwachsinn kommen kann. Vergeßlichkeit. Störungen der Denkfähigkeit. Gleichzeitig mit Kopfschmerzen, Rückenschmerzen und reißenden, ziehenden Schmerzen im ganzen Körper treten Störungen von Merkfähigkeit und Denkkraft ein. Das kommt auch bei Menschen vor, die gewöhnt sind, geistig zu arbeiten. Geschäftsleute, Schüler, Studenten, Professoren, Gelehrte und Denker geraten in einen Zustand, wo sie nicht mehr denken können und wo die geringste Anstrengung Schwindel erzeugt. Müde und matt. Alle Symptome sind schlimmer nach Schlaf. Anstatt für den neuen Tag erfrischt zu sein, wacht man morgens mit geistiger Ermüdung und Schwäche auf, so daß man sich kaum rühren kann, und nur mit der größten Mühe gelingt es, den geistigen und körperlichen Anforderungen des Tages nachzukommen. Ständige geistige Anspannung. Wer sich geistig etwas überanstrengt, bekommt Kopfschmerzen, hauptsächlich in der Stirn, aber auch im Hinterkopf.

Ein anderer eigentümlicher Zug von *Argentum:* ziehende, reißende Schmerzen längs der Nerven, besonders in den unteren Extremitäten. Ziehen, als wollten die Nerven in Stücke reißen. Kaltes, feuchtes, regnerisches, stürmisches Wetter erzeugt Rheumatismus — meistens nicht mit Gelenkschwellungen, obgleich auch dies der Fall sein kann —, sondern rheumatische Schmerzen längs der Nerven. Diese Schmerzen sind so arg, daß Stillsitzen unmöglich ist. *Argentum* heilt Rheumatismus nach kaltem, feuchtem Wetter und Frieren, besonders Gelenk- und Nervenrheuma mit dem Bedürfnis dauernder Bewegung. Mattigkeit und Erschöpfung mit so starken Schmerzen, daß der Kranke herumlaufen muß. Ein Palliativ bei diesen Schmerzen ist reichlicher Genuß von Kaffee, aber dieser unterdrückt die Krankheit und hinterläßt alle möglichen Beschwerden, unter denen der Kranke zusammenzubrechen droht, um mit der Zeit fast zu nichts mehr nütze zu sein. „Geistige Schwäche, körperliche Erschöpfung.“ Reißende, ziehende Schmerzen. Erkrankungen der Gelenke und der Gelenkknorpel. Ziehende Schmerzen längs der Knochen. Die Konstitution ist geschwächt. Der Kranke ist schon in jungen Jahren ein Wrack. „Ein Mann von vierzig Jahren sieht aus wie einer von achtzig.“

Ferner viele entzündliche Veränderungen. Entzündungen und Infiltrationen der Knorpel, die harte Knoten, harte Beulen und harte Klumpen bilden. *Argentum* erzeugt eine Hypertrophie der Knorpelgewebe mit Verdickungen an den Gelenken. Die Ohr- und Nasenknorpel sind verdickt. Infiltrationen, die zu Epithelgeschwülsten führen. Das Mittel ist ein hervorragendes Palliativ bei Scirrhus und Epithelgeschwülsten. Es heilt Epitheliome und leistet die wertvollsten Dienste bei der Heilung von Epithelgeschwülsten am Gebärmutterhals.

Geschwulstneigung überall. Geschwüre, die in den Knorpelgeweben anfangen, das Zellgewebe durchbrechen und reichliche Absonderung haben. Der Geschwürsgrund neigt zu Infiltrationen und wird hart.

Ein anderer bemerkenswerter Zug von *Argentum* sind Hodenaffektionen, vor allem rechts. Der linke Eierstock und der rechte Hoden werden besonders häufig affiziert. Solche Phänomene sind sonderbar; bei dem weiblichen Geschlecht bringt das Mittel Symptome auf der einen Körperseite, beim männlichen Geschlecht auf der entgegengesetzten Seite hervor. *Argentum* ist jedoch nicht das einzige Mittel, das diese Wirkung hat.

Argentum hat manche Geschwulstarten geheilt, Vergrößerungen der Eierstöcke und chronische Entzündungen. Es ist ein frostiges Mittel. Es will Wärme; die seinem Mittelbild entsprechenden Krankheiten werden durch Wärme gebessert. Wir konnten den Argentum-Kopfschmerz oft heilen, wenn wir den Kopf des Patienten warm einhüllten.

Diesem Medikament entspricht der Patiententyp mit Mangel an Lebenswärme. Er will warmgehalten werden. Neigt zu fortschreitender Magerkeit, wachsender Nervosität, zunehmender Sensitivität. Er wird von allen möglichen Launen beherrscht. Frauen, die mit Silber arbeiten, verhalten sich in ihrem nervösen Zustand oft so sonderbar und unberechenbar, daß sie sich jede Sympathie anderer Menschen verscherzen und für hysterisch gehalten werden. Tief wurzelnde Nervenstörungen, zunehmende Empfindlichkeit gegen die Umgebung.

Der psychische Zustand bei *Argentum met.* gleicht der Geistesverwirrung, wie sie durch seelische Erschütterungen hervorgebracht wird. Verlust des seelischen Gleichgewichts durch Angst, Ärger, Schreck und geistige Alteration, weil der Patient so empfindlich geworden ist. Bei Schmerzen deliriert er leicht, aber nicht so, wie es bei schleichenden Fiebern der Fall ist, sondern der Kranke wird wild und rasend. Er gerät in Geistesaufruhr, in Wut, in einen Zustand, in dem er überstürzt allen möglichen Unsinn schwatzt. Zuweilen wird er in der Unterhaltung ungewöhnlich erregt und bringt alles durcheinander, wenn er seinen Gedanken Ausdruck verleihen will. Dann fühlt er sich wie betrunken und sieht auch so aus. Er springt von einem Gegenstand zum anderen und schwatzt ungehemmt darauf los. Einen Augenblick scheint er logisch zu denken, aber schon im nächsten hat er alles vergessen, worüber er geredet hat.

„Unfähig, in Gesellschaft zu reden." Ist geistig ermüdet und vergißt, worüber er redet. Verliert den Faden der Unterhaltung; hat Angst zu reden, weil er glaubt, vom Reden Beschwerden zu bekommen. Muß er doch einmal sprechen, so wird ihm schwindelig. Der Kranke fühlt sich sonderbar und hat nervöses Schütteln oder nervöses Zucken. Solches Zucken trifft ihn, wenn er müde ist, wie ein elektrischer Schlag. Es kommt plötzlich, besonders wenn er zu Bett geht. Er denkt, nun sei alle Mühsal des Tages vorbei, nun könne er endlich ruhen, aber im Augenblick des Einschlafens wird er wie durch einen Schlag von Kopf bis Fuß aufgerüttelt, was sich öfters wiederholt und ihn zuweilen die ganze Nacht über zusammenfahren läßt. Seine Glieder, besonders die Beine, zucken zusammen und zittern, so daß er aufsteht und herumläuft, weil er davon Besserung erwartet.

Bei den Prüfungen von *Argentum nitricum* treten alle diese Symptome auch in Erscheinung, aber *Argentum met.* heilt sie schneller. HAHNEMANN weist in seiner Beschreibung dieses Mittels besonders auf die Wichtigkeit des Zusammenfahrens beim Zubettgehen hin. Zucken in den Gliedern wie ein elektrischer Schlag, der durch den ganzen Körper fährt. „Patient hat Angst um seine Gesundheit; denkt, daß er sicher zusammenbrechen wird", denn er wird immer schwächer. Gehen kann er nur schlecht, obwohl er dauernd unruhig ist. Er kann weder geistig noch körperlich etwas leisten, ohne sich Beschwerden zuzuziehen. „Viel Schwindel." Beim Denken und sobald er in ein warmes Zimmer kommt, wird ihm schwindelig — doch ist dies eine Ausnahme. Gewöhnlich ist der Kranke mehr gegen Kälte empfindlich. Zu Hause wird ihm schwindelig, sobald er in einem engen Zimmer ist.

Erstaunlich ist folgender Zug dieses Mittels: Genau mittags um zwölf stellen sich viele Leiden und Schmerzen ein. Frostgefühl, Kopfschmerz, Schmerz in den Eierstöcken, Drehen und Schwindel wie bei Trunkenheit. Kopfschmerz in der Stirn und im Hinterkopf. Einseitige Gehirnerkrankungen; einseitiger Kopfschmerz. Heftige Neuralgien im Kopf, zeitweise nur auf einer Seite und ganz tief im Gehirn. Meistens sitzen die Kopfschmerzen rechts, besonders bei geschwächten Patienten, die lange der Sonnenhitze ausgesetzt waren und dadurch erschöpft und überanstrengt sind. Auf der Kopfhaut, in den Ohren und hier und da am Körper juckende Stellen. Brennen und Jucken wie von Frost. *Argentum met.* macht das gleiche Jucken und Brennen wie *Agaricus*, hauptsächlich an Zehen und Ohren. Kratzen hilft nicht, obwohl der Patient kratzt, bis die Haut wund ist und näßt. Gehörgangsentzündung, die infolge des ewigen Bohrens und Kratzens nur schwer heilt. Kratzt sich die Haut ab wegen des Prickelns, Juckens und Brennens.

Ein weiterer sonderbarer Zug des Mittels betrifft die Augen. *Argentum* wirkt mehr auf die Lider als auf den Augapfel, beeinflußt aber auch das Sehen; es erzeugt Trübung bis Verlust der Sehkraft und bringt Infiltrationen bzw. knorpelige Verdickungen der Lider hervor. Die Schleimhaut ist infiltriert und hart; die Lider schließen sich krampfhaft und lassen sich nur mit Gewalt öffnen. Blepharitis mit Verdickung und Infiltration. Reichlicher Ausfluß.

Allgemein kennzeichnend für das ganze Mittelbild ist ein passiver, katarrhalischer Ausfluß, der manchmal dick und gelb, meistens aber dick und grau ist. Dicker grauer Auswurf aus den Lungen, aus den Luftwegen, aus der Speiseröhre und aus dem Kehlkopf. Grauer Schleim auch aus der Scheide, grauer Schleim aus der Harnröhre, grauer Schleim aus den Augen. Nur in wenigen Fällen zeigt sich gelber Ausfluß. Wenn im Kehlkopf, im Halse und an den Augenlidern Geschwüre auftreten, so wird dickes, gelbes Sekret abgesondert. Aber die Absonderung der schwärenden Schleimhautoberflächen ist meist grau, ausgenommen die der Harnröhre. Das Mittel hat chronische Gonorrhoe geheilt.

Wenn wir das Wesen von *Argentum met.* erfaßt haben, so wissen wir, was wir von ihm bei den einzelnen Symptomen erwarten dürfen. Außer den spezifischen Merkmalen eines Mittels müssen wir vor allem seine allgemeinen Eigenschaften kennen, das, was vorausgesetzt werden darf, was zur Natur des

Mittels gehört, damit wir evtl. widerspruchsvolle Einzelsymptome als Ausnahme erkennen können. Als charakteristischen Zug von *Argentum* haben wir das Jucken. „Kratzt im Ohr bis aufs Blut.“ Dieses Jucken ergreift das ganze äußere Ohr und erstreckt sich sogar bis in das innere Ohr hinein. Der Kranke kratzt, bis das Ohr rot geschwollen und blutig ist. Der Ohrknorpel wird knotig und infiltriert. Auch die Nasenknorpel sind infiltriert. *Argentum met.* heilt viele Fälle, bei denen der Chirurg einen Teil der inneren Nase operativ entfernt hat, damit der Patient besser atmen kann. „Verdickung der Nasenknochen, Anschwellung von Schleimhaut und Zellgewebe in den Nasengängen.“ *Argentum met.* ist oft in solchen Fällen angezeigt. Dieses Mittel hat eine sehr tiefgehende Wirkung. Wenn die Infiltrationen sich verdicken und verhärten, kann es zu Gelenkergüssen kommen. Das Mittel ist eines der wirksamsten bei Knorpelnekrosen. Gleichzeitig müssen aber die nervösen und psychischen Symptome des Mittels vorhanden sein. Der Patient sieht kränklich, bleich, verkümmert und matt aus. Der Argentum-met.-Patient ist ein armer, elender Mensch, der schon seit Jahren in homöopathische Behandlung hätte kommen müssen, der aber immer noch gerettet werden kann, wenn die Krankheit nicht allzuweit vorgeschritten ist.

„Schmerzhaftes Ziehen im Halse. Der Hals ist wund und rauh beim Atmen.“ Das bezieht sich auf den Kehlkopf. „Schmerzhaftes Wundheitsgefühl beim Atmen. Im Kehlkopf Rauhigkeit vom Husten. Große Sekretmengen werden leicht ausgeworfen. Schwellung der Drüsen rechts im Halse.“

Argentum met. macht ferner Bauchbeschwerden. Zerschlagenes, wundes Gefühl im Leibe. Wenn die katarrhalische Entzündung der Schleimhäute in eine allgemeine Blutfülle in allen Geweben des Leibes übergeht, tritt Diarrhoe oder Verstopfung ein von überaus hartnäckigem Charakter oder Tuberkulose der Bauchdrüsen, Abmagerung, Schwäche, Zittern. Paralytische Empfindungen hier und da im Körper.

Schmerzhaftes Wundheitsgefühl im ganzen Leibe in Verbindung mit Urinbeschwerden. *Argentum met.* entspricht torpiden Gewebsbildungen wie Tuberkulose, krebsartigen Affektionen und Infiltrationen. Trockener Stuhl wie Sand. Unverdauter Stuhl; qualvolle Entleerung. Katarrhalische Entzündung der Schleimhäute im gesamten Harntrakt. Das Mittel heilt Albuminurie, Diabetes mit Eiweiß im Urin und chronische Nierenleiden. Enorme Mengen molkenartigen Urins. Reichliche Urinabsonderung. Kinder nässen sich nachts ein. Kranke von schwächlicher Konstitution lassen im Schlaf Urin unter sich.

Argentum met. hat ausgesprochene Wirkung auf männliche und weibliche Geschlechtsorgane. Beim Mann beeinflußt es hauptsächlich die Hoden. Harte Infiltration der Hoden. „Quetschende Schmerzen in den Hoden.“ In der Originalprüfung heißt es: „Quetschende Schmerzen im rechten Hoden.“ „Das Beinkleid vermehrt den Schmerz beim Gehen.“ Entzündung mit Infiltration. Chronische Entzündung; chronische Orchitis (Hodenentzündung). Bei einer zunächst für Krebs gehaltenen Krankheit, die im Nebenhoden begann und der eine Gonorrhoe nachfolgte, hat *Argentum met.* den Hoden geheilt. Entzündung, große Härte, Schmerz, Anschwellung, Brennen und Stechen.

Ein anderes Symptom ist ebenfalls von großer Wichtigkeit: „Das gelblich-grüne Sekret einer Gonorrhoe von indolentem Charakter, die vom Beginn an gerechnet acht Monate dauert." Dieses klinische Symptom hat sich für *Argentum* bestätigt. Es ist ja eine natürliche Erscheinung bei Gonorrhoe, daß der Ausfluß im ersten Stadium gelb oder gelblich-grün und dick ist, daß er dann heller und heller wird, bis er nur noch weißlich ist. Dieser Verlauf entspricht dem Arzneibild von *Argentum met.* Das Mittel ist auch in Fällen angezeigt, wo die Schleimhaut ein gelbliches Sekret absondert. Wenn der Schmerz aufgehört hat, wird der Ausfluß gewöhnlich heller; in Argentum-met.-Fällen hört der Schmerz zwar auch auf, aber der dicke, gelbe oder grüne Ausfluß bleibt. In solchen verschleppten Fällen ist die Mittelwahl schwer; ihnen entspricht eine besondere Klasse von Mitteln: *Argentum met., Alumina, Aluminium, Sulfur.* Im Anfangsstadium denkt man gewöhnlich nicht daran, aber später ist der allgemeine konstitutionelle Zustand des Patienten entscheidend für den Charakter seiner Symptome und damit auch für die Mittelwahl.

Bei der Frau finden wir Eierstocksleiden, harte Infiltrationen und Cysten, die durch *Argentum met.* geheilt werden. Ferner Eierstocksgeschwülste: vor allem große, verhärtete Eierstöcke, besonders links (der rechte Hoden, der linke Eierstock, siehe oben). „Schmerz im linken Eierstock und im Rücken, Vorfall mit Schmerzen im linken Eierstock. Kreuzschmerzen." Die berichteten Heilungen beziehen sich hauptsächlich auf den linken Eierstock, obgleich das Mittel die Leiden beider heilen kann.

Ein anderer typischer Zug von *Argentum met.* ist die Schwäche. Schlaffheit der Muskeln im ganzen Körper; Zittern. Hierbei finden wir Gebärmuttersenkung oder -prolaps infolge Erschlaffung der Beckenmuskulatur und des Bandapparates. Die homöopathischen Mittel haben die erstaunliche Fähigkeit, die Elastizität wiederherzustellen und die vorgefallene Gebärmutter wieder in ihre normale Lage zurückzubringen. Das herunterziehende, herunterdrängende Gefühl, das Gefühl von etwas Trichterförmigem, wie es die Frauen oft beschreiben, das Gefühl, als würden die inneren Teile herausgedrängt, wird dann auch behoben. *Argentum met.* ist eines der hier in Frage kommenden Medikamente. Das ganze Becken ist blutüberfüllt, das Beckengewebe ist infiltriert: Verhärtungen drohen; die Beckenorgane sind geschwollen. Der Gebärmutterhals ist blutüberfüllt und verhärtet, neigt zu Geschwürsbildung und ist erheblich vergrößert. *Argentum met.* ist ein wirkungsvolles Palliativ bei Epitheliom des Gebärmutterhalses mit brennenden, stechenden Schmerzen und reichlichem, übelriechendem, gelblich-grünem, blutigem Ausfluß. Es hat auch Menorrhagie und zu starke Monatsblutungen geheilt. Die Erschlaffung, die bei Blutungen vorhanden ist, wird bald beseitigt, wenn alle Symptome passen und wenn der allgemeine Zustand dem Mittel entspricht. Geschwüre der Gebärmutter, blutwässeriger, eitriger Ausfluß. „Zuweilen blutiges Wasser von unerträglichem Gestank.“ Das Mittel ist von großem Nutzen bei übelriechendem Weißfluß. „Der Gebärmutterhals ist sehr geschwollen, bildet eine schwammige Masse und ist an verschiedenen Stellen von tiefen Geschwüren durchsetzt.“ Wo das Mittel bei Faserkrebs der Gebärmutter gegeben wurde, heißt es: „In weniger als drei Tagen war der faulige Geruch gänzlich fort.“ Wenn ein Mittel in dieser Weise wirkt, schränkt es auch das Wachstum des Ca. ein: Ein Krebskranker, der sonst nur noch 10—15 Monate zu leben hätte, kann noch 2—3 Jahre ohne Beschwerden am Leben bleiben. Das Mittel hält die Geschwürsbildung auf, wenn es zum Krankheitsbild paßt, es hemmt die Zerstörung und erhält den Patienten jahrelang beschwerdefrei, obwohl bei Krebsleiden die Lebenskraft erheblich vermindert ist.

Nun kommen wir zu den Krankheiten des Kehlkopfs. *Argentum met.* ist ein ausgezeichnetes Kehlkopfmittel. Verlust der Stimme mit Entzündung von Überanstrengung, wie sie bei Sängern und Rednern vorkommt, also bei Menschen, die den Kehlkopf sehr strapazieren. Es ist eine paralytische Schwäche der Stimmbänder. Durch das ganze Mittelbild geht Verschlimmerung durch jede kleine Überanstrengung — eine Neigung zur Lähmung mit Verschlimmerung durch Überanstrengung. Das gilt für die Lungen und auch für alle anderen Körperteile. Stimmverlust bei Kehlkopftuberkulose. Sänger und Redner mit schwächlicher Konstitution, schlechter Verdauung und erblicher Belastung bekommen leicht Kehlkopftuberkulose und damit ist die Stimme verloren. Geschwürsbildungen sind die Folge, und schließlich zieht sich das Leiden hinab in die Lungen. Die Kranken magern ab, Nachtschweiße stellen sich ein.

Erkältungen, die sich auf den Kehlkopf schlagen. „Patient kann kein lautes Wort sprechen.“ Beständiges Kitzeln im Halse mit Hustenreiz. Rauhigkeit und Wundsein des oberen Kehlkopfs. Lachen verschlimmert den Husten und den Kitzel. Lachen verursacht Kitzel im Kehlkopf. Der Kranke wirft große Mengen von grauem Schleim aus. Sind die Lungen oder die tieferen Luftwege gereizt, dann bringt das Lachen den Kranken zum Husten, so daß er etwas grauen Schleim auswirft. „Über der Luftröhrengabelung Rauheitsgefühl an kleiner umschriebener Stelle. In der Mitte der Brust ein rauhes Gefühl. Manchmal wird es als Brennen, manchmal als Reißen oder Stechen bezeichnet.“ Diese Symptome sind einander so gleich, daß eins fürs andere gelten kann. Rauhigkeit und Heiserkeit der Stimme. Kehlkopfschwindsucht bei heruntergekommenen jungen Menschen. Ein junger Mann von 25 Jahren sieht aus wie einer von 50. Viele Runzeln wie von vielen Sorgen. Trockener Husten, der nur wenig grauen Schleim herausbefördert. Der Kranke kann sich gelegentlich auch einmal erholen und ziemlich gut aussehen. Tiefsitzender Husten, verschlimmert durch Sprechen. Lachen verursacht Husten und reizt die Kehlkopfschleimhaut. Drohende Schwindsucht und trockener Husten werden von diesem Mittel beseitigt. Ein kurzer, trockener, krächzender Husten ist besonders typisch für *Argentum.* Heftiger, krampfhafter, erschütternder Husten (wie bei *Bryonia*). Beim Husten ein wundes Gefühl im Halse. „Der Husten ist von leichtem Auswurf begleitet." Der Kranke hustet weniger, um den Auswurf herauszubringen, als um den lästigen Reiz loszuwerden. Wenn Schleim da ist, kommt der Husten meist leicht. Der Argentum-met.-Husten löst sich nicht so schwer wie bei vielen anderen Mitteln, er kommt ganz leicht. „Leicht löslicher Schleim im Kehlkopf, der ohne Anstrengung ausgeworfen wird."

Der Kranke hat ein Gefühl von Schwäche in der Brust. Es gibt zwei Mittel, zu welchen dieses Symptom paßt und die nicht leicht zu unterscheiden sind (schwache Stimme, schwache Brust; Empfindung, daß Atmung, Sprechen und Husten erschwert sind, weil die Brustmuskeln so schwach sind). Diese beiden Mittel sind *Argentum met.* und *Stannum.* Beiden entspricht eine große Schwäche der Brustmuskeln. Der Patient hat ein Gefühl von Muskelschwäche in der Brust, das ihn nachdenklich stimmt. Es besteht eine paralytische Schwäche der Brust, die aber ganz verschieden ist von der bei *Antimon. tart.*, wo die Symptome viel heftiger sind. So ist es bei *Argentum met.* und bei *Stannum* nicht. Die beiden passen bei langwierigen Krankheiten, wo „große Schwäche der Brust" das bedeutet, was wir vorhin beschrieben haben und was die Patienten zu beschreiben sich oft vergeblich bemühen. „Herr Doktor, ich habe so eine schwache Brust."

Endlich macht *Argentum met.* viel Herzbeschwerden und andere Herzsymptome. Gefühl von Zittern in der Brust. Ein Gefühl von Beben, Flattern oder Zittern, wie die einzelnen Patienten es in verschiedener Art beschreiben. Diese zitternde Schwäche des ganzen Körpers, der Hände und Füße mit Herzklopfen und allgemeinem Tremor kennzeichnet das Mittelbild. „Häufiges Herzklopfen. Herzklopfen während der Schwangerschaft. Herzklopfen nachts. Herzklopfen verbunden mit Kopfschmerz", mit allgemeiner Schwäche, mit zunehmender Schwäche. Vor allgemeiner Schwäche schlagen beim Gehen die Knie aneinander. Zittern in den Knien. Die Glieder werden steif. Taubheitsgefühl in den Gliedern, als ob sie eingeschlafen wären. Kräfteverfall. Manche Beschwerden sind in der Ruhe schlimmer. Jede nur denkbare nervöse Erregung kommt bei *Argentum met.* vor.

Argentum nitricum

(Höllenstein)

Die Prüfung dieses Arzneimittelbildes ergibt noch mehr intellektuelle Symptome als bei *Argentum met.*, während die Affekte nur in geringem Grade betroffen sind. Wir finden ein Überwiegen der geistigen Symptome, vor allen Dingen Störungen von Gedächtnis und Denken. Der Kranke wird bei Auseinandersetzungen über sein Tun und seine Gewohnheiten aufs höchste gereizt. Er ist unlogisch, unvernünftig, verhält sich sonderbar, kommt zu wunderlichen Schlüssen und handelt närrisch. Er hat alle möglichen Einbildungen, Illusionen, Halluzinationen. Er wird von beunruhigenden Gedanken gequält, besonders nachts, so daß er sehr ängstlich wird. Das wiederum macht ihn hastig und unruhig, er springt auf und läuft herum; es treibt ihn zu immer schnellerem Laufen, er rennt, bis er matt und müde ist. Sonderbare Vorstellungen, Ideen und Befürchtungen kommen ihm in den Sinn. Er glaubt, er werde einen Anfall oder eine Krankheit bekommen. Sonderbarerweise meint er, wenn er irgendwo um eine Straßenecke biege, werde er Aufsehen erregen, hinfallen oder einen Anfall bekommen; um das zu vermeiden, macht er einen großen Umweg. Sein Geisteszustand ist so gestört, daß er allen möglichen Impulsen nachgibt. Sonderbare Ideen steigen in ihm auf. Wenn er über eine Brücke oder einen hochgelegenen Weg geht, ängstigt er sich, daß er sich das Leben nehmen könnte, daß er hinunterspringen werde und was dann wohl werden würde. Zuweilen überkommt ihn tatsächlich das Verlangen, von einer Brücke ins Wasser zu springen. Wenn er aus dem Fenster sieht, beginnt er zu grübeln, wie schrecklich es sein würde, wenn er aus dem Fenster spränge, und zuweilen spürt er das Verlangen, wirklich aus dem Fenster zu springen. Er hat Todesfurcht und Todesahnungen und zuweilen sagt er seine Sterbestunde voraus (wie bei *Aconit*). Wenn er an die Zukunft denkt, hat er Angst. Wenn er etwas vorhat oder etwas zu tun versprochen hat oder etwas Bestimmtes erwartet, so hat er Angst. Bei Verabredungen ängstigt er sich bis zu der festgesetzten Stunde. Wenn er mit der Bahn eine Reise machen will, ist er voller Angst und Furcht und Besorgnis und bebt vor Nervosität, bis er im Wagen sitzt; dann erst geht es vorüber. Wenn er einen Bekannten an einer bestimmten Straßenecke treffen soll, ist er voller Angst und Unruhe; vor Angst bricht ihm Schweiß aus, bis die Sache erledigt ist. Nicht nur dieses Symptom ist vorhanden, sondern es treten auch Symptome als Folgeerscheinungen seiner Angst auf. Er ist erregbar, ärgert sich leicht und bekommt infolgedessen Schmerzen. Bei ärgerlichen Vorfällen wird er gleich wütend und bekommt Kopfschmerzen; Husten, Schmerzen in der Brust und Schwäche folgen auf seinen Ärger. Die Angstzustände bringen viele andere Beschwerden mit sich. Wenn er ausgeht, zu einer Hochzeit oder ins Theater oder zu irgendeiner besonderen Veranstaltung, befürchtet er, z. B. Diarrhoe zu bekommen. Daran zeigt sich, daß wir es hier mit einem sehr merkwürdigen Medikament zu tun haben. Der Kranke gibt alle möglichen verdrehten Gründe für sein sonderbares Verhalten an, um dadurch gewissermaßen seine Albernheit, die er selbst erkennt, zu bemänteln. Traurigkeit, Verwirrung und Melancholie, mangelndes Gedächtnis.

Konstitutioneller Kopfschmerz bei Gehirnüberanstrengung und geistiger Übermüdung. *Argentum nitr.* paßt bei geistiger Erschöpfung, bei Kopfschmerz, bei nervöser Erregung, bei Zittern und organischen Herz- und Leberstörungen von Geschäftsleuten, Studenten und Geistesarbeitern, bei Leuten, die viel Aufregungen gehabt haben, auch bei Schauspielern mit häufigem Lampenfieber. Diese Geistesverfassung verschlechtert sich, bis ein allgemeiner Schwächezustand eintritt mit Zittern, Paralyse, Betäubung, gestörten Funktionen, Herzklopfen und Pulsieren im ganzen Körper. Der nervöse Zustand führt schließlich zu völliger Zerrüttung aller Körperorgane. Der Magen und die Verdauung versagen, so daß es zur Gärung des Speisebreis kommt, der Bauch wird von Blähungen aufgetrieben und schmerzt. Zirkulationsstörungen mit Herzklopfen. Blutüberfüllung und Pulsieren überall im Körper. Die Blutgefäße erkranken. Atheromatöse Entartung und Erweiterung der Venen, Krampfadern. Fortschreitende Schleimhaut- und Hautgeschwüre. Das Herz wird zunehmend schwächer, die Extremitäten werden kalt und blau, auch die Lippen sind kalt und blau. Verschlimmerung aller Symptome durch geistige Anstrengung, Theaterbesuch, Zusammensein mit Freunden, getroffene Verabredungen usw.

Das Mittelbild ist deutlich neural betont. Reißende, ziehende Schmerzen in den Extremitäten; solche Schmerzen finden wir bei locomotorischer Ataxie, bei Störungen der Bewegungskoordination; blitzartig einschießende Schmerzen. Der Argentum-nitricum-Patient hat in seiner ganzen Symptomatik große Ähnlichkeit mit dem Pulsatilla-Patienten. Er verlangt nach kalter Luft, kalten Getränken und kalten Speisen; er will Eis, Speiseeis und kalte Luft für seinen Kopf; er kommt um im warmen Zimmer und in warmer Kleidung; Türen und Fenster sollen offen sein; er kann im dumpfen Zimmer nicht atmen; meint zu ersticken, wenn andere Menschen im Zimmer sind; kann in keine Kirche, in kein Theater, in kein Vergnügungs- oder Versammlungslokal gehen. Er muß zu Hause bleiben; er fürchtet die Menge und fürchtet geschlossene Räume.

Das Mittel macht besonders auf den Schleimhäuten viele Geschwüre. Im Halse sind Geschwüre; Geschwüre an Augenlidern und Bindehaut; Geschwüre in der Blase, in der Gebärmutter und am Gebärmuttermund, in der Scheide und an den äußeren Geschlechtsteilen. Diese Neigung zur Geschwürsbildung erscheint bemerkenswert; die alte Schule hat das Mittel benutzt, um Geschwüre zu beizen und dadurch zur Abheilung zu bringen. Wir wissen, daß *Phosphor* brennt und die Neigung hat, Geschwüre zu vergrößern und zu vertiefen, während *Argentum nitricum* Geschwüre zum Heilen bringt. Die Affinität zur Geschwürsbildung gehört zum Wesen dieses Mittelbildes. Auf den Schleimhäuten finden wir rote Verdickungen, Granulationen, Gefäßerweiterungen und Rötungen. Die Geschwüre sind sehr empfindlich.

Frauenleiden verschlimmern sich vor und während der Periode. Die Argentum-nitricum-Symptome bei Frauen sind während der Periode am schlimmsten. Die Kranke leidet unter sehr starken Monatsblutungen und an allen möglichen nervösen Erscheinungen. Auch Neigung zu Hämorrhagie findet sich im Mittelbild. Blutende Geschwüre; Nasenbluten; Lungenblutungen. Der Urin ist blutig. Starker Weißfluß; vermehrte Monatsblutungen; Menorrhagie; Blutung aus den

Schleimhäuten, gewöhnlich aus der Gebärmutter. Das Mittel hat veraltete Magengeschwüre geheilt, wenn Blutbrechen dabei war.

Die Verschlimmerung während der Menstruation ist überraschend stark und so typisch, daß man beinah denken könnte, es gäbe keinen Argentum-nitricum-Fall außerhalb dieser Zeit. Herzklopfen. Zittern. Kälte der Hautoberfläche, trotzdem Verlangen nach kalter, frischer Luft. Blaue Lippen. Kälte der Extremitäten; die unteren Extremitäten werden bis zu den Knien blau vor Kälte, auch die Hände und Arme bis an die Ellenbogen. Trotz dieser inneren Kälte hat die Kranke Verlangen nach kalten Speisen, nach irgend etwas Kaltem. Diese Zeichen findet man nur zur Zeit der Periode so ausgeprägt.

Ein weiterer auffallender Zug: der Patient kann nicht auf der rechten Seite liegen, weil er davon starkes Herzklopfen bekommt. Wir haben viele Mittelbilder mit Herzklopfen, das sich durch Liegen auf der linken Seite verschlimmert, aber solche, die durch Liegen auf der rechten Seite schlimmer werden, machen stutzig. Das ist ungewöhnlich und absonderlich, aber eine so ausgeprägte Erscheinung bei unserem Mittel, daß es zu seinen allgemeinen Zügen gerechnet werden kann, zumal es ein mit den allgemeinen Symptomen verquicktes Herzsymptom ist. Wegen dieser Empfindlichkeit ist der Kranke genötigt, eine andere Lage einzunehmen; er muß aufstehen und umhergehen, nur wegen seiner Beschwerden in Rechtslage. Der Patient sagt, er fühle sein Herz vom Kopf bis zum Fuß schlagen, wenn er auf der rechten Seite liege. Überall pulsiert es, wenn er rechts liegt. Vergessen wir nicht, daß die blähende Wirkung des Medikaments sehr ausgeprägt ist. Angeführt wird: Der Kranke ist aufgebläht zum Bersten und spürt kaum eine Erleichterung durch Abgang von Winden oder Gasen.

Der Kranke ist von der unglücklichen Idee besessen, daß alle seine Unternehmungen notwendig fehlschlagen werden. Wenn er geht, wird ihm schwach vor Angst, was ihn zu um so schnellerem Gehen veranlaßt. Stets sind die psychischen Symptome vorherrschend.

Der Kopfschmerz ist von kongestivem Charakter; beträchtliches Klopfen, gebessert durch Kälte und feste Bandagen. Der Kranke verlangt eine möglichst feste Bandage um den Kopf. Kopfschmerz von geistiger Überanstrengung und Aufregung, verbunden mit Schwindel, Übelkeit und Erbrechen. Schmerzen auf der rechten Seite des Kopfes, reißende, schneidende, stechende, pulsierende Schmerzen. Gefühl, als sei der Kopf bedeutend vergrößert.

Die Augensymptome sind so zahlreich, daß sie nicht alle aufgezählt werden können. Sie haben den allgemeinen Charakter, wie wir ihn bei katarrhalischen Zuständen mit Geschwürsbildung finden, die sich durch Kälte bessern. Alle diese Augensymptome werden schlimmer durch Aufenthalt im warmen Zimmer und durch Sitzen am Feuer. Verlangen nach kalten Umschlägen, kalten Waschungen. Starke Lichtscheu, die im warmen Zimmer zunimmt. Der Kranke will es kalt und dunkel haben. Die Blutgefäße des Auges sind so geschwollen und gerötet, daß das Auge ein rauhes, wundes Aussehen bekommt. „Chemosis mit wulstigen Gefäßen"; „Cornea opaque". Eiterung der Hornhaut bei neugeborenen Kindern; reichlicher Eiterausfluß aus den Lidern. Die Ärzte der alten Schule behandeln bis auf den heutigen Tag die Augen mit *Argentum nitricum*, wenn diese Symptome vorhanden sind. Photophobie durch langes Hinsehen bei feinen Handarbeiten oder Lesen bei kleinem Druck. Schlimmer im warmen Zimmer. Wenn jemand plötzlich weitsichtig geworden ist, so haben wir es nicht mit Altersschwäche, sondern mit einem kongestiven Zustand zu tun, also mit etwas, was geheilt werden kann. Der Kranke kann Gedrucktes plötzlich nicht mehr in der üblichen Entfernung erkennen, er muß es weit von sich halten. Wenn das im Alter von 25 Jahren oder bei einem Kinde vorkommt, hilft *Argentum nitricum*. Das Mittel hat Akkommodationsschwäche erzeugt und geheilt, ebenso „Ödeme der Augenlider".

Ödematöse Schwellungen sind typisch für das gesamte Mittelbild: wassersüchtige Zustände, wo Wassersucht nur irgend vorkommen kann.

Auch das Gesicht bietet charakteristische Züge: „Der Schweiß steht in Tropfen auf dem Gesicht." „Gesicht eingesunken, bleich, bläulich, sieht vorzeitig alt aus." „Gesicht blau, Atem schwer, Pulslosigkeit."

Eine andere Eigenschaft des Mittels ist seine Affinität zu Warzenbildung. Neigung, das Wachstum von Warzen zu fördern. Im Halse bilden sich kleine warzenähnliche Auswüchse; polypenartige Gewächse im Halse, an den Geschlechtsorganen und am After; daher der große Nutzen von *Argentum nitricum* bei sykotischen Konstitutionen. Es macht einen Ausfluß, der seine Anwendung bei sykotischen Konstitutionen rechtfertigt.

„Gefühl beim Schlucken wie von einem Splitter im Halse." Bei Halsentzündungen mit Geschwüren wird man ohne weiteres die nahe Verwandtschaft mit *Hepar* erkennen. Bei *Argentum nitricum* verlangt der Kranke nach einem kalten Zimmer, nach kalter Luft und nach kalten Anwendungen. Bei *Hepar* will er jedoch warme Getränke, warme Kleidung, warmes Zimmer und kann nicht einmal die Hand aus dem Bett strecken, ohne daß er Halsschmerzen bekommt. Also ganz entgegengesetzte Erscheinungen, aber beide Mittelbilder haben das Splittergefühl im Hals. Bei trockenem chronischem Katarrh machen *Alumina* und *Natrium muriaticum* das gleiche Splittergefühl; aber bei gerötetem Hals mit Anschwellung und Schmerz verschaffen beide Mittel keine Besserung, da sind *Argentum nitricum* und *Hepar* besser. „Splittergefühl im Halse wie von Fischgräten." *Acid. nitricum, Hepar* und *Argentum nitricum* sind die vorzüglichsten Mittel bei diesem Fischgrätengefühl. Bei vielen Mittelbildern finden wir Stechen im Halse, aber das Gefühl, als hätte der Kranke eine Gräte verschluckt, die ihm im Hals steckengeblieben sei, ist ein spezifisches Symptom für *Argentum nitricum*.

Wir wissen, daß *Argentum nitricum* bei Halsgeschwüren mit Erfolg angewandt wird und daß es bei langdauernden Kongestionen des Halses gut wirkt.

Katarrh mit Stimmschwäche. Warzenähnliche Gewächse, Condylomata usw. Verlust der Stimme, Anschwellung der Schleimhäute rings um die Stimmbänder und Lähmung der Stimmbänder.

Appetitlosigkeit; auch Getränke werden abgelehnt. Das ist ein anderer Zug des Mittels. Verlangen nach Zucker. Der Kranke muß ihn durchaus haben, dabei macht er ihn elend, erzeugt Aufstoßen, zunehmende Blähungen, Magensäure. Er kann den Zucker nicht verdauen. Dieser erzeugt außerdem Diarrhoe. Wenn die Mutter Süßigkeiten ißt, bekommen Säuglinge grüne Diarrhoe. Es ist erstaunlich, daß das Kind von der Mutter diese Zuckersymptome bekommen kann und wie schnell das Kind reagiert, wo doch Zucker jeden Tag gebraucht wird. Wir erinnern uns eines Falles, der von uns behandelt wurde. Das Baby hatte einwandfrei Mercur-Stühle, die grasgrün waren. Auch *Chamomilla* hat grasgrüne Stühle, ebenso *Arsenik* und viele andere Mittel. Als „Routinebehandler" kam ich damals auf nichts anderes als auf *Mercur*. Aber obgleich das Baby *Mercur, Arsenik* und *Chamomilla* bekommen hatte, trat keine Besserung ein, bis ich merkte, daß die Mutter Konfekt aß. Als ich sie fragte, ob sie Süßigkeiten äße, sagte sie nein. Ihr Mann aber bestätigte, daß er ihr alle Tage ein Pfund Konfekt bringe. „Ach, das macht doch nichts aus", meinte die Mutter. Aber das Baby wurde erst gesund, als die Mutter das Konfektessen sein ließ. „Unwiderstehliches Verlangen nach Zucker." Eine ganze Anzahl von Medikamenten löst diesen Hang nach Süßigkeiten aus, und viele Menschen können ungestraft Süßes essen. Es ist sonderbar, daß Nahrungsmittel wie Milch, Zucker, Salz, Stärkemehl usw., Dinge, die jeden Tag auf den Tisch kommen, krank machen können. Es gibt aber Menschen, die von jedem Teelöffel voll Stärkemehl, Ei oder Zucker sich elend fühlen. Das ist immer sonderbar und eigentümlich, weil diese Erscheinung nicht nur den Magen betrifft, sondern den ganzen Menschen. Wenn der Patient nach Genuß von Zucker Diarrhoe bekommt, so ist das nicht nur ein lokales und spezielles Symptom, sondern der ganze Patient ist krank, schon bevor die Diarrhoe beginnt; die Diarrhoe ist lediglich ein Ausdruck dieser Sachlage und sollte als Allgemeinsymptom des Mittels besonders nachgeprüft werden.

„Das Erbrochene macht schwarze Flecke." Fortwährendes Erbrechen von Speisen. Es wird immer wieder ein Mundvoll erbrochen, bis der Magen leer ist. Aufstoßen von Luft und dabei immer wieder ein Mundvoll unverdauter Speise (wie bei *Phosphorus* und *Ferrum*).

„Aufstoßen erleichtert." „Massenhafte Blähungen." „Häufiges Aufstoßen." Aufstoßen erleichtert aber nicht immer. Das Aufstoßen ist eher wie bei *China*. Das Aufstoßen bei *Carbo veg.* erleichtert für einige Zeit, dann fühlt der Kranke sich besser. Bei *Carbo vegetabilis* ist der Kranke zum Bersten aufgetrieben, kann aber keine Winde lassen; endlich nach vieler Mühe kommt die Luft hoch, und dann fühlt der Kranke Erleichterung. Bei *China* ist der Kranke auch zum Bersten aufgebläht und alle Augenblicke stößt er Luft auf, aber ohne Erleichterung; die Patienten sagen oft, es wäre ihnen, als ob es nach dem Aufstoßen schlechter würde. Damit meint der Kranke, daß Aufstoßen ihm keine Erleichterung verschaffe. Mit *Argentum nitricum* ist es zuweilen auch so. Es hat aber offenbar beide Modalitäten. „Die gastrischen Leiden sind von Aufstoßen begleitet.“ „Das Aufstoßen ist schwierig; schließlich entweicht Luft mit großer Gewalt.“ „Übelkeit nach jeder Mahlzeit, Übelkeit mit quälender Anstrengung zum Erbrechen.“ Oft sieht man, wie diese Argentum-nitricum-Patienten im selben Augenblick erbrechen und Stuhl lassen. Also gleichzeitige Entleerung nach oben und unten mit großer Erschöpfung wie bei Cholera; der Kranke ist abgespannt, ermattet und schwach. „Das Erbrechen ist braunstreifig und flockig, wie Kaffeesatz.“ Magen, Leber und Bauch sind voller Schmerzen. Der Bauch ist aufgetrieben von den quälenden Blähungen. Entzündung des Magens, Geschwürigkeit des Magens, quälende Diarrhoe. Diarrhoe mit vielen Blähungen. Bei Säuglingen Stuhl mit vielen Blähungen und Beschwerden; schleimig-blutige Stühle und Tenesmus. „Diarrhoe bei Kindern nach dem Entwöhnen.“ Ein anderer Zug des Mittels in Verbindung mit der Diarrhoe und Dysenterie ist der, daß mit dem Stuhl Fetzen diphtherischer Membranen abgehen. Hautfetzen kommen aus dem Rectum mit dem Stuhl. Stühle von grünem, stinkendem Schleim mit lauten Blähungen des Nachts.

„Der Urin geht unwillkürlich und ununterbrochen ab.“ „Drang zum Urinieren, wobei aber der Urin weniger frei und leicht abgeht.“ „Blutung aus der Harnröhre, schmerzhafte Erektionen; Gonorrhoe.“ Beim Mann ist die Gonorrhoe höchst schmerzhaft mit schmerzhaften Erektionen. Bei der Frau ist die Scheide außerordentlich schmerzhaft und die äußeren Teile sind geschwollen. Die Scheide ist beim Urinieren wie wund; blutiger Ausfluß. Beim Mann Hodenentzündung von unterdrücktem Ausfluß. Bei der Frau Eierstocksgeschwulst, Entzündung aller Beckenorgane. Große Schmerzen im ganzen Becken. Besonders wirksam ist *Argentum nitr.* bei unterdrückter Gonorrhoe, beim Mann, wenn Hodenentzündung vorliegt, und bei der Frau, wenn die Eierstöcke und das Becken entzündet und empfindlich sind. Blutung aus der Scheide, Geschwürigkeit der Gebärmutter. Coitus ist schmerzhaft oder unmöglich. „Schmerzen wie von Splittern in und an den Geschlechtsorganen.“ Bei diesem Gefühl sind Geschwüre vorhanden. „Vorfall mit Geschwürigkeit des Gebärmuttermundes oder des Gebärmutterhalses.“ Hämorrhagie von kurzer Dauer. Schießende Schmerzen durch Bauch und Magen. Gebärmutterblutung außerhalb der Menstruationszeit. Beschwerden nervöser Frauen bei Monatsblutung. Periode unterdrückt oder schwach. Beschwerden während der Schwangerschaft.

Unter den Symptomen von Herz und Puls: „Angst mit Herzklopfen und Pulsieren im ganzen Körper.“ „Heftiges Herzklopfen von der geringsten geistigen Erregung oder von plötzlicher Muskelanstrengung. Das Herzklopfen nötigt den Kranken, zur Erleichterung die Hand fest auf das Herz zu pressen. Herztätigkeit unregelmäßig, intermittierend.“

Große Ruhelosigkeit. Die Nervensymptome sind sehr zahlreich. Periodisches Zittern des Körpers. Veitstanz mit Ziehen in den Beinen. Konvulsionen, denen große Unruhe vorangeht. Nervöses, ohnmächtiges, zitterndes Gefühl.

Die Schlafsymptome treten ganz allgemein auf. Beängstigendes Alpdrücken. Die Träume sind entsetzlich. Aufgeregtes und erschrecktes Erwachen. Der Kranke erlebt alle möglichen, fürchterlichen Dinge im Schlaf. Träumt von lauter Scheußlichkeiten und Gewalttätigkeiten, die ihm zustoßen. Träumt morgens vor dem Erwachen von Verstorbenen. Zerschlagenheit der Glieder. Schmerz in der Brust. Kann nachts nicht schlafen, weil er so nervös ist.

Erysipelartiges Durchliegen. Beim Fahren Herzklopfen und Angst, die den Kranken nötigen, auszusteigen und zu gehen, und zwar schnell. Roter Ausschlag, wie er bei den schwersten Formen von Scharlachfieber und infektiösen Krankheiten vorkommt.

Das passendste Antidotum ist *Natrium muriaticum.* Wenn Geschwürigkeit vorhanden ist, nachdem der Hals oder der Gebärmutterhals oder die Augenlider mit Silbernitrat gebeizt worden sind, studiere man *Natrium mur.* und stelle fest, ob die Symptome des Falles nicht die Anwendung von *Natrium muriaticum* rechtfertigen. Das Mittel ist das natürlichste Antidotum bei fehlerhafter Anwendung von *Argentum nitricum.*

Arnica montana

(Bergwohlverleih)

Der Arnica-Patient ist mürrisch, will in Ruhe gelassen werden, man soll nicht mit ihm reden, man soll ihm nicht nahekommen. Aus zwei Gründen soll man ihm nicht nahekommen: erstens, weil er sich bei seinem geistigen Zustand nicht unterhalten mag, und zweitens, weil er nicht berührt werden will wegen seiner großen körperlichen Schmerzen. Das sind die bemerkenswertesten Erscheinungen bei diesem Medikament. Reizbar, mürrisch, traurig, ängstlich, schreckhaft, bildet sich alles mögliche ein, hauptsächlich, herzkrank zu sein oder bald sterben zu müssen oder irgendein tiefeingewurzeltes Leiden zu haben. Alpdrücken, schreckliche Träume, träumt von Sümpfen und Räubern. Furcht in der Nacht. Der Kranke fährt nachts oft auf, greift nach dem Herzen, hat alle Anzeichen großen Entsetzens, fürchtet, daß etwas Schreckliches geschehen wird. Plötzlich kommt Todesfurcht über ihn, so daß er nachts aufwacht. Er greift nach dem Herzen und glaubt, plötzlich sterben zu müssen. Er ist voll tödlicher Angst, kommt aber schließlich zu sich, legt sich wieder nieder und fällt in einen Schlaf voller Schrecken zurück, springt erneut auf mit der plötzlichen Todesangst und sagt: „Gleich zum Arzt schicken." So ist das Nacht für Nacht bei Menschen, denen es tagsüber ziemlich gut geht, denen man aber keine Sympathie entgegenbringt, weil man ihre Krankheit nicht für organisch, sondern eher für einen psychogenen Zustand hält. Ähnlich ist es auch bei Leuten, die einen Unfall oder sonst eine Erschütterung erlitten haben und dadurch elend und zerschlagen sind. Sie fahren nachts plötzlich auf, haben Todesfurcht und einen Ausdruck des Schreckens. Das Entsetzen, das sie wirklich durchlebt haben, wiederholt sich, ähnlich wie bei *Opium*, aber die Opium-Angst bleibt auch bei Tage. Der Arnica-Patient träumt nur davon.

Wenn der Patient im Bett liegt und an einer infektiösen Krankheit mit heftigem Fieber oder an Fieber nach einem Unfall oder sonstigem Schaden leidet, wird er sehr erschöpft, stumpfsinnig und schließlich bewußtlos. Wenn er aufgerüttelt wird, kann er auf eine Frage korrekt antworten, verfällt aber wieder in Gleichgültigkeit; oder er ist unfähig, das rechte Wort zu finden, wenn er versucht zu antworten, und verfällt wieder in seine Schlafsucht. Wenn er aufgeweckt wird, sieht er den Arzt an und sagt: „Ich brauche Sie nicht; ich habe nicht nach Ihnen geschickt; ich bin nicht krank; ich brauche keinen Doktor." Und das, obwohl er sehr krank ist. Wir haben schon Arnica-Patienten gesehen, die schwerkrank in ihren Kissen lagen, nachdem sie eine schwarze, blutähnliche Flüssigkeit erbrochen hatten, mit fleckigem Gesicht, mit Blutzersetzung oder bösartigem Fieberfrost, so daß man dachte, der Tod stehe bevor, und doch sagten sie: „Ich bin nicht krank; ich habe nicht nach Ihnen geschickt; gehen Sie nur." Wenn der Kranke gesund ist, ist er freundlich, liebenswürdig, kennt den Arzt, freut sich, wenn er ihn trifft, und gibt ihm die Hand; aber bei Erkrankungen ist er gereizt und behauptet, ihm fehle nichts. Das ist gewissermaßen ein Schockzustand, fast ein Delirium. Wenn der Patient so etwas gesagt hat, legt er sich hinterher nieder, ist stumpfsinnig, rollt sich im Bett zusammen und stöhnt, wenn er angeredet wird. Er möchte in Ruhe gelassen sein, möchte nicht angeredet und nicht gestört werden. Dieser Zustand tritt ein nach einem Schock, der den ganzen Menschen erschüttert und die Zirkulation beeinträchtigt hat. Wenn ein typhusähnliches Bild entsteht, d. h. wenn intermittierendes oder remittierendes Fieber von typhösem Charakter auftritt, wenn die Zunge glänzend wird und sich Krusten an Zähnen und Lippen bilden, wenn die Kräfte abnehmen und der ganze Körper schmerzt und wenn der geistige Zustand, wie wir ihn beschrieben haben, eintritt, dann muß der Patient *Arnica* bekommen. *Arnica* wird das Fortschreiten der Krankheit verhindern und dem Eintritt eines typhoiden Zustandes vorbeugen. *Arnica* paßt zuweilen auch für Scharlach, wenn der Ausschlag nicht herauskommen will, und bei jenen schweren Formen, wo der Körper dunkel, scheckig und mit roten Flecken bedeckt ist; der Patient dreht sich von einer Seite auf die andere, sein Wesen wird mürrisch und sein Geist stupide. *Arnica* ist ein wundervolles Mittel, wird aber oft mißverstanden und falsch angewandt, weil es meistens auf Verwundungen beschränkt wird. Es ist oft der Notanker, die letzte Zuflucht, wenn zu gewissen Jahreszeiten in den Malariatälern des Westens der USA intermittierendes Fieber auftritt. Es ist besonders angezeigt bei kongestiven Fieberschauern, bei jenen schrecklichen Anfällen mit Erschöpfung, scheckiger Haut, plötzlich eintretenden Kongestionen und Angst. Wir kennen diese Fieber und fürchten sie, und wir können ihrer nur Herr werden durch Anwendung von Mitteln wie *Arnica* und *Lachesis* bzw. von anderen tiefwirkenden Medikamenten. Es ist durchaus nicht so, daß diese Patienten unbedingt *Chinin* bekommen müssen. Viele Jahre haben wir solche Fälle behandelt, haben zahlreiche kongestive Frostschauer gesehen und haben *Chinin* nicht nötig gehabt. Das Repertorium und einige Hochpotenzen haben mehr genützt als das *Chinin* sämtlicher Apotheken. *Arnica* heilt sicher, dauernder und milder, während *Chinin* nicht heilt, sondern nur unterdrückt, und der mit *Chinin* gefütterte Patient weist oft sein Leben lang Kongestionen und andere Leiden als Folgeerscheinungen auf.

„Furcht vor plötzlichem Tod mit nächtlichen Herzbeschwerden." Diese Herzbeschwerden strahlen auf den ganzen Menschen aus. Die Furcht vor plötzlichem Tode ist ein hervorragender Zug des Mittels, erscheint aber unabhängig von den Herzbeschwerden. Schreck in der Nacht ohne besonderen Anlaß; starke Kongestionen, vor allem von Kleinhirn und oberem Rückenmark. „Stumpfheit mit unwillkürlichen Entladungen." „Schlafsucht, Gefühllosigkeit." „Liegt wie tot." Diese Symptome treten bei schleichenden Krankheitsformen und bei typhoidem Krankheitsverlauf auf. Viele remittierende Fieber werden, wenn sie falsch behandelt wurden oder wenn man ihnen freien Lauf läßt, zu continuierlichem Fieber. Während der eigentliche idiopathische Typhus erst nach wochenlangem Kränkeln ausbricht, tritt das symptomatische Typhoid plötzlich auf und hat Erscheinungen schwerster Art, schwerer als der gewöhnliche Typhus. Der idiopathische Typhus ist selten tödlich und nimmt meist einen günstigen Verlauf, wenn der Arzt zur Stelle ist.

Arnica paßt zu schleichenden Fiebern mit Delirien, auch solchen in der Art des Delirium tremens. „Hoffnungslosigkeit, Gleichgültigkeit." „Hypochondrische Angst, Verdrossenheit." „Fürchtet sich vor Schlägen, wenn er jemand auf sich zukommen sieht." Das gilt sowohl in geistiger als auch in körperlicher Beziehung.

Wenn wir diese psychischen Zustände vor Augen haben, können wir auch den allgemeinen physischen Zustand besser begreifen. Es ist nicht überraschend, daß *Arnica* bei Blutergüssen mit Erfolg angewendet wird, aber es ist töricht, das Mittel äußerlich zu applizieren und es in Form von Tinktur einzureiben. *Arnica* bringt scheckige, dunkle Flecken hervor, welche blutunterlaufenen Stellen gleichen. Wenn wir *Arnica* in großer Dosis innerlich nehmen, bekommen wir scheckige Flecken, blaue Flecken, die gelb werden, infolge von Blutungen aus den kleineren Kapillargefäßen. Dasselbe geschieht in gewissem Grade bei stumpfen Verletzungen. Blutaustritt aus den Kapillaren und größeren Gefäßen. Der ganze Körper schmerzt, als wäre er geprügelt worden. Wenn wir einen Arnica-Patienten auf die äußeren Anzeichen seines Zustandes hin beobachten, werden wir sehen, daß er sich ständig dreht und wendet. Wir werden uns sogleich fragen: Warum ist er so unruhig? Und wenn wir die bei diesem Bild in Frage kommenden Mittel vergleichen, werden wir zunächst auf *Rhus tox.* tippen. Der Patient bleibt ein Weilchen auf einer Stelle liegen, dann dreht er sich halbbewußt zur Seite, erst ein wenig, dann etwas weiter und so fort, bis er auf der anderen Seite liegt. Dann fängt er wieder an und wendet sich in gleicher Weise von einer Seite zur anderen. Es ist nun die Frage, warum er sich so bewegt, warum er so ruhelos ist. Es ist wichtig, dies zu klären. Wir kennen die furchtbare Angst des Arsenicum-Patienten, die ihn fortwährend zu Bewegungen treibt. Wir wissen um das schmerzhafte Unbehagen, das der Rhus-Patient am ganzen Körper empfindet, so daß er nicht still liegen kann. Der Arnica-Patient hat solche Schmerzen, daß er nur ein Weilchen auf einer Seite liegen kann, dann muß er sich auf die andere Seite drehen. Wenn wir ihn fragen würden, warum er sich so bewege, würde er etwa sagen, das Bett sei ihm zu hart. Andere Patienten sagen, der Körper tue ihnen weh. Ein anderer Kranker wird sagen, er habe Schmerzen, er fühle sich wie gestoßen und zerschlagen und möchte sich deshalb auf eine andere Stelle legen. Diese Art Schmerz finden wir auch bei symptomatischem Typhoid, bei intermittierendem bzw. remittierendem Fieber oder nach einem Unfall, wenn der Verunglückte wirklich über und über zerschlagen ist. Wir sehen eine ewige Unruhe und Bewegung, der Patient rührt sich jeden Augenblick. Er bewegt sich und hofft, jetzt werde er bequem liegen, aber das hält nur eine Sekunde vor. Der Schmerz nimmt zu, je länger der Patient liegt, und wird so stark, daß der Patient sich bewegen muß. Bei *Rhus tox.* wird der Patient um so unruhiger, je länger er liegt und je mehr Schmerzen er hat. Der Patient denkt, er müsse platzen, wenn er sich nicht bewegt. Bei *Rhus tox.* vergeht dieses Unbehagen nach Bewegung; bei *Arnica* vergeht der Schmerz nur, wenn der Patient auf einer anderen Stelle liegt. Bei *Arsenicum* sehen wir den Patienten herumlaufen und wild umhersehen, er ist ängstlich, die Angst zwingt ihn, sich zu bewegen, er kommt nicht zur Ruhe, so daß er läuft und läuft. Der Rhus-tox.- und der Arnica-Patient fühlen sich besser nach jeder kleinen Bewegung.

Der Arnica-Patient blutet leicht. Blaue Flecken erscheinen auf der Haut, innerlich bluten die Schleimhäute. Seine Blutgefäße scheinen schlaff zu sein, so daß der Blutaustritt begünstigt wird. Entzündete Körperteile bluten. Er ist katarrhalischen Zuständen unterworfen und neigt beim Husten zu Blutungen. Der aus Brust und Hals ausgeworfene Schleim ist blutstreifig oder mit kleinen stecknadelkopfgroßen Blutklümpchen gesprenkelt. Der Urin enthält Blut, und Blutungen finden auch aus den anderen Körperöffnungen statt. Die Fasern der Blutgefäße haben nicht den nötigen Tonus, um das Blut innerhalb der Gefäßwandungen zurückzuhalten, und so kommt es zu Sickerblutungen.

Über den ganzen Körper geht ein Gefühl von Lähmigkeit, Wundheit und Zerschlagenheit; eine rheumatische Lahmheit; die Gelenke sind geschwollen, schmerzhaft und lahm. Wenn sich eine akute Krankheit verschlimmert, werden wir die erwähnten psychischen Symptome finden und in den Muskeln wird sich vermehrter Schmerz zeigen. *Arnica* paßt ausgezeichnet für dieses Zerschlagenheitsgefühl und ist daher ein sehr wichtiges Mittel bei Verletzungen, Stößen, Erschütterungen, Gelenkläsionen, traumatischen Rückenschäden mit Lahmheit und Schmerzhaftigkeit. In solchen Fällen wird *Arnica* zu einem der besten Mittel, und wenn nicht bestimmte Symptome vorhanden sind, die andere Mittel erfordern, sollte es das Mittel der Wahl sein. Auf *Arnica* verschwinden die Schmerzen einer Knöchelverstauchung oft erstaunlich rasch, so daß der Patient schon nach wenigen Tagen wieder umhergehen kann. Die schwarz-blaue Verfärbung verstauchter Gelenke wird in überraschend kurzer Zeit verschwinden. der Schmerz wird vergehen und die Gelenkfunktion wird ungewöhnlich schnell wiederhergestellt sein. Wir haben einen verstauchten Knöchel gesehen, der schwarz-blau verfärbt und so geschwollen war, daß kein Schuh getragen werden konnte. Nach einer Dosis *Arnica* verschwand die Schwellung sehr schnell, die Verfärbung verging und der Patient konnte wieder auftreten. Ein solches Ergebnis wird mit äußerlich angewandter Arnica-Lösung nicht erzielt. Hohe Potenzen von *Arnica* wirken gut bei Quetschungen, und wenn keine bestimmten Kontraindikationen vorliegen, ist *Arnica* hierbei das beste Mittel; aber bei posttraumatischer Sehnenschwäche genügt *Arnica* nicht immer. Man läßt *Rhus tox.* folgen. Wenn eine Gelenkschwäche zurückbleibt, gehen wir auf *Rhus tox.* und *Calcarea* über. Natürlich gibt man diese Mittel nicht am gleichen Tage und nicht zugleich im selben Fläschchen, sondern man wartet, bis alle Wirkungen von *Arnica* eingetreten sind, worauf man *Rhus tox.* folgen läßt. Bei Schmerz, Unruhe und Schwäche ist *Rhus tox.* das geeignete Mittel. Bleibt das behandelte Gelenk noch schmerzhaft und schwach, so wird *Calcarea* als Nachfolger von *Rhus tox.* gegeben. Hin und wieder haben wir auch zu *Causticum* und *Staphisagria* zu greifen bzw. zu anderen Mitteln, wenn irgendein besonders charakteristisches Symptom auf solche Mittel hinweist; sie sind alle mehr oder weniger mit *Arnica*, *Rhus tox.* und *Calcarea* verwandt.

Arnica ist auch in bestimmten chronischen Fällen nutzbringend, besonders bei veralteten Fällen von Gicht. Bei letzteren kommt es sehr häufig zu Schmerzrezidiven in den Gelenken mit äußerster Empfindlichkeit. Man sieht dann z. B. einen alten Großvater in seiner Ecke sitzen und hört ihn, wenn Hänschen auf ihn zuläuft, ausrufen: „Bleib fort, bleib fort." Geben wir ihm eine Dosis *Arnica*, dann kann Hänschen auf ihn zulaufen soviel er will. Man soll den Kranken nicht berühren, nicht in seine Nähe kommen; ihm ist, als ob alles, was auf ihn zukommt, ihn stoßen werde. Er ist außerordentlich empfindlich, seine Gelenke schmerzen und er hat Angst, man könnte ihn stoßen.

Zum Arnica-Bild gehört ferner das Erysipel. Bei Gesichtsrose mit dem beschriebenen Geisteszustand, mit Schmerzen und Zerschlagenheitsgefühl im ganzen Körper, brauchen wir uns gar nicht erst zu besinnen, ob *Arnica* zu geben ist.

Das wehe Zerschlagenheitsgefühl im ganzen Körper und der geistige Zustand geben *Arnica* den Vorzug vor jedem anderen Mittel. Bei Entzündung der Nieren und Blase, der Leber, selbst bei Lungenentzündung sind die psychischen Symptome und das wehe, zerschlagene Gefühl im ganzen Körper ausschlaggebend für die Anwendung von *Arnica*, obwohl dieses Mittel nie eine Lungenentzündung hervorbringt. Der Arnica-Patient hat den typischen rostigen Auswurf mit dem Schmerz in der Brust und dem katarrhalischen Zustand, ferner Husten, Räuspern und das wehe, zerschlagene Gefühl im ganzen Körper; finden wir dabei noch den charakteristischen Stupor und den psychischen Zustand, der zu Organentzündungen gehört und besonders stark bei diesem Medikament hervortritt, dann brauchen wir uns nicht um eine besonders feine Diagnose zu bemühen, sondern können uns ohne weiteres für *Arnica* entscheiden.

Arnica macht Widerwillen gegen Fleisch, Brühe und Milch. Zuweilen ist großer Durst vorhanden. Durst hat der Kranke z. B. während des Fieberfrostes des intermittierenden Fiebers, zu anderen Zeiten hat er keinen; das ist ein allgemeiner Zug von *Arnica*. „Erbrechen von dunkelrotem Gerinnsel, bitterer Geschmack im Munde; allgemeine Schmerzen." Erbrechen von schwarzer, tintenartiger Materie.

Arnica ist ein wirksames Mittel bei entzündlichen Zuständen des Bauches, der Leber und der Eingeweide mit Auftreibung, trommelartiger Ausdehnung, Erschöpfung, Neigung zu Unruhe und mit solchen Schmerzen, daß man den Kranken nicht anrühren darf. Das kommt auch bei Typhus vor. Vergessen wir endlich nicht die Arnica-Symptome bei Entzündung des Wurmfortsatzes. Man muß nicht in jedem Fall von Blinddarmentzündung zum Chirurgen schicken, wenn man *Bryonia, Rhus tox., Belladonna, Arnica* und ähnliche Mittel kennt. Diese homöopathischen Mittel heilen solche Fälle auch ohne Operation — außer bei wiederholten Attacken. Kennt man die Mittel nicht, dann erliegt man dem allgemeinen Vorurteil, es sei nötig, den Leib aufzuschneiden und den Wurmfortsatz zu entfernen.

Ekelhafter Geruch ist ein weiterer Zug von *Arnica*. Das Aufstoßen riecht widerlich, ebenso die Blähungen und der Stuhl. „Nächtliche Diarrhoe." „Stuhl unwillkürlich im Schlaf." „Stühle von unverdauten Speisen, stinkend, blutig, schleimig." Dunkles Blut, sehr übelriechender Stuhl. Hier sehen wir die Neigung zu Blutungen aus den Schleimhäuten. Schwarze, wässerige Stühle mit Erbrechen schwarzer Massen. „Urinverhaltung nach Anstrengung", ferner als Folge von Überarbeitung, von Unfall, von Erschütterung, von Gehirnerschütterung, vom Erlebnis eines furchtbaren Ereignisses. Der Urin ist braun oder tintig, dunkel. „Schneidende Schmerzen, als würden Messer in die Nieren stoßen." „Urin sehr sauer mit Zunahme des spezifischen Gewichts."

Einen anderen Zug von *Arnica* finden wir bei schwangeren Frauen. Äußerste Sensitivität, Schmerzhaftigkeit oder Empfindlichkeit des ganzen Körpers macht sich besonders geltend in den Eingeweiden des Leibes, in der Gebärmutter und der Beckenregion. Empfindlichkeit gegen die Bewegungen des Foetus; weh und zerschlagen; die Bewegungen des Foetus tun der Schwangeren sehr weh und halten sie die ganze Nacht wach. *Arnica* wird diese Schmerzen beheben und die Schwangere wird die Bewegungen des Foetus nicht mehr merken. Es handelt sich hier nicht um vermehrte Bewegungen des Foetus, sondern um die gesteigerte Empfindlichkeit der Frau. „Ständiges Tröpfeln von Urin nach der Entbindung."

Ein allgemeiner Zug des Mittels ist es ferner, daß der Körper kalt und der Kopf heiß ist. Das ist ein bemerkenswerter Zustand bei plötzlichen kongestiven Anfällen, bei kongestiven Fieberschauern und kongestiven intermittierenden Fiebern. Zuweilen ist das der eigentliche Anfang einer schweren Krankheit, wenn weiter keine Vorboten dagewesen sind, außer etwa ein oder zwei Nächte mit bösen Träumen. Niedergeschlagenheit, Ängstlichkeit und Stumpfsinnigkeit sowie Schmerzen im ganzen Körper. Solchen Symptomen folgt eine vermehrte Schmerzhaftigkeit des Körpers, die immer schlimmer und schlimmer wird, bis der Kranke sich über und über weh und zerschlagen fühlt. *Arnica* ist das geeignete Mittel für Kinder mit schweren Fieberattacken und drohenden Konvulsionen, wenn der Körper kalt und der Kopf heiß ist. Die meisten Ärzte werden hier an *Belladonna* denken, das auch einen heißen Kopf und kalte Extremitäten macht. Denken wir besser an *Arnica,* besonders bei Kindern, denen es unangenehm ist, berührt zu werden, und die jedesmal aufschreien, wenn die Mutter sie an Arm oder Bein faßt. Das Arzneibild von *Arnica* sagt uns, daß Schmerzhaftigkeit die Ursache davon ist. Wird das Kind entkleidet und man bemerkt dunkle Flecke. so ist das ein weiterer Hinweis auf *Arnica montana.*

Arnica ist ein herrliches Mittel bei Keuchhusten; wir entsinnen uns leicht der Indikation für Keuchhusten: Verschlimmerung durch Berührung, Schmerz, Zerschlagenheit, starker krampfhafter Husten mit Auswurf von Blut oder von dunklem blutstreifigem Schleim oder von kleinen, winzigen Blutklümpchen wie Stecknadelknöpfe, mit denen der ganze Schleim durchsetzt ist. Erbrechen von Speisen mit schwarzem Schleim. Den Geisteszustand des Kindes kann man sich leicht vorstellen. Das Kind stößt alles von sich ab und ist quarrig. „Husten bei Kindern, durch Schreien hervorgebracht, begleitet von Ärgerlichkeit und Umsichschlagen." „Nächtliche Hustenanfälle." „Keuchhusten, das Kind schreit vor dem Husten, als ob es sich vor dem Schmerz fürchte." Wir können alle geschilderten Züge des Mittels auf die verschiedenen Krankheiten anwenden: stechende Schmerzen bei Keuchhusten, pleuritische Schmerzen mit Brustkatarrh, mit Lungenentzündung oder Rippenfellentzündung, entzündliche Zustände. Das Mittel ist auch geeignet bei schleichenderen Krankheiten. „Schwere Degeneration des Herzens." „Stiche in der Brust, Stiche von links nach rechts." „Müde, zerschlagen, weh, große Mattigkeit, muß sich legen, aber das Bett fühlt sich zu hart an."

Es ist gut, alle diese Symptome durchzustudieren; es sind zahlreiche Besonderheiten in dem Mittelbild, viele kleine Symptome, die von hohem Interesse sind.

Arnica paßt gut nach *Aconit* und ist das komplementäre Mittel zu *Aconit, Ipecacuanha* und *Veratrum.*

Arsenicum album

(Weißer Arsenik)

Seit HAHNEMANN ist *Arsenicum album* eines der nützlichsten, gebräuchlichsten und wirksamsten Medikamente. In der alten Schule wurde es oft mißbraucht (Fowlersche Lösung).

Arsenik wirkt auf den ganzen Menschen. Es scheint alle seine Fähigkeiten zu fördern oder zu unterdrücken, alle seine Funktionen anzuregen oder zu stören. Sind erst einmal alle unsere Medikamente so gründlich geprüft wie *Arsenik,* dann werden erstaunliche Heilungen möglich sein. Infolge seiner aktiven Natur ist es leicht zu prüfen. Gerade durch den Mißbrauch, der mit ihm getrieben wurde, haben wir unendlich viel gelernt. *Arsenik* wirkt zwar auf den ganzen Organismus und kann alle Funktionen und Gewebe des Körpers alterieren, aber es hat auch andere charakteristische Züge: Angst, Ruhelosigkeit, Erschöpfung, leichenhaften Geruch. Die Oberfläche des Körpers wird bleich, kalt, schweißig, das Aussehen leichenhaft. Bei chronischen Krankheiten mit großer Schwäche, bei Blutarmut nach langdauernder Malaria, bei Unterernährten und bei Syphilis ist dieses Mittel von größtem Wert.

Die ängstlichen Beklemmungen, die zum Arsenik-Bild gehören, sind verbunden mit Furcht, Selbstmordgedanken, plötzlichem Erschrecken, Irresein, Hang zu mancherlei Absonderlichkeiten. Auch verschiedene Arten von Irrsinn gehören dazu sowie Delirium und Erregungszustände. Traurigkeit überwiegt. Der Kranke ist so traurig, daß er des Lebens müde wird. Er verwünscht sein Dasein und möchte sterben. Der Arsenik-Patient begeht leicht Selbstmord. Neigung zum Selbstmord ist mit dem Wesen dieses Mittels verbunden. Die Angst zeigt sich in der Ruhelosigkeit, in der sich der Kranke immer befindet. Er ist fortwährend in Bewegung. Wenn er imstande ist aufzustehen, wandert er von Stuhl zu Stuhl. Kinder gehen von der Wärterin zur Mutter, von einer Person zur anderen. Im Bett können die Kranken nicht sitzen. Sie drehen und wenden sich nach allen Seiten. Wenn irgend möglich, steigt der Kranke aus dem Bett, setzt sich auf einen Stuhl und bewegt sich. Ist er von seiner Ruhelosigkeit ganz erschöpft, kriecht er wieder ins Bett. Die Unruhe scheint meist psychisch bedingt zu sein. Es ist eine ängstliche Unruhe oder, wie man auch sagt, Todesangst. Damit ist der höchste Grad von Furcht gemeint. Dem Kranken ist, als könne er nicht leben. Nicht Schmerz jagt ihm die Todesangst ein, sondern Furcht erzeugt Angst mit Trübsal und Ruhelosigkeit. Alles erscheint schwarz in schwarz. Dieser Zustand ist immer vorhanden, wo Krankheit mit Erschöpfung gepaart ist. Im ersten Stadium der Krankheit tritt Unbehagen auf, und zwar so lange, bis Erschöpfung eintritt. Liegt der Kranke im Bett, so bewegt er ununterbrochen den ganzen Körper. Die Erschöpfung wird dann bald so groß, daß der Kranke nur noch die Glieder bewegen kann. Schließlich wird er so schwach, daß er sich gar nicht mehr bewegen kann. Dann liegt er ganz ruhig, in äußerster Erschöpfung. Es ist gerade so, als ob Erschöpfung an die Stelle der Angst und Ruhelosigkeit trete. Er sieht aus wie eine Leiche. Denken wir also daran, daß diese Zustände von Angst und Unruhe zu leichenhaftem Aussehen und zum Tode führen können. Das sehen wir z. B. bei Typhus, wo *Arsenik* angezeigt ist. Zuerst haben wir ängstliche Ruhelosigkeit mit Furcht. Aber die Schwäche nimmt zu und geht in Erschöpfung über.

Einer der bemerkenswertesten Züge des Mittels ist das Brennen. Brennen im Hirn: der Kranke möchte seinen Kopf kalt waschen. Dieses Gefühl von Brennen im Innern des Kopfes mit Pulsieren wird durch kalte Waschungen gelindert. Aber wenn ein rheumatischer Zustand der Kopfhaut und der äußeren Nerven vorliegt, dann wird das Brennen mit Wärme behandelt. Ist der Kopfschmerz kongestiv, glühend mit dem Gefühl, als müßte der Kopf springen, ist das Gesicht heiß und gedunsen, dann tritt Erleichterung ein durch Kälte, kalte Waschungen, kalte Umschläge und in kalter, freier Luft. Der Patient sitzt im Zimmer dick angezogen, um den Körper warm zu halten. Den Kopf jedoch hält er zum Fenster hinaus, um die Kongestionen erträglich zu machen. Deshalb finden wir als bemerkenswerten Zug dieses Mittels: Erleichterung aller Schmerzen des Körpers durch warme Umhüllungen, überhaupt durch Wärme; Erleichterung der Schmerzen im Kopf durch Kälte. Ausgenommen sind äußere Kopfschmerzen, die mit Wärme und Einhüllen behandelt werden müssen; Neuralgien des Gesichts, der Augen und Augenbrauen begegnen wir mit Wärme.

Das Brennen wird auch im Magen empfunden, in der Blase, in der Scheide, in den Lungen. Es besteht manchmal (z. B. wenn gangränöse Entzündung droht und in einem bestimmten Stadium der Lungenentzündung) das Gefühl, als ob feurige Kohlen in den Lungen brennen. Brennen im Halse und auf allen Schleimhäuten. Die Haut brennt und juckt. Der Kranke kratzt und das Jucken hört vorübergehend auf. Die ganze Nacht wechselt Jucken mit Brennen. Brennt es eine Zeitlang, dann kratzt der Kranke, bis er wund ist. Aber bald juckt es wieder, und er kommt nicht zur Ruhe. Ausscheidungen und Auswurf im Arsenik-Bild sind scharf. Sie lassen die angegriffenen Stellen wund werden, verursachen Brennen und Schrunden. Der Ausfluß aus der Nase und den Augen erzeugt Röte. Dasselbe gilt für die Sekretionen der anderen Körperöffnungen. In Geschwüren brennt es wie Feuer. Die abgesonderte dünne, blutige Flüssigkeit macht die Haut wund. Der Geruch der Absonderungen ist faulig. Wer den

Geruch von Gangrän, von abgestorbenem Fleisch kennt, weiß um Arsenik-Ausscheidungen Bescheid. Der Stuhl ist wie zersetztes Fleisch, wie fauliges Blut. Der Ausfluß aus der Gebärmutter, die Monatsblutung, der Weißfluß, der Kot, der Urin, der Auswurf, alle Ausscheidungen sind faulig. Geschwüre riechen wie verfaultes Fleisch.

Arsenik entwickelt Neigung zu Blutungen. Der Patient blutet leicht aus allen möglichen Stellen. Blutspeien, Blutungen aus den Lungen und dem Halse. Blutige Ausscheidungen aus den Schleimhäuten; bei stark zunehmender Entzündung zuweilen Hämorrhagie aus den Därmen, den Nieren, der Blase, der Gebärmutter. An allen Schleimhäuten können Blutungen von schwarzem Blut und ekelhaft riechende Ausflüsse auftreten.

Gangrän und akute entzündliche Zustände wie gangränöse und erysipelartige Entzündungen finden wir immer wieder bei *Arsenik.* Manche Körperteile werden plötzlich von Rose befallen; nach Verletzungen entsteht häufig Gangrän. Gangrän an inneren Organen, bösartige Entzündungen, roseartige Entzündung. Es ist gleichgültig, welche Diagnose man stellt, welchen Namen der Zustand bekommt; wenn eine akute bösartige Entzündung vorliegt, ist *Arsenik* zu empfehlen. Einige Tage nimmt die Entzündung in den Därmen zu, begleitet von gräßlich stinkenden Entleerungen, Erbrechen von Blutklumpen, furchtbarem Brennen in den Därmen und tympanitischem Zustand. Das sieht fast nach gangränöser Entzündung aus, so heftig, plötzlich und bösartig ist es, mit Angst, Erschöpfung, Todesfurcht und Frostschauern verbunden. Der Patient will warm zugedeckt sein. Wenn bei dieser Entzündung Wärme Erleichterung bringt, ist *Arsenik* am Platze. Bekanntlich hat *Secale* ähnliche Symptome. Es hat den tympanitischen Zustand, die Geschwürigkeit und Erschöpfung, den entsetzlichen Geruch, die Abführung ekelhafter Klumpen und das starke Brennen. Aber der Secale-Patient will unbedeckt liegen, verlangt Kaltes und offene Fenster. Vielleicht ist der einzige Unterschied zwischen beiden Mitteln, daß *Secale* Kälte und *Arsenik* Wärme braucht. Aber schon das genügt, um unsere homöopathischen Verordnungen zu individualisieren.

Bei gangränöser Entzündung der Lungen hat sich der Patient mit Fieberschauern gelegt, ist ruhelos, erschöpft, ängstlich. Treten wir ins Zimmer, überfällt uns sogleich ein furchtbarer Geruch. Blicken wir in die Speischale, so stellen wir fest, daß sie einen Mundvoll schwarzen, fauligen Auswurfs enthält. Es ist zu beachten, ob der Patient warm zugedeckt sein möchte, ob er leicht friert, ob Wärme ihm gut tut. Ist dies der Fall, so kommt kaum ein anderes Mittel in Frage als *Arsenik.* Erschöpfung, Erbrechen, Angst, Ruhelosigkeit, leichenhaftes Aussehen sind vorhanden. Welches Mittel hat all diese Symptome außer *Arsenik?* Wir haben oft weite diagnostische Umwege gemacht, während wir schon auf dem Weg von der Tür zum Bett aus dem bloßen Aussehen der Patienten die Symptome hätten gewinnen können. Alles deutet auf *Arsenik:* Aussehen, Benehmen, Geruch. Ein Patient z. B. hat hochgradige Blasenentzündung mit häufigem Harndrang und mit klumpig durchsetztem Urin. Führt der behandelnde Arzt den Katheter ein, um den Urin abzulassen, so stellt er fest, daß Klumpen den Katheter verstopfen und nur ganz wenig oder gar kein Urin abfließt. Ruhelosigkeit, Angst, Todesfurcht, Erschöpfung sind gegeben und wollen Linderung durch Wärme. *Arsenik* ist angebracht, nicht weil Blasenentzündung, sondern weil eine rasch fortschreitende, gangränöse Entzündung vorliegt. Ohne *Arsenik* wäre in kürzester Zeit die ganze Blase von der Entzündung ergriffen. So verhält es sich bei allen inneren Organen, bei der Leber, den Lungen usw. Jedes Organ kann von heftiger und schneller Entzündung befallen werden. Wir erörtern hier zunächst nicht die Charakteristika, sondern nur die allgemeinen Merkmale von *Arsenik,* um sein Wesen in großen Zügen zu umreißen.

Die psychischen Symptome sind anfangs ängstliche Ruhelosigkeit und dann Delirium bis zum Wahnsinn mit Störung von Intellekt und Willen. Der Patient meint, sterben zu müssen. Wir traten einmal an das Bett eines Typhuskranken, der alle diese Symptome aufwies. Er konnte sprechen, sah uns an und sagte: „Es nützt nichts, daß Sie kommen. Ich muß sterben. Gehen Sie lieber wieder! Mein ganzes Innere stirbt." Sein Freund saß an der andern Seite des Bettes und gab ihm ein paar Tropfen Wasser. Kaum hatte er sie geschluckt, wollte er schon wieder Wasser. Sonst verlangte er nichts. Sein Mund war schwarz, hart, trocken. Er bekam *Arsenik.* Beim *Arsenik* tritt häufig Durst auf nach kleinen Quantitäten Wasser, um den Mund anzufeuchten. Als Unterschied zwischen *Bryonia* und *Arsenik* stellen wir fest, daß *Bryonia* Durst macht nach großen Mengen Flüssigkeit in langen Zwischenräumen, *Arsenik* aber Durst nach häufigen, kleinen Mengen Flüssigkeit oder heftigen, unlöschbaren Durst.

„Gedanken von Tod und Unheilbarkeit stürmen auf den Patienten ein. Er ist zu schwach, sie zu verscheuchen oder andere Gedanken festzuhalten." Das heißt: Der Kranke liegt im Bett, Tag und Nacht von niederdrückenden Gedanken und Vorstellungen gepeinigt. Diese Gedanken verursachen Angst. Im Delirium sieht er allerlei Ungeziefer auf seinem Bett. Er zupft am Deckbett, redet im Delirium während des Schlafes irre, winselt und knirscht mit den Zähnen. Er stöhnt laut, seufzt, weint, klagt verzweifelt und schreit vor Schmerz. Furcht treibt ihn aus dem Bett. Er versteckt sich in einer Kammer. Zu solchen psychotischen Momenten gehört ängstliche Unruhe. Eine Kranke litt an religiösem Wahnsinn mit der Zwangsvorstellung, durch Sünde den Tag der Gnade verscherzt zu haben. Die biblischen Verheißungen läßt sie für sich nicht gelten. Sie hat keine Hoffnung, glaubt, sie sei der ewigen Strafe verfallen. Sie hat so lange über religiöse Dinge gegrübelt, bis der Geist gestört war und sie schließlich vollkommen stumpfsinnig, ruhig, schweigsam und allem Reden abgeneigt wurde.

Um klar zu sehen, müssen wir die ganze Entwicklung einer Krankheit überblicken und beachten, daß jedes Stadium eigene Symptome aufweist. So wissen wir z. B., daß in akuten Zuständen bei *Arsenik* Durst vorhanden ist entweder nach eiskaltem Wasser, nur nach einem Schlückchen, gerade genug, den Mund anzufeuchten, oder nach großen Wassermengen, die aber trotzdem den Durst nicht löschen. Aber dieses Durststadium geht über in ein anderes mit Widerwillen gegen Wasser. Daran erkennen wir, daß bei chronischen Krankheiten das Arsenik-Bild durstlos ist. So ist es beim Irrsinn. Im chronischen Zustand ist der Kranke ruhig, aber in früheren Stadien hat er die Arsenik-Ruhelosigkeit, hat Angst und Furcht durchgemacht, was ihn als Arsenik-Patienten kennzeichnet.

Furcht ist ein ausgeprägter Zug des geistigen Zustandes bei *Arsenik;* Furcht, allein zu sein: Furcht, daß verhängnisvolle Dinge geschehen; die Einsamkeit ist für den Kranken voller Entsetzen. Der Kranke fürchtet Alleinsein, er braucht Gesellschaft, weil er in Gesellschaft reden und seine Furcht verscheuchen kann. Aber da dieser Zustand sich vertieft, macht der Kranke sich bald nichts mehr aus Gesellschaft, denn seine Furcht kommt trotzdem. Im Dunkeln steigern sich seine Furcht und sein Entsetzen. Viele Beschwerden kommen abends, wenn die Dunkelheit anbricht. Viele psychische und physische Leiden entstehen und steigern sich zu gewissen Zeiten. Während manche Beschwerden, Schmerzen und Leiden morgens schlimmer sind, sind die meisten Arsenik-Leiden schlimmer mittags von 13—14 Uhr und mitternachts von 1—2 Uhr. Um Mitternacht oder bald nach Mitternacht verschlimmern sich die Leiden. Von 1—2 Uhr ist die entsetzliche Angst am größten.

„Der Patient will nicht mit Bekannten zusammentreffen, weil er sich einbildet. sie früher einmal beleidigt zu haben." Starke geistige Depressionen, große Traurigkeit. Melancholie, Verzweiflung, zweifelt an seiner Wiederherstellung. Er hat Furcht vor dem Tode, wenn er allein ist oder zu Bett geht. Angst und Ruhelosigkeit. Er denkt, er müsse sterben, und möchte daher jemand um sich haben. Die nächtlichen Angstanfälle treiben den Kranken aus dem Bett. Diese Angst ergreift auch das Herz, und so scheinen Herzangst und seelische Angst zusammenzufallen. Nachts kommt plötzlich eine ängstliche Furcht über ihn; er springt aus dem Bett, weil er zu sterben oder zu ersticken fürchtet. Er hat Atemnot, cardiale Dyspnoë und Asthma. Die Anfälle treten abends im Bett oder nach Mitternacht ein; von 1—2 Uhr packen ihn Seelenangst, Atemnot, Todesfurcht, Kälte, und er ist von kaltem Schweiß bedeckt. „Angst, wie sie jemanden quält, der einen Mord begangen hat." Das ist eine typische Form seiner Angst. Er bohrt sich schließlich in die Idee hinein, die Polizei sei hinter ihm her, und er paßt auf, ob sie kommt, um ihn festzunehmen. Er hat Angst, irgendein ungewöhnliches Schicksal würde ihn treffen; immer erwartet er etwas Schreckliches. „Reizbar, mutlos, ruhelos." „Er findet nirgends Ruhe." Als Folgeerscheinung der Furcht die Neigung, Selbstmord zu begehen.

Der Arsenik-Patient mit diesem geistigen Zustand friert immer, er sitzt am Ofen, kann sich nicht dick genug anziehen, um warm zu werden, und leidet sehr unter Kälte. Chronische Arsenik-Kranke können nicht warm werden, sie sind immer frostig, bleich und wächsern; nachdem sie mehrere Schwächeanfälle gehabt haben, treten Ödeme auf. Das Arsenik-Bild ist voller Aufgetriebenheit und Wassersucht; ödematöser Zustand aller Extremitäten; Wassersucht der Bauchhöhle. Schwellung der Augen. Schwellung des Gesichts, so daß nach Druck Dellen zurückbleiben. *Arsenik* steht mehr zu den Schwellungen des unteren Augenlids in Beziehung, *Kalium carb.* dagegen mehr zur Schwellung des oberen Augenlids, zwischen dem Lid und der Braue. Es gibt Zeiten, in denen die Arzneibilder von *Kalium carb.* und *Arsenik* sehr ähnlich sind, so daß kleine Züge wie der obige die ganze Unterscheidung bilden. Weil beide Mittel gleiche allgemeine Züge haben, müssen wir ihre speziellen Eigentümlichkeiten genau beachten.

Bei Kopfschmerzen zeigt sich in der Periodizität ihres Auftretens ein auffallender allgemeiner Zug des Mittels. Durch das ganze Arzneibild geht Periodizität, und aus diesem Grunde ist das Mittel so wirksam in Malariafällen, welche ja eine charakteristische Periodizität haben. Die periodischen Arsenik-Krankheiten treten jeden zweiten, vierten, siebten oder vierzehnten Tag auf. Auch die Kopfschmerzen kommen in diesen Zwischenräumen. Je chronischer das Leiden ist, desto länger ist die Zwischenzeit, während die akuteren und schlimmeren Schmerzen, bei denen *Arsenik* paßt, auf jeden zweiten und vierten Tag fallen; wenn aber das Leiden chronisch und tieferwurzelnd wird, tritt die Verschlimmerung am siebten Tage ein, und bei psorischen Erscheinungen von tiefeingewurzelter Art haben wir alle vierzehn Tage Verschlimmerung. Diese periodische Symptomatik zeigen viele Mittel, besonders aber *China* und *Arsenik*. Die beiden Mittel ähneln einander in vieler Hinsicht und sind den Erscheinungen von Malaria gegenüber völlig gleich in ihrer allgemeinen Natur. Indessen ist *Arsenik* häufiger angezeigt als *China*. In jeder Malariaepidemie, die wir erlebt haben, trafen wir Arsenik-Symptome häufiger an als China-Symptome.

Diese periodischen Kopfschmerzen sind eines der interessantesten Merkmale von *Arsenik*. In der Natur von *Arsenik* liegt der Wechsel des Zustandes, er ist bei ihm eine allgemeine Regel. *Arsenik* ist bei allen körperlichen Leiden ein kaltes Mittel; der Patient sitzt am Ofen, ihn fröstelt, er braucht warme Kleidung und ein warmes Zimmer. So verhält es sich, solange die Leiden den Leib betreffen. Sitzen die Beschwerden jedoch im Kopf, dann möchte der Patient den Körper zwar warm halten, aber den Kopf ins kalte Wasser oder hinaus in die kühle Luft stecken. Die Kopfbeschwerden müssen zu den Allgemeinsymptomen, die sich auf den Kopf beziehen, passen; die Beschwerden des übrigen Körpers müssen mit den Allgemeinsymptomen, die sich auf den Rumpf und Leib beziehen, in Zusammenhang gebracht werden. Es ist schwer zu sagen, welcher dieser beiden Umstände der allgemeinere ist. Auch ist es oft schwer zu sagen, welche von den allgemeinen Regeln für den Patienten gelten, denn er macht oft die konfusesten Angaben. Meistens fühlt er sich schlechter im Kalten, hat er aber Kopfschmerzen, so gibt er an, sich im Kalten besser zu fühlen. Wenn die

Erscheinungen so auffallend differieren, müssen wir nachforschen, woher der Unterschied kommt.

Wir sehen einen ähnlichen Zustand bei *Phosphor*. Die Magen- und Kopfschmerzen bessern sich durch Kälte, d. h. der Kranke verlangt kalte Umschläge auf den Kopf, wenn er Kopfschmerzen hat, und kalte Speisen für den Magen, wenn er Magenschmerzen hat; aber alle Leiden des übrigen Körpers bessert Wärme. Hat der Patient ein Brustleiden, so fängt er an zu husten, wenn er in kalte Luft kommt. So sehen wir, daß die Modalitäten immer beachtet werden müssen. Wenn wir z. B. einen Kranken mit Neuralgien des Kopfes haben, und diese Neuralgien sind mit rheumatischen Zuständen des Körpers verbunden, so fühlt der Patient meist Erleichterung durch Wärme. Falls aber Kopfschmerzen kongestiver Art vorhanden sind, fühlt er sich wohler, wenn der Kopf möglichst kühl gehalten wird. Nun sagten wir ja schon, daß ein Wechsel der Krankheitszustände bei *Arsenik* eintritt. Wir wollen das an einigen Fällen veranschaulichen: Ein Patient hatte sich lange mit periodischen Kopfschmerzen und Übelkeit herumgequält. Übelkeit und Kopfschmerzen wurden besser durch kaltes Wasser, durch kalte Umschläge auf den Kopf, die gar nicht kalt genug sein konnten, je kälter, desto besser. Diese Kopfschmerzen stellten sich alle vierzehn Tage ein, und solange sie anhielten, wollte der Patient Kälte für den Kopf. Dann wurden diese periodischen Kopfschmerzen monatelang besser, aber wenn sie wegblieben, litt der Patient an Rheumatismus in den Gelenken, der auch periodisch auftrat und mehr oder minder hartnäckig war. Wenn nun dieser Rheumatismus der Gelenke und der Extremitäten mit Schwellungen und Ödemen verbunden war, konnte der Patient es nicht warm genug bekommen. Er saß in Decken gepackt am Ofen. In der Wärme fühlte er sich wohler und er verlangte ein warmes Zimmer. Das dauerte eine Weile, dann ging es vorüber, und danach kamen wieder die Kopfschmerzen mit Übelkeit, die auch wieder eine Weile dauerten. Das meinen wir mit Wechsel des Zustandes. *Arsenik* heilte den Mann für immer. Dieser Zustandswechsel bedeutet manchmal, daß zwei Krankheiten im Körper stecken, und bisweilen deckt ein Mittel beide wechselnden Zustände.

Wir erinnern uns eines anderen Falles, der die eigentümliche Natur eines solchen Krankheitswechsels veranschaulicht, welcher ja auch bei anderen Mitteln als *Arsenik* vorkommt. Eine Patientin litt an Druck im Kopf, wie wir ihn bei *Alumen* beschrieben haben. Sie litt wochenlang an diesem Druck oben auf dem Kopf, und die einzige Erleichterung gewährte ihr ein starker Gegendruck. Sie war ganz matt und krank vom Drücken und suchte alle möglichen Gegenstände zusammen, die sie auf den Kopf legte. In einer Nacht hörte das auf, und sie erwachte am Morgen mit ständigem Harndrang. Die Reizbarkeit der Blase wechselte mit dem Kopfdruck. *Alumen* heilte.

Bei vielen antipsorischen Mitteln finden wir diesen Wechsel des Zustandes. Das beweist die Notwendigkeit, alle Symptome zu sammeln, sonst werden wir oft bei chronischen Krankheiten von psorischem Charakter nur so lange Erleichterung verschaffen, bis die Krankheit sich plötzlich in neuer Gestalt zeigt. Wir haben dann den Verlauf der Krankheit nur etwas mehr beschleunigt, als es dem natürlichen Ablauf entsprochen hätte. Aber das ist keine homöopathische Behandlung. Vielmehr muß ein Mittel, das die eine Periode eines Wechselzustands hervorbringt, auch für die andere Periode angezeigt sein, sonst ist es nicht das Simillimum. Wir müssen forschen, bis wir das Mittel gefunden haben, das zu den beiden wechselnden Zuständen paßt, sonst erleben wir Enttäuschungen. Wir entdecken diesen Wechselzustand manchmal nicht eher, als bis wir ihn durch falsche Verordnungen zwei- bis dreimal wieder hervorgebracht haben.

Manche Menschen sind sehr zurückhaltend, man bekommt nur schwer die richtigen Symptome aus ihnen heraus. Prüfen wir aber dann unsere Aufzeichnungen, so finden wir, daß wir eine falsche Verordnung getroffen haben, daß wir zwar einen neuen Zustand beseitigt haben, dann aber der alte wieder eingetreten ist. Wir sind also in eine Zwickmühle geraten. Wir sehen dann, daß der Patient mittlerweile nicht gesünder wurde und daß wir den ganzen Fall nochmals durchstudieren und die Wechselzustände mit in Betracht ziehen müssen.

Bei *Arsenik* wechseln die Kopfbeschwerden mit physischen Symptomen ab. Gewisse Mittel entsprechen ihrer Natur nach diesem Wechsel zwischen physischen und psychischen Symptomen. Sind die physischen Symptome vorhanden, dann fehlen die psychischen Symptome und umgekehrt. Wenn in einem Fall ein derartiger Hauptzug feststeht, so ist das von Vorteil. Oft aber finden wir nicht das richtige Mittel, weil viele unserer Mittel nicht gründlich genug geprüft sind und ihre Beziehungen zu Wechselzuständen noch im Unklaren liegen. Bei *Podophyllum* z. B. finden wir den eigentümlichen Zug, daß Kopfschmerzen mit Diarrhoe abwechseln. Der Patient leidet an Kopfschmerzen und Diarrhoe. Er hat jeweils das eine oder das andere. Bei *Arnica* wechseln die psychischen Symptome mit Symptomen des Uterus. Die beobachteten Uterus-Symptome gleichen durchaus denen von *Arnica*, aber dann vergehen sie über Nacht und psychische Symptome treten an ihre Stelle. Der Geist wird schwerfällig, düster, trübe. Wenn Mittel sich so äußern, bedarf es einer schärferen Beobachtung, um den Wechselzustand zu erkennen, weil diese Dinge bei der Prüfung nicht immer zutage treten, und zwar aus dem Grunde, weil der eine Prüfer eine bestimmte Gruppe von Symptomen und ein anderer Prüfer eine andere Gruppe von Symptomen gehabt hat. Nur ein Mittel, das imstande ist, beide Gruppen von Symptomen hervorzubringen, kann diesen Wechselzustand heilen.

Die periodischen Kopfschmerzen von *Arsenik* sitzen in allen Teilen des Kopfes. Es sind kongestive Kopfschmerzen mit Klopfen und Brennen, mit Angst und Ruhelosigkeit, mit heißem Kopf und Besserung durch Kälte. Es gibt klopfende Stirnkopfschmerzen, verschlimmert durch Licht, durch Bewegung, oft begleitet von großer Angst und Ruhelosigkeit, die den Kranken zwingen, sich ängstlich zu bewegen. Meistens ist der Kopfschmerz begleitet von Übelkeit und

Erbrechen. Die Schmerzen mit Übelkeit sind schlimmster Art, besonders die, die alle vierzehn Tage kommen. Manche dieser konstitutionell minderwertigen Patienten sind kalt, bleich, kränklich, immer frostig, immer schauernd, außer wenn die Kopfschmerzen auftreten; Besserung durch Kälte; runzliges Gesicht; große Angst, kein Verlangen nach Wasser. Erinnern wir uns, was wir bei dem akuten Zustand von *Arsenik* sagten, daß Durst vorhanden ist, häufiger Durst auf kleine Schlucke Wasser, trockener Mund und Verlangen nach wenig Wasser, nur um die Lippen anzufeuchten; aber im chronischen Arsenik-Fall ist der Kranke gewöhnlich durstlos. Einseitige Kopfschmerzen, die die Kopfhaut in Mitleidenschaft ziehen. Die eine Seite des Kopfes ist schlimmer von Bewegung, besser von kaltem Waschen und von Gehen im Freien, obgleich das Gehen infolge der Erschütterung des Gehirns sehr häufig eine Schmerzwelle erzeugt. Diese Empfindungen sind verbunden mit Pulsieren. Dann treten Kopfschmerzen im Hinterhaupt auf, die so furchtbar sind, daß der Patient wie betäubt und geblendet ist. Die Schmerzen fangen nach Mitternacht an als Folge von Aufregung und Anstrengung; sie entstehen auch durch Erhitzen beim Gehen mit Blutandrang nach dem Kopf. *Natrium mur.* ist bei diesen Erscheinungen ein Mittel, das hinsichtlich der Periodizität für diese Leiden paßt. Der Kranke hat kongestive Kopfschmerzen vom Gehen und durch Erhitzung beim Gehen, besonders vom Gehen in der Sonne. Arsenik-Kopfschmerzen werden meist schlimmer von Licht und Geräuschen, besser vom Liegen mit erhöhtem Kopf im dunklen Zimmer. Viele Kopfschmerzen fangen nachmittags zwischen 13 und 15 Uhr nach dem Mittagessen an, werden im Lauf des Nachmittags schlimmer und dauern die ganze Nacht; sie sind oft begleitet von großer Blässe, Übelkeit, Erschöpfung und tödlicher Schwäche. Der Schmerz kommt anfallsweise; furchtbarer Kopfschmerz während der Frostschauer bei intermittierendem Fieber; der Kopfschmerz ist so, als müsse der Schädel bersten. *Arsenik* macht dieses Kopfweh von kongestivem Charakter, als wollte der Kopf zerspringen. Während des Arsenik-Frostschauers ist kein Verlangen nach Wasser vorhanden, nur nach heißen Getränken, nicht um den Durst zu stillen, sondern um warm zu werden. Der Mund des Kranken ist oft trocken, aber ein Verlangen nach kalten Getränken hat man selten während der Fieberschauer beobachtet. Ein eigentümlicher Zug des Durstes, wovon wir eingehender reden wollen, ist der, daß während der Frostschauer nur nach warmen Getränken verlangt wird; während der Hitze tritt ein wenig Verlangen nach Wasser ein, aber nur so viel, um die Lippen anzufeuchten. Man kann das kaum Durst nennen. Aber während des Schweißes verlangt der Kranke in vollen Zügen zu trinken. Der Durst fängt mit dem Eintritt des Fiebers an und nimmt zu mit der Trockenheit des Mundes. Der Kranke will zunächst nur den Mund anfeuchten; erst wenn der Schweiß ausbricht, wird der Durst so groß, daß der Kranke häufig in vollen Zügen trinken muß; je mehr er schwitzt, desto mehr verlangt er nach Wasser. Der Kranke hat während des Frostes Kopfweh, das so zunimmt, daß es zu einem kongestiven, klopfenden Kopfweh wird; gegen Ende des Fiebers, wenn der Schweiß ausbricht, wird es besser.

An der Haut bemerken wir bei chronischen Kopfschmerzen, bei kongestiven Kopfschmerzen und Malariabeschwerden eine Neigung zum Einschrumpfen; ein vorzeitig gealtertes, runzliges Aussehen der Haut stellt sich ein. Die Schleimhaut der Lippen und des Mundes schrumpft und wird runzlig. Das findet man auch bei Diphtherie am Halsbelag als besonderen Zug von *Arsenik*, der, soviel wir wissen, keinem anderen Mittel zukommt. Das Exsudat im Halse ist lederartig und schrumpflig. Eine schrumpflige Membran allein ist noch keine sichere Indikation für *Arsenik;* das Mittel ist aber angezeigt, wenn die Membran von sehr bösartigem Charakter ist, sehr übelriechend, faulig, mit gangränösem Geruch.

Zeitweise findet man den Kopf in ständiger Bewegung, wenn körperliche Beschwerden vorhanden sind, denn letztere sind so schmerzhaft, daß der Körper selbst nicht bewegt werden kann. Nur der Kopf ist in unruhiger Bewegung. Der Kranke bewegt den Kopf, obgleich das nicht lindert. Am Kopf stellen sich viele neuralgische Schmerzen ein, die von Wärme besser werden. Im Gesicht und am Kopf Ödeme. Wassersucht der Kopfhaut und roseartige Entzündung des Gesichts und des Kopfes. Auf der Kopfhaut bleibende Dellen nach Druck; beim Druck entsteht ein leises Knistern. Auf der Kopfhaut Ausschlag und große Empfindlichkeit. Die Kopfhaut ist so empfindlich, daß das Haar nicht gekämmt werden kann. Der Kranke hat ein Gefühl, als ob die Berührung der Kopfhaut mit Kamm und Bürste direkt ins Gehirn ginge.

Überempfindlichkeit ist ein typischer Zug von *Arsenik.* Überempfindlichkeit des Geruchs- und Tastsinnes. Überempfindlichkeit aller Sinne. Eine eigenartige Form von Überempfindlichkeit ist die gegen die Umgebung im Zimmer. Der Arsenik-Patient ist außerordentlich reizbar. Liegt eine Frau krank im Bett, so berührt es sie unangenehm, wenn nicht jedes Bild ordentlich an seinem Platz an der Wand hängt. Wer empfindlich ist gegen Unordnung, wird durch das Umherwerfen von Dingen noch kränker, er kommt in einen krankhaften Zustand, wie ihn *Arsenik* auslöst.

Die Augensymptome dieses Mittels sind sehr bemerkenswert. In alten Fällen von unterdrückter Malaria, bei heruntergekommenen Konstitutionen, bei bleichen, kränklichen Menschen, die an allgemeinen katarrhalischen Zuständen, vor allem der Nase und der Augen, leiden, sind die Augensymptome quälend. Der Arsenik-Kranke hat alle möglichen Ausscheidungen aus den Augen. Es kann eine Bindehautentzündung der Augenlider und des Augapfels sein, die manchmal in Ulcerationen übergeht, mit dünnen blutigen Absonderungen, welche mit der Zeit dick, weiß und scharf werden können. Diese machen das Auge wund, die Lidwinkel rot, und verursachen Granulationen mit Brennen und Stechen. Das Brennen und Stechen wird sowohl durch Waschen mit kühlem Wasser als auch durch trockene Wärme besser. Sehr oft erscheinen Geschwüre auf der Hornhaut und verschiedene Arten von Hypertrophie, beginnend in

Form von Flecken und Narben. Die Flecken werden allmählich kleinen Gewächsen ähnlich. Es bildet sich ein Pterygium, das nach dem Zentrum hin wächst und Blindheit verursachen kann. Die Entzündungen sind zuweilen von starker Schwellung, von Brennen und wundfressendem Ausfluß begleitet. Die Schwellungen haben sackartigen Charakter, wir finden sackartige Lider und kleine Säcke unter den Augen. Das Gesicht ist wächsern und bleich und verrät eine heruntergekommene Konstitution oder einen wassersüchtigen Zustand.

Der katarrhalische Zustand umfaßt Nase und Hals, und zuweilen ist es schwer, die Halssymptome von den Nasensymptomen zu trennen. Der Arsenik-Patient bekommt bei Erkältung immer Schnupfen, er niest bei jedem Witterungswechsel. Ihn fröstelt immer; er leidet durch Zugluft, fühlt sich schlechter bei kaltem, feuchtem Wetter, friert immer, ist durch und durch kalt. Diese bleichen, wächsern aussehenden Patienten mit katarrhalischem Ausfluß aus der Nase werden, wenn sie in grelles Licht blicken, blind. Niesen und Schnupfen mit entzündlichem Zustand der ganzen Nasenhöhle, des Halses, des Kehlkopfes und der Brust. Die Erkältung fängt in der Nase an, geht hinunter in den Hals, verursacht sehr oft Heiserkeit mit trockenem, kitzelndem, hartem, schartigem Husten. Es ist eine schwierige Sache, Mittel für einen Schnupfen zu finden, der in der Nase anfängt und sich mit Bronchialleiden in die Brust hinein verbreitet. Oft wird das Mittel gewechselt, weil die Brustsymptome häufig auf ein anderes Mittel deuten. Es ist schwierig, ein Mittel zu finden, das die Symptome von Nase und Brust gleichzeitig deckt.

Arsenik ist das Mittel für chronische katarrhalische Leiden der Nase, wenn die Nase leicht blutet, der Kranke immer niest, sich ständig erkältet, stets bleich und frostig, müde und ruhelos ist und bei Nacht Angst und aufregende Träume hat. Die Schleimhaut entzündet sich schnell und hat Stellen mit roten und gelben Geschwüren, die leicht bluten. Große Schorfe bilden sich hinten in der Nase. In *Arsenik* steckt ein auffallender Zug zu Geschwürsbildung. Ist der Hals entzündet, so eitert er; schlägt die Erkältung sich auf die Augen, kommt es schließlich auch zur Eiterung. Katarrhalische Beschwerden der Nase enden mit Eiterung. Die Neigung zur Eiterbildung, zum Absterben der Zellen, ganz gleich, an welcher Stelle das Leiden seinen Sitz hat, ist ein typisches Arsenik-Symptom. Das Mittel paßt für katarrhalische Leiden der Nase und anderer Körperteile bei alten, konstitutionell geschwächten Patienten, bei Malaria, bei Blutvergiftungen nach Verletzungen, Rose, Typhus oder anderen Infektionen, die falsch behandelt worden sind, oder bei Vergiftung mit Chinin und ähnlichen Substanzen, die das Blut verdorben und Anämie verursacht haben. Wenn sich am Bein ein Geschwür bildet, wenn Weißfluß eintritt, wenn irgendein Ausfluß entsteht, fühlt der Patient sich dadurch erleichtert. Wenn Bronchitis eintritt, was bei alten Leuten häufig vorkommt, und reichlicher Auswurf von Schleim stattfindet, so wirkt das wie ein Ventil und der Patient fühlt sich wohler. Wenn diese Entleerungen nachlassen, haben wir einen chronischen Zustand, anscheinend infolge unterdrückter Sekretionen. Es ist wie eine Art von Blutvergiftung. So ist es mit unterdrückten Ohrausflüssen und Geschwüren, mit unterdrücktem Auswurf aus dem Halse und unterdrücktem Weißfluß. *Arsenik* ist eines der Medikamente, die für den anämischen Zustand passen, der solchen Unterdrückungen folgt. Leider ist es immer noch üblich, lokal zu behandeln, um Weißfluß und andere Ausflüsse zum Stillstand zu bringen und Geschwüre zu heilen. Wenn nun diese Leiden auf äußerliche Behandlung verschwinden, bleibt ein anämischer Zustand des Organismus zurück, der Patient wird bleich, wächsern, krank aussehend. Die katarrhalischen Ausscheidungen erleichtern dann gleichsam die Folgen der Unterdrückung irgendeines anderen Zustandes. Z. B. haben Frauen nach der Unterdrückung von Weißfluß blutige und wässerige Absonderungen aus der Nase. *Arsenik* paßt oft, wenn ein Geschwür durch Salben geheilt oder wenn ein alter Ohrenausfluß durch äußere Anwendungen unterdrückt worden ist. Der Arzt meint, etwas sehr Kluges getan zu haben, indem er solche Ausflüsse unterdrückte, aber es ist ihm damit nur gelungen, Sekretionen abzudämmen, die in Wirklichkeit eine Erleichterung für den Patienten waren. Medikamente wie *Sulfur, Calcarea* und *Arsenik* passen für katarrhalische Ausflüsse, die von solchen Unterdrückungen bei geschwächten Konstitutionen herrühren. *Arsenik* paßt auch bei Krankheitszuständen, die durch tierische Gifte entstanden sind. Es geht dem Übel an die Wurzel, denn es gleicht ja den Symptomen, die durch Wundvergiftung hervorgebracht werden. *Arsenik* und *Lachesis* sind Medikamente, die sofort der Ursache zu Leibe gehen, es sind Gegenmittel der Gifte, sie stellen die Harmonie im Körper wieder her und bringen alles wieder in Ordnung.

Ferner sind die Nasensymptome bei *Arsenik* sehr lästig und liefern einen großen Beitrag zum Symptombild des Arsenik-Patienten. Er erkältet sich leicht, ist immer gegen Kälte empfindlich und bekommt bei der geringsten Gelegenheit Katarrhe. Wenn ein Arsenik-Patient sich recht wohl fühlt, hat er mehr oder minder dicken Ausfluß, aber wenn er sich ein bißchen erkältet, wird der Ausfluß dünn; der dicke Ausfluß, der zu seinem Wohlbefinden nötig ist, verschwindet, und dann bekommt der Arsenik-Patient Kopfschmerzen. Durst, Unruhe, Angst, Niedergeschlagenheit stellen sich ein. Das geht in katarrhalisches Fieber von zwei- bis dreitägiger Dauer über, bis dann der dicke Ausfluß wieder erscheint, worauf er sich besser fühlt. All sein Leid und Weh verschwindet dann.

Halskatarrh, der sich ständig steigert und sich bis in den Hals ausdehnt. Der sehr aktive entzündliche Zustand ist verbunden mit Entzündung der Mandeln bei geröteter und schrumpfliger Schleimhaut. Wenn sich eine Intoxikation einstellt, z. B. bei Diphtherie, erscheint ein Exsudat auf der Schleimhaut; es wird grau und schrumpflig, aschfarben und bedeckt zuweilen den ganzen weichen Gaumen und die Gaumenbögen. Die Schleimhaut sieht eingeschrumpft aus. Der Kranke ist erschöpft, ängstlich, todmatt, schwach; er hat nicht viel Fieber, aber große Trockenheit des Mundes.

Dieser katarrhalische Zustand kriecht immer tiefer hinab. Er geht in den Kehlkopf und erzeugt Heiserkeit, geht in die Luftröhre und ist mit Brennen und Stechen verbunden, das vom Husten schlimmer wird; dann folgen Brustbeklemmung und asthmatische Atemnot mit trockenem, krächzendem Husten ohne Auswurf. Dieser quälende Husten ist begleitet von Erschöpfung, Schweiß, Angst, Unruhe und Mattigkeit; der Husten bringt keine Erleichterung, er hält mehrere Tage als trockener, kratzender, harter Husten an, führt aber nicht zur Gesundung. Und wenn der Kranke dann große Mengen wässerigen Auswurfs herausbringt, stellen sich asthmatische Symptome ein, Zusammenschnüren der Brust, ein Gefühl großer Beengung und Röcheln. Ihm ist, als müsse er ersticken. Blutiger Schleim wird manchmal ausgeworfen, aber die Symptome haben gewöhnlich mehr katarrhalischen Charakter. Mit rostigem Auswurf zeigen sich Symptome von Lungenentzündung. Der Auswurf ist ätzend. In der Brust ein Gefühl von Brennen, als ob brennende Kohlen in der Brust wären. Das leitet über zu Blutung und leberfarbenem Auswurf.

Arsenik ist ein Medikament, das zu Blutungen geneigt macht. Blutungen finden aus allen Schleimhäuten statt; zunächst helles, rotes Blut, aber bald kommt es zu einem gangränösen Zustand der Schleimhäute. Die Blutung wird dunkel und es sind Gerinnsel wie kleine Stücke Leber darin. Das gleiche findet man im Erbrochenen und im Stuhl. Der Geruch des Auswurfs ist ekelerregend, wir bemerken ihn, sobald wir die Tür des Krankenzimmers öffnen. Der Auswurf ist eine dünne, wässerige Flüssigkeit mit Klumpen untermischt. Dieser wässerige Auswurf sieht aus wie Pflaumensaft und darin sind kleine Blutklumpen. Der Gestank ist fürchterlich. Hat der Kranke die Periode der Unruhe hinter sich, so liegt er todmatt, bleich und meistens mit kaltem Schweiß bedeckt da.

Am Magen finden wir Gastritis. Erbrechen alles Genossenen, selbst eines Teelöffels Wasser; große Reizbarkeit des Magens, große Erschöpfung, furchtbare Angst, trockener Mund. Ein wenig heißes Wasser wird manchmal für einen Augenblick vertragen, aber bald kommt auch dies wieder hoch. Kalte Flüssigkeiten werden sofort wieder erbrochen. Die ganze Speiseröhre ist entzündet. Alles, was hinuntergeschluckt oder heraufgewürgt wird, brennt. Erbrechen von Galle und Blut. Äußerste Empfindlichkeit des Magens. Patient will nicht berührt werden. Äußerlich angewandte Wärme tut gut, auch durch warme Getränke wird zeitweise Besserung erzielt. Hitze ist angenehm und wohltuend.

Auch an den Därmen finden sich viele Störungen. Das Mittel macht alle Symptome von Bauchfellentzündung. Starke Auftreibung des Bauches, tympanitischer Zustand; der Kranke darf nicht angefaßt oder berührt werden, aber er bleibt doch in fortwährender Bewegung, denn er ist so unruhig, daß er nicht still liegen kann. Endlich wird er so schwach, daß Erschöpfung an die Stelle der Ruhelosigkeit tritt. Bisweilen tritt Dysenterie ein mit unwillkürlichem Abgang von Kot oder Urin, mit Blutung aus den Därmen und blutigem Urin. Der Stuhl hat einen aashaften Geruch, wie faules Fleisch; er ist blutig, wässerig, braun wie Pflaumensaft oder schwarz und stinkend. Zuweilen geht die Dysenterie mit schrecklichem Drängen und Brennen am After einher; jeder Stuhl brennt, als wären glühende Kohlen im Rectum. Brennen in den Eingeweiden, im ganzen Darmtrakt. Die Leibschmerzen werden besser von warmen Umschlägen. Die Blähungen sind furchtbar, der tympanitische Zustand ist auf das äußerste gesteigert. Manchmal kommt es zu Enteritis mit gangränösem Charakter, was man in früheren Zeiten als Darmbrand bezeichnete, eine Krankheit, die immer mit dem Tode endet. Dicke, blutige Entleerungen, mit entsetzlichem Gestank. Alles wird wieder ausgebrochen. Der Patient will in einem warmen Zimmer sein, will warm zugedeckt werden, heiße Umschläge haben und warme Getränke, sieht leichenartig aus und riecht leichenartig. Es ist ein trockener, beizender Geruch, der alles durchdringt. Wenn der Kranke aber unbedeckt liegen will, ein kaltes Zimmer, offenes Fenster, Waschungen mit kaltem Wasser und eiskalte Getränke haben will, muß er *Secale* bekommen.

Wir warnen vor leichtfertigem Gebrauch von *Arsenik* bei Sommerkrankheiten kleiner Kinder, bei Dysenterie und Cholera infantum. Wir finden so viele kleine Symptome, die diesen Leiden ähnlich sind, daß wir bei ungenügender Beobachtung versucht werden, unseren Patienten *Arsenik* zu geben, wodurch wir einige Symptome unterdrücken und das ganze Bild des Falles verändern. Dann ist es schwer, ein Mittel zu finden, mit dem wir den Fall doch noch heilen können. Man verfährt da leicht schematisch und gibt *Arsenik*, ohne daß genügend Anzeichen für das Mittel vorhanden sind. Die Organsymptome allein dürfen uns nicht leiten.

Viele Diarrhoe- und Dysenterie-Symptome. Bei diesen Zuständen finden wir ebenfalls die Blässe, die Angst, das leichenhafte Aussehen, den leichenartigen Geruch. Bei Dysenterie ist höchst qualvoller und häufiger Stuhldrang vorhanden; spärliche, schleimige, schwarze, flüssige, tintige Stühle mit aashaftem Geruch; große Erschöpfung, Ruhelosigkeit und Blässe. Bei schleichenden Formen der Darmstörungen geht der Stuhl unwillkürlich ab. Das kommt von einer Erschlaffung des Rectums. Unwillkürlicher Abgang des Stuhls deutet gewöhnlich auf lokale oder allgemeine Erschöpfung. Bei diesem Mittel ist große Erschöpfung vorhanden; ebenso unfreiwilliger Stuhl- und Urinabgang wie bei Typhus und bei den schleichenden Formen von infektiösen Krankheiten.

Zuweilen haben wir bei *Arsenik* Hydrantenstühle, aber meistens nicht so stark wie bei *Podophyllum* und *Acidum phos.* Es sind gewöhnlich kleine, häufige Güsse, kleine Spritzer mit Blähungen unter enormer Erschöpfung wie bei Cholera. Kleine Spritzer mit Schleim; schleimige, weißliche Stühle. *Arsenik* ist nicht ein für allemal bei Cholera angezeigt, besonders nicht während der Periode der Güsse; aber wenn das Erbrechen und die Hydrantenstühle vorüber sind und ein Zustand absoluter Erschöpfung eingetreten ist, ein Zustand, der einem Coma gleicht, dann paßt das Mittel. Der Patient wirkt fast wie ein Toter, nur daß er noch atmet. Hier wird *Arsenik* noch heilsame Reaktionen auslösen.

Cholera infantum mit großer Erschöpfung, totenähnlichem Aussehen, großer Kälte, kaltem Schweiß, kalten Extremitäten, Leichenkälte; aashafter, fauliger, stinkender Geruch im Zimmer von Kot und Urin und auch von dem Erbrochenen. Der Darminhalt ist scharf, wundfressend, verursacht Röte und Brennen. Sehr oft strahlt das Brennen deutlich in die Därme aus. Rectum und After brennen, Wundheit rund um den After. Der Kranke hat Tenesmen; schmerzhaftes, unerträgliches Drängen, großen Schmerz in den unteren Därmen, im Rectum und After, furchtbare Angstzustände; der Schmerz ist so groß, das Leiden so intensiv, daß der Kranke nur noch an den Tod denken kann. Zum Sterben elend. Die Angst und die entsetzlichen Empfindungen sind derart, wie sie der Kranke nie zuvor im Leben gehabt hat, so daß er meint, sterben zu müssen. Wie alle anderen Symptome ist auch dieses gepaart mit Ruhelosigkeit. Wenn der Kranke nicht auf dem Abort sitzt, geht er auf und ab, vom Bett zum Stuhl und vom Stuhl zum Bett. Der Stuhldrang ist so stark, daß manchmal unversehens Stuhl abgeht. Zuweilen hat der Kranke chronische Hämorrhoiden mit Brennen; beim Stuhlgang treten die Hämorrhoiden heraus. Der Kranke ist sehr erschöpft, wenn er nach dem Stuhlgang wieder ins Bett geht und wenn die traubenförmig herausgedrängten Hämorrhoiden wie feurige Kohlen brennen; sie sind heiß und trocken oder bluten. Fissuren des Rectums, die bei jedem Stuhl bluten, mit Brennen, Jucken und ekzematösen Hautveränderungen rund um den After.

Diese Art von Schmerz kann überall im Körper empfunden werden; Brennen und Stechen ist charakteristisch für *Arsenik*. Der Patient beschreibt es oft so: über und über gestochen werden mit glühendheißen Nadeln. Dies Gefühl von etwas Glühendheißem ist ein allgemeiner Zug von *Arsenik;* es wird auch am After gespürt, besonders wenn Hämorrhoiden vorhanden sind; Brennen und Stechen wie von heißen Nadeln in den Hämorrhoiden.

Wenn der Arsenik-Patient in das erste Stadium eines heftigen Anfalles tritt, hat er die ganze Starre und alle Fieberschauer, die nur irgend in der Materia medica bzw. bei Krankheiten zu finden sind. Starre und Fieberschauer von heftigem Charakter und dann wieder ein Gefühl, „als ob das Blut wie Eiswasser durch die Adern rinne". Er fühlt ein Strömen durch den Körper wie von eiskalten Wellen. Wenn Fieber eintritt und dem Kranken von Kopf bis Fuß sehr heiß ist, hat er das Gefühl, als ob ihm kochendes Wasser durch die Adern rinnt. Dann kommen Schweiß und Atemnot, Erschöpfungsbeschwerden und Kältegefühl. Während der Schweiß das Fieber und die Schmerzen zuweilen lindert, vermindert sich die große Erschöpfung nicht. Andere Beschwerden werden durch das Schwitzen verstärkt. Der Durst wird so groß, daß auch große Mengen Wasser ihn nicht stillen können. Dem Kranken ist, als könnte er nie genug zu trinken bekommen; er sagt: „Ich könnte einen Brunnen austrinken"; oder:

„Gebt mir doch einmal einen Eimer voll Wasser." Solche Äußerungen sind bezeichnend für den Grad des Durstes. Während des Fiebers trinkt der Kranke oft, aber wenig; während des Frostes verlangt er warme Getränke.

Arsenik ist ein sehr wirksames Medikament bei brennenden Ausschlägen an den Geschlechtsorganen; es hilft bei kleinen, brennenden Geschwüren, sogar wenn sie syphilitisch sind; flechtenartiger Bläschenausschlag, der auf der Vorhaut oder den Schamlippen erscheint; Schanker mit Brennen, Beißen, Stechen, besonders bei atonischen Fällen, die keine Neigung zum Heilen zeigen, sondern sich ausbreiten, phagedänisch werden und sehr schmerzhaft sind. Bei torpiden Geschwüren nach Leistendrüsenentzündung paßt *Arsenik*. Eine wässerige, übelriechende Flüssigkeit sondert sich ab, die Ulceration verbreitert sich und hat keine Neigung zum Heilen. Oder ein Chirurg hat die erkrankte, eiternde Leistendrüse incidiert, und die Operationswunde sieht rot, böse, erysipelartig aus und zeigt keine Neigung zum Heilen. Die Wundränder sind weggefressen und die Geschwüre werden talergroß. Zuweilen werden die Geschwüre serpiginös, sind gegen Berührung empfindlich und brennen wie Feuer.

Die männlichen und weiblichen Geschlechtsorgane bieten viele wichtige Symptome. An den männlichen Organen finden wir Ödeme; besonders der Penis kann enorm geschwollen sein und wie ein Wassersack aussehen. Der Hodensack, besonders die Haut desselben, ist stark geschwollen; die Umgebung des Scrotums ist feucht.

Bei den weiblichen Organen: geschwollene Schamlippen mit brennenden, stechenden Schmerzen. Roseartige Entzündung, Geschwüre von syphilitischem Charakter mit Symptomen wie Brennen, Beißen, Stechen. Heftige, brennende Schmerzen in den Geschlechtsorganen, mit oder ohne Schwellung. Brennen, das bis in die Scheide ausstrahlt, mit großer Trockenheit. Der Weißfluß macht die Geschlechtsteile wund, verursacht Jucken und Brennen. Weißliche, wässerige, dünne Ausscheidungen, die wund machen und zuweilen so stark sind, daß sie an den Schenkeln herunterfließen. Die Arsenik-Monatsblutung ist oft wundmachend. Weißfluß, mit der Monatsblutung vermischt, sehr stark und sehr scharf. Monatelang unterdrückte Periode; Amenorrhoe bei erschöpften, nervösen Patientinnen mit runzeligen, sorgenvollen, hageren Gesichtern. *Arsenik* gilt in der alten Schule als besonders wirkungsvoll bei Anämie, man hält es für ebenso gut wie *Ferrum*. *Ferrum* und *Arsenik* sind die kräftigsten Mittel bei Anämie, und so ist es nicht zu verwundern, daß schwächliche Menschen gute Wirkungen von *Arsenik* verspüren. „Während der Menstruation Stiche im Rectum." „Der Weißfluß ist stark, fressend, dick und gelb." Nach der Entbindung kann die Frau keinen Urin lassen; es ist kein Urin in der Blase; oder die Blase ist voll, aber der Urin fließt nicht ab. In diesem Zusammenhang sei darauf hingewiesen, daß *Causticum* das am häufigsten angezeigte Mittel ist, wenn Frauen nicht urinieren können. Wir finden diese Indikation oft, auch wenn keine anderen Symptome da sind, wonach wir uns richten können. *Aconit* ist öfter als jedes andere Mittel angezeigt, wenn Kinder nicht urinieren können. Das gilt in der Routinepraxis, aber es ist zu verwerfen, wenn andere Symptome für die Mittelwahl vorhanden sind. Studieren wir also *Aconit* und *Causticum* und prüfen wir, ob irgendein Grund vorliegt, sie zu geben. *Arsenik* ist auch ein vorzügliches Palliativ bei krebsigen Affektionen der Gebärmutter und der Brustdrüsen. Brennende, stechende Schmerzen verschwinden völlig. Natürlich ist das Mittel nur bei inoperablen Fällen zu versuchen.

Stimmverlust, Kehlkopfentzündung mit trockenem, kitzelndem Husten; ein Husten, der nicht wegzubringen ist. Fortwährendes Krächzen; trockener, krächzender Husten, dessen Beziehungen zu Asthma, Schweratmigkeit und Atemnot zu beachten sind. *Arsenik* hat manche langwierigen Fälle von nervösem Asthma geheilt. Asthma, das nach Mitternacht eintritt bei Patienten, die an Kälte leiden, die sehr bleich sind, einen trockenen, keuchenden Husten haben, die im Bett aufrecht sitzen müssen, sich die Brust halten und voll ängstlicher Unruhe und Erschöpfung sind.

Die Herzsymptome sind schwierig zu behandeln, wenn sie dem Arsenik-Bild ähnlich sind. Die Symptome entsprechen einem hochgradigen Schwächezustand: starkes Zittern, Zittern infolge der kleinsten Anstrengung oder Aufregung, große Angst, Todesangst, Schwäche. Der Kranke kann nicht gehen, er kann keine Treppen steigen, er kann sich kaum bewegen, ohne das Herzklopfen zu steigern. Jede Aufregung bringt Herzklopfen hervor. „Heftige Paroxysmen von Herzjagen oder Ohnmachtsanfälle bei Endocarditis." *Arsenik* paßt für die schwersten Herzleiden, für anscheinend unheilbare Herzleiden, nämlich dann, wenn das Mittel alle Symptome deckt, die mit diesen Herzaffektionen zusammenhängen, z. B. Herzbeutelwassersucht, Angina-pectoris-Anfälle mit heftigstem Schmerz- und Todesgefühl usw. „Rheumatismus, der sich aufs Herz schlägt." „Herzbeutelwassersucht mit großer Reizbarkeit." „Puls schnell, klein, zitternd." „Pulsieren im ganzen Körper." Das kann in einen Zustand übergehen, bei dem das Herz schwach, der Puls fadenförmig, der Patient bleich, kalt, schweißtriefend ist. Wenn keine stärkeren primären Herzmuskelveränderungen vorliegen, dann ist *Arsenik* ein Mittel, das heilen kann.

Auf einige wesentliche allgemeine Züge im Arsenik-Bild des Wechselfiebers kann man das anwenden, was oben gesagt wurde. *Arsenik* hat die ganze Heftigkeit des Frostes mit Aufregung, Kopfschmerz, Erschöpfung, trockenem Mund, Verlangen nach heißen Getränken, nach warmer Bedeckung, mit all der ängstlichen Ruhelosigkeit und der Erschöpfung, wie sie in irgendeinem Mittel vorgefunden werden können; aber der zeitliche Ablauf ist ein wichtiges Moment des Arsenik-Falles. Ein auffallender Zug von *Arsenik* ist seine Unregelmäßigkeit. Der Frost tritt nicht zweimal in gleichen Zwischenräumen ein, sondern zu jeder beliebigen Zeit. Wir finden Nachmittagsfrost und Nachmitternachtsfrost, Frost manchmal morgens, manchmal um 15 oder 16 Uhr, manchmal um 13 Uhr. In der Natur des Mittels liegt eine auffallende Periodizität, daher die intermittierende Natur. Es hat einen auffallenden Zug in bezug auf Durst. Während des Frostes, wo sonst großer Durst herrscht, hat der Kranke Abneigung gegen kalte Getränke, er kann nur warme trinken, heißen Tee usw. Während des Fiebers nimmt der Durst zu. Der Kranke nimmt nur einen Teelöffel voll Flüssigkeit, um seinen trockenen Mund anzufeuchten. Große Mengen Wasser löschen seinen Durst nicht, aber er muß die kleine Menge oft wiederholen. Das geht so weiter, bis Schweiß ausbricht, verbunden mit Erschöpfung, vermehrter Kälte, Verlangen nach Trinken in vollen Zügen und nicht zu löschendem Durst auf kalte Getränke. Der Frost ist von starken Knochenschmerzen begleitet, die meist in den Extremitäten anfangen. Während des Frostes starke Kongestion nach dem Kopf mit roten Fingern und Zehen. Wenn wir das alles zusammenfassen mit der Erschöpfung, die gemeinsam mit der großen Angst auftritt, dann haben wir fast immer einen Arsenik-Fall vor uns. Aber das Mittel hat so viele Besonderheiten in seinem Frost, in seinem Fieber, seinem Schweiß, daß, wenn wir diese Einzelheiten berücksichtigen, wir sehr wahrscheinlich imstande sein werden, fast jeden Frostanfall zu decken, d. h. wir bilden uns ein, das zu können. denn wenn die allgemeinen Züge von *Arsenik* nicht vorhanden sind, die den Fall erst zu einem Arsenik-Fall machen, dann haben wir uns getäuscht. Es ist durchaus nicht ein und dasselbe, einen Fall im ganzen als Arsenik-Fall anzusprechen oder nur einzelne Arsenik-Symptome festzustellen. Genau so ist es mit *China* und *Chinin*. Wir haben zwar zahlreiche spezielle Symptome, doch müssen, um den Fall entweder zu einem China- oder zu einem Chinin-Fall zu machen, die hervorragenden allgemeinen Züge des einzelnen Mittels vorhanden sein.

Arsenum jodatum

(Arsentrijodid)

Aus dem Studium der Grundelemente dieses Mittels kann man schon entnehmen, daß es von tiefgreifender konstitutioneller Bedeutung ist. Die Beschwerden entwickeln sich am Morgen, am Nachmittag, abends, nachts und nach Mitternacht. Es paßt für den Zustand hektischer Auszehrung mit zahlreichen Abscessen. Wir finden hochgradige Blutarmut wie bei Tuberkulösen. Wenn es nicht zu kalt ist, möchten die Kranken an die frische Luft, sie möchten die Fenster geöffnet haben; für geschlossene Räume sind sie empfindlich. Ein allgemeiner Zug ist die physisch bedingte Angst. Gefühl in den Händen und Füßen, als seien diese eingeschlafen; die Glieder sind wie mit einem Band zusammengeschnürt. Die Beschwerden verschlimmern sich nach Baden. Der Kranke erkältet sich leicht nach einem Bad.

Das Mittel hat sich als sehr nutzbringend bei Krebserkrankungen erwiesen und hat Lupus und Epitheliom geheilt. Seine Symptomatik wird häufig bei chlorotischen Mädchen gefunden. Es hat choreatische Zustände der Muskulatur bei Mädchen geheilt. Einige Kranke sind sehr empfindlich auf Kälte (wie bei *Arsenicum*), andere auf Hitze (wie bei *Jod*). Das Mittel macht also sowohl für Hitze wie für Kälte empfindlich. Kalter Wind und kaltes Wetter verschlimmern den Kranken und lassen seine Symptome hervortreten. Erkältungen mit Schnupfen verschlimmern seine katarrhalischen Beschwerden. Wir haben bei dem Mittel starkes Zusammenschnürungsgefühl äußerlich und innerlich, Krampfgefühl in Körperöffnungen. Krampfhafte Bewegung der Glieder. Wassersucht (ähnlich *Arsenicum*). Der Kranke fühlt sich schlechter, wenn er hungrig ist (wie bei *Jod*), besser nach Essen. Zunehmender Gewichtsverlust bei Tuberkulösen. Abmagerung bei Kindern. Starke Verschlimmerung nach leichter körperlicher Anstrengung.

Das Mittel paßt für Frauen, die zu Schwäche und Ohnmachtsanfällen neigen. Ameisenlaufen am ganzen Körper. Blutungen aus allen Schleimhäuten. Der Kranke hat das Gefühl, überhitzt zu sein, er wünscht frische Luft. Gefühl der Schwere im ganzen Körper. Verhärtung ist ein typischer Zug des Mittels, manchmal in Drüsen, in Geschwüren, bei Hauterkrankungen. Die Drüsen sind geschwollen und verhärtet. Entzündungen bestehen äußerlich und innerlich an Drüsen, Knochen und serösen Häuten. Der Kranke hat Symptome wie nach Säfteverlust. Große Schwäche, Reaktionslosigkeit. Bettruhe und Liegen auf der kranken Seite verschlimmern die Symptome. Es geht der Kranken schlechter während der Regel, schlechter nach Bewegung; aber sie hat den Wunsch, sich zu bewegen. Schleimabsonderungen finden sich allgemein vermehrt, reichlich, katarrhalisch, dick, gelb oder gelbgrün und honigartig. Taubheit der Glieder und der schmerzenden Teile, Hitzewallungen in Blut und Körper, Schmerzen in den Knochen und Drüsen. Zerschlagenheitsgefühl im ganzen Körper. Brennen innerlich und in äußeren Teilen, lähmende Schmerzen, kneifende, pressende, stechende und reißende Schmerzen. Veranlagung zur Phthise und Beschwerden wie bei Auszehrung. Es besteht ein starkes Wundheitsgefühl; die Leiden des Kranken werden durch Druck vermehrt. Klopfen, innerlich und äußerlich (wie bei *Jod*). Der Puls ist frequent und klein, manchmal auch voll, hart und intermittierend, unregelmäßig. Brennen ist ein ausgeprägter Zug des Mittels (wie bei *Arsenicum*).

Das Mittel hat sich als sehr nützlich erwiesen bei allen skorbutischen Zuständen, wenn das Symptomenbild ähnlich war. Der Kranke ist sehr schmerzempfindlich. Die Symptome der rechten Körperseite überwiegen. Im Sommer Hitzeempfindlichkeit, im Winter Empfindlichkeit gegen Kälte. Ödematöse und entzündliche Schwellungen. Anschwellung der befallenen Teile und der Drüsen. Das Mittel hat sich als heilsam erwiesen für alle Stadien und Arten der Syphilis. Es besteht Muskelzittern und Sehnenhüpfen. Umhergehen verschlimmert.

Schlimmer in der Wärme, in warmer Luft, im warmen Bett, im warmen Raum und durch warme Einhüllung. Schwäche, aus Mangel an Lebenskraft, am Morgen, beim Treppensteigen, bei Anstrengung, während der Regel und während des Umhergehens. Schlimmer bei feuchtem Wetter, schlimmer von warmem Südwind.

Angst und Reizbarkeit sind mit allen Beschwerden verbunden. Der Kranke ist abgeneigt, auf Fragen zu antworten. Es besteht äußerste Furchtsamkeit und Unruhe. Schlimmer im warmen Bett. Morgens und abends ist der Kranke verwirrt. Nachts deliriert er. Er ist voller phantastischer Einbildungen und wähnt, Verstorbene zu sehen. Er ist traurig bis zur Verzweiflung. Oft ist er sehr aufgeregt. Geistige Anstrengung verschlimmert viele seiner Symptome. Es besteht eine ausgeprägte geistige Schwäche; Furcht, verrückt zu werden; Furcht vor Unglück, vor Menschen; ganz allgemeine Furchtsamkeit. Der Kranke ist ungeduldig und in einem Zustand ständiger Hast. Er wird gleichgültig gegen seine Freunde, gegenüber dem Lebensglück und seiner Umgebung. Er ist abgeneigt zu arbeiten. Manchmal hat es den Anschein, daß er verrückt wird. Er ist entschlußunfähig. Er leidet unter dem plötzlichen Impuls, jemand töten zu müssen. Zuzeiten ist er dagegen sehr gesprächig, fröhlich, überhaupt sehr wechselhaft in seinen Stimmungen. Doch überwiegt deutlich ein Zug geistiger Ermüdung. Er ist überempfindlich, besonders gegenüber Lärm. Er möchte sich gern hinsetzen. Er möchte nicht angesprochen werden; im Schlaf fährt er zusammen. Er leidet ständig unter beunruhigenden Gedanken, sein Geist ist wie betäubt. Frauen weinen häufig. Schwindel beim Umhergehen. Wenn die oben geschilderten geistigen Züge vorherrschen, wird das Mittel viele der jetzt folgenden Einzelheiten heilen.

Obgleich das Hirn unter Blutfülle leidet, hat der Kranke auf dem behaarten Kopf ein Kältegefühl. Es bestehen krustige, schorfige ekzematöse Ausschläge. Das Haar fällt aus. Schweregefühl im Kopf. Die Kopfhaut juckt, gleich ob Ausschläge vorhanden sind oder nicht. Schmerzen des Morgens und am Nachmittag, besser in frischer Luft, schlechter in einem warmen Raum. Die Schmerzen bessern sich nach dem Essen und sind schlimmer, wenn der Kranke hungrig ist. Sie verschlimmern sich nach Bewegung, Lärm und Umhergehen. Kopfschmerzen bei Katarrh in den Nasenwegen verbunden mit Schnupfen. Periodische Kopfschmerzen bei Malaria mit Herzbeschwerden und auch nach Syphilis. Schmerzen in der Stirn des Abends, über den Augen, über der Nasenwurzel, Schmerzen im Hinterhaupt, an den Kopfseiten, in den Schläfen und auf dem Scheitel. Drückende Schmerzen in der Stirn, verbunden mit Schlaflosigkeit. Drückende Schmerzen im Hinterkopf und in den Schläfen. Stechende, reißende Kopfschmerzen. Die Kopfschmerzen betäuben den Kranken. Er schwitzt auf der Stirn. Klopfen im Kopf, in der Stirn und in den Schläfen.

Wir finden Entzündung der Bindehaut sowohl als auch der Regenbogenhaut. Chronische katarrhalische Zustände im Auge bei Psora und Syphilis. Die Augen tränen leicht. Schlimmer im Freien. Schmerzen in den Augen beim Lesen. Wundheitsgefühl der Augäpfel. Stechende Schmerzen in den Augen, Hervortreten der Augäpfel. Die Augen sind gerötet, die Pupillen erweitert. Der Blick ist starr, die Augen eingesunken. Die Augenlider sind geschwollen und zittern krampfhaft. Wilder Blick. Die Skleren sind gelblich verfärbt. Der Blick ist getrübt und unruhig, die Sehschärfe ist geschwächt. Funken vor den Augen.

Die Ohren sondern einen wundmachenden, stinkenden Eiter ab. Summende, klingende und brüllende Geräusche in den Ohren. Tubenkatarrh und Mittelohrentzündung. Es bestehen stechende und reißende Schmerzen. Die Ohren sind wie verstopft, das Gehör ist beeinträchtigt.

Sehr hartnäckiger, chronischer Schnupfen mit blutigen, scharfen, reichlichen, wundmachenden, grünen, eitrigen, dicken, gelben oder gelbgrünen Absonderungen. Die Absonderungen sind honigartig. Schnupfen mit wässeriger Absonderung. Schnupfen mit Husten im Freien. Das Mittel hat sich als sehr nützlich bei Heufieber erwiesen. Gefühl der Trockenheit in der Nase. Nasenbluten. Verstopfung der Nase, Schmerz in der Nase. Geruchsverlust. Viel Niesen. Anschwellung und Geschwürsbildung im Innern der Nase.

Das Gesicht ist kalt. Blaue Lippen und blaue Ränder unter den Augen. Erdbraunes oder blasses Gesicht. Manchmal wiederum ist das Gesicht gerötet und es entstehen umschriebene rote Flecken auf den Wangen, oder es ist eingefallen und gelblich. Gelbe Flecken im Gesicht, kränkliches Aussehen. Der Kranke sieht abgezehrt im Gesicht aus. Ausschläge im Gesicht, besonders an der Nase; Akne, Ekzem, Pusteln und Wärzchen. Altes Aussehen. Anschwellung der Kieferwinkeldrüsen. Zucken im Gesicht. Anschwellung der Submaxillardrüsen.

Aphthen. Das Zahnfleisch blutet leicht; die Zunge ist rissig und braun-weißlich belegt. Mund und Zunge sind nachts und während des Schlafes trocken. Die Zunge fühlt sich wie vergrößert an. Entzündung des Zahnfleisches. Schleim des Morgens im Mund. Der Mund riecht faulig. Schmerzen im Zahnfleisch. Wunde, brennende Zunge. Speichelfluß. Skorbutisches Zahnfleisch. Die Sprache ist stammelnd. Bitterer Mundgeschmack; fauliger, salziger, saurer, süßlicher Geschmack. Die Zähne werden wie verlängert empfunden. Schmerzen in den Zähnen nach dem Essen, reißende Schmerzen in den Zähnen.

Viel Würgen im Schlunde; Trockenheit im Schlunde. Rachenbelag, Brennen im Rachen, beständiges Kratzen im Rachen. Das Schlingen ist erschwert. Der Rachenring ist geschwollen. Geschwürsbildung im Rachen bei Syphilis.

Der Appetit ist vermehrt, es kann sogar Wolfshunger bestehen. Andererseits besteht Abneigung gegen Nahrung. Zusammenschnürungsgefühl im Magen. Der Magen ist aufgetrieben. Der Kranke wünscht anregende Dinge. Er hat das Gefühl der Leere. Leeres, saures Aufstoßen; Sodbrennen. Gefühl der Fülle im Magen. Häufige Anfälle von Sodbrennen, Schweregefühl im Magen nach dem Essen, Verdauungsbeschwerden und sehr viel Schluckauf; chronische Gastritis.

Alle Nahrung löst Widerwillen aus. Übelkeitsgefühl und Schmerzen nach dem Essen. Brennen, Krampfgefühl; schneidende, nagende, zerrende und stechende Schmerzen im Magen. Würgen und Klopfen beim Husten. Gefühl der Enge im Magen; Durst am Abend, während des Essens; unstillbarer Durst. Zittriges Gefühl im Magen. Beständiges Erbrechen, Erbrechen mit Durchfall nach Trinken, nach Essen, nach Milchgenuß. Heftiges Erbrechen, Gallebrechen, Blutbrechen. Das Erbrochene sieht gelb und wässerig aus.

Der Leib ist durch Gase aufgetrieben. Kein Blähungsabgang, dagegen viel Darmgeräusche. Milz und Leber sowie die Mesenterialdrüsen und die Drüsen der Leistengegend sind vergrößert. Entzündung der Eingeweide, der Leber und der Milz. Das Mittel macht viele Leberbeschwerden. Schmerzen im Leibe nach dem Essen, während der Regel, während des Stuhlgangs, besser bei äußerer Wärmeanwendung. Schmerzen im Unterbauch und unter den Rippen, in der Leistengegend, in der Leber- und Milzgegend und um den Nabel herum. Brennende, krampfhafte, ziehende Schmerzen im Leibe. Schneidende Leibschmerzen während des Stuhlgangs. Schneidende Schmerzen in der Leber. Drükkende Schmerzen und Wundheitsgefühl in der Leber. Stechende Schmerzen im Hypochondrium. Pulsieren im Leibe. Unruhegefühl im Leibe. Schmerzen und Wundheitsgefühl in der Milzgegend.

Sehr lästige Verstopfung. Durchfall mit Verstopfung abwechselnd. Der Stuhl ist hart, knollig und nur leicht gefärbt. Durchfall morgens und nach Nahrungsaufnahme, besonders bei alten Leuten. Der Stuhl ist wundmachend. Darmkatarrh mit blutigen, schleimigen Stühlen und Tenesmus. Durchfall mit reichlichen, braunen, häufigen, starkriechenden, gelblichen oder weißen, wässerigen Stühlen. Vergeblicher Stuhldrang. Drang, auch nachdem Stuhl abgegangen ist. Starkriechende Blähungen. Äußere Hämorrhoiden. Jucken am After. Brennen am After nach dem Stuhlgang.

Das Mittel hat eine tiefgreifende Einwirkung auf Blase und Nieren. Es hat sich als sehr nützlich erwiesen bei Addisonscher Krankheit. Urinverhaltung; ständiger oder häufiger Urindrang. Nachts Verschlimmerung. Urinabgang tropfenförmig und unwillkürlich. Die Harnproduktion ist unterdrückt, der Harn ist eiweißreich, wolkig, dunkel, rot, reichlich oder spärlich und starkriechend.

Viele Symptome und Beschwerden bieten die Geschlechtsorgane. Es bestehen starke Erektionen am Morgen, später sind sie mangelhaft oder fehlen ganz. Das Mittel heilt Hydrocele und Verhärtung der Hoden. Jucken an Penis und Eichel, Schwitzen der Genitalorgane, Samenergüsse, Anschwellung der Hoden, Geschwüre am Penis, harter und weicher Schanker mit Bubonen.

Das Mittel hat sich für Frauen bei vielerlei Beschwerden als sehr nützlich erwiesen. Es hat in bemerkenswerter Weise das Wachstum des Gebärmutterkrebses aufgehalten. Das Brenngefühl und der Geruch werden beseitigt, die Geschwürsbildung wird vermindert. In mehreren Fällen ist das Leben um 4 Jahre verlängert worden.

Arsenum jodatum hat Vergrößerung und Verhärtung der Eierstöcke sowie deren Entzündung geheilt. Nach der Regel besteht scharfer, blutiger, brennender, reichlicher Weißfluß von dicker oder dünner Art, gelblich. Die Regel kann ausfallen oder unterdrückt sein. Sie kann auch reichlich, häufig, verspätet, schmerzvoll oder von kurzer Dauer sein. Blutung aus der Gebärmutter, Schmerzen in den Eierstöcken, besonders im rechten. Genitalien und Eierstöcke sind empfindlich und fühlen sich wie gequetscht an. Vorfall der Gebärmutter, angeschwollene Eierstöcke. Das Mittel hat das Wachstum von Eierstocksgeschwülsten aufgehalten.

Kruppartige Schwellungen des Kehlkopfs. Trockenheit in den Luftwegen. Entzündung von Kehlkopf und Luftröhre, viel Schleim in Kehlkopf und Luftröhre, krampfhafte Zustände im Kehlkopf. Es besteht Brennen, Rauheitsgefühl und Wundgefühl in Kehlkopf und Luftröhre. Kehlkopftuberkulose. Die Stimme ist heiser, rauh und schwach bis zu gänzlichem Stimmverlust. Die Atmung ist beschleunigt, asthmatisch, nachts erschwert, ebenso beim Treppensteigen sowie bei Anstrengung und Bewegung; sie ist mit Herzklopfen verbunden und oft unregelmäßig. Der Kranke ist kurzatmig, seine Atmung ist rasselnd und pfeifend, er leidet unter Erstickungsgefühl. Asthma zwischen 23 Uhr und 2 Uhr. Husten am Morgen, des Abends und nach Mitternacht. Der Husten ist asthmatisch, kruppartig, tiefsitzend, trocken, erschöpfend. Husten während des Fiebers. Husten nach Kehlkopfreiz und nach Kitzelgefühl in der Luftröhre. Reichlicher, krampfhafter und erstickender Husten, schlimmer nach Bewegung und nach Reden, schlimmer in einem warmen Raum. Das Mittel heilt Keuchhusten. Starker Auswurf am Morgen, der blutig, grünlich, gelblich, schleimig und schwer herauszubringen ist. Der Auswurf ist übelriechend, eitrig, zäh, schmeckt faulig, salzig oder süßlich.

Es besteht ein ausgeprägtes Beklemmungsgefühl in der Herzgegend. Bronchialkatarrh. Enge auf der Brust, in der Herzgegend. Fettige Herzmuskelentartung. Vergrößerte, schmerzhafte Brustdrüsen. Hitze in der Brust. Entzündung im Bronchialgebiet, in den Herzhäuten, den Lungen und der Pleura. Herzgeräusche. Stechende Schmerzen in der Brusthaut. Druckgefühl auf der Brust und in der Herzgegend in einem warmen Raum. Schmerzen in der Brustseite, in der Herzgegend, Brennen in der Brust. Reißende Schmerzen in der Brust und in der Herzgegend. Wundheitsgefühl in der Brust. Stechender Schmerz in der Brust beim Husten. Herzklopfen nach Anstrengung, nach Aufregung; stürmische Herzaktion. Herz- und Lungenlähmung.

Das Mittel ist sehr nützlich bei Tuberkulose mit geschwürigen Zerfallserscheinungen. Schwellung der Achseldrüsen, bis zu Axillartumoren fortschreitend. Dabei ist der Kreislauf geschwächt. Große Schwäche der Brust und des Herzens.

Rückenschmerzen während der Regel. Schmerzen im Kreuz während der Regel.

Kältegefühl der Hände, der Beine und Füße. Krämpfe in den oberen und unteren Gliedmaßen. Schuppende Ausschläge, Ekzeme und Bläschenausschlag. Hitze in den Händen. Schweregefühl in den Gliedern, als wären diese müde. Schweregefühl in den Füßen. Hüftgelenksleiden. Jucken in allen Gliedern. Taubheitsgefühl in den Gliedern, den Fingern, den Beinen und Füßen. Gelenkschmerzen gichtigen und rheumatischen Charakters. Rheumatische Schmerzen in den oberen Gliedmaßen. Schmerzen im Ellenbogen, im Unterarm, in der Hüfte, im Oberschenkel, im Knie und im Fuß. Ziehen in den unteren Gliedmaßen, im Oberschenkel, den Knien. Stechender Schmerz in den Schultern, den Handgelenken und Knien. Reißen in den Gelenken, im Ellenbogen, in den Fingern. Lähmungsartige Schwäche in den oberen Gliedmaßen. Lähmung der unteren Gliedmaßen. Kalter Schweiß an Händen und Füßen. Steifigkeit der Glieder und Finger. Ödematöse Schwellungen der Hände, Beine und Füße. Zittern in den Händen und den unteren Gliedmaßen. Zucken in den oberen Gliedmaßen und den Beinen. Schwäche in Armen und Knien.

Verliebte Träume. Der Kranke ist ängstlich besorgt. Er träumt von Verstorbenen. Die Träume sind niederdrückend, lebhaft. Alpdrücken. Ruheloser Schlaf, schlaflos am Abend, schlaflos nach Mitternacht. Zu frühes Erwachen.

Frostgefühl nachts im Bett, Frost äußerlich und innerlich, schlimmer nach Bewegung. Jeden vierten oder jeden dritten Tag Schüttelfrost mit ausgesprochener Periodizität. Das Frostgefühl wird in einem warmen Raum nicht gebessert. Fieber nachmittags und nachts. Fieber wechselt mit Frost ab. Fieber und Frost treten durcheinander auf. Die Haut ist trocken und heiß. Hitzewallungen. Chronisches intermittierendes Fieber. Innerlich heiß und äußerlich kalt. Fieber ohne Schweiß; Verlangen sich aufzudecken. Hektisches Fieber. Schweißausbruch morgens und nachts. Kalter Schweiß. Erschöpfender Schweiß. Schweiß bei Bewegung oder leichter Anstrengung, reichlicher Nachtschweiß.

Die Haut ist gefühllos. Hautbrennen. Die Haut ist gelblich verfärbt. Es bestehen Leberflecken und rote Verfärbungen. Die Haut fühlt sich bei Berührung kalt an und ist trocken; der Kranke kann nicht schwitzen. Vielerlei Ausschläge auf der Haut. Es bestehen kleine Abscesse, Beulen, Rötungen und schuppende Ausschläge, feuchte Ausschläge, Ekzeme, juckende Ausschläge, Herpes, Psoriasis. Das Mittel hat Ichthyosis geheilt. Trockene, schuppende, brennende Ausschläge. Urticaria. Wenn das Symptomenbild paßt, heilt das Mittel auch syphilitische Hautausschläge, besonders nach Unterdrückung durch örtliche Behandlung. Die Haut ist wund. Es besteht Wundrose. Ameisenlaufen. Verhärtungen. Jucken. Brennen und Stechen. Rauhe Haut. Purpura haemorrhagica. Ödematöse, schwammige Hautanschwellungen. Geschwüre mit Blutung oder blutigen Absonderungen, mit wundmachenden, wässerigen, gelben Absonderungen. Krebsgeschwüre. Schmerzlose und verhärtete Geschwüre. Empfindliche und eiternde Geschwüre. Geschwürsschmerzen, besonders in alten syphilitischen Geschwüren.

Arum triphyllum

(Zehrwurzel)

Viele Jungen, die beim Durchstreifen der Niederungen, in denen diese wilde Rübe wächst, versucht haben, eine davon zu essen, werden sich noch ihres Geschmackes erinnern. Wir erinnern uns noch deutlich an diesen besonderen „Genuß". Das Kitzeln auf den Lippen, auf der Zunge, vom Rachen bis in die Nasenspitze und überall, wo Empfindungsnerven an die Oberfläche treten, ist überraschend. Das Prickeln und Kitzeln ist schmerzhaft. Man kann die Stellen, die mit der indischen Rübe in Berührung gekommen sind, nicht in Ruhe lassen. Unausgesetzt hat man seine Hände daran. Daraus schließen wir auf das Gefühl, das Kinder haben, die an akuten Krankheiten leiden, wo dieses Mittel angezeigt ist. Denn trotz der Rauhigkeit, des Blutens und Stechens an bestimmten Körperstellen verharren die Kinder dabei, an den Lippen zu zupfen und zu nagen, den Mund zusammenzupressen oder in der Nase zu bohren. Dies ist ein leitender Zug bei akuten Krankheiten wie Scharlachfieber, bei vielen Halskrankheiten, die einen schleichenden Verlauf nehmen, auch bei continuierlichen Fiebern und fieberhaften Exanthemen. Zu dem Bild gehören Halsentzündungen und mit Blutzersetzung einhergehende Leiden. Delirium, große Erregung, ja selbst Erscheinungen von Irrsinn. Das Mittel paßt außerordentlich gut für diese miteinander verbundenen Symptome. Auf den Lippen und in der Nase ein schmerzhaftes Kitzeln, das den Patienten veranlaßt, fortwährend mit den Fingern in der Nase zu bohren. Manipulieren, Kneifen und Zwicken an den Lippen. Es unterscheidet sich das durchaus von den Symptomen, die bei Delirien einer schleichenden Form vorkommen und die wir als „Karphologie" bezeichnen: Flockenlesen, Zupfen am Bettzeug, fortwährendes Zupfen mal hier, mal da, Zupfen und Befühlen des Anzugs, ununterbrochenes leises Murmeln, der Patient muß immer etwas zu tun haben, er läßt die Finger hin und her gleiten oder tastet nach etwas. Das ist „Karphologie", ein psychisches Symptom. Wenn „Nagen an den Lippen" im Repertorium unter „psychische Symptome" steht, so bedeutet das nicht, daß es ein rein psychisches Symptom ist wie Karphologie. Wir finden öfter zwei ähnliche und doch differente Ausdrücke im Repertorium, die wir beide benötigen. Der eine ist etwa: „Die Nase juckt" und der andere: „Er reibt sich die Nase", d. h. er reagiert darauf, daß ihn die Nase juckt. Man denkt nicht immer an beides, aber wir sehen — es ist ein Unterschied in den beiden Symptomen.

Arum triphyllum ist noch nicht genug geprüft, um die Natur seiner chronischen Wirkungen festzustellen. Es hat jedenfalls solche, aber es ist nur in beschränkter Weise bei akuten Erkrankungen von zersetzendem Charakter angewendet worden. Es ist nicht oft bei chronischem Kopfschmerz gegeben worden, aber es hat Kopfschmerz geheilt, der schlimmer wurde durch Hitze, schlimmer im warmen Zimmer, schlimmer von warmer Kleidung, schlimmer von Erwärmung, schlimmer von warmer Bedeckung. Hitze im Kopf, Blutandrang nach dem Kopf. Das Mittel hat auch flechtenähnliche Ausschläge auf der Kopfhaut geheilt. Es hat sich bewährt bei katarrhalischen Affektionen der Nase, der Augen, der Augenlider. In der Nase waren die Krankheitserscheinungen meist akuter Art. Es macht furchtbaren Schnupfen. Die Nase ist verstopft, am meisten links. Der Kranke muß durch den Mund atmen. Niesen nachts schlimmer; scharfer Fließschnupfen. Das ist ein widerspruchsvoller Zug des Mittels, denn an den Augen macht es reichlichen, milden Tränenfluß, zuweilen auch scharfen, aber doch meistenteils milden. Auch an anderen Körperteilen sind die Absonderungen mild. Der Hauptzug bei diesem Mittel ist: scharf. Es gibt aber einige Ausnahmen. Der Speichel, der über die Lippen fließt, macht sie rauh, erzeugt Brennen und Stechen in den Schleimhäuten, und die Lippen bluten. Die Flüssigkeit aus der Nase hinterläßt, wo sie mit der Haut in Berührung kommt, rote Streifen. Milde Absonderungen bilden die Ausnahme. „Scharfe, beißende Absonderung, die das Innere der Nase, die Nasenflügel und die Oberlippe wundfrißt.“ Das ist bezeichnend und kommt vor bei Diphtherie, bei verschiedenen Halserscheinungen, bei Scharlachfieber u. a., wo dieses Mittel angezeigt ist.

Entzündung der Zunge mit scharfem Ausfluß aus der Nase. Entzündung der Zungenwurzel, des Halses, des weichen Gaumens und der Mandeln. Die Drüsen im Genick sind geschwollen. Dem entzündlichen Zustand folgt paralytische Schwäche, die es unmöglich macht, feste Nahrung und Getränke zu schlucken, und wenn der Mund Nahrung hinunterzwängt in den Schlund, verweigert die Speiseröhre die Weiterbeförderung; Flüssigkeiten und Getränke treten in die Nase zurück und kommen zur Nase heraus. Das ist klinisch oft bemerkt worden bei Diphtherie und Halsentzündungen. Niesen wie beim gewöhnlichen Schnupfen. Frostschauer über den ganzen Körper und Schmerzen in den Knochen, als ob die Knochen zerbrechen wollten (wie bei *Nux vom.*, *Eupatorium*, *Arnica*, *Rhus*, *Bryonia*, *Arsenik*). An der Verordnung dieses Medikaments erkennt man den routinemäßig verordnenden Arzt, der nur nach einem Symptom verordnet und dieses Medikament gibt, sobald der Patient in der Nase bohrt und an den Lippen nagt, ganz unbekümmert darum, daß der Cina-Patient auch in der Nase bohrt und an den Lippen nagt. *Cina* hat aber im übrigen mehr kongestive und nervale Symptome. Die Nasenlöcher sind im Arum-triphyllum-Fall wirklich so entzündet von der Schärfe der Flüssigkeit, daß der Patient das Gefühl hat, als wären sie mit Feuer erfüllt. So drücken sich die Patienten aus, wenn sie die Symptome in einem Arum-triphyllum-Fall aufzählen. Sie kommen in die Sprechstunde mit einer entzündeten, wunden Nase, es juckt und beißt, daß es nicht zum Aushalten ist. Flüssigkeit läuft über die Lippen und macht sie wund. Die Drüsen im Genick sind oft geschwollen. Wer sich eine Nasenerkältung zuzieht, hat Schmerzen im Genick und in den Ohrspeicheldrüsen. Neigung, an der Nasenseite zu bohren. Dieses „Bohren innen an der Nasenseite“ ist ein

Symptom für sich und unterscheidet sich vom gewöhnlichen „Nasenbohren“. Wir sehen Kinder, die inwendig hoch in der Nase bohren, und zwar wegen einer Entzündung des Nasenganges, der vom Auge nach der Nase führt, einer Entzündung, die von Tränenfluß begleitet ist und von Kitzel, der sich hoch hinauf erstreckt, wohin die Finger nicht gelangen können, aber wohin zu gelangen sie doch versuchen. Kann kaum reden wegen Entzündung des hinteren Teils der Nase. Spricht durch die Nase. Die Nase ist mit Schleim gefüllt, und die starke Entzündung der Schleimhäute bringt den Nasalton hervor. „Geschwollenes, gedunsenes Gesicht.“ Wenn wir Nase und Gesicht beobachten, werden wir staunen, daß so viele Beschwerden auf der linken Seite des Gesichts, am linken Nasenloch und im linken Tränengang möglich sind. Bluten der Ober- und Unterlippen. Besonders ist die Unterlippe wund, so daß darauf Blutstropfen stehen. Der Patient nagt und zerrt beständig an den Lippen. Wenn man dem Kinde sagt, es solle das lassen, und ihm die Hand wegnimmt, schreit es gellend auf. Kinder bohren oft an rauhen Oberflächen ihres Körpers, obgleich es ihnen weh tut und sie deswegen schreien. Sie bleiben dabei, zu bohren, und das ist ein auffallendes Symptom. Flüssigkeit macht die Lippen wund. Dann kommt das Jucken und Kratzen, das der Patient nicht lassen kann. „Rauhe, blutige Oberfläche der Lippen, der Mundhöhle, der Nase.“

Bei Typhus, wo wir sonst kaum eine Schwellung der Ohrspeicheldrüsen erwarten, sind diese Drüsen geschwollen. Bei Diphtherie, Scharlachfieber und Halsentzündung Vergrößerung der Speichel- und Unterkieferdrüsen. Entzündlicher Zustand mit Schmerz und Schwellung dieser Drüsen; die Drüsen sind hart und empfindlich gegen Druck.

Selbst die Zunge bekommt ihren Teil der Leiden ab. Sie ist gerötet, die Wärzchen sind erhaben. Die Zunge sieht aus wie abgezogen. Sie ist rauh und blutig, blutet zuweilen an verschiedenen Stellen, und nachdem das mehrere Tage angehalten hat, sieht sie aus wie eine große rote Erdbeere. Daher der Name „Erdbeerzunge“. „Die Zunge ist rissig, blutig, brennend, schmerzhaft. Brennen an Zunge und Zäpfchen.“ Schlechter Geruch aus dem Munde. Der Mund riecht faulig und schmerzt so stark, daß der Kranke nicht trinken möchte. All dies deutet auf Kitzel und Wundsein der Mundhöhle bis weit hinunter in den Hals. Wenn wir in die Mundhöhle schauen, werden wir sehen, wie rauh, wund und blutig sie ist. Reichlicher, scharfer Speichelausfluß. Der Mund brennt und schmerzt. Der Patient schreit schon, wenn ihm etwas zu trinken angeboten wird. Die Mundhöhle ist mit Diphtheriegeschwüren bedeckt, auch mit Aphthen, die Mund und Zunge völlig bedecken. Der Kranke gibt oft „Stiche“ an, aber es ist meistens mehr ein schmerzhafter Kitzel. Stechen wie ein Bienenstich; stechende Schmerzen im Halse, der geschwürig, rauh und blutig ist.

Das Mittel macht Diarrhoe wie bei Typhus. Wer jemals gelben Maismehlbrei gesehen hat, weiß, wie die gelben Typhusstühle aussehen. Wenn dies Medikament wirksam sein soll, muß der Durchfall gelb wie Maismehl sein. „Häufig, dünn, breiig, gelb" lautet die Beschreibung dieses typhösen Stuhls. Manchmal ist der Stuhl auch dunkel, braun und wässerig dünn. Gewöhnlich sind die Exkremente scharf. Der dünne Kot schlüpft leicht aus dem After und macht ihn wund und brennend. Besonders bei Typhus zeigt sich neben anderen Beschwerden auch Wundheit und Rauhigkeit in den Leistenbeugen. Ebenfalls bemerken wir Wundheit über dem Steißbein. Wundsein durch fressende Flüssigkeit am hinteren Teil der Afterspalte.

Es hat sich herausgestellt, daß *Arum triphyllum* hauptsächlich für Sänger und Redner paßt. Wenn ein Rechtsanwalt bei einem langwierigen Fall, nachdem er bereits 3—4 Stunden gesprochen hat, weitersprechen muß, dabei in Schweiß gerät, dann in Zugluft kommt oder ins Freie geht und davon heiser wird und seine Rede nicht zu Ende führen kann, wird eine Gabe *Arum triph.* ihn instand setzen, seine Rede mit glockenheller Stimme zu vollenden. Das Mittel behebt Heiserkeit bei Rednern und Sängern, die ihre Stimme anstrengen mußten, sich etwas erkältet haben und nach längerem Stimmgebrauch heiser geworden sind. Dies ist der bemerkenswerteste Zug von *Arum triphyllum*. „Stimme heiser infolge Überanstrengung beim Sprechen." „Stimme unsicher, immer veränderlich, einmal tief, einmal heiser usw." Jemand will in einer gewissen Tonhöhe reden — aber er kann nicht. Er versucht eine andere Tonhöhe, da geht es. Es ist eine eigentümliche Sache, daß nur gewisse Töne versagen; es geht daraus hervor, daß nur eine stellenweise Entzündung der Stimmbänder vorliegt; an kleinen Stellen entzündete Flecken; es ist keine allgemein verbreitete Entzündung, sonst wäre die Stimme in allen Lagen betroffen. „Heiserkeit bei Predigern"; Heiserkeit und Rauhigkeit des Halses bei Rednern. Natürlich wird man sagen, jede Heiserkeit verschlimmere sich durch Reden, aber das ist nicht immer der Fall. Die Rhus-Heiserkeit erfährt eine charakteristische Besserung bei Gebrauch der Stimme und durch Kehlkopfbewegungen.

Wenn der Rhus-Patient anfängt, seine Stimme zu gebrauchen, und merkt, daß er heiser ist, so braucht er nur eine kleine Weile zu reden, dann löst sich die Stimme und wird freier. Mit anderen Worten, sie wird besser durch Bewegung. Das trifft sowohl bei akuter als bei chronischer Heiserkeit zu. Nun wird bei *Arum triph.* wie auch bei *Phosphor* die Stimme dadurch besser, daß die Stimmbänder von Schleim befreit werden. Bei *Rhus* ist das nicht der Fall, denn da handelt es sich um eine Erkältung. Für *Rhus tox.* ist charakteristisch, daß die Sehnen und Muskeln rheumatisch befallen sind und schwach werden; sie sind steif, wenn man anfängt, sie zu benützen, und sie werden besser, wenn sie bewegt werden.

In der Brust finden wir Brennen und Rauhigkeit beim Husten; das geht bis in die Magengrube. „Rauhes Gefühl in der Brust." „Die Lungen schmerzen." „Schmerz in der linken Lunge." Wir werden oft bemerken, daß Kranke und Prüfer von Schmerzen in den Lungen reden, während es in Wirklichkeit nicht die Lungen sind. Nach anderen bekannten Symptomen zu urteilen, sitzt das

Brennen in der Luftröhre und nicht in den Lungen. Das Mittel macht Brennen in der Luftröhre bei Hustenanfällen und Brennen in den größeren Bronchialästen. Der katarrhalische Zustand ist meist auf diese Teile beschränkt, auf die Luftröhre und die Bronchien; aber *Arum triph.* hat auch Lungenentzündung geheilt. Es ist wirksam gewesen als Palliativ bei Phthisis.

Zu beachten ist, daß das Mittel die linke Seite des Kopfes zu bevorzugen scheint, das linke Nasenloch, die linke Gesichtshälfte. Es wirkt auch vor allem auf die linke Brust und die linke Lunge. Es macht Schmerz in der linken Brustseite und im linken Arm sowie ein Gefühl von Vollheit und Schmerz in der Brust, das in die Tiefe geht und die linke Lunge in Mitleidenschaft zieht.

„Typhöse Fieberformen; Nagen an den Fingerspitzen und an den trockenen Lippen, bis sie bluten.“ In den meisten Fällen ist der Urin sehr spärlich, zuweilen ist er ganz unterdrückt. Wir werden bei diesen Leiden oft eine gute Wirkung des Medikamentes daran erkennen, daß reichliche Urinabsonderung einsetzt. Das ist ein Zeichen von Besserung.

Das Mittel macht auf der Haut einen Ausschlag, wie wir ihn bei Scharlachfieber sehen, ferner typhöse Petechien (punktförmige Hautblutungen).

Asa foetida

(Stink-Asant)

Dies Mittel wurde früher oft von Laien gegen Ohnmacht, Hysterie und allerlei nervöse Symptome und Beschwerden angewandt. Diese Indikationen sind durch die Mittelprüfung gerechtfertigt worden. Das Medikament wurde meistens mehr als Hausmittel als in regelrechter medizinischer Form gebraucht.

Viele Patienten, die in unsere Sprechstunden kommen, haben gedunsene, venöse, rote Gesichter; sie sind plethorisch, ihr Gesicht sieht gedunsen, fleckig und zuweilen wassersüchtig aus, ein dunkelrotes, bräunliches Gesicht. Solche Patienten heilen wir manchmal mit *Asa foetida. Carbo anim., Aurum, Carbo veg.* und *Pulsatilla* können ebenfalls bei Patienten mit solchen Gesichtern eingesetzt werden. Das Gesicht verrät mehr oder weniger Herzaffektionen und venöse Stauungen. Wenn wir solche Gesichter vor uns haben, spielt oft die venöse Seite des Kreislaufs eine Rolle oder wird eine spielen. Wir haben diese Gesichter nicht gerne in unserem Sprechzimmer, denn solche Fälle sind schwierig zu behandeln. Die Kranken haben tiefeingewurzelte Leiden mit Blutungen, neigen zu plötzlichen Entzündungen und erholen sich schwer. Bei solchen Konstitutionen finden wir auch Ulcerationsneigung; eine kleine Wunde schwärt und eitert, die Eiterung frißt tiefe Löcher; gerade das weist auf das Mittel hin. Ein anderer Zug dieser Konstitution ist die Neigung zu entzündlichen Zuständen der Knochenhaut mit starker Anschwellung, Periostitis am Schienbein z. B., wo die Blutzirkulation nicht so stark ist; Entzündung der Knorpel mit Schwellung und dunkelroter Haut; Stechen, Schmerzen und Ödeme; Geschwüre und Fisteln. Gerade für solche Zustände paßt *Asa foetida.* „Geschwüre mit äußerster Empfindlichkeit." Die Patienten sagen oft: „Wenn ich krank bin, hat niemand Mitleid mit mir, weil ich so gut aussehe." Sie sind fett, schlaff und rot. Bei mageren Personen braucht man selten an dieses Mittel zu denken; sie scheinen von Asa-foetida-Leiden frei zu sein; aber bei fetten, schlaffen Personen, die außerordentlich nervös, sehr empfindlich gegen Schmerz und hysterisch sind, ist dieses Mittel angebracht. Rot in freier Luft, rot bei Erregung. Mit anderen Worten: Wir haben eine venöse Konstitution vor uns, die sehr zu Hysterie neigt; fast ohne besondere Ursache werden die Patienten ohnmächtig, im engen Zimmer, vor Aufregung, bei Ungelegenheiten irgendwelcher Art; zuweilen stellen sich Krämpfe ein, aber häufiger Ohnmachten. Stechende Schmerzen von den Knochen zur Oberfläche, d. h. von innen nach außen. Die Knochenhaut ist gereizt, die Drüsen schwellen an. Dieser Zustand kommt zuweilen bei Syphilis vor. Gefäßstörungen; Knochenhautentzündung, Nekrose, Verhärtung der Drüsen, Nerven-Syphilis und Kopfschmerzen. Bei alten Syphilitikern mit solchem venösen Gesicht und Blutungen werden die Geschwüre schwarz oder dunkelrot. Darin hat unser Mittel Ähnlichkeit mit *Lachesis.* Alte Narben werden rot, drohen zu eitern, bekommen venöses Aussehen, werden schmerzhaft und schwarz. Geschwüre bilden sich neben alten Narben bei syphilitischen und zuweilen bei psorischen Patienten.

Einen anderen Hauptzug des Mittelbildes bilden die Absonderungen. Katarrhalische Absonderungen, Absonderungen aus Geschwüren, wässerige Absonderungen aus verschiedenen Körperstellen, sogar wässerige Stühle; alle diese Absonderungen riechen ekelhaft und machen wund. Tiefe bzw. flache Geschwüre infolge Knochen- und Knochenhauterkrankungen haben wässerige, blutige, scheußlich riechende Absonderungen mit Schmerzen, die von innen nach außen schießen. Behalten wir die venöse Stauung gut im Gedächtnis und gleichzeitig den damit verbundenen syphilitischen Zustand.

Bei Menschen mit phlegmatischer Konstitution, die dunkelrot aussehen und sagen, daß ihre Krankheit kein Mitgefühl erwecke, sind die Leiden meist tief eingewurzelt. Diese Patienten werden fast wahnsinnig durch die furchtbar stinkenden, blutigen, wundfressenden Absonderungen aus der Nase, aus den Ohren, den Augen, der Brust, den Därmen, aus Fisteln und Geschwüren. Selbst der flüssige Stuhl riecht faulig, leichenhaft. „Von Syphilis bedrohte Knochen", besonders da, wo die Blutzirkulation schwach ist, wie am Schienbein und am Handrücken.

Das Mittel macht viele Schmerzen, meist nächtliche Schmerzen wie bei Syphilis, nächtliche Schmerzen in den Knochen und der Knochenhaut. Die Geschwüre sind tief, mit bläulichen Rändern. Krampfadern rund um die Geschwüre. Entzündung der Knochen und der Knochenhaut mit blauumrandeten Geschwüren. Nach Periostitiden mit passivem Charakter haftet die Haut am Knochen fest, klebt an durch Adhäsion. Es kommt nicht zum Eitern, sondern es entsteht eine schleichende Entzündung, ein passiver Zustand. Alle Drüsen des Körpers sind heiß und klopfen mit schießenden, ruckenden Schmerzen wie bei Syphilis oder bei alten psorischen und skrofulösen Leiden.

Die Schmerzen in den Kopfknochen sind oft fürchterlich. Alte syphilitische Knochenschmerzen im Kopf, stechend, durchdringend. Wenn Beulen und Wulste am Kopf sind, scheint unser Mittel den Verlauf zu beschleunigen. Schießende, stechende, reißende Schmerzen im linken Stirnhöcker. Der stechende Schmerz wird manchmal so beschrieben, als ob ein Nagel oder ein Pflock in den Kopf getrieben würde. Diese nervösen Kopfschmerzen sind syphilitisch, hysterisch oder skrofulös. Hysterische Schmerzen mit Reißen, Ziehen und Stechen. Über den ganzen Kopf stechende Schmerzen; im Stirnhöcker und in den Schläfen ein Gefühl, als würde ein Nagel oder ein Pflock eingetrieben; die meisten Schmerzen scheinen zu bohren, als ob sie vom Knochen nach der Oberfläche gingen, also von innen nach außen.

Asa foetida ist wirksam bei alten Syphilitikern mit Augenleiden, Geschwüren am Auge, Geschwüren auf der Hornhaut, Iritis mit rissigen Irisrändern. Auch an den Augen heftige, spitzig-stechende Schmerzen von innen nach außen. Das Mittel macht viel Brennen, die Augäpfel brennen wie Feuer; Besserung im Freien. Iritis mit Beteiligung von Chorioidea, Retina und Bindehaut, so daß eine ausgedehnte Entzündung von syphilitischem Charakter entsteht. Ziehende Schmerzen an verschiedenen Stellen um die Augen herum: stechende, reißende Schmerzen, schlimmer nachts. Geschwüre mit stechendem Schmerz, nachts schlimmer. Brennen, Stechen in den Augen mit Trockenheit, so daß das Lid am Augapfel klebt. Schmerz schlimmer nachts. Nebelhafte Trübung der Sehkraft; Verschwommenheit, als sähe man durch Nebel oder Regen. Die Absonderungen aus den Augen sind wundfressend, blutig und oft übelriechend.

Die syphilitische Noxe greift auch das Ohr und die Ohrknochen an. Die Knochen können zerstört werden, das Gehör kann verlorengehen. „Brennen im Ohr mit Ausfluß von fauligem Eiter.“ Stechende Schmerzen im Ohr von innen nach außen.

Ein scheußlich stinkender Ausfluß kommt aus der Nase; Geschwüre in der Nase bis hoch hinauf. Knochenfraß am Nasenbein; syphilitische Ozaena. Übelriechende alte Katarrhe. „Gefühl, als wäre die Nase bis obenhin verstopft, als könnte der Kranke nicht durchatmen, mit Völlegefühl im Kopf.“

Taubheitsgefühl ist ein Hauptzug dieses Mittels. Taubheit der Kopfhaut oder Betäubungsgefühl tief innen im Kopf. Taubes Gefühl hier und dort. Es ist verständlich, daß eine so eigentümliche nervöse Konstitution auch alle möglichen nervösen Symptome hat. „Bringt unter fortwährendem Kauen und Bewegen der geschwollenen Zunge schaumigen Schleim aus dem Munde.“ „Übelkeit.“

„Sprache unverständlich.“ „Knirschen mit den Zähnen.“ „Aufschrecken nachts.“ Schwellung der Lippen und der ganzen Schleimhaut im Munde, besonders der Unterlippe, mit Brennen im Munde. Wir haben syphilitische Symptome im Halse mit dem üblichen Brennen, Bohren und Stechen von Geschwüren; Schmerz beim Schlingen; Gefühl, als stiege eine Kugel im Halse hoch wie beim Globus hystericus; Erstickungsgefühl, muß fortwährend schlucken. Hysterische und choreatische Muskelzuckungen in Luft- und Speiseröhre. Oesophagus-Spasmen. Das Kloßgefühl im Halse oder das Erstickungsgefühl ist eine Art hysterischer Speiseröhrenkrampf. „Trockenheit und Brennen im Schlund.“

Bei den Magenbeschwerden eines typischen Asa-foetida-Falles wundern wir uns, woher all die Luft kommt, die in unglaublichen Mengen aufstößt. „Schluckaufartige Zusammenziehung des Zwerchfelles.“ Veitstanzartiges Rucken des Zwerchfelles mit Aufstoßen von Luft, gleich dem Geräusch einer Windbüchse, die fast jede Sekunde losgeht. Über diesen Zustand hat der Patient keine Gewalt. Er muß aufstoßen und die Gase entweichen lassen. Im Arzneibild sind sonst wenig Symptome angeführt, die der Erwähnung wert wären. „Pulsieren in der Magengrube, sicht- und tastbar.“ „Pressende, schneidende, stechende Schmerzen.“ Charakteristisch für das Mittel ist: Blähungen gehen fast nie nach unten ab, sondern kommen meistens nach oben. „Aufstoßen; Geruch nach Knoblauch; Geschmack ranzig, scharf oder faulig.“ Immer sehr übelriechend. Übler Geruch ist ein charakteristisches Zeichen des Mittels. Ferner besteht ein „Gefühl der Leere in der Magengrube“, aber ohne Schmerz. „Pulsieren nach dem Essen.“ „Blitzartige Schmerzen im Magen.“ So hat das Mittelbild eine Menge von Magen- und Bauchsymptomen; es ist voller Blähungsschmerzen, stechender Schmerzen, Kolik. Der Durchfall ist mehr oder minder quälend. Die Patienten bekommen Diarrhoe vom geringsten Diätfehler, und zwar eine schmerzhafte, wässerige Diarrhoe. „Flüssige Stühle von widerlichem Geruch.“ „Schwarzbraune, breiige, übelriechende Stühle, die Erleichterung schaffen.“

„Herunterdrängen der Geschlechtsorgane, schlimmer beim Fahren.“ „Gebärmuttergeschwüre, schmerzhaft und empfindlich.“ Das Mittel ist als Palliativ sehr wirksam bei Gebärmutterkrebs, bei Konstitutionen, wie wir sie beschrieben haben, bei rotem, niemals bei sehr bleichem Gesicht. Bei Frauen mit sehr schwacher, schlaffer, venöser Konstitution, die Blutungen und Fehlgeburten haben. Bei Frauen, die nicht schwanger sind, füllt sich zuweilen die Brust mit Milch, was sehr lästig ist. Nur wenige Mittel haben dieses Symptom. Auch Mangel an Milch gehört zu dem Mittel. „Zehn Tage nach der Entbindung Versiegen der Milch.“

Die Asa-foetida-Patienten bekommen zuweilen hysterisches Asthma; alle Arten von Atembeschwerden, Atemnot. „Asthmatisches Gefühl in der Luftröhre.“ „Asthmatische Anfälle das ganze Leben lang, wenigstens einmal am Tage, infolge körperlicher Anstrengung, Coitus und besonders nach reichlichen Mahlzeiten.“ Anfälle von Atemnot nach Coitus (wie bei *Ambra*). „Hartnäckiger, kitzelnder Husten nachts." Viele dieser Leiden haben nächtliche Verschlimmerung. Syphilitische Beschwerden sind gewöhnlich nachts schlimmer. Auch antisyphilitische Mittel wie *Mercur, Staphisagria, Hepar, Acid. nitricum* usw. machen nächtliche Verschlimmerung. Von den übrigen Brustbeschwerden verdienen besonders hervorgehoben zu werden: „Druck und Brennen unter dem Brustbein." „Zusammenpressen der Brust, wie von einem schweren Gewicht." „Stiche in der Brust." „Einzelne heftige Stiche von innen nach außen in kurzen Intervallen."

Das Mittelbild enthält viele rheumatische und gichtische Symptome; allgemeine gichtische Symptome bei nervösen Konstitutionen. Wenn solche nervösen Konstitutionen schließlich Gichtknoten bekommen, verschwindet die Nervosität oft, sie ist behoben worden durch die Ablagerungen in den Gelenken. Es liegt also eine Symptomverschiebung wie bei Wechselkrankheiten vor.

Aurum metallicum

(Gold)

Die Hauptzüge dieses Mittels beziehen sich auf die Psyche und auf die Körpergewebe im allgemeinen. Wenn wir die psychischen Symptome durchgehen und sie als ein geschlossenes Ganzes auffassen, werden wir erkennen, daß alle Neigungen des Aurum-Patienten pervertiert sind. Das geht so weit, daß selbst eine der fundamentalsten Neigungen, die Liebe zum Leben, der Selbsterhaltungstrieb, sich in das Gegenteil verkehrt. Der Patient verflucht sein Leben, er ist des Lebens überdrüssig, sehnt sich nach dem Tode und sucht Gelegenheit, Selbstmord zu begehen. Er hat keine Liebe mehr zum Leben. Wahnsinn geht durch das ganze Mittelbild, aber es ist ein Wahnsinn, der vom Willen ausgeht und erst sekundär den Geist befällt. Dies zeigt sich zuerst in einer Perversion der Gefühle. Es ist erstaunlich, daß jemand in einen solchen Gemütszustand, in eine so tiefe Depression geraten kann, daß jede Freude verlorengeht. Ein Mensch ohne Hoffnung, der nichts mehr hat, wofür er leben möchte, und der am liebsten sterben will. Das ist der diesem Medikament entsprechende Charakter. Verurteilung des eigenen Ich, fortwährende Vorwürfe gegen sich selbst, Selbstkritik, ein dauerndes Beobachten seiner selbst; der Patient macht sich selbst nichts recht; alles, was er tut, ist falsch; nichts glückt ihm. Hoffnungslosigkeit. Der Kranke meint, überall Hindernisse zu sehen; glaubt immer, etwas vernachlässigt zu haben, auch die Seinen. Er bildet sich ein, Vorwürfe verdient zu haben wegen Pflichtversäumnis; er glaubt, er tauge zu nichts, er sei ganz schlecht, habe den Tag der Gnade verscherzt und würde der ewigen Seligkeit nicht würdig befunden. Solche Gedanken bohren sich in seinen Kopf. Er ist in sich versunken, sitzt und grübelt, und durch das Grübeln verschlimmert er seinen Zustand und heckt neuen Jammer aus. Er beschuldigt sich mehr und mehr und meint, er passe nicht für diese Welt; er sehnt sich danach, zu sterben. Er sieht alles von der schwärzesten Seite, erwartet jederzeit böse Nachrichten, hat Angst, daß alles zugrunde geht. Die Zukunft erscheint ihm schwarz, er möchte sterben. Er glaubt, daß er nie und nirgends Erfolg hat und daß alles, was er beginnt, mißglücken muß. Sein Geschäft leidet darunter. Seine Familie macht ihm Sorge, seine Freunde machen ihm Verdruß; er wird furchtbar gereizt, wird leicht ärgerlich, ist außer sich über jede Kleinigkeit und ist leicht aufgeregt. Jede Kleinigkeit macht ihn ärgerlich, unruhig und verdrießlich. Der Aurum-Zustand ist Wahnsinn, er ist schrecklich wegen seiner Unruhe und seiner Melancholie. *Aurum* paßt im höchsten Stadium der Melancholie und der Depression. Wird der Patient gestört, so wird er gewalttätig, wütend und heftig. „Melancholie, wütend und zänkisch." „Furchtbare Melancholie nach Mißbrauch von *Mercur*." Was sind nun die Ursachen dieses Zustandes, dieses Grams und dieser Hoffnungslosigkeit? Oft spielen dauernde Angst und ein ungewöhnlich gesteigertes Verantwortungsgefühl eine Rolle. Auch Syphilis ist ein häufiger Grund, manchmal auch ein großer Vermögensverlust.

Menschen, die in ihrer Jugend häufig mit *Quecksilber* behandelt worden sind, haben sich meistens ein Mercurialleiden mit Lebervergrößerung zugezogen, und letztere ist fast immer mit mehr oder minder tiefer Melancholie, Traurigkeit und Hoffnungslosigkeit verknüpft, wie wir sie bei *Aurum* finden. *Aurum* bringt Leberleiden hervor, die mit Herzleiden, Endocarditis, Herzwassersucht und rheumatischen Beschwerden, die sich auf das Herz geschlagen haben, verbunden sind. Wenn bei Geisteskrankheiten vor allem die Affekte gestört sind, kommt es gleichzeitig oft zu Herzschwäche, Endocarditis, Vergrößerung des Herzens oder sonst einer organischen oder funktionellen Krankheit des Herzens. Wir finden sehr oft, daß *Quecksilber* einen rheumatischen Zustand herbeigeführt hat, der dann wieder durch Einreibungen vertrieben worden ist, bis das Herz befallen wurde. Damit tritt dann die Hoffnungslosigkeit und die Störung der Affekte ein. Die Aurum-Wirkung scheint vom Willen auf den Verstand überzugreifen, so daß der Intellekt des Menschen in Mitleidenschaft gezogen wird. Stellen wir uns einmal vor, in welchem Zustand ein Mensch sein muß, der völlig gesund und in seinen Kreisen hochgeachtet ist, der aber plötzlich danach trachtet, Selbstmord zu begehen. Wir finden dabei auch andere Wahnsinnsformen, geistige Zusammenbrüche oder Zustände von Geistesschwäche. Der Kranke kann nicht denken, nicht überlegen, seine Affekte sind intakt, aber er gerät schließlich in einen Zustand von Verwirrung, oder er wird tobsüchtig und begeht impulsiv Selbstmord. Das zeigt, daß der Intellekt dieses Menschen krank geworden ist und daß der Wille ausgeschaltet wurde. Zuweilen tritt dieser Zustand ein, ohne daß eine Störung des Intellekts bemerkt worden ist. Der Intellekt ist intakt, ist gesund. Der Patient war ein guter Geschäftsmann, ein guter Vater, galt bei seiner Umgebung als klug; aber im stillen hat er über seinem Zustand und über seinem Haß auf die Welt gebrütet, er hat niemand etwas darüber gesagt — und dann hat man ihn plötzlich in seinem Zimmer erhängt gefunden. Des Menschen Intellekt hält ihn in Kontakt mit der Welt; aber seine Gefühle behält der Mensch meistens für sich. Ein Mensch kann allerlei richtige oder falsche Gefühle haben; aber sein Verstand bringt ihn dazu, seine Neigungen oder Abneigungen vor der Welt zu verbergen. Die Affekte sind wie von einer Hülle umgeben, sie sind das Innerste eines Menschen und sind der Wahrnehmung durch andere entzogen. Der Verstand ist die äußere Hülle, die die Affekte umgibt und verbirgt, geradeso wie der Rock, den ein Mensch auf dem Leibe trägt, den Leib verhüllt. Die Affekte, denen *Aurum* entspricht, bilden die innerste Natur des Menschen.

„Leiden infolge Gram, unglücklicher Liebe, Schreck, Ärger, Widerspruch, Enttäuschung." „Schmerz macht so verzweifelt, daß der Aurum Kranke aus dem Fenster springen möchte." Er sinnt nach über Tod und Selbstmord, er möchte fort von der Welt, möchte sich selbst vernichten, er hat keine Liebe mehr zum Leben, das er für wertlos hält.

Das Mittelbild ist voll rheumatischer Schmerzen, nicht unähnlich denen alter Mercur-Fälle; rheumatische Leiden mit Schwellung der Gelenke; Erkrankungen der Knorpel und Knochen, Entzündung der Knochenhaut; Verdickung und Verhärtung der Knochenhaut; Verhärtung der Knorpel an den Gelenken, alles von syphilitischem und mercurialem Charakter. *Aurum* ist wirksam bei alten Syphilitikern mit Knochenaffektionen (Schienbein, Nasenbein, Ohrknochen, irgendein kleiner Knochen). Wie alle Syphilis- und Quecksilber-Symptome sind die Schmerzen nachts schlimmer; sie stellen sich abends ein und dauern die ganze Nacht an. Die Schmerzen sind heftig, sie reißen; die Knochen schmerzen, als wollten sie brechen, nicht wie bei akuten Fiebern, sondern wie bei alten syphilitischen Knochenleiden. Schneidende Schmerzen in der Knochenhaut wie von Messern. Gelenkschmerzen, die die Bewegung unmöglich machen. Entzündung des Knochens selbst mit Knochenfraß.

Es überrascht nicht, daß die periostale Gefäßschicht der Knochen affiziert wird, denn *Aurum* hat besondere Beziehungen zu den Gefäßen im ganzen Organismus. Die Venen sind erweitert, in kongestivem bzw. entzündetem Zustand und brüchig; sie verdicken sich und schwellen an. Die Blutgefäße pulsieren im ganzen Körper. „Reizbarkeit und Gefäßüberfüllung charakterisieren fast alle Leiden." Überfüllte Venen in den Extremitäten; fortschreitende Verschlechterung, bis Schwellungen mit Schwäche eintreten und in Wassersucht übergehen. Ödeme der Extremitäten mit bleibenden Dellen nach Druck, wie es bei Herz- und Leberleiden vorkommt. Eine falsche Blutverteilung scheint im Körper vorzuherrschen, und schließlich stellen sich Unruhe und Aufregung ein. Heftige Kongestionen, die sich zuweilen als große Hitze und als Wallungen mit Erregung bemerkbar machen. Reizbarkeit; Gefühl, als werde etwas Schlimmes im Körper geschehen. Dann stellt sich für ein Weilchen ein Zustand der Ruhe ein, aber darauf wiederholt sich alles. Diese heftigen Kongestionen sind Anzeichen eines lokalen Zusammenbruchs im Organismus. Manchmal handelt es sich um eine Herzaffektion. Endocarditis z. B. bringt solchen Aufruhr im Körper hervor. Außerdem achte man auf Eiweiß im Urin, auf Vergrößerung der Leber, auf Merkmale von Gebärmutterkrebs und von anderen tiefwurzelnden Leiden.

„Bohren in den Knochen." „Schmerzen bringen zur Verzweiflung." Die Schmerzen treiben den Patienten nachts aus dem Bett und jagen ihn umher. Das können wir bei alten syphilitischen Knochenleiden sehen und bei Patienten nach Mercur-Mißbrauch. Der Patient hat lange Zeit *Quecksilber* genommen, seine Leber ist vergrößert, seine Gelenke sind aufgetrieben. Er läuft von Arzt zu Arzt, weil er Befreiung von seinen entsetzlichen Leiden ersehnt. *Quecksilber* und Krankheit sind derartig miteinander verquickt, daß durch unsere erste Verordnung ein großer Aufruhr im Körper entstehen wird. Der Kranke wird akute Verschlimmerungen und periodische Anfälle durchmachen. Wir müssen Medikamente wie *Aurum, Chelidonium* und *Staphisagria* als Hilfe für den Patienten in Betracht ziehen, um ihm über diese schrecklichen Anfälle, die er durchzumachen hat, hinweghelfen zu können.

Aurum wirkt vorzüglich auf die Drüsen, die Ohrspeicheldrüsen, die Mesenterialdrüsen, die Lymphdrüsen im Bauch, überhaupt auf alle Drüsen. Die Brustdrüsen, die Hoden, die Eierstöcke sind zurückgebildet und leiden unter Verhärtung, Infiltration usw. *Aurum* heilt chronische Vergrößerungen der Hoden und Knoten in den Brustdrüsen. Auch Geschwülste von cystischem Charakter in diesen Drüsen heilt *Aurum*. Hahnemann gab einem seiner Patienten *Aurum;* aber es wirkte erst von der 15. Potenz ab. Hahnemann sagt, daß in den niederen Verreibungen die Dosis noch zu groß sei, um zu heilen. So ging er zu höheren Potenzen über, bis diese dem Zustand des Kranken soweit angepaßt waren, um die verschiedenen Schichten des Menschen durchdringen zu können.

Noch ein anderer Zug geht durch das Aurum-Bild: Die Abhängigkeit von der Temperatur und vom Wetter. Der Patient verlangt nach frischer Luft. Dieses Symptom hat auch *Pulsatilla*; aber der Aurum-Patient ist nicht mild, sanft und nachgiebig, sondern eigensinnig, ärgerlich, reizbar, also gerade das Gegenteil des Pulsatilla-Patienten. „Meist schlechter, wenn er warm wird." Das hängt zusammen mit den Kopfschmerzen. „Kaltes Wasser bessert die Augenschmerzen." „Deckt sich nicht gern auf", liebt aber frische Luft wie der Pulsatilla-Patient. Bei warmer Luft Verschlimmerung von Asthma. Manche Symptome verschwinden durch Waschen, besonders mit kaltem Wasser; aber sobald der Patient an großer Aufregung, Unruhe, Gefäßfülle, Kongestionen und Pulsieren leidet, verlangt er offene Türen und Fenster und will hinaus in die frische Luft; er wirft die Kleider ab. Dieser Zustand der Erregung wird besser von frischer Luft. Der Kranke hat Wallungen, wie sie bei Frauen in den Wechseljahren so häufig sind; es folgt Schweiß, zuweilen auch Frost.

Das meiste, was bisher von dem Mittelbild gesagt wurde, bezieht sich auf die Allgemeinsymptome; denn alles Psychische korrespondiert mit dem Allgemeinzustand.

Bei *Aurum* ist der Kopfschmerz äußerst intensiv, zum Verrücktwerden, oft begleitet von einer Empfindung, als ob der Kranke in Zugluft stünde. Der Aurum-Patient hält den Kopf warm eingehüllt, obgleich ihm bei den vielen Kongestionen nach dem Kopf heiß ist. Der Kopf tut weh und ist wie zerschlagen; stechende, brennende, reißende Schmerzen im Kopf; viel Klopfen im Kopf. Das Gesicht ist gedunsen, rot und glänzend von den kongestiven Kopfschmerzen. Diese Kopfschmerzen finden wir oft bei syphilitischen Patienten, häufig verbunden mit Herzbeschwerden. Schmerzen im Hinterkopf, verbunden mit Herzbeschwerden, mit träger Blutzirkulation, rotem Gesicht, dunkel gefärbter Haut. Schädelexostosen wie bei Syphilis. Die Schädelknochen sind empfindlich bei Berührung; ebenso die Knochenhaut. Bei alten, mit *Quecksilber* behandelten Knochenleiden des Schädels geht das Haar massenhaft aus; der Kopf wird kahl. Kahlköpfigkeit infolge von Syphilis; der Schädel glänzt und das Haar will nicht wieder wachsen. In akuten Krankheiten kommt auch Haarausfall vor, aber es wächst nach. Junge Syphilitiker jedoch verlieren das Haar und bleiben ihr Leben lang kahl.

Wir finden alle Arten Augenleiden, von Bindehautkatarrhen bis zu Ulcerationen und Infiltrationen der verschiedenen Schichten des Auges. Iritis; erhebliche Störung des ganzen Sehapparates. Neben den speziellen Zügen des Mittels sind vor allem wichtig: die Konstitution, die wir immer im Auge behalten müssen; der geistige Zustand; die syphilitischen und mercurialen Zustände; die gichtische Neigung; die Beschwerden in den Gelenken; die Herzstörungen. Wenn wir die Augensymptome im einzelnen durchgehen, erkennen wir leicht, zu welcher Konstitution sie wahrscheinlich gehören. „Photophobie." „Schwachsichtigkeit." „Bei Licht werden helle schwebende Punkte und Flecke gesehen." „Augen besser bei Mondlicht." „Große Buchstaben können nicht erkannt werden." „Gelbe, halbmondförmige Körper schweben in schräger Richtung aufwärts über das Gesichtsfeld." „In dem oberen dunklen Teil des Gesichtsfeldes gelegentliche Erscheinungen von hellen sternartigen Körpern."

Bei *Calcarea* haben wir ein eigentümliches Symptom: der Patient sieht plötzlich einen Strahl von dem unteren Teil des Gesichtsfeldes ausgehen; dieser schießt auf, teilt sich, und dann werden Sterne in allen Richtungen gesehen. Es ist dieselbe Erscheinung, wie wenn eine Rakete abgebrannt wird, die in der Luft explodiert und in einem Sternschauer herunterkommt. Das hat man bei *Calcarea* beobachtet. „Hemiopie des linken Auges." „Vorstehende Augen." Exophthalmus bei Kropf mit Vergrößerung des Herzens ist durch *Aurum* geheilt worden. Vergrößerung der Schilddrüse mit schnellem, vollem Puls. Vortreibung des Augapfels ist mit *Aurum* und *Natr. mur.* geheilt worden. „Starrer trüber Blick." „Iritis mit vielen Schmerzen um die Augen herum, die tief in den

Höhlen zu liegen scheinen." Ein solcher Zustand kann leicht von Syphilis herrühren, die mit *Quecksilber* behandelt worden ist; *Aurum* könnte dann auf Syphilis und auf *Quecksilber* als Antidotum wirken. „Pupillen unregelmäßig erweitert." Katarrhalische Zustände des Auges. Entzündung der Conjunctiva, der Chorioidea, der Iris und der Retina. Das alles sind Folgen von Syphilis, die das Auge ergreift und viele Leiden mit Infiltrationen und Schmerzen rund um die Augen verursacht. Die dünnen flachen Knochen und die Schädelknochen sind empfindlich gegen Druck; Knochenhautentzündung; Hornhauttrübung.

Oft setzt sich Syphilis im Ohr fest, indem sie die Knochen dieses Organs angreift. „Knochenfraß des Warzenfortsatzes, hartnäckige Otorrhoea." Knochenfraß an den Ohrenknochen. „Geschwollene Ohrspeicheldrüse, bei Berührung schmerzend." „Überempfindlichkeit gegen Geräusche; aber durch Musik Erleichterung." „Brummen, Summen und Rauschen in den Ohren." Rauschen ähnlich dem Rauschen von Wind oder Wasserfall. „Unangenehme Trockenheit in Nase und Ohren." Alles dies sind Syphilisbeschwerden, welche mit *Aurum* geheilt werden. Aber *Aurum* entspricht auch Otorrhoea und hat sie schon manches Mal geheilt, wenn sie als Folge von Scharlachfieber bereits den völligen Verlust des Trommelfells und der Ohrknöchelchen herbeigeführt hat. Es stellt natürlich das Gehör selbst nicht wieder her. Wegen Ohrenleiden kommen oft Patienten zu uns, bei denen der ganze Gehörapparat zerstört ist. Die Schleimhaut und die Knochen des Ohres sind in einem Zustand der Vereiterung und Nekrose; der Ausfluß ist übelriechend. Der Patient konsultiert uns, um sein Gehörvermögen wiederzuerlangen. Vielleicht ist es möglich, den Ohrfluß zu bessern, aber die Wiederherstellung des Gehörs gelingt nicht.

Im Aurum-Bild finden wir viel Nasenleiden mit übelriechendem Ausfluß. Die Nasenknochen sterben ab; syphilitische Nekrose; die Nase wird platt, die Knochen sind zerstört. Wir sehen diese Menschen mit abgeplatteten Nasen umherlaufen, und wenn sie uns nahe genug kommen, können wir einen üblen Geruch bemerken. Fast alle diese Fälle sind syphilitisch. Einige wenige Mittel vermögen diesen syphilitischen Zustand der Nase zu heilen; *Aurum, Mercur* und *Hepar* sind drei von ihnen. Wir haben diesen Zustand mehrmals mit *Hepar* geheilt. Einmal heilten wir einen Mann, bei dem die Knochen schon ganz weich waren, so daß die Nase, wenn sie angefaßt wurde, sich merklich bog; nur die Knorpelstruktur hielt die Nase noch aufrecht. Wir gaben dem Patienten *Hepar*. Es heilte ihn von seiner Syphilis, nachdem er vergeblich mit *Quecksilber* behandelt worden war. „Schnupfen, dicker Ausfluß wie Eiweiß." „Morgens schleimiger Ausfluß aus den hinteren Nasenöffnungen." Nasenspitze höckerig, rot (wie bei *Lachesis*); Erdbeernase. Kleine Knötchen auf der Nase, die aus Krampfäderchen bestehen, bei Herzleiden mit Störung der rechten Herzseite; wir finden das bei alten Trinkern, aber auch sonst bei Herzaffektionen. Rotes, gedunsenes Gesicht. *Aurum* hat Epitheliome der Nasenflügel und Lippen geheilt. Erinnern wir uns des entsetzlichen Geruchs aus der Nase, des Geruchsverlustes, der darauf folgenden Schmerzen im Nasenbein; Nasenkatarrh. „Geschwürige, klebrige, schmerzhafte Nasenlöcher." „Schorf in der Nase." „Die Nase ist verstopft wie bei trockenem Schnupfen." Bei fast allen diesen Nasenleiden ist der Patient von Gram gebeugt, ist voller Kummer, will sterben. Der Aurum-Typ verwünscht sein Leben und sucht Gelegenheit, Selbstmord zu begehen. „Säcke unter den Augen." „Blaue Nase und Lippen." „Gesicht glühend rot." „Beim Gehen heftiges Bohren im rechten Jochbeinbogen." „Cariöse Zähne." „Nachts Zahnschmerzen." „Fauliger Atem." „Syphilisgeschwüre am Gaumen und im Halse." „Bohren im harten Gaumen." *Aurum* hat auch Trunksucht geheilt.

Ein anderer bemerkenswerter Zug dieses Medikaments ist seine Fähigkeit, die Leber zu verhärten, zu vergrößern, zu entzünden: Verhärtung mit Herzaffektionen; Vergrößerung des Herzens und der Leber. Da das Venensystem und Pfortadersystem die Blutzirkulation im Bauch reguliert, werden wir uns nicht darüber wundern, daß Herz und Leberaffektionen mit viel Hoffnungslosigkeit und Verzweiflung gepaart vorkommen. Hingegen sehen wir bei Phthisis, wie jeder Kranke noch hofft, gesund zu werden, obwohl die Lungen durch Tuberkulose fast zerstört sind. Achten wir also auf den eigentümlichen Zusammenhang zwischen Lungen und Verstand einerseits, zwischen dem Herzen und dem Willen andererseits. Bei jedem kleinen Leiden am Herzen wird der Kranke hoffnungslos, bei Leiden, die ihren Sitz in den Lungen haben, ist er dagegen hoffnungsvoll.

Ascites im Bauch. Hernia inguinalis. Tabes mesenterica. Alle Drüsen des Körpers sind mehr oder minder in Mitleidenschaft gezogen. Alle möglichen Störungen in den Geschlechtsorganen. „Verhärtung der Hoden. Häufige nächtliche Samenergüsse." Leiden als Folge von Lastern. Hydrocele. Geschwüre am Hodensack nach Gonorrhoe. „Brennen und Stechen am Damm." Feigwarzen um den After herum. Verhärtung der Gebärmutter. Monatsblutung zu spät und zu schwach. Vorfall und Verhärtung der Gebärmutter. Ausfluß dick und weiß. Beschwerden in der Gebärmutter und in der Beckenregion beim Ausstrecken und Hochheben der Arme; Abort vom Strecken, z. B. beim Gardinenaufhängen usw. *Aurum* paßt bei Verhärtung und Geschwürigkeit der Gebärmutter infolge wiederholten Aborts. Wenn wir die Störung des Gefühlslebens, die solch ein Zustand mit sich bringt, bedenken und ihr die Affekte oder den Mangel an Affekten bei *Aurum* gegenüberstellen, so erkennen wir die große Ähnlichkeit der Symptome. Das ist die richtige Art, einem Mittel nachzuspüren. Wir sehen bei *Aurum* das Schwinden jeder Liebe zu den Menschen und schließlich die Selbstvernichtung.

Bei *Aurum* wandern die Schmerzen von Gelenk zu Gelenk und lokalisieren sich zuletzt im Herzen. Angina pectoris ist oft das Ergebnis eines alten Rheumatismus, der von Gelenk zu Gelenk gewandert ist. Wenn die Krankheit länger dauert, erscheinen Blutflecke. Herzklopfen mit großer Angst. Starkes Beklemmungsgefühl in der Herzgegend. Ödeme der unteren Extremitäten.

Aurum muriaticum natronatum

Aurum chloratum natronatum

(Goldchlorid-Chlornatrium)

Dieses Mittel übt eine tiefe Wirkung auf Geist und Körper aus. Kranke, die an latenter Syphilis leiden, reagieren sehr stark auf das Mittel und verlangen häufig nach ihm wegen ihrer Beschwerden. Es macht zahlreiche Knochensymptome und Schmerzen, die des Nachts schlimmer sind. Seine entzündlichen Zustände sind sehr ähnlich denen, die man in alten Fällen von Syphilis findet, welche lange Zeit mit Quecksilber- und Jod-Präparaten behandelt worden sind. Auch paßt das Mittel für bestimmte rheumatische Konstitutionen und ist sehr brauchbar bei akutem und chronischem Rheumatismus. Es hat rheumatisches Fieber geheilt, das zuerst die Gelenke und danach das Herz befallen hatte. Viele Beschwerden sind mit Herzsymptomen verbunden; Wassersucht bei Herzerkrankungen, bei Leberleiden, mit Eiweiß im Harn nach Scharlach oder bei intermittierendem Fieber. Alte Syphilitiker magern ab. Die Drüsen und die entzündeten Teile werden verhärtet. Das Mittel hat sich als nützlich erwiesen bei krebsigen Drüsen. Entzündungen von Knochen und Knochenhaut, Caries, Exostosen nach Quecksilber-Behandlung bei latenter Syphilis. Knochenfraß an den Gelenken mit nächtlichen, grabenden und nagenden Schmerzen. Das Mittel macht vor allem brennende Schmerzen an vielen Stellen. Ferner reißende, ziehende, drückende und stechende Schmerzen. Viele Symptome entwickeln sich in der Ruhe, einige während der Bewegung. Kaltes, nasses Wetter bessert. Wärme ganz allgemein, warme Luft, Bettwärme, ein warmer Raum, warme Einhüllungen, ja selbst Warmwerden im Freien verschlimmern das Allgemeinbefinden. Anstrengung und Umhergehen verstärken viele Symptome. Herzklopfen, Erstickungsgefühl und große Schwäche entwickeln sich nach Umhergehen und Anstrengung. Obwohl im Freien die Symptome gebessert werden, ist der Patient selbst dort nicht fähig, sich anzustrengen. Schnelles Umhergehen ist unmöglich. Die nervlichen Symptome sind sehr ausgeprägt. Erregbarkeit, Empfindlichkeit gegen Lärm, Zusammenschrecken beim Angesprochenwerden, Zusammenzukken im Schlaf. Wenn man die obengenannten Symptome als Begleiterscheinungen von Herz- und Lebererkrankungen findet, wird das Mittel sehr wahrscheinlich nützlich sein. Venenfülle im ganzen Körper ist ein ausgesprochener Zug dieses Mittels. Das Mittel ist sehr wertvoll bei Kranken, die an den chronischen Nachwirkungen von Gonorrhoe und Syphilis leiden, bei denen sich gonorrhoische Feigwarzen und syphilitische Geschwüre zusammen vorfinden.

Die geistigen Symptome sind im großen und ganzen die von *Aurum*. Es besteht die gleiche Neigung zum Selbstmord. Die Gedanken des Kranken kreisen um seine heruntergekommene Gesundheit, bis er kleinmütig wird und den Tod herbeiwünscht. Das Leben ist ihm zuwider. Er weint und hat eine Abneigung gegen seinen bisherigen Beruf. Er wird gleichgültig. Melancholie, wie man sie bei alten Syphilitikern findet. Starkes Angstgefühl mit Herzklopfen.

Man sagt dem Kranken nach, daß er voller Launen und phantastischer Vorstellungen sei. Er ist äußerst reizbar. Keiner kann ihm etwas recht machen. Er ärgert sich beständig. Hochgradige geistige und körperliche Ruhelosigkeit. Geht er ins Freie, was sein Befinden bessert, wandert er langsam die Straße entlang. Zu Hause und besonders in warmen Räumen geht es ihm sehr viel schlechter. Wenn er an seine Beschwerden denkt, schlägt das Herz schnell und stark. Alle Symptome sind schlechter nach Schreck, Ärger und Kränkung. Wenn die erwähnten Allgemeinsymptome vorherrschen, wird das Mittel die untengenannten Einzelerkrankungen heilen.

Das Mittel heilt heftige syphilitische Kopfschmerzen mit Schwindel. Heftige linksseitige Kopfschmerzen. Heftiger Stirnkopfschmerz. Brennen im Hinterkopf. Blutfülle des Hirns. Klopfen im Kopf. Schmerz, der sich bei Kaltanwendung bessert. Die Stirn ist heiß. Der Kopf ist heiß und die Glieder sind kalt. Große Empfindlichkeit der Knochenhaut. Exostosen des Schädels. Reißende Schmerzen im Schädel. Schlimmer nachts.

Aurum muriaticum heilt chronische Augenerkrankungen, die auf Syphilis zurückgehen. Die Schleimhäute der Lider und die Bindehaut sind gerötet, verdickt und sehr gefäßreich. Des Morgens kleben die Lider zusammen. Die Sehschärfe ist abends bei künstlichem Licht herabgesetzt. Verlust der Sehschärfe nach Syphilis und nach Scharlach. Sehr langsame Akkommodation. Schwachsichtigkeit. Chronische Entzündung der Lidränder. Brennende Schmerzen in den Augen.

Summen, Klingen und Rauschen in den Ohren, später Taubheit. Ein Gefühl, als ständen die Ohren weit offen. Musik erleichtert die Ohrsymptome. Ekzeme hinter den Ohren. Brennen und Jucken hinter den Ohren zur Nachtzeit.

Es ist eins der nützlichsten Mittel für Nasenentzündungen bei Kranken, die empfindlich gegen warme Räume sind. Hierin ist es *Pulsatilla* und *Kalium sulf.* ähnlich, die ebenfalls Besserung im Freien bewirken. Die Absonderungen sind dünn oder dick wie Eiter, sehr übelriechend und manchmal blutig; in der Nase finden sich zahlreiche Krusten. Wenn die Krusten entfernt werden, blutet es aus der Nase. Der Eiter ist gelb oder grünlich. Das Mittel heilt höchst hartnäckige syphilitische Katarrhe. Die Nasenknochen werden empfindlich auf Druck. Zerfall des Nasenbeins. Rote, angeschwollene Nase. Tiefe Risse in den Nasenflügeln. Lupus der Nasenflügel. Das Mittel paßt für Kinder mit angeborenem syphilitischem Schnupfen und eingefallener Nase.

Bei allgemeiner Blässe des Gesichtes und Halses bestehen umschriebene rote Flecken, besonders bei Herzbeschwerden, die von Herzklopfen schon bei leichter Anstrengung und von Druck hinter dem Brustbein beim Gehen begleitet sind. Der Kranke meint in einem geschlossenen Raum zu ersticken, wünscht ins Freie zu gelangen, wo er durch leichte Bewegung gebessert wird. Diese Symptomenverbindung wird häufig durch das Mittel geheilt. Es ist nicht das blasse Gesicht mit roten Flecken auf jeder Wange, wie wir es bei Auszehrung finden, sondern hier handelt es sich um das für Herzbeschwerden typische Gesicht. Kinder haben einen alten Gesichtsausdruck. Akne im Gesicht. Häufig finden wir ein rotes, gesundes Aussehen bei sehr kranken Leuten. Die Gesichtsröte rührt von venösen Stasen her. Es handelt sich um eine Plethora falsa, dasselbe Bild, das wir auch schon bei *Aurum* gefunden haben. Knochenfraß im Unterkiefer wie bei *Phosphorus* und Exostose des rechten Wangenknochens. Brennen und Anschwellung der Lippen. Verhärtete Lippen. Krebsgeschwüre der Lippen. Schmerzhafte Anschwellung der Submaxillardrüsen.

Das Mittel hat sich als nützlich bei Krebserkrankungen der Zunge erwiesen. Entzündung der Zunge, der Verhärtung folgt. Trockene, rote, wunde Zunge. Warzen auf der Zunge. Metallischer Geschmack und Speichelfluß.

Schmerzen im Hals und Geschwürsbildung. Geschwürsbildung auf den Mandeln. Entzündung des Rachens, mit Trockenheit verbunden.

Der Magen ist sehr geschwächt, die Verdauung geht langsam vor sich. Übelkeit, Bauchauftreibung und Durchfall nach der Mahlzeit. Kaffee, Tee und Wein werden schlecht vertragen. Fauliges Aufstoßen. Übelkeit am Morgen, besser nach dem Frühstück. Erbrechen grüner Flüssigkeit. Gastritis, Magenkrämpfe. Scharfe Schmerzen im Magen, verbunden mit Brennen und intensivem Durst.

Vergrößerung der Leber und Milz. Chronische Entzündung der Leber. Die Leber ist groß und hart. Brennen in der Leber. Engegefühl in der Lebergegend. Leberbeschwerden, verbunden mit Herzerkrankungen, mit Eiweiß im Urin und wassersüchtigen Anschwellungen der Glieder.

Bauchwassersucht. Ziehende Schmerzen im Bauch und Auftreibung durch Gase. Große Empfindlichkeit des Leibes.

Häufige, flüssige Stühle, grau, weißlich, ohne Gallenbeimengung. Durchfall bei Lebererkrankungen oder bei chronischen Nierenleiden. Durchfall schlimmer des Nachts. Hämorrhoiden, welche beim Stuhlgang bluten. Ein ausgeprägter Warzenring rund um den After mit reichlichem Nässen verbunden. Ausgesprochenes Wundsein um den After. Das Mittel hat Analfisteln geheilt. Feigwarzen am After mit Geschwürsbildung.

Häufiges Urinlassen bei Tag und Nacht; aber schlimmer während der Nacht. Der Urin tröpfelt nach. Vermehrter Urinfluß. Der Harn ist dick-trübe mit rötlichem Satz. Gonorrhoe bei alten Syphilitikern, die falsch behandelt worden sind. Schanker auf der Vorhaut und am Hodensack. Feigwarzen am Glied, Hodensack oder After. Bubo in der linken Leiste. Erloschenes Sexualbedürfnis. Verhärtung der Hoden.

Vergrößerung und große Härte des Uterus. Verhärteter Gebärmutterhals. Chronische Entzündung der Gebärmutter und der Eierstöcke. Die Regeln sind häufig und reichlich, der Fluß wundmachend. Reichlicher, gelber Ausfluß. Die Gebärmutter ist gesenkt und verursacht Schweregefühl. Entzündung der Scheide und der Schamlippen. Tripper mit Anschwellung der Leistendrüsen. Hitze, Brennen und Jucken der Scheide und der Labien.

Erstickungsgefühl in einem warmen Raum, durch die Kleidung verursacht, durch Treppensteigen und durch schnelles Umhergehen. Atemnot zur Nachtzeit. Trockener anfallsweiser Husten des Nachts. Herzhusten. Lockerer Husten mit dickem, gelbem Auswurf. Sehr schmerzhafter Druck hinter dem Brustbein, als wenn es bersten wolle, beim Umhergehen, beim Treppensteigen oder bei sonstiger Anstrengung. Dabei besteht Herzklopfen. Herzklopfen nach Anstrengung oder Aufregung. Herzklopfen, wenn man den Kranken plötzlich anspricht. Scharfe herumwandernde Brustschmerzen. Schmerzen in der Herzgegend. Ziehende und schneidende Schmerzen in der Herzgegend. Heftiger Druck in der Herzgegend. Herzangst. Angina pectoris. Endocarditis. Vergrößertes rechtes Herz. Das Herzklopfen hält auch im Schlafe an. Rheumatische Herzerkrankungen. Herzklopfen auch bei geistiger Anstrengung. Der Puls ist klein, weich und schnell. Das Herz ist schwach. Im Hals und in den Schläfen wird ein starkes Klopfgefühl empfunden. Heftige, unregelmäßige Herzaktion.

Des Morgens zittern dem Kranken die Hände. Zucken in den Armen. Brennende, schießende Schmerzen in den Unterarmen. Ziehen in den Schultern. Schlimmer im warmen Bett und während der Ruhe. Reißende Schmerzen in den Schultern. Arme und Finger sind steif. Ödematöse Schwellungen der unteren Extremitäten. Exostose der Tibia. Periostitis der Tibia. Hochgradige Empfindlichkeit der Tibia. Nachts Schmerzen in den Beinen. Brennende Füße. Schmerzen in den Füßen, schlimmer durch Wärme und Bewegung. Schneiden in den Zehen beim Umhergehen. Brennen, Röte und Anschwellung der Zehen. Die Glieder sind kalt und mit kaltem Schweiß bedeckt. Ziehen und Reißen in allen Gliedern. Venenfülle in den unteren Gliedmaßen.

Schlaflosigkeit wegen Herzklopfen und nach Aufregungen. Der Kranke zuckt beim Erwachen zusammen. Heftige, quälende Träume voller Traurigkeit.

Baptisia

(Wilder Indigo)

Baptisia paßt für akute Krankheiten. Es ist im Prinzip ein kurzwirkendes Medikament für Leiden, die schnell auftreten und rasch vergehen. Es ist nicht antipsorisch, wirkt nicht tief auf den Organismus. Alle akuten Krankheiten im Baptisia-Bild haben den Charakter der Zersetzung wie Scharlachfieber und Diphtherie oder Typhus und gangränöse Krankheiten. Ungewöhnlich ist dabei, daß das Mittel den septischen Zustand viel rascher hervorbringt als alle anderen Mittel. Die mit Zerfall einhergehenden Leiden bei *Arsen, Phosphor, Rhus* und *Bryonia* entstehen viel langsamer. *Baptisia* paßt mehr für akut eintretende typhoide Fieber als für idiopathischen Typhus. Wenn ein Mensch plötzlich herunterkommt infolge Erkältung, Malaria oder irgendeiner infektiösen oder septischen Noxe, so hilft *Baptisia.* Idiopathische, typhöse Fieber beginnen langsam. *Baptisia* ist für hochseptische Blutvergiftungen angezeigt wie Puerperalfieber oder Scharlachfieber. Der Kranke wird plötzlich an einer heftigen Erkrankung bettlägerig mit remittierendem Fieber, aus dem ebenso plötzlich ein continuierliches Fieber mit septischen Symptomen wird. Soviel über die rasche Wirkung von *Baptisia.* Jedes Medikament hat seine bestimmte Zeit und Geschwindigkeit als charakteristischen Zug. Jedes Medikament muß beobachtet werden in bezug auf seine Wirkungsgeschwindigkeit, sein Tempo, seine Periodizität, seine Wellenbewegung. Wir lernen dies nur durch Beobachtung der Symptome kennen. Nehmen wir z. B. einen Menschen, der in einem Morast, in einem Sumpf, in einer Kloake faulige Gase eingeatmet hat und der sich dann legen muß in einem Zustand von Betäubung. Von Anfang an fühlt er seinen elenden Zustand. Nicht allmählich, sondern ganz plötzlich bricht er zusammen und ist betäubt. Er ist völlig erschöpft. Sein Gesicht ist fleckig. Der Bauch ist viel früher aufgetrieben als bei einem regulären Typhus. Wer sich angewöhnt hat, auf solche Erscheinungen zu achten, der weiß, daß dies sonst nicht so schnell eintritt. Bei *Baptisia* ist der Bauch schon am dritten Tage aufgetrieben; die Zähne bluten und der Atem ist übelriechend. Der Mundgeruch ist entsetzlich. Schneller Eintritt von Delirien, die man bei Typhus erst viele Tage später erwartet. Die Krankheiten, für die *Baptisia* in Frage kommt, nehmen einen sehr schnellen Verlauf, der Patient geht schnell dem Tode entgegen. Seine Erschöpfung nimmt rapid zu. Da gibt es keine tage- oder wochenlange Abnahme der Kräfte. Der Kranke gerät in einen Zustand von Stupor. Wenn man ihn aufrüttelt, kommt er sofort wieder ins Delirieren. Es ist ziemlich gleichgültig, wo sich Scharlachfieber, Nervenfieber, septische Fieber oder Puerperalfieber lokalisieren. Wenn wir den Fiebernden betrachten, ihn anreden oder umdrehen oder aufrütteln und ihm etwas sagen oder begreiflich machen wollen, immer macht der Kranke den Eindruck, als ob er schwer betrunken wäre. Das ist der erste Eindruck bei einem Baptisia-Fall. Das Gesicht ist blöde, gedunsen, rot und scheckig. Blut sickert aus dem Mund. Der Kranke sieht aus wie ein alter Säufer.

Das Gedächtnis scheint geschwunden zu sein. Der Kranke weiß nicht, was er redet. Er ist konfus; wenn er aufgerüttelt wird, versucht er etwas zu sagen, bringt ein oder zwei Worte hervor, dann zerflattert ihm alles und er fällt wieder in den Stupor zurück. Ganz gleich, um was für eine Krankheit es sich handelt oder was für eine Entzündung vorliegen mag, ganz gleichgültig auch, was für ein Organ erkrankt ist — wenn dieser Zustand mit den soeben geschilderten Symptomen vorliegt, dann ist es ein Baptisia-Fall.

Alle Absonderungen des Kranken sind faulig. Der Geruch ist leichenartig, stinkend und penetrant. Wenn der Kranke nicht schwitzt, strömt sein Körper einen unbeschreiblichen Geruch aus; der Geruch ist so penetrant, daß wir ihn schon beim Öffnen der Haustür in der ganzen Wohnung wahrnehmen. Auch der Stuhl stinkt so faulig und widerlich, daß wir es gleich beim Betreten des Hauses bemerken.

Das Mittel zeigt eine eigentümliche Art geistiger Verwirrung, die den Kranken ständig mit seinen eigenen Gliedern in Konflikt bringt. Es scheint ihm, als sei er doppelt vorhanden. Wenn man ihn aufrüttelt, produziert er gleichsam eine doppelte Existenz. Er will über den anderen, der neben ihm im Bett liegt, reden; oder bildlich ausgedrückt: seine große Zehe zankt sich mit seinem Daumen, oder ein Bein redet mit dem anderen Bein, oder ein Körperteil redet mit dem anderen Körperteil, oder er liegt in einzelnen Stücken im Bett herum. Er tastet im Bett umher, und wenn man ihn fragt, was er da macht, so bekommt man zur Antwort, er wolle die Teile seines Körpers zusammensuchen. Dies ist charakteristisch für sein Delirium. Das sind nur ein paar Beispiele. Wir werden bei jedem Baptisia-Fall neue finden. Immer haben wir diese dualistische Vorstellung, dieses Bestreben, etwas in Einklang mit etwas anderem zu bringen. Der Kranke ist meist bewußtlos, außer wenn man ihn aufrüttelt. Zuweilen murmelt er undeutlich, man sieht nur die Bewegung seiner Lippen. Rütteln wir ihn auf, um zu erfahren, was er will, so antwortet er, er möchte die Stücke seines Körpers zusammensuchen. Konfuse Ideen wie bei einer Intoxikation. Es gibt Zeiten, in denen der Kranke etwas klarer ist, aber dann ist er schlaf- und ruhelos. Das ist aber die Ausnahme; meistens finden wir ihn auf der Seite liegend, zusammengerollt wie ein Hund, mit den Knien am Kinn, und er hat nur den einen Wunsch, ungestört zu bleiben. Wenn der stuporöse Zustand nicht so tief ist, ist der Kranke unruhig, er dreht und wendet sich hin und her. Aber auch dann kann er nicht schlafen, weil er die Teile seines Körpers nicht zusammenfinden kann. Wenn er nur die Teile erst alle zusammen hätte, dann könnte er schon schlafen, aber die Teile reden miteinander und halten ihn wach. Er denkt, seine Beine unterhalten sich miteinander oder seine gichtische Zehe plaudert mit seinem gichtischen Daumen. Sein Geist wandert, sobald sich seine Augen schließen. Dumpfheit, besonders nachts. Unfähigkeit zu denken. Das Gedächtnis ist schwach.

Da haben wir das ganze Bild der geistigen Erscheinungen von *Baptisia* in all ihren Variationen, die sämtlich stürmisch auftreten. Sie beruhen auf zersetzenden, infektiösen Noxen wie beim Scharlachfieber oder bei bösartigen Krankheiten und haben doch einen continuierlichen Fiebertypus. Die Patienten sterben ohne Behandlung in 10—12 Tagen, während Typhus sonst wochenlang dauert und meist nach Verlauf von 4 Wochen in einer Krisis zum Tode führt.

Die Blutungen sind schwarz und übelriechend. Der Geruch ist stark. Im Munde, in der Nase, im Halse übelriechender Schleim. Dünner Kot, wässerig, gelb. Typisch typhöse Ausleerungen, wie gelber Maismehlbrei, häufig, weich, pappig. Noch charakteristischer für *Baptisia* ist indessen schwarzer, brauner, dunkler Stuhl. Wir haben sehr viele Fälle von Typhus behandelt, darunter eine große Anzahl von Baptisia-Fällen, die das Mittel prompt heilte. In den Fällen, wo *Baptisia* am besten wirkte, war der Stuhl wie gemahlener Schiefer, schieferfarben, bräunlich. Der Geruch war sehr penetrant. Dementsprechend heilte das Medikament auch Diarrhoe, wenn der Stuhl schieferfarben war, dabei dünn wie Wasser, und aashaft stank wie faules Fleisch. Das Mittel heilte typhöse Diarrhoe, auch wenn von Typhus weiter keine Spur vorhanden war. Die damit verbundene Erschöpfung tritt schnell ein. In drei Tagen ist der Kranke matt zum Sterben.

Kopfschmerzen sind nicht näher beschrieben. Nur die kongestiven Attacken, Stirnkopfschmerz, heftige Schmerzen im Kopf, besonders im Hinterkopf, wie sie bei schleichenden Krankheiten vorkommen. Wir brauchen auf keine Details eingehen, *Baptisia* ist kein Kopfschmerzmittel. Es ist kein Mittel, das wir zur Behandlung von Kopfschmerzen wählen würden, ausgenommen jene heftigen Kopfschmerzen von kongestivem Charakter, die mit dieser schleichenden Form von Fieber verbunden sind.

Baptisia macht charakteristische Augensymptome. Röte, Kongestion. Schmerzen in den Augen, auf der Rückseite der Augen. Ähnlich ist es mit dem Gehör und mit den Nasensymptomen, aber diese sind stets mit Fieber verbunden. Sobald wir das Gesicht betrachten, stehen uns die Baptisia-Symptome plastisch vor Augen. Blöder Gesichtsausdruck, den schon der Blick anzeigt. Folgende Gesichtssymptome sind hervorzuheben: Dunkelrotes, blödes Aussehen. Heiß und merklich gerötet. Brennende Hitze im Gesicht. Schweiß an Stirn und Gesicht. Ängstlicher, erschreckter Blick. Wenn der Kranke aus dem Schlaf geweckt wird, sieht er aus, als hätte er einen schrecklichen Traum gehabt.

Mund, Zähne, Hals und Zunge zeigen markante Baptisia-Züge. Die Zunge ist schmerzhaft, geschwollen, empfindlich, von schwarzem Blut bedeckt, rauh wie abgezogen, steif und trocken wie Leder, geschwürig. Ulceration ist ein Zug, der durch das ganze Mittelbild geht. Aphthenartige Flecke. Diese kleinen Geschwüre, die nicht größer als ein Stecknadelkopf sind, werden schwarz, riechen ekelhaft und fließen zusammen, so daß die ganze Mundschleimhaut geschwürig erscheint, rauh und wie abgezogen, dicken, übelriechenden Speichel absondernd. Der Hals wird geschwürig, rauh und blutig. Es können auch diphtherische Exsudate im Halse sein, aber überall ist jene dunkle, zerfallene, stinkende Schleimhaut. Der Hals ist stark geschwollen; der Kranke kann nur mühsam schlucken. *Baptisia* ist ein sehr wirksames Mittel bei gangränös entzündetem Mund und Hals. „Mundkrebs." Die Geschwüre verbreiten sich rasch und fressen schnell weiter. Schmutziger Zahnbelag. Wenn der Kranke nach mehrstündigem Dämmerzustand aus dem Schlaf gerüttelt wird, bemerkt man auf den Lippen und in den Mundwinkeln Krusten von trockenem Blut mit schrecklichem Geruch. Blutet viel aus Mund, Hals, Nase. Dickes Blut, übelriechend. „Zunge rot, in der

Mitte trocken. Gaumen geschwollen mit Taubheitsgefühl. Fauliger, bitterer, ekelhafter Geschmack im Munde. Zunge von dunkler Färbung, trocken, mit einer dicken braunen Kruste bedeckt. Zunge gelblich-weiß, tief gefurcht." Geschwüre im ganzen Munde. Baptisia hat Halsgeschwüre junger Mütter sowie Mundentzündungen bei Säuglingen und stillenden Müttern geheilt. Der ganze Mund wird dunkel, Geschwüre verbreiten sich, der Mund wird übelriechend. die Erschöpfung des Kranken nimmt sehr schnell zu. Kinder bzw. Mütter werden schnell schwach und erschöpft. Das alles vollzieht sich ohne Fieber. Viele dieser geschwürigen Zustände bei *Baptisia* sind nicht von Fieber begleitet. Es scheint zuweilen, als wäre nicht mehr genügend Lebenskraft vorhanden, um Fieber zu erzeugen. Es ist ein bedenklicher Zustand.

Aphthen bei Typhus von Kindern und stillenden Müttern. Krebsige Geschwüre im Munde. Übelriechende Geschwüre der ganzen Mundhöhle. Bei all diesen Beschwerden trieft Speichel aus dem Munde, dicker, zäher Speichel, der über das Kopfkissen fließt. Das finden wir auch bei *Mercur*.

Der entzündete Hals kann gangränös sein. Ein Hauptmerkmal des Mittels ist, daß die Geschwüre schnell entstehen und schmerzlos sind, wie taub und ohne Gefühl. Aber es macht auch Schmerzen im Hals. „Zäpfchen dunkelrot; dunkle übelriechende Geschwüre; Mandeln und Ohrspeicheldrüsen geschwollen. Übelriechender, entzündeter Hals, Mandeln und weicher Gaumen geschwollen, aber ohne Schmerz." Starke Anschwellung; große Geschwulst, purpurn aussehend. Je dunkler sie ist, desto mehr müssen wir an *Baptisia* denken; niemals aber bei hellroter Geschwulst. Wir haben den psychischen Baptisia-Zustand nie in Verbindung mit Hellrot gesehen. Die schleichende Form des psychischen Zustandes ist mit Blutzersetzung verbunden, mit schwärzlicher Färbung, mit dunklem Aussehen von Haut und Schleimhäuten. Nicht hellrot, nicht rosa, wie bei *Belladonna;* das letztere Mittel hat spezielle Beziehungen zur hellroten Farbe, nur gelegentlich auch zu dunkler Färbung, aber nie so stark wie *Baptisia.* Bei *Belladonna* haben wir auch nicht den Fäulnisgeruch wie bei *Baptisia.*

Nun zu einer anderen Phase. Von dem erkrankten Hals aus erstreckt sich das Leiden auf die Speiseröhre, die anfangs einen spastischen Zustand aufweist. Später ist sie gelähmt. Anfangs geht noch Flüssigkeit hinunter, aber Festes kann der Kranke nicht mehr schlucken. Der Bissen bleibt am oberen Ende der Speiseröhre stecken, löst Würgen aus und fühlt sich an wie ein dicker Klumpen. Der Kranke würgt und quält sich, bis der Klumpen wieder zurücktritt, dann trinkt er Wasser oder sonst etwas Flüssiges. Flüssiges kann er schlucken, aber Festes nicht. *Natrium mur.* und eine ganze Anzahl anderer Mittel machen Krampf der Speiseröhre, verbunden mit nervalen Symptomen; aber bei dem hier geschilderten Zustand kenne ich kein anderes Mittel, das die Symptome Lähmung und Krampf der Speiseröhre hätte. „Gefühl, als wäre die Speiseröhre von oben an bis zum Magen zusammengeschnürt." Constrictionsgefühl, das häufig angestrengtes Schlucken verursacht. Der Hals schmerzt und ist wie zusammengeschnürt. Der Kranke kann nur Flüssiges schlucken. Auch Kinder können nichts Festes schlucken. Der kleinste feste Bissen verursacht Würgen, so daß nur Milch als Nahrung genommen werden kann.

Zuweilen hat der Kranke Tag und Nacht dünne, wässerige, übelriechende, stark erschöpfende Entleerungen von fauligem, ekelhaftem Geruch und dunkler Färbung. Bauch und Magen sind aufgetrieben; diese Symptome müssen wir auch bei Entzündung der Leber haben, wenn unser Mittel wirksam sein soll. Tympanitischer Bauch. Großer Schmerz in der rechten Fossa iliaca an einer umschriebenen faustgroßen Stelle. Aber trotz dieses Fäulniszustandes wird niemand zum Messer greifen, um den Wurmfortsatz wegzuschneiden.

„Übelriechende, erschöpfende Diarrhoe mit kleinen Geschwüren am Anus." Unwillkürlicher Stuhl- und Urinabgang wie bei schleichenden Krankheitsformen. „Dunkelbraune, schleimige, blutige, stinkende Stühle." Dysenterie.

Nach der Entbindung stockt der Wochenfluß. Große Empfindlichkeit des Bauches stellt sich ein. All jene Zeichen von Fäulnis — starke Blutungen, das Aussehen des Gesichts, die plötzliche Erschöpfung, der plötzliche Stupor zusammen mit den psychischen Symptomen — sind Indikationen für *Baptisia* bei Puerperalfieber. Dazu kommt noch, nachdem der Zustand einige Tage gedauert hat, daß die Glieder hilflos und zitterig werden. Wenn die Zunge herausgestreckt wird, zittert sie; wenn die Hand ausgestreckt wird, zittert sie; auch die Glieder zittern. Beben am ganzen Körper. Zunehmende Erschöpfung. Herabsinken des Kiefers, wenn der Kranke bewußtlos auf dem Rücken liegt. Der Mund steht weit offen. Der Kranke gleitet allmählich immer tiefer nach dem Fußende seines Bettes. Dies deutet auf eine eigentümliche Art paralytischer Schwäche. Die Erschöpfung wächst mit der Krankheit; aber selbst wenn der Kranke beim Vorliegen all dieser Symptome schon sehr elend ist, wird *Baptisia* das Fieber brechen. Wenn das Mittel paßt, macht es dem Typhus ein Ende. Erschöpfung und Zittern stellen sich ein; dem Kranken ist, als müsse er sterben. Er liegt in halb bewußtlosem Zustand, in dem er zu sterben scheint. Außerordentliche Benommenheit. Delirierender Stupor. „Absonderungen und Atem übelriechend." Geschwürigkeit der Schleimhäute und der großen Drüsen.

Baryum carbonicum

Baryta carbonica

(Baryumcarbonat)

Das Studium von *Baryta carbonica* ist interessant, weil es sich hier um ein gut geprüftes, konstitutionelles Arzneimittel handelt. Solche Medikamente sind immer interessanter als die kurz und oberflächlich wirkenden Mittel. Sie erfassen tiefgehende, langwierige Krankheiten. Dieses Medikament hat auf die Entwicklung Einfluß. In den Prüfungsprotokollen finden wir bei ihm häufig den Ausdruck „Zwerghaftigkeit". Das bedeutet nicht lediglich klein an Wuchs, sondern in weiterem Sinne Zwerghaftigkeit an Leib und Geist; geistige Zwerghaftigkeit und Zwerghaftigkeit der Organe. Vergegenwärtigen wir uns, was Frühreife bedeutet: junge Menschen, die ungewöhnlich begabt und geistig ungewöhnlich fortgeschritten sind. Wir sagen, sie sind ihren Jahren voraus, sie sind frühreif. Machen wir uns klar, was das bedeutet. Dann erkennen wir, daß wir in *Baryta carb.* das direkte Gegenteil davon haben. Das ist mit Zwerghaftigkeit gemeint. Kinder werden spät reif, lernen spät sprechen und lesen, bekommen erst spät einen Begriff vom Leben, ihr Vorstellungs- und Wahrnehmungsvermögen entwickelt sich spät, sie fangen spät an, sich zu beschäftigen und Arbeiten zu verrichten. Wir sagen manchmal, daß Calcarea-carb.-Kinder spät laufen lernen, aber Baryta-Kinder lernen auch schwer laufen, jedoch aus ganz anderen Ursachen. Um es einfach auszudrücken: ein Baryta-carb.-Kind lernt spät, wie es laufen soll, obwohl es ganz gesunde Glieder hat. Das Calcarea-Kind hingegen hat elende, schwache Glieder, schwache Muskeln, jämmerliche Knochen und lernt deshalb spät laufen. „Spätes Laufenkönnen" entspricht *Calcarea*. „Spät laufen lernen" entspricht *Baryta carb.* Unser Mittel konkurriert in dieser Hinsicht mit *Borax* und *Natr. mur.* Alle drei Medikamente machen eine eigentümliche Verzögerung der Gehirnentwicklung, so daß die Kinder alles spät lernen. Späte Entwicklung. Aber *Baryta carb.* steht in dieser Beziehung an der Spitze.

Wir sehen immer wieder Patienten mit dieser Entwicklungshemmung, Mädchen von 18, 19, 20—25 Jahren, welche Dinge tun und sagen, die sie schon als Kinder getan bzw. gesagt haben. „Kindische Manieren, kindisches Betragen. Sie spielen mit Puppen und sagen Albernheiten." Sie sind nicht Weib geworden. Spät erst kommen sie zu den Gepflogenheiten und Beschäftigungen des Weibes. Ihnen fehlt die Klugheit des Weibes. Sie sind nicht reif geworden und sagen Dinge, die ein kleiner Junge oder ein kleines Mädel sagen würde. Das ist die Zwerghaftigkeit des Geistes. Die Bewertung dieser späten Entwicklung und die Erkenntnis all ihrer Symptome und speziellen Züge läßt uns mit sicherem Griff *Baryta carb.* wählen. Einige Züge aus diesem Mittelbild haben auch *Graphites, Sulfur* und *Calcium,* die aber im übrigen nicht mit *Baryta* zu vergleichen sind. Dieses Mittel scheint der Entwicklung Einhalt zu tun, die das Kind zum Mann oder zum Weib macht. Nicht der kleine Körperwuchs läßt uns an *Baryta* denken, sondern jene Zwerghaftigkeit, die geistigen Charakters ist, sowie die Unterentwicklung der inneren Organe. Die Organe werden z. B. gelähmt, oder ein Organ bleibt in der Entwicklung stehen. Das läßt uns zu diesem Mittel greifen. Ein einzelnes Organ bleibt zurück, während die übrigen sich fertig ausbilden; also eine einseitige, nur teilweise Entwicklung des Organismus.

Ein anderer Hauptzug dieses Mittels ist seine Affinität zum Lymphdrüsensystem. Die Lymphdrüsen schwellen an und verhärten sich. Die Drüsen im Genick, die Leistendrüsen, die Lymphdrüsen des Bauches sind sämtlich betroffen. Knotige Stränge bilden sich im Genick. Neben einigen anderen Erscheinungen, die wir kurz zusammenfassen wollen, sehen wir einen eigentümlichen Zug bei diesen Baryta-carb.-Patienten. Das Mittel macht Abmagerung, einen allmählichen Schwund bei Personen, die vorher fett und wohlgenährt waren. Es treibt den Bauch auf. Es paßt bei Marasmus von Kindern mit vergrößerten Drüsen und aufgetriebenem Bauch. Schwund der Gewebe, Schwund der Glieder, Zwerghaftigkeit des Geistes; da haben wir den ganzen Baryta-carb.-Marasmus.

Der Patient ist frostig, empfindlich gegen Kälte, immer fröstelnd: liebt warme Kleidung. Seine Leiden werden durch Bewegung und im Freien gebessert, durch Kälte verschlimmert. Empfindlichkeit und Kongestion der vergrößerten Drüsen, besonders durch feuchte Luft oder Kälte. Die Mandeln vergrößern sich allmählich. Die Drüsen im Genick nehmen bei jeder Erkältung, bei jeder Abkühlung an Größe und an Härte zu.

„Schwellung und Verhärtung der Drüsen. Entzündung der Drüsen mit Infiltrationen." Infiltration gehört zu dem Mittel. Die Drüsen werden härter und härter. Der Geschwürsgrund verhärtet sich. Offene Stellen werden hart an den Rändern. Wenn ein Kind alle möglichen Krankheiten gehabt hat, Masern, Scharlachfieber, Ziegenpeter, oder eine schlimme Erkältung, einen Malariaanfall, so kann seine Entwicklung aufhören, Zwerghaftigkeit stellt sich ein, ein Zustand, den es nicht von Geburt an hatte, sondern den es erworben hat. Stillstand der Entwicklung. Der Zustand bringt Abmagerung und Schwund im ganzen Körper mit sich, außer im Bauch, der immer mehr anschwillt. Gerade zu Beginn gibt es Phasen, die nicht übersehen werden dürfen, weil die Anfangssymptome die Basis bilden, auf der sich die späteren Leiden und Gewebsveränderungen erst als letzte Erscheinungen aufbauen.

Eine andere bedeutende Wirkung dieses Mittels zeigt die Anwendung bei Menschen vorgeschrittener Jahre, die in ihrer Entwicklung stehengeblieben sind. Es ist ganz gleich, ob wir diese Entwicklungshemmung in der Kindheit, in der Jugend oder im vorgeschrittenen Alter von 50 Jahren finden. Unter bestimmten, schwer ergründbaren Umständen sagen wir von jemand: er sieht aus wie ein alter Mensch. Wir bezeichnen das als vorzeitiges Altern. Das Alter tritt zu früh ein oder auch zu schnell. Zwischen Kindheit und Alter besteht dann nur ein geringer Unterschied; der alte Mensch tritt gewissermaßen in eine zweite Kindheit ein. Es tut manchmal weh, einen Menschen so kindisch werden zu sehen, doch erleben wir das oft. Es bedeutet nicht eigentlich Geistesschwäche, sondern kindisches Benehmen, Dinge sagen und tun wie ein Kind. Bei vorzeitigem Altern deuten alle diese Symptome auf *Baryta carb.*, besonders wegen des Stillstandes in der Entwicklung, den dieses Mittel macht.

Wir brauchen uns nicht zu wundern, wenn auch andere Gewebsveränderungen vorkommen. *Baryta carb.* hat Fettgeschwülste, Cystengeschwülste, Lupus, äußere Gewächse tuberkulösen Charakters und Sarkom geheilt. Es hat die Schmerzen und Qualen bei Krebsleiden wunderbar gelindert und das Leben verlängert.

Auch in psychischer Hinsicht ist *Baryta carb.* des sorgsamsten Studiums wert, und wir werden sehen, wie sich aus den psychischen Symptomen in Verbindung mit Gewebsveränderungen alle Phasen seiner Wirksamkeit entwickeln. Das Baryta-Kind versteckt sich hinter einem Möbel, wenn ein Fremder kommt, als ob es sich schäme oder fürchte; es bildet sich allerhand Sonderbares ein, worüber die Leute reden oder lachen könnten. Es scheint nicht vorwärts zu kommen. Alle Erziehung bleibt erfolglos, denn das Kind tut immer wieder dasselbe und bleibt unerzogen. Es begreift schlecht und kann nichts behalten, kann einen Gedanken nicht festhalten, auch wenn man etwas hundertmal vorsagt. Die Mutter zweifelt, daß das Kind je etwas lernen wird, und der Lehrer berichtet, daß das Kind ganz unbefähigt sei. Es ist das direkte Gegenteil von Frühreife. Der homöopathische Arzt sollte einen solchen Zustand auf der Stelle erkennen. Wer seine Materia medica kennt, weiß, wie er einen solchen Fall angehen muß. Das Mittel paßt für Kinder mit englischer Krankheit, für schwächliche Kinder, die unselbständig sind und am liebsten immer bei den Dienstboten hocken. Der homöopathische Arzt tut wohl daran, wenn er die kleinen Mädchen und Buben auf seinen Knien reiten läßt und ihre Fähigkeiten gut und gründlich beobachtet, denn er wird dann sehen, was dem Kinde mangelt. Das Mittel wird in allen Potenzen verordnet, die je angefertigt worden sind, um Konstitutionen zu beeinflussen. Manche verlangen mittlere oder niedrige Potenzen, andere sehr hohe. Wenn wir die Kleinen so behandeln, werden wir ihre Fähigkeiten beeinflussen können.

Mangel an klarem Bewußtsein ist ein weiteres Symptom. Erkennen wir nicht schon aus dem oben Gesagten, was das bei diesem Mittel bedeutet und inwiefern es bei *Baryta carb.* anders ist als bei vielen anderen Mitteln? Und doch, wenn wir auf dies Symptom nicht hingewiesen werden, können wir es nicht richtig bewerten. „Mangel an klarem Bewußtsein." Das ist hauptsächlich auf das Alter anzuwenden. Es ist nicht die Geistesverwirrung, die wir z. B. bei Schwindel kennen, sondern der Kranke ist nicht klar in seinem Intellekt. Wir sehen, wie dieses Medikament den Intellekt beeinflußt. Es erfaßt das Gedächtnis. Es erzeugt schließlich Schwachsinn. Auf dem Wege dahin finden wir alle möglichen Grade, von der ersten Trübung der Gedanken bis zu ausgeprägtem Schwachsinn.

Wenn die Baryta-carb.-Kinder in die Klinik kommen, halten sie die Hände vor das Gesicht und sehen durch die Finger. Sie sind verschämt, schüchtern, leicht schreckbar, ängstlich vor Fremden. Andere Mittel haben ähnliche Züge, aber bei *Baryta carb.* ist es ein Hauptzug. Welkes Gesicht. Krankes Aussehen.

Die Mutter des Kindes sagt: es will nicht spielen, es sitzt in einer Ecke und beachtet seine Spielsachen nicht. Es sitzt umher, als ob es gar nichts denkt, als ob ihm die Fähigkeit zu denken mangelt. Die Kinder wachsen auf ohne Unterscheidungsvermögen, ohne Auffassungsgabe, sie bleiben unentwickelt. Sie fürchten sich immer (wie bei *Causticum*). Furcht vor irgend etwas, das passieren könnte. Voller Einbildungen; eingebildete Sorgen und Leiden. Brüten immer über Kummer und Sorgen, die kommen könnten (wie bei *Arsenik*). Kinder mit ewig weinerlicher Stimmung, die leicht in Tränen ausbrechen und ständig klagen. Die Beschwerden können alle Körperteile oder die psychischen Symptome betreffen. „Je mehr der Kranke über seine Beschwerden nachdenkt, um so schlechter geht es ihm."

Quälende Kopfschmerzen. „Druck im Gehirn." Gefühl von Gelockertheit des Gehirns, als ob es von einer Seite zur anderen fiele oder sich höbe und senkte. Gefühl von Beweglichkeit des Gehirns beim Bewegen des Kopfes oder durch plötzliche Geräusche. Es ist, als ob das Gehirn sich hin und her bewege entsprechend den seitlichen Bewegungen des Kopfes. „Pressende Kopfschmerzen." Kopfschmerzen, die in frischer, freier Luft besser und von Hitze schlimmer werden. Das ist gerade entgegengesetzt wie beim allgemeinen Zustand. Der Allgemeinzustand bei *Baryta carb.* wird durch Kälte verschlimmert, der Kranke ist empfindlich gegen Kälte, seine Leiden entstehen durch Kälte; aber seine Kopfschmerzen werden besser im Kalten. Baryta-Patienten sind gegen die Extreme von Hitze sowohl als auch von Kälte empfindlich. Heißes Wetter treibt das Blut zum Kopfe und begünstigt apoplektische Zustände. Das Mittel macht viele Kopfbeschwerden, ähnlich dem Stupor bei Apoplexie; auch paralytische Zustände, die den Beschwerden alter Apoplektiker ähnlich sind. Es ist sehr wirksam zur Wiederherstellung der Nervenkraft und wie *Phosphor* ein ausgezeichnetes Mittel für alte paralytische Zustände, die durch Druck auf die Hirnsubstanz infolge Blutgefäßruptur entstanden sind. Kongestiver Kopfdruck. Gefühl von Druck im Gehirn.

Diese elenden Kinder, die wir beschrieben haben, haben Kopfekzeme, die oft durch Salben und Umschläge zurückgetrieben werden. „Nässende Schorfe auf der Kopfhaut." „Trockene Ausschläge auf der Kopfhaut." „Ausfallen des Haares, Kahlköpfigkeit." Kopfleiden. Kindlicher Zustand des Geistes; intellektuelle Defekte als Folge von unterdrückten Ausschlägen.

Baryta carb. zeigt in seinem Arzneibild viele Augensymptome. „Granulöse Lider. Verdickung der Augenlider und aller Gewebe in der Umgebung der Augen. Trübung der Hornhaut." Infiltration der verschiedenen Hüllen. Das Mittel hat Star und mancherlei Trübungen geheilt, besonders leichte Hornhauttrübungen (wie bei *Bar. jod.*), wobei die Gegenstände verschwommen erscheinen, als ob man durch Nebel oder durch Rauch sieht. Geschwürigkeit der Hornhaut. Kleine, weiße Flecke, die das Sehen beeinträchtigen. „Die Lider sind morgens verklebt." Gerstenkörner. „Gefühl der Schwere in den Oberlidern."

Gefühl von Schwere in den Brauen mit Kopfschmerzen, als ob die Stirn auf die Augen drücke (wie bei *Carbo veg.*, *Carbo anim.* und *Natrium mur.*). Der Patient hält sich oft das Vorderhaupt und sagt: „Es ist, als ob die Stirn auf die Augen drückt."

Viele Ohrenleiden. „Ausschlag rund um die Ohren. Knotige Geschwülste hinter den Ohren. Drüsenschwellungen an den Ohren." Entzündung der Ohrspeicheldrüsen mit Infiltration und Härte; anfangs nur leichte Anschwellung, später fortschreitende Vergrößerung und Verhärtung. Die Nackendrüsen sind entsprechend den Ohrenleiden betroffen. Knoten von Lymphdrüsen im Nacken und unter den Ohren. Zuweilen ist die Unterkieferdrüse befallen, vergrößert oder verhärtet. Manchmal sind die Mandeln vergrößert oder verhärtet. Alle diese Drüsen entzünden sich, werden empfindlich und etwas größer durch Kälteeinfluß oder plötzlichen Wetterwechsel. *Baryta carb.* ist ein vorzügliches Medikament zur Heilung von vergrößerten Drüsen. Klinisch wird es als ein ausgezeichnetes Mittel gegen Eiterung von Drüsen hingestellt, was wir aber nicht bestätigen können. Die Entzündung geht vielmehr in zunehmende Infiltration über. Oft wird es empfohlen gegen Eiterung der Mandeln, aber aus langjähriger Erfahrung können wir sagen, daß es eins der letzten Mittel ist, an das wir bei Mandelvereiterung denken. Es mag ja einmal geholfen haben, aber unseres Erachtens nützt es dabei nichts und wir bezweifeln den Wert dieser Empfehlung. Hingegen macht es allmähliche Infiltration, die durch Erkältung zunimmt. Die vergrößerten Mandeln röten und entzünden sich und werden schmerzhaft. Die akute Entzündung und der Schmerz werden nachlassen, aber die Mandeln bleiben nach der Erkältung größer. Auf diese Weise werden die Mandeln immer hyperplastischer. Bei Kindern schneidet man sie oft heraus, was auch wir unter gewissen Umständen für nötig halten, z. B. wenn sie übergroß sind und das Schlucken oder das Sprechen stören. Zwei- oder dreimal ist es auch uns absolut nicht gelungen, die Mandeln selbst mit gut ausgewählten Mitteln zu heilen. Die Patienten sind dann zum Chirurgen gegangen und haben die Mandeln herausschneiden lassen. Ich glaube aber, man müßte alle Mandeln heilen können. HAHNEMANN schreibt in seinem Organon: „Solange nicht Symptome vorhanden sind, die das Mittel anzeigen, kann man nicht viel von der Anwendung des Mittels erwarten." Die Vergrößerung der Mandeln allein ist kein Symptom, wonach man ein Mittel wählen kann. Das ist die schlechteste Art der Behandlung, dieses forcierte Suchen von Mitteln. Indessen gibt es Kinder mit vergrößerten Mandeln, die anscheinend kein weiteres Symptom aufweisen, wonach wir ein Mittel wählen könnten. Die Symptome, nach denen wir verordnen müssen, repräsentiert der Patient, nicht die Mandeln, nicht die Gewebsveränderung. Es ist immer bedauerlich, wenn der Chirurg einschreiten muß, denn das Wegschneiden von irgend etwas kann möglicherweise zum konstitutionellen Schaden des Patienten sein. Es gibt aber Dinge, die geschehen müssen, obwohl wir wissen, daß sie zum konstitutionellen Schaden des Patienten gereichen. Wir müssen

Menschen auf den Beinen halten, weil sie für ihr täglich Brot zu arbeiten haben, und Operationen sind bei ihnen manchmal notwendig, weil sie nicht die Zeit haben, ein oder zwei Jahre zu warten, bis sie ohne Operation geheilt sind. Der Chirurg wird immer notwendig sein, aber wir wollen das Unsere tun, um seinen Eingriff möglichst zu vermeiden.

Ausschlag im Gesicht. Das Gesicht ist kränklich, oft rot, purpurn und gedunsen oder mager und abgezehrt, alt und verkümmert. Die Kinder sehen wie kleine, alte Leute aus, ein Bild, wie wir es auch bei *Calcarea* und *Natrium mur.* finden. Gesichtsschmerzen, Zahnschmerzen; besonders Halsschmerzen und vergrößerte Drüsen an den Kinnbacken und am Genick herunter. Ohrenleiden infolge von Scharlachfieber. Vergrößerung und Verhärtung der Ohrspeicheldrüsen und der Unterkieferdrüsen nach Scharlachfieber. Scharlachfieber löst oft viele Störungen im Organismus aus, besonders wenn es nicht richtig behandelt worden ist, z. B. mit Allopathie oder durch einen nervösen Homöopathen. Ein nervöser Homöopath ist ein solcher, der die Wirkung eines Mittels nicht abwarten kann, der ein Mittel nach dem anderen gibt, während das Scharlachfieber seinen Lauf nimmt, der Patient sehr krank wird und schließlich Ohrenleiden, vergrößerte Drüsen und bisweilen Nierenleiden bekommt. Wenn es zu Ohrenleiden und vergrößerten Drüsen im Genick kommt, so muß man unter verschiedenen anderen Mitteln *Baryta carb.* in Betracht ziehen.

„Paralyse der Zunge bei alten Leuten. Schwäche der Zunge bei alten Leuten. Härte der Zunge bei alten Leuten." Vorzeitiges Altern und Erschlaffen der Muskeln.

Das Mittelbild enthält ferner katarrhalische Zustände. Anhäufung von Schleim in Nase, Hals, Kehlkopf und Luftröhre. Wenn das Wetter umschlägt, wenn es kalt wird, wenn sich der Patient der Kälte aussetzt, wird das Rasseln immer schlimmer. Rasselndes Atmen. Es gibt wenige Mittel, die bei alten Leuten in so hohem Grade dieses laute Rasseln in der Brust haben, so daß man es mit Recht bei diesem Medikament betonen darf. *Baryta muriatica,* das aus derselben Familie ist, macht es auch. Wenn bei einem alten Menschen lautes Rasseln vorliegt, nicht bei einem vorzeitig gealterten, wo *Baryta carb.* paßt, sondern z. B. bei einem Achtzigjährigen, der sich im Sommer noch ziemlich wohl fühlt, im Winter aber elend ist von dem lauten Rasseln in der Brust, und wenn weiter keine anderen Symptome da sind, wird *Ammoniacum* große Erleichterung verschaffen.

Die Halsentzündung macht zahlreiche Symptome dieses Mittelbildes aus. „Entzündung des Zellgewebes an Zäpfchen und Mandeln." Das Mittel paßt bei allgemein-katarrhalischen Symptomen des Halses. Granulationen im Halse und atrophischer Zustand des Halses, so daß der Rachen glänzend aussieht und sich bei jedem kalten Wind oder bei jeder Abkühlung entzündet. Kälte entzündet die Mandeln, bei Kindern vergrößern sie sich schnell. Bei Kindern mit entzündeten Mandeln und vergrößerten Drüsen an verschiedenen Körperstellen, mit zurückgebliebenem Intellekt und mangelndem Begriffsvermögen wird

Baryta carb. die vergrößerten Mandeln heilen. „Entzündung der Mandeln." Die Entzündung ist nicht heftig wie bei *Belladonna*, sie entsteht nicht in einer Nacht, sie geht nicht so rapid in Eiterung über, sondern es bestehen Halsschmerzen, die sich mehrere Tage nach der Einwirkung der Kälte nach und nach gebildet haben. Wir nehmen eine allmähliche Zunahme, eine allmähliche Entwicklung wahr. Wie wir sehen, sind das konstitutionelle Symptome. Wir wählen das Mittel nicht einzig und allein wegen der vergrößerten Mandeln, sondern auch wegen der allmählichen Entwicklung, der allmählichen Zunahme der Erkrankung. Das ist der Charakter der Baryta-carb.-Mandelentzündung. — Die Belladonna-Mandelentzündung tritt mit großer Schnelligkeit auf. *Hepar* wirkt auch rapid und führt zu baldiger Eiterung.

Es gibt noch ein Mittel gegen Mandelentzündung (wenn das Ohr in Mitleidenschaft gezogen ist und Wärme bessert), das aber sehr selten angewandt wird, obgleich es von großem Nutzen ist, und zwar *Chamomilla.* Es ist besonders dann angezeigt, wenn der Patient sehr reizbar ist. Der Schmerz tritt mit großer Heftigkeit auf und wird durch Wärme gebessert. Man kann diese Entzündung irrtümlich für eine Belladonna-Entzündung halten, aber *Chamomilla* heilt sie dauernd. „Gefühl wie von einem Pflock im Halse", das heißt: die Mandeln sind so groß, daß sie sich wie große Kugeln oder große Klumpen anfühlen. Sie verändern den Charakter der Stimme und erschweren das Schlukken; bei der geringsten Erkältung werden sie sehr schmerzhaft, so daß selbst Flüssigkeiten nur mit Mühe geschluckt werden können. „Viel Brennen im Halse; Unfähigkeit, irgend etwas anderes als Flüssigkeiten zu schlucken." Ein Reiz, der beständiges Würgen und krampfhaftes Zusammenschnüren des Halses verursacht. Auch Krampf in der Speiseröhre, besonders bei alten nervösen oder vorzeitig alt gewordenen Menschen. Der Bissen geht ein Stück hinunter, verursacht Krampf und wird unter Würgen wieder herausgeschafft. Dieses Würgen und Quälen um ein Häppchen Speise ist auch ein Hauptzug von *Graphit* und *Merc. corr.* Kräftige Menschen, die an Würgen leiden, sobald die Nahrung die Speiseröhre erreicht hat, sind Baryta-carb.-Typen. Dieses Symptom ist ein typischer Zug von *Baryta carb.*, aber noch stärker ausgeprägt bei *Merc. corr.*

Die Störungen von Essen und Trinken, von Appetit und Magenfunktion können alle zusammen vorkommen. Sie beruhen auf Verdauungsschwäche. Alle möglichen Störungen und unangenehmen Empfindungen im Magen nach dem Essen. Zuweilen Gastralgie, zuweilen Erweiterung des Magens. „Der Magen tut weh nach dem Essen." „Magenerweiterung." Furchtbares Elendsgefühl nach dem Essen. Der Bauch ist hart und gespannt. „Die Mesenterialdrüsen sind geschwollen und hart; dicker Bauch; die Bauchmuskeln sind schmerzhaft bei Berührung." Das Mittel hat Tabes mesenterica in den Anfangsstadien geheilt. Es hat den dicken Leib bei Kindern geheilt, wenn zugleich Muskelschwund an den Gliedern, allgemeine Abmagerung, vergrößerte Drüsenpakete und geistige Unterentwicklung vorhanden waren.

Baryta carb. macht hartnäckige Verstopfung. „Erschwerte knollige Stühle." „Harter ungenügender Stuhl." Mangelnde Tätigkeit des Rectums. Hämorrhoidalknoten, die beim Stuhlgang und Urinieren herausgepreßt werden.

An den männlichen Geschlechtsorganen finden wir einige bemerkenswerte Züge. Das Medikament hebt jeden Geschlechtstrieb auf, macht die Geschlechtsorgane schlaff und den Menschen impotent. „Schlaffer Penis. Impotenz. Verminderter Geschlechtstrieb. Hypertrophie der Prostata. Atrophie der Hoden." Es heilt alten Nachtripper-Ausfluß aus der Harnröhre, schmerzlosen, weißlichen Ausfluß, der seit langer Zeit besteht. Übelriechender Ausfluß ohne Entzündung. „Empfindungslosigkeit der Geschlechtsorgane."

Bei der Frau finden sich folgende Störungen: Unfruchtbarkeit. Schwund der Eierstöcke. Schwund der Brustdrüsen. Lymphdrüsen vergrößert und infiltriert. Weißfluß, dick und zäh, oft sehr stark, schlimmer ungefähr eine Woche vor Eintritt der Periode.

Bei manchen Baryta-carb.-Typen stellt sich eine konstitutionelle Schwäche des Kehlkopfes ein. Die Stimme geht völlig verloren oder ist „heiser und belegt." Leise, tiefe Stimme. Aphonie infolge konstitutioneller Schwäche oder Paralyse. Dauerndes Gefühl im Kehlkopf, als ob Rauch, Pech, Schwefeldämpfe oder Staub eingeatmet würden. Zugleich mit der Heiserkeit ein chronischer, trockener, heiserer, bellender Husten; es ist kein starker Husten, aber er kommt jede Nacht. Erstickender Husten bei alten Leuten. „Drohende Paralyse der Lungen." Das paßt zur allgemeinen Natur des Mittels. Die Brust ist voller Schleim, aber es besteht keine Möglichkeit, ihn auszuwerfen. Wir merken an der Anstrengung, die beim Husten gemacht wird, daß irgendwo eine Schwäche vorliegt, ein Mangel an Kraft. Es ist kein arger Husten; auch keine besonders große Anstrengung. „Nächtlicher Husten mit asthmatischer Atmung." Husten, ausgelöst durch Reize im Kehlkopf, in der Luftröhre und in den Bronchien. *Baryta carb.* macht einen bestimmten Husten: der Kranke hustet und hustet und hat erst Erleichterung, wenn er auf dem Bauch liegt. Solange er auf dem Bauch liegt, ist er frei von Husten.

„Spannung in den Rückenmuskeln. Anschwellung der Rücken- und Nackendrüsen." Schwellen der Halsdrüsen. „Fettgeschwülste im Rücken." Oftmals fragt ein Patient: „Herr Doktor, wollten Sie eigentlich diese Fettgeschwulst auf meinem Rücken entfernen?" Dabei wußten wir nicht einmal, daß er eine hatte. So etwas kommt manchmal in der Praxis des homöopathischen Arztes vor; er verschreibt gar nichts für den Tumor und denkt bei seiner Verordnung überhaupt nicht an die Fettgeschwulst, er gibt nur die für die Konstitution passende Arznei, worauf die Fettgeschwulst oft mit der Zeit verschwindet, so daß der Kranke denkt, der Arzt habe ein Wunder vollbracht. Der Arzt erwirbt oft mehr Ruhm und Ansehen, wenn er eine Warze wegbringt, als wenn er den ganzen Patienten heilt. Ein Arzt, der die passenden Mittel verschreibt, bringt die Lebenskraft wieder ins Gleichgewicht. Er heilt den Patienten; und wenn der Patient sich wieder in seinem Normalzustand befindet, fängt sein Körper an, sich zu erholen und seine Gewebe gleichsam einem allgemeinen Hausputz zu unterziehen; was stört, wird ausgestoßen, und der Arzt wird als Wundertäter angesehen. So heilt *Baryta carb.* auch Geschwülste und Warzen. Warzen an den Gliedern, auf dem Rücken und auf den Händen.

Die Schmerzen sind von gichtisch-rheumatischem Charakter; Verschlimmerung durch Kaltwerden und kaltes Wasser. Lähmende Schwäche; Zittern; Einschlafen der Füße. Widriger Fußschweiß.

Baryum chloratum

Baryta muriatica

(Baryumchlorid)

Baryum ist ein tiefwirkendes konstitutionelles Mittel, das aber sehr vernachlässigt wird. Von früheren Vertretern unserer Schule wurde *Baryum* mit großem Erfolg angewendet bei Geistesschwäche, Wahnsinn, vergrößerten Drüsen und sexuellen Erregungszuständen. Diese Symptome können schlecht ohne *Baryum muriaticum* geheilt werden. Wenn gleichzeitig noch eine zunehmende Muskelschwäche vorliegt, müssen wir dieses Mittel geben, sonst verläuft die Heilung nur langsam. Die Beschwerden sind besonders stark morgens, in der Nacht und nach Mitternacht. Hauptsächlich sprechen Erkrankungen der Lymphdrüsen und anderer Drüsen auf dieses Mittel an.

Der Patient wünscht frische Luft, jedoch verstärkt frische Luft häufig die Symptome. Viele Aneurysma-Fälle wurden erfolgreich mit *Baryum* behandelt. Allgemeine physische Ängstlichkeit ist ein hervorstechender Zug des Baryum-Bildes. Die Beschwerden sind schlimmer beim Treppensteigen, z. B. Atembeschwerden, Herzklopfen und Schwäche. Der Baryum-Patient hat Angst vor dem Baden (wie bei *Sulfur*). Die Symptome verschlimmern sich oft in kalter Luft und wenn es dem Patienten kalt wird. Neigung zu Konvulsionen ist ein sehr wichtiger Zug des Mittels. Die Konvulsionen sind mit Kopfschmerzen, Taubheitsgefühl, Erbrechen und Brennen im Magen verbunden; bei vollem Bewußtsein Konvulsionen wie von einem elektrischen Schlag; ferner klonische Spasmen. *Baryum* hat die hartnäckigsten Fälle von Epilepsie geheilt. Erweiterung der Blutgefäße, Abmagerung, Neigung zu Ohnmachtsanfällen. Die Beschwerden sind im Herbst und im Frühling schlimmer. Ameisenlaufen am ganzen Körper. Starkes Völlegefühl. Schleimhäute und Geschwüre bluten. Es besteht ein inneres und äußeres Schweregefühl, Schwäche und körperliche Abspannung. Die Drüsen sind verhärtet, entzündet und geschwollen. Hochgradige Müdigkeit zwingt den Patienten, sich niederzulegen. Bei Frauen treten die Symptome vor und während der Regel auf. Manche Symptome bessern sich durch Bewegung. Der Kranke fühlt sich innerlich wie zerschlagen. Schneidende Schmerzen in verschiedenen Körperteilen. Auch äußerlich treten an verschiedenen Stellen nagende Schmerzen auf. Schmerzlose Symptome herrschen jedoch vor; Schmerzen sind eine Ausnahme. Konvulsives Gliederzucken. Stechen in den Drüsen und entlang den Nerven; niederziehendes Gefühl in den Muskeln; linksseitige Paralyse. Viele Schmerzen lassen auf Druck nach. Es besteht Klopfen im Unterleib und in den Gliedmaßen. Pulsbeschleunigung bis 120; Puls voll, hart und klein. Das Aufstehen läßt viele Symptome in Erscheinung treten, die elektrischen Schlägen mit Konvulsionen gleichen. Viele Beschwerden sind linksseitig und werden beim Sitzen schlimmer, so daß sich der Patient hinlegen muß. Manche Symptome treten während des Schlafes ein und sind im Stehen schlimmer. Schmerzhaftes Anschwellen der Drüsen. *Baryum* hilft bei wassersüchtigen Erscheinungen nach Scharlach, bei Spannungsgefühl, bei Zittern und bei Zukkungen. Der Patient fühlt im ganzen Körper eine solche Schwäche, daß er kaum ein Glied rühren kann. Während des Gehens treten allgemeine Muskelschwäche, Lähmungserscheinungen und Müdigkeit auf. Bei schlechtem Wetter verschlimmern sich die Beschwerden und die Symptome. *Baryum* ist das komplementäre Mittel zu *Conium* bei Drüsenaffektionen. *Baryum* ist *Conium* sehr ähnlich, wirkt aber viel tiefer.

Die psychischen Erscheinungen des Baryum-Patienten sind mannigfaltig. Der Patient ist leicht verärgert und am Abend ängstlich, er macht sich viele Gedanken über die Zukunft, er hat Schwindel, Würgen und Magendruck. Das Mittel ist angezeigt bei Kindern, die schwer lernen oder verstehen oder die nicht so wie andere Kinder spielen wollen; es paßt auch für Kinder, die sich nicht konzentrieren können. Die Räumlichkeiten, in denen der Patient lebt, erscheinen ihm fremd und verändert; er ist furchtsam und feige und hat das Gefühl, als ob er auf den Knien gehe. Der Patient ist geistig stumpf und meint, er müsse sterben. Er hat Furcht vor dem Teufel und vor den Menschen; er benimmt sich läppisch und idiotisch. Geistesschwäche, Gleichgültigkeit, Wahnsinn, krankhaft gesteigerte Erotik sind weitere Symptome. Wenn die sexuelle Erregung sehr stark wird, kann Wahnsinn eintreten. Unentschlossenheit. Reizbarkeit, besonders abends. Bei vermehrtem Sexualtrieb treten alle möglichen Manien bis zur Nymphomanie auf. Der Kranke ist morgens schwermütig und sitzt still da. Kinder sitzen in einer Ecke und geben verwirrte Antworten. Die Patienten sind leicht aufgebracht, argwöhnisch, nicht geneigt zu reden oder reden im Schlaf. Bewußtlosigkeit und Ohnmacht treten auf. Dem Patienten ist beim Gehen schwindlig, alle Dinge drehen sich um ihn herum.

Die Kopfhaut fühlt sich wie zusammengeschnürt an. *Baryum* ist sehr nützlich bei Ausschlägen der Kopfhaut, wenn dicke, zähe Krusten oder eiternde Ekzeme den Kopf bedecken. Der Kopf fühlt sich so schwer an, daß der Patient ihn nicht hochhalten kann. Schweregefühl im Vorder- und Hinterkopf. Der Patient hat ein Gefühl, als ob das Gehirn lose wäre oder sich etwas im Kopf bewege. Beim Aufstehen hat der Baryum-Kranke Kopfschmerzen, auch nachmittags und abends; die Kopfschmerzen verschlimmern sich im Freien, vom Haaraufstecken, nach dem Essen oder wenn der Patient im Liegen die Augen bewegt. Die Kopfschmerzen werden durch Geräusche schlimmer, durch Druck, durch Bücken und durch Gehen. Stechen in den Schläfen und ein Gefühl, als wäre der Kopf gequetscht worden. Druck im Kopf und in der Stirn. Äußerlich besteht Stechen an der Stirn, am Hinterkopf, an den Kopfseiten und an den Schläfen. Pochende Kopfschmerzen. Geschwüre der Kopfhaut.

Morgens sind die Lider verklebt, aus den Augen kommt Schleim und Eiter. Skrofulöse Augenentzündung. Es bestehen zuckende, stechende, drückende Schmerzen in den Augen und Lähmung der oberen Augenlider. Photophobie. Die Pupillen sind erweitert und unbeweglich. Die Augen und die Lider sind gerötet, die Venen sind injiziert, der Augapfel ist unbeweglich. Hornhautgeschwüre. Die Lider sind geschwollen. Durch angestrengtes Sehen entstehen Augen- und Kopfschmerzen (ähnlich wie bei *Conium*). Das Sehen ist verschwommen und die Augen flackern.

Hinter beiden Ohren bilden sich Abscesse. Reichlicher, stinkender Ausfluß aus beiden Ohren, der wie verdorbener Käse riecht. Dies kommt besonders nach Scharlach vor. An den Ohren entstehen Ausschläge; die Ohren und der Gehörgang sind häufig entzündet und stechen. Beim Kauen und Schlucken entstehen Geräusche in den Ohren. Katarrhe der Eustachischen Röhre mit Summen, Klingeln und Brausen, tief in beiden Ohren; stärker auf der rechten Seite. Schmerzen im Ohr sind mit Halsweh verbunden; Verschlimmerung, wenn der Patient auf der schmerzhaften Seite liegt; Besserung durch kalte Getränke. Die Ohrschmerzen sind ziehend, stechend, klopfend und zerrend. Die Ohren klingeln. Das Gehör verschlechtert sich nach und nach, und schließlich hört der Patient überhaupt nicht mehr.

Der Baryum-Patient hat oft Nasenkatarrh mit reichlichem, dickem, gelbem Ausfluß. Fließschnupfen mit Fieber. Bei trockener Nase tritt oft Nasenbluten ein. Die Nase juckt, ist verstopft und wund. Manchmal entsteht ein rotes Knötchen seitlich an der Nasenspitze, das einen stechenden Schmerz in der Nase auslöst. Patient niest häufig; auch manchmal im Schlaf, ohne aufzuwachen.

Das Gesicht ist bei Fieber gerötet, sonst blaß. Im Gesicht entstehen Spasmen. Die Lippen sind trocken. Vergrößerte und verhärtete submaxilläre Drüsen mit Ohrenfluß. Auf der Stirn und der Nase entstehen Ausschläge mit Krusten und Pusteln. Der Gesichtsausdruck ist ängstlich, das Gesicht heiß. Nach Scharlach entzündet sich die rechte Parotis-Drüse. Die Drüsen im Nacken und am Kiefer schwellen an, werden sehr hart. Straffe Gesichtsspannung mit Übelkeit und Diarrhoe.

Baryum-Symptome sind ferner: Blutender Gaumen. Rissige weiße Zunge. Am Morgen Trockenheit des Mundes und der Zunge. Belegte Zunge, wobei oft zäher Schleim die Zunge bedeckt. Ekelhafter Mundgeruch (wie bei *Mercur*). Brennen im Mund. Wunder Gaumen. Lähmung der Zunge. Speichelfluß bei jedem Paroxysmus. Erschwerte Sprache. Geschwollener Gaumen und Rachen. Der Geschmack ist bitter, putrid, sauer oder süßlich. Die Nahrung schmeckt wie verdorben. Geschwürsbildungen auf der Zunge. Speichelfluß. Zahnlockerung. Pulsierende Schmerzen in den Zähnen. Der Patient ist gezwungen, im Bett zu sitzen. Die Zustände verschlimmern sich nach Mitternacht und nach dem Schlaf.

Der Hals und die Mandeln sind entzündet. Häufige Mandelentzündungen durch Erkältung. Trockenheit in der Kehle. Vergrößerte Mandeln, verlängertes Gaumenzäpfchen mit Halsweh. Zäher Schleim im Hals; Schmerzen im Hals und im Ohr, schlimmer auf der rechten Seite. Speichelfluß, schlimmer beim Schlucken. Brennen im Hals. Eitrige Mandeln. Das Schlucken ist erschwert. Varicöse Venen im Schlund. Schwellung und Verhärtung der Halsdrüsen.

Heißhunger oder mangelnder Appetit oder überhaupt Abneigung gegen Nahrung. Verlangen nach trockenem Weizenbrot. Magenerweiterung. Leeregefühl im Magen. Nach dem Essen hat der Patient bitteres, wässeriges Aufstoßen.

Hitzewellen ziehen vom Magen zum Kopf. Völlegefühl und Schwere im Magen, besonders nach schwerem Essen; Sodbrennen und Schluckauf. Der Kranke kann nur die einfachste Kost vertragen, da die Verdauung langsam und der Magen schwach ist. Magenentzündung. Schwindel. Magenschmerzen. Krämpfe, Druck im Magen nach dem Essen. Wundgefühl. Stechen. Würgen. Spannungsgefühl. Durst bei trockener Zunge. Starker Durst bei Erkältungen. Morgens Erbrechen mit Kopfschmerzen. Unaufhörliches Erbrechen von Galle, Blut und wässerigem Schleim, verbunden mit Durchfall und großem Angstgefühl.

Aufblähung des Bauches. Vergrößerte, harte Leber und Gekrösedrüsen. Flatulenz. Völlegefühl und harter Leib. Leibschmerzen morgens, nach dem Essen und vor dem Stuhlgang. Brennen, Krämpfe, Schneiden und Stechen im Hypochondrium und in der Leistengegend. Das Mittel war von großem Nutzen bei Bauchaneurysmen. Geschwollene Leber; geschwollene Leistendrüsen nach unterdrückter Gonorrhoe. Gespanntes Abdomen. Geschwüre in der Leistengegend.

Der Baryum-Patient hat Verstopfung und erschwerten Stuhlgang. Kein Stuhldrang. Der Stuhl ist hart und mit Schleim bedeckt. Stuhlgang im allgemeinen schmerzlos. Diarrhoe meistens ebenfalls schmerzlos. Dysenterie mit blutigem Schleim. Gallertartige, häufige, im allgemeinen schmerzlose Stühle. Ekelhaft riechende Winde. Hämorrhagie des Rectums und der Eingeweide. Äußerliche Hämorrhoiden, die während des Urinierens hervortreten. Jucken im Anus. Unfreiwilliger Stuhlabgang. Feuchter Anus. Schmerzen im Rectum während des Stuhlgangs. Brennen während und nach dem Stuhl. Tenesmus. Paralyse von Rectum und Spinkter ani. Der Stuhl ist blutig, gallertartig, hart, grün, übelriechend, weich, manchmal auch dünn, wässerig, weiß, gelb und schleimig. Im Stuhl sind Würmer.

Entzündung der Blase. Urinverhaltung. Ständiger heftiger Urindrang, häufig ohne Wirkung. Das Urinieren ist schwierig; häufiges Urinlassen nachts und wenn der Patient schwitzt. Manchmal geht der Urin bei Nacht unfreiwillig ab. Eitriger Ausfluß aus der Harnröhre. *Baryum* hat chronische Gonorrhoe geheilt. Während des Urinierens hat der Patient Schmerzen in der Harnröhre. Der Urin ist heiß, reichlich, von ekligem Geruch, mit weißlichem Niederschlag, gelb mit starkem Geruch.

Weitere Baryum-Symptome sind: Vergrößerte und verhärtete Hoden. Hodenentzündung nach unterdrückter Gonorrhoe. Unkontrollierter Samenabgang. Erheblich gesteigerter, heftiger Sexualtrieb. Verhärtung der Ovarien. Leukorrhoe. Starke Menses, zu oft und schmerzhaft. Schmerzen im Uterus. Sterilität.

Katarrhe und Reizung von Kehlkopf und Luftröhre. Kitzeln im Kehlkopf. Die Stimme ist heiser, rauh und schwach. Die Atmung ist schnell, ängstlich, asthmatisch, tief, schwer, von Husten und Rasseln begleitet. Der Patient muß sich aufsetzen.

Husten zu jeder Tageszeit. Skrofulöse Kinder haben asthmatischen, chronischen, trockenen Husten, der von einer Reizung in Kehlkopf und Luftröhre herrührt. Bei rasselndem Keuchhusten ist ebenfalls *Baryum* angebracht. Am Morgen hat der Patient einen schleimigen, reichlichen, schleimig-eitrigen, gelben Auswurf aus den Bronchien. *Baryum* hat Lungenschwindsucht mit herpetischen Eruptionen und Hodenverhärtung geheilt. Starkes Herzklopfen. *Baryum* ist oft ein sehr wirksames Mittel bei Wirbelsäulenverkrümmung.

Kalte Hände und Füße. Krämpfe in den Zehen. Ausschläge und Pusteln an den Gliedern. Der Patient hat heiße Hände und ein Schweregefühl des ganzen Körpers, so daß er sich hinlegen muß. Jucken in allen Gliedern, besonders an den Schenkeln. Lähmung der linken Körperseite und der unteren Gliedmaßen. Schwitzen an den Füßen, unterdrückter Fußschweiß. Pulsieren in den Schultern. Die Hände, die unteren Gliedmaßen, die Knie und Füße schwellen an. Spannung in den Knien. Zittern und Reißen in den unteren Gliedmaßen, den Schenkeln und den Füßen. Geschwüre an den Beinen. Gliederschwäche.

Verliebte, ängstliche, schreckliche, unglückliche oder fröhliche, lebhafte Träume. Ruheloser Schlaf. Schlaflosigkeit. Schlaflos besonders vor Mitternacht. Häufiges Aufwachen. Morgens und abends Kältegefühl im Bett; Frösteln. Die Haut des Kranken ist kalt; an jedem 3. Tag hat er Schüttelfröste. Abends und während der Nacht hat er Fieber mit brennender Hitze und mit Frösteln. Den ganzen Tag oder während der Nacht besteht trockene Hitze.

Trockenheit, Beißen und Stechen der Haut. Kalte Haut. Ausschläge, Ekzeme und Herpes auf dem ganzen Körper. Pusteln. Schorf. Gelbe Schuppen. Stechen. Nesselausschlag. Wundrose. Ameisenlaufen. Hautentzündungen und Jucken. Schwellungs- und Spannungsgefühl. Der ganze Körper ist mit kleinen Geschwüren bedeckt. Ungesunde Haut. Brennende Geschwüre.

Belladonna

(Tollkirsche)

Belladonna ist ein Mittel, auf das der Organismus mit großer Heftigkeit reagiert. Es paßt besonders gut für vollblütige, kräftige Individuen und intelligente Menschen. Verstandesmenschen werden oft von plötzlich hereinbrechenden Leiden befallen, obwohl sie sonst im wesentlichen gesund sind; sie sind meistens vollblütig und gefäßbetont. Die Leiden bei *Belladonna* stellen sich plötzlich und mit großer Heftigkeit ein und verschwinden ebenso plötzlich. Erkältungen gelangen schnell zu ihrem Höhepunkt, nehmen einen schnellen, heftigen Verlauf und hören plötzlich wieder auf. *Belladonna* wirkt hauptsächlich auf das gesamte Gefäßsystem, auf das Herz, die Lungen, das Gehirn und das Nervensystem.

Zu den wichtigsten Zügen des Prüfungsbildes gehört die innere Hitze. Das Mittel macht Entzündungen aller Organe, besonders des Gehirns, der Lungen und der Leber. Auch die Eingeweide sind einbezogen, ebenso andere Organe. Entzündungen sind immer von starker Hitze begleitet, diese Hitze ist hier aber ungewöhnlich stark. Bei *Belladonna* tritt sie stärker auf als bei irgendeinem anderen Mittel. Wenn wir die Hand auf einen Belladonna-Kranken legen, ziehen wir sie schnell zurück, so intensiv ist die Hitze. Die Empfindung dieser Hitze bleibt in der Hand und in den Fingern eine ganze Weile zurück. Schmerzen, Entzündungen und Leiden, nächtliche Delirien und heftige Anfälle von entzündlichem Charakter sind mit dieser Hitze verbunden. Ganz gleichgültig, wo die Entzündung sitzt, immer haben wir die gleiche intensive Hitze. Indessen paßt *Belladonna* nicht, wenn bei dieser Hitze das Fieber continuierlich ist. *Belladonna* macht keinen continuierlichen Fiebertypus. Allerdings sagen manche älteren Lehrbücher, daß *Belladonna* auch für große Hitze mit continuierlichem Fieber passe. Aber wenn wir *Belladonna* von Anfang bis Ende studieren, finden wir in seinem Fieber nichts Continuierliches. Sein Fieber ist remittierend, es kommt und geht. Die Beschwerden erscheinen nie in abgestufter Reihenfolge wie bei Typhus. *Belladonna* hat nicht das allmähliche Zunehmen und das allmähliche Abnehmen des continuierlichen Fiebers. Dies muß erwähnt werden, damit wir nicht irregehen. Hering, einer der bedeutendsten Lehrer, die die Welt je besessen hat, klassifiziert *Belladonna* unter Typhusfieber, sofern das Delirium und die Hitze in etwa dem Belladonna-Bild gleichen. Aber wir möchten bei dieser Gelegenheit sagen, was dann eintreffen wird: Wenn wir *Belladonna* gegen das Delirium bei Typhusfieber geben, können wir möglicherweise das Delirium unterdrücken, aber andere Erscheinungen werden dann in dem Fieber zutage treten. Und das wird nicht dem Fieber abträglich sein, sondern dem Patienten! Der Patient wird länger krank sein und in einen hochgradigeren Erschöpfungszustand kommen, als wenn wir das Delirium in Ruhe gelassen hätten. *Stramonium* hingegen paßt genau zu HERINGS Beschreibung eines Belladonna-Falles. Behalten wir dies gut im Gedächtnis. Hitze, intensive Hitze, heftige Hitze.

Noch eine andere Phase der Belladonna-Wirkung geht durch alle Entzündungsbeschwerden und Fiebererscheinungen des Mittelbildes. Die entzündeten Teile und gewöhnlich auch die Haut sind stark gerötet und werden bei fortschreitender Entzündung dunkelrot. Wenn das Fieber zunimmt, wird die Haut scheckig; aber im Anfang macht *Belladonna* die Haut hellrot und glänzend. Eine entzündete Stelle ist stets rot. Auch bei Entzündung von Drüsen ist die Haut über den Drüsen rot gefleckt. Hellrote Flecke im Genick über entzündeten Drüsen. Entzündung der Ohrspeicheldrüsen. Entzündung der Unterkieferdrüsen. Entzündung der Drüsen im Genick, und über jeder Entzündung ein feuerroter Fleck. Der Schlund ist scharlachrot. Die Schleimhäute sind entzündet und scharlachrot; nach einiger Zeit werden sie dunkler, zuletzt scheckig und entsprechen dem Charakter und der Wirkungsrichtung des Belladonna-Bildes. Allmählich entsteht ein infektiöser Zustand, wie wir ihn bei Scharlachfieber haben, oder ein chronisch entzündlicher Zustand. Erst intensive Kongestion, dann Gefäßlähmung. Starke Kongestion und blaue oder purpurne bzw. schmutzigscheckige Verfärbung.

Ein anderer Hauptzug von *Belladonna* tritt bei den Entzündungen und den Schmerzen hervor. Wenn *Belladonna* überhaupt eine charakteristische Wirkung hervorbringt, so ist es Brennen, intensives Brennen. Das Brennen eines entzündeten Belladonna-Halses ist wie von glühenden Kohlen. Entzündung der Mandeln, die wie Feuer brennen. Die Haut brennt und macht sowohl für das Empfinden des Patienten als auch für die Hand des Arztes einen brennend heißen Eindruck. Die Haut brennt wie bei Scharlachfieber oder wie bei biliösem bzw. remittierendem Fieber. Bei Entzündung irgendeines Organs brennt die Haut, es ist ein brennendes Fieber, und auch die kranke Stelle selbst brennt. Entzündung der Blase mit Brennen. Kongestion nach dem Gehirn, so daß der Kopf brennt. Kongestion nach dem Halse, so daß der Hals brennt. Es ist eine lokale Hitze und ein subjektives Brennen. Bei Magenentzündung: Brennen. Bei Entzündung der Leber brennt die Leber.

Nun haben wir also drei Leitsymptome: Hitze, Röte, Brennen. Wir werden sehen, wie sie den ganzen Charakter einer Krankheit modifizieren, wie sie hervortreten, wie sie sich ausbreiten und welche Bedeutung sie haben.

Aber das ist noch nicht alles. Wir finden auch viele Anschwellungen im Belladonna-Bild. Die entzündeten Teile schwellen schnell an. Sie sind sehr empfindlich bei Berührung und schmerzen stark. Gefühl, als wollten sie bersten. Stechende Schmerzen, Stechen und Brennen. Hitze, Röte und Brennen, ebenso Schwellung in den entzündeten Teilen. Anschwellung, Brennen, Stechen, Klopfen. Überall klopft es. Bei allen Kongestionen und Entzündungen klopft es. Wenn Kinder krank zu Bett liegen mit Gehirnkongestionen, haben sie einen sehr heißen Kopf. Wenn sie alt genug sind, um es beschreiben zu können, sagen sie: „Mein Kopf brennt." Außerdem werden wir dies Klopfen bemerken. Die Schläfenarterien und die Carotiden pulsieren sehr stark.

Eine Umwälzung geht vor sich, ein Erdbeben findet statt, alles ist erschüttert, wenn der Patient *Belladonna* nötig hat. Es ist eines der schmerzvollsten Mittel. Der Kranke ist so empfindlich gegen Schmerz, daß er schon bei kleinen Beschwerden mehr als andere Menschen leidet. Und, wie gesagt, die Schmerzen kommen plötzlich, dauern längere oder kürzere Zeit und vergehen plötzlich. Das tun sie bei Neuralgie; das tun sie bei entzündlichen Zuständen; das tun sie bei entzündeten Organen; das tun sie überall, wo sie auftreten. Reißende Schmerzen, schießende, brennende, stechende, drückende, schneidende — alles zugleich. Alle diese Empfindungen sind gewissermaßen zusammengebündelt, eine Konzentration von Schmerz. Alle Schmerzen werden schlimmer von Bewegung, schlimmer von Licht, schlimmer von Geräuschen, schlimmer von Kälte. Der Kranke braucht Hitze und warme Kleidung; er fühlt sich schlechter bei kalter Luft oder Zugluft.

Die Kopfschmerzen gleichen vielen der anderen Schmerzen. Gefühl, als ob das Hirn auf und ab woge. Reißen und Brennen bei jedem Schritt und bei jeder Bewegung der Augen, beim Treppensteigen, Aufstehen oder Niedersetzen; jede Bewegung verursacht heftige Schmerzen. Klopfende Schmerzen; kongestive Schmerzen; Gefühl, als wolle der Kopf bersten, als würden die Augen herausgepreßt. Wenn der Kranke sich bewegt, beginnt der Puls in allen schmerzenden Stellen zu klopfen, so daß „hämmernde Schmerzen" eintreten. Wo der Kranke auch Schmerzen haben mag, er duldet nicht, daß man die Schmerzstelle berührt. Wird sie aber berührt, so beginnt es darin zu klopfen. Wenn die Schmerzstelle unbedeckt ist, wird es schlimmer. Wenn jemand durch das Zimmer geht, verschlimmert das Geräusch die Beschwerden. Das Knarren des Bettes verursacht gewöhnlich eine Verschlimmerung aller Leiden von bettlägerigen Kranken. Treten wir an das Bett eines Patienten mit Leberentzündung, so duldet er nicht, daß wir die Hand auf das Bett stützen, denn das Knarren, das dadurch entstehen könnte, verschlimmert seinen Zustand. Ob der Schmerz im Bauch sitzt, ob es sich um eine Entzündung der Gebärmutter handelt, ob es Schmerzen bei der Entbindung sind — immer ist es das gleiche. Diese Verschlimmerung durch Knarren ist ein äußerst charakteristischer Zug, der nicht lediglich auf Entzündungen beschränkt zu sein braucht. Oft handelt es sich dabei um eine Modalität für Zustände nervöser Überempfindlichkeit. Eine Frau, die ihrer Entbindung entgegengeht, ist, auch wenn keine Entzündung vorhanden ist oder droht, oft in einem solchen Zustand von Überempfindlichkeit, daß sie die Fenster schließen läßt; sie läßt sich nicht anrühren; das Bett darf nicht gerückt werden, jedes Geräusch verschlimmert ihr Leiden; sie ist empfindlich gegen Geräusche, selbst wenn sie nirgends Schmerzen hat. Die Behandlung eines solchen Falles würde ohne *Belladonna* fast aussichtslos sein. Aber nach einer Gabe

Belladonna klingen alle diese Beschwerden rasch ab, so wirksam ist dieses Medikament. Das Knarren des Bettes stellt geradezu eine Modalität des Mittels dar. Wenn wir an das Bett eines an Gallensteinkolik Leidenden treten, der furchtbare Schmerzen hat, läßt er uns nicht das Bett berühren. Sein Gesicht ist rot, seine Haut brennt, er läßt sich nicht anfassen, er hat Folterqualen und teilt uns das mit, ehe wir noch das Zimmer durchquert haben. Er sagt: „Doktor, rühren Sie das Bett nicht an." Das ist ein spezieller Zug des Mittels, die Verschlimmerung durch Knarren, Geräusche und leichte Erschütterungen.

Krämpfe — allgemeine Krämpfe und lokale Krämpfe. Spasmen von Ringfasern und Hohlorganen, z. B. bei Gallensteinkoliken. Der Ductus choledochus communis oder der Ductus cysticus krampft sich zusammen, so daß die Ringfasern das Steinchen umschließen und nicht durchlassen. An sich wären die Gallengänge weit genug, um die Passage zu gestatten, aber der Reiz verursacht Spasmen, die das Steinchen festhalten. Geben wir dem Patienten eine Gabe *Belladonna* auf die Zunge, so läßt der Krampf nach, der Stein geht durch und die Störung ist behoben; in 15 Minuten ist die Gallensteinkolik vorüber. Bei Gallensteinkoliken versagt die homöopathische Behandlung fast nie. Die Symptome deuten nicht immer auf *Belladonna*, aber wenn diese furchtbare Überempfindlichkeit vorliegt, hilft *Belladonna*.

„Konvulsionen bei Kindern." Sie sind heftig und meist verbunden mit starker Gehirnkongestion. Sie werden von Licht, von kalter Zugluft, von Abkühlung hervorgerufen. Die Haut ist dabei immer fiebrig. Nervöse, kluge Kinder mit gutgeformten Köpfen, dicke Jungen mit großen Köpfen, besonders Jungen, aber auch Mädchen mit Knabenköpfen bekommen Krämpfe, wenn sie der Kälte ausgesetzt werden. Licht, Kälte und Bewegung bringen diese Konvulsionen hervor.

Beim Belladonna-Patienten werden (wie bei *Bryonia*) alle Beschwerden verschlimmert durch Bewegung. Bewegung löst Konvulsionen und Schmerzen aus; Bewegung vermehrt die Herztätigkeit und bringt Herzklopfen hervor; Bewegung verursacht mancherlei Leiden und steigert die Beschwerden. Man denke bei *Belladonna* immer an diese allgemeinen Symptome. Dieser Grundzug muß stets vorhanden sein. Ganz gleich, wieviel kleine Symptome wir sonst noch sammeln — zunächst müssen wir uns an den Grundcharakter des Mittels halten.

Die psychischen Symptome bei *Belladonna* sind leicht zu studieren, aber entsetzlich anzusehen. Es sind die gleichen wie bei heftigem Fieber, wie bei maniakalischen Erregungszuständen oder bei Delirium. Erregung und Heftigkeit beherrschen das Mittelbild. Die psychischen Symptome sind stets aktiver, nie passiver Art. Es gibt kein passives Delirium bei *Belladonna*. Es ist ein wilder Zustand. Der Kranke ist wild, schlägt, beißt und zerreißt alles; er tut Sonderbares, Ungewöhnliches und Unerwartetes. Er ist in einem Erregungszustand. Die psychischen Symptome, die während des Fiebers, des Deliriums und der Erregung eintreten, werden sehr oft durch Genuß von leichten Speisen gebessert. Das ist nicht allgemein bekannt, aber es ist ein durchaus typischer Zug bei *Belladonna.* Erinnern wir uns bei der Heftigkeit des Bildes zugleich an die Hitze, die Röte und das Brennen, wenn wir zu einem Kranken mit diesem erregten Delirium kommen. Sein Gesicht ist gerötet, und wenn er überhaupt fähig ist zu sprechen, wird er uns sagen, daß sein Hirn und sein Kopf brennen. Wenn wir seine Haut befühlen, werden wir erkennen, wie furchtbar heiß er ist.

Der Kranke ist voller Einbildungen, er sieht Geister und Gespenster, Polizisten und wilde Sachen. Zu Beginn des Fiebers ist das Delirium sehr heftig und erregt, aber im weiteren Verlauf geht es in Schlaf, eine Art Halbschlaf, einen halbcomatösen Zustand über. Augenscheinlich träumt der Kranke und schreit dabei auf. Er hat schreckliche Träume. Er sieht Dinge im Traum, von denen er redet. Wenn er wirklich schläft oder ruht, soweit er überhaupt ruhen kann, hat er aufregende Träume und Alpdrücken. Er sieht Feuer. Zuweilen wird er stumpf und scheint das Bewußtsein zu verlieren. Er vergißt alles und wird dann wieder wild. Sein Delirium dauert fort, während er zu schlafen scheint. Diese Symptome kommen oft vor bei Gehirnkongestionen, besonders bei den heftigen Gehirnkongestionen kleiner Kinder. Wenn die Kleinen schon reden können, erzählen sie von dem Hämmern im Kopf. Das Belladonna-Kind bleibt meist in dem tiefen Stupor, der zu Gehirnkongestionen gehört; die Pupillen sind erweitert; die Haut ist heiß und trocken; das Gesicht ist feuerrot; die Pulse klopfen. Bei zunehmendem Stupor wird das Kind blaß, das Genick wird zurückgebogen, weil die Gehirnbasis und das Rückenmark in Mitleidenschaft gezogen sind; die Nackenmuskeln kontrahieren sich und ziehen den Kopf rückwärts; das Kind rollt den Kopf hin und her; die Augen sind starr, die Pupillen erweitert. Diesen psychischen Zustand haben wir bei Scharlachfieber und bei Gehirnhautentzündung.

In der Folge können die psychischen Zustände die Form akuten Wahnsinns annehmen. Der Patient zerbeißt den Löffel; er bellt wie ein Hund; er will Gewalttätigkeiten ausüben und sogar aus dem Fenster springen. Man muß den Kranken mit Gewalt zurückhalten, muß ihm eine Zwangsjacke anziehen. Das Gesicht ist rot und die Haut ist heiß; der Patient sagt zuweilen, daß er über und über brenne oder daß ihm der Kopf brenne. Der Kopf ist sehr heiß. Dabei sind die Füße kalt. Kopf heiß, Füße kalt oder Füße und Hände kalt wie Eis. Es scheint, als ströme alles Blut nach dem Kopf. Allerlei Sinnestäuschungen und Halluzinationen sind mit dem akuten Irresein verbunden. Der Kranke sieht Geister, scheußliche Ungeheuer, sonderbare mißgestaltete Dinge. Er fürchtet sich vor eingebildeten Dingen und will davonlaufen. Im Belladonna-Delirium will der Kranke aus dem Fenster springen, will fortlaufen, will seinen Wärtern entrinnen. Er denkt, sie tun ihm was zu Leide. Während des akuten Irreseins und während des delirierenden Zustandes treten alle Äußerungen mit größter Heftigkeit auf. Es besteht Zerstörungssucht. Der Belladonna-Patient muß im akuten Anfall bewacht, kontrolliert, festgehalten, zuweilen sogar angebunden werden. „Wut, Raserei." Will Gewalttätigkeiten ausüben. „Stöhnen. Anstatt zu essen, beißt er den hölzernen Löffel entzwei, nagt am Teller, knurrt und bellt wie ein Hund. Ein schwerkranker Junge lief im Zimmer umher und lachte unbändig." Das Mittel macht krankhaftes Lachen, lautes, übermäßiges Lachen. „Warf ein Stück Brot fort, das er für einen Stein hielt." „Widerwillen gegen Geräusche und Gesellschaft." Lichtscheu. Besserung im Dunkeln. Von Zeit zu Zeit unterbricht ein mehr passiver Zustand diese Heftigkeitsausbrüche. Dann liegt oder sitzt der Patient im Bett, zupft am Bettzeug, zerbricht irgend etwas, was er in die Hände bekommen kann, und sei es auch nur ein Stock.

Während aller Leiden, während der Delirien, der Fieber- und Schmerzattacken immer wieder Aufschrecken. Aufschrecken im Schlaf wie von einem elektrischen Schlag. Kurz nach dem Einschlafen geht ein Gefühl wie von einem elektrischen Schlag durch den Körper. „Schreckt entsetzt auf bei der Annäherung anderer. Fürchtet sich vor eingebildeten Dingen, will vor ihnen davonlaufen." „Große Angst" ist für das ganze Mittelbild typisch. Wenn ein Patient aus diesen Anfällen von Konvulsionen und Delirien wieder zu sich kommt, steht Furcht auf seinem Gesicht geschrieben. Starke Erregung. Blutzirkulation und Herz sind hochgradig erregt. Körperliche Bewegung und Emotionen vermehren das Herzklopfen.

Aus dem Gesagten ist zu entnehmen, daß *Belladonna* Überempfindlichkeit, einen Zustand von Hyperästhesie und eine außerordentliche Reizbarkeit der Gewebe, vor allem der Nervenzentren, bewirkt. Die Folge ist eine Schärfung von Geschmacks-, Geruchs- und Tastsinn; gesteigerte Reizbarkeit des ganzen Sensoriums. Empfindlichkeit gegen Eindrücke, gegen Licht, Lärm, Geräusche und Berührung. Das Sensorium ist heftig erregt. Extreme nervöse Reizbarkeit tritt als einer der markantesten Züge von *Belladonna* hervor, im Gegensatz zu *Opium*, das den Patienten seiner Sensitivität beraubt. Die Kongestionen bei *Belladonna* sind gesteigert, die bei *Opium* gedämpft. Und doch sind die Mittelbilder in mancher Beziehung einander sehr ähnlich: hinsichtlich der äußeren Erscheinung der Patiententypen, des Aussehens von Augen und Gesicht sowie hinsichtlich der entsprechenden Krankheitsbilder. Wenn wir allein nach dem pathologischen Zustand verordnen sollten, nach den Gehirnkongestionen, nach der äußeren Erscheinung usw., ohne den Wirkungsgrad und das Wesen der beiden Mittel zu berücksichtigen, so wären wir nicht imstande, zwischen *Opium* und *Belladonna* zu unterscheiden. Sie sind jedoch bisweilen sogar Antidote! Aber wir verordnen eben nicht lediglich nach den Gesichtspunkten der Pathologie, sondern auf Grund der Symptome, und zwar nach sorgfältigster Individualisierung.

„Schwindel" bei gesteigerter Reizbarkeit. Das Umdrehen im Bett und Kopfbewegungen verursachen Schwindel. „Die Dinge drehen sich um einen." „Schwindel mit Pulsieren." Der Patient liegt im Bett, kann den Kopf nicht heben. Die gesteigerte Sensibilität macht sich besonders an der Kopfhaut bemerkbar. Wir beobachten das besonders bei Frauen. Das Haar hängt in Strähnen herab. Die Patientin kann das Haar nicht aufstecken. Belladonna-Patienten lassen sich oft das Haar nicht kämmen und bürsten. „Läßt das Haar über den Rücken hängen", so empfindlich ist die Kopfhaut. „Gefühl, als zöge man an den Haaren. Läßt das Haar nicht berühren." Es gibt noch andere Mittel, die der extremen Gereiztheit so hochsensibler Naturen entsprechen; z. B. *Hepar* (der Patient wird ohnmächtig vor Schmerz); oder *Acidum nitricum* (der Patient verträgt das Wagengerassel auf der Straße nicht, weil es große Schmerzen macht); oder *Coffea* (der Patient ist so empfindlich, daß das Auf- und Zumachen der Haustür seine Schmerzen vermehrt, selbst wenn er oben im dritten Stock liegt, wo es sonst kein anderer Mensch hört). Bei *Nux vomica* vermehrt sogar das Geräusch leiser Schritte den Schmerz im ganzen Körper. Das Mittelbild von *Belladonna* enthält alle erwähnten Arten von Überempfindlichkeit gegen Schmerz, das gesamte Sensorium ist überreizt, der ganze Körper ist in Spannung. Der Chamomilla-Patient ist auch überempfindlich gegen Schmerz, wir brauchen uns jedoch um ihn nicht besonders zu sorgen, er wird schon mit sich selbst fertig. Aber die Belladonna-Patienten, die Acidum-nitricum-Patienten und die Pulsatilla-Patienten sind wirklich bemitleidenswert.

Eine Eigentümlichkeit des Mittels ist auch die Schnelligkeit seiner Wirkung. Die Reaktion auf *Belladonna* ist so rasch und so plötzlich, daß wir oft, kaum daß wir uns vom Bett abgewendet haben, den Patienten sagen hören: „Die Medizin hat mir schon geholfen." Bei manchen Medikamenten ist die Reaktion verlangsamt, aber bei *Belladonna* ist sie merkwürdig beschleunigt. Ebenso ist es bei *Nux vomica* und bei *Zincum*. Bei sehr akuten, zuweilen aber auch bei chronischen Fällen bemerken wir diese Sensitivität. *Cuprum* gehört auch hierher. In seinem Arzneibild finden wir empfindliche Warzen, empfindliche Haut, empfindliche Polypen, alles ist überempfindlich. Das Mittel löst sehr starke Reaktionen aus; manchmal aber bleibt es, obwohl es angezeigt ist, wirkungslos, weil der Patient so überempfindlich ist, daß ihm alles zuviel wird. Die kleinste, mildeste Gabe ist dann zuviel, und schon Gerüche verschlimmern. Auch an sich richtig gewählte Medikamente verschlimmern dann manchmal, anstatt zu heilen. *Cuprum* macht diese Überempfindlichkeit nicht bei aktivem Fieber, bei Kongestionen, Herzklopfen und Zirkulationsstörungen, sondern eher bei chronischen Zuständen.

Wir haben viele Medikamente, die für sensitive Menschen passen, besonders für sensitive Frauen. Sie sind sensibel gegen Gerüche, sensibel gegen jeden nur denkbaren Einfluß. Der Arzt, der sich anschickt, diese armen Wesen zu behandeln, der ihre Natur versteht, ihre Art begreift, kann sie von ihren Leiden befreien, wenn er ihr Gesamtwesen berücksichtigt. Er kann helfen, auch wenn vorher schon Ärzte von großem Ruf erfolglos behandelt haben.

Überempfindlichkeit ist in den meisten Fällen von Belladonna-Kopfschmerz vorhanden. Klopfende und schießende Schmerzen in Verbindung mit Kongestionen. Empfindlichkeit gegen Bewegung, gegen alle Geräusche, gegen Zugluft, gegen Licht, sogar gegen Augenzwinkern. *Belladonna* ist indiziert, wenn ein Kind mit Gehirnkongestionen plötzlich erschrickt, aufschreit und den Kopf hin und her wirft; es wird stuporös, der Hals ist zurückgebogen, das Gesicht erst gerötet, dann bleich. Das Kopfrollen dabei ist charakteristisch für *Belladonna.* Infolge der heftigen Schmerzen kann der Kopf nicht ruhig gehalten werden, obwohl die Bewegung den Schmerz verschlimmert. Bei allen Gehirnstörungen muß man eine Überladung des Magens sorgfältig vermeiden.

Großes Schweregefühl im Kopf. Der Kopf wird nach rückwärts gebogen. Zuweilen sieht man das als Folge von Muskelkontraktion bei Erkrankungen der oberen Rückenmarkshäute. Der Belladonna-Patient hält den Kopf nach rückwärts, weil er sich dadurch Milderung der Kopfschmerzen verschafft. Vorwärtsbeugen des Kopfes beim Sitzen oder Stehen verschlimmert. Der Patient hat das Gefühl, als ob das Gehirn herausfallen wolle oder nach vorn gepreßt würde, oder als ob die Augen herausfallen wollten. Dadurch wird der Kopfschmerz so verschlimmert, daß er zeitweilig schneidenden, hämmernden oder reißenden Charakter annimmt. Immer ist damit Druck und Klopfen verbunden. Pulsationen, als ob gegen die Innenseite des Schädels geklopft würde. Verschlimmerung beim Aufstehen. Die Kopfschmerzen hören beim Stillsitzen oder im Liegen zuweilen auf. „Ausdehnungsgefühl" wird oft von Patienten und Prüfern angeführt. Der Kopf fühlt sich an wie vergrößert, der Druck geht von innen nach außen. Gegendruck von außen bessert; plötzliche Berührung verschlimmert. Kopfschmerzen durch kalte Luft. „Nach Haarschneiden Kongestionen zum Kopf, die tagelang dauern, mit Klopfen und Pulsieren." Auch Gehörstörungen, Brustleiden, rheumatische Leiden des Kopfes können durch kalte Luft verursacht werden. In allen diesen Fällen ist *Belladonna* angezeigt. Dabei gehen die Schmerzen vom Kopf nach unten. Die Belladonna-Leiden werden im allgemeinen gebessert durch Ruhe, verschlimmert durch Bewegung. Es gibt aber auch eine Ruhelosigkeit mit reißenden Schmerzen von den Hüften nach unten, die den Patienten zum Gehen veranlassen. Diese Fälle kommen von Erkältung des Kopfes, nicht der Füße. Die Beschwerden bei *Aconit* und *Pulsatilla* kommen von Erkältung der Füße und gehen aufwärts zum Kopf. *Rhus* macht auch Beschwerden nach Erkältung, aber diese treten nur in den erkälteten Organen auf. Belladonna-Leiden gehen von rechts nach links und vom Kopf nach den Füßen. Ein Schmerz, der in der Ruhe entsteht, ist bei *Belladonna* eine Ausnahme. Man muß eben auch hier grundsätzlich zwischen allgemeinen und besonderen Symptomen unterscheiden.

Bei allen Belladonna-Leiden ist die Kopfkongestion sehr zu beachten. „Blutandrang zum Kopf, kalte Extremitäten." Kalte Füße und Hände bei heißem Kopf.

Augenentzündungen. „Glänzende Augen. Erweiterte Pupillen. Gerötetes Gesicht. Starke Entzündungsröte." Entzündung der Augenlider, verbunden mit heftigem Schmerz, mit Hitze, Röte und Brennen. Die drei letzten Zeichen sind charakteristisch für *Belladonna.* Pulsieren, Schwellung, Tränenfluß, heftige Schmerzen, verschlimmert durch Bewegung und Licht. Hochgradige Photophobie. Gesichtsfeldstörungen. „Lichtflecken und Flimmern vor den Augen." Funken in allen Farben vor den Augen. „Doppeltsehen." Beim Lesen erscheinen die Linien gekrümmt. „Gesichtsfeldverdunkelung oder wirkliche Blindheit." Starke Kongestionen und Völlegefühl aller Augenpartien. „Netzhautblutungen. Halboffene, hervortretende, starre Augen." Letzteres beobachtet man besonders bei Kindern im Stupor. „Orbitalneuralgien. Augen hervortretend, mit erweiterten Pupillen. Entzündung des N. opticus und der Retina." Strabismus, und zwar nicht allmählich auftretend, sondern plötzlich, mit Gehirnkongestionen, mit weiten Pupillen, Kopfrollen, Gesichtsröte, Klopfen der Carotiden und intensiver Hitze. Nach 1 oder 2 Tagen ist konvergierendes Schielen vorhanden. Hier ist *Belladonna* angezeigt, auch dann, wenn nach einer schweren Kongestion Strabismus zurückbleibt. Bei Mitbeteiligung der Leber und bei Duodenalkatarrh sind die Augen gelb gefärbt.

Ohrentzündungen mit Eiterung passen selten für *Belladonna,* sie verlangen tieferwirkende Mittel. *Belladonna* paßt dabei nur für Schmerz, Überempfindlichkeit, Röte und Schwellung.

Die Schleimhäute der Nase, des Mundes, des Rachens, des Kehlkopfes, der Tuba Eustachii und der Bronchien zeigen große Trockenheit. Das Trockenheitsgefühl ist für *Belladonna* sehr charakteristisch. Trockener Husten und spastische Zustände (ähnlich wie bei *Phosphor*). Ferner Schnupfen mit viel Niesen. „Kitzeln und Brennen in der Nase." Hitzegefühl in der Nase. Unter den Allgemeinsymptomen findet man gerötetes Gesicht mit Hitze und Schnupfen, heißen Kopf mit kalten Extremitäten, ausgesprochenen Kopfschmerz, alles mit Trockenheit verbunden. Letztere verursacht zuweilen den Schmerz. Wenn Absonderungen unterdrückt werden und es tritt Fieber auf, ist *Belladonna* angezeigt. „Rasender Kopfschmerz nach Unterdrückung eines Katarrhs." Es gibt viele Menschen, die infolge von Erkältung Katarrhe der Luftwege haben. Zuerst haben sie wenig Beschwerden, sobald aber die Absonderung aufhört und Trockenheit eintritt, stellen sich rasende, klopfende Kopfschmerzen ein. *Belladonna* paßt weniger für alte Katarrhe mit reichlicher, dick-gelber Schleimabsonderung, sondern eher für Fälle mit weißlichem Schleim. Bei unterdrückten Katarrhen hat man stets das Mittel zu wählen, welches jene Symptome hervorbringt, die unterdrückt worden sind. Daher passen für dicke, gelblich-grüne Absonderungen besser Mittel wie *Mercur, Sulfur* oder *Pulsatilla.*

Heftige Gesichtsschmerzen, reißend, klopfend, schlimmer rechts, von Erschütterung und großer Hitze; Carotidenklopfen, heißer Kopf. Alles verursacht durch kalten Wind. Sogar Lähmung kann durch kalten Wind, besonders durch Reiten im kalten Wind, verursacht werden. *Belladonna* hat paralytische Zustände geheilt, aber das gebräuchlichere Mittel für Gesichtslähmung nach Reiten im kalten Wind ist *Causticum*. Krampf der Gesichtsmuskeln, starkes Zucken des Gesichtes. Gesichtserysipel, hellrot, allmählich purpurn werdend, verbunden mit schwerem Fieber. Neuralgische Schmerzen sind immer mehr oder weniger mit Kongestionen im Gesicht verbunden. Bei Infektionen mit hohem Fieber: Benommenheit und fleckiges Gesicht, wie es bei *Baptisia* noch ausgesprochener ist. „Gesichtsröte mit brennender Hitze, Zahnschmerz mit Kongestionen, Zähne sehr empfindlich."

Mund trocken. Zunge geschwollen, heraushängend, trocken und hart, fühlt sich an wie Leder. Empfindungs- und Geschmacksverlust, Beeinträchtigung der Zungenbewegungen und Sprachverlust sind Belladonna-Zeichen. „Lähmungsschwäche der Zunge, Zittern der herausgestreckten Zunge." Die Zunge kommt schwer heraus. Das beobachtet man bei Patienten, die in kurzer Zeit stark heruntergekommen und sehr erschöpft sind. Auch die ausgestreckte Hand zittert. Das Zittern ist allgemein und kommt von Kongestionen in den Nervenzentren. Zunge hellrot, Papillen erhaben. Hellrote Zunge bei Kongestion des Gehirns. Bei *Arum triphyllum* erwähnten wir bereits diese Form der Erdbeerzunge. „Roter Streifen in der Zungenmitte, breiter nach der Spitze zu. Zunge innen weiß mit roten Rändern." Weiße Zunge ist bei Gehirnaffektionen nicht ungewöhnlich, sie hat einen dicken milchweißen, pelzigen Belag. „Trockenheit des Mundes mit Durst." „Trockenheit des Mundes ohne Durst." Der Belladonna-Patient hat übergroßen Durst, verlangt zuweilen große Quantitäten Wasser, zuweilen nur dauernde Anfeuchtung des Mundes (wie bei *Arsen*). Öfteres Verlangen nach kleinen Schlucken Wassers. Trockenheit im Nasen-Rachen-Raum. Der Schleim ist zäh, fadenziehend und sehr spärlich, weiß oder blutig.

Hier noch ein Wort über Blutungen bei diesem Mittel. *Belladonna* ist ein Mittel gegen Blutungen. Manche Körperteile bluten leicht, so Augen, Nase, Rachen, Kehlkopf, Brust, Blase und Uterus. Blutende Geschwüre. Kleine stecknadelkopfgroße Geschwüre, kleine Aphthen, die zuweilen bluten. Eine aphthenähnliche Entzündung des Rachens kommt vor. Aber meist ist der Rachen trokken und rot, stark geschwollen, überempfindlich, und der Kranke ist unfähig zu schlucken. Dabei ist großer Schmerz vorhanden. Entzündung und Schwellung der Tonsillen nach Erkältungen mit rotem Gesicht, starker Hitze, klopfenden Carotiden, hohem Fieber. Der Rachen ist tiefrot, der Gaumen ist weich, die Tonsillen sind geschwollen. Schlucken von Flüssigkeiten ist besonders schmerzhaft. Kloßige Sprache. „Gefühl, als stecke ein Klumpen in der Kehle." Das kommt von den geschwollenen Tonsillen. Beständiges Räuspern. Rachen und Kehlkopf weisen Spasmen auf, teils infolge Trockenheit, teils infolge nervöser Überempfindlichkeit. Zusammenschnüren des Halses beim Schlafengehen und beim Husten. Spasmen des Oesophagus. „Krampfartige Zusammenziehung des Schlundes." Diese Constrictionsschmerzen bei *Belladonna* fühlen sich an wie eine Umklammerung. Man findet sie in gleicher Weise am Uterus, an der Leber, am Gehirn und im Hals. Muskelzucken mit heftigem Schmerz in den befallenen Körperteilen ist ein wichtiges Belladonna-Zeichen. Die Patienten sagen oft: „Ich fühle eine Umklammerung wie von Fingern."

Das Constrictionsgefühl tritt auch beim Schlucken von Flüssigkeiten oder festen Speisen auf, die dann in die Nase geraten. Erstickungsgefühl mit Krampf. Die Speise dringt in die Nase. Bei einigen Mitteln sind dies Erscheinungen von Lähmung. Bei den akuten Stadien von *Belladonna* sind Entzündung und Krampf die Ursache. *Lachesis* hat diese Symptome bei Lähmung nach Diphtherie, und *Alumina* bei Oesophaguskrampf. Die Symptome des letzteren Mittels entstehen langsam, die von *Belladonna* schnell. Das erste Stadium des Fiebers ist die Zeit der Reizung, das zweite das der Erschlaffung. Schnell entstehende Aphthen auf den Tonsillen. Bei allen diesen Halsleiden ist Entzündung der Nacken- und Unterkieferdrüsen mit Empfindlichkeit vorhanden.

Ein seltsames Zeichen, das bei Belladonna-Fieber immer wiederkehrt, ist das unstillbare Verlangen nach Zitronen. Wunsch, oft zu essen. Man soll dem Patienten bei akuten Leiden das Bier nicht vorenthalten. Durst nach Wasser geht über in Durst nach Bier. Durst auch nach Getränken, die der Gesundheit nicht zuträglich sind. „Übergroßer Durst auf kaltes Wasser."

Die Entzündungserscheinungen in Magen und Darm zeigen Schmerz, Brennen, Völlegefühl, Empfindlichkeit gegen Erschütterung, gegen die leiseste Bewegung und den geringsten Druck. Letzteres ist besonders charakteristisch. „Magenschmerz nach der Wirbelsäule ausstrahlend." Magenentzündung von Erkältung mit großer Hitze, mit viel Brennen und Gallensteinkolik. Bei Kindern heftige Kolik mit intensivem Krampfschmerz. Das Gesicht ist rot und heiß. Schmerz wird gelindert durch Vorwärtsbeugen. Ausnahmsweise auch Erleichterung durch Rückwärtsstrecken (ähnlich wie bei *Dioscorea*). Die Besserung durch Vorwärtsbeugen zeigt auch *Colocynthis,* das aber wenig Fieber und wenig Durst macht, mit umschriebenen Schmerzen, mit heftiger Kolik, die gebessert wird durch Sichwinden, durch Sichbeugen über etwas Hartes. „Großer Schmerz in der Blinddarmgegend. Der Kranke kann die leiseste Berührung, selbst die Bettdecke nicht ertragen." Bei diesem Bild ist *Belladonna* das Heilmittel der Appendicitis. Dysenterie. Diarrhoe, spärlich und flüssig. Tenesmus. Gesicht und Kopf sind heiß, rot und brennend, die Extremitäten kalt. „Krampfartige Zusammenziehung des Sphinkter ani mit Hämorrhoiden." Die Hämorrhoiden sind äußerst schmerzhaft, rot, stark geschwollen und empfindlich gegen Berührung, mit viel Brennen, so daß der Patient im Liegen die Beine weit auseinanderhalten muß.

Belladonna macht ausgesprochene Reizung der Blase und der Harnwege. Ständiger Urindrang. Urinträufeln. Heftiges Brennen entlang der Urethra. *Belladonna* hat Blasenentzündung geheilt. Wir haben dabei Reizung, Kongestionen, äußerste Empfindlichkeit auch gegen Erschütterung, Reizbarkeit des ganzen Nervensystems, wie immer bei *Belladonna.* „Blasentenesmus; auch nach dem Wasserlassen noch qualvolle Anstrengung." Urin zuweilen vermindert, zuweilen blutig, manchmal auch reines Blut oder kleine Blutflocken. Eine beträchtliche Menge Blut kann aus der Blase in kleinen Blutklumpen abgehen. „Der Urin enthält viel Ziegelmehlsediment oder streifige Trübungen und ist sehr sauer." Krampfartige Urinretention mit unfreiwilligem Wasserlassen, auch beim Stehen und Gehen. Urinträufeln im Schlaf bei Gehirnleiden. Patient träumt dabei, daß er Urin läßt. Urinretention nach Schock, nach Gehirnkongestion oder nach Partus. Blase voll, sehr schmerzhaft, sehr empfindlich. Zuweilen fließt nach der geringsten Bewegung der Urin gußweise ab. Die kleinste Urinmenge verursacht heftigen und plötzlichen Drang. Der Drang ist krampfhaft und sitzt im Blasenhals. Hier besteht auch ein krampfhaftes Zusammenschnürungsgefühl, verursacht von Schock, Erkältung, Angst oder geistigen Störungen. Bei unfreiwilligem Wasserlassen nach Erkältung, besonders bei Frauen, kommen auch *Dulcamara* und *Causticum* in Betracht. Bettnässen beim Auffahren im Schlaf infolge von schrecklichen Träumen. Bettnässen auch beim Einschlafen, wenn der Körper wie unter einem plötzlichen elektrischen Schlag zusammenzuckt.

Die allgemeine Reizbarkeit bei *Belladonna* zeigt sich überall, wo sphinkterartige Ringfasern vorhanden sind, z. B. an der Vagina, an den Tuben und am Uterus. Die Spasmen am Blasenhals treten häufiger bei der Frau auf als beim Mann, und zwar in Verbindung mit Störungen der Sexualorgane, der Mammae und des Geburtsaktes. Auch während der Schwangerschaft stellen sich viele Zustände ein, die *Belladonna* benötigen. Es ist ein Hauptmittel für die nervöse, empfindliche Frau. Der Uterus ist vergrößert, sehr empfindlich, besonders nach der Geburt und nach den Perioden, ein Zustand, der oft länger anhält. Massiger, klumpiger Ausfluß. Das Hauptsymptom ist Uterusblutung mit Krampf und großer Empfindlichkeit. Hellrotes Blut mit Klumpen finden wir außer bei *Belladonna* auch bei *Sabina*. Die Blutung ist begleitet von großer Erschöpfung und kommt oft ohne erkennbare Ursache, aber auch nach Abort. *Belladonna* ist ein Hauptmittel zur Stillung der Blutung bei Abort, wenn Fieber damit einhergeht oder nachträglich auftritt. Es hilft besonders auch bei Blutungen nach der Geburt. Das Blut ist dann heiß. Blutung bei sanduhrförmiger Kontraktion des Uterus, namentlich wenn die Placenta abgeschnürt ist und einreißt. Diese Art Kontraktion wird durch *Belladonna* behoben. Auch kann sehr heftige Dysmenorrhoe mit wehenartigen Schmerzen bestehen. Krampfartige Wehen. Bei *Belladonna* findet man ein charakteristisches Bandgefühl um den Uterus, das zu den Wehen noch hinzukommt. Außerdem Ovarialschmerzen, besonders rechts. „Ovarialschmerzen beim Eintritt der Menses. Beckenschmerzen, die plötzlich kommen und gehen." „Vergrößerung des Uterus und periodische, krampfartige, nach unten ziehende Schmerzen." Starke Erschlaffung. Der vergrößerte Uterus zieht an den erschlafften Hängebändern, und daher kommt das von Frauen oft beschriebene Gefühl des Herabziehens. Solche Beschwerden kommen oft vor beim Prolaps, aber auch bei der Ergotin-Vergiftung. Gefühl, als ob die inneren

Teile herausträten; schlimmer durch Erschütterung; mit großer Empfindlichkeit und Schweregefühl verbunden, so daß die Beine oft weit auseinandergehalten werden müssen. „Die Patientin muß sitzen, kann sich nicht hinlegen." Solche Patientinnen müssen beim Liegen die Beine anziehen, um die gespannten Bauchmuskeln zu entlasten. Andere können besser liegen als sitzen. Meistens tritt beim Stehen Verschlimmerung ein. Manche Frauen fühlen sich besser beim Sitzen mit auseinandergehaltenen Beinen. Die meisten fühlen sich schlechter bei zu starkem Vorwärtsbeugen. Schlimmer durch Bewegung und Erschütterungen, die Muskelzuckungen hervorrufen. Ferner wird Brennen, Stechen und viel Hitze in den inneren und äußeren Genitalien angegeben. Oft reißende Schmerzen als Folge der Constriction und der Spasmen der Ringfasern.

Belladonna paßt für überempfindliche Schwangere mit Plethora und Kongestionen nach Erkältung. Auch bei drohendem Abort, während des Abortes oder bei darauffolgenden Blutungen sowie gegen Krampfzustände des Uterus bei alten Erstgebärenden hilft *Belladonna.* Ein charakteristisches Zeichen der Blutung ist, daß sie sich wie heißes Wasser anfühlt. Das gleiche ist der Fall bei den Lochien. Auch bei Mastitis nach der Geburt und bei Milchfieber kommt *Belladonna* in Frage. Die Mammae sind rot und sehr empfindlich. Jedes Umdrehen im Bett und jede Erschütterung macht Beschwerden. Fieber. Die Brüste sind steinhart geschwollen. Der Schmerz schwindet auf *Belladonna* in wenigen Stunden. Bei Entzündung der Mammae ohne Allgemeinsymptome ist *Phytolacca* indiziert.

Bei Entzündung des Kehlkopfes kommt ebenfalls *Belladonna* in Frage. Auch hier ist wieder ein Zusammenschnürungs- und Erstickungsgefühl charakteristisch. Es beginnt mit Wundsein im Halse, mit Schmerzen, Kratzen und Brennen und etwas Schleimbildung. Trotz starken Räusperns nur wenig Auswurf. Vor dem Husten große Trockenheit im Hals. Verlust der Stimme. Beim Einschlafen wird der Patient von dem Zusammenschnürungsgefühl aufgeweckt. Mit dem Wundsein und Zusammenschnürungsgefühl im Halse ist Heiserkeit verbunden. „Plötzliche Attacken von Heiserkeit." Jede Bewegung, der geringste Sprechversuch, die leiseste Bewegung oder Berührung des Kehlkopfs kann verschlimmern, ebenso das Rückwärtsbeugen oder Seitwärtsbewegen des Kopfes. Beim Schlucken entsteht hinter dem Larynx ein starkes Schmerzgefühl. Die Stimme wechselt, bald ist sie heiser, bald quiekend, bald völlig aphonisch. „Kruppartiger Larynxkrampf, Glottiskrampf. Kruppsymptome." Aber Membranen fehlen. Man findet nur Trockenheit, Wund- und Rauhsein und ein Kratzen im Halse. Entzündungszustand wie bei akuter Laryngitis. Die Atmung ist dabei kurz, schnell, mühsam, oft asthmatisch. Asthma mit Krampfatmung. Druckgefühl auf der Brust. Asthma bei heißem, feuchtwarmem Wetter. Ein Reiz wie von einer kleinen Flocke, von einer Speisekrume oder einem Wassertropfen im Larynx löst den Husten aus. „Trockener, krampfhafter Husten." Intensiver Husten. Nächtlicher Husten. Husten beim Liegen, stärker nachts als am Tage. Der Husten ist krampfhaft, bellend und kurz. *Belladonna* ist ein gutes Mittel gegen Keuchhusten, bei Larynxkrampf und bei Atemnot. Nach langem Husten Auswurf von etwas Blut oder wenig weißem Schleim. Nach Auswurf einer geringen Schleimmenge ist der Husten für kurze Zeit beruhigt. In den Zwischenpausen werden die Luftwege immer trockener, schließlich entsteht ein Kitzeln und dann Krampf. Erstickungserscheinungen und zuweilen Erbrechen. Nach Husten und Auswurf von wenig Schleim kommt dann wieder ein Intervall der Ruhe mit Trockenheit im Hals.

Engegefühl auf der Brust. Schmerzhaftigkeit mit Gefühl von Wundsein. Kinder schreien auf, wenn sie den Husten kommen fühlen. Sie fürchten sich vor dem Husten (wie bei *Bryonia, Hepar* und *Phosphor*). Brennen in der Brust und heftige Kongestion. Dabei immer trockener, anstrengender, krampfhafter Husten, schlimmer nachts.

Belladonna heilt Pneumonie und Pleuritis, besonders rechtsseitig. Große Schmerzen. Der Patient kann nicht auf der kranken Seite liegen. Schlimmer von Erschütterung und Knarren des Bettes. *Bryonia* wirkt auch rechtsseitig, aber der Patient muß auf der rechten Seite liegen, er verlangt nach Druck und ist nicht so empfindlich gegen Erschütterung, ist nicht so heiß, hat kein Klopfen, kein Brennen.

Belladonna heilt Rheumatismus der Extremitäten mit Entzündungserscheinungen. Die Gelenke sind geschwollen, heiß, rot und brennend, mit der bekannten übergroßen Empfindlichkeit. Hohes Fieber, der Kranke muß absolut still liegen. Zuweilen Delirium. *Belladonna* paßt vorzüglich für Patienten, die sich leicht erkälten. Besserung durch Hitze. Alle Gelenke können befallen sein, besonders bei plethorischen Individuen. Bei chronischen Erkältungen wird immer der Ort des geringsten Widerstandes befallen. Absolut gesunde Personen erkälten sich selten, aber es gibt deren wenige. Konvulsionen bei Kindern nach Gehirnreizungen oder Erkältungen, besonders bei plethorischen Kindern; klonische oder tonische Spasmen. Plötzliche Zuckungen. Opisthotonus. Besserung durch Ruhe. Verschlimmerung durch die geringste Bewegung (wie bei *Bryonia*). Der Belladonna-Patient ist so empfindlich, daß selbst das Sprechen schmerzhaft ist. Sogar bei Entzündungen von Uterus, Ovarien oder Darm vermeiden die Kranken der Erschütterung wegen das Sprechen.

Die Nerven zeigen ganz besondere Erscheinungen. Verschlimmerung durch Schreck. Krämpfe, übergroße Empfindlichkeit des ganzen Nervensystems, Zukken, Auffahren, Zittern. Die Krämpfe treten plötzlich auf, ganz unerwartet. Bei schwangeren Frauen vom Belladonna-Typ hilft das Mittel gut über die Wehen hinweg, besonders wenn das Gesicht vielleicht etwas zu rot ist und die Schwangere unerwartet in Krämpfe verfällt. Hirnkongestionen mit Erregungszuständen. Intensive Hitze, wie auch Intensität aller anderen Symptome, die heftig, plötzlich und unerwartet auftreten. Zuweilen werden die Wehen plötzlich durch Konvulsionen abgelöst. Die Konvulsionen haben epileptiformen Charakter. Gerade der einfache Anfall wird durch *Belladonna* gemildert. Auch Anfälle von Kopfschmerzen, Hirnkongestionen mit großer Erregung und Kopfrollen werden durch *Belladonna* geheilt. Aber nach wiederholten Anfällen wird *Belladonna* nicht mehr helfen, oft ist dann *Calcarea* nötig, wenn auch nicht immer. *Belladonna* wirkt nicht tief, nicht lange, nur einige Tage, und muß oft wiederholt werden. Der Patient ist dabei sorgsam zu beobachten. *Belladonna* ist kein Mittel für periodische Erkrankungen. Es kann solche nur mildern.

Der Schlaf ist stuporähnlich, voller Träume und Unruhe; ein schrecklicher Traum weckt den Patienten auf; der Kranke wirft sich umher und zuckt im Schlafe. „Unruhiger Schlaf." Klagen und Stöhnen im Schlaf. Delirium. „Schreckt auf im Schlaf." Zuweilen fängt der Patient im Schlafe an zu sprechen, immer schneller und lauter. Der Kopf ist heiß, die Füße sind kalt. Schließlich endet der Schlaf mit einem Schrei. „Unruhiges Stoßen im Schlaf, die Füße werden eisig kalt, der Kopf heiß, der Patient erwacht mit Fieber oder in Erregung."

Scharlachfieber. SYDENHAMS typischer Scharlach. Hier ist *Belladonna* am häufigsten indiziert. Zu manchen Zeiten sind die meisten Scharlachfälle Belladonna-Fälle: hellrotes Gesicht, glänzende Haut, intensive Hitze und starke Kongestionen. Wenn *Belladonna* nicht angewendet wird, wird die Farbe des Patienten nach kurzer Zeit dunkler. Als Leitsymptome müssen immer da sein: Hitze, Röte und Brennen. Im Gegensatz zu dem rauhen Ausschlag bei *Apis* ist die Belladonna-Haut weich und glänzend. Der Apis-Patient wünscht Kühle, will unbedeckt sein und hat keinen besonderen Durst. Der Belladonna-Patient verlangt Wärme und hat fast immer Durst, gewöhnlich nach Wasser, wenig aber oft. Trockenheit der Schleimhäute und beständiges Stechen im Munde; unterdrückter oder spärlicher Urin; blasse Haut, nur hier und da geringer Ausschlag, schließlich Jucken an Fingern und Zehen, Nase und Lippen. Erinnern wir uns auch an *Baptisia,* wo der Patient das Gefühl hat, daß „er im Bett seine Glieder zusammensuchen muß". Mancher würde auch *Phosphor* geben, wenn nicht viel Ausschlag da ist, was die Diagnose erschwert, und wenn das Kind das geschluckte eiskalte Wasser wieder ausbricht, sobald es im Magen warm geworden ist. Das Belladonna-Bild steht einzig da mit seiner Hitze, seiner Röte und großen Unruhe. Es hat kein continuierliches Fieber, paßt daher nicht zum Typhus. Für eine Nacht drückt *Belladonna* das Fieber herunter und beseitigt das Delirium, aber die Symptome kommen wieder.

Die Zeit der Belladonna-Wirkung ist gewöhnlich nachmittags 15 Uhr. Die Beschwerden sind nachts meist schlimmer, sie beginnen um 15 Uhr und dauern bis nach Mitternacht oder bis 3 Uhr morgens. Während der Nacht ist das Fieber am höchsten. Es kommt plötzlich, steigt zuweilen bis 40—40,6° C an und geht dann wieder zurück, aber nicht bis zu vollständiger Fieberlosigkeit.

Die Haut zeigt ebenfalls als charakteristische Symptome Hitze, Röte und Brennen. Das Belladonna-Bild hat keinen groben, sondern einen feinen, glatten, scharlachroten Ausschlag und phlegmonöse Entzündung der Haut. Der

Kranke ist erst glänzend rot, wird dann allmählich bräunlich oder purpurn oder fleckig. Im allgemeinen paßt *Belladonna* nicht für Erysipel der Haut und der tieferen Gewebe mit Bläschen (wie bei *Rhus*). Bläschenbildung ist bei *Belladonna* eine Ausnahme, bei *Rhus* die Regel. Der glänzende, feine, rote Belladonna-Ausschlag wird zuweilen beobachtet bei Hirnkongestionen und Gallenfiebern. Die Belladonna-Röte ist passiv, sie verschwindet durch Fingerdruck. Hierin stimmen die homöopathischen Prüfungen des Mittels mit der Klinik überein.

„Gelbe Hautfarbe infolge Leberkongestionen und Duodenalkatarrh." Nach Mißbrauch von *Chinin* wirkt *Belladonna* heilend auf die plötzliche Leberkongestion, die mit großen Schmerzen, der bekannten Überempfindlichkeit und der gelben Hautverfärbung einhergeht.

Es gibt auch chronische Fälle, wo *Belladonna* angezeigt ist. Wie schon erwähnt, ist *Calcarea* angezeigt bei periodischen Beschwerden, bei fetten Kindern mit großem Kopf und mit Plethora. Die Kinder sind frühreif, erkälten sich leicht, bekommen leicht Kopfschmerz und Kongestionen. Kopfschmerzen bei Schulkindern, wo *Belladonna* nur vorübergehend hilft. Man findet oft trockenen, hackenden Husten nach Mißbrauch von *Lachesis*. Das Mittel wird oft überempfindlichen Frauen gegeben, wo es solche Symptome macht und wo es nach Wochen einen Husten zurückläßt, der den Schlaf stört. Zuweilen kommt der Husten im ersten Schlaf, ungefähr um 23 Uhr. *Belladonna* wird diesen Zustand heilen. Für die akuten Symptome ist *Belladonna* ein Antidot zu *Lachesis*. *Calcarea* ist ein Antidot zu *Lachesis* bei mehr chronischen Affektionen. Nach dem Mißbrauch von *Belladonna* ist *Calcarea* das gegebene Antidot.

Benzoes resina

(Benzoë)

Die homöopathischen Arzneien entsprechen mit ihrem Wirkungsbild bestimmten Krankheitszuständen der Menschen. Die *Benzoë-Säure* entspricht einem Zustand, den man als gichtische Konstitution bezeichnet. Es ist dies eine Erscheinungsform der Psora. Die Nierentätigkeit ist meist unregelmäßig. Wenn der Urin reichlich abgeht, hohes spezifisches Gewicht hat und viel Ziegelsediment enthält, fühlen sich die Patienten von ihren vielen Beschwerden erleichtert. Man soll aber nicht lediglich den Bodensatz beseitigen wollen, so wie man auch einen Hautausschlag nicht zurückdrängen soll. Während der Gichtanfälle ist der Urin sehr spärlich und von geringem spezifischem Gewicht. Die bemerkenswerteste Erscheinung ist der starke Geruch des Urins; zuweilen riecht er wie Pferdeharn nach Hippursäure. Den Verschiedenheiten in der Beschaffenheit des Urins entsprechen bestimmte Unterschiede der Beschwerden. Ist der Urin spärlich, so leidet der Patient an Schmerzen im Rücken und in den Gelenken, besonders bei Temperaturwechsel und bei kalter Zugluft. Die Harnsäurediathese, wobei der Urin stark und übel riecht, findet man auch nicht selten bei Kindern. Der Geruch ist weniger faulig als intensiv und konzentriert. Bettnässen wird von diesem Mittel oft geheilt. Der Uringeruch hängt den Kindern, ja sogar der Wohnung an.

Das Mittel muß noch genauer geprüft werden. Man kennt bis jetzt eigentlich nur die Allgemeinsymptome des Mittelbildes. Psychische Symptome sind erst wenige bekannt. „Neigung, in Gedanken bei unangenehmen Ereignissen zu verweilen. Schaudern beim Anblick eines Krüppels." Tiefer Schlaf abwechselnd mit Schlaflosigkeit. Dabei denkt der Patient nachts mit Vorliebe an unangenehme Dinge. Die Qualität des Schlafs wechselt mit der Beschaffenheit des Urins. „Traurigkeit." „Angst beim Schwitzen." „Kinder sind mürrisch." „Furchtbarer Schmerz im Hinterkopf oder im Kleinhirn." „Rheumatische Schmerzen im Kopf." „Schmerz und Hitze in der Gegend des Scheitels und der Scheitelhöhe." Viel Kopfschmerzen von urämischem Charakter. Reißende Schmerzen im Scheitel. Dumpfe Hinterkopfschmerzen nachts, besonders bei Witterungswechsel. Schmerzen in der Gehirnbasis nach vorausgegangenen Gelenkschmerzen. Dabei ist der Urin immer spärlich.

Alterierte Geruchsempfindungen. „Geruchssinn beeinträchtigt." „Schmerz im Nasenbein."

Entzündung der Zunge nach Abklingen der anderen gichtischen Symptome (ähnlich wie bei *Mercur*). „Ausgedehnte Ulcerationen der Zunge mit tiefgespaltener oder fungöser Oberfläche." Entzündung der Mandeln und des Halses. Dabei immer der typisch spärliche, strengriechende Urin.

Magenentzündung nach plötzlichem Verschwinden rheumatischer Gelenkschmerzen (ähnlich wie bei *Antimon. crud.* oder *Sanguinaria*). Alles Genossene wird erbrochen. „Ekel und Übelkeit vom Magen aus." „Übelkeit mit Würgen." „Erbrechen salziger und bitterer Massen." Im Zusammenhang mit dem Grundleiden wirkt das Mittel auch auf die Leber, den Darm, das Rectum und die Harnorgane. „Stuhl reichlich, wässerig, sehr stinkend", besonders bei Sommerdiarrhoe. Weißer Stuhl, ähnlich wie Seifenwasser, ist ein so ausgeprägtes Symptom, daß das Mittel hierbei auch dann wirkt, wenn die gichtische Konstitution fehlt. „Wässerige, helle, sehr übelriechende Stühle" (bei Kindern). „Faulige, blutige Stühle von sehr großem Gestank." Bei hellflüssigen Stühlen ist zu unterscheiden, ob sie wie Seifenwasser aussehen oder mit Luftbläschen durchsetzt sind. „Diarrhoe bei Kindern." Zu beachten ist dabei der intensive Geruch des Urins sowie der Geruch des Körpers nach Urin. „Wenig erhabene, warzenartige, runde Stellen am After."

„Faulig riechender Urin." „Urin von höchst widerlichem Geruch." „Der Geruch ist zuweilen wie der von Hirschhorn; sehr stinkend." „Urin dunkelbraun." Auch der frischgelassene Urin hat den beschriebenen Geruch. Der Urin enthält Eiter, Schleim und Harnsäurekristalle. Hippursäure enthält der Urin nur selten. „Brauner Urin, der sauer riecht." „Sehr häufiger Harndrang." „Nierenkolik." „Urin dunkel mit scharfem Geruch." Gichtische Beschwerden der Leber, Rheumatismus, Nierenkolik. Solche Zustände, die z. B. nach Gonorrhoe auftreten, werden geheilt, wenn auch die *Benzoë-Säure* an und für sich kein Gonorrhoe-Mittel ist. „Schmerzen im Rücken, Brennen in den Nieren." „Gebärmuttervorfall mit fauligem Urin." „Urinverhaltung bei Kindern." „Asthma mit entzündlich-rheumatischen Beschwerden." „Husten mit Auswurf von grünem Schleim."

Herzkomplikationen nach Rheumatismus. Herzschmerzen. „Die Schmerzen wandern unaufhörlich." „Herzklopfen." „Erwacht nach Mitternacht mit starkem Herzklopfen." „Kann nicht einschlafen." „Herzklopfen nachts schlimmer." „Rheumatische Erscheinungen in den Extremitäten bei reichlichem Urinabgang bessern das Herz." Der Rheumatismus befällt mit Vorliebe die Knie. Bei reichlichem Urinabgang werden die Extremitäten schmerzfrei. „Harter, schneller Puls."

Alle Arten rheumatischer und gichtischer Affektionen. „Schlaffheit der unteren Extremitäten." „Schwellung der Knie." „Gichtische Konkremente." „Knoten an den Gelenken." *Benzoë-Säure* ist ein ausgezeichnetes Palliativ bei alten gichtischen Konstitutionen. Sie gehört zu den Medikamenten, welche die Beschwerden aus den inneren Organen nach den Extremitäten treiben. „Zittern mit Herzklopfen." „Hochgradige Schwäche und Schlafsucht." Charakteristisch ist die Schlafsucht mit reichlichem, erschöpfendem Schweiß ohne Erleichterung. „Erwachen mit Schweratmigkeit." Alles pulsiert. Alle möglichen katarrhalischen Zustände bei gichtischer Diathese, syphilitischem Rheumatismus usw. Geschwüre auf Haut und Schleimhäuten. Gewebsschwäche.

Berberis

(Sauerdorn, Berberitze)

Ein sehr wichtiges Mittel, wenn auch in der Wirkung beschränkt. Paßt wie *Benzoë-Säure* für allgemeine rheumatische und gichtische Erscheinungen, weniger für lokalisierte Leiden. Anämische, schwächliche Konstitutionen; bleich und kränklich, vorzeitig alt und verbraucht. Wandernde Schmerzen bei gichtischer Diathese. Es kommt aber trotz der Schmerzen in den Fingern und Zehen nicht zu Ablagerungen in den Gelenken. Zu achten ist dabei immer auf Herz, Leber und Nieren. Urämischer Zustand. Urinmenge schwankend, abwechselnd reichlich oder spärlich. Der Urin enthält viel Harnsäure und Harnsäuresalze (ähnlich wie bei *Benzoë-Säure*). Bei den schmerzhaften gichtischen Veränderungen an Fingern und Zehen ist auch an *Ledum, Sulfur, Aesculus* und *Lycopodium* zu denken. Bei *Berberis* bleiben die Schmerzen nie an einer Stelle, sondern wandern fortwährend und werden nur selten durch Bewegung ausgelöst. Der Patient bewegt sich gern und oft, weil er wegen der Schmerzen nicht stillsitzen kann. „Der Schmerz strahlt von einem besonderen Punkt aus." Diese Schmerzart ist ein Charakteristikum für *Berberis*. Beim Vorliegen solcher Schmerzen heilt das Mittel Gallen- und Nierenkoliken fast augenblicklich.

Die Gelenke schwellen zuweilen an. „Verdickung der Gelenke." Aber Schwellung ist nicht so häufig wie Schmerzen ohne Schwellung. Wehgefühl, Lähmigkeit in den Gelenken mit ausstrahlenden Schmerzen. „Schmerz in den Hacken, als ob sie geschwürig wären, nach allen Richtungen ausstrahlend." Taubheitsgefühl, Lähmigkeit.

Puls verlangsamt, oft außerordentlich langsam.

Psychische Symptome sind erst wenige bekannt. Schwacher Verstand. Unfähigkeit zu längeren geistigen Anstrengungen. „Mangelhaftes Erinnerungsvermögen und schwaches Gedächtnis." „Beängstigende Erscheinungen im Zwielicht." Patient sieht in der Dämmerung Geister und eingebildete Gestalten auf sich zukommen. Melancholie, Apathie, geistige Erschöpfung, Schwindel. Der Kopfschmerz ähnelt den beschriebenen allgemeinen wandernden Schmerzen und wird in die Kopfhaut, in den Schädel, in die Augen und in die Ohren verlegt. „Gefühl, als ob der Kopf größer würde." Patient hat das Gefühl, als hätte er eine Kappe auf; er faßt immer mit den Händen nach dem Kopf. „Gefühl von Taubsein der Kopfhaut." Das Kappengefühl enthält gleichzeitig die Empfindung von Kopfdruck sowie das Taubheitsgefühl.

Auch an Auge und Ohr die beschriebenen Schmerzen, die nach allen Richtungen ausstrahlen.

Kränklicher Gesichtsausdruck; bleiches, graues Gesicht; eingesunkene hohle Wangen; blauumränderte Augen. *Berberis* ist sehr wirksam bei phthisischen Zuständen und bei Schmerzen nach Operation einer Mastdarmfistel. In letzterem Fall können sich Symptome an Nieren, Leber und Herz oder die erwähnten wandernden Schmerzen einstellen. Zuweilen starke Schmerzen mit Fieber und heftigem Durst, abwechselnd mit den geradezu entgegengesetzten Symptomen völliger Erschöpfung und eines Widerwillens gegen Wasser. Zuweilen Mangel an Appetit, dann wieder Heißhunger. Der Magen ist verstimmt, die Verdauung schwach und langsam. „Bitteres Aufstoßen von Galle."

In der Leber Schmerzen wie von Messerstichen. Ferner die oben erwähnten Schmerzen, die von einer Stelle zur andern wandern. Dabei Gelbsucht. „Gallensteinkolik." Der Stuhl wird weiß, gallenlos. „Scharfe, kneifende Schmerzen in der Leber, die plötzlich und mit großer Heftigkeit auftreten. Stechende Schmerzen in der Lebergegend, die das Atmen erschweren. Der Patient muß sich krümmen." Diese Schmerzen dauern nur einen Augenblick. Bei Gallensteinkolik sind die Schmerzen krampfhaft, nehmen zu und ab, lassen aber nie ganz nach. Der krampfartige Zustand wird von *Berberis* augenblicklich gelindert, so daß kleine Steine abgehen können.

Leibschmerzen. Reichliche, dicke, breiige, gelbe Stühle, wie Maismehlbrei. „Diarrhoe; breiartige, gelbe Entleerungen." Tonfarbige Stühle. Wenn es ein Berberis-Fall sein soll, muß außer diesen Einzelsymptomen die obenerwähnte Konstitution vorliegen. Verstopfung. „Brennende, stechende Schmerzen vor und während der Stuhlentleerung." Vergrößerung der Prostata mit ständigem Druck auf den Damm. „Zerrendes Gefühl rund um den After. Flechten am After. Analfistel." Mastdarmfisteln werden durch *Berberis* geheilt.

In der Lenden- und Nierengegend große Schmerzen. Der Patient kann keinen Druck vertragen. Er muß vorsichtig aus dem Wagen steigen. Sehr empfindlich gegen Erschütterungen. Die Schmerzen lösen zuweilen Ohnmacht aus. Dabei alle möglichen Harnveränderungen mit starkem Bodensatz. „Brennen und Schmerz in der Nierenregion." Brennende Stiche, einzeln oder mehrmals hintereinander, in der Lenden- oder Nierenregion. Viel Schmerz und Empfindlichkeit in der Nierengegend, so daß jede Erschütterung, z. B. Fahren im Wagen oder Aussteigen, unerträglich ist. Nach Nierenbeschwerden ein fauliger, bitterer Geschmack im Mund mit Blutandrang zum Schlund. Schmerzhafte Tenesmen im Blasenhals mit Brennen und spärlichem Urin. Heftige, schneidende, ziehende Schmerzen, die tief in der linken Seite der Blase sitzen und zuletzt in Stechen übergehen; sie treten speziell in der weiblichen Harnröhre und an deren Mündung auf und dauern minutenlang. Diese Schmerzen sind mit der Bildung von kleinen Steinchen im Nierenbecken verbunden. Beim Durchtritt eines solchen Steinchens durch den Harnleiter strahlen die Schmerzen nach allen Richtungen aus, besonders in den Samenstrang und die Testikel. Die Schmerzen sind von brennender Natur. Katarrhalischer Zustand der Blase. „Der Urin ist dunkel und durch reichlichen Bodensatz getrübt. Sehr langsamer Ausfluß des Urins trotz unablässigen Drängens."

Berberis paßt besonders für die Frau von gichtischer Konstitution, die, obwohl nicht alt, doch matt und müde ist. Sie fühlt sich abgespannt und aufgerieben durch die häuslichen Arbeiten. Der Coitus ist schmerzhaft, deshalb Widerwillen dagegen und Erschöpfung danach. Der Orgasmus fehlt. Peinigende Schmerzen in allen Nerven. „Bei der Frau Brennen in der Harnröhre. Brennender Schmerz in der Vagina." In den Geschlechtsteilen fehlt die normale Empfindung.

Borax

(Natriumtetraborat)

Borax bringt bei der Prüfung Aphthen im Munde, im Schlund und sogar im Magen hervor. Es heilt aphthenartige Geschwüre an den Geschlechtsteilen und am After. Vorherrschende Züge sind bei *Borax* die Nervosität, die Angst, die Weinerlichkeit und Empfindlichkeit. Der Kranke ängstigt sich wegen Kleinigkeiten. Er fährt zusammen bei jedem Geräusch, bei Musik, bei Aufregung, bei unerwarteten Nachrichten. Der Zustand wird verschlimmert durch Aufwärts- und namentlich Abwärtsbewegung oder Fahren. Diese Modalität geht durch das ganze Mittelbild. *Borax* bringt eine gesteigerte Aktivität im ganzen Körper hervor, Verschärfung aller Sinne, Überempfindlichkeit gegen die Umgebung. Bergabfahren verursacht außer nervöser Erregung auch Schwindel. „Angstgefühl bei Abwärtsbewegung oder bei Schaukeln.“ „Diarrhoe.“ Wenn dieses Syndrom vorhanden ist, werden Diarrhoe, Rheumatismus, Menstrualbeschwerden und viele andere Leiden durch *Borax* geheilt. Hysterische Erscheinungen. „Wechselt von einer Arbeit zur anderen.“ Ruheloser, nervöser, ängstlicher, reizbarer Zustand des ganzen Organismus. Abwärtsfahren in einem Lift oder ähnliches macht den Patienten fast bewußtlos. Verwirrung und Schwindel überkommen ihn. „Sehr verängstigt bei schnellem Bergabfahren.“ Die Angst nimmt bis 23 Uhr zu. So bei Frauen mit periodischen Wahnideen, wo die Anfälle sich bis 23 Uhr einstellen oder verschlimmern. Der Zustand von Angst und Erregung kann bald nach 23 Uhr aufhören. „Launisch, mürrisch, indolent.“ Nach Stuhlgang Besserung. „Der Kranke fährt auf, weil er einen ängstlichen Schrei zu hören vermeint.“ Nervöse Reizbarkeit heilen auch *Natrium carb.* und *Natrium mur.* Alle Natrium-Salze helfen bei Verschlimmerung durch Geräusche, bei Überempfindlichkeit gegen Geräusche und bei Überreiztheit der Nerven. Die betreffenden Patienten sind meistens wunderliche, reizbare Leute. „Starke Übelkeit bei intensivem Denken an die Arbeit.“ „Schwindel und Völlegefühl im Kopf beim Abstieg von Bergen und Treppen.“ Viel kongestiver, pressender Kopfschmerz und viel Hitze im Kopf.

Borax hilft bei vielen Augensymptomen. „Granulöse Lider.“ „Nach innen wachsende Wimpern mit Augenentzündung; Entropion.“ Granulationen und Verdickung der Lidbindehaut. Narbenkontrakturen, die das Öffnen der Lider erschweren.

Chronische Entzündung der Nasenschleimhaut mit reichlicher Absonderung und trockenen Krusten. Verstopfung der Nase. *Natr. mur.* verursacht ebenso wie *Borax* vorwiegend weiße Absonderungen, *Natr. sulf.* dagegen gelbe oder gelblichgrüne. *Borax* macht zuweilen auch grünlichen Ausfluß, meistens aber weißen.

Das Gesicht ist bleich und erdfarben. „Kinder haben kleine Bläschen um den Mund und auf der Stirn.“ *Natrium mur.* verursacht flechtenartigen Ausschlag an Mund und Stirn bei Fieberzuständen und Erkältungen. *Borax* hat ein ähnliches Arzneibild; es bringt „Aphthen im Mund, an der Zunge und an der Innenseite der Wangen“ hervor. Aber diese Symptome sprechen erst dann für *Borax,* wenn dessen Konstitutionsbild vorhanden ist. Die „roten Blasen auf der Zunge“ und das „Erbrechen nach Trinken“ lassen darauf schließen, daß der aphthöse Zustand sich auf Oesophagus und Magen ausgedehnt hat. Die Wangenschleimhaut ist stark gerötet.

Borax heilt viele Magensymptome, z. B. „auftreibende Blähungen nach den Mahlzeiten“, „beständiges Erbrechen“, „Erbrechen von saurem Schleim“. Der Borax-Patient mit Magenaphthen hat Würgen und Husten, sogenannten Magenhusten. „Magenhusten mit Schmerz in der Milzregion.“ Auch Sommerkrankheiten bei Kindern beeinflußt *Borax.* Aphthen rund um den After. Grüne schleimige Stühle, die oft Tag und Nacht anhalten. „Stühle häufig, weich, hellgelb, schleimig.“ Der Darm entleert massenhaft Flüssigkeit, die wie gekochte Stärke aussieht, ähnlich wie wir dies von *Argentum nitr.* kennen. Es kommt auch Verdickung der Mastdarmschleimhaut vor mit Striktur, so daß der Stuhlgang lang ausgezogen wird und bleistiftähnlich aussieht. Zugleich sind Aphthen im Munde vorhanden. Solche Kinder welken hin und halten den Kopf nach rückwärts gestreckt. Sie weinen jämmerlich und sind überempfindlich.

Borax hilft auch, wenn Kinder wegen des Brennens beim Urinieren ängstlich zu schreien beginnen, sobald sich Harndrang einstellt. „Häufiges Urinieren, dem Schreien vorangeht.“ Der heiße Urin brennt wie Feuer. Am Schreien merkt man, daß ein Kind bald urinieren muß. „Die Mündung der Harnröhre schmerzt nach dem Urinieren.“ „Verlangen zu urinieren, ohne jedoch einen Tropfen Urin lassen zu können.“ *Borax* heilt Gonorrhoe. Auf allen Schleimhäuten kommen aphthenartige Flecken vor.

Wie *Natrium mur.* und *Natrium carb.* unterdrückt *Borax* bei beiden Geschlechtern den sexuellen Trieb.

Zum Borax-Bild gehört ferner die membranöse Dysmenorrhoe mit heftigen wehenartigen Schmerzen vor und während der Regel und mit dem Gefühl, als ob der Uterus sich aus der Vagina herausdrängen wolle. Diese Schmerzen dauern bis zum Ausstoßen der Membranen. „Während der Periode Klopfen im Kopf und Rauschen in den Ohren.“ „Kneifendes Bauchgrimmen.“ Wehenartige Schmerzen. Der Schmerz breitet sich vom Magen her aus. Schmerzen wie Messerstiche vor oder während der Periode. „Müdigkeit und Schweiß nach Mitternacht.“ Man muß jedoch immer daran denken, daß die psychischen Symptome des Borax-Bildes vorhanden sein müssen, wenn das Mittel bei Dysmenorrhoe helfen soll. „Weißfluß wie Eiweiß.“ Eiweiß- oder stärkeähnlicher Weißfluß, der bis zu zwei Wochen dauert. „Schleimiger Ausfluß ohne alle weiteren Beschwerden.“ Weißfluß heiß und scharf. Sterilität kann durch *Borax* geheilt werden, wenn auch das übrige Krankheitsbild dem Mittelbild entspricht. Mütter können oft nicht stillen, weil sie zu wenig und zu dicke Milch haben. Die

Milch ist zu dick und schmeckt schlecht. Bei der entsprechenden Konstitution wird *Borax* auch die Beschaffenheit der Milch ändern. Die Säuglinge haben Widerwillen gegen die Milch und bekommen infolge der schlechten Beschaffenheit der Milch Diarrhoe. „Die Kinder werden bleich, fast erdfarben." „Manche Kinder werfen die Arme in die Luft, wenn man versucht, sie hinzulegen." Beim Säugen der Kinder stellen sich Brustschmerzen ein.

Bromum

(Brom)

Charakteristisch für *Brom* ist das Erkranken nach Erhitzung. Bei Diphtherie z. B. ist *Brom* nur nach Verschlimmerung in Wärme indiziert, wenn die Erkrankung nachts nach einem sehr heißen Sommertag eintritt. Bei Krupp, der um Mitternacht nach Einwirkung von trockener Kälte eintritt, ist *Aconit* angezeigt. *Brom* paßt für vollblütige Kinder. „Heiserkeit von Überhitzung, Verlust der Stimme von Überhitzung." Kopfschmerzen von Überhitzung. Wenn das Leiden einmal aufgetreten ist, besteht große Empfindlichkeit gegen Kälte, wobei aber trotzdem Überhitzung nicht vertragen wird. *Brom* hat eine Neigung zu Drüseninfiltrationen; die Drüsen werden hart, eitern aber selten. Der Entzündungsprozeß ist weniger akut als bei *Belladonna* und *Mercur*. „Körperteile, die sich entzünden, zeigen verhärtete Infiltrationen." Das Mittel paßt bei Geschwüren mit Infiltration, bei tuberkulösen oder skrofulösen Drüsen ohne Vereiterungstendenz, auch bei Vergrößerung der Ohrspeicheldrüse und bei Verhärtung der Schilddrüse; ferner bei Abzehrung. Bei vorhandener Infiltrationsneigung auch für Krebs geeignet. *Brom* macht große Schwäche, zunehmende Erschöpfung mit zitternden Gliedern und Ohnmacht. Zittern mit Übelkeit, mit Kopfschmerz oder nervöser Erregung. Der Kranke wird mit der Zeit so schwach, daß er gegen jegliche Arbeit, auch gegen Lesen, Widerwillen hat. Er hat kein Interesse für häusliche Pflichten, wird indifferent und sehr matt. Große geistige Depression, Niedergeschlagenheit, Traurigkeit und Entmutigung. Bei den meisten Leiden besteht Angst und Kopfschmerz von Überhitzung.

Die Schleimhauterkrankungen sind von Membranbildung begleitet. Infiltrationen der Schleimhäute mit kleinen weißen Exsudaten und Indurationen, mit oder ohne Geschwüre. Dabei besteht Fieber, große nervöse Erregung und „eisige Kälte der Glieder". „Hitze des Kopfes." „Atemnot mit vielem Schweiß." Kruppartige Erscheinungen.

„Ohrgeräusche. Klopfen und Brennen in den Ohren." Vergrößerung der Drüsen. Mittelohreiterung nach Scharlachfieber. „Schwellung und Verhärtung der linken Ohrspeicheldrüse."

Nasenbluten, Geschwüre in der Nase. Akuter Schnupfen, heftig und mit viel Brennen und Kältegefühl, als ob die Nasenschleimhaut vom Einatmen kalter Luft kalt würde. Viel Niesen. *Brom* ist wirksam bei Erkältungen in den ersten heißen Tagen des Mai oder Juni. Einmal im Jahr heftiger Schnupfen in der heißen Jahreszeit. Fließschnupfen mit Kopfschmerz. „Die Nase ist entzündet, die Nasenflügel sind geschwollen. Schorfbildung mit Schmerzen. Die Nase blutet bei Berührung." Wundsein um die Nasenlöcher herum. „Erhitztes Gesicht." Heißblütigkeit. Andererseits finden wir bei der chronisch geschwächten Brom-Konstitution, bei der das Mittel gegen chronische Drüsenschwellungen, Kropf oder krebsartige Erkrankungen indiziert ist, ein „graues, erdfarbenes Gesicht von altem Aussehen". „Gesicht aschgrau." Ferner werden vollblütige Kinder, nachdem mehrere Tage lang große Atemnot bestanden hat, bläulich und bleich, sie ringen nach Luft und drohen zu ersticken; ganz besonders tritt dies auf bei Diphtherie, bei Krupp und Kehlkopfaffektionen. „Steinharte Anschwellung der Drüsen besonders am Unterkiefer und Hals." Die Brom-Leiden können entweder im Kehlkopf beginnen und nach dem Halse hinaufsteigen oder umgekehrt verlaufen. *Brom* paßt für die bösartigen Fälle von Diphtherie. besonders linksseitig und bei heißem, feuchtem Wetter.

Magengeschwüre und kaffeesatzartiges Erbrechen. Verschlimmerung nach dem Essen. Erbrechen abwechselnd mit Diarrhoe. Unverträglichkeit von Säuren. „Nach Genuß von Austern Diarrhoe und verdorbener Magen." „Schlimmer durch Einatmen von Tabakrauch. Erbrechen von blutigem Schleim. Aufstoßen." Verdorbener Magen. Schmerz im Magen von warmen Speisen und heißen Getränken.

Mit dem Stuhl gehen Membranen ab. Diarrhoe. Stuhldrang gleich nach dem Essen. „Schwarzer, stinkender Stuhl." Erweiterte Venen, auch im Rectum. Hervortretende, brennende Hämorrhoiden. Stechen Tag und Nacht. Sehr schmerzhafte Hämorrhoiden mit schwarzer Diarrhoe. „Hämorrhoidalschmerzen während und nach dem Stuhlgang." Während der Stuhlentleerung Schmerz im Rectum.

Schwellung und Verhärtung des linken Hodens. Dumpfer Schmerz in der Gegend des linken Ovariums. „Beständiger dumpfer Schmerz im Ovarium mit Schwellung und Härte." Zu beachten ist auch hier die Linksseitigkeit der Mittelwirkung (wie bei *Lachesis*). „Schwellung der Ovarialgegend vor und während der Periode." Unterdrückung der Periode. Lautes Entweichen von Luft aus der Vagina.

Die meisten Brom-Symptome treten im Kehlkopf auf. Beim Einatmen ein rauhes und wundes Gefühl im Kehlkopf. „Rauhigkeit im Kehlkopf. Verlust der Stimme. Heiserkeit durch Überhitzung." „Kitzel im Kehlkopf. Daher fortwährender Husten. Auswurf von Schleim aus dem Kehlkopf." „Rauher trockener Husten mit Schmerz im Kehlkopf." „Gefühl, als wären die Luftwege voller Rauch." Rauhe Stimme; rauhe, kruppartige, scharrende Atmung. „Kaum hörbare Stimme. Stimmritzenkrampf." *Brom* bringt Membranen in Trachea und

Bronchien hervor, führt aber auch ohne solche zu Kehlkopfspasmen. Es verursacht Krampf im Kehlkopf. „Kitzel im Kehlkopf mit Hustenreiz. Kältegefühl im Kehlkopf." Letzteres ist für *Brom* besonders charakteristisch. Bei Kehlkopfentzündung ein Gefühl, als wäre der Kehlkopf mit Daunen bedeckt oder mit Samt überzogen. Dabei Kältegefühl. „Beständiges wundes Gefühl im Kehlkopf", d. h. es besteht Empfindlichkeit gegen Berührung. Bei *Phosphor, Belladonna* und *Rumex* haben wir auch dieses Wundgefühl im Kehlkopf mit Berührungsempfindlichkeit, aber der Brom-Schmerz sitzt gewöhnlich etwas unterhalb des Kehlkopfes im Halsgrübchen. „Gefühl, als ob die Luftwege voller Rauch wären", manchmal wie von Schwefeldampf oder Teerqualm erfüllt. Nach einigen Stunden bildet sich Schleim im Kehlkopf und in der Luftröhre, was zu ständigem Auswerfen von weißlichem, dickem Schleim reizt, so daß der Patient vor Husten und Kratzen im Kehlkopf nicht zur Ruhe kommt. *Brom* wird bei Stimmlosigkeit und Kehlkopfreizung seltener verordnet, als es indiziert ist, da man zu wenig daran denkt, daß Laryngitis und Heiserkeit durch Überhitzung entstehen können. Viele derartige Fälle könnten prompt durch *Brom* geheilt werden. Der Routineverordner denkt aber bei diesem Mittel eher an Krupp oder Diphtherie. „Viel Schleimrasseln im Kehlkopf, Einatmen sehr erschwert. Kehlkopf wie herabgezogen." Dies Gefühl herrscht vor bei Krupp mit Membranbildung. „Heiserer, krähender, erstickender Husten. Die Atmung ist sägend und pfeifend. Kehlkopfspasmen. Membranbildung im Kehlkopf und in der Luftröhre. Kruppartige Entzündung." „Bei Seeleuten, sobald sie an Land kommen, Asthma", das wieder besser wird auf See. Schweres Atmen mit Rasseln in der Brust. Bronchitis und Pneumonie.

Brom ist im Frühling vor Eintritt der Hitze oft angezeigt bei Keuchhusten mit Membranbildung im Kehlkopf. Der Husten wird durch Staub augenblicklich verschlimmert. „Husten mit plötzlichen Erstickungsanfällen beim Schlucken." Das Mittelbild zeigt eine Menge katarrhalische Zustände, besonders der Atmungswege, aber auch Hepatisation der Lungen; Infiltration ist einer seiner Hauptzüge.

Bryonia

(Zaunrübe)

Die Beschwerden im Arzneibild von *Ignatia* sind flüchtig, intermittierend und unerwartet eintretend. *Aconit* macht heftige und *Belladonna* plötzliche Beschwerden. Im Vergleich damit ist *Bryonia* ein sehr langwirkendes Mittel. Die Beschwerden bei diesem Mittel treten nicht schnell auf, sondern entwickeln sich allmählich, d. h. relativ langsam im Verhältnis zur Akutheit der entsprechenden

Krankheitsfälle. Die Leiden können zwar ebenso heftig werden wie bei *Aconit* und *Belladonna,* aber sie entwickeln sich nur allmählich bis zur vollen Höhe. Daher paßt *Bryonia* für Krankheiten mit continuierlichem Fieber, für Rheumatismen, die allmählich heftiger werden und ein Gelenk nach dem anderen befallen, bis alle fibrösen Gewebe entzündet sind. *Bryonia* macht entzündliche Zustände bei allen Arten von Bindegewebe einschließlich der Nervenscheiden, serösen Häute, Gelenkbänder und Aponeurosen.

Für *Bryonia* ist charakteristisch, daß die entsprechenden Krankheiten mit unbestimmten Allgemeinerscheinungen beginnen. Der Kranke weiß noch nicht so recht, was ihm fehlt, er ist matt und müde, ist unzugänglich, vermeidet jede Bewegung, hat Schmerzen hier und da im Körper, welche sich durch Bewegung verschlimmern. Die befallenen Körperteile zeigen schließlich Entzündungserscheinungen. Die Leiden stellen sich nach Erkältungen ein, aber nicht gleich in den ersten Stunden, wie bei *Aconit* oder *Belladonna,* sondern erst am nächsten Tage. Der Kranke fühlt sich unbehaglich, unruhig, er hat Schnupfen und ein Gefühl von Rauhigkeit in der Brust. In den nächsten Tagen kommen Fieberschauer oder Frost hinzu und schließlich wird eine entzündliche Krankheit manifest, z. B. Pneumonie oder Pleuritis, auch Pericarditis, Peritonitis oder Meningitis, also Organentzündungen. Verschlimmerung durch Bewegung ist eine typische Modalität des Mittels, die sich schon vor Beginn der Schmerzen als unbewußte Abneigung gegen Bewegung bemerkbar macht, bis der Patient endlich merkt, daß durch die Bewegung Schmerzen eintreten bzw. sich vermehren. *Bryonia* paßt auch für Krankheiten von typhoidem Charakter, die mit remittierendem Fieber anfangen und zu continuierlichem Fieber übergehen.

Bryonia entspricht Gelenkentzündungen, sei es rheumatischer Natur, sei es nach Erkältungen, sei es nach Unfällen. *Bryonia* ist oft bei Gelenkverletzungen angezeigt, wenn *Arnica* versagt.

Bryonia macht außerordentlich reizbar. Jedes Wort, welches den Patienten zu einer Antwort oder zum Denken zwingt, verschlimmert seinen Zustand. Der Patient ist fast bewußtlos, das Gesicht gedunsen und purpurrot. Er macht einen verwirrten Eindruck. Der ganze Körper zeigt venöse Stauungen, besonders im Gesicht. Der Gesichtsausdruck kann beinah blödsinnig wirken. Dabei ist der Patient aber fähig zu reden, wenn auch mit Widerwillen und wenn er auch bei den Umstehenden den Eindruck macht, als verstände er nichts. Dieser Zustand kann in kurzer Zeit eintreten. Der Patient erwacht morgens mit dumpfem kongestivem Kopfschmerz und Benommenheitsgefühl, er kann nicht arbeiten. Eine schwere innere Erkrankung bereitet sich vor, ist aber noch nicht nachzuweisen. Es ist für *Bryonia* eigentümlich, daß die Leiden oft frühmorgens anfangen. Es kommt oft vor, daß jemand 8 oder 10 Tage sich nicht recht wohl gefühlt hat und dann plötzlich morgens mit starkem Krankheitsgefühl aufwacht. Nach mehreren Tagen wird continuierliches Fieber festgestellt oder es tritt nachts Frost ein mit starken Brustschmerzen, rostfarbigem Auswurf, kurzem trockenem

Husten u. a. Das Leiden nimmt allmählich zu unter kongestivem dumpfem Kopfschmerz. Letzteres besonders bei Gehirnkongestion junger, vollblütiger Individuen. *Bryonia* paßt besonders für vollblütige Individuen mit venöser Konstitution. Katarrhalisches Fieber. Während *Coffea, Nux vomica* und *Ignatia* Erregungszustände setzen, macht *Bryonia* einen trägen Geisteszustand, der sich durch Bewegung und Anreden verschlimmert. Der Patient will still im Bette liegen und in Ruhe gelassen sein. Dabei besteht sehr große Reizbarkeit, wie bei *Nux vomica* oder *Chamomilla. Bryonia* paßt auch für akute Leiden, die durch Ärger, Aufregung, Störung oder Widerspruch verschlimmert werden. Auf die anfängliche Trägheit folgt bei *Bryonia* ein Zustand von vollständigem Stupor bzw. Bewußtlosigkeit wie bei Typhus und bei hydrocephalischen Kindern. Wird der Patient aus dem Betäubungszustand aufgerüttelt, so ist er konfus, sieht Gestalten, denkt, er sei nicht zu Hause, und wünscht nach Hause gebracht zu werden. Das Delirium ist nicht sehr hochgradig. Der Patient ist geistesabwesend, murmelt vor sich hin und sagt nicht viel, wenn man ihn in Ruhe läßt. Nur wenn er gestört wird, sagt er: „Geh fort und laß mich nach Hause gehen." Läßt man ihn in Ruhe, so verfällt er wieder in einen vollständig ruhigen Zustand, wobei er selten spricht. Das Delirium hat also nicht die plötzlichen, wilden Erregungszustände wie bei *Belladonna* oder *Stramonium.* „Irrereden oder Schwatzen aus seinem Berufsleben, schlimmer nach 15 Uhr." Das Delirium beginnt gewöhnlich ungefähr um 21 Uhr und dauert die ganze Nacht, ebenso das Fieber. Die akuten psychischen Symptome treten schon morgens beim Erwachen auf und verschlimmern sich mit dem Fortschreiten des Fieberzustandes ab 21 Uhr während der Nacht. Im Bryonia-Bild haben wir um 15 Uhr eine Verschlimmerung, die von 21 Uhr an intensiver wird und dann die ganze Nacht durch anhält, während die Verschlimmerung bei *Belladonna* ebenfalls um 15 Uhr beginnt, aber nur bis Mitternacht anhält. Die Verschlimmerung bei *Chamomilla,* die auch äußerste Reizbarkeit auslöst, liegt gegen 9 Uhr morgens. Zuweilen kann man am Krankenbett schwer entscheiden zwischen *Bryonia* und *Chamomilla,* weil die Symptome beider Mittel so außerordentlich intensiv sind. Doch das Chamomilla-Kind befindet sich schlechter um 9 Uhr morgens, das Bryonia-Kind um 21 Uhr abends.

Ein Grundzug von *Bryonia,* den noch mehrere andere Mittel haben, ist das Symptom: „Der Patient möchte etwas, aber er weiß nicht was." Dieses Symptom ist sehr wichtig für *Bryonia,* aber nur in Übereinstimmung mit den übrigen Symptomen. Bei *Kreosot* findet man, daß z. B. ein Kind das angeforderte Spielzeug sogleich wieder wegwirft und dann immer wieder nach anderem verlangt, um es wiederum so zu machen. Auch bei *Chamomilla* kann ein Kind sich ebenso verhalten. „Verlangen nach nicht zu beschaffenden Dingen oder nach Dingen, die das Kind haben will, aber zurückweist, wenn sie ihm gebracht werden." „Angst und Furcht." „Ein Angstgefühl im Körper treibt den Patienten an, beständig etwas zu tun." Dies ist ein beachtenswerter Zug. Wie bei *Arsen* haben wir bei *Bryonia* das ängstliche, unbehagliche Gefühl, das den Patienten dazu treibt, sich zu bewegen, obwohl die Bewegung verschlimmert. Wegen der heftigen Schmerzen muß der Patient sich bewegen, wodurch sich wiederum die Schmerzen verschlimmern. Bei *Rhus tox.* dagegen wird der Patient durch die Bewegung schwach, und beim Sitzen tritt der Schmerz wieder auf. Bei *Bryonia* bessert sich das Befinden gewöhnlich durch kühle Luft und kühle Anwendungen. Wenn der Patient sich bewegt, wird er warm, was die Schmerzen verschlimmert. Aber es gibt auch rheumatische Beschwerden bei *Bryonia*, die von Hitze und auch bei fortgesetzter Bewegung besser werden. Der scheinbare Widerspruch erklärt sich durch die verschiedene Art der Erleichterung und der Modalitäten. Es ist nicht immer ohne weiteres klar, ob der Bryonia-Patient mehr Erleichterung durch Hitze oder Kälte erfährt. Die meisten Kopfleiden von kongestivem Charakter werden besser von kühlen Anwendungen und von kalter Luft. Doch einige Kopfleiden bei *Bryonia* werden durch Wärme gebessert, und diese Leiden scheinen nicht von Blutfülle des Gehirns begleitet zu sein.

In feuchtem Klima ist *Bryonia* besonders häufig angezeigt, während in trockenen Gegenden bei niedrigen Temperaturen *Aconit* den Vorrang hat. In südlicheren Gegenden entspricht *Gelsemium* mehr den entzündlichen Zuständen. Im hohen Norden dagegen treten oft plötzliche Erkältungen in der Art des Aconit-Bildes auf, während mehr südlich die Leiden schleichender verlaufen als bei *Bryonia.*

Der psychische Zustand des Bryonia-Patienten ist meist besser in frischer Luft. Der Patient verlangt offene Fenster. Delirium und Kopfkongestion werden schlimmer im warmen Zimmer oder durch warme Bedeckung. Hier kommen neben *Bryonia* auch *Apis* und *Pulsatilla* in Betracht. „Todesfurcht." Alle Arten von Furcht, von Angst, von Zweifeln an der Genesung und große Niedergeschlagenheit sind Zeichen für *Bryonia.* Der Patient verlangt nach geistiger und körperlicher Ruhe, oft nach einem dunklen Zimmer. „Sehr reizbar, wird leicht ärgerlich." Die Leiden kommen durch Aufregung und werden dadurch fast immer verschlimmert. „Schlimme Folgen von Ärger über sich selbst." „Leiden, die durch Verdruß entstehen." Letztere verursachen gewöhnlich Kopfschmerzen. Heftige kongestive Kopfschmerzen wenige Stunden nach einem Wortwechsel, nach Streit oder nach kleinen Mißverständnissen mit jemand, dem man nicht widersprechen darf. Für diese Kopfschmerzen paßt auch *Staphisagria,* und zwar bei reizbaren, heftigen, nervösen, aufgeregten Menschen, welche wegen einer kleinen Sache leicht in heftigen Streit geraten. Wenn darauf Kopfschmerz entsteht, kann *Bryonia* indiziert sein. Wenn aber in einem chronischen Zustand der Patient selbst angibt, daß er bei einem Streit mit jemand nervöse Aufregung, Schlaflosigkeit und Kopfschmerzen bekomme, so wird besonders *Staphisagria* passen.

Bryonia macht fast alle Arten von Schwindel. Schlimmer im warmen Zimmer und in Bettwärme. Dies trifft bei allen nervösen Zuständen zu. Ganz besonders schlecht verträgt der Bryonia-Patient verdorbene Zimmerluft (ähnlich wie bei *Lycopodium*). Mädchen, die in der Kirche in Ohnmacht zu fallen pflegen, brauchen *Ignatia*.

Die Kopfbeschwerden sind bei *Bryonia* von sehr markanter Art. Kopfschmerzen fast bei jedem akuten Leiden. Auch Benommenheit wird bei kongestivem und berstendem Kopfschmerz erwähnt. Völlegefühl im Kopfe, so daß der Patient die Hand auf den Kopf pressen oder den Kopf einbinden muß. Fester, gleichmäßiger Druck um den ganzen Schädel ist angenehm. Schlimmer im warmen Zimmer und infolge von Hitze. Oberflächliche Neuralgien werden manchmal besser durch örtliche Hitzeanwendung, während ein warmes und geschlossenes Zimmer für Bryonia-Kopfschmerz unerträglich ist. Gefühl, als wenn der Schädel gespalten werde. Verschlimmerung durch jede Bewegung, sogar durch Augenzwinkern, durch Sprechen und schon allein durch Denken. Verlangt absolute Ruhe und ein dunkles Zimmer; dadurch Linderung. Nicht das Licht an und für sich verschlimmert, sondern die dadurch verursachte Bewegung der Akkommodationsmuskeln. Der Bryonia-Kopfschmerz ist sehr oft der Vorläufer anderer Leiden. Kongestion der Lungen, der Bronchien oder anderer Körperteile. Der Patient erwacht morgens mit Kopfschmerz über den Augen oder am Hinterkopf oder an beiden Stellen. Das wirkliche Leiden zeigt sich dann erst im Laufe des Tages. Zuweilen stechende Schmerzen über den Augen, schlimmer bei der ersten Bewegung. Schmerz in den Augäpfeln und Gefühl allgemeiner Zerschlagenheit. „Beschwerden nach Wäschebügeln" ist ein Symptom, welches sich auf die Verschlimmerung im heißen Zimmer und durch Bewegung der Arme bezieht. Kopfschmerz, als ob alles aus dem Gehirn herausdränge, verbunden mit Völlegefühl und Schwere in der Stirn. Pressende Kopfschmerzen in der Stirn. Das Völlegefühl im Kopf ist oft von Geistesträgheit begleitet. Der Gesichtsausdruck ist dabei etwas gedunsen. Der Patient macht den Eindruck eines Blödsinnigen. Das Gesicht ist fleckig und purpurn mit Blutandrang, also ein ausgesprochener Bryonia-Zustand. Die Augen sind gerötet. Der Patient ist teilnahmslos, möchte nicht sprechen, sich nicht bewegen, überhaupt nichts tun. So ist es auch bei *Belladonna*, das sich jedoch durch die Lebhaftigkeit seiner Symptome auszeichnet, während *Bryonia* einen langsamen, trägen und passiven Wirkungscharakter hat.

Bei den Kopfschmerzen bestehen Brennen und Pulsieren, meistens während der Bewegung auftretend. „Ziehende stechende Schmerzen." „Schießende Schmerzen." Die pressenden Schmerzen werden zuweilen beschrieben als das Gefühl eines schweren Gewichtes auf dem Kopf; in Wirklichkeit aber handelt es sich um einen inneren Druck. Es besteht eine Trägheit der Gehirnzirkulation, eine Stauung im Kopf. „Stiche im Kopf." „Berstender Kopfschmerz." „Aufsteigen des Blutes zum Kopf." Drohende Apoplexie. „Kopfschmerz nach kaltem Waschen, bei Gesichtsschweiß." Letzteres Symptom will besagen: Eine Erkältung von unterdrücktem Schweiß. „Beim Husten entsteht jedesmal eine Art

Kopfdruck." Der Kopfschmerz ist bei akut entzündlichen Zuständen oft so heftig, daß der Patient sich beim Husten den Kopf halten muß. „Der Kopfschmerz breitet sich durch die geringste Bewegung aus und verschlimmert sich danach; der Kopfschmerz ist schlimmer nach dem Essen." Alle Leiden sind schlimmer nach dem Essen. Die Kopfschmerzen sind oft von Nasenbluten begleitet. „Hartnäckiger Kopfschmerz mit Verstopfung." *Bryonia* paßt besonders für venöse, träge Konstitutionen mit träger Herztätigkeit und mangelhafter Zirkulation, auch wenn sie einen plethorischen, fülligen Eindruck machen. Die gichtischen Erscheinungen verschlimmern sich dabei mit dem Temperaturwechsel.

Kopfschorf. Empfindlichkeit und große Schmerzhaftigkeit der Kopfhaut. schlimmer bei der geringsten Berührung. Empfindung, als würde am Haar gezerrt. Frauen müssen das Haar hängen lassen. Bei Bryonia-Kopfschmerz sowie bei allen Bryonia-Leiden, auch bei rheumatischen Anfällen erleichtert tüchtiges Schwitzen.

Bryonia heilt alle Arten katarrhalischer Augenleiden und Augenentzündungen, jedoch nur, wenn auch alle anderen Symptome passen. Kongestionen, Erweiterung der Venen, Brennen, Stechen, in Verbindung mit Kopfschmerz, Schnupfen, Entzündung der Luftwege und Bronchitis. Die Augen schmerzen wie wunde Stellen, die Augäpfel dürfen kaum berührt werden. Verschlimmerung durch Husten oder Druck, besonders bei Brustleiden, bei Erkältung und Kopfschmerz. „Augenschmerzen durch Bewegung der Augen." „Drückender, quetschender Schmerz in den Augen." „Entzündung der Augen und Lippen, besonders bei neugeborenen Kindern." Die Augen erkranken plötzlich nach Verschwinden gichtischer Erscheinungen an anderen Körperteilen. Schwellung der Augenlider; die Bindehaut sieht aus wie rohes Fleisch, rot und blutig. Das findet man besonders bei alten Gichtikern oder Rheumatikern. „Rheumatische Iritis durch Erkältung."

Viele Bryonia-Leiden beginnen in der Nase. Niesen, Schnupfen, Fließschnupfen, rote Augen, Tränenfluß, Schmerzen in der Nase, in den Augen und im Kopf. Dann dehnen sich die Beschwerden auf den Nasen-Rachen-Raum und den Kehlkopf aus und sind verbunden mit Heiserkeit. Schließlich tritt Bronchitis auf, welche, wenn sie nicht behandelt wird, in Pneumonie oder Pleuritis übergehen kann. Dabei treten immer wieder Verschlimmerung durch Bewegung, heftiges Brennen und Kongestionen ein, manchmal auch heftiges Fieber, Benommenheit im Kopf, drückende kongestive Kopfschmerzen, Zerschlagenheitsgefühl im ganzen Körper, oft schlimmer gegen 21 Uhr. Die Benommenheit des Kopfes ist schlimmer nach Schlaf oder beim morgendlichen Erwachen. Der Husten tritt mit großer Heftigkeit auf, erschüttert den ganzen Körper und steigert den Kopfschmerz, verbunden mit reichlichem Schleimauswurf aus den Luftwegen. „Häufiges Niesen." „Niesen zwischen den Hustenanfällen." „Verlust des Geruchs." Bei diesen Kongestionen oder beim Schnupfen tritt oft Nasenbluten ein. Nasenbluten während der Menstruation. Nasenbluten ohne erkennbaren Grund. Während der Menstruation Kopfkongestionen. Nasenbluten, das an Stelle der Menstruation auftritt. „Nasenbluten und stockende Menstruation." „Trockener Nasenkatarrh."

Das Aussehen des Gesichts ist wichtig. Es gleicht dem eines Betrunkenen, ist purpurn, gedunsen infolge von Gefäßstauung, aber nur selten ödematös. Beeinträchtigung des Intellekts. Dummer Gesichtsausdruck. Bei Beginn schwerer Bryonia-Krankheiten fällt morgens beim Erwachen ein blöder Gesichtsausdruck auf; der Kranke äußert, daß Denken oder sonstige Tätigkeiten ihn sehr anstrengen. Kopfschmerzen, welche durch Bewegung schlimmer werden. Das Gesicht ist rot und brennend; „rote Flecken auf Gesicht und Hals"; „heißes, rotes, gedunsenes Gesicht".

Bei Kindern wie bei Erwachsenen beobachten wir eine allmählich zunehmende Gehirnstörung; erweiterte Pupillen; Gesichtsausdruck wie betrunken; beständiges Seitwärtsbewegen des Unterkiefers. Letztgenanntes Symptom ist charakteristisch für *Bryonia.* Bei dieser Bewegung des Unterkiefers berühren sich die Zähne jedoch nicht. Bei Gehirnaffektionen der Kinder beobachtet man ferner fortwährende Kaubewegung des Mundes, selbst bei Kindern, die noch keine Zähne haben. Bei nächtlichem Zähneknirschen der Kinder paßt besser *Arsen.*

An den Lippen des Patienten und am unteren Teil seines Gesichts beobachtet man einen gedunsenen, geschwollenen Zustand, verursacht durch die träge Zirkulation und venöse Stauungen. Bei *Baptisia* sind diese Symptome noch ausgesprochener, man findet bei Baptisia-Patienten einen noch viel größeren Schwächezustand und einen tieferen Stupor. Große Trockenheit der Lippen. „Kinder zupfen an den Lippen." „Die Lippen sind aufgesprungen und bluten." Die Lippen sind sehr trocken und bluten wie bei typhösen Zuständen. Ebenso hat der Patient eine trockene braune Zunge und einen Belag auf den Zähnen. Auch bei *Arum triphyllum* finden wir beständiges Zupfen an der Nase und an den Lippen sowie Nasenbohren.

Bryonia-Zahnschmerz wird schlimmer durch Wärme. Es ist ein „pressender, stechender Zahnschmerz während des Essens", verursacht durch warme Getränke und Speisen, verschlimmert im warmen Zimmer und von Bewegung. Der Patient verlangt nach kühlen Speisen und nach Aufenthalt in kalter Luft. Der Zahnschmerz läßt nach bei Anwendung von kaltem Wasser oder durch Liegen auf der schmerzhaften Seite. Starker Druck auf den schmerzhaften Zahn lindert den Schmerz. „Verschlimmerung durch Rauchen." So wiederholen sich auch hier die Symptome: Besserung durch Kälte und Druck, Verschlimmerung durch Hitze und Bewegung.

Veränderung der Geschmacksempfindung zählt auch zu den Symptomen von *Bryonia.* Der Geschmack ist fade, schal und pappig. Der Intellekt ist alteriert, daher auch Geschmackstäuschung in der Zunge. Die Zunge hat einen dicken weißen Belag. Mit Typhus gehen Gehirnkongestionen, Halsentzündung und Pneumonie einher; bei allen Krankheiten der Respirationsorgane, auch bei rheumatischen Affektionen, finden wir immer diese dickbelegte Zunge. Ferner ist die Zunge „trocken, blutend und mit Krusten bedeckt", besonders bei Typhus. Bei Erkältung besteht Trockenheit des Mundes. Der Patient hat gewöhnlich großen Durst und möchte periodisch große Quantitäten Wasser trinken. Bei der trockenen, braunen Zunge verliert der Kranke den Geschmack am Wasser und verweigert es. Wir haben dann trockenen Mund ohne Durst wie bei *Nux moschata.*

Bryonia hilft bei einer noch wenig bekannten Form von Halsentzündung mit stechenden Schmerzen, mit Trockenheit und trockenem Aussehen der Schleimhaut, mit periodischem Durst auf große Mengen Wasser. Es besteht eine konstitutionelle Anlage zur Bildung von Aphthen im Halse.

Die Magensymptome bei *Bryonia* sind ziemlich abnorm. Essen verschlimmert. Der Magen zeigt Widerwillen gegen alle Speisen. Der Patient verlangt etwas, weist es aber sofort wieder zurück. Er weiß nicht recht, was er will. Er hat Verlangen nach Saurem und nach kaltem Wasser. Er hat Tag und Nacht großen Durst. „Durst auf große Mengen Wasser in längeren Zwischenpausen." Bei *Bryonia* löschen große Quantitäten den Durst, während bei manchen andern Mittelbildern am Wasser nur genippt wird. Bei *Arsen* z. B. hilft das Trinken nicht. Der Arsen-Patient verlangt wenig, aber oft zu trinken.

Die Magenleiden bei *Bryonia* werden durch warme Getränke gelindert, während der Patient seltsamerweise nach kalten Getränken verlangt. Bei Fieber und Kopfschmerzen Verlangen nach Kaltem, was aber oft Husten und Schmerzen hervorbringt oder sie steigert. Warme Getränke, die der Kranke ablehnt, würden die Magen- und Darmleiden lindern. Ebenso besteht bei Frost Verlangen nach eiskaltem Wasser, das den Frost vermehrt, während heißes Wasser erleichtern würde. „Verlangen nach kalten und sauren Getränken." Widerwillen gegen übermäßig fette Speisen. „Verlangen nach Dingen, welche nicht zu beschaffen sind." Wie bei konstitutionellen Krankheiten überhaupt, muß man auch bei *Bryonia* besonders vorsichtig sein mit Sauerkraut, mit Gemüsesalat, mit Austern, Geflügelsalat usw. Bei *Pulsatilla* muß man fette Speisen vermeiden. Bei *Lycopodium* sind Austern zu verbieten. *Rhus tox.* verschlimmert den Zustand der Patienten oft nach einem Bad und hebt damit seine eigene günstige Wirkung auf. Letzteres Symptom gilt auch für *Calcarea.* Bryonia-Patienten befinden sich nach dem Essen schlechter in jeder Hinsicht, selbst nach dem Genuß ganz kleiner Quantitäten. Dabei besteht Auftreibung des Magens. Der Bryonia-Patient fühlt sich gewöhnlich erleichtert durch Trinken. Aber durch Genuß von kaltem Wasser nach Überhitzung werden die rheumatischen Erscheinungen, der Husten und der Kopfschmerz schlimmer. Ebenso bei *Rhus.*

Der Bryonia-Patient hat Schlucksen, Aufstoßen, Übelkeit und Erbrechen, hat also einen verdorbenen Magen. Nach dem Essen wird alles schlimmer. Bitteres Aufstoßen, bitterer fauliger Geschmack, Galleerbrechen. Der Magen nimmt nichts auf, ohne daß große Schmerzen entstehen. Empfindlichkeit gegen Druck. Diarrhoe und Meteorismus, durch Bewegung verschlimmert. Der Bryonia-Patient liegt dabei still im Bett mit angezogenen Knien und gekrümmten Gliedern. Er will nicht angeredet sein. Jede Bewegung ist schmerzhaft und vermehrt das Fieber. Er hat Frost und Hitze und hohes Fieber. Mit Ausnahme der Leib- und Magenschmerzen werden Bryonia-Schmerzen durch Druck besser. Wenn der Patient völlig ruhig liegt, ist er zuweilen frei von Übelkeit, die aber sofort eintritt, sobald er sitzen will oder auch nur den Kopf hebt. Bei jeder Bewegung stößt eine kleine Menge übelriechender Schleim auf. Im Magen und Darm sind die Schmerzen meistens stechend und brennend. Es besteht ein Gefühl, als wolle der Magen oder der Leib platzen. Bauchfellexsudate. Furchtbarer Schmerz. Empfindlichkeit der Magengrube und des ganzen Bauches. Obwohl lokal applizierte Wärme lindert, verlangt der Patient nach einem kalten Zimmer. Um die Schmerzen nicht zu vermehren, atmet der Bryonia-Patient oberflächlich. Ab und zu muß er einen langen Atemzug tun, von Stöhnen begleitet. Alle Arten von Gastroenteritis treten auf. Gastrische Affektionen bei jungen Mädchen infolge Unterdrückung der Menses.

Bryonia löst viele Lebersymptome aus. Die Leber, besonders der rechte Leberlappen, liegt wie ein Stein im Hypochondrium und ist empfindlich gegen Druck. Unmöglichkeit, sich zu bewegen oder tief Atem zu holen. Brennen, Stechen und Bohren in der Lebergegend. Dabei die beschriebenen Magensymptome. „Vorübergehende Stiche im rechten Hypochondrium." Beim Husten hat der Kranke das Gefühl, als ob die Leber platzen wolle. Heftige Schmerzen beim Husten.

Bryonia macht auch mancherlei Symptome in Verbindung mit Stuhlgang und Mastdarm. Verstopfung und Dysenterie. Bei Verstopfung ist der Stuhl trocken und hart, wie verbrannt. Es besteht kein Stuhldrang. Nur alle paar Tage gehen kleine, harte, wie verbrannt aussehende Kotstücke ab. Schleim wird unabhängig davon entleert. *Bryonia* heilt oft ganz veraltete Fälle von Verstopfung, aber auch Diarrhoe, welche den Patienten morgens aus dem Bett treibt. Der Patient hat dabei manchmal sehr häufige Entleerungen, denen schließlich völlige Erschöpfung folgt. *Bryonia* heilt Dysenterie und Tenesmen mit allen ihren Schmerzen und blutigen, schleimigen Entleerungen. Bei Verstopfung ist oft Drang vorhanden, aber das Pressen ist vergeblich. Zuweilen besteht vollständige Unfähigkeit zu pressen. Der Kranke hat bisweilen sehr trockene Stühle, bisweilen aber eine Art von Bryonia-Diarrhoe, wobei der Stuhl aussieht wie gelber Maismehlbrei, wie bei Typhus. Manchmal ist Schleim, manchmal Blut dabei. Dieser gelbe, breiige Stuhl kommt mehrmals am Tage, ganz besonders aber des Morgens. Der Stuhldrang wird durch Bewegung vermehrt. Das Bild ist ähnlich dem von *Petroleum,* bei dem jedoch nachts überhaupt keine Diarrhoe vorkommt. Bei *Bryonia* kann selbst dünnflüssige Nahrung am andern Morgen fast unverdaut wieder abgehen. „Die Diarrhoe riecht wie alter Käse." Die

Stühle sind braun, dünn und stinkend. Stuhldrang mit reichlichen, breiigen Entleerungen. „Unfreiwilliger Stuhlabgang während des Schlafes." Brennen im After bei jeder Entleerung. Bei jeder Bewegung Tag und Nacht Stuhldrang. „Diarrhoe morgens nach dem Aufstehen." „Weiche Stühle, die dünner und dünner werden, besonders morgens."

Bryonia macht viel Urinsymptome. Es zeigen sich: Nierenentzündung, rötlicher Satz im Urin, Harnsäurekristalle, reichlicher Urin. Bei körperlicher Anstrengung bestehen andauernde Nierenschmerzen und Nierenkongestionen. Nierenleiden bei gichtischer Konstitution. „Urindrang und unfreiwilliger Urinabgang." „Brennen in der Harnröhre. ohne daß Urin gelassen wird". besser nach dem Urinieren.

Bryonia hilft auch bei schmerzhafter Menstruation. Dabei Ovarialschmerzen mit Empfindlichkeit gegen Berührung. Dysmenorrhoe. Schon vor der Periode besteht Empfindlichkeit in beiden Leistenbeugen, die mit der Periode zunimmt und sich über den ganzen Leib verbreitet. Entzündung des Uterus bei rheumatischen und gichtischen Patienten. Brennen im Uterus. Amenorrhoe bei der geringsten Veranlassung. Nach großer Überanstrengung spärlicher Urinabgang und Schmerzen im Leibe, die Blutung bleibt aus oder kommt zu spät. Dies kommt besonders bei vollblütigen Mädchen vor. Drohender Abort nach Überanstrengung und Überhitzung. Entzündung der Mammae und Versiegen der Milch im Wochenbett. Drohende Peritonitis als Folge der erwähnten Ursachen oder nach Gonorrhoe oder altem Rheumatismus. Dabei Verschlimmerung durch die geringste Bewegung. Bei drohender Septicämie muß ein tiefer wirkendes Mittel gewählt werden. *Bryonia* paßt mehr für Erkrankungen. die durch Unterdrückung des Schweißes entstehen. Bei Mastitis sind steinharte Mammae charakteristisch. *Bryonia* ist ein gutes Mittel bei solchen Fällen.

Bryonia hilft auch bei Stimmverlust nach Erkältung. Es besteht Rauheitsgefühl in der Luftröhre mit Brustschmerzen und trockenem, hartem Husten. Gefühl, als wolle die Brust zerspringen. Der Bryonia-Patient sitzt da und hält sich die leidenden Körperteile. Brustschmerzen beiderseits, aber besonders rechts. Die Bryonia-Pneumonie tritt ebenfalls besonders oft rechts auf. Der Kranke liegt auf der kranken Seite oder auf dem Rücken und fürchtet sich vor Bewegung. Das Sputum ist rostfarben. Bei Vorhandensein dieser Symptome und bei Ergriffensein der linken Seite paßt *Aconit* besser. Die Rechtsseitigkeit von *Bryonia* erstreckt sich auch auf die Leber, wobei aber *Chelidonium* noch besser paßt, wenn ein sehr heftiger Schmerz beständig von vorn nach hinten durch das rechte Schulterblatt geht. Heiserkeit und Stimmverlust bei Sängern, großer Schmerz in der Luftröhre. Rauhigkeit und Engigkeit in der Luftröhre mit dem Gefühl zu ersticken, ähnlich wie bei *Phosphor*. Die Bryonia-Atmung ist kurz und schnell. Tiefes Atmen steigert die Schmerzen. Beständige Neigung zum Seufzen, was aber vor Schmerzen nicht möglich ist. Kurzatmigkeit, Erstikkungsgefühl, Asthma. Asthmatische Anfälle durch Überhitzung, schlimmer im warmen Zimmer, daher Verlangen nach kühler Luft." „Trockener, krampfiger Husten. Keuchhusten, der den ganzen Körper erschüttert. Der Husten treibt den Patienten aus dem Bett. Schmerzhafter Husten mit erschwerter Atmung. Der Husten erschüttert den ganzen Körper. Zäher, mühsamer Auswurf." „Abends und nachts trockener Husten."

Bufo

Bufo rana

(Kröte)

Das Sekret aus den kleinen Nackendrüsen der Kröte ist in Alkohol löslich. Sein Arzneibild ist gut geprüft. Das Mittel wirkt stark auf die Psyche, besonders auf den Intellekt. Es macht Verwirrung des Geistes, Verlust des Gedächtnisses bis zu allmählichem Übergang in Imbezillität.

Am meisten gebraucht wird *Bufo* bei nervösen Zuständen, bei verstärkter Pulsation, bei Zuckungen und Krampfzuständen der Muskeln, bei geschwürigen Prozessen der Haut und Schleimhäute, und zwar meist bei Patienten, die zu einer Art Verwirrung oder geistiger Schwäche neigen. Für Wahnsinn oder Verrücktheit paßt *Bufo* weniger. „Hang zu Einsamkeit und zu Masturbation." Dieses Symptom beleuchtet die Natur des Mittels: Niedrige Sinnesart, Mangel an Selbstkontrolle, ungenügende Beherrschung des Geschlechtstriebs. Im Repertorium ist zu lesen: „Wimmerte und schrie, bis er in einen Zustand von Coma verfiel." Solche Zustände findet man bei Erwachsenen, die wie Kinder handeln. Kindlicher Gesichtsausdruck. Der Patient verfällt in einen kindischen Zustand und hat entsprechende Manieren. Dieser psychische Zustand erinnert an *Baryta carb.*, und zwar bei Erwachsenen, die sich nie über den Kindheitszustand hinaus entwickelt haben. Man findet diesen Zustand auch bei ausgesprochener Epilepsie der Kinder, aber die Epilepsie ist hier nur ein Symptom der vorliegenden Entwicklungshemmung. Die Ursache liegt tiefer, sie besteht in der psorischen Veranlagung.

Bufo und *Baryta carb.* helfen beide bei dieser Entwicklungshemmung, bei diesem kindlichen Geisteszustand, wo der Körper wächst, der Geist aber stehenbleibt. Kindliche Furcht und Einfalt. Das Individuum ist immer kränklich und zurückgeblieben, wird niemals erwachsen, bleibt immer Kind. Die Erwachsenen dieses Typs sind kindlich und kindisch. *Baryta carb.* ist besonders wichtig für die Behandlung vorzeitig Seniler, doch auch *Bufo* ist hierfür von Bedeutung.

Im Prüfungstext ist erwähnt: „Im apathischen Zustand stieg er aus dem Bett und lief wie verrückt im Hause herum." Damit wird der geistige Zustand am besten ausgedrückt. Die meisten Bufo-Patienten sind passiv, ruhig, schwachsinnig, einfältig, kindlich. „Gedächtnisschwäche und Idiotismus." „Verlangen nach Einsamkeit, aber Furcht, allein zu sein." „Beißt im Zorn nach der Umgebung." „Lacht oder weint leicht." *Bufo* wird angewendet bei Delirium tremens, bei Erregungszuständen und geistiger Erschöpfung und wenn der Patient um sich beißt und kratzt. Kichert bei jeder Kleinigkeit und spricht Albernheiten. Kichert über Dinge, die nicht lächerlich sind. Alles, was man sagt, erscheint dem Bufo-Patienten komisch. Äußerst empfindliche, nervöse Natur. Große Ängstlichkeit bei Tag und Nacht. Händeringen und Reden über schreckliche Dinge, die befürchtet werden, die aber in Wirklichkeit gar nicht möglich sind. Ständige Angst und Verzweiflung. Händeringendes Hin- und Herlaufen und grundloses Sprechen über schreckliche Dinge wie bei Verrücktheit. „Wird ärgerlich, wenn er mißverstanden wird." Das ist ein Symptom drohender Verrücktheit und kommt auch bei Epilepsie vor. Der Epileptiker leidet an einem psorischen Zustand, der sich bald als Imbezillität, bald als wirkliche Epilepsie, bald als Verrücktheit zeigen kann. *Bufo* ist ein Antipsoricum, ein tiefwirkendes, wichtiges Mittel. Es trifft die innerste Natur des Menschen und heilt von da aus Störungen der Peripherie, der Finger, der Zehen, der Augen und Ohren usw., und auch Empfindungsstörungen. Umschriebene Hautstellen mit Anästhesie oder auch Hyperästhesie. Krämpfe verschiedener Muskeln, zuweilen lokale Krämpfe, zuweilen aber auch ausgesprochen epileptische Krämpfe mit blutigem Schaum vor dem Munde, mit Bewußtlosigkeit und Hinfallen. Daneben hilft es auch bei leichteren Fällen von Schwindel und Kollaps. Bei den Prüfungen zeigten sich Zustände von Schwindel bis zu vollständiger Epilepsie.

„Kongestiver Kopfschmerz." Bei Epilepsie spielt die Wirkung auf die Ringmuskulatur der Bauchaorta eine Hauptrolle. Schreckliches Angstgefühl im Abdomen, darauf plötzliche Bewußtlosigkeit. Die Aura geht vom Abdomen aus.

Der Kranke kann den Anblick glänzender Gegenstände nicht ertragen. „Amaurosis" usw. Die Pupillen sind vor dem Anfall stark erweitert und unempfindlich gegen Licht. „Geschärfte Sehkraft." Am Auge krampfartige Zustände, erhöhte Sehkraft, verminderte Empfindungsfähigkeit, schließlich eine Neigung zu tiefgehenden Ernährungsstörungen. Kleine Blasen auf dem Auge und auch auf der Haut, die platzen und nicht heilen wollen. Hornhautgeschwüre. „Augen stark injiziert." Lähmungszustände aller Art an den Lidern und den Augenmuskeln. Störung aller Sinne. „Musik ist unerträglich." Musik erzeugt eine Art Ängstlichkeit. Das Gehör ist so übermäßig scharf, daß jedes kleine Geräusch unerträglich wird. „Eitriger Ohrenfluß." „Schwellung an den Ohren, an den Parotiden." „Phlegmonöses Erysipel im Gesicht." „Ausfallen der Zähne" bei der eigentümlichen Riggs'schen Krankheit (Alveolarpyorrhoe).

„Stottern und Stammeln. Der Kranke wird ärgerlich, wenn man seine unzusammenhängende Sprache nicht versteht." „Beißt sich in die Zunge." „Die Zunge ist rissig, bläulich-schwarz." „Der Mund ist vor einem Anfall weit offen." Daran erkennt man das Nahen des Anfalles. Bleibt dieser trotzdem aus, so läßt der Patient den Kiefer hängen und sieht stupide aus, als ob er alles vergessen hätte. *Bufo* paßt oft für weniger schwere, schwindelähnliche Anfälle, bei denen es nicht zum Hinfallen kommt und wo nur für wenige Sekunden Bewußtlosigkeit eintritt oder wo es zuweilen zu unkontrollierten automatischen Handlungen kommt. Der Patient hat hinterher keine Erinnerung an diese Momente. Zuweilen setzt er seine Tätigkeit fort, ohne daß jemand etwas von dem Anfall merkt. Es kann bei diesem automatischen Zustand vorkommen, daß jemand z. B. beim Kutschieren die Pferde in der Runde lenkt, ohne es zu wissen. Der Patient erkennt erst hinterher, daß er dies in einem Anfall getan hat. Eine große Anzahl von Medikamenten bewirkt solche automatische Handlungen.

„Erbrechen nach Trinken." „Erbrechen gelber Flüssigkeit." „Erbrechen von Galle oder Blut." „Krämpfe enden mit Konvulsionen im Abdomen." Angstgefühl im Bauch, bevor der Anfall kommt. „Der Anfall nimmt seinen Ursprung im Abdomen." „Hämorrhoidalknoten." „Urin geht unfreiwillig ab." Letzteres bei Kranken, die infolge von epileptischen Anfällen imbezill werden, und bei drohender Gehirnerweichung.

Erhebliche Störung der Sexualsphäre, wie es gewöhnlich bei Geisteskranken der Fall ist. Zuweilen Erregungszustände, zuweilen Impotenz. Niedrige Sinnesart. Neigung, die Hände beständig an den Geschlechtsorganen zu haben. „Zu schnelle Ejaculation ohne Befriedigung." Krampf oder Epilepsie tritt ein während des Coitus. *Bufo* beeinflußt auch Drüsenentzündungen, speziell in den Leistenbeugen, wie bei Syphilis. Bei den weiblichen Geschlechtsorganen ist Brennen das führende Symptom. Brennen in den Ovarien und im Becken bei Dysmenorrhoe, bei Eintritt oder während der Regel. In den Unterleibsorganen brennende, reißende Schmerzen, die bis in die Schenkel ausstrahlen. Quälende Dysmenorrhoe, besonders bei Ovarialcysten. „Brennende Hitze und Stiche in den Ovarien." „Brennende Dehnungsschmerzen oder Krämpfe im Uterus." *Bufo* ist ein gutes Palliativmittel gegen die schrecklichen brennenden, stechenden und reißenden Schmerzen bei Uteruscarcinom, wenn die Schmerzen nach den Schenkeln ausstrahlen, oder bei Ulcerationen des Uterus und der Cervix, und bei blutigem, übelriechendem Ausfluß. *Bufo* erzeugt viele Symptome von übelriechenden Ausflüssen. „Sehr große Blasen im tumorartig geschwollenen Uterus mit Absonderung einer serösen, gelben Flüssigkeit." Dies wurde beobachtet bei epileptischen Zuständen. „Die Menstruation ist unterdrückt oder kommt zu früh und ist mit Kopfschmerz verbunden." „Brennen in Uterus und Vagina." „Krämpfe treten kurz vor der Menstruation auf." Bei Mädchen, die an Epilepsie leiden, sind die Krämpfe schlimmer zur Zeit der Regel. Die Krämpfe treten zuweilen vor, zuweilen während der Regel ein. „Anfälle schlimmer zur Zeit der Menses." „Während der Menses zusammenziehender Schmerz in der Leber." „Gelbe, dünne Leukorrhoe." *Bufo* ist ein vorzügliches Palliativ bei Brustdrüsenkrebs und hilft gegen die brennenden Schmerzen und die Bildung von Blasen mit gelber, seröser Flüssigkeit. Die Milch ist mit Blut untermischt. *Bufo* paßt für die chronischen Formen von Venenentzündung, wobei die Venen wie Schnüre anzufühlen sind.

„Brennen und wunde Stellen im Larynx." *Bufo* wirkt überhaupt auf alle entzündlichen Zustände und auf Nervenschmerzen mit Brennen. „Heftiger Husten mit Erbrechen." Husten mit Würgen. Der Auswurf ist blutig oder besteht in reinem Blut. Kältegefühl in der Brust. „Brennen wie Feuer in den Lungen." Das Brennen erstreckt sich bis in den Larynx. Lungengangrän. „Laryngitis, Haemoptysis." Die Patienten werden phthisisch, wenn Epilepsie durch starke Mittel vertrieben wird oder Ausflüsse unterdrückt worden sind. Die Konstitution offenbart sich dann in irgendeiner Krankheitsform wie Epilepsie, Paranoia, Imbezillität, Krebs usw. Der Bufo-Patient wird nicht alt. Ungefähr mit 40 Jahren bricht er zusammen und geht an einer schweren schleichenden Krankheit wie Krebs oder Imbezillität zugrunde. Kinder, auf die *Bufo* Einfluß hat, sind schwach, sie haben viel Ausschlag und werden phthisisch. *Bufo* ändert dann die Konstitution, heilt aber nur nach starker Erstverschlimmerung, wobei alte schlummernde Leiden zunächst wieder aufflammen. „Anfälle werden eingeleitet durch einen Ruck im Nacken." „Faustgroße Knochenauftreibungen." „Die Arme werden vor einem Anfall steif." „Taubheitsgefühl im linken Arm." „Blasen in der Hand, die jährlich wiederkehren." „Panaritium." Sehr viele Krankheitserscheinungen kommen in den Extremitäten vor, Lähmungen usw.

Ein warmes Zimmer ist für den Bufo-Patienten unerträglich. Besserung durch Baden oder kalte Luft. Besserung durch Eintauchen der Füße in heißes Wasser.

Zittern. Manche epileptische Anfälle kommen periodisch, andere unregelmäßig. Wenn wir auch gegen die Epilepsie als solche kein Mittel haben, so haben wir doch viele Mittel zur Erleichterung der Beschwerden von Epileptikern. *Bufo* paßt für schwachsinnige Kinder, gleich ob Krämpfe vorhanden sind oder nicht.

Cactus grandiflorus

(Königin der Nacht)

Constrictionen, Kontraktionen und Kongestionen kennzeichnen das Arzneibild von *Cactus.* Das Blut ist nicht richtig verteilt. Blutandrang zum Kopf oder zu irgendeinem anderen Organ bei kalten Extremitäten. Die Blutzirkulation im Organismus ist nie gleichmäßig, sondern krampfartig und unregelmäßig. Die Empfindung davon kann fehlen. Oder man hat ein Gefühl „wie mit Draht umschnürt". Dieses Gefühl ist charakteristisch für *Cactus.* Es ist ein Gefühl von Beengung und Zusammenschnüren. „Zusammenschnürungsgefühl am Herzen." Krampf kann in allen Organen auftreten, besonders am Herzen und an der

Gebärmutter. Vaginismus. „Blutandrang mit Constriction. Heftige Uteruskongestion mit Krampf. Blutandrang zur Brust, wie wenn die Brust mit heißen Güssen von Blut durchströmt würde, verbunden mit Krampf besonders des Herzens." Gefühl, als würde der ganze Körper in einen Schraubstock gepreßt. In der Haut, auch der des Kopfes, nimmt dieses Gefühl immer mehr zu. Die heftigen Kongestionen treten plötzlich auf. Hirnkongestion bei Beginn von Pneumonie. Kongestiver Frost bei heißem Kopf und kaltem Körper (wie bei *Arnica*) und mit dem Gefühl, als ob die Hirnschale zu eng wäre und der Kopf mehr und mehr zusammengepreßt würde. Sanduhrförmige Uteruskontraktion. Entzündungen, Kongestionen, die zu Entzündung führen, und Infiltrationen reagieren auf *Cactus,* ebenso Rheumatismus und Gicht. Das Mittel paßt für gichtische Diathese und für akute rheumatische Entzündungen. Kongestionen zu den Gelenken mit Bandagengefühl, mit Beengung, Spannung, Druck sprechen für *Cactus.* Der Blutumlauf ist verlangsamt. Die Herzfunktion ist beeinträchtigt, die Gewebe des Herzens sind gestört. *Cactus* hat eine spezifische Wirkung auf das Herz; auch bei anderen organischen Leiden, bei rheumatischen Konstitutionen, bei Gelenkerkrankungen hilft *Cactus.* Dabei besteht immer Zusammenschnürungsgefühl „wie von einer eisernen Hand gepackt". Damit ist die Heftigkeit des Gefühls gemeint. Herzvergrößerung. Klappenfehler. Heißer Kopf. Allmähliche Abmagerung des ganzen Körpers. Hinzutretende Nierenleiden. Als Folge zunehmender Herzschwäche Hydrops. Diese Leiden sind charakteristisch für *Cactus,* namentlich auch hinsichtlich der Intensität. Die Schmerzen sind, wo *Cactus* angezeigt ist, immer heftig, sie veranlassen geradezu zum Aufschreien. Die Schmerzen sind zupackend, zusammenschnürend und oft reißend, aber das erstgenannte Gefühl ist besonders hervorstechend. In den Därmen besteht ein zusammenschnürendes, in den langen Muskeln ein krampfartiges Gefühl. Bei *Belladonna* findet man mehr letzteres, und zwar mit Neigung zu Konvulsionen, z. B. bei Gehirnkongestionen. Bei *Cactus* dagegen bestehen heftige Gehirnkongestionen mit zunehmender venöser Stase und mit Stupor.

Die psychischen Symptome sind Furcht und Trostlosigkeit wegen der Schwere des Leidens. Der Kranke ist nicht orientiert über seinen Zustand. Die Zusammenschnürung des Herzens verursacht Todesfurcht. Man sieht es dem Patienten an. Aber bei dem intensiven Schmerz finden wir nichts von der Angst, die für *Aconit* charakteristisch ist. Bei *Aconit* wird die Todesangst durch das heftige Erstickungsgefühl hervorgerufen, bei *Cactus* fällt weniger die Angst auf als vielmehr das Schreien vor Schmerz. „Traurigkeit, Schweigsamkeit, unwiderstehliche Neigung zum Weinen, Todesfurcht" sind Symptome für *Cactus.* „Der Patient hält seine Krankheit für unheilbar." Die unregelmäßige Herztätigkeit pflanzt sich durch alle Blutgefäße fort. Für alle Herzmittel sind schwere Träume, große geistige Aufregung im Schlafe, heftiges Aufschrecken, gewöhnlich mit dem Gefühl von Fallen, charakteristisch. Der Kranke träumt zu fallen. Aufregende Träume. Diese Erscheinungen begleiten die Herzsymptome, die auf

Cactus ansprechen. „Schwindel durch Kongestionen, das Gesicht ist rot und gedunsen mit Pulsationen im Gehirn. Der Patient hat das Gefühl, als würde er verrückt. Er hat Angst und Schwindel, der von körperlicher Anstrengung schlimmer wird." Für die meisten Herzmittel ist Schwindel ein typisches Symptom. Der Schwindel wird schlimmer von körperlicher Anstrengung; Umdrehen im Bett, Bücken, Aufrichten aus liegender Stellung und tiefes Einatmen erhöhen das Schwindelgefühl. Oft Verschlimmerung durch unregelmäßige Atmung. Beim Anhalten des Atems schlägt das Herz so schnell, als ob es zerspringen wolle. Vermehrtes Pulsieren im ganzen Körper beim Atemanhalten.

Die Kopfschmerzen sind zusammenschnürend, drückend, heftig, mit großer Kopfhitze. Der Cactus-Patient hat einen Druck auf dem Scheitel, als würde dieser eingedrückt; das Gefühl bessert sich durch starken lokalen Gegendruck. „Starker Scheitelschmerz, wie von einem Gewicht; besser durch Druck, schlimmer von Geräuschen, von Hören, Sprechen und hellem Licht." Oft täuscht sich der Patient bezüglich des Druckgefühls. Er beschreibt das Gefühl als Druck von außen, während die Kongestion verrät, daß der Druck von innen nach außen geht. Andere Patienten wieder haben das letztere Gefühl. Große Empfindlichkeit des Gehirns gegen Sinneseindrücke. Kopfschmerzen rechtsseitig mit Pulsieren. Spannungsschmerz im Kopf, besonders am Scheitel. Gefühl, als wenn die Kopfhaut immer mehr zusammengezogen würde. Das sind weitere Symptome für *Cactus*. *Cactus* wird empfohlen bei drohender Apoplexie. Bei *Belladonna* haben wir außerdem die intensive allgemeine Körperhitze, Fieber und Brennen, was alles für *Cactus* nicht in dem Maße charakteristisch ist.

Der Patient hat Erstickungsgefühl wie von einem zu engen Kragen. Spannung der Haut und Muskeln. Dabei Zusammenschnüren des Herzens. Globus hystericus. Fortwährendes krampfartiges Würgen und Schlucken.

Ein besonderes Symptom für *Cactus* ist ein Krampf des linken Armes, zuweilen auch vollständiges Taubsein mit Ameisenlaufen, besonders bei Herzleiden im Gefolge von Rheumatismus und von Hysterie. *Cactus* paßt gut zum Rheumatismus. Das Gesicht ist glänzend rot oder blau. Blaue Lippen bei Herzschwäche.

Ein anderer Hauptzug von *Cactus* sind Blutungen. Entweder kommen die Blutungen von Gefäßerschlaffung bei Herz- und Gefäßleiden, oder sie treten infolge heftiger Kongestionen auf. Plethorische Patienten haben Blutungen aus Nase, Hals und anderen Brustorganen. Die Blutungen sind mehr die Folge von Kongestionen als von Tuberkulose. Auch Uterusblutungen durch Kongestionen, ebenso Blasen- und Nierenblutungen sprechen für *Cactus*.

Es besteht starkes Pulsieren in Magen und Darm, zuweilen auch in den Extremitäten. Am Zwerchfellansatz besteht ein Gefühl, als wenn ein Band immer enger zusammengezogen würde, was dem Patienten den Atem benimmt, so daß er nach Luft ringt. Kongestionen zu den Därmen mit Entzündung der Därme. Überall hat der Patient dabei das Gefühl des Pochens. Er hat auch große, blutende Hämorrhoiden und ein Zusammenschnürungsgefühl am After. Bei Hämorrhoiden besteht meistens eine sehr lästige Verstopfung.

Lähmung der Blase. Urinretention durch Spasmus des Blasenhalses. Blutiger Urin mit Flocken. Durch die schnelle Bildung von Blutgerinnseln wird der Weg für den Urin versperrt. Blutung aus Blase und Vagina. „Das Wasserlassen wird verhindert durch Klumpen." Entzündung der Ovarien und des Uterus. Das alles sind Cactus-Symptome. *Cactus* ist auch anzuwenden bei Dysmenorrhoe von jungen, vollblütigen, kräftigen Frauen, die vor heftigen Uteruskrämpfen schreien. Die Symptome treten besonders einen Tag vor oder bei Beginn der Regel auf. Frauen beschreiben ein Gefühl, als ob ein Band um die Gebärmutter gelegt wäre. Die Gebärmutter füllt sich mit Blutklumpen, wodurch der krampfartige, wehenartige Schmerz entsteht. *Cactus* paßt hierbei, wenn Gelenkrheumatismus damit verbunden ist.

Erstickungsanfälle und Zusammenschnüren des Herzens gehören auch zu den Symptomen von *Cactus*. Gefühl, als wenn eine große Last die Brust drücke. *Cactus* heilt auch Pneumonie-ähnliche Zustände, auch Lungenhypostase. Der Kranke muß im Bett sitzen, er hat ein aufsteigendes dumpfes Gefühl beiderseits der unteren Lungenpartien. Dieser Zustand ist abhängig von der Herzschwäche. *Cactus* wird hierbei Erleichterung bringen, besonders bei alten Fällen, wo Wassersucht bestanden hat. *Cactus* schiebt den tödlichen Ausgang hinaus. „Der Patient kann nur mit hochgezogenen Schultern und in Rückenlage atmen, nimmt eine sitzende Stellung ein, hat periodische Erstickungsanfälle, Ohnmachten und kalten Schweiß." Das sind ebenfalls Symptome für *Cactus*.

„Der Kranke hat ein Gefühl, als würde das Herz zusammengedrückt oder gequetscht. Er hat Rheumatismus mit Herzsymptomen; es ist ihm, als ob das Herz von einer eisernen Hand stundenlang gepackt würde. Es besteht Schmerz in der Herzgegend und großer Druck am Herzen, der rings um die linke Achsel zum Rücken geht." Oft schießt dieser Schmerz bis zur linken Hand hinunter und ist verbunden mit Taubheitsgefühl, zuweilen mit Schwellung und Prickeln. „Dumpfer Schmerz am Herzen, verschlimmert durch Druck, ausstrahlend ins linke Abdomen. Akute und chronische Herzentzündung. Herzklopfen Tag und Nacht, beim Gehen und nachts beim Liegen auf der linken Seite."

Brustsymptome, die um 11 Uhr oder 23 Uhr auftreten bzw. sich verschlimmern. Beim intermittierenden Fieber treten Kälteschauer mit heftigen Kopfkongestionen um 11 Uhr früh ein. Regelmäßige Anfälle um 11 Uhr und 23 Uhr; oder nur zu einer der beiden Zeiten täglicher Frostschauer.

Cadmium sulfuricum

(Cadmiumsulfat)

Cadmium sulf. ist nur teilweise geprüft. Man kennt von ihm nur wenige Wirkungen. An psychischen Symptomen kennt man nur die Arbeitsscheu und die Indolenz. Angst ist mehr klinisch beobachtet worden. Betreffs Angst und Erschöpfung und der großen Schwäche hat *Cadmium* Ähnlichkeit mit *Arsen.* Auch die Magensymptome ähneln denen bei diesem Mittel: große Erschöpfung, Magenreizbarkeit und Erbrechen, verbunden mit schleichenden Fiebern. Das Erbrochene ist dunkel wie bei Gelbfieber. Doch im Gegensatz zu *Arsen* hat der Cadmium-Patient Verlangen nach vollständiger Ruhe; teils ist er schmerzlos, teils besteht Abneigung gegen Bewegung. Bewegung verschlimmert wie bei *Bryonia. Cadmium* heilt Krampf und leichte Erregbarkeit. Es wirkt auf die Muskeln ähnlich wie *Zincum. Cadmium* findet sich auch in der Natur oft zusammen mit *Zink.* HERING fand bei Prüfungen, daß Stoffe, die gemeinschaftlich vorkommen, auch miteinander verwandt sind, und er bewies dies für *Tellurium,* das als Tellur-Gold-Verbindung vorkommt. Schwindel im Zimmer ist ein wichtiges Symptom für *Cadmium.* Die Kopfsymptome, Angst und Schwindel, kommen bei schweren Gastro-Intestinalkrankheiten vor, bei schleichendem Fieber und beim Gelbfieber. Schießende Stiche durch den Kopf. Pulsieren in den Schläfen und schneidende Schmerzen.

Cadmium heilt paralytische Zustände ähnlich wie *Causticum.* Bei Lähmung eines Körperteils oder nur einer Seite, oder wenn nach Schlaganfällen Schwäche eines Armes und Beines zurückbleibt, konkurriert *Cadmium* mit *Phosphor.* Wechselnde Empfindungen. Ameisenlaufen an der Oberfläche und in der Tiefe, Einschlafen von Körperteilen, Hyperästhesie oder Anästhesie, Taubheitsgefühl einzelner Körperteile, z. B. der Nase oder einer Hand, das alles sind Symptome für *Cadmium.* Hierin ähnelt das Mittel *Causticum,* doch sind bei ihm auch die gelähmten Körperteile zuweilen schmerzhaft.

Cadmium-Symptome sind ferner: Alter Nasenkatarrh mit Knochencaries, Geschwürsbildung, Niesen, Schnupfen und Abscesse.

Zahlreiche Augensymptome werden ebenfalls von *Cadmium* beeinflußt, z. B. chronische Conjunctivitis mit starker Sekretion und alte Fälle von Augenentzündungen, die bei jeder Erkältung und bei jedem Wetterwechsel wieder aufflammen. Skrofulose, Geschwüre, alte Narben, die aufbrechen und wieder zuheilen. Augentrübungen bei schleichender Entzündung.

Cadmium hilft bei Geschmacksstörungen, bei dunkler blutender Zunge, trockenem Mund wie bei Typhus und gelbem Fieber. Die Zunge ist schwer beweglich. Es bestehen Schluckbeschwerden, Verengerung der Speiseröhre und heftiger Durst. Der Patient hat großes Verlangen nach kaltem Wasser, bekommt davon aber Gänsehaut (wie bei *Capsicum*).

Der Magen bietet die wichtigsten Symptome für *Cadmium*. Die Magenfunktion versagt; nach jeder Nahrungsaufnahme kommt es zu starker Säurebildung. Der Patient hat saures Aufstoßen mit Blut oder Galle und ranzigem Geschmack. Große Erschöpfung. Quälende Übelkeit, ähnlich wie bei *Ipecacuanha, Antimonium tart.* und *Arsen*. Kalter Schweiß. Erbrechen von gelbgrünem Schleim. Erbrechen schon bei Berührung der Lippen. Magenreizung nach langwierigen Krankheiten wie Cerebrospinalmeningitis, Typhus, Gelbfieber. Der Kranke verlangt nach Ruhe. Erschöpfung, Magenreizung, Hitze und Ruhelosigkeit treten aber nicht wie bei *Arsen* zu Beginn des Fiebers auf, sondern eher nach dem Fieber, wenn sich Angst mit Verlangen nach Ruhe einstellt. Brennen, Erschöpfung und Erbrechen bei Krebs wird *Cadmium* für Wochen lindern. Das Erbrochene sieht aus wie Kaffeesatz. Es bestehen brennende und stechende Schmerzen im Magen, auch Magensymptome in der Schwangerschaft und bei alten Trinkern. Kältegefühl im Magen. Cholera infantum mit Magenreizung.

Cadmium hilft bei schießenden Schmerzen im Abdomen mit Erbrechen, bei entzündlichen Erkrankungen der Leber, der Milz, des Magens und anderer Bauchorgane. Auch bei drohender Gangrän, bei Erschöpfung nach Erbrechen und Schmerz in den Halsmuskeln ist *Cadmium* angezeigt. Ebenso hilft es bei Fieberrückfällen mit Erbrechen, bei Diarrhoe und großer Erschöpfung. Es konkurriert da auch mit *Carbo veg.* in Fällen von Gelbfieber, wo nach einer Erkältung durch Zugwind plötzlich Erschöpfung und Erbrechen eintreten.

Caladium Seguinum

(Schweigrohr)

Caladium ist ein wundervolles Mittel. Die geistigen Symptome muten fremdartig an. Der Caladium-Patient kann nicht sagen, ob gewisse Dinge existieren und ob bestimmte Geschehnisse sich ereignet haben oder nicht. „Der Patient ist sehr vergeßlich, er kann sich an nichts erinnern", er ist voller Ungewißheit und Geistesabwesenheit. Er grübelt den ganzen Tag über Dinge nach, die hätten getan werden müssen, die er aber einfach vergessen hat. Beim Caladium-Patienten findet man ziemlich heftige Hirnkongestionen, mehr oder weniger starkes Erregtsein und als wichtigste Symptome Erschöpfung und Geistesschwäche. Der Kranke kann nicht denken. Je mehr er seine Gedanken auf einen Gegenstand richtet, um so mehr ermüdet er und um so mehr scheinen die Gedanken zu schwinden. Darauf beruht auch die Unsicherheit der Angaben, die die Prüfer gemacht haben. „Sehr vergeßlich, geistesabwesend." Bei akuten Zuständen bestehen Delirien und Aufgeregtsein oder Bewußtlosigkeit und Stupor. *Caladium* ist wirksam bei continuierlichen Fiebern. Um die geistigen Symptome eines Mittels zu verstehen, muß man die Schnelligkeit seiner Wirkung beachten. So ist *Belladonna* kein Mittel für continuierliches Fieber, wohl aber *Bryonia,* und deshalb paßt *Bryonia* für das Delirium bei continuierlichem Fieber, *Belladonna* aber für das bei remittierendem Fieber. Auch *Caladium* hilft bei continuierlichem Fieber, aber mehr noch bei Coma, Bewußtlosigkeit und Stupor. „Delirium und unverständliches Murmeln." Geistige Erschöpfung. Das Mittel paßt für schleichende, schwere Fälle von Typhus ohne aktives Delirium, bei Patienten mit einem halb bewußtlosen Zustand, mit Coma oder Stupor und mit Benommenheit (wie bei *Acid. phos.*). Vergeßlichkeit bei geistiger und körperlicher Erschöpfung nach geschlechtlichen Exzessen und nach Tabakvergiftung. *Caladium* paßt für alle Wüstlinge, es paßt bei Unfähigkeit zum Coitus, wenn trotzdem quälendes Verlangen danach besteht. Der Caladium-Typ leidet unter unzüchtigen Vorstellungen, bekommt beim Anblick weiblicher Formen Pollutionen (ähnlich *Acid. picrin.* und *Selen*). Natürlich muß das Medikament, wenn es heilen soll, durch den Willen des Patienten unterstützt werden. Der Patient ist äußerst nervös, erschrickt vor seinem eigenen Schatten, kann die ganze Nacht nicht schlafen vor unzüchtigen, ängstlichen Gedanken, hat Furcht vor der Zukunft und ohne Grund Furcht vor Krankheiten. Im Gegensatz dazu kann der Kranke zuweilen eine wirkliche Gefahr nicht abschätzen und stürzt sich kopflos hinein. Närrische Tollkühnheit. Schwindel beim Augenschließen. Doch hilft *Caladium* nicht bei locomotorischer Ataxie. Nach Niederlegen und Augenschließen hat der Patient das Gefühl von Schaukeln und Schwindligsein. Morgens Schwindel und Übelkeit mit Stichen in der Magengrube. Der Patient ist beim Aufwachen unorientiert, schreckt zusammen beim Türzuschlagen oder beim Knistern von Papier. Er kann beim geringsten Geräusch nicht schlafen und tut alles in großer Hast. Im allgemeinen verschlimmert sich der Zustand durch Wärme und im warmen Zimmer. Besserung tritt ein durch kühle, frische Luft. Der Patient verlangt aber warme Getränke, trotz Verschlimmerung seiner Beschwerden. Der Patient ißt ohne Hunger und trinkt ohne Durst. Das Mittelbild zeigt viel nervöse, phantastische Erscheinungen. Aufstoßen oder Magenschmerz von kaltem Wasser, Empfindlichkeit der Haut, Gefühl von Krabbeln und Kriechen oder von Spinnweben oder als ob eine Fliege auf der Haut sitze. Der Schweiß ist süßlich. Heftiges Jucken, besonders an den Genitalien. Pruritus vulvae, welcher die Kranken die ganze Nacht wach und in Erregung hält. Die Patientin muß immer kratzen und kommt dadurch körperlich und geistig herunter.

Caladium ist gut für alle nervösen Störungen vom Tabak- und Zigarettenrauchen. *Caladium* beseitigt auch das Verlangen nach Rauchen. Es hilft bei Kopfschmerzen und geistigen Störungen von Rauchern.

Die Stühle sind weich, gelb, teigig, breiig, wie bei Typhus. Schneidende Schmerzen wie von Messerstichen im Rectum. Viel Urinsymptome. Der Urin ist übelriechend, faulig und spärlich.

Heftiger Geschlechtstrieb bei erschlafftem Penis. Impotenz. Erektionen morgens im Halbschlaf, welche beim Erwachen aufhören. Wenn der Trieb seine Höhe erreicht hat, fehlt die Potenz. Automatische starke Erektionen ohne Trieb, die schmerzhaft sind. Beim Coitus kein Samenerguß. Harnröhrenausfluß. *Caladium* ist wirksam bei Gonorrhoe. Kräftige Männer werden oft nach unterdrückter Gonorrhoe impotent. Hier hilft *Caladium* ebenso häufig wie *Thuja.* Juckender Ausschlag am Scrotum.

Caladium hat einige eigentümliche Schlafsymptome. Kribbeln, das wachhält. Schlaflosigkeit infolge von Pruritus besonders der Genitalien. Ächzen und Stöhnen im Schlaf. Unruhiger Schlaf. Ängstliche Träume, die besser im Gedächtnis bleiben als die Angelegenheiten des Tages. Der Caladium-Patient schläft wieder ein und träumt dann da weiter, wo er aufgehört hat.

Calcium arsenicosum
Calcarea arsenicosa
(Calciumarsenit)

Da dieses Mittel eine chemische Vereinigung zweier erprobter, tiefwirkender Mittel darstellt, erkennen wir sofort, daß es ein langwirkendes, für viele chronische Krankheiten geeignetes Mittel ist. Es ist so tiefwirkend, daß es schon sehr hartnäckige Fälle von Epilepsie geheilt hat. Große geistige und physische Schwachheit. Zittern und paralytische Schwäche. Der Patient hat ein Gefühl von Schwerelosigkeit, als ob der Körper in der Luft schwebe. Ohnmachtsanfälle. Epileptische Konvulsionen, wobei die Aura in der Herzgegend verspürt wird. Starke Müdigkeit. Schmerzen und Druckgefühl in der Herzgegend wechseln mit Spasmen ab. Schwäche, Schwindel oder vorübergehende Blindheit. Konvulsionen bei Herzklappenfehlern. Verschlimmerung abends und nachts. Der Patient ist gegen Kälte empfindlich, was auf einem Mangel an Eigenwärme beruht; er verabscheut frische Luft. Allgemeine physische Ängstlichkeit. Viele Symptome treten beim Treppensteigen auf. Im Mittelbild finden sich viele brennende Schmerzen (wie bei *Arsenicum*); das Mittel hat viele Fälle von Albuminurie im Anfangsstadium geheilt und ist auch bei Chlorose nützlich. Wassersucht ist ein wichtiger Zug des Mittels, wie bei *Arsenicum* und *Calcarea.* Die Beschwerden werden schon durch leichte Anstrengung schlimmer. Mattigkeit, Herzklopfen, Atemnot und Schwäche folgen. Die linke Seite des Körpers ist am meisten betroffen.

Die folgenden psychischen Symptome sind ein Hinweis für die Anwendung des Mittels. Ängstlichkeit und Beschwerden durch Verdruß und Ärger. Der Patient hat nachts im Bett sowie während Erkältungen oder beim Gehen Beklemmungen. Er ist wegen der Zukunft bekümmert und macht sich nachts Gedanken wegen seiner Heilung. Der Patient kritisiert gern. Er liebt Gesellschaft. Beim Gehen verwirrt sich der Geist des Kranken; er ist unfähig, sich zu konzentrieren. Sinnestäuschungen. Der Patient sieht Tote, Gespenster, Bilder und leidet an Einbildungen. Er hat Visionen von Feuersbrünsten; schlimmer bei Nacht oder wenn er die Augen schließt. Er verzweifelt an seiner Wiedergesundung und seiner Heilung. Er ist unzufrieden und reizbar. Er fürchtet sich nachts vor dem Tode oder vor der Einsamkeit und dem Wahnsinn. Gegenüber Vergnügungen ist der Patient gleichgültig. Geistesstörung. Unentschlossenheit. Reizbarkeit. Lamentieren. Der Patient verflucht das Leben; er ist lebensmüde. Gedächtnisschwäche. Der Patient ist boshaft, eigensinnig, empfindlich und leicht verletzt. Der Kranke ist hochgradig ruhelos, besonders bei Nacht hustet er im Bett herum; auch bei Hitze und während der Menses Ruhelosigkeit. Abends und bei Fieber ist der Patient äußerst betrübt. Er ist leicht aufgebracht und furchtsam und weint bei Nacht.

Das Blut steigt dem Patienten heftig zu Kopf, er bekommt dann Schwindel und Spasmen. Das Mittel hat viele chronische Kopfschmerzen verursacht und geheilt. Sehr eigenartig ist es, daß die Kopfschmerzen sich von der Seite, auf der der Patient liegt, zur anderen Seite hinziehen. Das ändert sich entsprechend der jeweiligen Lage des Patienten, ist aber nicht immer der Fall.

Calcium arsenicosum hat viele kleinere eigenartige Symptome. Die Schmerzen im Kopf bessern sich bei geistiger Anstrengung, sind aber dann hinterher viel schlimmer. Gesichts-, Augenlider-, Schläfen- und Ohrödeme treten auf. Ekzeme an Gesicht und Kopfhaut. Der Kopf ist kalt. Das Gesicht ist blaß, kränklich und aufgedunsen. Fließschnupfen. Niesen. Der Patient hat überhaupt kein Verlangen nach Nahrung, sondern nur Durst auf kaltes Wasser. Nach dem Essen leidet er an Aufstoßen und Erbrechen. Der Magen kommt leicht in Unordnung, hauptsächlich nach Milchgenuß und kalter Nahrung. Magenschmerzen nach dem Genuß von kaltem Wasser. Druckgefühl im Magen nach dem Essen. Nach Weintrinken leidet der Patient an Schmerzen in der Leistengegend. Sodbrennen, Magenübersäuerung. Druck und Brennen im Magen. Stechende, nagende Schmerzen im Magen. Auftreibung von Magen und Bauch. Das Mittel hat Magengeschwüre geheilt.

Schmerzhaftigkeit in der Nierengegend. Spärlicher, brennender Urin, der Eiweiß enthält. Der Patient hat nach Anstrengung und nach Weingenuß Schmerzen in den Samensträngen.

Wundmachender, gelber, übelriechender, blutiger Ausfluß. Bei stinkender Leukorrhoe kann man das Mittel mit *Kalium arsenicosum* und *Kalium phosphoricum* vergleichen. Bei Gebärmutterkrebs ist das Mittel angezeigt, wenn Brennen besteht sowie ein scharfer, ätzender, blutiger Ausfluß. Das Mittel stellt den Monatsfluß wieder her, wenn die anderen Symptome stimmen. Reichlicher Monatsfluß; oder aber spärliche, zu häufige bzw. verzögerte Regel. Vor der

Regel bestehen Schmerzen. Metrorrhagie. Brennende Schmerzen in Uterus und Vagina.

Schnürgefühl wie von einem Zwirnsfaden vom Kehlkopf nach rückwärts. Trockenheit in der Kehle. Stimmverlust vor einem epileptischen Anfall. Erstickungsgefühl und Herzklopfen nachts im Bett. Brennende Hitze in der Brust und Schmerzen in der Herzgegend vor einem epileptischen Anfall. Blutwallungen in der Herzgegend. Pochen in den Blutgefäßen, hauptsächlich im Kopf und im Rücken; das Pochen treibt den Patienten aus dem Bett. Herzschmerzen mit Palpitation. Angina pectoris. Drückende Herzschmerzen. Palpitation mit Gesichtshitze. Herzklopfen bei der geringsten Aufregung oder Anstrengung; abends und nachts schlimmer. Jeder 4. Pulsschlag fehlt. Schneller Puls.

Starke Rückenschmerzen zwischen Schulterblättern und Sacrum. Die Rückenschmerzen dehnen sich nach den Armen aus, ebenso die Brustschmerzen. Hand- und Fußödeme. Schwäche in den unteren Gliedmaßen.

Der Schlaf wird durch heftige Träume gestört. Herzklopfen und Erstickungsgefühle. Im letzten Teil der Nacht ist der Patient wach und muß viel schwitzen.

Um das Wesen dieses wunderbaren Mittels besser zu erkennen, sollte man es mit *Arsenicum* und *Calcarea* vergleichen. Das Mittel benötigt weitere Prüfungen bezüglich der Potenzierung.

Calcium carbonicum Hahnemanni

Calcarea carbonica Hahnemanni

(Austernkalk)

Den Calcium-Patienten ist die Unfähigkeit angeboren, den Kalk der natürlichen Nahrung zu verwerten. Sie werden fett und schlaff, die Knochen bleiben mangelhaft und kalkarm. Knochen, die sich verbiegen. Schlechte oder fehlende Zähne. Die Knochen hören auf zu wachsen. Es tritt Marasmus ein, ein Zustand, der auch durch Überfütterung mit Kalk entstehen kann. Es ist daher verkehrt, Kindern mit krankhaften Knochen große Kalkmengen zuzuführen, einfach deshalb, weil sie den Kalk doch nicht verarbeiten können. Aber ein richtig indiziertes Mittel kann dem Körper dazu verhelfen, den Kalk zu resorbieren.

Calcarea hilft bei Kongestionen, bei Blutandrang zum Kopf, bei kalten Füßen mit heißem Kopf. Es entspricht chlorotischen, anämischen, wachsbleichen, aber trotzdem dick und plump gebauten Patienten. Es kommt aber auch in Betracht bei bleichen, schwammigen, abgemagerten Personen. Abmagerung der Muskeln des Halses. Mit *Calcarea* kann man eine perniciöse Anämie auslösen. In seinem Symptomenbild findet sich große Erschlaffung aller Gewebe, auch der Blutgefäße, und infolgedessen am After und an den unteren Extremitäten starke Varicenbildung. Entzündung und schmerzhafte Schwellung der Gelenke.

Bemerkenswert für *Calcarea* ist die Neigung, die Drüsen anzugreifen, besonders die Lymphdrüsen. Die Bauchlymphdrüsen werden haselnußgroß, hart und schmerzhaft. Das Mittel ist nützlich bei Tuberkulose. Kalkige Degeneration. Drüsenverhärtung. Verhärtung von Geschwüren. *Calcarea* kann das Wachstum bösartiger Geschwüre aufhalten. Krebsige Affektionen mit Brennen und Stechen. Das Mittel beeinflußt besonders die Lymphdrüsenknoten mit Infiltration der umgebenden Gewebe. *Calcarea* heilt Fettgeschwülste und cystische Tumoren, wenn sie nicht bösartig sind.

Es beeinflußt auch septische Prozesse mit Abscessen in den Muskeln. Es verhütet das Aufgehen der Abscesse, selbst wenn schon Fluktuation vorhanden ist. *Calcarea* bewirkt dies durch Verkalkung. *Sulfur* und *Silicea* fördern die Eiterung, während *Calcarea* dieselbe eindickt.

Calcarea fördert die Polypenbildung in der Nase, den Ohren, der Scheide und der Blase und beeinflußt auch Cysten und kleine Papillome.

Calcarea ist angezeigt bei Exostosenbildung als Folge unregelmäßiger Kalkverteilung. Während sich an gewissen Knochen Exostosen bilden, bleiben andere Knochen weich. Daraus resultiert bei Kindern ein verspätetes Laufenkönnen. *Natrium mur.* hingegen paßt mehr für Kinder, die infolge Gehirnstörungen sich spät entwickeln und daher spät laufen lernen. *Calcarea* hilft auch bei Rheumatismus und bei Gicht der Gelenke.

Charakteristik: Der Calcarea-Patient ist frostig, empfindlich gegen kalte Luft und rauhe Winde, gegen drohende Kälte und Wetterwechsel. Der Kopf ist oft heiß, während der Patient ein Kältegefühl hat. Er ist am ganzen Körper kalt, besonders an den Füßen. Er schwitzt an verschiedenen Stellen, an der Stirn, dem Gesicht, dem Nacken, der Brust oder an den Füßen. Empfindlichkeit gegen Erkältung und Schwäche sind Symptome für das Mittel. Schwäche in den Beinen. Verschlimmerung durch Anstrengung jeder Art. Atemnot. Bei geringer Anstrengung Fieber oder Kopfschmerz. Viele Beschwerden durch Heben, durch Anstrengung beim Gehen und bei Schweißausbruch. Wenn die Schweißbildung plötzlich aufhört, bekommt der Patient Frostgefühl oder Kopfschmerzen. Er ist schwach, müde, ängstlich, hat ein schwaches Herz. Allgemeine Schwäche. Muskeln und Geist halten nicht lange durch. Der Calcarea-Kranke ist müde, er leidet an Kalkmangel. Kinder sind dickbauchig, abgemagert an Hals und Gliedern, haben vergrößerte Drüsen, sind bleich, schlaff und kränklich. Der Calcarea-Kranke kann keine Treppen steigen. Die Ernährung der Gewebe ist überall beeinträchtigt. Früher nannte man diesen Zustand Skrofulose, jetzt Psora. Das Medikament ist tiefwirkend und packt jeden Teil des Organismus bis in die Tiefe an.

Psychische Symptome: Große Schwäche. Unfähig, längere Zeit zu arbeiten; geistig und körperlich schnell ermüdet. Viel Angst. Bricht in Schweiß aus, wird aufgeregt, reizbar und unruhig. Sehr empfindlich gegen Gemütsbewegungen. „Unfähig, sich zu beschäftigen." Unfähig, nach Erregung scharf zu denken.

Calcarea ist sehr nützlich bei Leiden, die durch fortgesetzten Ärger und anhaltende Überanstrengung aufgetreten sind. Das Mittelbild zeigt eine besondere Art geistigen Empfindens; der Patient fühlt seine Erschöpfung und meint, daß diese Schwäche zu geistigen Störungen führen müsse; er quält sich damit ab, steigert sich immer mehr und mehr hinein und glaubt, man werde es ihm anmerken. Er liegt bis spät in die Nacht hinein wach und denkt darüber nach. Häufig kleinliche Gedanken über bedeutungslose Dinge, die der Patient selbst aber für wichtig hält. Er kann nicht mehr rechnen, nicht mehr ernsthaft denken. Er achtet mehr auf seine Empfindungen als auf seinen Verstand. Vernunftgründe werden nicht anerkannt. Das kann bis zu Geistesschwäche, Imbezillität und allgemeinem Zusammenbruch gehen. Passiver Zustand mit kleinlichen Gedanken, über die der Patient grübelt, ohne daß sie etwas auf sich haben. Der Patient ist immer geschäftig, bringt sich aber dabei ständig mehr herunter. Kann keine Entscheidung treffen. Glaubt, alle Leute beobachteten ihn. Beim Augenschließen hat er Visionen und sieht Gesichter, so daß er die Augen wieder öffnen muß. Er kann nicht einschlafen, redet mit sich selbst, liegt im Bett und unterhält sich mit allen möglichen Personen, mit denen er früher zu tun hatte; dabei bildet er sich ein, daß dies alles wirklich sei. Trotzdem ist der Patient noch nicht anstaltsreif, denn wenn man ihn aufrüttelt, kann er sich unterhalten und benimmt sich normal. Nur wenn er allein ist, läßt er sich gehen, zupft an den Fingern und macht allerhand Absonderlichkeiten. „Der Kranke bildet sich ein, es gehe jemand neben ihm.“ Bei der Prüfung von *Silicea* wurde dieses Symptom ebenfalls beobachtet; man fand es auch bei *Petroleum* und desgleichen bei *Calcarea.* „Geistige Störung mit schrecklichen Visionen. Der Patient denkt und redet von nichts anderem als von Mördern, von Feuer, von Ratten usw.“ Heftige Schreianfälle. Der Calcarea-Patient weigert sich zu sprechen oder er spricht mit sich allein, läßt sich aber in keine Unterhaltung ein und ist auch unfähig zu jeder Arbeit. Er läßt plötzlich sein blühendes Geschäft im Stich; er will nichts mehr davon sehen und hören. Das kommt lediglich von Überarbeitung und ist ein krankhaftes Symptom. Im Repertorium steht „Fleiß“, es sollte aber richtiger „Arbeitswut“ heißen. „Wimmern, Niedergeschlagenheit, Melancholie“ (ähnlich wie bei *Arsen* und *Lachesis*). Kinder neigen zu Frühreife und nehmen alles sehr ernst, sie sind traurig und unglücklich. Ältere Menschen verlieren die Lebenslust (ähnlich wie bei *Aurum*). Bei *Calcarea* können die Affekte und die Intelligenz gestört sein, während bei *Aurum* mehr die Willenskraft leidet. Der Patient ist voller Furcht, er ist lebensmüde, hoffnungslos, ängstlich und sieht Welt und Leben schwarz in schwarz. „Er hat Angst, daß etwas Trauriges und Schreckliches eintreten wird. Er fürchtet, den Verstand zu verlieren oder daß man seine psychische Störung bemerkt.“ „Furcht vor dem Tod, vor Auszehrung, vor Unglück, vor Alleinsein.“ „Große Angst und Beklemmung. Ruhelosigkeit und Herzklopfen. Verzweiflung und Hoffnungslosigkeit.“ „Kinder sind mürrisch und gereizt und erschrecken leicht.“ Die Zirkulation ist geschwächt; die Herzfunktion ist alteriert, so daß jede Erregung Herzklopfen hervorruft. Bei jeder körperlichen Anstrengung gerät der Calcarea-Patient außer Atem. Dies beeinflußt die Blutzirkulation des Gehirns und damit den Intellekt und das Sensorium, so daß wir fast bei jeder Gelegenheit Schwindel beobachten in Verbindung mit allen möglichen anderen Symptomen. Furcht, Angst und Schwindel. Bei Erregung Schwindelgefühl, ebenso beim Treppensteigen. „Schwindel beim Treppen- oder Bergsteigen, beim plötzlichen Aufstehen oder selbst bei Kopfdrehen in ruhiger Lage.“

Eines der auffallendsten Kopfsymptome bei *Calcarea* ist der Schweiß, der bei der geringsten Anstrengung am Kopf und im Gesicht ausbricht, selbst wenn alle anderen Körperteile frei davon sind. Dasselbe beobachtet man an den Füßen, welche schwitzen, ganz gleich, ob sie heiß oder kalt sind. Bei Stirnschweiß bekommt der Patient durch jeden Luftzug Frösteln und damit Kopfschmerzen. Kälte der ganzen Kopfhaut, so daß der Kopf warm eingehüllt werden muß. Während der Kongestionen ist der Kopf heiß. Zeitweise besteht große Hitze im Kopf. Die Calcarea-Kopfschmerzen sind geradezu betäubend. *Calcarea* beeinflußt ferner Nasenkatarrh mit mehr oder weniger Ausfluß, am günstigsten bei starkem Ausfluß. Beim Gehen und durch Kälte wird der Ausfluß gehemmt, worauf Kopfschmerz eintritt. „Reißende Kopfschmerzen oberhalb der Augen, nach der Nase zu.“ Dies ist charakteristisch für *Calcarea*. Zuweilen besteht das Gefühl, als würde ein großer Keil in den Kopf getrieben. Linderung tritt ein durch sehr heiße Anwendungen und Liegen im Dunkeln. Verschlimmerung durch Tageslicht, durch Geräusche, durch Sprechen und Bewegung. Der Kopfschmerz nimmt tagsüber immer mehr zu, bis er abends so heftig wird, daß Übelkeit und Erbrechen eintreten. Es ist ein konstitutioneller Kopfschmerz, der zuweilen alle 14 Tage oder auch alle 8 Tage einseitig auftritt, also die altbekannte Migräne. Neben dieser Periodizität weist der Kopfschmerz aber auch eine Anfälligkeit gegen kalten Wind auf. Auch einseitiger, besonders linksseitiger Kopfschmerz kann auftreten, ebenso Schläfenkopfschmerz, welcher durch das Nasenbein zu ziehen scheint. Dieselbe Richtung nehmen die Supraorbitalschmerzen. Die Schläfenkopfschmerzen scheinen ein Gefühl von Einengung hervorzubringen, ein Gefühl von großer Spannung in der Stirn. Sobald die Calcarea-Kopfschmerzen heftig werden, sind sie von starker Pulsation und von Hämmern begleitet. Die Schmerzen sind meistens drückend oder reißend. „Erschütterungskopfschmerzen.“ Stechende, pulsierende Schmerzen im Kopf, als wollte dieser zerspringen. Hämmernde Kopfschmerzen, schlimmer von Gehen und von Erschütterung. Zuweilen besteht ein Gefühl von Kälte im Kopf, als ob der Kopf taub oder aus Holz wäre, oder als hätte der Patient einen Helm oder eine Kappe auf. Je ausgesprochener die Kongestion nach den inneren Teilen ist, desto kälter wird die Oberfläche. Daher der kalte Schweiß an Händen und Füßen bei Leiden der inneren Organe. Brennen auf dem Scheitel, oft mit Kälte auf der Stirn verbunden oder mit Kälte des ganzen übrigen Kopfes. Es kommen auch kalter Kopf und eisigkalte Füße beim Gehen in kalter Luft vor; sobald aber die Füße warm werden, brennen sie so, daß der Patient sie zum Bett hinausstrecken muß. Letzteres ist auch ein Zeichen für *Sulfur*, doch findet es sich ebenso bei vielen anderen Mitteln. Symptome für *Calcarea* sind Erkrankung der Schädelknochen und der äußeren Teile des Kopfes. Langsame Knochenbildung; die Fontanellen bleiben lange Zeit offen. Hydrocephalus. Hierbei ist das Schwitzen am Kopf, besonders des Nachts, eine ganz gewöhnliche Erscheinung, wie bei Gehirnerweichung. Kinder, die schwer zahnen, haben oft schreckliche Träume, sie schreien auf, und das Kissen, auf dem sie liegen, ist um den Kopf herum ganz naß. Alte, plethorische, heruntergekommene, fette, schlaffe, lymphatische Patienten mit vergrößerten Drüsen, Kopfschweiß und stellenweisem Haarausfall. Ausschläge am Kopf und Gesicht bei Kindern und Säuglingen, gewöhnlicher Kopfgrind oder Ekzem. „Dicke Schorfe auf dem Kopf mit gelbem Eiter." Übelriechende Ausschläge.

Die Augen haben einen großen Anteil an den Calcarea-Symptomen, vorausgesetzt, daß die Allgemeinsymptome passen. Wenn sich jede kleine Erkältung auf die Augen schlägt, wenn von kaltem, feuchtem Wetter oder Wind sich Bläschen und schließlich Geschwüre auf der Hornhaut bilden, wenn ausgesprochene Lichtscheu vorhanden ist und wenn jede kleine Anstrengung Kopf- und Augenschmerzen hervorruft, so kommt *Calcarea* in Frage. Akkommodationsstörungen. *Calcarea* kann eventuell grauen Star heilen, wenn die konstitutionellen Symptome vorhanden sind. *Calcarea* hilft auch bei anderen Augenleiden, z. B. in Verbindung mit Stechen des Kopfes und mit Fiebern und nach Überanstrengungen. Schon bevor ein Augenleiden festgestellt werden kann, klagt der Patient, daß Schleier, Federn, Rauch oder Dampf das Sehen trüben. „Trübes Sehen." Sehkraft schwach. Die Muskeln sind schwach. Damit ist eine besondere Art von Kopfschmerz, von Augenüberanstrengung verbunden. Hierfür paßt *Calcarea* ausgezeichnet; ebenso für Hornhauttrübung, dies aber nur in nicht zu alten Fällen. Man hat jedoch auch schon beobachtet, daß, wenn sich das allgemeine Leiden hinreichend gebessert hat, selbst eine alte Trübung noch nach Jahren auf *Calcarea* vergehen kann. Es beweist dies, daß die Natur oft lange Zeit braucht, um ein Organ wieder völlig herzustellen. So kann *Calcarea* unter Umständen ein großer Freund des Augenarztes werden.

An den Ohren beobachten wir dicken gelben Ausfluß, so nach Erkältungen unter den obenerwähnten Umständen. Manchmal wird durch Erkältung der Ausfluß gehemmt, die Entzündung selbst nimmt aber zu und Kopfschmerzen stellen sich ein. Schwerhörigkeit, Mittelohreiterung, Tubenkatarrh mit Kopfschmerz und Drüsenschwellung sprechen auch auf *Calcarea* an.

Der Calcarea-Nasenkatarrh ist außerordentlich lästig, langwierig, hartnäckig, mit dickem gelbem Ausfluß. Es bilden sich große Krusten in der Nase. Morgens werden große, schwärzliche, blutige Stücke ausgeschnaubt. Nachts Mundatmung. Nasenpolypen. Affektionen der Nasenknochen.

Das Gesicht sieht kränklich aus, ist kalt und schweißbedeckt. Schwitzen bei der kleinsten Anstrengung, zuweilen auch nachts, besonders auf der Stirn. „Kalter Gesichtsschweiß, bleiches, kachektisches Gesicht", besonders in vorgeschrittenen Fällen von Krebs und Phthise. Das Gesicht ist fahl, bleich, wassersüchtig. Ausschlag im Gesicht und an den Lippen. Die Lippen sind rissig, blutig; der Mund ist wund. Schmerzhafte Schwellung der Ohrspeichel- und Unterkieferdrüsen.

Chronische Halsleiden sprechen ebenfalls auf *Calcarea* an. Anfangs können sie einem Belladonna-Fall gleichen. Doch die häufige Wiederkehr bei jeder leichten Erkältung spricht für *Calcarea;* ebenso das Auftreten kleiner roter Flecken und kleiner Geschwüre im Rachen, die sich bis auf den harten Gaumen erstrecken. Die Zunge ist wund; es besteht ein beständiges trockenes, würgendes Gefühl im Pharynx; die Tonsillen und der Nasen-Rachen-Raum sind bedeckt mit dickem, gelbem Schleim. Chronische Entzündung. Das Zäpfchen kann geschwollen sein. „Alles ist geschwollen und rot", aber nur fleckweise. Es besteht starker Schluckschmerz und ein trockenes, würgendes Gefühl.

Die Tätigkeit des Magens ist verlangsamt. „Die genossenen Speisen bleiben im Magen liegen." Mangelhafte Verdauung. Der Mageninhalt wird sauer. „Saures Erbrechen." Milch macht Säure und ist unzuträglich. Völlegefühl. Auftreibung nach dem Essen. Alles verstimmt den Magen und bildet Säure. Sehr großes Verlangen nach Eiern, die auch besser verdaut werden. Auch hier ist wieder die allgemeine Konstitution maßgebend: Kalte Füße, magere Extremitäten, aufgetriebener Bauch, vergrößerte Drüsen, Kropf, großer Kopf, Empfindlichkeit gegen Kälte, bleiche wächserne Haut. Völliger Appetitmangel. Widerwillen gegen Fleisch, gegen warme Speisen, ausgenommen Eier. Saures Erbrechen. Saure Diarrhoe, wundmachend. Diarrhoe bei jeder Erkältung. Bei akuter Diarrhoe nach Erkältung hilft oft *Dulcamara,* nicht aber bei rezidivierender Diarrhoe, wo dann *Calcarea* in Frage kommt. Blähungen. Neigung zu Tuberkulose. Tabes mesaraica ist manchmal das Ende einer Calcium-Konstitution.

Calcarea ist sehr wirksam bei andauernder hartnäckiger Verstopfung. Der Stuhl ist hart, hell, weiß oder gelblich, gallelos. Diese Farbe findet man auch bei geringgradiger Diarrhoe. *Calcarea* heilt eine besondere Form der Verdauungsstörungen, eine Säftestörung im Darm, die den Wurmbefall begünstigt, so daß Calcarea-Kinder manchmal Würmer haben. Die Würmer gehen mit dem Stuhl und mit dem Erbrochenen ab. *Calcarea* heilt die Darmverstimmung, wenn Arzneibild und Krankheitsbild übereinstimmen, so daß sich keine Würmer mehr halten können. Im gesunden Verdauungskanal gedeihen keine Würmer.

Der Calcarea-Patient ist sexuell schwach bei allgemeiner Schlaffheit. Zuweilen wird er zwar durch übermäßigen Sexualtrieb nachts wachgehalten, aber im allgemeinen ist er schwach und bekommt nach jeder sexuellen Befriedigung Rückenschwäche, Schweiße und allgemeine Schwächezustände.

Die Frau ist gewöhnlich steril, müde, schlaff und ungeeignet zur Fortpflanzung. Nach jedem Coitus leidet sie an Abspannung, an Schweiß, Schlaflosigkeit und allgemeiner Schwäche. Die Geschlechtsteile sind schlaff. Uterussenkung. Gefühl, als wenn die Gebärmutter herausgedrängt würde. Menses zu stark, zu lange und mit zu kurzen Zwischenräumen; oder zu früh, zu langdauernd und zu stark. Aber auch hier müssen die allgemeinen Symptome stimmen. Leukorrhoe, reichlich, dick, Tag und Nacht, scharf, mit Jucken, Schmerzen und Brennen verbunden. „Polypen in der Vagina. Brennen, Jucken und Wundsein an den Genitalien infolge Leukorrhoe." Metrorrhagie durch Verheben, Aufregung, Schreck oder Furcht, nach großer Erregung und Muskelanstrengung. Die Schwangerschaftsbeschwerden bestehen im allgemeinen in großer Erschlaffung und Schwäche. Drohender Abort. Nach Entbindung Schwäche, Erschöpfung und Schweiße. Stillen schwächt.

Atmungsorgane: Die Calcarea-Stimme ist heiser, ohne Schmerz. Die Stimmbänder ermüden leicht, sind paretisch. Zuweilen sondert der Kehlkopf viel Schleim ab. Häufig Reizzustände im Kehlkopf mit Schwäche. Bei der Heiserkeit fehlt das Brennen und Wundsein, das man bei *Belladonna* und *Phosphor* findet. Frühzeitig gegeben, kann *Calcarea* die Neigung zur Tuberkulose beheben. *Calcarea* hat Larynx-Tuberkulose geheilt. Viel Schleimrasseln. auch in der Luftröhre und den Bronchien. Kurzatmigkeit vom Treppensteigen. vom Gehen gegen den Wind, von jeder Anstrengung. Asthma bei schwachem Herzen. Schwäche in den Lungen und drohende Phthise. Der Patient ermüdet sehr leicht und hat eine charakteristische, erschwerte Atmung. Blutspucken. Anhaltender Husten, reichlicher Auswurf von dickem, gelbem Schleim oder Eiter. Geschwüre. Abscesse. Kitzelhusten. Beginnende Abmagerung, Blässe. Empfindlichkeit gegen die schon oft erwähnten Erkältungen, fortwährende Müdigkeit. Der Auswurf ist sehr oft süßlich wie bei *Phosphor* und *Stannum.*

Viele Rückenmarkssymptome. Alle Grade von Schwäche. Beim Sitzen rutscht der Patient auf dem Stuhl nach unten. Es entstehen Rückgratverkrümmungen. *Calcarea* heilt diese, wenn das Mittel indiziert ist und rechtzeitig gegeben wird.

An den Extremitäten alle Arten von Rheumatismus. Gichtisches Befallensein der Gelenke, besonders der kleinen Gelenke. Verschlimmerung durch Witterungsumschlag. Die Füße sind immer kalt oder kalt und feucht, außer nachts im Bett, wenn sie besonders eingewickelt werden, wobei sie sogar brennen. Die Füße sind kaum zu erwärmen. Spätes Laufen, Plumpheit, Unbeholfenheit und Steifigkeit. Besonders die Steifigkeit gehört zum Calcarea-Bild, z.B. bei Beginn von Bewegungen oder abends beim Aufstehen von einem Stuhl.

Der Schlaf ist erheblich gestört. Der Patient kann nicht einschlafen, gewöhnlich nicht vor 2, 3 oder 4 Uhr. Morgens voller Gedanken; bei Augenschließen schreckliche Visionen. Knirschen mit den Zähnen. Im Schlafe kauen und schlukken die Kinder und knirschen mit den Zähnen. Kalte Füße nachts im Bett.

Calcium fluoratum

Calcarea fluorica

(Fluorcalcium)

Diese chemische Verbindung aus Kalk und Fluorsäure schafft uns ein Mittel, das neue Fähigkeiten aufweist. Man kann mit dem einen oder anderen Element noch so vertraut sein und kann doch die heilende Wirkung dieses Doppelmittels nicht voraussehen. Das Mittel ist besonders angezeigt bei verhärteten Drüsen, bei Verhärtungen des Zellgewebes und bei Knochenerkrankungen. Bei Knoten im Verlauf der Sehnen, bei Exostosen, bei steinharten Drüsen, bei Infiltrationen der Knochenhaut und bei Reiskörpern in den Knorpeln wurde dieses wunderbare Mittel mit Erfolg angewendet, auch wenn nur wenige Symptome für das Mittel sprachen. *Calcium fluoratum* heilt natürlich erst recht, wenn alle Symptome übereinstimmen, aber man benötigt spezielle Beispiele, damit eine Individualisierung möglich ist.

Eine rezidivierende fibröse Geschwulst in der Kniekehle wurde von uns operativ entfernt, kam aber trotzdem wieder und wurde so groß wie eine Faust. Das Bein war in einem Winkel von 45 Grad angezogen und das Knie wurde steif. Es wurde dann *Calcium fluoratum* auf Grund der Symptome verschrieben. Der Tumor verschwand langsam, das Bein wurde normal und das Gehen war so gut wie vorher. Diese Patientin hat seither ein gesundes Kind geboren und hat keinerlei Beschwerden mehr. (Das war vor 10 Jahren.)

Der Calcium-fluoratum-Patient ist empfindlich gegen Kälte, gegen Zugluft, gegen Wetterwechsel und gegen feucht-dumpfiges Wetter. Die Symptome werden durch Hitze und durch warme Anwendungen gebessert; sie verschlimmern sich bei Ruhe.

Calcium fluoratum ist auch ein gutes Mittel bei Gicht mit reichlichem blassem Urin und mit Diarrhoe. Der Patient ist betrübt und grämlich. Das Mittel hat fluktuierende Schwellungen am Schädel bei Kindern geheilt (Cephalhämatome). Der Patient hat einen Nebelschleier vor den Augen, besonders nach Überanstrengung. Katarakta. Das Mittel heilt Hornhautgeschwüre und Conjunctivitis. Ebenso heilt *Calcium fluoratum* Adenoide und dicken, gelblichgrünen Ausfluß aus der Nase. Hartnäckiger, lästiger Katarrh. Spärlicher Zahnschmelz.

Schmerzen, Ulcerationen und Granulationen im Hals, die sich bei Kälte verschlimmern und von warmen Getränken besser werden. Die Schmerzen werden nachts schlimmer. Wenn *Baryum carb.* versagt hat, heilt *Calcium fluoratum* große und verhärtete Mandeln.

Der Patient hat bei Nacht Leberschmerzen, die vom Liegen auf der schmerzhaften Seite schlimmer werden und sich durch Bewegung bessern. Schneidende Schmerzen in der Leber, die durch Gehen besser werden.

Bei gichtischen Patienten besteht Diarrhoe. Der Anus und die Hämorrhoiden jucken und bluten stark und sind schmerzhaft. Fissuren am Anus. Verstopfung.

Reichlicher, wäßriger Urin. Stark riechender Urin. Schmerzen beim Wasserlassen.

Knotig verhärtete Testikel. Krampfadern der Vulva. Uterusfibrome. Harte Knötchen in den Mammae.

Trockenheit und Kitzel im Kehlkopf. Der Patient hat den Wunsch, die Stimmbänder zu säubern. Wenn er laut liest, wird er leicht heiser. Nach dem Essen leidet er an hackendem Husten, ebenso in der frischen Luft durch den Kitzel im Kehlkopf. Spasmodischer Husten.

Das Mittel heilte eine Exostose im Winkel der 8. Rippe.

Calcium fluoratum heilte eine Lumbago, die sich in der Ruhe verschlimmerte und bei Hitze besser wurde, nachdem *Rhus* versagt hatte. Rückenschmerzen, die sich bis zum Sacrum ausdehnen.

Das Mittel heilte verhärtete Halsdrüsen.

Der Patient leidet an lebhaften Träumen und wenig erquickendem Schlaf. Während des Träumens springt er aus dem Bett.

Bei Eiterungen hat *Calcium fluoratum* Ähnlichkeit mit *Silicea*.

Calcium phosphoricum

Calcarea phosphorica

(Calciumphosphat)

Viele Kinder benötigen dieses Mittel während der Wachstumsperiode. Wenn die Knochen des Kopfes im Wachstum zurückbleiben, ist dieses Mittel häufig angezeigt. Wenn die Kinder abmagern, schwer lernen, spät laufen lernen oder wenn die Beine nicht kräftig genug sind, um den Körper zu tragen, oder wenn die geistige Entwicklung gehemmt ist, muß dieses Mittel in Betracht gezogen werden (wie *Baryta carb.*, *Borax*, *Acidum phos.*, *Natrium mur.*, *Calcium carb.*). Die Kinder sind schlapp, machen einen verfallenen und abgemagerten Eindruck. Knochenbrüche wollen nicht heilen. Die Knochenenden sind verdickt. Diese Symptome findet man in fast allen Lehrbüchern als speziellen Hinweis auf das Mittel. Es hat Polypen in der Nase, im Mastdarm und in der Gebärmutter geheilt, desgleichen vergrößerte Nacken-, Leisten- und Bauchdrüsen. Bei Rachitis ist es angezeigt, wenn die Fontanellen offenbleiben und wenn bei abgemagerten Kindern Durchfall besteht. Rheumatische Schmerzen in Gelenken und Gliedern, durch kaltes Wetter verschlechtert oder auch bei jedem Wetterwechsel. Die Haut ist bleich und wächsern. Es besteht Blutarmut. Wachstumsschmerzen des Nachts bei schnellwachsenden Kindern. Neigung zu Phthisis.

Knochenerkrankungen. Veranlagung zu Geschwürsbildung. Juckende, brennende Ausschläge. Empfindlichkeit gegen Kälte und gegen Erschütterungen.

Die Schmerzen sind schießend, ziehend, brennend oder drückend. Schüttelfrost, der sich nach unten ausbreitet. Trockene Hitze am Abend. Reichliche Nachtschweiße.

Die Beschwerden dieses Mittelbildes sind im allgemeinen besser in der Ruhe, entwickeln sich bei Bewegung und werden durch Anstrengung erheblich verschlimmert. Steifheit bei Bewegung im Bett. Allgemeine körperliche Schwäche. Taubheitsgefühl verschiedener Körperabschnitte. Zittern. Angst bringt Beschwerden hervor. Herzklopfen.

Empfindung wie nach elektrischen Schlägen, so daß der Kranke nicht aufrecht stehen kann. Epileptische Krampfanfälle. Krämpfe bei Kindern; aber man soll das Mittel nicht während des Krampfanfalles geben, sondern in der Zwischenzeit, um den besten Erfolg zu haben. Ausgesprochene geistige Übermüdung. Schwaches Gedächtnis und Unfähigkeit, sich länger geistig anzustrengen. Nach geistiger Anstrengung entwickeln sich Kopfbeschwerden. Der Kranke fürchtet geistige Anstrengung. Langsames Denken. Imbezillität. Schwachsinnige Kinder. Das Kind greift mit den Händen zum Kopf und schreit. Wenn es an seine Beschwerden denkt, treten diese um so stärker hervor. Das Kind ist leicht ärgerlich. Ärger über schlechte Nachrichten, Kummer, unerwiderte Zuneigung. Der Kranke sucht die Einsamkeit, um mit seinen Gedanken allein zu sein und gesellschaftliche Anstrengungen zu vermeiden; er ist unzufrieden mit seiner Umgebung und wandert von Ort zu Ort.

Schwindel bei kaltem Wind, nach geistiger und körperlicher Anstrengung, beim Aufstehen vom Sitzen, beim Umhergehen im Freien.

Die Kopfsymptome sind noch augenfälliger. So haben Schulkinder immer hartnäckige Kopfschmerzen, wenn sie von der Schule nach Hause kommen. Der Kopf ist empfindlich auf Stoß, Druck, ja sogar für den Hut. Der Kranke möchte den Kopf in kaltem Wasser waschen, er möchte ruhig und allein sein. Klopfen und Brennen im Kopf. Der ganze Kopf leidet unter rheumatischen Schmerzen, besonders bei kaltem Wetter, in kaltem Wind. Der Zustand verschlimmert sich durch Umhergehen, durch Anstrengung und zur Nachtzeit. Das Mittel hat oftmals Hydrocephalus vorgebeugt. Stirnkopfschmerz und Augenschmerz, schlimmer durch Druck des Hutes. Schwitzen der behaarten Kopfhaut, die Stirn fühlt sich bei Berührung kalt an. Reißende Schmerzen in den Kopfknochen. Kälte im Hinterkopf. Ekzem des behaarten Kopfes. Geschwüre auf der behaarten Kopfhaut.

Das Mittel paßt für Kinder nach Hirnerkrankungen, wenn Strabismus, Durchfall und Abmagerung folgen. Zitternde, feurige Ringe vor den Augen. Schmerzen in den Augen vom Lesen bei künstlichem Licht. Verschwommenes Sehen. Wundheitsgefühl der Augäpfel. Die Schmerzen verschlimmern sich beim Darandenken. Geschwürsbildung auf der Hornhaut. Die Augen fühlen sich heiß an und tränen leicht.

Rheumatisches Reißen in den Ohren beim Wetterwechsel zum Kalten. Die Ohren sind sehr kalt. Schmerzen tief in den Ohren. Vergrößerte schmerzhafte Ohrspeicheldrüsen. Ausschläge um die Ohren. Geräusche in den Ohren nach Stuhlgang. Trockener Katarrh des Mittelohres.

Das Mittel ist nützlich bei chronischem Nasenkatarrh, wenn die Allgemeinsymptome zutreffen. Polypen der Nase. Eisigkalte Nase. Fließschnupfen in einem kalten Raum, im warmen Raum aufhörend. Nasenbluten.

Blasses, wächsernes Gesicht, schmutzige Hautfarbe. Rheumatischer Gesichtsschmerz bei jedem Wettersturz. Kalter Schweiß auf dem Gesicht. Gesichtsneuralgien zur Nachtzeit, in kalter Luft, schlimmer nach Anstrengung, besser durch Wärme, empfindlich auf Druck (*Magnesium phos.* zeigt Besserung bei Wärme und durch Druck). Dunkle Flecken und Pusteln im Gesicht. Geschwollene Oberlippe, schmerzhaft, hart und brennend.

Die Zähne kommen spät und verfallen bald. Sie sind empfindlich auf Berührung und Druck sowie beim Kauen. Zahnbeschwerden der Kinder. Fauliger Geschmack im Munde. Bitterer Geschmack am Morgen. Die Zunge ist morgens belegt. Die Zunge ist geschwollen, taub und steif.

Heranwachsende Kinder leiden unter chronischen Halsbeschwerden. Vergrößerte Mandeln. Jede Erkältung schlägt auf die Mandeln (vgl. *Baryum carbonicum, Alumen*). Viel Schleim im Rachen. Trockenheit des Rachens zur Nachtzeit.

Der Kranke hat Verlangen nach gesalzenem Schinken und geräuchertem Fleisch. Guter Appetit. Säuglinge verlangen ständig nach der Brust. Leicht verdorbener Magen. Kalte Getränke, Eiscreme, Früchte bringen den Magen in Unordnung, verursachen Schmerzen oder Durchfall. Schmerzen im Magen nach Nahrungsaufnahme. Aufstoßen und Übelkeit. Empfindlichkeit des Magens. Saures Aufstoßen, Übelkeit und Erbrechen. Brennen im Magen. Übelkeit vom Räuspern. Erbrechen bei Säuglingen, bei Kindern und in der Schwangerschaft. Heftige Magenschmerzen. Durchfall, verschlimmert durch die geringste Nahrungsaufnahme. Nagendes Leeregefühl im Magen.

Leberschmerzen nach Erkältung, die durch Essen und durch Bewegung verschlimmert werden. Der Kranke möchte sich ruhig verhalten. Stechende Schmerzen in der Leber bei tiefem Atmen oder plötzlicher Bewegung. Pulsieren in der Leber. Schneidende Schmerzen in der Milzgegend. Druckgefühl im Leibe. Brennen im Leibe, das zur Brust aufsteigt. Leibschmerzen, gebessert nach Blähungsabgang. Koliken mit nachfolgendem Durchfall. Geschwürsbildung am Nabel bei Neugeborenen. Blähungen verursachen im Leibe ein Gefühl, als wenn sich etwas Lebendiges bewege. Der Leib ist groß, aufgetrieben und schlaff.

Tabes mesenterica mit Durchfall. Grünschleimige und heißwässerige Stühle. Weiße, maismehlartige Stühle. Reichliche, starkriechende Blähungen. Durchfall nach Früchten, Eiscreme, kalten Getränken oder Ärger. Morgendurchfall Tuberkulöser. Sehr übelriechende Stühle.

Verstopfung mit schwerem, hartem Stuhl. Blutung aus Mastdarm und After während des Stuhlgangs. Hervortretende Hämorrhoiden sind so schmerzhaft, daß der Kranke wochenlang im Bett bleiben muß. Der Schmerz ist intensiver beim Stehen und Umhergehen und nach Berührung, wird gebessert durch Hitze. Jeder plötzliche Wetterwechsel zum Kalten verschlimmert. Die Hämorrhoiden jucken und brennen und sondern eine gelbliche Flüssigkeit ab. Afterjucken am Abend. Stechende Schmerzen im After mit oder ohne Hämorrhoiden. Pusteln und Abscesse am und um den After, welche Blut und Eiter absondern. Tuberkulöse Fisteln. Analfissuren mit brennenden, stechenden Schmerzen.

Schwache und reizbare Blase. Blasenkatarrh. Häufiger Urindrang. Reichlicher Harnfluß. Schmerzen im Blasenhals. Schneiden in der Harnröhre. Stechen in der Prostata. Schmerzen im Blasenhals vor und nach dem Harnlassen. Schmerzen der leeren Blase. Dieses Mittel hat Diabetes mellitus geheilt. Heftiger Schmerz in der Nierengegend.

Das Sexualbedürfnis ist vermehrt. Schmerzhafte Erektionen. Das Mittel hat viele Fälle von chronischer Gonorrhoe mit schleimiger Absonderung und starken Schmerzen in der Harnröhre und Prostata geheilt, ebenso Tripperrheumatismus, welcher lange Zeit bestanden hatte und sich bei jedem Wetterwechsel zum Kalten verschlimmerte (vgl. *Medorrhinum*).

Für Frauen gibt es kaum ein besseres Mittel als *Calcarea phos*. Es heilt häufig die Pubertätsbeschwerden der Mädchen bei verzögerter Reifung. Wenn sie sich bei der ersten Regel erkältet haben, bekommen sie häufig fürs ganze Leben schmerzhafte Menstruationen, falls dieses Mittel nicht für Heilung gesorgt hat. Heftige Krämpfe in der Gebärmutter und Leistengegend mehrere Stunden vor Eintritt der Regel, die erleichtert werden, nachdem der Regelfluß voll durchgebrochen ist. Die Frauen schreien vor Schmerzen. Heftige sexuelle Erregung (wie bei *Platina, Gratiola, Origanum*). Gefühl der Schwäche und Senkung im Becken. Herabtreten der Gebärmutter während des Stuhlgangs und des Harnlassens. Gebärmutterpolypen. Wehenartige Schmerzen beim Beginn der Regel. Reichlicher Regelfluß mit sehr dunklen Klumpen und Fetzen. Weißfluß wie Eierklar bei Tag und Nacht. Pulsation und Kitzeln an den äußeren Genitalien. Brennen in der Scheide und der Gebärmutter während der Regel. Das Kind weist die Muttermilch zurück. Man sollte das Mittel einer Frau geben, die bereits ein oder zwei Kinder vom Calcarea-phos.-Typ geboren hat. Dann wird das nächste Kind kräftiger werden und von besserer Konstitution sein.

Häufig beobachtet man, daß ein Calcarea-phos.-Kranker, bevor er zu reden oder zu singen beginnt, Schleim aus dem Kehlkopf herausräuspert. Heiserkeit, trockener, hackender Husten bei Tag und Nacht. Tuberkulöser Kehlkopfkatarrh.

Erstickungsgefühl schon bei leichter Anstrengung oder beim Treppensteigen. Das trifft zu für dünne, blasse, kränkliche Menschen mit trockenem Husten. Verschlimmerung in der Kälte und bei feucht-dumpfigem Wetter, besonders bei Rheumatikern. Gelber Auswurf.

Stechende Schmerzen in der Brust. Abmagerung der Brust. Erschwerter Auswurf. Das Mittel ist sehr nützlich bei Phthise und Blutspeien. Sehr viel Schweiß auf der Brust. Rasseln in der Brust mit erschwertem Auswurf (wie bei *Causticum*). Die Brust ist empfindlich für Berührung. Herzklopfen mit Gliederzittern.

Die Rückenschmerzen sind schlimmer bei kaltem, stürmischem Wetter und am Morgen; verbunden mit Steifigkeit. Der Rücken ist empfindlich für Zug. Rückenschmerz durch Heben oder sonstige Anstrengung. Krummer Rücken. Reißen und Ziehen und empfindliche Schmerzen in der Wirbelsäule. Empfindlichkeit der Sacroiliacalgelenke. Schmerz in der Lendengegend und im Kreuzbein zur Zeit der Regel.

Rheumatische Schmerzen in den Gliedern bei kaltem Wetter, schlimmer durch Bewegung, besser durch Ruhe und Wärme. Zittern in allen Gliedern. Steifheit nach Ruhe und am Morgen. Schmerzen in den Knochen wie Wachstumsschmerzen. Gichtige Finger und Zehen, die sich bei kaltem Wetter verschlimmern. Geschwürige Schmerzen am Nagelfalz.

Die schlimmsten schießenden, reißenden Schmerzen findet man in den unteren Gliedmaßen. Der Grund hierfür ist wahrscheinlich der Umstand, daß die unteren Extremitäten immer bis zu den Knien kalt sind und daß die kalten Teile bei diesem Mittel immer am meisten leiden. Starke Schmerzen in den Sehnen der unteren Gliedmaßen. Intensiver, nagender Schmerz in den Knien und in den langen Knochen. Schmerzen im Schienbein mit starker Empfindlichkeit. Ziehende Schmerzen im Schienbein. Krämpfe in den Waden. Chronische Beingeschwüre ohne Heilungstendenz. Rheumatismus der Fußgelenke. Knochenfraß im Fersenbein. Stechende und schießende Schmerzen in den Zehen.

Tagsüber und auch abends schläfrig, dagegen nach Zubettgehen schlaflos bis Mitternacht oder später. Sehr schläfrig am Morgen. Lebhafte Träume. Kinder schreien im Schlaf. Schreckliche Träume bringen den Kranken unter Zusammenzucken zum Erwachen.

Calcium sulfuricum

Calcarea sulfurica

(Calciumsulfat)

Vor vielen Jahren hat SCHÜSSLER dieses Mittel eingeführt, und es ist seitdem nach der biochemischen Lehre sehr viel verordnet worden. Auf diese Weise wurden zahlreiche ausgezeichnete Kuren durchgeführt, die die meisten von uns als homöopathische Behandlung anerkennen, obwohl es sich dabei um eine etwas rohe, unausgereifte Homöopathie handelt. Wenn man die Berichte dieser Kuren studiert, stößt man auf zahlreiche nicht erwartete wichtige Symptome. Eine derartige Symptomatik bildet häufig die Grundlage für weitere Betrachtungen bzw. klinische Beobachtungen. Aus vielen fragmentarischen Prüfungen ist außerdem eine Reihe weiterer Symptome hervorgegangen. Der Verfasser benützte häufig SCHÜSSLERS 12. Potenz, später die 30. und 200. und sogar noch viel höhere. Aus allen diesen Behandlungen haben sich wertvolle Symptome ergeben. Einige dieser Symptome gehen auf die Beobachtung von Kranken zurück, die mit diesem Mittel behandelt wurden. Die beste Darstellung des Mittels kann man in DEWEYS Materia medica der Gewebemittel finden.

Die Neigung zu Absceßbildung in allen Körperteilen ist ein Hauptzug dieses Mittels. Hierin ist es *Pyrogenium* recht ähnlich. Eine sichere Anzeige stellt ein Absceß dar, der sich geöffnet hat und nur langsam heilen will unter ständiger Absonderung dicken gelben Eiters. Der Kranke wünscht frische Luft, aber er ist empfindlich gegen Zug. Er erkältet sich leicht. Das Mittel hat sich als nützlich erwiesen bei der Behandlung maligner Geschwülste, nachdem Geschwürsbildung eingesetzt hat. Hier stellt es ein ausgezeichnetes Palliativum dar. Es ist ein tiefwirkendes konstitutionelles Heilmittel, ein Antipsoricum, und wenn es früh genug gegeben wird, kann es das Weiterwachsen maligner Geschwülste verhüten. Es ist nützlich bei Knochenerkrankungen, besonders bei Knochenfraß. Während der Kranke im allgemeinen friert, möchte er doch unter gewissen Umständen nicht zugedeckt werden. Z. B. empfindet er bei Krupp und bei Kopfschmerzen die Hitze sehr stark, während die Körperschmerzen häufig durch Hitze erleichtert werden. Der Kranke ist überempfindlich sowohl gegen Kälte als auch gegen Hitze. Nach Abkühlung treten Beschwerden auf. Er hat die Neigung, sich bei leichtem Zug oder bei anderen Gelegenheiten zu erkälten. Er ist empfindlich für kaltes, nasses Wetter. Das Mittel heilt epileptische Veranlagung, epileptiforme und hysterische Krämpfe. Dem Kranken geht es nach Anstrengungen schlechter. Seine Muskeln sind schlaff. Er neigt zu Blutungen. Wenn gut ausgewählte andere Mittel lediglich kurze Zeit wirken, sollte man *Calcarea sulf.* zusammen mit *Sulfur, Psorinum* und *Tuberculinum* in Betracht ziehen, sofern das Symptomenbild paßt. Beschwerden nach Muskelanstrengungen, nach Überanstrengung der Sehnen, nach Überheben usw. Lahmheit im Rücken. Heftige Blutwallungen sowie Hitzewellen und Pulsieren durch die ganze Brust, den Kopf und manchmal durch die Glieder. Das Mittel paßt, wenn Onanie und sexuelle Exzesse den körperlichen Zustand verschlechtert haben. Knochenschmerzen bei Tag und Nacht. Pochen im ganzen Körper. Stehen verschlimmert viele Beschwerden, besonders die der Gelenke. Geschwollene und verhärtete Drüsen. Muskelzucken im ganzen Körper. Viele Symptome verschlimmern sich beim Erwachen und durch Umhergehen, insbesondere durch schnelles Umhergehen mit Erhitzung. Verschlimmerung durch Überhitzung und durch Bettwärme. Der Kranke möchte unbedeckt liegen. Aufenthalt in warmem Zimmer und warme Einhüllungen verschlimmern. Große körperliche Schwäche. Dicker gelber Eiter aus den Schleimhäuten. Dickblutige Absonderungen. Eitriges Exsudat in serösen Höhlen. Blutiger Eiter aus Abscessen, aus Geschwüren und

Schleimhäuten. Langandauernde Eiterung. Der Kranke möchte sich still verhalten.

Wir werden später sehen, daß die oben beschriebenen Allgemeinsymptome auch die speziellen Symptome des Mittels prägen. Der ganze körperliche Zustand ist mehr oder minder durch die Allgemeinsymptome bedingt.

Der Kranke ist geistesabwesend, reizbar, leicht verärgert. Er wird schwach nach Ärger und Widerspruch und antwortet ungern auf Fragen. Er wird leicht ängstlich, besonders abends im Bett, während der Nacht und im Liegen. Beklommenheit und Furcht während des Fiebers. Furcht vor der Zukunft. Ängstlich in bezug auf sein Herz und seine Gesundheit im allgemeinen. Seine Furcht wird gebessert im Freien. Er fürchtet um sein Seelenheil. Er fürchtet sich morgens beim Erwachen. Sehr wechselhafte Launen und Einfälle. Möchte nicht in Gesellschaft sein. Morgens beim Erwachen geistesverwirrt, desgleichen am Abend. Dieses Symptom wird im Freien gebessert. Verwirrung nach geistiger Anstrengung. Widerspruchsvolle Stimmungen. Der Kranke leidet unter vielerlei kleinen Täuschungen, Launen und merkwürdigen Einfällen. Des Nachts, wenn er zu schlafen versucht, leidet er unter schrecklichen Bildern. Er hat Visionen. Wenn ihm heiß wird, verzweifelt er und glaubt nicht an seine Wiederherstellung. Er verlangt nach Stimulantien, um mit seiner großen Schwäche fertig zu werden. Er ist immer unzufrieden. Große geistige Ermüdung. Ständig in einem Zustand der Furcht. Todesfurcht. Furcht, daß ihm etwas Übles begegnen werde. Furcht, wahnsinnig oder unglücklich zu werden. Alles dies überfällt ihn während der Nacht. Vergeßlich. Er ist voller Haß gegen Leute, die nicht seiner Meinung sind. Er ist immer in Eile. Hysterisch. Ungeduldig. Schwachsinnig bis zu Imbezillität. Gleichgültig gegen seine Umgebung. Unentschlossen. Des Abends äußerst reizbar. Reizbar nach Geschlechtsverkehr. Er klagt, daß man ihn nicht genug schätze. Das Leben ist ihm zuwider. Er ist bösartig. Das Mittel paßt besonders gut für durch Trunksucht geschwächte Konstitutionen. Schwäche des Denkens, des Gedächtnisses und des Körpers. Kranke, die des Morgens beim Erwachen unter Traurigkeit leiden, werden im Verlauf des Tages fröhlich bis zu Ausgelassenheit am Abend. Der Kranke stottert und gebraucht falsche Worte. Er ist sehr launenhaft, mürrisch, starrköpfig, leicht beleidigt, geistig leicht ermüdbar, streitsüchtig, ruhelos. Während er schwitzt, ist er traurig. Er ist stumpfsinnig, sitzt da und denkt über eingebildetes Unglück nach. Er möchte mit niemandem sprechen. Er erschrickt leicht, ist störrisch und verdächtigt andere. Immerfort quälen ihn aufwühlende Gedanken. Während er angestrengt nachzudenken versucht, verlassen ihn die Gedanken. Er wird verschämt und furchtsam, und eine Unterhaltung mit ihm ist äußerst mühselig. Er weint, während er schwitzt. Er ist jeder geistigen und körperlichen Arbeit abgeneigt und völlig gleichgültig.

Schwindel ist ein allgemeiner Zug dieses Mittels, sowohl morgens beim Aufstehen als auch abends; der Schwindel wird im Freien besser. Schwindel mit

Übelkeit. Schwindel mit der Neigung, zu fallen. Epileptischer Schwindel. Schwindel bei schnellem Drehen des Kopfes, beim Bücken und bei schnellem Gehen. Kälte des Kopfes, besonders auf dem Scheitel. Blutfülle des Gehirns, schlimmer am Abend und zur Nacht. Verschlimmerung nach Stimulantien, besonders auch nach Husten, während der Regel, nach unterdrückter Regel und in einem warmen Raum. Besserung in freier Luft. Der Kopf fühlt sich wie eingeschnürt an, besonders die Stirn und der Hinterkopf. Auf dem behaarten Kopf starke Schuppenbildung. Ausschläge des behaarten Kopfes mit dicken gelben Krusten. Ekzeme und Pusteln. Kälte des Kopfes, besonders der Stirn. Ameisenlaufen auf dem behaarten Kopf. Das Haar fällt aus. Hitze des Kopfes morgens und abends. Hitzewallungen zum Kopf. Hitze in der Stirn und im Scheitel. Schweregefühl in Stirn und Hinterkopf. Jucken und Brennen der behaarten Kopfhaut. Das Mittel hat viele Fälle von veraltetem Kopfschmerz, besonders periodischer Art, geheilt. Kopfschmerz morgens beim Erwachen. Kopfschmerz, der sich am Nachmittag entwickelt, den Abend hindurch bis in die Nacht hinein dauert und im Freien gebessert wird. Kopfschmerz bei Katarrhen. Schmerzen im Kopf beim Husten, nach dem Essen oder bei Magenbeschwerden. Kopfschmerz nach Überhitzung. Der Schmerz wird durch Rütteln oder Anstoßen und beim Aufwärtssehen verschlimmert und zwingt den Kranken, sich niederzulegen. Kopfschmerzen der Frauen vor und während der Regel. Die Kopfschmerzen werden verschlimmert durch geistige Anstrengung, durch Bewegung des Kopfes, durch Bewegung allgemein, durch Lärm. Periodischer krankhafter Kopfschmerz mit Übelkeit und Erbrechen. Druck bessert. Bei fast jedem Kopfschmerz besteht Klopfen. Lesen verschlimmert die Kopfschmerzen. Aufstehen verursacht Klopfen im Kopf und verschlimmert den Schmerz. Kopfschütteln verschlimmert. Erwachen mit Kopfschmerzen. Der Kopfschmerz wird durch geistige Getränke verschlimmert sowie durch Stehen, Bücken, durch Sonnenhitze, durch Reden, durch Umhergehen, durch Waschen und durch kaltes Wetter. Die Kopfschmerzen entwickeln sich nach Unterkühlung, bessern sich aber trotzdem im Freien. Stirnkopfschmerzen morgens beim Erwachen oder abends nach dem Nachtessen, verschlimmert durch Bücken und Umhergehen. Heftige Schmerzen über den Augen. Man findet Hinterkopfschmerzen, Schmerzen im Scheitel und in den seitlichen Kopfpartien. Viele dieser Kopfschmerzen haben drückenden Charakter und werden durch geistige Arbeit verschlimmert. Stechende Schmerzen beim Husten. Stechende Schmerzen in der Stirn und in den Schläfen. Reißende Schmerzen im ganzen Kopf. Reißender Schmerz um den ganzen Kopf herum, gebessert durch Niederlegen. Klopfen im Kopf und besonders in den Schläfen. Gefühl, als ob der Kopf mit einem Hut bedeckt wäre (besonders gegen 16 Uhr auftretend).

Wir finden zahlreiche Augensymptome katarrhalischen und psorischen Charakters. Des Morgens kleben die Lider zusammen. Das Mittel hat zur Heilung mehrerer Fälle von Katarakt beigetragen. Es hat Doppeltsehen sowohl hervorgebracht als auch geheilt. Chronische Entzündung des Auges mit dickem gelbem Eiter. Hornhautgeschwüre. Jucken und Brennen, schlimmer am Morgen. Drükkende Schmerzen in den Augen am Abend. Empfindlichkeit gegen Berührung. Photophobie. Augen rot wie rohes Fleisch. Rötung der Augenwinkel. Einrisse an den Augenwinkeln. Lidflattern. Das Sehen ist wie durch Nebel getrübt. Flackern vor den Augen.

Stinkende, eitrige Absonderung aus den Ohren. Zustände nach Scharlach mit dickem blutigem Eiter, Schmerzhaftigkeit und Vergrößerung der rechten Parotisdrüse. Ausschläge hinter dem Ohr. Jucken in und hinter den Ohren. Summen, Klingen, Rauschen und Singen im Ohr. Heftige Schmerzen im Ohr. Stechen und Klopfen in den Ohren, die als „zugegangen" empfunden werden. Das Mittel heilt Entzündung der Tube, wenn das Symptomenbild paßt. Anschwellung der Ohrspeicheldrüse und Schwellung hinter dem Ohr.

Auch veraltete Entzündungen der Nase sind durch dies Mittel geheilt worden. Coryza mit Eiter, gebessert im Freien. Trockener Schnupfen. Die Nasenabsonderung ist blutig, wundmachend, eitrig, übelriechend, dick, gelb oder grünlich-gelb. Nach der klinischen Erfahrung hat das Mittel einseitige Nasenentzündungen am besten geheilt. Es bilden sich Krusten in der Nase und am Nasenausgang. Starkes Austrocknungsgefühl in der Nase. Nasenbluten am Morgen. Übler Geruch aus der Nase. Jucken in der Nase und am Nasenausgang. Verstopfung der Nase, so daß es dem Kranken unmöglich ist, durch die Nase zu atmen. Er hält den Mund offen. Caries der Nasenknochen. Geruchsverlust. Niesen, gebessert im Freien. Anschwellung der Nase.

Aufgesprungene Lippen und Hitzewallungen zum Gesicht. Blasses, kränkliches Gesicht. Mancherlei Ausschläge im Gesicht, Pusteln, Ekzeme, Herpes, Pruritus, Wärzchen, schorfige Ausschläge, Bläschen. Gesichtsschmerz nach Unterkühlung. Schneidender Schmerz. Kalter Schweiß im Gesicht. Anschwellung der Lymphdrüsen. Angeschwollene Submaxillardrüsen.

Trockenheit von Mund und Zunge. Heißer Mund. Entzündung der Mundschleimhäute. Entzündung der Zunge mit Anschwellung. Morgens viel Schleim im Munde. Übler Mundgeruch. Wundheitsgefühl und Brennen der Lippenschleimhaut. Brennen der Zunge. Speichelfluß. Die Sprache ist erschwert infolge Lähmigkeit und Anschwellung der Zunge. Anschwellung der Mundschleimhäute. Das Zahnfleisch ist angeschwollen. Es besteht ein schlechter, bitterer, metallischer, saurer oder süßlicher Mundgeschmack. Geschwürsbildungen im Munde, an der Zunge und im Rachen. Bläschen im Munde. Dicker gelber Belag an der Zungenbasis.

Würgegefühl ist ein Charakteristikum dieses Mittels (ähnlich wie bei *Hepar*). Rötung und Schwellung im Schlunde. Trockenheit und Entzündung der Mundschleimhäute und der Mandeln. Pflockgefühl im Schlunde. Schleimbildung im Rachen. Schleim tröpfelt aus der hinteren Nasenöffnung, dick und gelb. Schmerzen im Schlunde beim Schlucken. Drückender Schmerz. Wundheitsgefühl im

Schlunde. Empfindlichkeit des Rachens. Stechender Schmerz im Schlunde. Der Kranke räuspert Schleim aus. Das Schlingen ist erschwert. Angeschwollene Mandeln mit Eiterung. Geschwüre im Rachen. Die zum Rachen gehörenden Lymphknoten sind vergrößert und schmerzhaft.

Vermehrter Appetit. Wolfshunger. Andererseits kann der Appetit auch völlig fehlen. Abneigung gegen Kaffee, Fleisch und Milch. Der Kranke wünscht Früchte, kalte Getränke, saure oder salzige Speisen oder auch Süßigkeiten. Starker Durst. Auftreibung des Leibes nach dem Essen.

Leeregefühl im Magen. Aufstoßen nach dem Essen. Leeres Aufstoßen. Saures, bitteres, fauliges Aufstoßen. Der Kranke stößt Speisen auf. Sodbrennen. Völlegefühl im Magen nach dem Essen. Brennen in der Speiseröhre. Schweregefühl im Magen wie von einem Stein. Bei der geringsten Gelegenheit leidet der Kranke an Verdauungsstörungen. Übelkeit am Abend. Übelkeit mit Kopfschmerz und Schwindel. Abends Magenschmerzen. Schmerzen im Magen nach dem Essen. Brennende, krampfhafte, schneidende, nagende, drückende Schmerzen nach dem Essen. Empfindlichkeit gegen Druck. Stechende Schmerzen. Klopfen im Magen. Erbrechen abends nach dem Essen, verbunden mit Kopfschmerzen. Erbrechen von Galle, Blut, Speisen, Schleim: das Erbrochene schmeckt bitter und sauer.

Starkes Kältegefühl im Leibe mit Auftreibung nach dem Essen. Viele der geschilderten Magenschmerzen sind kolikartig und entwickeln sich zur Nachtzeit. Brennende Schmerzen, Leberschmerzen. Es klopft und rumort in dem aufgetriebenen Leibe.

Veraltete Verstopfung. Erschwerter Stuhlgang. Ungenügender Stuhlgang. Analfisteln. Schmerzlose Afterabscesse. Wie *Sulfur* hat das Mittel Morgendurchfall geheilt; aber es nützt auch bei abendlichem Durchfall und beim Durchfall der Kinder. Verschlimmerung nach dem Essen, selbst nach sehr geringen Quantitäten. Das Mittel macht schmerzlosen Durchfall. Im Mastdarm besteht Ameisenlaufen und intensives Jucken. Blutung aus Mastdarm und After. Äußere Hämorrhoiden. Mangelnde Funktion des Mastdarms. Unwillkürlicher Stuhlabgang. Nässen in der Aftergegend, welche schmerzt und juckt. Schmerz bei und nach dem Stuhlgang. Brennender Schmerz während des Stuhlgangs. Drükken, Stechen und Empfindlichkeit im After. Tenesmus beim Stuhlgang. Mastdarmvorfall. Erfolgloser Stuhldrang. Der Stuhl ist blutig, trocken, hart, knollig, massig, weich, weiß, gelb und übelriechend.

Calcarea sulfurica ist ein wertvolles Mittel bei Katarrhen der Blase mit reichlichem gelbem Eiter. Das Mittel hat chronische Nierenentzündung geheilt. Es hat sich als wertvoll erwiesen bei Harnröhrenkatarrh, wenn die Absonderung gelb, blutig oder auch schleimig ist. Brennen in der Harnröhre während des Wasserlassens. Es ist ein ausgezeichnetes Mittel für Impotenz, wenn die weitere Symptomatik paßt. Es eignet sich für Frauen, welche mehrere Aborte durchgemacht haben, wenn das sonstige Symptomenbild übereinstimmt. Wundsein der Schamlippen. Entzündung der Schamlippen mit Eiterung. Jucken der Genitalien nach Weißfluß. Dicker, gelber, blutiger Ausfluß. Jucken der Schamlippen während der Regel. Jucken nach der Regel. Jucken in der Scheide. Der Ausfluß ist wundmachend, blutig, brennend, reichlich, dick und gelb. Weißfluß vor und nach der Regel. Ausbleibende Regel. Manchmal ist der Monatsfluß reichlich, dunkel, zu häufig und zu spät. Manchmal ist er blaß, spärlich, nur kurzdauernd oder unterdrückt. Die erste Regel bei jungen Mädchen kommt zu spät. Blutung aus der Gebärmutter. Schmerzen in der Gebärmutter nach der Regel. Senkungsgefühl im Becken während der Regel wie bei einem Vorfall. Brennen der Geschlechtsorgane. Uterusprolaps. Anschwellung der Schamlippen. Gebärmutterfibrome. Geschwürsbildung an den äußeren Genitalien und am Gebärmuttermund.

Kehlkopf- und Luftröhrenkatarrh. Trockenheit und Entzündung. Reichlicher Schleimauswurf, gelb, manchmal auch blutig. Wundheitsgefühl und Empfindlichkeit. Den Kranken droht Erkrankung an Phthisis. Viel Kratzen im Kehlkopf. Hartnäckige Heiserkeit. Das Mittel ist schon seit langem als gutes Krupp-Mittel bekannt. Kruppartiger Husten mit viel Würgen. Ein erfahrener Praktiker könnte dabei wohl an *Hepar* denken; aber man erinnere sich, daß bei *Hepar*, wenn auch nur eine Hand des bettlägerigen Kranken oder seine Brust unbedeckt bleibt, sich alle Symptome verschlimmern und daß der Hepar-Kranke sehr empfindlich für Zug und frische Luft ist. Dagegen ist bei *Calcarea sulf.* das Aufdecken günstig. Der Patient wirft seine Decken weg und möchte frische Luft. Danach atmet er leichter und der Krupp-Husten läßt nach. Es ist merkwürdig, daß ein so großer Unterschied zwischen dem Sulfid und dem Sulfat des Kalkes besteht.

Die Atmung ist abends und nachts erschwert, schlimmer beim Treppensteigen, beim Niederlegen und Umhergehen. Die Atmung ist rasselnd und schnell. Es besteht Erstickungsgefühl mit Keuchen. *Calcarea sulf.* ist ein ausgezeichnetes Asthma-Mittel, wenn das übrige Symptomenbild paßt.

Der Husten ist abends und nachts schlimmer, besser in frischer Luft — sehr zum Unterschied von *Hepar.* Asthmatischer Husten, kruppartiger Husten morgens beim Erwachen und nach kurzer Ruhe. Des Nachts trockener Husten. Hakkender Husten. Heiserer Husten. Loser, rasselnder Husten. Der Husten foltert den ganzen Körper. Er ist kurz und trocken. Krampfhusten, der anfallsweise auftritt. Der Auswurf ist reichlich des Morgens, blutig, grünlich, eitrig, dick, zäh und gelb.

Abceßbildung in der Achselhöhle. Beklemmungsgefühl am Herzen. Luftröhrenkatarrh und Katarrh der Bronchien. Blutung aus der Lunge. Das Mittel beeinflußt schlechtbehandelte Lungenentzündungen und Restzustände von Lungenentzündung. Hepatisation der Lungen. Druck- und Rauheitsgefühl in der Brust. Schmerzhaftigkeit der Brust beim Husten und beim Einatmen. Brennende Schmerzen in der Brust. Schneiden in der Brust. Herzklopfen zur Nachtzeit;

Ängstlichkeit, verschlimmert beim Treppensteigen, besonders bei Menschen, die zu Schwindsucht veranlagt sind. Eiterung in der Brust. Brustschwäche. Jukken, Brennen der äußeren Brust. Gefühl der Kälte im Rücken. Das Mittel hat sich als wertvoll erwiesen bei der Behandlung von Verkrümmungen der Lendenwirbelsäule, wobei das Aufrichten erschwert ist.

Die Symptome der Gliedmaßen weisen auf eine gichtige Konstitution hin. Gichtige Gelenke. Verkrüppelte unförmige Finger mit Gichtablagerungen in den Gelenken. Kälte der Glieder, der Hände, der Beine, der Füße. Wadenkrämpfe. Ausschläge von Wärzchen- und Bläschenform. Hitze der Hände. Schweregefühl in den unteren Gliedmaßen. Das Mittel hat sich als sehr dienlich erwiesen bei Hüftgelenkserkrankungen. Jucken der Haut der Gliedmaßen. Häufig Jucken und Brennen. Brennen der Hände und Füße, besonders der Handflächen und Fußsohlen. Taubheitsgefühl der Hände und auch der unteren Gliedmaßen, besonders der Füße. Schmerzhaftigkeit der Gliedmaßen in der Kälte. Rheumatische Schmerzen. Gelenkschmerzen gichtischen und rheumatischen Charakters. Schmerzen in den oberen Gliedmaßen zur Nachtzeit. Schmerzen in der Schulter, im Ellenbogen, im Handgelenk und in den Fingern. Schmerzen in den unteren Gliedmaßen. Ischias. Schmerzen in der Hüfte, im Oberschenkel und im Knie. Brennende Schmerzen in den Füßen. Schmerzen in den unteren Gliedmaßen von ziehendem, stechendem und reißendem Charakter. Lähmung der oberen und unteren Extremitäten. Schwitzen der Hände und Füße. Der Schweiß an den Füßen ist kalt und übelriechend. Steifheit der Arme. Wenn der Kranke die unteren Gliedmaßen ausstreckt, verschlimmert das seine Schmerzen. Rheumatische Anschwellung der Knie und der Beine. Ödematöse Anschwellung der Füße und der Beine. Prickeln in den Fingern, als wären sie eingeschlafen. Zittern der Hände und der unteren Gliedmaßen. Geschwüre an den Beinen. Brennen, Jucken, Schuppenbildung. Varicöse Erweiterung der Venen. Schwäche der oberen und unteren Gliedmaßen, besonders der Knie und der Fußgelenke.

Der Schlaf ist ruhelos. Die Träume sind ängstlich und schreckerfüllt. Schläfrigkeit am Abend; aber Schlaflosigkeit vor Mitternacht und nach 3 Uhr. Schlaflosigkeit durch Gedankenandrang. Das Mittel hat viele Fälle von chronischem intermittierendem Fieber mit abendlichem Frost geheilt. Der Frost geht von den Füßen aus. Schüttelfrost. Fieber des Abends und zur Nacht. Abendliches Fieber, wechselnd mit Frost, dem wiederum Fieber folgt; aber kein Schweißausbruch nach dem Fieber. Schmerzen in den unteren Gliedmaßen, durch Umhergehen gebessert. Hitzewallungen. Hektisches Fieber. Nächtlicher Schweiß. Kältegefühl. Schon leichte Anstrengung bringt den Kranken zum Schwitzen. Der Schweiß ist reichlich und sauer.

Wir finden zahlreiche Hautsymptome, wie es bei *Sulfur* und *Calcium* zu erwarten ist. Brennen und Jucken. Schuppenbildung. Aufgesprungene Haut. Die Haut springt nach dem Waschen und im Winter auf, besonders an den Händen, wie wir es bei Salzfluß finden. Leberflecken. Blasse oder gelbliche Haut, bis zu ausgesprochener Gelbsucht. Trockene Haut. Die Ausschläge bestehen in Beulen, brennenden, meist trockenen, manchmal auch nässenden Ekzemen, herpetiformen Pusteln, schuppigen und schorfigen Bläschen. Juckende, brennende Ausschläge. Das Mittel heilt Psoriasis, wenn das übrige Symptomenbild paßt. Plötzlich auftretender roter Hautausschlag. Die Ausschläge eitern. Hauttuberkel. Urticaria. Wundsein und Intertrigo. Ameisenlaufen. Jucken bei Bettwärme. Jucken, Brennen und Krabbeln auf der Haut. Das Jucken wird durch Kratzen gebessert. Empfindliche Haut. Geschwürsbildungen der Haut. Wunden heilen nur langsam. Ungesunde Haut. Geschwüre bluten, brennen, sind schorfig, krustig und tiefgehend.

Die Geschwüre sondern blutigen Eiter ab, der übel riecht, dick und gelblich ist. Fistelnde Geschwüre. Faulige indolente Geschwüre. Verhärtete Geschwüre. Klopfen in den Geschwüren. Schmerzhafte Geschwüre. Warzen.

Camphora

(Campher)

Campher in Ursubstanz sollte man nicht unter seinen Arzneimitteln haben. Potenzierter *Campher* paßt für einige akute Leiden mit nervöser Erregung. Das Mittel macht Konvulsionen oder Kältegefühl. Im Anfang der Campher-Erregung kann der Patient heftig toben, oder er verfällt in das andere Extrem, in Bewußtlosigkeit und Kälte. Im letzteren Zustand ist der Körper blau, verträgt aber trotz der Kälte keine Bedeckung. Psychisch zeigen sich Angst und äußerste Furcht vor Menschen, vor fremden Gegenden, Furcht vor allem, was die Dunkelheit mit sich bringt. Diese Erscheinungen können von Nieren- und Urinsymptomen begleitet sein (wie bei *Cantharis*). Daher sind diese beiden Mittel komplementär und Antidote zugleich.

Der Geisteszustand des Camphora-Patienten gleicht einer sich langsam entwickelnden Imbezillität. Verstand und Gedächtnis sind gleichsam verschwunden. Der Patient schließt die Augen wie im Schlaf und antwortet auf Fragen nicht. In seinen Hitzedelirien will der Campher-Patient aus dem Bett oder aus dem Fenster springen. Er schreit nach Hilfe; wirft sich ängstlich im Bett hin und her, besonders bei Puerperalfieber, bei Gehirnentzündung oder bei heftigen Organentzündungen. Je heftiger die Erkrankung, um so schneller tritt ein Kältezustand ein, ähnlich wie bei *Secale.* Doch bei *Campher* kommt zum Unterschied noch hinzu, daß die Kälte von plötzlicher Hitze unterbrochen wird, und zwar verbunden mit reißenden, ziehenden Schmerzen. Es handelt sich dabei stets um sehr schwere Fälle, wie Opisthotonus, Krämpfe, Entzündung des Gehirns, der Leber, der Nieren und der Blase. *Campher* in potenzierter Form bewirkt hier erquickenden Schlaf.

Klopfende Schmerzen im ganzen Kopf. Im Kleinhirn ein Gefühl von Zusammengeschnürtsein. Im Hinterkopf und im Nacken Klopfen, Brennen und Stechen. Stirnkopfschmerz.

Bei Cholera finden wir ein kaltes, blaues, geschrumpftes Gesicht, ohne viel Schweiß, spärliches Erbrechen, spärliche Diarrhoe, aber plötzlichen Kollaps, Kälte, Cyanose und Stupor. Krämpfe mit Schaum vor dem Munde, Kinnbackenkrampf, Tetanus. Kalter Gesichtsschweiß und Erbrechen. Erysipelartiges Aussehen des Gesichts. Der Patient verlangt zu trinken, ohne viel Durst zu haben. Andererseits kann er auch unstillbaren Durst haben; er kann nicht genug und nicht kalt genug trinken, aber alles wird sogleich erbrochen. Typische Magenstörungen. Die Zunge ist blau und kalt, der Atem kalt wie Kellerluft (ähnlich wie bei *Carbo veg.* und bei *Veratrum*). Solche Zustände kommen z. B. bei Cholera vor. Für *Campher* ist trotz dieses Kältestadiums Brennen mit oder ohne innere Hitze oder Empfindung von innerem Wundsein typisch. Der Magenschmerz bei Gastritis ist oft so heftig, daß der ängstliche Gesichtsausdruck an den bei *Arsenik* erinnern kann. Tödliche Angst, vom Magen ausgehend. Todesahnungen. Brennender und reißender Schmerz im Magen mit Würgen und Erbrechen. Magen- und Darmkrämpfe, die auf den ganzen Körper ausstrahlen und sogar zu Konvulsionen mit Opisthotonus ausarten können. Die Angst in der Magengrube bringt zur Verzweiflung. Hitze- oder Kältegefühl im Magen oder im Bauch.

Reiswasserstühle wie bei Cholera. Angst, Ruhelosigkeit, Muskelkontrakturen, Krämpfe der Brustmuskeln, Erschöpfung, zunehmende Kälte und Cyanose. Der Kranke läßt sich nicht zudecken und verfällt in Kollaps. *Campher, Cuprum* und *Veratrum* sind hier die Hauptmittel. Für *Campher* sprechen Kälte, Cyanose, Trockenheit und Unbedecktliegen. Bei *Cuprum* treten weniger Kälte und große Erschöpfung als Krämpfe auf. Bei *Veratrum* stehen reichliche kalte Entleerungen aus den Därmen, Erbrechen und Schweiß im Vordergrund.

Nach Erkältung Leibschneiden mit unwillkürlichen Entleerungen von dunkelbraunem, kaffeesatzähnlichem Darminhalt; ferner Tenesmus und endlich ein paralytischer Zustand.

Viele Leiden der Harn- und Geschlechtsorgane weisen Entsprechungen zu *Campher* auf. Brennen beim Wasserlassen; Harnzwang; häufiges, aber mühsames Urinieren. Der Urin ist blutig, kommt tropfenweise (wie bei *Cantharis*). Sexuelle Reizbarkeit fast unerträglichen Grades. Die Prüfungen ergeben aber auch Impotenz. Die sexuelle Erregung erinnert an die bei *Cantharis*.

Schnupfen mit reichlicher Sekretion aus Nase und Luftwegen. Bronchitis bei Kindern und bei alten Leuten. Bei letzteren wetteifert *Campher* mit *Antimonium crud.* und *Ammonium carb.* Erschöpfung, Rasseln auf der Brust und Röcheln. Hitze fehlt, nur das Gefühl von Hitze ist da.

Zucken und Zittern der Muskeln, Krämpfe mit Zittern der Zunge.

Den Allgemeinzustand des Camphora-Patienten charakterisiert das Kältegefühl mit dem Wunsch, unbedeckt zu liegen, und gleichzeitig äußerste Empfindlichkeit gegen Kälte. Bei akuten Leiden besteht großer Durst, bei chronischen Leiden Durstlosigkeit (wie bei *Arsen*).

Cannabis indica

(Indischer Hanf)

Ein eigenartiges, ekstatisches Gefühl erfüllt Körper und Seele. Glieder und andere Körperteile erscheinen vergrößert. Ein Hauch von Wohlbehagen streicht über die Glieder hin. Die Glieder zittern. Eine große Müdigkeit überfällt den Körper. Die Symptome gleichen einer Katalepsie. Anästhesie und Verlust des Muskelgefühls. Die Beschwerden werden durch Ruhe gebessert. Der Patient ist überaus fröhlich und vergnügt. Er hat wunderbare Einbildungen und Halluzinationen. Zeit und Raum sind für ihn unwirklich. Der Patient kommt sich vor, als ob er durch das Weltall getragen würde. Er glaubt, zwei Existenzen zu haben oder in zwei Sphären zu leben. Sinnestäuschungen. Unzusammenhängendes Reden. Der Patient lacht über ernsthafte Bemerkungen. Er lacht und weint zugleich. Krampflachen. Der Patient macht Witze. Er jammert und weint, fürchtet sich vor dem Tode, vor Geisteskrankheit und vor der Dunkelheit. Angst und Traurigkeit. Die geistigen Symptome bessern sich beim Gehen in der frischen Luft. In einer anderen Phase überwiegt der Schwächezustand. Der Kranke wird empfindungslos und fällt hin. In rascher Folge wechselt er vom Vernünftigen zum Unvernünftigen hin und her. Er vergißt Worte und Gedanken und ist unfähig, seine Sätze zu beenden. Die Gedanken stürmen so verwirrend auf den Patienten ein, daß er nicht vernünftig sprechen kann. Sein Geist ist von unfertigen Gedanken und von Phantomen erfüllt. In seiner Vorstellung konstruiert er fortwährend wundervolle Theorien. Geschwätzigkeit. Er hat keine Kontrolle über sein Denken und kann über eine Sache nicht vernünftig nachdenken. Jeder Versuch, vernünftig zu sein, wird durch wilde Einbildungen und Theorien unterbrochen. Hirngespinst über Hirngespinst entsteht in seiner Vorstellungswelt. Der Kranke hört Stimmen, Glocken und Musik in wildem Durcheinander.

Gefühl, als ob die Schädeldecke geöffnet und geschlossen oder hochgehoben und wieder an ihren Platz gerückt würde. Pulsierende Schmerzen im Kopf. Schweregefühl im Hinterhaupt mit Pulsation. Wenn der Kranke das Bewußtsein wiedererlangt oder vom Schlaf aufwacht, fühlt er einen Schock im Gehirn. Stechende Schmerzen in den Schläfen. Die Kopfhaut ist gespannt, manchmal auch weich. Getrübtes Sehvermögen. Hellsichtigkeit. Die Buchstaben laufen beim Lesen zusammen. Geschärftes Hörvermögen. Singen, Klopfen und Pulsieren in den Ohren. Das Gesicht ist blaß und eingesunken. Das Aussehen ist ungesund, dumm, kränklich, ausdruckslos. Der Patient knirscht mit den Zähnen und stammelt während des Schlafes. Metallischer Geschmack im Munde. Der Patient verlangt nach Wasser und fürchtet sich zugleich davor. Flatulenz. Aufgetriebenes Abdomen, durch Aufstoßen gebessert.

Die Urinsymptome sind zahlreich. Nierenentzündung mit brennenden Schmerzen. Dumpfe oder stechende Schmerzen in den Nieren. Beständiges oder häufiges Urinieren. Beim Wasserlassen hat der Patient brennende Schmerzen. Brennende, stechende Schmerzen in der Urethra vor, während und nach dem Wasserlassen. *Cannabis indica* hat viele Fälle von Gonorrhoe geheilt. Im ersten Stadium ist es sehr nützlich und heilt die Symptome, die für *Cannabis sativa* angegeben sind. Es dauert eine Weile, bis der Urin kommt. Nach dem Wasserlassen geht Urin tropfenweise ab. Im Urin ist viel Schleim. *Cannabis indica* ist angebracht bei Harnzwang während einer Gonorrhoe. Der Ausfluß bei Gonorrhoe ist gelb.

Bei beiden Geschlechtern ist das Sexualverlangen gesteigert. Die Erektionen entstehen mechanisch und sind schmerzhaft. Die Menstruation ist reichlich und flüssig, aber schmerzhaft; paroxysmale Schmerzen wie Wehen. Uterusspasmen. Drohender Abort, hauptsächlich bei Gonorrhoe. Die Menses treten alle 2 Wochen auf.

Spasmodischer Druck auf der Brust mit Erstickungsgefühlen.

Während des Schlafes hat der Patient Herzklopfen. Drückende Herzschmerzen mit Erstickungsanfällen während der ganzen Nacht. Stechende Herzschmerzen. Der Puls ist langsam oder schnell, unregelmäßig und flatternd, ein nervöser Puls.

Frauen haben während der Menses Rückenschmerzen. Die Schmerzen in der Rückengegend hindern sie am Aufrechtgehen.

Paralytische Gliederschwäche mit Zittern und Schaudern. Die Fußsohlen und die Gliedmaßen sind taub. Die Sohlen prickeln. Ruhe bessert, Bewegung verschlimmert. Beim Gehen leidet der Patient an heftigen Schmerzen in den unteren Gliedmaßen.

Der Patient ist schläfrig, kann jedoch nicht schlafen. Die Glieder bewegen sich während des Schlafes. Der Patient träumt von Leichen. Er hat prophetische Träume und Alpdrücken.

Die Haut prickelt. Kribbeln und Jucken über den ganzen Körper. Die Haut fühlt sich an, als ob sie zu eng über den Körper gespannt wäre. Anästhesie.

Cannabis sativa

(Hanf)

Die Ähnlichkeit dieses Mittels mit *Cannabis indica* ist erstaunlich und hat dazu geführt, daß man glaubte, die beiden Mittel seien identisch. Eines wurde oft durch das andere ersetzt und heilte die Symptome, die durch das andere Mittel hervorgerufen waren. Die psychischen Symptome beider Mittel sind einander sehr ähnlich; ebenso die Urinsymptome. Das Gefühl des Öffnens und Schließens der Schädeldecke wurde mit beiden Mitteln geheilt.

Die Dinge erscheinen fremd und unwirklich. Der Patient scheint wie in einem Traum befangen. Er verwechselt sogar seine persönliche Identität. Er macht Fehler beim Schreiben und Sprechen und mißversteht das, was er liest oder was man ihm sagt. Wenn er spricht, scheint es ihm, als ob ein anderer spräche (*Alum.*). Störung der Sinneseindrücke. Am Vormittag sind die Kranken verzweifelt, nachmittags lebhaft. Der Patient fürchtet sich vor dem Zubettgehen. Er hat ein hysterisches Gefühl in der Kehle. Angstgefühl in der Magengegend. Geistesverwirrung und Schwindel. Blutandrang zum Kopf vom Magen aus. Gefühl, als werde der Scheitelknochen geöffnet und wieder geschlossen. Dieses Gefühl beginnt beim Erwachen, dauert den ganzen Tag an und wird durch Geräusche verschlimmert. Der Patient hat ein Gefühl, als ob ihm kaltes Wasser aufs Haupt tröpfele. Ameisenlaufen.

Conjunctivitis mit erweiterten Venen. Gefühl von Sand in den Augen. Ohrgeräusche.

Die Kranken haben ein Gefühl, als ob die Nase vergrößert sei. Epistaxis. Druck an der Nasenwurzel. Trockenheit in der Nase. Die eine Wange ist rot, die andere blaß. Unangenehmer Geschmack. Das Sprechen ist erschwert. Trockener Mund und Rachen. Abneigung gegen Fleisch. Leeres, bitteres, saures Aufstoßen.

Nierenentzündung. Geschwürige Schmerzen in den Nieren. Ödeme der Vorhaut mit Gonorrhoe. Dicker, gelber gonorrhoischer Ausfluß. Brennen in der Urethra während und nach dem Wasserlassen. Stechen in der Urethra, solange der Urin fließt. Die Urethra ist empfindlich und geschwollen. Brennen zu Beginn und am Ende des Wasserlassens. Stechen in der Urethra, auch wenn kein Wasser gelassen wird. Das Urinieren ist erschwert und schmerzhaft. Die Schmerzen strahlen von der Harnröhrenmündung nach rückwärts entlang der Urethra aus, solange der Urin fließt. Wenn eine Frau Wasser gelassen hat, fühlt sie die Harnröhrenmündung sich herausdrängen. Heftiger Urinzwang. Beständiger oder häufiger Drang zu urinieren. Unfreiwilliger Harnabgang. Heftige Schmerzen am Ende des Wasserlassens. Blutiger Urin. Krampfhafter Verschluß des Blasenhalses beim Beenden des Urinierens. Entzündung der Urethra. Entzündung und starke Anschwellung der Harnröhrenmündung mit brennenden Schmerzen während des Wasserlassens bei Frauen.

Bei beiden Geschlechtern intensive sexuelle Erregung. Starke ödematöse Schwellung der Vorhaut. Bei Frauen kann das Mittel die Sterilität beheben. Die Menses sind reichlich. Leukorrhoe bei kleinen Mädchen (*Sepia*). Gonorrhoe. Uterushämorrhagie nach den Wehen. Drohender Abort.

Brustkatarrh. Bronchitis mit Röcheln. Asthma. Der Patient wünscht offene Fenster. Grüner, klebriger Auswurf. Salziges Sputum. Husten mit Blutspucken. Stechende Schmerzen in der Pleura. Asthma mit Blasenstörungen. Herzklopfen.

Druck im Steißbein wie von einer scharfen Spitze. Ziehende Schmerzen in der Achillessehne. Beim Schwitzen Stechen überall in der Haut. Taubheit der Fingerspitzen.

Cantharis

(Spanische Fliege)

Charakteristisch für dieses Mittel ist Entzündung mit schnellem Übergang in Gangrän. *Cantharis* greift die Harnorgane an und erzeugt einen urämischen Zustand. Es tritt heftige Entzündung ein mit schneller Beteiligung des ganzen Körpers. Unter den charakteristischen psychischen Symptomen treten hervor: plötzlicher Verlust des Bewußtseins mit rotem Gesicht; plötzlicher Stupor; Geistesverwirrung, beherrscht von sonderbaren, sich jagenden Ideen; heißer Kopf, Delirium, große Aufregung und Wut. Verschlimmerung tritt ein durch Gegenstände, die das Auge blenden, durch Berühren des Kehlkopfes oder beim Versuch, Wasser zu trinken, wie bei Hundswut. Furcht und Verwirrung der Gedanken. Die Gedanken werden oft in Beziehung gebracht mit der Entzündung der Harnorgane. Es besteht kein wirkliches sexuelles Verlangen, vielmehr tritt eine Erregung durch Vorstellung sexueller Vorgänge ein. Die Erektionen sind heftig und schmerzhaft, werden aber trotzdem durch gesteigerte sexuelle Vorstellungen häufig ausgelöst. Schamloses Benehmen, Ruhelosigkeit, Wut und fortwährende Bewegung. Diese heftigen Erregungen mit sexuellen Vorstellungen und Reden erinnern an *Hyoscyamus, Phosphor* und *Secale*.

Heftige, berstende, stechende Kopfschmerzen, wie Messerstiche. Brennen ist ein durch das ganze Mittelbild gehender Zug. Brennen, Klopfen und Stechen im Kopf. Bewußtlosigkeit und Delirium. Brennen seitlich im Kopf. Stiche seitwärts und hinten im Kopf, schießende Schmerzen tief im Gehirn. Haarausfall. Bei Augenleiden ist *Cantharis* nur dann indiziert, wenn gleichzeitig Kopfsymptome und psychische Symptome vorhanden sind. Großblasiges Gesichtserysipel. Brennen und Wundsein in den Augen mit Gelbsehen. Erysipel an den Augen mit Neigung zu Gangrän. Die Augen sind heiß, die Tränen brennen. Gesichtserysipel, welches sich von der Nase auf die Augenlider erstreckt. Hierbei wird gewöhnlich *Rhus* angewendet, dem aber bei der Heftigkeit der Symptome *Cantharis* vorzuziehen ist. *Rhus* hilft bei Blasenbildung und bei Brennen, aber bei *Cantharis* tritt schnell Gangrän ein, mit heftigem Brennen bei Berührung, im Gegensatz zu *Rhus*. Der Ausschlag brennt bei Berührung.

Cantharis entspricht auch schleichenden inneren Entzündungen mit Erschöpfung und hippokratischem Gesicht. Die entzündeten Lungen brennen wie Feuer, und ein zersetzter, dünner, blutiger Auswurf stellt sich ein. Die Nasenflügel sind zusammengezogen, der Urin ist unterdrückt. *Arsen* hilft bei Brennen in den Lungen mit dunklem Sputum, den Anzeichen von Pneumonie, verbunden mit Unruhe und Angst.

Brennen im Hals und im Magen mit großem Durst. Der Leib ist geschwollen und tympanitisch. Schießende Schmerzen, schneidend und stechend wie von Messern. Diarrhoe von blutigem Schleim. Wässerig-serös-blutige Entleerungen aus Magen und Eingeweiden. Eine ähnliche wässerig-blutige Flüssigkeit kommt aus den Augen. Überall, wo dieses Sekret mit der Haut in Berührung kommt, entstehen Exkoriationen.

Auch der Urin ist blutig. Während des Urinierens entsteht Stuhldrang. Heftige Tenesmen in Blase und Darm. Alles ist entzündet und brennend. Der Tenesmus tritt sowohl bei gefüllter als auch bei leerer Blase ein. Schießende, schneidende, stechende Schmerzen im Blasenhals, welche nach verschiedenen Richtungen ausstrahlen. Heftiges Brennen beim Urinieren.

Intensität und Schnelligkeit der Wirkung sind die Hauptzeichen dieses Mittels, in welcher Beziehung ihm *Mercurius corr.* am nächsten kommt.

Überempfindlichkeit aller weiblichen Geschlechtsorgane. Entzündung der Ovarien und des Uterus. Brennen in der Vagina. Dysmenorrhoea membranacea. Menses zu früh, reichlich und dunkel. Im Wochenbett Krämpfe, adhärente Placenta. Brennende Schmerzen.

Heftige, blitzartige Schmerzen durch die Nieren und den Rücken. Schmerzen in der Lendengegend und im Leib. Schmerz beim Urinieren, Stöhnen und Schreien bei jedem Tropfen.

Capsicum

(Spanischer Pfeffer)

Capsicum ist geeignet für fette, schlaffe, rotbäckige Kinder von Biertrinkern und Pfefferessern. Schwache Reaktionsfähigkeit und schlaffe Konstitution. Die Röte des Gesichts beruht auf einer Erweiterung der Kapillargefäße und ist nicht von Hitze begleitet. Die Capsicum-Patienten sind plump und dick und ohne Ausdauer. Pseudo-Plethora (wie bei *Calcarea*). Die Patienten erholen sich nach Krankheiten nur langsam, reagieren schlecht auf Medikamente, sind träge und matt. Das Mittel paßt für Gichtiker mit Gelenkknacken und mit Ablagerungen in den Gelenken. Die Gelenke sind steif und schwach und geben leicht nach. Verlangsamung des gesamten Stoffwechsels. Die Patienten sind frostig, empfindlich gegen frische Luft, empfindlich auch gegen Kälte und Baden.

Von den psychischen Symptomen ist das Heimweh am auffallendsten. Es kennzeichnet das ganze Mittelbild. Dabei bestehen rote Backen, Schlaflosigkeit, Hitzegefühl im Halse und Furchtsamkeit. Die Capsicum-Typen sind überempfindlich gegen Eindrücke, sind schnell beleidigt, fühlen sich zurückgesetzt, sind mißtrauisch und eigensinnig. Bei Erregung wechseln Röte und Blässe der Wangen in verschiedenen Modifikationen. Das Gemüt ist von anhaltenden Selbstmordgedanken niedergedrückt. Der Patient hat wohl den Impuls, aber nicht den Wunsch, sich das Leben zu nehmen, er kämpft gegen diese Impulse an. Impulse sind Äußerungen des Denkens, während Wünsche Äußerungen des Willens sind.

Kopfschmerzen zum Zerspringen, bei Bewegung des Kopfes, beim Gehen oder beim Husten. Der Patient hält den Kopf mit der Hand (ähnlich wie bei *Nux* und *Bryonia*). Kopfschmerz mit Pulsieren in Stirn und Schläfen. Beim Bücken besteht das Gefühl, als würden Augen und Gehirn herausgepreßt, oder ein Gefühl, als wäre der Kopf zu groß. Schlimmer durch Husten und Gehen, besser bei erhöhtem Kopf.

Die Sinne sind überscharf. Überempfindlichkeit gegen Geräusche, Gerüche, gegen Geschmack, Berührung, Eindrücke und Beleidigungen. Der Patient ist aufgeregt.

In den Ohren Jucken und drückende Schmerzen beim Husten; Gefühl, als ob ein Absceß aufgehen wolle. *Capsicum* wirkt ganz besonders auf die Knochen des inneren Ohres und den Processus mastoideus. Abscesse in der ganzen Ohrgegend. Knochencaries.

Alte Nasenkatarrhe aller Art. Wenn andere Anzeichen fehlen, soll man sich daran erinnern, daß Gesicht und Nasenspitze des Kranken rot und kalt sind, daß der Patient fett und schwammig ist, nicht viel Ausdauer hat, in der Schule nicht vorwärtskommt, bei Anstrengungen in Schweiß ausbricht und in der kalten Luft friert. *Capsicum* regt einen solchen Patienten an; aber die Heilung vollenden nachher *Silicea* oder *Kali bichrom.*, Mittel, welche vielleicht vorher wirkungslos gewesen wären. „Nase rot und heiß.“ „Nase rot und kalt.“ Das erstere ist das wichtigere Symptom, weil es auf Kapillarerweiterungen beruht. Rote Punkte im Gesicht. Schmerzen im Gesicht wie Knochenschmerzen, verursacht von äußerer Berührung und auch verschlimmert durch Berührung. Schmerzen im Jochbein. Druckempfindlichkeit und Schwellung am Warzenfortsatz.

Fauliger Geschmack im Mund, wie nach dem Genuß verdorbenen Wassers. Beim Husten kommt ein sehr fauliger Geruch aus den Lungen.

Auf der Zunge und den Lippen sind flache, empfindliche, sich ausbreitende Geschwüre mit speckigem Grund. Die Schleimhäute sind schlaff. Bei Druck zeigt sich ihre runzelige Beschaffenheit. Bei Masern mit mangelhafter Reaktion hilft *Capsicum.* Die Haut ist feucht und kalt und sieht aus wie bei Masern. Diese verlangsamte Reaktion findet sich auch nach Drüsen- und Darmkrankheiten.

Häufige Erkältungen von Nase und Hals. Der Rachen ist rot, als wollte er bluten, geschwollen, mißfarbig, purpurn, fleckig, schlaff und schwammig. Brennende Schmerzen bei Geschwürsbildung. Uvula verlängert. Stiche im Hals, pressende Schmerzen, Schmerzen beim Schlucken, Schlucken erschwert; der Hals kann wochenlang in diesem Zustand sein, ohne besser oder schlimmer zu werden. Reaktionsschwäche. Die Mandeln sind vergrößert, entzündet und schwammig. Der Hals bleibt noch lange nach Erkältung oder Entzündung schmerzhaft.

Bei Beginn des Fiebers besteht Durst. Der Kranke hat auch Durst nach jedem dysenterischen Stuhl. Plötzliches Verlangen nach eiskaltem Wasser. Kälteanfälle, durch kaltes Trinken hervorgerufen. Kältegefühl im Magen. Der Patient verlangt Warmes, Stimulierendes, Scharfes. Das Symptom kommt vor bei Schnapstrinkern und bei Dipsomanie. Hier ist ein Hinweis auf *Arsen* und *Nux* angebracht bei Schnapssäufern, welche die ersten Schlucke wieder von sich geben, die nächsten aber bei sich behalten, und die ohne Schnaps nicht leben können.

Dysenterie. Nach Stuhlgang Tenesmus und Durst. Trinken macht Kälteschauer. Heraustretende, wie Pfeffer brennende, stechende und kneifende Hämorrhoiden. Tenesmus der Blase. Strangurie. Brennender, beißender Schmerz nach dem Urinieren. Alte reaktionslose Gonorrhoe-Fälle. Sahniger Ausfluß. Man beachte dabei das plumpe, schlaffe, gegen Kälte empfindliche Gesicht. Scrotum kalt. Praeputium geschwollen, ödematös. Prostataschmerz nach Gonorrhoe. Kältegefühl im ganzen Körper oder auch nur in einzelnen Körperteilen.

Capsicum ist nützlich bei beunruhigender, lästiger, chronischer Heiserkeit. Trotz *Aconit, Bryonia* und *Phosphor* kann die Heiserkeit ein chronischer Zustand geworden sein. Wenn die erwähnten Allgemeinsymptome vorhanden sind, hilft sodann *Capsicum* neben *Sulfur, Phosphor* oder *Lycopodium.* Plötzliche Hustenparoxysmen mit Erschütterung des ganzen Körpers, mit Stichen im leidenden Körperteil und nachherigen Kopfschmerzen.

Carbo animalis

(Tierkohle)

Es ist ein tief und lange wirkendes Mittel für anämische, geschwächte Konstitutionen, für schleichende, chronische und oft bösartige Leiden. Es lähmt die Venen und verhärtet die Gefäßwandungen speziell der kleinen Venen. Entzündliche Teile werden steinhart und purpurn und haben Neigung, so zu bleiben; sie zeigen keine Tendenz zum Erweichen oder zur Eiterbildung, im Gegensatz zu *Hepar, Mercur* und *Sulfur*. Reaktionsträgheit ist ein Hauptcharakteristikum des Mittels. Oft findet sich eine schleichende, erysipelähnliche Entzündung mit purpurner Verfärbung und teigiger Konsistenz. Im Gegensatz zu *Belladonna* tritt bei *Carbo animalis* die Entzündung langsam auf, schreitet langsam vorwärts und hat keine Heilungstendenz. Krampfadern. Venenerweiterungen am ganzen Körper. Intensives Brennen. Reaktionslose Bubonen bei asthenischen Konstitutionen in Frühstadien der Syphilis; sie sind purpurfarbig, hart und brennend. Harte Knoten in den Brustdrüsen. Intensives Brennen in der Vagina bei Entzündung des Collum uteri. Gelegentlich geschwüriger Zerfall, besonders der Drüsen. Verhärtungen an Geschwüren und Fisteln mit Brennen und fressenden Ausscheidungen. Besonders wirksam ist *Carbo animalis* bei hartnäckigen Krebsaffektionen, wenn die übrigen Symptome des Mittelbildes vorhanden sind und wenn Nachtschweiße und Blutungen eintreten. *Carbo animalis* ist ein gutes Palliativ gegen die stechenden, brennenden Schmerzen bei Krebs. Große Erschöpfung. Mangel an Energie, Zittern, Angst. Schwacher, unregelmäßiger, beschleunigter Puls; Klopfen in den Blutgefäßen. Hitzewallungen, als wäre der Körper voll Dampf.

Blutungen. Menstruation zu früh, zu lange, zu stark, mit furchtbarer Erschöpfung. Die Erschöpfung kommt weniger vom Blutverlust als von der Vergrößerung und Verhärtung der Gebärmutter. Starke Leukorrhoe; übelriechende Ausflüsse. Das Menstrualblut ist schwarz und riecht schlecht. Die Brennschmerzen strahlen vom Uterus in die Oberschenkel aus. Beim Stillen besteht ein Gefühl von Leere im Magen und von großer Schwäche, so daß das Kind abgesetzt werden muß. Bei den Uterusleiden beobachtet man zuweilen einen gelbbraunen Sattel über der Nase (wie bei *Sepia*).

Blutwallungen zum Kopf. Auffahren im Schlaf mit schrecklichen Träumen. Reißende Schmerzen, besonders im Hinterkopf. Immer empfindlich gegen Kälte, frostig, wachsfarben, mit Krampfadern und den anderen erwähnten Beschwerden und Leiden, bis schließlich Schwindsucht oder Krebs eintritt.

Carbo vegetabilis

(Holzkohle)

Dies ist ein vielseitiges, tief und lange wirkendes, antipsorisches Medikament. Es heilt Zustände, die langsam und heimtückisch entstehen und lange anhalten, speziell solche des venösen Gefäßsystems. Schwerfälligkeit, Trägheit und Gedunsenheit sind Symptome des Mittelbildes. Die Hände sind geschwollen, die Venen erweitert. Es besteht im Körper ein Gefühl von Völle und von Geschwollensein, ebenso im Kopf. Der Patient muß die Füße hochlagern wegen des Völlegefühls der Glieder. Krampfadern.

Die psychischen und physischen Funktionen sind verlangsamt und träge. Der Carbo-vegetabilis-Patient liegt gern und döst vor sich hin. Seine Glieder sind plump und fühlen sich wie vergrößert an. Die Haut ist dunkel. Kapillarstauung. Purpurnes Gesicht. Jeder kleine Reiz macht Blutandrang zum Gesicht.

Ein Hauptzug des Mittelbildes ist das Brennen. Brennen in den Venen, in den Kapillaren, im Kopf sowie in entzündeten Teilen. Jucken und Brennen der Haut. Innen Brennen, außen Kälte. Kälte mit Schwäche der Zirkulation und des Herzens. Eiseskälte. Hände kalt und trocken oder kalt und feucht. Kälte der Knie, der Nase, der Ohren oder der Zunge. Kälte im Magen mit Brennen. Ohnmacht. Der ganze Körper ist bedeckt mit kaltem Schweiß wie beim Kollaps. Kollaps mit kaltem Atem, kalter Zunge, kaltem Gesicht. Leichenhaftes Aussehen. Bei allen diesen Kältezuständen verlangt der Kranke nach Luft.

Auch Blutungen kennzeichnen das Mittelbild. Schwarzes Blut sickert aus Geschwüren oder aus entzündeten Stellen und Organen. Passive Blutungen aus den Lungen, aus Uterus und Blase. Hierin steht das Mittel im Gegensatz zu *Belladonna, Ipecacuanha, Aconit* und *Secale*, welche mehr bei heftigen, aktiven Blutungen helfen. Schwer zu stillende Blutungen, erschlaffte Venen, schwaches Herz.

Schwerheilende, indolente Geschwüre mit blutiger, dünner, scharfer Absonderung. „Blutstauung in den Kapillaren." Schnelle Gangränbildung, septische Zustände, auch Scharlachfieber. Das Mittel ist angezeigt bei schleichenden Krankheiten mit fleckiger, purpurner Haut. Beim Einschlafen besteht Angst. Der Patient wirft sich vor Angst im Schlaf hin und her. Schwerer, todesähnlicher Schlaf mit schrecklichen Träumen und ohne Erholung. Erwachen mit Angst und Ausbruch von kaltem Schweiß. Erschöpfung. Fürchtet sich vor dem Einschlafen. Angst im Dunkeln. Angst mit Atemnot. Qualvoller Zustand. Charakteristische Gleichgültigkeit. Unfähigkeit, Eindrücke aufzunehmen oder zu empfinden. Nichts kann den Patienten aufregen oder stören. „Hört alles, ohne angenehm bzw. unangenehm davon berührt zu werden und ohne darüber nachzudenken." Unfähig zu denken infolge der Gefäßstauung. Völlegefühl im Kopfe. Benommen und zerstreut. Sehr schreckhaft.

Hinterkopfschmerz. Im Kopf Völlegefühl und Gefühl, als sei die Kopfhaut zu eng. Der Kopf scheint zerspringen zu wollen, ist schwer wie Blei, kann nicht hochgehoben werden (wie bei *Opium*). Kopfschmerz, durch Geräusch und Bewegung verschlimmert. Klopfender Kopfschmerz beim Einatmen. Der Patient hält sich so still wie möglich, atmet flach und ruhig, bis er unter Aufstöhnen einen tiefen Atemzug tun muß. Kopfstiche beim Husten. Im Kopf intensives Brennen. Blutandrang nach dem Kopf mit Krampf, Übelkeit und Druck über den Augen, worauf Nasenbluten folgt. Kopfschmerzen von Erkältung, von vernachlässigten alten Katarrhen. Bei reichlichem Nasenausfluß fühlt sich der Patient am wohlsten, weil sonst Kopfkongestion eintritt. Verträgt keine Unterdrückung irgendwelcher Ausflüsse. Nach Erkältung klopfende Schmerzen im Hinterkopf, über den Augen oder im ganzen Kopf (ähnlich wie bei *Kali bichrom.*, *Jodkali* und *Sepia*). Diese Kopfschmerzen hängen oft mit der Unterdrückung der Nasensekretion zusammen. Die Haare fallen strähnenweise aus. Kopfausschläge. Das Mittel paßt für Schulkinder, die träge sind, langsam lernen, nachts Angst haben, nicht allein schlafen wollen, nicht allein in ein dunkles Zimmer gehen, immer Kopfschmerzen haben und keinen Hut tragen können. Die Patienten fühlen noch lange nach Abnahme des Hutes einen Druck. Kalter Kopf- und Stirnschweiß. Die Stirn muß bedeckt werden, da Wind Schmerzen macht. Der Kopf ist gegen Kälte empfindlich. Auch kalte Hände, Knie und Füße gehören zu dem Bild. Schwitzen ohne Erleichterung. Mit den Kopfschmerzen zugleich lästige Augensymptome. Brennender Augenschmerz. Augen stumpf, glanzlos, eingesunken. Die Pupillen reagieren nicht auf Licht. Der Patient ist müde und geistig träge. Jede Anstrengung macht Kopfschmerzen. Schwere und Völle im Kopf mit kalten Extremitäten. Blutkongestion zum Kopf. Augenblutungen mit Brennen, Jucken und Drücken. Augenschwäche von Überarbeitung oder feiner Arbeit.

Ohrenfluß, übelriechend, wässerig, ätzend, besonders nach Scharlachfieber, auch nach Malaria oder Masern. Nach diesen Krankheiten venöse Stauungen. Nach Unterdrückung des Ausflusses Kopfschmerzen. *Carbo vegetabilis* bessert hier die Reaktionsfähigkeit sowie die Zirkulation und begünstigt die Heilung durch andere Mittel.

Parotitis, besonders wenn dabei Brustdrüsen- oder Hodenaffektionen auftreten. Ohrschmerzen, Verlust des Gehörs. Mittelohreiterung. Ohren wie verstopft.

Häufiger, wässeriger Schnupfen. Niesen Tag und Nacht. Schlimmer durch Hitze oder von Erkältung und durch Zug nach Schwitzen. Nasenbluten. Reichliche, wässerige Sekretion durch die hinteren Nasenöffnungen; anschließend rauher, trockener Hals mit Heiserkeit. Kehlkopf rauh beim Husten, empfindlich gegen Berührung. Aus den Bronchien kommt viel dünner Schleim, der allmählich dick und gelbgrün wird und schlecht schmeckt. Gewöhnlich ist Magenverstimmung dabei, auch starker Meteorismus oder saures Aufstoßen. Der wässerige Schleim kann mit Blut vermischt sein. *Carbo vegetabilis* ist ein Hauptmittel bei alten Katarrhen sämtlicher Schleimhäute. Anfangs sind die Katarrhe abends und nachts fiebrig, mit reichlicher Schleimabsonderung bei kaltem Schweiß, mit kalter Nase, kalten Knien und Füßen.

Das Gesicht zeigt wichtige Symptome. Kränklicher Ausdruck der Augen; große Blässe und Kälte; die Lippen sind zusammengepreßt; die Nase ist spitz und eingesunken. Die Lippen sind runzelig, livide, leichenblaß. Blasses Gesicht, kalt und schweißbedeckt. Die Zunge ist blaß und kalt. Kalter Atem. Trotzdem will der Patient angefächelt werden. Dieses Symptom kehrt immer wieder. Das kalte, eingefallene Gesicht ist charakteristisch. Das Mittel wirkt speziell auf die Kapillargefäße; schon ein Eßlöffel voll Wein genügt manchmal, um Blutandrang zum Gesicht hervorzurufen, das anfangs oft fleckig aussieht.

„Skorbut des Zahnfleisches", auch Riggs'sche Krankheit genannt (Alveolarpyorrhoe). Das Zahnfleisch ist sehr empfindlich und blutet. Lockerwerden der Zähne. „Die Zähne klappern im Munde." Kohlepräparate können Loslösung und Schwinden des Zahnfleisches verursachen. Schwammiges, leicht blutendes Zahnfleisch. Die Zähne verfallen schnell. Zahn- und Zahnfleischleiden nach Quecksilber-Mißbrauch. Die Zähne fühlen sich zu lang an und schmerzen. Ziehen und Reißen in den Zähnen nach Kälte, Hitze oder Salzgenuß. Dies entspricht der allgemeinen venösen Konstitution.

Die Zunge ist empfindlich und entzündet. Bei schleichenden Formen typhöser Erkrankungen ist das Zahnfleisch mit einem dunklen, blutigen, übelriechenden, fauligen Belag bedeckt. Zunge schwärzlich belegt. Zum Carbo-veg.-Bild gehören viele „Blutvergiftungs"-Symptome. *Carbo veg.* ist entscheidend bei schleichenden, typhösen Erkrankungen, in den letzten Stadien von Kollaps, namentlich bei Cholera und Gelbfieber mit folgenden Symptomen: Kälte, kalter Schweiß, kalte Zunge, große Erschöpfung, Dyspnoë.

In Mund und Hals sind viele kleine purpurne, aphthöse, dunkelblutende Geschwüre und Bläschen mit Schmerzen, Brennen, Stechen. Trockenheit im Munde. Zäher, blutiger Schleim im Halse. Schluckbeschwerden, geschwollener Hals.

Verlangen nach Kaffee und sauren, süßen oder salzigen Speisen. Widerwillen gegen Fleisch. Milch macht Blähungen. Der Carbo-veg.-Patient hat Brennen im Magen, Magenerweiterung, beständiges Aufstoßen, übelriechende Blähungen. Es besteht ein Zustand von Fäulnis. Übelriechender Schweiß. Sodbrennen. Gegen Ende des Frostes häufiges Erbrechen. Brechdurchfall. Blutbrechen bei eiskaltem Körper. Fadenförmiger, intermittierender Puls. Ohnmacht. Facies hippokratica. Erbrechen von sauren, blutigen, galligen Massen. Der Magen ist aufgetrieben; Aufstoßen schafft Erleichterung. *Carbo veg.* heilt Krampfschmerzen von Magen und Gedärmen, Brennen, Angst und Auftreibung. Alle diese Symptome bessern sich durch Aufstoßen oder Abgang von Winden. Unter *Lycopodium* und *China* scheint das nicht der Fall zu sein. Bei *Carbo veg.* aber tritt diese Erleichterung durch Aufstoßen bei verschiedenen Leiden ein, z. B. bei Kopfschmerzen und rheumatischen Beschwerden. Ein voller Leib verschlimmert alle Leiden. Patienten und Prüfer klagen über Wundsein des Magens. Schmerz, zuweilen schlimmer nach Nahrungsaufnahme, z. B. nach kalten Getränken. Magengeschwür. Magenverstimmung von schwer verdaulichen Speisen. *Carbo veg.* wirkt tief und lange.

Die Leber funktioniert träge. Lebervergrößerung. Pfortaderstauung. Hämorrhoiden. Schmerzen und Brennen in der Leber mit Meteorismus. Spannungsgefühl, drückende Schmerzen und Druckempfindlichkeit in der Lebergegend.

Tympanie, namentlich bei septischen Fiebern, mit blutiger Diarrhoe. Charakteristisch für *Carbo veg.* sind die verhaltenen Blähungen, so daß einzelne Darmpartien vorübergehend wie Tumoren erscheinen. Blähungskolik und Brennen im Leib. Blutiger, wässeriger Stuhl. Dysenterie, Cholera. Cholera infantum. Die Stühle bestehen aus Schleim oder wässerigem Schleim mit Blut. Kinder sind ganz erschöpft, kalt, bleich, mit kaltem Schweiß bedeckt. Facies hippokratica. Die allgemeine Erschöpfung weist fast noch sicherer auf *Carbo veg.* als der Stuhl. Die Stühle und Blähungen sind stinkend. Besonders charakteristisch ist die Beimengung von dünnem, blutigem, dunklem Schleim. Jucken, Brennen und Wundsein um den After sind sichere Zeichen für *Carbo veg.* Bei allen Diarrhoen besteht Druckschmerz des Abdomens. Die Neigung zu Geschwürsbildung befällt alle Schleimhäute. Aphthen, Geschwüre der Peyerschen Plaques.

Veraltete Blasenentzündungen. Im Urin eine Menge blutigen Schleimes. Urinverhaltung, besonders bei alten Leuten mit kaltem Gesicht, kalten Extremitäten und kaltem Schweiß.

Die männlichen Sexualorgane zeigen Schwäche und Erschlaffung mit kaltem Schweiß und unwillkürlichem Samenabgang.

Die weiblichen Geschlechtsorgane zeigen ebenfalls Schwäche und Erschlaffung; der Uterus drängt nach unten, so daß sich die Patientin nicht auf den Füßen halten kann. Alle inneren Organe drängen nach unten. Charakteristisch für *Carbo veg.* ist ferner die dunkle, sickernde Uterusblutung. Das Sickern dauert von einer Periode bis zur anderen. Reichlich fließende Blutungen kommen seltener vor. Das Blut ist faulig, dunkel bis schwarz, enthält kleine Klumpen und eine beträchtliche Menge Serum. „Metrorrhagie infolge von Uterusatonie." Die Erschlaffung des Uterusgewebes entspricht der Carbo-Konstitution. Der Carbo-Ausfluß ist direkt entgegengesetzt dem bei *Belladonna, Ipecacuanha, Secale* und *Hamamelis,* bei denen das Blut herausstürzt, wonach sich der Uterus dann mehr oder weniger elastisch zusammenzieht. *Carbo veg.* heilt Atonie und Subinvolution. Es hilft auch bei Schwäche nach Menstruation oder nach der Entbindung. Ferner hilft es bei Placentarretention mit spärlicher Blutung. Die Placentarretention läßt sich verhüten durch rechtzeitige Carbo-Gaben. *Carbo veg.* ist überhaupt ein gutes Vorbeugungsmittel für die Entbindungsfolgen. Abgespanntsein, Mattigkeit, Erbrechen, Flatulenz, übler Geruch der Abgänge, Venenerweiterung, Milchverhaltung, Erschöpfung oder große Schwäche vom Stillen sind Carbo-veg.-Symptome.

Auch die Stimme hat viele Carbo-Symptome. Die meisten Kehlkopfleiden beginnen mit Schnupfen. Der Katarrh zieht sich dann vom Kehlkopf in die Bronchien oder in die Lungen. *Phosphor* beginnt meistens in der Brust oder im Larynx zu wirken. *Carbo* heilt Kehlkopfschwäche vom Sprechen, Kehlkopfübermüdung bei Rednern und Sängern und bei schwachen, schlaffen Personen. Abendliche Heiserkeit. In schlimmeren Fällen kann die Stimme schon in der

Frühe tonlos sein. Aber Heiserkeit und Rauhigkeit am Abend sind besonders charakteristisch. Rauhigkeit beim Husten, manchmal auch Brennen. Diese Empfindungen strahlen bis in die Lungen aus. Beständige Schleimbildung im Kehlkopf. Wir finden auch hier die immer wieder erwähnte Schwäche der Schleimhäute. Schwer heilbare Katarrhe. Der Patient muß sich abends so oft räuspern, daß der Kehlkopf rauh und wund wird. Geschwürsschmerzen und Kratzen im Kehlkopf, wodurch Niesen hervorgerufen wird. Larynxphthise.

Carbo vegetabilis ist eines der besten Mittel bei beginnendem Keuchhusten. Der Husten führt zu Würgen, Erbrechen und Gesichtsröte. *Carbo veg.* ist besonders angezeigt, wenn der Fall sonst auf kein bestimmtes Mittel hinweist. Eine Dosis *Carbo vegetabilis* wird entweder zur Heilung führen oder die Symptome für ein anderes Mittel deutlicher hervortreten lassen. Mit den richtig gewählten homöopathischen Mitteln werden die meisten Keuchhustenfälle in 8—10 Tagen geheilt.

Atmungsbeschwerden sind sehr häufig. Erstickungsgefühl. Der Patient kann nicht liegen. Er hat ein Gefühl in der Brust, als ob er keine Luft kriege. Zuweilen kommt dies von Herzschwäche, meist aber von Anschoppungen in der Lunge. *Carbo veg.* heilt Asthma. Der Patient sitzt aufrecht am offenen Fenster, läßt sich Luft zufächeln, ist totenbleich; Gesicht und Extremitäten sind kalt. Kalter Atem; die Nasenflügel sind eingezogen, der Atem ist übelriechend. *Carbo vegetabilis* hilft bei Würgen und Erbrechen, bei Husten mit Schleimrasseln, besonders morgens. Der Schleim löst sich schwer, ist zäh, eitrig, gelb und dick. Sehr große Erschöpfung alter verbrauchter Leute. Zuweilen heilt *Carbo* auch einen harten, stoßenden, hackenden Husten, der sich schließlich löst, worauf viel Schleim ausgeworfen wird. Infolge des Hustens wird der Patient erschöpft, er schwitzt und ringt nach Atem, bis er schließlich große Mengen von dickem Eiter auswirft. Häufige Anfälle von krampfartigem Husten, mehrere Minuten bis zu einer Stunde lang. Dabei kalter Schweiß, kaltes und eingefallenes Gesicht. *Carbo* ist ein ausgezeichnetes Palliativ bei veralteter, unheilbarer Phthise. Es scheint durch Kräftigung der Brustmuskeln die Expectoration zu fördern und den Husten zu mildern. Auch bei vielen anderen unheilbaren Zuständen mit Dyspnoë und Brustschwäche wirkt es palliativ; ebenso bei Morbus Brightii und bei Carcinom.

Bei Keuchhusten dauern die Hustenparoxysmen die ganze Nacht über. Der Patient schläft sich in den Hustenparoxysmus hinein (wie bei *Lachesis*). Rasseln in der Brust zeigt einen bevorstehenden Anfall an.

„Feuchtes Asthma." Bei jeder Erkältung nimmt die pfeifende Atmung zu. Der Schleim ist erst massig, dann zäh und schließlich eitrig. Dabei besteht große Dyspnoë. Bei allen solchen Asthmafällen mit ausgesprochener Dyspnoë, mit Hinterhauptkopfschmerz und dem Wunsch, angefächelt zu werden, ist *Carbo* indiziert. Alte Fälle von Asthma, die immer bei feuchtwarmem Wetter und gewöhnlich nachts schlimmer werden, reagieren auf *Carbo*. *Carbo vegetabilis* ist angezeigt bei alten Fällen von Pneumonie mit chronischer Bronchitis, beim dritten Stadium der Lungenentzündung mit übelriechender Expectoration, kaltem Atem, kaltem Schweiß und dem Wunsch, angefächelt zu werden. Drohende Lungenlähmung. *Carbo vegetabilis* kann tuberkulöse Infiltrationen verhüten. Brennschmerz in der Brust, in den Seiten sowie hinter dem Brustbein, verschlimmert durch Husten. Der Patient hat das Gefühl einer Last auf der Brust, besonders im Anschluß an Schnupfen.

Die Herztätigkeit ist sehr angestrengt. Die rechte Herzhälfte ist besonders beteiligt. Blutwallungen und Pulsieren im ganzen Körper. Aufsteigende Hitze mit Schweiß. *Carbo* ist besonders für Personen in vorgerücktem Alter, zuweilen auch für die Wechseljahre geeignet. Die meisten Carbo-Leiden beginnen mit vorzeitigen Schwächezuständen bei jungen Leuten, treten aber in ausgeprägter Form erst bei älteren Leuten auf. Sichtbarer Herzschlag, aufgeregte Herztätigkeit. Der Puls ist sehr schwach, fast unfühlbar, unregelmäßig, aussetzend und schnell. Hochgradige Reaktionsschwäche. Drohende Herzlähmung. Brennen und Angst in der Herzgegend. Angst vor dem Tod oder vor irgendeinem Unglück. Der Patient fühlt die stürmische Herztätigkeit und wird dadurch stark erschöpft.

Carbo vegetabilis ist ein ausgezeichnetes Mittel bei allgemeiner konstitutioneller Zerrüttung mit indolenten Krampfadergeschwüren. Die Absonderung ist dünnwässerig oder dickblutig und jauchend. Jucken und Brennen. Die Unterschenkel sind geschwollen. Altersgangrän. Blasen mit blutiger, wässeriger Flüssigkeit. Brennen wie Feuer. Verlust des Gefühls. Steifigkeit in den Gelenken. Die Seite, auf der der Patient liegt, wird gefühllos. Jede kleinste Anstrengung erzeugt Ohnmacht. Fressender Schweiß zwischen den Zehen.

Der Schlaf ist voll schrecklicher Träume. Angst, Ruhelosigkeit und Kopfkongestion verscheuchen den Schlaf. Der Kopf ist heiß, obwohl die Haut sich kalt anfühlt. Innere Hitze und inneres Brennen neben äußerer Kälte ist ein allgemeiner Zug von *Carbo vegetabilis*. Im Schlaf zieht der Patient die Beine an. Er erwacht unerquickt, mit Atemnot und kalten Gliedern und besonders mit kalten Knien.

Heftiges Fieber, heftige Frostschauer. Trotz des Frostes Verlangen nach kaltem Wasser. Beim Fieber jedoch kein Durst. Der Patient hat während des Frostes kalten Schweiß und Durst auf kaltes Wasser. Dies ist charakteristisch für das Fieber bei *Carbo vegetabilis*. Einseitiger Frost mit großem Durst. Leicht schwitzend, besonders am Kopf und im Gesicht. Reichlicher Schweiß, übelriechend oder sauer. Erschöpfende Schweiße nachts oder morgens. Schleichendes Fieber, wie bei Gelbfieber und typhösem Fieber. Nach dem Fieber anhaltende Frostschauer mit mangelnder Reaktion. Der Patient ist kalt, hat kalte Knie, kalten Atem und kalten Schweiß. Es ist eine lähmungsartige Schwäche. Leichenhaftes, cyanotisches Gesicht. Gelbes Fieber im letzten Stadium, mit Blutungen und großer Gesichtsblässe, furchtbaren Schmerzen, Körperzittern und den genannten Kollapserscheinungen. *Carbo vegetabilis* paßt insbesondere für schwache

Personen, bei denen schließlich diese Kollapserscheinungen eintreten, ferner bei Kollaps nach chirurgischen Operationen, namentlich wenn die Reaktionsfähigkeit zu schwach ist, um Entzündung eintreten zu lassen.

Carboneum sulfuratum

(Schwefelkohlenstoff)

Die Beschwerden und Symptome im Arzneibild von *Carbonbisulfit* verschlimmern sich besonders morgens und nachts, und zwar vor Mitternacht. Es ist ein sehr tiefwirkendes Mittel und häufig angezeigt, wurde aber lange Zeit vernachlässigt. Starkes Bedürfnis nach frischer Luft und nach geöffneten Fenstern. Alle Beschwerden bessern sich im Freien, werden aber durch Zugluft verschlimmert. Es ist unser nützlichstes Mittel bei Kranken, die durch langen Mißbrauch alkoholischer Getränke heruntergekommen sind. Schwäche und Atemnot beim Treppensteigen. Durch Baden werden viele Symptome hervorgebracht. Manche Symptome sind schlimmer nach dem Frühstück. Es ist ein ausgezeichnetes Mittel, um bösartiges Wachstum zu verlangsamen (wie *Graphites*). Das Mittel hat Lupus geheilt. Der Kranke ist äußerst empfindlich für Wetterwechsel, besonders wenn feuchtwarmes Wetter eintritt. Bei der Arzneiprüfung stellt sich ein Zustand ein, der einer Chlorose ähnlich ist. Das Mittel ist sehr nützlich bei chronischem Rheumatismus, besonders der Gelenke. Starke Empfindlichkeit für mangelhafte Bekleidung. Der Kranke ist empfindlich sowohl für Kälte als auch für Wärme. Kälte verschlimmert im allgemeinen die Symptomatik oder bringt die Symptome erst hervor. Alles wird schlimmer, wenn der Kranke sich erkältet. Verschlimmerung durch kalte Luft, nach Kaltwerden. Der Kranke erkältet sich leicht. Wenn er sich nach Überhitzung der Kälte aussetzt, erkältet er sich.

Wie *Carbo veg.* ist das Mittel sehr nützlich bei Kollaps. Es besteht eine bemerkenswerte venöse Stase in den Organen und in einzelnen Körperteilen. Krampfzustände. Die Körperteile sind wie von einem Band umschlossen. Zusammenschnürungsgefühl am Herzen. Das Mittel paßt für klonische und epileptische Krämpfe, Zwergwuchs und zurückgebliebenen Geisteszustand. Die Blutgefäße, insbesondere die Venen, sind erweitert. Ödeme der Gliedmaßen. Nach dem Essen kann sowohl Besserung als auch Verschlechterung auftreten. Allmählicher Muskelschwund bis zu ausgesprochener Abmagerung. Die Lymphdrüsen sind vergrößert. Ohnmacht, der Benommenheit und Gedächtnisverlust folgen. Die Symptome verschlechtern sich in der Kälte, durch Fettgenuß und Milch; dagegen bessern warme Getränke und warme Speisen. Innerliches Völlegefühl und allgemeine Venenerweiterung. Die Gelenke sind gichtig. Passive Blutungen. Mangel an Lebenswärme. Innerliches und äußerliches

Schweregefühl. Verhärtung der Drüsen. Auffällige Müdigkeit mit dem ständigen Wunsch, sich niederzulegen.

Viele Zustände verschlechtern sich durch Erschütterung und Umhergehen. Empfindungslosigkeit der Haut und der Schleimhäute.

Muskelanstrengung zieht Schwäche nach sich. Niederlegen bessert, ausgenommen die Atmung und die Kopfsymptome. Der Kranke fühlt sich besser, wenn er liegt. Die Beschwerden sind schlimmer vor, während und nach der Regel. Bewegung verstärkt alle Symptome; der Kranke fürchtet sich vor Bewegungen. Die Absonderungen der Schleimhäute sind reichlich, dick und zäh. Taubheitsgefühl einzelner Körperteile, besonders der sich berührenden Teile. Blutwallungen im Körper. Schmerzen in Knochen und Drüsen, Schmerzen mancherlei Art in allen Teilen des Körpers. Die Schmerzen treten in Form kurzer, plötzlicher Anfälle und in regelmäßigen Intervallen auf. Schmerzparoxysmen. Wundheits- und Zerschlagenheitsschmerz in Rumpf und Gliedern. Brennende Schmerzen innerlich und äußerlich. Schneidende, zuckende, schießende Schmerzen. Drückende Schmerzen überall. Stechende und stechend-juckende Schmerzen überall. Heftige, reißende Schmerzen, die nach unten ausstrahlen. Herumziehende Schmerzen. Wandernde, stechende Schmerzen. Einseitige Lähmungen, auch von Organen, welche schmerzlos sind. Druck erleichtert die meisten Symptome. Klopfgefühl im ganzen Körper. Der Puls ist krampfhaft und schnell. Auch langsamer Puls von 52 in der Minute wird beobachtet.

Rheumatismus mit und ohne Fieber. Chronische rheumatische Zustände. Starke Schmerzempfindlichkeit. Der Kranke fühlt sich nach den Schmerzanfällen schlechter, ebenso bei aufrechtem Stehen. Steifheit im Körper und in den Gliedern. Beschwerden nach sommerlicher Hitze. Ödeme und Drüsenschwellungen. Zittrigkeit. Neigung zu Tuberkulose der Lungen und der Eingeweide. Muskelhüpfen. Durch Weingenuß werden die Leiden verschlimmert und viele Beschwerden erst hervorgebracht. Umhergehen vermehrt die Leiden. Besonders Umhergehen in frischer Luft verschlimmert viele Symptome. Verschlimmerung durch die Sommerhitze und durch die Winterkälte, durch warme Einhüllung, in einem warmen Raum, im warmen Bett, durch Wärme im allgemeinen. Andererseits auch Empfindlichkeit gegen Kälte. Hochgradige Schwäche am Morgen. Das trifft besonders für alte Trunkenbolde zu. Schwäche in der Sommerhitze, während der Regel, nach dem Stuhlgang. Schmerzen und Erschöpfung am Morgen.

Wenn man mit dem Kranken spricht, ist er geistesabwesend und zuzeiten so zornig, daß er Dinge, die er zufällig in der Hand hat, zerbricht. Furcht am Morgen, abends im Bett, vor Mitternacht. Gewissensbisse. Angst vor der Zukunft. Angst vor Eintritt der Regel. Der Kranke beißt um sich in deliranten Zuständen. Er ist zeitweilig sehr launenhaft. Nach starkem Blähungsabgang am Morgen fühlt er sich wohler. Er meidet Gesellschaft. Es fällt ihm schwer, sich beim Lesen zu konzentrieren. Morgens beim Aufwachen ist er verwirrt, desgleichen bei geistiger Anstrengung und bei Kopfschmerzen, als sei er vergiftet. Er macht sich sehr viele Gedanken über kleine unwichtige Dinge. Nachts phantasiert er in Delirien. Er redet irre und beißt um sich. Er hat Visionen, ist nachts aufgeregt. Phantastische Einfälle. Er ist verzweifelt, unzufrieden, entmutigt und sehr zerstreut. Der Kranke ist des Morgens benommen, das Denken fällt ihm offensichtlich schwer. Er ist sehr leicht erregbar. Ausgelassene Fröhlichkeit, die an Berauschtheit grenzt. Furcht des Morgens und zur Nachtzeit. Der Patient hat Angst vor dem Tod; er fürchtet, irrsinnig zu werden. Er hat Angst vor Unglück und vor Menschen. Er fürchtet sich, im Dunkeln umherzugehen. Er ist vergeßlich; z. B. vergißt er, was er mit Dingen, die er in der Hand hält, anfangen wollte. Der Kranke erschrickt sich leicht. Er kann aber auch ausgelassen fröhlich sein. Er hat das Gefühl dauernder Hast. Hysterisches Benehmen. Unentschlossenheit, Gleichgültigkeit und geistige Erschlaffung. Indolenz. Schlimmer am Morgen. Imbezillität und Irrsinn. Anfangs Ideenreichtum, später Verwirrung und Stumpfsinn. Starke Reizbarkeit am Morgen. Schwaches Gedächtnis; der Kranke findet nicht die richtigen Worte, setzt die Worte beim Schreiben verkehrt. Er hat ständig wechselnde Launen, ist mißmutig, leicht beleidigt, wütend, geistig schnell erschöpft. Religiöse Anwandlungen. Sehr unruhig während der Nacht, schlimmer vor Mitternacht. Traurig am Morgen, während des Frostes, während des Fiebers, während des Schweißes. Er singt und pfeift. Manchmal möchte er allein und in Ruhe irgendwo sitzen. Er möchte nicht, daß man mit ihm spricht. Manisches Benehmen. Er springt aus dem Fenster. Der Kranke starrt mit leerem Blick auf seine Hände. Sehr mißtrauisch. Anfangs gesprächig, später nicht mehr zum Sprechen aufgelegt. Der Kranke spricht im Schlaf. Dauernd quälende Gedanken. Furcht. Bewußtseinstrübung. Gewalttätigkeit. Der Kranke weint viel. Zuweilen aber lacht er, sogar im Schlafe. Schwindel des Morgens beim Aufstehen, am Nachmittag, am Abend, besser im Freien. Es ist, als wäre der Kranke vergiftet. Schwindel während der Regel, im Sitzen, beim Bücken. Neigung, beim Gehen nach vorn zu fallen, besonders im Freien.

Die Stirn ist kalt. Zusammenschnürungsgefühl wie von einem Band, besonders in der Stirn und im Hinterkopf. Schuppen auf dem behaarten Kopf. Gefühl der Leere im Kopf. Ausschläge, Krusten, Ekzeme. Jucken. Die Ausschläge sind feucht, schuppig, haben Pusteln, sind wund und schmerzhaft. Erysipel der Kopfhaut. Der Kopf neigt zum Vornüberfallen beim Stehen. Der Kranke hat das Gefühl, als ob sich Flüssigkeit im Kopfe bewege, sobald er den Kopf dreht. Völlegefühl im Kopf, besonders in der Stirn. Das Haar fällt aus. Hitzegefühl am Nachmittag, in der Stirn und im Scheitel. Schwere im Kopf, besonders nach dem Frühstück. Hyperämie des Gehirns. Der behaarte Kopf juckt heftig. Gefühl, als ob sich im Kopf etwas bewege. Knoten in der Kopfhaut, die auf Berührung empfindlich sind. Taubes Gefühl in der Scheitelgegend. Schmerzen im Kopf des Morgens im Bett, beim Erwachen, um 9 Uhr, am Nachmittag, gegen 22 Uhr, besser im Freien; schlechter beim Treppensteigen, beim Haarmachen, nach dem Frühstück, nach dem Mittagessen, nach dem Essen ganz allgemein, nach Überhitzung, nach Angestoßenwerden, von heftigem Umhergehen, von geistiger Anstrengung, von körperlicher Bewegung, von Kopfschütteln, nach dem Schlaf, nach Stuhlgang und in einem warmen Raum. Kopfschmerzen nach Erkältung, während des Frostes und während des Fiebers. Rheumatische Kopfschmerzen. Katarrhalische Kopfschmerzen. Kopfschmerzen in Verbindung mit Nackenschmerzen. Pulsierender Schmerz beim Bewegen des Kopfes und wenn der Kranke nachdenkt oder liest. Heftige Kopfschmerzen, die sich derartig steigern, daß das Denken beeinträchtigt wird. Morgens beim Erwachen Schmerzen in der Stirn, die den ganzen Tag andauern und besonders am Nachmittag heftiger werden. Schmerz im Hinterkopf, des Abends und zur Nachtzeit. Schmerzen in den Kopfseiten. Einseitiger Kopfschmerz, schlimmer in der linken Seite. Schmerzen in den Schläfen am Nachmittag, schlimmer durch Kopfschütteln und Bücken. Klopfender Schmerz in den Schläfen morgens um 6 Uhr beim Erwachen. Schmerzen im Scheitel. Bohrende Schmerzen in der Stirn und in den Schläfen. Brennende Schmerzen im Scheitel. Schneiden in den Schläfen, schlimmer nach dem Essen. Ziehende Schmerzen in der Stirn um 22 Uhr, im Hinterkopf und in den Schläfen. Dumpfer Schmerz im Kopf gegen Abend. Reißende Schmerzen in der Stirn. Drückender Schmerz im Kopfe am Nachmittag. Drückender Schmerz in der Stirn mit Schlaflosigkeit, schlimmer durch Reden und Bücken. Druckgefühl über den Augen, das in die Augen und Schläfen ausstrahlt. Drückender Schmerz in Hinterkopf und Schläfen, der sich bis zum Scheitel erstreckt und dort den ganzen Tag anhält. Wundes Zerschlagenheitsgefühl im Kopf. Stechende Schmerzen von den Schläfen bis zum Hinterkopf, schlimmer links. Reißende Schmerzen in der Stirn, im Hinterkopf, an den Kopfseiten und in den Schläfen, schlimmer links; Besserung im Freien und in Ruhe. Kalter Schweiß auf der Stirn. Die Kopfhaut ist empfindlich beim Haarbürsten. Klopfen im Hinterkopf und in den Schläfen. Gefühl wie von elektrischen Schlägen durch den Kopf.

Während der Nacht kleben die Augenlider zusammen. Die eitrigen Absonderungen sind scharf, blutig und gelb. Stumpfer Blick. Ausschläge um die Augen herum und auf den Augenlidern. Juckende, brennende Pusteln am Oberlid. Die Lider fallen zu. Granuläre Conjunctivitis. In den Augen Hitzegefühl. Schweregefühl und Schmerzhaftigkeit der Lider bei Bewegungen derselben. Katarrhalische Entzündungen der Augen und der Augenlider. Die Bindehäute zeigen starke Venenfüllung. Die Hornhaut ist unempfindlich. Augen und Augenlider jucken. Im Freien und beim Lesen tränen die Augen. Augenbewegungen schmerzen. Brennen der Augen, verbunden mit Kopfschmerzen, besonders am Morgen, beim Lesen, des Abends. Die Lidränder und die Augenwinkel schmerzen beim Lesen. Die Schmerzen sind schneidend, drückend, wie von Sand. Schmerzhaftes Jucken und Reißen. Gefühl, als würden die Augen nach hinten gezogen. Augendruck am Abend mit starkem Hitzegefühl. Jucken beim Lesen und nach dem Stuhlgang. Die Pupillen sind eng, können aber auch erweitert sein. Photophobie. Lidflattern. Die Augen sind gerötet, besonders die Lider und die Lidränder. Immer wiederkehrende Gerstenkörner. Starrer Blick und eingesunkene Augen. Angeschwollene, verdickte Lider. Lidflattern. Geschwüre der Hornhaut und der Lider. Augenschwäche. Der Blick ist getrübt. Alle Gegenstände scheinen zu weit weg zu sein. Doppelsehen. Flackernder Blick. Beeinträchtigung der Sehschärfe. Der Kranke erkennt nichts mehr. Myopie.

Die Absonderungen aus den Ohren sind blutig, übelriechend, eitrig. Die Ohren sind gerötet und heiß. Ausschläge hinter den Ohren. Klopfendes Gefühl in den Ohren. Entzündungen von Mittelohr und Tube. Jucken in den Ohren. Geräusche in den Ohren, morgens, abends, nachts; Brummen, Knacken, Summen, Geflatter, Klingen, Rauschen, Wortwiederholungen, Ohrschmerzen nachmittags und abends beim Schlucken. Drückende, stechende und reißende Schmerzen. Stechen im Ohr nach dem Stuhlgang, schlimmer rechts. Klopfen im Ohr. Verstopfungsgefühl im Ohr. Das Hörvermögen ist anfangs verschärft, später verschlechtert und geht schließlich verloren. Das Mittel hat Husten geheilt, der vom Ohr herrührte.

Es ist ein sehr nützliches Mittel für chronischen Nasenkatarrh. Die Nase ist kalt. Ständig Schnupfen mit Frostschauern im Freien. Husten. Fließschnupfen; abends ist die Nase trocken. Nasensekrete von verschiedener Art und Beschaffenheit. Die Absonderungen können klar sein, reichlich, krustig, schorfig, wundmachend, grünlich, mit harten Stücken, stark riechend, eitrig, dick, zäh, auch wässerig oder dickgelbeitrig. Röte und Brennen der Nasenspitze. Trockenheit in der Nase. Nasenbluten morgens und abends. Das Blut ist dunkel und kommt beim Nasenschneuzen. Jucken in der Nase. Verstopfung der Nase. Fauliger Nasengeruch. Ozaena. Schmerzen und Empfindlichkeit der Nase. Brennen in der Nasenwurzel. Das Mittel hat Nasenpolypen geheilt. Anfangs ist das Geruchsvermögen verschärft, später geht es verloren. Häufiges Niesen. Die Nase ist angeschwollen. Geschwüre oben in der Nase.

Das Gesicht ist geschwollen und chlorotisch. Spannungsgefühl im Gesicht. Die Lippen sind aufgesprungen. Das Gesicht ist kalt, farblos, bläulich, dunkel, blaß oder gelblich. Trockene, brennende Lippen. Ausschlag am Kinn, auf den Lippen, um den Mund herum, auf der Nase. Akne rosacea im Gesicht und auf der Stirn. Akne bei Trinkern. Comedonen. Krustige Ausschläge im Gesicht und besonders auf der Nase. Herpes im Gesicht mit reißenden Schmerzen in den Gliedern. Feuchte, juckende Ausschläge. Pusteln, Wärzchen, rasch sich ausbreitende rote Exantheme. Rote Ausschläge auf den Wangen und auf der Nase. Schuppige, schorfige Ausschläge. Flechtenausschlag auf der linken Wange. Bläschen im Gesicht. Phlegmonöses Erysipel. Der Ausdruck des Kranken ist ängstlich, verwirrt, leidend, leer. Hitze des Gesichts am Abend, während des Frostes. Hitzewallungen. Jucken im Gesicht. Gesichtsschmerzen im Freien und beim Niederlegen. Brennendes Gesicht und brennende Lippen. Ziehende, stechende, reißende Schmerzen im Gesicht. Kalter Schweiß im Gesicht. Kiefersteife. Eingefallene Augen. Ödematöse Gesichtsschwellung. Auch die Ohrspeicheldrüsen, die Submaxillardrüsen und die übrigen Drüsen sind geschwollen. Spannung in den Kaumuskeln. Geschwürsbildung auf den Lippen.

Empfindungslosigkeit von Mund und Zunge. Aphthen des Mundes und der Zunge. Blutungen des Mundes und des Zahnfleisches. Die Zunge fühlt sich kalt an und ist rissig. Das Zahnfleisch zieht sich von den Zähnen zurück. Die Zunge ist dickweiß belegt. Trockenheit des Mundes und der Zunge, besonders am Morgen mit unstillbarem Durst. Fauliger, höchst aufdringlicher Mundgeruch. Brennen von Mund und Zunge. Der Speichel ist blutig. Reichlicher Speichelfluß. Die Sprache ist erschwert. Stottern. Das Zahnfleisch ist geschwollen. Mundgeschmack bitter, schlecht, faulig, metallisch, Übelkeit erregend, pappig, salzig, sauer oder süßlich. Kitzelgefühl am weichen Gaumen nach dem Niederlegen. Geschwüre im Mund.

Die Zähne verfallen früh und werden locker. Schmerzen des Abends und Nachts in den Zähnen, besonders in frischer Luft, von kaltem Wasser, während und nach dem Essen, beim Kauen, von Berührung, durch warme Nahrung und Getränke, durch äußere Wärme, also sowohl durch Wärme als auch durch Kälte. Die Schmerzen sind ziehend, stoßend, stechend, klopfend, reißend, am stärksten um 9 Uhr morgens. Klopfgefühl bei Tag und Nacht. Reißender Schmerz am Nachmittag und im Freien.

Rachenkatarrh bei kaltem Wetter mit würgender Trockenheit, Röte und Völlegefühl. Der Kranke möchte sich ständig räuspern. Entzündung des Rachens mit Neigung zu Gangrän. Pflockgefühl im Rachen. Des Morgens viel Schleim im Rachen, der zäh ist und salzig schmeckt. Rachenschmerzen beim Husten, beim Schlingen, beim Leerschlucken. Brennen im Rachen, das bis zum Magen ausstrahlt. Brennen in der Speiserohre, Rauheit und Schmerzhaftigkeit. Stechende Schluckschmerzen, als ob ein Knochen in der Speiseröhre stecke. Kratzen im Rachen. Krämpfe der Speiseröhre. Der Kranke versucht ständig zu schlucken, obwohl es erschwert ist. Anschwellung des Rachens und der Mandeln. Geschwürsbildung im Rachen. Verhärtung und Schwellung der Halsdrüsen. Vergrößerte Schilddrüse.

Der Appetit ist vermindert oder fehlt völlig; der Kranke ist leicht gesättigt. Kein Geschmack an den Speisen. Abneigung gegen Fett, Fisch, Fleisch und Milch. Kältegefühl im Magen. Gefühl des Zusammenschnürens. Der Kranke möchte Bier trinken. Er hat Appetit auf kalte Getränke und auf Saures. Auftreibung des Leibes nach dem Essen. Gefühl der Leere. Leeres Aufstoßen nach dem Essen, besonders nach Milch und während des Umhergehens; aber keine Erleichterung dadurch. Andererseits kann Aufstoßen auch erleichtern. Das Aufstoßen ist scharf, bitter, leer, faulig, laut, übelmachend, ranzig, sauer. Völlegefühl des Magens nach dem Essen. Nagendes Gefühl im Magen. Sodbrennen nach dem Essen. Hitzewallungen im Magen. Schweregefühl, Aufstoßen und Abneigung gegen Nahrung. Übelkeit am Morgen, am Nachmittag und zur Nacht, nach dem Essen, mit Ohnmacht. Besserung nach Aufstoßen, durch Entstehen von Kopfschmerzen, beim Betreten eines Raumes oder beim Hinausgehen in die frische Luft. Magenschmerzen am Morgen, abends, nach dem Frühstück, nach kalten Getränken, nach Essen allgemein und während der Regel. Brennen nach dem Stuhlgang. Krämpfe und Kneifen. Drückende Schmerzen im Magen nach dem Essen und nach dem Stuhlgang. Empfindlichkeit des Magens. Stiche, die bis in den Rücken ausstrahlen. Stechende Schmerzen. Klopfen. Würgen beim Husten. „Gefühl des Zusammenschnürens." Durst am Morgen; brennender Durst während des Frostes; größter Durst während der Hitze. Der Kranke trinkt große Mengen Wasser. Erbrechen am Morgen, beim Husten, nach dem Essen, infolge Kopfschmerzen, während der Regel. Gallebrechen. Der Kranke erbricht bitteres Wasser, Blut, Nahrung, grünen Schleim, Saures.

Gefühl im Leibe, als ob sich Durchfall einstelle. Auftreibung des Leibes nach dem Essen. Tympanie. Ascites. Viel Blähsucht. Behinderung der Darmpassage, besonders in der Gegend des Blinddarms. Völlegefühl nach dem Frühstück. Schweregefühl und Rumoren. Der Leib ist hart. Auch die Leber ist hart. Lebererkrankungen mit Ödemen der Füße. Schmerzen am Morgen, am Nachmittag, abends, nachts, als ob Durchfall käme. Schmerzen nach dem Essen, beim Einatmen, vor und nach der Regel. Schmerzen bei Bewegung, bei Druck, in der Blinddarmgegend, unter dem Rippenbogen nach längerem Sitzen, im Hypogastrium, in der Leistengegend, in der Leber, besonders im linken Leberlappen, am Nabel. Brennender Schmerz im Leibe unter dem Rippenbogen, in der Leber. Krämpfe im Leibe des Morgens um 10 Uhr, am Nachmittag, nachts, vor und nach dem Stuhlgang, in der Nabelgegend und im Hypogastrium. Schneiden im Leibe vor dem Stuhlgang, Schneiden im Unterbauch. Ziehende Schmerzen im Leibe, in der Nabelgegend. Stoßweiser Schmerz im Leibe und unter dem linken Rippenbogen. Drückender Schmerz im Leibe, im Unterbauch, in der Lebergegend. Zerschlagenheitsgefühl im Leibe, besonders in der Leber. Stechender Schmerz unter dem Rippenbogen, im Unterleib, in der Leistengegend. Schmerzen in den Flanken, in der Leber. Reißender Schmerz im Leibe und in der Nabelgegend, bis in die Blase ausstrahlend. Der Nabel ist eingezogen (*Plumbum*). Rumoren im Leibe vor dem Stuhlgang. Spannung im Leibe. Zittern und Schwächegefühl nach dem Stuhlgang. Verstopfung mit viel Aufstoßen. Erschwerter Stuhlgang mit erfolglosem Drang; ungenügender Stuhlgang. Durchfall des Morgens um 5 Uhr, nach dem Frühstück, mittags nach dem Essen oder nachts; schmerzlos, mit viel Rumoren. Schmerzen in der Nabelgegend mit dünnen, gelben, schaumigen, übelriechenden Stühlen, die auch sauer, teigig, dünn und wässerig sein können. Manche Arbeiter, die mit *Carbonbisulfit* zu tun haben, leiden unter Verstopfung, andere unter Durchfall. Darmentzündung mit blutig-schleimigen Stühlen. Ausschläge um den After herum, am After und zwischen den Gesäßbacken. Analfisteln. Reichliche, übelriechende Blähungen beim Umhergehen; Erleichterung nach Abgang derselben. Ameisenlaufen in der Aftergegend. Blutungen in Form von hellrotem Blut. Äußere bläuliche Hämorrhoiden, die während der Regel größer werden und sehr empfindlich sind. Funktionsschwäche des Mastdarms. Unwillkürlicher Stuhlabgang beim Harnlassen. Nässen um den After herum, juckend und brennend. Jucken am Morgen. Schmerzen im Mastdarm, Brennen und Jucken während des Stuhlgangs und danach. Krampfhaftes Stechen im After und im Blasenhals während des Harnlassens, bis in die Harnröhre ausstrahlend. Reißen und Drücken äußerlich. Empfindlichkeit des Afters nach dem Stuhlgang. Reißende Schmerzen im After. Tenesmus während des Stuhlgangs. Vorfall des Mastdarms. Stuhldrang nach dem Frühstück um 8 oder 10 Uhr. Würmer. Ascariden, Taenien. Der Stuhl ist scharf, schwarz, blutig-braun, oder nur wenig gefärbt, hart, knollig oder wie Schafdung geformt.

Blasenkatarrh mit schleimigem Harnsediment. Schmerzen in der Blase. Krämpfe im Blasenhals. Drückende Schmerzen. Stechen im After und im Blasenhals, bis in die Harnröhre ausstrahlend während des Wasserlassens. Lähmung der Blase. Restharn. Tenesmus der Blase. Nachts dauernder schmerzhafter Urindrang, aber erfolglos. Urintröpfeln, Dysurie, schwacher Urinstrom; häufiges Urinlassen, besonders bei Nacht; unwillkürlicher Urinabgang nachts im Schlaf. Urinverhaltung. Schleimige Absonderung und Blutung aus der Harnröhre. Stechen in der Harnröhre mit dem Gefühl eines durchlaufenden Tropfens. Brennen in der Harnröhre während des Harnlassens und während des Stuhlgangs. Schneiden während des Harnlassens. Der Harn ist scharf, eiweißreich, blutig, brennend, wolkig beim Stehen, dunkel, rot, reichlich, übelriechend, manchmal spärlich. Der Harnsatz ist eitrig, schleimig, weiß. Atrophie der Hoden. Heftige Erektionen. Die Erektionen können aber auch gänzlich fehlen. Völlige Impotenz. Hydrocele. Entzündung der Glans penis. Jucken der Genitalien, besonders des Hodensacks. Schmerzen in den Hoden während der Ruhe. Brennen in den Samensträngen. Ziehen in den Hoden. Stechende Schmerzen in Hoden und Samensträngen. Schwitzen der Genitalien am Abend. Schwitzen des Hodensackes. Erschlaffte Genitalien. Während des Coitus Ejaculatio praecox. Nächtliche Pollutionen. Geschrumpfte Genitalorgane. Kein Sexualbedürfnis. Schwellung der Vorhaut, der Hoden, der Nebenhoden. Tuberkulose der Hoden.

Atrophie der Ovarien. Gebärmutterkrebs. Abneigung gegen Beischlaf. Ausschläge und Wundsein. Entzündung der Gebärmutter. Jucken der Vulva. Weißfluß, scharf, blutig, brennend, reichlich, vor und nach der Regel, milchig, dünn, weiß, wässerig. Ausbleibende Menses. Der Regelfluß ist wundmachend, schwarz, dunkel. Die erste Regel kommt zu spät. Unregelmäßige, zu früh oder zu spät eintretende Menses. Der Fluß ist übelriechend, dabei schmerzlos, zuerst reichlich, später spärlich, von kurzer Dauer, unterdrückt; langsame passive Blutung aus der Gebärmutter. Brennende Schmerzen in der Gebärmutter. Empfindlichkeit der Gebärmutter, schwache Wehen. Frauen, die in chemischen Fabriken mit *Carbonbisulfit* arbeiten, sind häufig steril. Cystische Tumoren in der Vulva.

Katarrh der Luftwege. Zusammenschnürungsgefühl im Kehlkopf verursacht Husten. Hitze im Kehlkopf. Entzündung des Kehlkopfs. Kehlkopf und Luftröhre sind gereizt. Schleim im Kehlkopf. Schmerzen und Brennen im Kehlkopf. Wundheitsgefühl im Kehlkopf und in der Luftröhre. Tuberkulose des Kehlkopfs. Rasseln in der Luftröhre. Der Kranke versucht ständig, seinen Kehlkopf durch Räuspern zu säubern. Der Kehlkopf ist sehr empfindlich. Kitzelgefühl in Kehlkopf und Luftröhre. Heiserkeit des Morgens und am Abend, mit Schnupfen verbunden, besonders bei feuchtem Wetter. Stimmverlust.

Schnelle Atmung. Das Mittel hat sich als nützlich bei Asthma erwiesen. Asphyxie nach Alkoholgenuß und durch Kohlengase. Erschwerte Atmung, besonders des Abends, bei Einbruch der Nacht, in geschlossenem Raum, beim Husten, nach dem Essen, nach leichter Anstrengung, beim Niederlegen. Der Kranke muß die Fenster öffnen. Die Atmung ist rasselnd, kurz und seufzend. Erstickungsgefühl nachts und in warmen Räumen. Pfeifende, keuchende Atmung.

Husten: morgens, abends, nachts, vor Mitternacht, in kalter Luft. Der Husten hat asthmatischen Charakter und entwickelt sich nach Erkältung. Kehlkopfbeklemmung mit Husten von trockenem, hackendem, heiserem Charakter. Husten infolge Reizung von Kehlkopf, Bronchien oder Luftröhre. Lockerer Morgenhusten sowie Husten abends beim Niederlegen, krampfhaft, durch Wundheitsgefühl im Kehlkopf hervorgerufen. Husten mit Kratzen im Kehlkopf weckt den Kranken aus dem Schlaf. Krampfhafter, erstickender Husten nach Sprechen, ausgelöst durch Kitzel im Kehlkopf und in der Luftröhre. Keuchhusten. Auswurf tagsüber, besonders morgens, auch abends und nachts; blutig, reichlich, grünlich, schleimig, übelriechend, eitrig. Der Auswurf schmeckt faulig und salzig, ist zäh und gelb. Das Mittel hat vom Ohr ausgehende Hustenparoxysmen geheilt.

Angstgefühl auf der Brust und im Herzen. Das Mittel ist von großem Wert bei Brustkrebs. Hartnäckiger Katarrh der Brust. Gefühl der Kälte im Brustkorb. Zusammenschnürungsgefühl in der Brust am Abend. Pleuraerguß. Emphysem. Bläschenförmige Ausschläge auf der Brust. Wundrose der Brustdrüsen. Völlegefühl in der Brust. Hitze in der Brust und Lungenbluten. Die Brustdrüsen sind verhärtet. Entzündung der Bronchien, des Herzens, der Lunge, der Pleura und der Brustdrüsen. Jucken über der ganzen Brust, besonders in der Achselhöhle und an den Mammae. Heftiges Druckgefühl auf der Brust. Schmerzen in der Brust beim Husten und bei Bewegung. Schmerzen in den Brustseiten und in der Herzgegend. Brennen in der Brustmitte und in der linken Seite. Schneidende Schmerzen in der Brust, die sich beim Atmen von links unten bis zum Rücken erstrecken. Drückende Schmerzen in der Brust, in den Brustdrüsen, in der linken Brustseite. Wundheitsgefühl in der Brust beim Atmen. Empfindlichkeit der Brust nach Husten. Stechende Schmerzen in der linken Brustseite beim Tiefatmen, bis zum Rücken ausstrahlend. Stechende Schmerzen im Brustbein, die nach oben ziehen. Stiche in der Herzgegend. Fliegende, brennende Stiche in der Brust. Reißende Schmerzen in der Brust. Herzklopfen am Abend bei blutarmen Kranken, verbunden mit Angstgefühl nach leichter Anstrengung. Das Klopfen ist stark und sichtbar. Achselschweiß. Das Mittel ist sehr nützlich bei Phthise. Ständiges Schwächegefühl in der Brust.

Kältegefühl im Rücken und in der Lendengegend. Ausschläge auf dem Rükken. Gefühl eines schweren Gewichtes zwischen den Schulterblättern. Jucken im Rücken. Schmerzen im Rücken zur Nachtzeit, beim Atmen, während des Frostes, während der Regel, bei Bewegung und beim Sitzen. Schmerzen zwischen den Schulterblättern. Schmerzen in der Lenden- und Kreuzgegend morgens beim Erwachen, während der Regel, beim Sitzen. Schmerzen im Steißbein Zerschlagenheitsgefühl in der Lendengegend. Brennen im Rücken zwischen den Schulterblättern. Ziehen in der Hals- und Lendengegend. Drückender Schmerz im Rücken und in der Lendengegend. Stechen im Rücken, in der Halsregion, in den Schulterblättern, in den Lenden. Reißender Schmerz in der Hals- und Lendengegend. Steifheit der Halsregion. Druck im Rücken, in der Halsgegend, in der Lendengegend, besonders beim Treppensteigen. Im Kreuzbein sind die Schmerzen schlimmer beim Treppensteigen. Rückenschwäche.

Empfindungslosigkeit der Arme und Hände. Kälte der Glieder, mit Kopfweh verbunden. Kalte Oberarme, Hände und Finger; die Knie und Beine, besonders die Füße, sind abends im Bett kalt. Zusammenschnürungsgefühl der unteren Gliedmaßen. Muskeln und Sehnen sind wie zusammengezogen, besonders an den oberen Gliedern, den Händen, den Fingern. Die Hände sind aufgesprungen. Die Haut über den Gelenken, besonders über der rechten Schulter, ist aufgesprungen. Krämpfe in den oberen Gliedmaßen, den Oberschenkeln, den Beinen, insbesondere den Waden, den Füßen, den Fußsohlen und Zehen. Die Nägel sind während des Frostes blau. Abmagerung der Glieder. Ausschläge auf den Gliedern. Herpes auf dem Handrücken. Impetigo, Pusteln und Bläschen zwischen den Fingern. Wundheit zwischen den Gesäßbacken und zwischen den Oberschenkeln. Ameisenlaufen in den Gliedern. Hitze der Handflächen und Fußsohlen. Schweregefühl der Glieder. Hüftgelenkserkrankungen. Jucken in den Gliedern. Krampfhafte Bewegungen wie bei Chorea. Taubheitsgefühl der oberen Glieder mehr als der unteren. Schmerzen in den Gliedern während des Frostes. Die Schmerzen treten anfallsweise auf. Rheumatische Gelenkschmerzen von gichtigem Charakter. Schmerzen in den oberen Gliedmaßen während der Nacht. Lähmende Schmerzen im linken Arm. Rheumatische Schmerzen in der Schulter, im Ellenbogen, bei Bewegung. Rheumatismus des Ellenbogens, der Hand, Gicht der Hand. In den unteren Gliedmaßen rheumatische Schmerzen, durch Bewegung verschlimmert. Ischias nach Erkältung. Die Schmerzen treten nach dem Essen auf. Neuralgien im Oberschenkel, in den Knien, Hüften und Kniekehlen. Schmerzen in den Fußgelenken am Morgen, im Fersenbein beim Treppensteigen. Schmerzen in den Füßen nach dem Essen und während des Umhergehens. Schmerzen im Unterarm. Brennende und ziehende Schmerzen in allen Gliedern. Juckende, stechende Schmerzen im Deltamuskel. Stoßende Schmerzen in den Hüften und Fußgelenken beim Treppensteigen. Stoßende, stechende Schmerzen in allen Gliedern, im Biceps, in den Fingern, im Daumen, in den Oberschenkeln, in den Beinen und in den Zehen. Drückende Schmerzen im linken Unterarm, schlimmer beim Daraufliegen. Drückende Schmerzen in der linken Ferse. Glieder wie zerschlagen. Die Gelenke, die oberen und unteren Gliedmaßen, die Oberschenkel, die Beine und die Fußsohlen fühlen sich nach Umhergehen wie zerschlagen an. Stechende Schmerzen in den Gliedern nach jedem Wetterwechsel. Die Schmerzen sitzen in den Gelenken, sie treten bei kaltem, feuchtem Wetter auf: zunächst im Oberarm, dann im Unterarm, im Ellenbogen, im Handgelenk, in der Hand, in den Fingern; in den unteren Gliedmaßen wandern sie die Hüfte und den Oberschenkel hinab in die Füße, Fußgelenke und Zehen. Sie treten besonders nach Umhergehen auf. Reißen in allen Gliedern, welches umherwandert. Plötzliche Schmerzen in den Gelenken. Lähmung der Streckmuskeln des Unterarmes und der unteren Gliedmaßen. Schwitzen der Hände und Füße. Der Schweiß ist kalt, übelriechend, reichlich. Unruhe in Beinen und Füßen. Steifheit der Glieder, der Finger, der unteren Gliedmaßen, Steifigkeit im Knie. Anschwellung der Hände, der Beine, der Fußgelenke und der Füße. Ödematöse Anschwellung der Gliedmaßen bei Lebererkrankungen. Spannungsgefühl in der Kniekehle und in den Beinen. Prickeln in den oberen und unteren Gliedmaßen. Prickeln in Händen und Füßen. Zittern und Zucken der Glieder. Geschwüre an den unteren Gliedmaßen, besonders an den Füßen und Nagelrändern. Erweiterte Venen an den unteren Gliedmaßen. Schwäche der Gelenke. Schwäche der Oberschenkel, der Knie, der Beine.

Tiefer Morgenschlaf. Der Kranke träumt verliebt, manchmal ängstlich, von Gefahren, vom Tode, von kommenden Ereignissen, von phantastischen schrecklichen Dingen, von Geistern, unerfreulich, quälend, lebhaft. Der Kranke schläft spät ein. Er ist die ganze Nacht unruhig. Schläfrig am Morgen, am Nachmittag nach 15 Uhr, am Abend, nach dem Essen, beim Lesen. Schlaflos vor Mitternacht. Schläfrig vom Nachdenken, nach Umhergehen. Der Kranke ist durch Schlaf nicht erfrischt. Er wacht schwer auf, ob früh oder spät.

Des Morgens friert der Kranke im Bett, desgleichen nachmittags oder gegen 19—20 Uhr. Eisige Kälte. Frostigkeit während der Regel. Frostgefühl nach dem Essen, abends; danach Schweißausbruch während des Schlafes. Fieber am Abend und während der Nacht. Nächtliches Fieber mit Frostgefühl. Brennende Hitze während der Nacht. Fieber ohne Frost. Trockene Hitze während der Nacht. Hitzewallungen. Fieber ohne Schweiß. Septische Fieber. Fieber mit

Schüttelfrost. Der Kranke schwitzt zu jeder Tageszeit, besonders wenn er ängstlich ist. Kältegefühl beim Husten, beim Essen, nach dem Essen, bei leichter Anstrengung oder Bewegung. Reichlicher Schweiß während der Nacht. Schweiß während und nach dem Schlaf, übelriechend, sauer. Die Beschwerden verschlimmern sich, wenn der Kranke sich während des Schwitzens aufdeckt.

Empfindungslosigkeit der Haut. Wenn die Haut gekratzt wird, fängt sie an zu beißen und zu brennen. Die Haut ist kalt. Risse und Sprünge der Haut im Winter. Entfärbung der Haut, blaue Leberflecke, rote Flecken, gelbe Flecken. Trockenheit der Haut mit Brennen. Ausschläge. Blasen und Beulen, welche brennen und sezernieren. Die Absonderungen sind von scharfem Charakter, klebrig, gelbflüssig, trocken. Ekzeme. Herpesausschläge, die schuppig und schorfig sind. Reißende Schmerzen bei Herpes zoster. Juckende Ausschläge wie bei Masern. Fressende Ausschläge. Pusteln und Rötungen nach Kratzen. Schorfige, feuchte Ausschläge, die sich nach Kratzen verschlimmern. Scabies. Brennende Ausschläge. Eitrige Ausschläge. Tuberkel. Urticaria. Knötchenbildung nach Kratzen. Bläschen, die mit gelber Flüssigkeit gefüllt sind. Wundrose mit starker Anschwellung und Blasenbildung. Wundwerden der Haut nach Kratzen. Auswüchse der Haut. Ameisenlaufen und Jucken am ganzen Körper. Verhärtung der Haut. Jucken bei Nacht im warmen Bett. Stechender Schmerz in der Haut nach Kratzen. Geschwürsschmerzen in der Haut. Geschwüre: schwarz, blutend, brennend, krebsartig, tiefgehend, sezernierend, übelriechend, gelbeitrig, fistulös, schmerzlos und verhärtet, aber auch schmerzhaft und fressend, wuchernd, schwammig, stechend und eiternd. Ungesunde Haut mit kleinen eiternden Wunden.

Carduus marianus

(Mariendistel)

Wenn ein Homöopath überhaupt den Begriff Organmittel anwenden darf, so kann er *Carduus marianus* als eines der wichtigsten Lebermittel bezeichnen. Das Arzneibild bietet vielerlei Schmerzarten, drückende, ziehende, brennende Schmerzen, schlechter durch Bewegung. Der Kranke ist empfindlich für Kälte und ist Anfällen von galligem Erbrechen in regelmäßigen oder unregelmäßigen Zeitabständen unterworfen. Der Verfasser hat zahlreiche Patienten mit hartnäckigem, heftigem Kopfweh, die außerdem Gallebrechen hatten und gewohnheitsmäßig *Kalomel* nahmen, mit diesem Mittel geheilt. Ascites bei Lebererkrankungen. Das Mittel ist nützlich bei Blutungen und Gelbsucht, wenn das Symptomenbild paßt.

Der Kranke ist traurig, reizbar und weinerlich. Er hat kongestive drückende Kopfschmerzen, die periodisch auftreten. Völlegefühl und Schwere im Kopf.

Die behaarte Kopfhaut ist für kalte Luft empfindlich. Äußeres Druckgefühl an den Augäpfeln. Gelbe Skleren. Brennen der Lidränder. Brennen in der Nase. Nasenbluten.

Bitterer, schaler Geschmack. Geschmackssinn beeinträchtigt. Belegte Zunge. Der Kranke möchte nichts essen. Übelkeit und Schleimerbrechen. Später Gallebrechen. Schmerzhaftes Würgen, danach Erbrechen saurer grüner Flüssigkeit. Ziehende Schmerzen von links nach rechts in der Magengegend. Brennen im Magen. Der Kranke erbricht sehr dunkles Blut.

Die Lebersymptome stehen an erster Stelle. Ziehender Schmerz unter dem rechten Rippenbogen beim Liegen auf der linken Seite wie bei *Arnica, Magnesium muriaticum, Natrium sulfuricum* und *Ptelea.* Drücken, Ziehen, Stechen im rechten Leberlappen. Das Mittel sorgt für gesunden Gallenfluß und beugt dadurch der Entstehung von Gallensteinen vor. Es hat in zahlreichen Fällen die Neigung zu Gallenkoliken behoben. Pfortaderstauung. Hämorrhoiden. Schmerzhafte Verhärtung der Leber, manchmal des linken Lappens, aber häufiger des rechten. Bei gleichzeitigen Lungen- und Herzkomplikationen besteht blutiger Auswurf.

Ziehende, stechende oder brennende Schmerzen im Leib. Der Leib ist aufgetrieben. Schneidende Schmerzen.

Der Stuhl ist dunkel, hart und knollig, tonartig, gallelos. Brennen im Mastdarm und After. Juckende und blutende Hämorrhoiden. Veraltete Verstopfung.

Brennen in der Harnröhre. Reichlicher, dunkelgefärbter Harn mit viel Sediment. Trüber Harn. Harnverhaltung.

Die Regel ist reichlich oder auch unterdrückt. Blutung aus der Gebärmutter bei Stauung im Bauchraum. Ziehen in der Scheide, mit Weißfluß verbunden.

Husten, der von der Leber ausgelöst wird, wenn der rechte untere Lungenlappen befallen ist, wodurch eine chronische Stauung der Leber entsteht.

Brustschmerzen bei Leberleiden. Stechende Schmerzen. Ziehende Schmerzen, die durch Bewegung verschlimmert werden. Schmerzen unter dem rechten Schulterblatt (ähnlich wie bei *Chelidonium* und *Aesculus*). Ziehende Schmerzen im Rücken. Empfindlichkeit der Wirbelsäule.

Krampfhafte, ziehende, drückende, rheumatische Schmerzen in den Gliedern. Heftiger Schmerz im rechten Deltamuskel. Schmerzen in den Hüftgelenken, durch Aufstehen, Bücken und Bewegung verschlimmert. Neuralgische Schmerzen in den unteren Gliedmaßen, schlimmer durch Bewegung. Ödeme der Füße. Varicöse Erweiterung der Venen. Geschwüre. Rheumatismus mit Muskelzucken. Wadenkrämpfe und Krämpfe in den Füßen. Umhergehen ist fast unmöglich.

Gastrische und biliöse Fieber.

Causticum Hahnemanni

(Ätzstoff Hahnemanns)

Causticum ist ein sehr tiefwirkendes Medikament. Es paßt mehr bei chronischen Krankheiten als bei akuten und hilft bei progressiven Leiden, bei allmählicher Abnahme der Muskelkraft und bei langsam fortschreitenden Lähmungen. Große Mattigkeit. Muskelerschlaffung. Schweregefühl im Körper. Zittern, Rucken und Zucken der Muskeln. Zucken im Schlaf.

Sehnenverkürzung, zeitweise oder dauernd. Muskelkontrakturen. Rheumatische Erscheinungen der Sehnen und Gelenkbänder, zuweilen mit Schwellung, immer mit Schmerzen verbunden, oft ausgehend in Schrumpfung und Versteifung. Ankylosenbildung. Mit den Gelenkversteifungen nimmt die allgemeine Schwäche zu, und der Patient verfällt in Melancholie und Angstzustände.

Allmählich zunehmende Hysterie, hysterische Krämpfe, Verlust der Selbstkontrolle. Starke Empfindlichkeit gegen Geräusche und gegen Berührung. Hochgradige Erregbarkeit. Auffahren im Schlaf, Zucken und Hin- und Herwerfen im Schlaf. Leichtes Erschrecken.

Lähmungsartige Schwäche bei rheumatischer Diathese. Der Patient kann weder Wärme noch Kälte vertragen. Die Schmerzen werden gelindert durch Schwitzen und verschlimmern sich bei trockenem Wetter. Die Gelenke sind deformiert, aufgetrieben und weich infiltriert. Rheumatismus der Muskeln und Gelenke. Verschlimmerung durch kalte, trockene Winde. Lähmung durch Ostwind. Die Schmerzen sind reißend, mit Taubheitsgefühl, sie sind sehr heftig und bleiben lange an einer Stelle. Blitzartige Schmerzen bei locomotorischer Ataxie hat *Causticum* gemildert. Dabei wird der Kranke immer schwächer, bis er zuletzt dauernd liegen muß. Krämpfe bald hier, bald dort. Krämpfe nach Schreck. Krämpfe auch nachts mit Beteiligung der Zunge oder einer Gesichtshälfte. Epileptische Anfälle in der Pubertät, hervorgerufen durch Schreck, Kälte oder plötzlichen Witterungswechsel. Alle diese Leiden können auch durch Baden in kaltem Wasser entstehen und werden durch langanhaltende trockene Kälte verschlimmert.

Psychosen; keine akute Manie, sondern mehr passive Geistesverwirrung nach langem Leiden. Angst vor dem Tode und vor Unglück. Denkhemmungen mit Unfähigkeit, etwas zu tun. Der Patient verfällt in Imbezillität.

„Beständige Ängstlichkeit." Zwangsvorstellungen. Angst beim Einschlafen. Ständige Furcht vor einem schrecklichen Ereignis, was für das Mittel sehr charakteristisch ist. Der Patient verliert das seelische Gleichgewicht; alles regt ihn auf. Je mehr er nachgrübelt, desto schlimmer wird es. Beschwerden nach langdauerndem Kummer und nach Sorgen. Erschöpfung durch Geschäftssorgen. Psychische Symptome nach Unterdrückung von Ausschlägen, z. B. Erschöpfung, Hoffnungslosigkeit, Verzweiflung. Ausschläge am Kopf und im Gesicht; dicke

Schorfe, nach deren Unterdrückung Kinder Chorea, Erwachsene Zittern, lähmungsartige Schwäche, zuweilen Nervenschmerzen, häufig Gesichtslähmung bekommen. Heftiger kongestiver, pulsierender, stechender Kopfschmerz, abends schlimmer; selten für sich allein auftretend, gewöhnlich mit rheumatischen und gichtischen Zuständen des Körpers vergesellschaftet, die die Kopfhaut in Mitleidenschaft ziehen. Rheumatische Kopfschmerzen, zuweilen mit Übelkeit und Erbrechen. Torticollis.

Viele Augensymptome. Der Patient kann die Augenlider kaum aufhalten, bis schließlich wirkliche Lähmung der Augenlider eintritt. Schleier vor den Augen. Nebelsehen. Flimmern vor den Augen. Mouches volantes. Zuweilen erscheinen große schwarze oder grüne Flecke vor den Augen. Diplopie. Das Sehvermögen nimmt ab. Atrophie des Opticus. Tränen, scharf und brennend. Die Augen sind verklebt. Entzündung mit reichlicher Absonderung. Augenmuskellähmung. *Causticum* heilt skrofulöse Ophthalmie mit Hornhautgeschwüren und chronische eitrige Ophthalmie auf psorischer Grundlage. Die Hornhaut ist von Gefäßen durchzogen.

Ein Hauptzug im Causticum-Bild ist die Warzenbildung an verschiedenen Körperteilen. Harte, trockene, hornartige Warzen.

Causticum hilft bei reichlichen, dicken, zähen, klebrigen Absonderungen der Schleimhäute. Der Katarrh ergreift die Tuba Eustachii, daher Sausen und Knacken in den Ohren. Ohrschmalzpfröpfe. Taubheit katarrhalischen oder nervösen Ursprungs. Heftige ziehende Ohrschmerzen. Quälender Nasenkatarrh. Alter atrophischer Katarrh mit Krustenbildung. Katarrh im Nasen-Rachen-Raum mit Geschwüren, Granulationen und reichlichem gelbem oder grüngelbem, dickem Sekret. Nasenbluten. Häufige Attacken von scharfem wässerigem Schnupfen. Viel Nasenjucken. Warzenbildung auf der Nasenspitze.

Im Gesicht heftige Schmerzen. Neuralgie von Kälte, oft mit Lähmung. Reißende, stechende, rheumatische Schmerzen im Gesicht.

Geschwüre um Mund und Nase. Fissuren an Lippen, Nasenflügeln und Augenwinkeln. Fissuren entstehen schon bei kleinsten Anlässen. Fissuren am Anus, an den Gelenken, bei chronischem Ekzem an den Gelenkbeugen. Fisteln mit indurierten Rändern.

Das Zahnfleisch ist skorbutisch, blutet leicht und wird geschwürig. Heftige, reißende Schmerzen in den Zahnwurzeln von starkem Wind. Alte Rheumatiker leiden von Zeit zu Zeit bei trockenem Wetter an Zahnschmerz. Stechende, reißende, pulsierende Zahnschmerzen, sogar in gesunden Zähnen bei Einatmung kalter Luft. Häufig wiederkehrende Zahnabscesse. Fauler, saurer oder bitterer Mundgeschmack.

Stottern infolge Zungenlähmung. Lähmung der Schlund- und Oesophagusmuskeln, besonders nach Diphtherie (hier sind auch *Lachesis* und *Cocculus* in Betracht zu ziehen). Trockenheit des Mundes und des Halses. Rauheit des Rachens. Der Patient muß fortwährend schlucken wegen eines nervösen Völlegefühls im Halse. Dieses Symptom geht oft einer Lähmung voraus. (Der Staphisagria-Patient muß bei Aufregungen fortwährend schlucken.) Brennen im Halse, beständiges Aufräuspern von dickem Schleim.

Trotz Hunger vergeht der Appetit beim Anblick oder beim Geruch der Speisen, ja schon beim Denken ans Essen. Dies kommt häufig vor in der Schwangerschaft. Bei *Kali carb.* besteht ein Gefühl von Leere im Magen mit Abneigung gegen Nahrung, bei *China* Heißhunger, aber mit Ekel beim Anblick der Speisen. Durst nach dem Essen. Durst auf kalte Getränke. Widerwillen gegen Wasser. Appetit auf Bier, Geräuchertes, Scharfes. Abneigung gegen Süßes. Bei den meisten Mitteln mit Appetitverlust findet man Verlangen nach Süßem. Der Durst mit Abneigung gegen Trinken erinnert auch an *Lachesis.* Beide Mittel ähneln sich in der Schlundlähmung.

Sonderbar ist ein Gefühl im Magen, als ob Kalk gelöscht würde. Gefühl von Zittern und Brennen im Magen. Brot erzeugt Schwere und Druck. Kaffee verschlimmert alle Magensymptome, ein Schluck kalten Wassers erleichtert sie und lindert auch den heftigen Krampfhusten. Warme Applikationen an den Händen erzeugen Schmerzen bei alten Rückenmarksleiden. Kalte Waschungen hingegen verschaffen dabei Linderung.

Aufstoßen, Erbrechen, Übelkeit, Auftreibung mit heftigen Magenschmerzen. Kneifende Koliken. Das Rectum ist gelähmt und mit hartem Kot gefüllt, der unfreiwillig und unbemerkt abgeht wie bei *Aloe.* Im Stehen geht der Stuhl leichter ab.

Urinverhaltung, ausgenommen im Stehen. (Auch der Sarsaparilla-Patient kann den Urin nur im Stehen entleeren.) Stuhlverstopfung. Häufiger, aber erfolgloser Stuhldrang. Der Stuhl ist zäh und glänzend und wird nur mit großer Anstrengung entleert. Fissuren am After. Jucken und Stechen im Rectum; übermäßiges Jucken Tag und Nacht. Hämorrhoiden. Pulsieren im Perineum. Fissuren und Hämorrhoiden. Pulsieren und Brennen wie Feuer. Die Hämorrhoiden werden infiltriert und verhärten sich.

Causticum hat sowohl Lähmungen des Detrusor vesicae als auch solche des Sphinkter geheilt. „Der Urin geht so leicht ab, daß es der Patient nicht fühlt und kaum glauben kann, wenn er sich nicht hinterher durch Betasten davon überzeugen würde.“ *Causticum* ist daher sehr wirksam gegen Bettnässen der Kinder. Besonders gut paßt es auch für Frauen. Unfreiwilliger Abgang des Urins beim Husten. Beim Mann kommt das seltener vor. Urinverhaltung nach Entbindungen. Blasenlähmung. Nach unnatürlich langer willkürlicher Zurückhaltung des Urins kann das Wasserlassen erschwert sein, und zwar infolge Überdehnung der Blasenmuskeln. Bei gleichzeitiger Erkältung kann dann *Rhus* angezeigt sein. *Rhus* und *Causticum* sind die beiden großen Mittel gegen paralytische Muskelschwäche nach Überdehnung und Erkältung.

Große Schwäche während der Menstruation. Vorher ängstliche Träume, Melancholie, Krämpfe, Rückenschmerzen. Bei Beginn der Regel heftige krampfartige Schmerzen. *Causticum* hilft bei stillenden Frauen, wenn infolge von Ermüdung, Nachtwachen und Angst die Milch versiegt. Die Brustwarzen werden wund und rissig. Neigung zu Fissurenbildung. Stimmleiden. Während *Carbo veg.* bei abendlicher Heiserkeit hilft, ist *Causticum* bei Heiserkeit am Morgen angebracht. In leichten Fällen wird die Heiserkeit besser nach etwas Bewegung und Schleimauswurf. Plötzlicher Stimmverlust infolge Stimmbandlähmung. Diese beginnt zuweilen mit morgendlicher Verschlimmerung, bis sie allmählich Tag und Nacht anhält.

Der Causticum-Husten ist hart, er erschüttert den ganzen Körper. Die Brust ist voller Schleim; der Patient möchte immer stärker husten, um ihn herauszubringen; er quält sich damit ab, bis er erschöpft ist oder ein Schluck kalten Wassers ihm Linderung bringt. Der Husten ist hohl. Er wird erleichtert durch Schleimauswurf. Zuweilen geht ein solcher Husten der galoppierenden Schwindsucht voraus. Da *Causticum* ein tiefwirkendes Medikament ist, bessert es Phthisis. „Husten mit der Empfindung, als ob der Schleim nicht genug abgehustet werden könnte. Der Husten wird verursacht durch Kitzel und ist begleitet von Wundgefühl. Der Husten weckt abends und morgens aus dem Schlaf. Der Husten wird erleichtert durch einen Schluck kalten Wassers. Der Husten wird schlimmer vom Vornüberbeugen. Beständiger, quälender Husten; bei jedem Husten Urinabgang.“ Influenza mit Ermüdungsschmerz, die Glieder sind wie zerschlagen. „Keuchhusten im katarrhalischen Stadium.“ Starkes Wund-, Engigkeits- und Druckgefühl in der Brust, als wenn eine Last darauf läge. Nach Auswerfen von etwas Schleim fühlt sich der Patient eine Zeit besser. Totenblaß, schweißbedeckt.

Causticum hilft bei vielen Rückensymptomen. Schmerzen und Steifigkeit. Steifigkeit beim Aufstehen vom Stuhl. Steifigkeit im Rücken, in den Hüften und den Beinen, so daß sich der Patient nur mit großer Mühe vom Sitzen oder Liegen erheben kann. Meist werden die Schmerzen besser durch Bettwärme und Hitzeanwendungen. Nur die Schmerzen in den Fingern werden manchmal durch Hitze ausgelöst bzw. verschlimmert.

Chamomilla

(Kamille)

Die Hauptzüge im Arzneibild von *Chamomilla* sind große Empfindlichkeit gegen Eindrücke, Empfindlichkeit gegen Menschen und vor allem Schmerzempfindlichkeit. *Chamomilla* paßt also zu dem Nervensystem leicht erregbarer, sehr sensibler und leidender Frauen.

Der psychische Zustand steht dementsprechend unter dem Zeichen großer Reizbarkeit und Empfindlichkeit. Der Patient reagiert leicht auf Kränkung, auf

Verdruß und Kummer, wodurch Schmerzen, Konvulsionen, Kolik, Kopfschmerzen und andere nervöse Symptome ausgelöst werden. Wenn ein nervöses Kind gescholten oder geschlagen wird, verfällt es in Konvulsionen. Bei dieser extremen nervösen Empfindlichkeit helfen nur wenige andere Mittel, z. B. *Coffea, Nux vomica* und *Opium*. Wer den Geisteszustand nach Genuß von rohem *Opium* kennt, weiß, was unter Chamomilla-Empfindlichkeit zu verstehen ist. Es kommt häufig vor, daß Kinder wegen Kolik Kamillentee bekommen und danach in Krämpfe verfallen. Wer *Chamomilla* kennt, weiß, daß diese Krämpfe von dem Kamillentee herrühren; sie sind verbunden mit Zuckungen, heißem Kopf und großer Empfindlichkeit gegen Geräusche. Die Kinder werden steif, rollen die Augen, verziehen das Gesicht, zucken mit den Muskeln, werfen sich hin und her, schlagen die Daumen ein und biegen den Körper nach hinten. Das kommt auch beim Zahnen vor, obwohl das Zahnen an sich ein normaler Vorgang ist. Die Überempfindlichkeit läßt das Kind schwer zum Schlafen kommen. Es hat böse Träume, schreckt auf, ist beim Erwachen aufgeregt, übergibt sich und hat grüne, schleimige Durchfälle, die wie gehacktes Gras aussehen und sehr übel riechen. Solche Zustände kommen zum Teil von schlechter Pflege, zum Teil sind sie angeboren. „Tetanische Krämpfe. Zucken mit den Augenlidern. Gliederschmerz. Allgemeine Erschöpfung. Ohnmacht." Neuralgische Schmerzen im ganzen Körper; zuckende, schießende und prickelnde Schmerzen, gelindert durch Wärme, ausgenommen die Schmerzen der Zähne und der Kieferknochen. Da in den Prüfungsprotokollen unter „Temperatur und Wetter" eine Verschlimmerung durch Wärme besonders betont wird, ist hier die Tatsache festzustellen, daß nur die Schmerzen in den Zähnen und Kinnladen sich durch Wärme verschlimmern.

Die psychischen Symptome überwiegen im Chamomilla-Bild. Weinen. „Jämmerliches Stöhnen. Reizbarkeit." Der Patient ist außer sich vor Schmerz und vergißt alles um sich her, kümmert sich absolut nicht um die Empfindungen anderer. So kommt es vor, daß selbst gebildete Menschen sich in ihren Schmerzen total vergessen. Kinder weinen, schreien und sind über alles ungehalten. Sie wissen nicht, was sie wollen, und sind sehr launenhaft. Besonders bei Kindern scheinen passive Bewegungen die Schmerzen zu lindern, so z. B. Umhertragen. Die Kinder müssen umhergetragen werden. Ferner zeigen sich große Unruhe und Launenhaftigkeit gegen die Angehörigen. Die Kinder sind nie zufrieden, können nicht stillhalten vor Schmerzen. Es ist nicht gesagt, daß die Schmerzen immer durch Bewegung gebessert werden, aber meistens scheint es so. Jedenfalls können die Kranken sich nicht ruhig verhalten. Der Chamomilla-Patient wirft sich im Bett hin und her.

Chamomilla hilft bei Melancholie und bei Gemütsleiden ohne Schmerzen. Der Patient sitzt da und grübelt über sich selbst, spricht kein Wort, ist traurig. Das Chamomilla-Kind läßt sich nicht anrühren. Es tut nur das, was es will. Es liebt Veränderung. Die Antworten sind ungezogen. Widerspruch und Ärger erhöhen die Beschwerden und erzeugen z. B. beim Keuchhusten einen Hustenanfall. „Zänkisch. Leicht verärgert. Schlimme Folgen von Gekränktsein." *Chamomilla* kann Pneumonie, Bronchitis, Laryngitis, Otitis, Erysipel, Kopfschmerzen und Fieber heilen, wenn der beschriebene psychische Zustand vorhanden ist.

Die Chamomilla-Kopfschmerzen kommen bei empfindlichen, nervösen, überanstrengten Menschen vor, die in fortwährender Unruhe sind. Auch ganz leichte Kopfschmerzen erscheinen bedeutender, als sie in Wirklichkeit sind. Die Schmerzen sind klopfend, reißend, „wie zum Zerspringen", und treten mit Kongestionen auf. Verschlimmerung durch Denken an die Schmerzen. Der Kopfschmerz ist abends schlimmer. Viele Leiden verschlimmern sich um 21 Uhr, andere um 9 Uhr. Stechende, reißende, wandernde Schmerzen, besonders in den Schläfen. Heftige Neuralgien im Gesicht, an den Zähnen, in den Ohren oder auf einer Kopfseite. Nur die Schmerzen im Munde werden durch Kälte gebessert.

Chamomilla hilft auch bei Augenleiden. Hochgradige Entzündung der Augen mit Blutung. Blutig-wässeriges Augensekret bei Neugeborenen. Reichliche, scharfe Absonderung, gelb und eitrig. Heftiger Druck in der Orbita. Tränen der Augen, dabei Schnupfen mit viel Niesen. Nasenverstopfung, Kopfschmerzen, Reizbarkeit, verbunden mit folgendem Symptom: „Eine Gesichtshälfte ist rot und heiß, die andere bleich." Dies ist besonders charakteristisch für *Chamomilla*.

Große Empfindlichkeit des Gehörs. Sausen, Klingen und Singen in den Ohren. Stechende Ohrenschmerzen, die sich durch Hitze bessern. Ohrdruck. Kinder halten dabei ihre Hand aufs Ohr, stöhnen und schreien und sind aufgeregt. Gefühl von Hitze und Verstopftsein im Ohr. Empfindlichkeit der Ohren gegen Luftzug. Der ganze Körper ist gegen Luft und Kälte empfindlich.

Wässeriger Schnupfen mit Niesen. Eine Gesichtshälfte ist heiß; dabei oft Schmerzen in Kopf und Kinnladen. Dicker, scharfer Fließschnupfen mit Verlust des Geruchsvermögens.

Das Gesicht wird oft von Neuralgien befallen. Es bestehen reißende Gesichtsschmerzen, die zuweilen in die Zähne ausstrahlen, oft nach Ärger und Kummer bei reizbaren Frauen. Bei Schmerzen der äußeren Gesichtsnerven lindert Wärme, bei denen der Zähne Kälte. Hitze im Gesicht, während der übrige Körper kalt ist. „Gesichtsschweiß nach Essen oder Trinken."

Bei Chamomilla-Patienten schwitzt gewöhnlich nur die behaarte Kopfhaut. *Chamomilla* ist oft das Mittel für Masern oder Scharlach. „Geschwollene Backe auf einer Seite." Dabei Rötung und Empfindlichkeit, zuweilen auch Erysipel, aber immer die psychischen Symptome dabei. Brennen im Gesicht. Etwas Warmes im Mund bringt oft Zahnschmerz hervor. Zuweilen Brennen und Klopfen in den Zahnwurzeln; Reißen, Stechen, schlimmer durch Sprechen, in frischer Luft, im warmen Zimmer oder in Bettwärme. Alles, was den Körper erwärmt, verschlimmert diesen Zahnschmerz; gebessert wird er dadurch, daß man kalte

Getränke im Munde behält. Der Zahnschmerz beginnt mit Eintritt der Nacht und in der Bettwärme; gleichzeitig sind stets die allgemeine Überempfindlichkeit und die psychischen Symptome vorhanden. „Schwellung und Entzündung des Zahnfleisches. Drohender Absceß des Zahnfleisches. Zahnschmerz beim Eintritt in ein warmes Zimmer, besser in kalter Luft." Dieser Zahnschmerz entsteht durch Erkältung nach Schwitzen, wird aber trotzdem durch Kälte gebessert. „Zahnschmerz von Luftzug." „Besserung durch Genuß von Kaltem. Schlimmer vor Mitternacht." Die meisten Chamomilla-Leiden, welche abends und nachts eintreten, lassen vor Mitternacht nach. „Gefühl, als ob die Zähne zu lang wären. Geschwollenes Zahnfleisch." Das Chamomilla-Kind verlangt oft nach kaltem Wasser auf das Zahnfleisch. Der Durchbruch der Zähne ist schmerzhaft. Selbst wenn ein Kind noch so klein ist, weiß es schon, daß ihm der kalte Rand eines Glases gut tut. Übler Mundgeruch.

Die Krämpfe befallen auch den Kehlkopf, zuweilen diesen allein. „Kehlkopfkrampf während des Hustens oder ohne Husten. Erstickungsgefühl. Entzündung." *Chamomilla* heilt Halsentzündungen mit gleichmäßiger Röte und beträchtlicher Schwellung. Mandelentzündung. Aber unbedingt muß der psychische Zustand dabei sein, wenn *Chamomilla* helfen soll.

„Mangel an Appetit. Großer Durst auf kaltes Wasser und Verlangen nach säuerlichen Getränken. Unlöschbarer Durst." Abneigung gegen Kaffee, gegen Suppen und flüssige Nahrung. *Chamomilla* und *Coffea* sind Antidote, obwohl sie hinsichtlich der allgemeinen Empfindlichkeit des Organismus einander sehr ähnlich sind. *Chamomilla* paßt für Menschen, die zuviel Kaffee getrunken haben. „Durst und Hitze während der Beschwerden."

Chamomilla hilft oft bei Erbrechen. Aufstoßen von Luft, die nach faulen Eiern oder nach Schwefelwasserstoff riecht. Heftiges Würgen, als ob der Magen zerreißen wolle. Kalter Schweiß, Erschöpfung (wie nach *Morphium*). Bei Morphium-Mißbrauch wird die erste Gabe *Chamomilla* schon nach wenigen Minuten die Symptome bessern.

Kolik, besonders bei ganz kleinen Kindern. Das Kind krümmt sich zusammen, schreit und strampelt, will getragen sein, ist äußerst erregt, besonders abends. Die eine Gesichtshälfte ist rot, die andere blaß. Das Kind ist launenhaft in seinen Wünschen. Windkolik, die nicht ganz eine Minute dauert, wonach sich das Kind wieder ausstreckt. Das sind Krämpfe mit schneidenden, brennenden, kneifenden Schmerzen, zuweilen mit Stuhldrang. Trommelbauch, manchmal besser durch Wärmeanwendungen. „Kolik beim Wasserlassen", ein seltenes Symptom. „Kolik morgens. Tympanitischer Leib."

Der charakteristische Chamomilla-Stuhl ist grasgrün oder wie gehackte Eier, manchmal beides zusammen. Der Stuhl ist gelb und weiß und untermischt mit grasgrünem Schleim; schleimig und wässerig. Heißes Gefühl beim Stuhlabgang. Geruch nach Schwefelwasserstoff oder nach faulen Eiern. *Chamomilla* heilt oft Diarrhoe. Reichlicher Stuhl, auch spärlicher Stuhl mit Tenesmus, wie bei Dysenterie. Wässerige Diarrhoe, sechs- bis achtmal täglich. „Gelblich-brauner Stuhl." Darauf Obstipation ohne Drang. Lähmungsschwäche des Rectums, Untätigkeit des Darmes. Viel Jucken und Wundsein, besonders abends. Der After „tritt heraus", ist geschwollen und rot.

In Verbindung mit dem beschriebenen Allgemeinzustand finden sich ziemlich viele Menstruationsstörungen. Die Blutung ist schwarz, klumpig und übelriechend. „Krampfschmerzen im Uterus, auch kneifend, besser durch Hitze." „Überempfindlichkeit gegen Schmerz" wie im gesamten Mittelbild. „Menstrualkolik nach Ärger." Auch ohne daß eine Frau an Krämpfen leidet, kann sich ein derartiger Menstrualkrampf nach sexueller Reizung, nach Erregung und Gemütsverstimmung einstellen. Das Mittel ist sehr nützlich bei membranöser Dysmenorrhoe. *Chamomilla* ist dabei kein konstitutionelles Mittel wie die tiefer wirkenden Antipsorica, aber es wirkt oft palliativ bei schwereren Anfällen, die mit dem reizbaren Gemütszustand verbunden sind. Dabei besteht Fieber, das durch Hitze gebessert wird. „Gelber, wundmachender Ausfluß. Starke Menstruation; dunkle Blutung, beinah schwarz, klumpig, mit Schmerzen von hinten nach vorn verbunden. Ohnmachtsanfälle, Kälte der Glieder, viel Durst."

Auch in der Schwangerschaft kommen Chamomilla-Zustände vor. Falsche Wehen. Sehr schmerzhafte, schneidende, reißende, heftige Kontraktionen. Die Patientin ist so reizbar, daß sie ihre Wut gegen alles ausläßt, was um sie herum ist. Während der Entbindung hilft *Chamomilla* bei den unregelmäßigen sanduhrförmigen Kontraktionen des Uterus. „Rigider Muttermund." Nachwehen. „Post-partum-Blutung." Beim Anlegen des Kindes treten Krämpfe im Uterus und im Rücken ein. Hier ist auch *Pulsatilla* in Betracht zu ziehen. Die entsprechenden Patientinnen sind jedoch grundverschieden in ihren Gemütszuständen; die einen sind mild und freundlich, obwohl launisch, die anderen sehr schnippisch und reizbar. Beide Mittel helfen bei Empfindlichkeit gegen Schmerz, doch *Chamomilla* bedeutend mehr als *Pulsatilla.*

Chamomilla paßt auch bei Entzündung der Brustdrüsen. Die Patientin verfällt in Krämpfe, wenn etwas gegen ihren Willen geschieht. Hier hilft eine Dosis *Chamomilla* sicher.

Zu den Symptomen von *Chamomilla* zählen Erstickungsanfälle und Atemnot, Kehlkopfentzündung u. a. Der Chamomilla-Husten hat einige Besonderheiten. Er ist hart, trocken und bellend. Kinder husten im Schlaf; sie sind leicht etwas fiebrig nach Erkältung, haben einseitige Gesichtsröte, sind mürrisch beim Erwachen. Wenn man ihnen den Willen nicht tut, bekommen sie einen schweren Hustenanfall mit Erbrechen. „Hustenanfälle nach Ärger." Die Hustenbeschwerden sind gewöhnlich nachts schlimmer. Der Fieberzustand stellt sich erst nachts ein. Die meisten Chamomilla-Leiden sind besser nach Mitternacht, schlimmer von 9 Uhr vormittags bis Mitternacht. „Trockener Husten, schlimmer nachts und während des Schlafes." Rauher Husten bei Kindern im Winter, mit

Kitzel oberhalb des Sternums, schlimmer nachts, Besserung durch Bettwärme. *Chamomilla* paßt sehr gut bei Keuchhusten, wenn die Kinder ihre Umgebung fortwährend in Trab halten.

Während der meisten Chamomilla-Leiden wird über Brennen in den Extremitäten geklagt, über stechende Schmerzen in den Gliedern, über Krampf in den Muskeln und über Einschlafen der Glieder. Dabei besteht Taubheitsgefühl. Zuweilen besteht vollständige Hautanästhesie, obwohl sehr heftige Nervenschmerzen vorhanden sind. Auf die heftigen Schmerzen folgt ein taubes Gefühl; man kann es auch Lähmungsschmerz nennen. Krämpfe aller Extremitäten. „Krämpfe in den Beinen und Waden. Reißender Schmerz in den Füßen nach schwerem Frostschauer. Nachts Brennen in den Sohlen, so daß die Füße aus dem Bett gestreckt werden." Solchen Patienten gibt man gewöhnlich *Sulfur*, man könnte ihnen aber ebensogut *Graphit, Pulsatilla* oder *Phosphor* geben. Ausschlaggebend sind jeweils die begleitenden Symptome.

Ein anderes Charakteristikum der nächtlichen Schmerzen ist, daß der Patient infolge der Heftigkeit der Schmerzen nicht still liegen kann. Kinder wollen getragen werden. Erwachsene laufen umher. Betäubende Schmerzen, besser durch Hitze. Die Schmerzen treiben den Patienten nachts aus dem Bett, er bekommt Gliederzucken. Der Chamomilla-Patient ist überempfindlich gegen Schmerzen, ist äußerst reizbar und kann nicht einschlafen, obwohl er an sich schläfrig ist (wie bei *Belladonna*). Wenn er sich bei Tage beruhigt, möchte er einschlafen. Aber sobald die Nachtzeit kommt, ist er vollständig munter, besonders während der ersten Hälfte der Nacht. Zuweilen hat der Patient viele Visionen, so daß er beim Einschlafen zuckt und sich infolge der schrecklichen Träume hin und her wirft. „Ängstliche Träume und schreckliche Erscheinungen. Der Patient träumt von Unglück und Tod und fährt im Schlaf auf." Die ständig wiederholten Versuche, einzuschlafen, reiben ihn psychisch und körperlich auf.

Chelidonium

(Schöllkraut)

Chelidonium paßt mehr für akute Prozesse, nur ab und zu für gewisse chronische Krankheiten. Es ist kein sehr tiefwirkendes Mittel. Es ähnelt *Bryonia* hinsichtlich der Allgemeinsymptome und in der Länge und Intensität der Wirkung. Es eignet sich vor allem bei Magen- und Darmkatarrhen, bei Leberkrankheiten und rechtsseitiger Pneumonie. Charakteristisch ist die blaßgelbe bis ausgesprochen ikterische Hautfarbe. „Gastroduodenalkatarrh. Kongestion und Schmerz in der Leber mit Ikterus. Rechtsseitige Pneumonie, kompliziert durch

Leberkrankheit oder Gelbsucht." Der Patient ist gallenleidend, hat Übelkeit und Erbrechen. Erweiterung der Venen. Gelblich-graue Hautfarbe.

Für die psychischen Symptome von *Chelidonium* liegen erst wenig Prüfungen vor. „Traurigkeit und Angst." Grübeln über irgendeinen Kummer. „Angst, die nicht zur Ruhe kommen läßt", regt den Patienten Tag und Nacht auf. Niedergeschlagenheit, als wenn der Patient ein Verbrechen begangen hätte oder als ob etwas Schreckliches passieren müßte. Der Patient denkt, er müsse sterben. Er weint vor Verzweiflung. Abneigung gegen geistige Tätigkeit und Unterhaltung. Lebermittel haben als Leitsymptom oft „Melancholie". Besteht bei Herzleiden große Aufregung, so bei Leberleiden geistige Trägheit und langsamer Puls. Trägheit des ganzen Organismus. Das Sensorium ist gewöhnlich getrübt. Schwindel. „Die Dinge gehen im Kreise herum." Der Schwindel hört nicht eher auf, als bis Übelkeit und zuweilen Erbrechen eintritt. „Alles dreht sich dem Patienten so im Kopfe herum. daß er erbricht. Geistesverwirrung. Bewußtlosigkeit und Ohnmacht."

Die psychischen Symptome werden meistens von Lebersymptomen begleitet. Dumpfe Schmerzen, Quetschungsschmerz. „Wehgefühl." „Empfindlichkeit der Leber gegen Berührung." Schmerz im rechten Leberlappen mit Völlegefühl. Druck nach oben und Atemnot. Druck nach unten mit Übelkeit und Erbrechen. Heftiger Schmerz unter der rechten Scapula. „Dumpfe, scharfe, schießende Schmerzen unter der rechten Scapula", wie bei Pneumonie und Pleuritis. Die Schmerzen gehen von vorn nach hinten durch den Rücken. „Stechen in der Lebergegend nach dem Rücken hin. Heftige Schmerzen im Rücken." Diese Schmerzen werden als schießend, reißend und schneidend beschrieben. „Die Schmerzen schießen von der Lebergegend nach dem Rücken und den Schultern hin. Krampfschmerz und Druckschmerz in der Lebergegend." Das Mittel hilft bei solchen Zuständen in subakuten wie in akuten Fällen. Das rechte Hypochondrium ist gespannt und druckschmerzhaft.

Chelidonium hat Gallensteinkoliken geheilt. Schießende, stechende, reißende, blitzartige Schmerzen bis zum Rücken ausstrahlend. Gallensteinkolik mit großer Hitze, äußerster Empfindlichkeit, besonders gegen Berührung, so daß der Patient vor Schmerzen schreit. Rotes Gesicht und heißer Kopf werden in 3 Minuten durch *Belladonna* beseitigt. *Natrium sulf*. und viele andere Mittel haben auch Gallensteinkolik in wenigen Minuten geheilt, wenn die Symptome zum jeweiligen Mittelbild paßten.

Die Pneumonie von Chelidonium-Patienten ist gewöhnlich rechtsseitig und breitet sich nach links aus. Die Rechtsseitigkeit ist bei *Chelidonium* ein typisches Merkmal. Wegen der Mitbeteiligung der Pleura sind die Schmerzen stechend und reißend. Der Chelidonium-Patient sitzt mit hohem Fieber im Bett, stützt sich nach vorn auf seine Ellbogen und hält sich wegen der Verschlimmerung durch Bewegung absolut unbeweglich (wie bei *Bryonia*). Der Patient kann sich nicht bewegen, ohne einen durchbohrenden, messerstichartigen Schmerz zu empfinden. Die Haut wird bald gelb. Wenn in solchen Fällen *Chelidonium* am ersten Tage gegeben wird, kann es die Pneumonie verhüten. *Chelidonium* ist ein Pneumoniemittel. Es darf nicht mit *Bryonia* verwechselt werden. Für beide Mittel ist die bedeutende Verschlimmerung durch Bewegung charakteristisch. Der Bryonia-Patient will auf der kranken Seite oder auf dem Rücken liegen und verlangt nach Druck auf die kranke Stelle. Für *Chelidonium* aber ist die Verschlimmerung durch Berührung typisch; für *Belladonna* jenes äußerst empfindliche Reißen in der rechten Pleura. Beim Chelidonium-Patienten darf man die kranke Seite nicht berühren und nicht drücken, er muß ruhig auf der anderen Seite liegen. Jede kleine Erschütterung des Bettes belästigt ihn.

Chelidonium heilt Husten mit rechtsseitigen Brustsymptomen, Leberleiden und die dazugehörigen psychischen Erscheinungen. Verschlimmerung durch Bewegung, Besserung durch Hitze. Die psychischen Symptome bei *Chelidonium* werden durch Essen gebessert. Es besteht Verlangen nach heißen Getränken. Besserung durch Genuß von warmen Speisen.

Chelidonium ist angezeigt bei Gallebrechen, Würgen und galligem Aufstoßen. Bei Übelkeit und Würgen während eines Anfalles von Angst. Bei Angstgefühl in der Magengrube. Bei anhaltendem Magenschmerz, verschlimmert durch Bewegung, gebessert durch Aufstoßen. Bei Zusammenziehungsgefühl und Empfindlichkeit in der Magengrube mit Verschlimmerung durch Berührung und Besserung durch Essen. Bei zusammenziehenden, kneifenden Magenschmerzen, die durch Anziehen der Beine, durch Liegen auf der linken Seite und durch Essen gebessert werden.

Viele Augensymptome finden sich in dem Mittelbild. Stechende Schmerzen. „Trübung der Cornea." Entzündungen. „Quetschungsschmerz in den Augen, rechtsseitige Supraorbitalneuralgie."

Das Gesicht ist gelb; es hat ein bleiches, schmutziggelbes Aussehen.

Die Kopfschmerzen werden, im Gegensatz zu den Magen-, Leber- und Darmsymptomen, durch Hitze ausgelöst. Verschlimmerung durch Hitze, durch Bewegung im warmen Zimmer und durch Wärmeanwendungen. Periodische Kopfschmerzen mit Übelkeit und Gallebrechen, verursacht durch Hitze, verschlimmert durch Bewegung und gebessert durch Gallebrechen. Der Patient hat den Wunsch nach absolutem Ruhigliegen im dunklen Zimmer.

Gallige Diarrhoe. Bei Gelbsucht tonfarbene, helle, kittartige Stühle, die bei Kindern ganz weiß sind. Abwechselnd Diarrhoe und Verstopfung. Stuhl braun, weiß, wässerig, grünschleimig, dünn, breiig, hellgelb oder grau-gelb.

Chelidonium ist angezeigt bei Heiserkeit. „Beim Husten Schmerz und Druck im Larynx." Schweratmigkeit bei Lebersymptomen. „Atemnot mit kurzen Hustenanfällen. Kurze, schnelle Atmung. Erstickungsangst. Erschwertes Atmen, Engigkeit über der Brust." Auch nächtliche Anfälle von feuchtem Asthma, besonders bei Witterungswechsel. Zu große Kälte ist genau so wie Wärme unangenehm. Bei Wetterwechsel rheumatische Beschwerden in den Schultern, den

Hüften und den Gliedern. Krampfhafter Husten. Der chronische Husten ist heftig, krampfig, trocken, anfallsweise. „Krampfhusten ohne Auswurf." Der Auswurf kommt erst nach einiger Zeit in Gang. „Wiederholte Anfälle von kurzem Husten mit wenig grauem Schleim. Rasselnder, sehr angreifender Husten."

In den Gliedern heftige rheumatische und neuralgische Beschwerden mit Schweregefühl und Steifigkeit. Die Glieder sind schlaff. Mit der Zeit kommt der Patient sehr herunter. Herz- und Kreislaufschwäche. Ödeme. Große Ruhelosigkeit. „Zittern und Zucken in den Gliedern. Müdigkeit. Indolenz. Unlust zur Arbeit." Die Neuralgien treten am stärksten im Kopf und im Gesicht auf.

Chelidonium heilt heftige Fieberattacken mit Kälteschauern, z. B. bei Pneumonie und Leberentzündung; ferner nachmittags und abends auftretendes intermittierendes Fieber, Hautjucken, Gelbsucht und alte. putride Geschwüre.

China

(Chinarinde)

China oder *Cinchona* paßt für Patienten, die viel an Malarianeuralgien gelitten haben und die anämisch und elend geworden sind durch wiederholte Blutungen. Allmählich zunehmende Anämie mit großer Blässe und Schwäche. Nur ausnahmsweise ist *China* bei plethorischen Patienten angezeigt, aber gerade bei ihnen können drohende kachektische Zustände durch das Mittel vermieden werden.

Den ganzen Organismus befällt eine allmählich zunehmende nervöse Reizbarkeit. Die Patienten fragen sich, was mit ihnen los sei, weil sie sich immer so nervös fühlen. Überall zwickende, reißende, schneidende Schmerzen. Hochgradige Empfindlichkeit gegen Berührung, Bewegung und kalte Luft. Der Patient bekommt Schüttelfrost von der Kälte. Die Schmerzen werden durch Wind und kalte Luft hervorgerufen und verschlimmert durch Berührung und Bewegung. Alte Malariafälle, welche durch *Chinin* unterdrückt worden sind. Allmählich zunehmende Blässe, Blutleere, Kachexie. Der Patient erkältet sich bei jeder Gelegenheit, er kann weder Obst noch Säure vertragen, ist heruntergekommen, blaß, wächsern und bricht bei der geringsten Anstrengung in Schweiß aus.

Die Patienten bluten sehr leicht aus allen Körperöffnungen. Neigung zu Kongestionen und Entzündungen im Anschluß an die Blutungen. Daneben bestehen große Reizbarkeit der Gewebe, reißende Schmerzen, Muskelkrämpfe und allgemeine Konvulsionen. So kommen z. B. noch unter der Geburtsblutung Krämpfe vor. *Secale* ist die einzige Medizin, die das auch heilt; dieses Mittel hat aber nebenbei noch andere Eigenschaften. Bei *Secale* ist charakteristisch das Abwerfen aller Bedeckung und das Verlangen nach offenen Fenstern, selbst bei größter Kälte. Bei *China* dagegen kann ein Luftzug während der Geburt Konvulsionen hervorrufen. Ein weiterer Zug der China-Entzündung ist ihr schnelles, intensives Fortschreiten mit raschem Übergang in Gangrän. *China* heilt auch venöse Stauungen, die nicht auf Krampfadern, sondern auf einer Art Lähmung der Gefäßwandungen beruhen. Die Venen füllen sich während des Fiebers.

Alle diese Beschwerden finden wir bei geschwächter Konstitution, bei schwachen, empfindlichen Patienten, besonders bei Frauen. Sie sind empfindlich gegen die Gerüche von Blumen, von Speisen und Tabak. Sie sind schwach, erschlafft, abgemagert, blaß, haben Herz- und Kreislaufschwäche sowie Neigung zu Hydrops. Wassersucht kennzeichnet das gesamte Mittelbild. Typisch für *China* ist das Auftreten der Wassersucht nach Blutungen. Katarrhe aller Schleimhäute. Gastroduodenalkatarrh mit nachfolgender Gelbsucht. *China* heilt Leberkranke mit Gelbsucht und Patienten, die lange in Malariagegenden gelebt haben.

Periodizität wird irrtümlicherweise als wichtigste Indikation für *China* angesehen, obwohl dieses Symptom eher für *Chinin* spricht. Bei *China* tritt die Periodizität mehr zurück, ist aber im Mittelbild durchaus noch deutlich festzustellen. Schmerzen und intermittierende Fieber, welche täglich zu derselben Zeit eintreten. Ein Zeichen der Periodizität ist die nächtliche Verschlimmerung, zuweilen genau um Mitternacht. So bei Kolik, bei Nasenbluten und Diarrhoe. Die Diarrhoe kommt tagsüber nur nach dem Essen. Nach dem Essen tritt überhaupt allgemeine Verschlimmerung ein.

Der China-Patient ist sehr frostig, empfindlich gegen Zug und Kälte, gegen Berührung und Bewegung. Es herrscht äußerste Reizbarkeit der Gewebe. *China* paßt auch für Zustände, welche dem Verlust von Säften folgen, wodurch dieselben Nebenerscheinungen entstehen wie bei Blutungen. China-Kachexie: Schwäche, kalte Haut, Zucken und Krampf in den Muskeln, chronisches Hin- und Herwerfen, epileptiforme Krämpfe, paralytische Schwäche, Blutandrang zum Kopf, Ohrenklingen, Verdunkelung vor den Augen, Ohnmacht bei der geringsten Veranlassung, Gedächtnisschwäche, Unfähigkeit zum Denken, nächtliche Furcht, Furcht vor Tieren, Selbstmordgedanken ohne den Mut zur Ausführung, Sprachstörungen, nächtliches Wachsein mit Plänemachen und ungeordneten Phantasien, Arbeitsscheu, Apathie, Kleinmütigkeit, Denkfaulheit, Schlaflosigkeit, Schwindel. Die Symptome sind durch Diät allein nicht zu beeinflussen.

China hilft gegen Kopfschmerzen mit Blutandrang bei geschwächter Konstitution. Kalte Extremitäten. Der Körper ist bedeckt mit kaltem Schweiß. Die Schmerzen sind reißend, drückend und klopfend; Verschlimmerung nach leichter Berührung und nach Bewegung sowie durch Luftzug; Besserung im warmen Zimmer. Fester Druck dagegen lindert die China-Schmerzen. Nicht nur die

Erschütterung beim Gehen, sondern sogar das Herumdrehen im Bett verschlimmert. In der Kopfhaut besteht ein Gefühl, als ob am Haar gezogen werde. Profuser Kopfschweiß. Die Kopfschmerzen sind schlimmer nachts, nach sexuellen Exzessen und nach Säfteverlusten.

Photophobie. Die Sklera ist gelb. Neuralgie von kaltem Wind, besser in Ruhe und Wärme. „Nachtblindheit. Sehschwäche. Sandgefühl in den Augen. Schmerzen schlimmer durch Licht, besser im Dunkeln."

Ohr und Nase sind ebenso empfindlich wie die Augen. Das kleinste Geräusch macht Schmerz. In den Ohren besteht Klingen, Rauschen, Summen, Singen und Zirpen. Trockener Mittelohrkatarrh. Oft Schwerhörigkeit, die allmählich zunimmt. Auch bei vollständiger Taubheit halten die Ohrgeräusche an. Ohrblutungen. Übelriechender, blutiger und eiteriger Ausfluß. Häufiges Nasenbluten bei anämischen Patienten. Trockener Nasenkatarrh; aber auch Fließschnupfen, dessen Unterdrückung heftige Kopfschmerzen verursacht. Gerüche verursachen Übelkeit. Empfindlichkeit gegen Gerüche von Blumen, Speisen und Tabak.

Das Gesicht ist welk, runzelig, gelb, anämisch, elend, im Fieber und zuweilen auch im Frost gerötet. Gesichtsneuralgie, reißend, messerstichartig. Die Venen im Gesicht sind erweitert.

Die Zähne lockern sich, das Zahnfleisch schwillt an. Die Zähne schmerzen beim Kauen. Gefühl, als ob die Zähne zu lang wären. Zahnschmerz bei der kleinsten Erkältung. Beim Anlegen eines Kindes zum Stillen Zahnschmerzen wie beim Zahnziehen. Übelriechende Zahnfleischeiterungen mit schleichendem Fieber.

Das Geschmacksvermögen ist unnatürlich verfeinert. „Bitterer Geschmack im Munde. Die Speisen schmecken bitter oder zu salzig. Brennen auf der Zungenspitze wie von Pfeffer. Trockenheit in Mund und Hals. Das Schlucken ist erschwert." Zuweilen besteht Wolfshunger, aber gleichzeitig starke Abneigung gegen alle Speisen. Dem China-Patienten ist es gleichgültig, ob er ißt oder nicht. „Ekel und Heißhunger." „Hungrig und doch appetitlos. Gleichgültig gegen Essen und Trinken. Nur während des Essens kommt der Appetit und der natürliche Geschmack an den Speisen wieder. Appetitverlust. Widerwille gegen alle Nahrung. Abneigung gegen Brot." Der Appetit wechselt. Am Durst bemerkt der Patient das Nahen des Frostes. Sobald letzterer eingetreten ist, hört der Durst auf. Durst vor und nach dem Frost und während des Schweißes. Kein Durst während des Frostes und während der Hitze. Für *China* sind Frost, Fieber und Schweiß charakteristisch. Bei intermittierendem Fieber passen *Ipecacuanha* und *Nux vomixa* besser als *China*.

Gastrische Symptome nach Genuß von Fisch, Obst und Wein. Sehr starke Flatulenz. Beständiges, heftiges, lautes Aufstoßen ohne Erleichterung. Bei *Carbo veg.* besteht nach etwas Aufstoßen Erleichterung. Bei *Lycopodium* findet man Aufstoßen mit und ohne Erleichterung. Tympanie bei schleichenden Fiebern. Der Patient kann sich nicht bewegen wegen der Schmerzen in den Eingeweiden. Blutbrechen. Zuweilen folgen Ödeme. „Schlucksen, Übelkeit, Erbrechen; bitteres und saures Aufstoßen. Häufiges Erbrechen. Nachts oft Erbrechen von saurem Schleim, von Galle und Blut." Pulsation und Knurren im Magen mit Kältegefühl. Säurebildung nach Genuß von Obst. Magenverstimmung nach Milch. Diarrhoe, reichlich, wässerig, dunkel. Gurgeln und Knurren im Leib. Stuhl gleich nach dem Essen und nachts. Häufiger Abgang von Flatus. Die Durchfälle nehmen allmählich zu. Die Stühle werden immer wässeriger. Chronische Diarrhoe mit Abmagerung und nächtlicher Verschlimmerung. *Petroleum* heilt ebenfalls chronische Diarrhoe, aber nur, sofern diese tagsüber auftritt.

Die männlichen Geschlechtsorgane zeigen vor allem Schwächezustände. An den weiblichen Geschlechtsorganen finden sich reichhaltigere Symptome. Nach Uterushämorrhagien kann man plötzliche heftige Ovarialentzündungen erwarten. Uterusprolaps. Die Menses kommen zu früh und zu stark, die Blutung ist dunkel und klumpig. Menstrualkolik. Metrorrhagie. Schmerzen und Krämpfe. Die Krämpfe treten mitten in der Blutung ein. Wehenartige Schmerzen. Klingen in den Ohren. Beeinträchtigung der Sehkraft. Abwärtsgleiten im Bett. Lochien stark und zu lang dauernd. Kräfteverfall durch langes Stillen. Zahnschmerz. Gesichtsneuralgie.

Erschwertes Atmen. Rasseln und Schleimansammlung in der Brust. Asthma. „Druck in der Brust, wie von heftiger Blutwallung. Starkes Herzklopfen, blutiger Auswurf, plötzlicher Kräfteverfall." Trockener Krampfhusten nachts. Profuse Nachtschweiße. Brustschmerzen. Zunehmende Empfindlichkeit gegen Kälte. Hitze und Röte des Gesichts bei kalten Händen.

Entlang der Wirbelsäule schmerzhafte Stellen. Reißende, stechende Schmerzen in den Gliedern, hervorgerufen durch Berührung und Kälte, gebessert durch Hitze und festen Druck; Verschlimmerung nachts. „Knieschwäche, besonders beim Gehen."

China heilt schleichende, typhöse, intermittierende oder malariaähnliche Fieber.

Chininum arsenicosum

(Chininarsenit)

Die Beschwerden entwickeln sich zur Nachtzeit. Im Freien werden die meisten Beschwerden verschlimmert. Allgemein zunehmende Blutarmut. Die entzündeten Teile neigen zum Schwarzwerden. Chlorosis. Empfindlichkeit gegen Kälte. Die Beschwerden werden durch Kälte und Erkältung verschlimmert. Neigung zu Erkältungen.

Das Mittel ist nützlich bei schwächlichen Konstitutionen und bei frostigen, blassen, abgemagerten Menschen. Es paßt für langanhaltende Eiterungen nach Blutungen. Chronischer Durchfall, wenn die Schwäche im Vordergrund steht. Stauung der Blutgefäße. Ergüsse der serösen Höhlen. Ödeme. Abmagerung. Der Kranke kann körperliche Anstrengungen nicht vertragen. Er wird bei leichtestem Anlaß ohnmächtig. Er wünscht Wärme, warme Getränke und warme Speisen. Im warmen Raume fühlt er sich besser. Er möchte sich niederlegen und ist Bewegungen abgeneigt. Stechende und reißende Schmerzen. Das Mittel zeigt eine höchst bemerkenswerte Periodizität. Klopfen im ganzen Körper. Der Puls ist rasch, schwach und unregelmäßig. Der Kranke ist erschlafft und schlapp (*Calcarea*). Vermehrte Schmerzempfindlichkeit. Viele Symptome entwickeln sich im Schlaf. Stehen verschlimmert manche Symptome. Der Kranke ist empfindlich gegen Berührung. Zittern. Umhergehen im Freien verschlimmert. Nach Umhergehen Schwächegefühl. Die Beschwerden entwickeln sich bei windigem, stürmischem Wetter.

Der Kranke ist leicht verärgert und weigert sich, auf Fragen Antwort zu geben oder zu sprechen. Befürchtungen bei Tag und Nacht; aber schlimmer des Abends, schlimmer während des Frostes. Beklemmungen mit Angst. Furcht während des Fiebers. Hochgradige Erregung. Beklemmungen beim Erwachen. Der Kranke wünscht Dinge, um die er sich hernach, wenn er sie erhalten hat, nicht mehr kümmert. Er wird seinen nächsten Freunden gegenüber sehr kritisch. Er beschwert sich andauernd. Morgens beim Erwachen ist er geistesverwirrt. Er ist überempfindlich für Kleinigkeiten (*Silicea, Thuja*). Nächtliche Delirien nach Blutungen. Vielerlei Einbildungen, phantastische Illusionen. Der Kranke sieht schreckliche Dinge. Verzweiflung, während er friert, und bei Hitze. Er ist mit allem unzufrieden, ist leicht entmutigt, verzagt, verwirrt und regt sich über unbedeutende Dinge auf. Phantastische, übertriebene Einbildungen. Des Nachts fürchtet sich der Kranke, daß ihm Geister oder sonst etwas Schlimmes begegnen könnten. Er ist vergeßlich. Gedankenandrang bei Nacht. Ungeduld bei intermittierendem Fieber. Gleichgültigkeit gegenüber allen Vergnügungen. Arbeitsunlust. Reizbarkeit während des Frostes und beim Erwachen. Der Kranke springt im Fieber aus dem Bett. Das Leben ist ihm zuwider. Er ist leicht beleidigt und stößt sich an allem. Gedächtnisschwäche. Große Unruhe zur Nachtzeit und während des Fiebers. Ängstliche Unruhe, die den Kranken aus dem Bett treibt und ihn zur Verzweiflung bringt. Große Traurigkeit, besonders während des Fiebers und des Frostes, manchmal auch während des Schweißausbruches. Überempfindlichkeit gegen Lärm. Sentimentalität. Psychische Symptome nach sexuellen Exzessen. Geschwächte Lebenskraft. Der Kranke weigert sich zu reden und verharrt schweigend. Er sitzt stundenlang ruhig herum, ohne sich zu bewegen. Beim Sprechen schweift er ab. Beim Einschlafen schreckt er zusammen und wacht furchterfüllt auf. Er liegt in einem Zustand der Verwirrung im Bett, besonders bei anhaltendem Fieber. Selbstmordgedanken. Argwöhnisch. Beständig nachdenkend. Furchtsam. Der Kopfschmerz wird durch geistige Anstrengung verschlimmert.

Abends Schwindel mit Übelkeit, besonders beim Umhergehen im Freien.

Blutüberfüllung des Gehirns mit großer Hitze des Kopfes. Die Stirn ist kalt und mit Schweiß bedeckt. Der Kopf fühlt sich wie eingeschnürt an. Große Hitze im Vorderhaupt. Schweregefühl im Kopf am Morgen. Wenn der Kranke den Kopf bewegt, meint er, das Gehirn komme ebenfalls in Bewegung. Gefühl einer Blutwelle im Gehirn, die die rechte Seite des Halses und den Arm hinabzieht und mit einem Krampf endet. Heftige, stürmische Kopfschmerzen, die den Schlaf verhindern. Schmerzen im ganzen Kopf. Schmerzen morgens beim Erwachen, am Nachmittag, aber am schlimmsten nachts. Nächtliche Kopfschmerzen. Kalte Luft löst Kopfschmerzen aus. Der behaarte Kopf ist empfindlich gegen Berührung, beim Kämmen und beim Haaraufstecken. Katarrhalische Kopfschmerzen. Die Schmerzen sind besonders schlimm während des Fiebers und während des Frostes, aber besser, sobald der Schweiß ausbricht. Die Schmerzen werden schlimmer nach Erkältung. Bei Schnupfen ist der Schmerz sehr heftig. Verschlimmerung durch Husten oder Erschütterung nach dem Essen. Hämmernde Kopfschmerzen. Kopfschmerzen während der Regel. Geistige Anstrengung verschlimmert den Kopfschmerz. Nervöse Kopfschmerzen nach Erregung oder Lärm. Anfallsweise Schmerzen. Periodische Kopfschmerzen, alle 2 Wochen auftretend. Pulsierende Schmerzen. Schmerzen schlimmer nach Umhergehen. Neuralgische Schmerzen, schlimmer in der linken Seite, gebessert durch Reiben. Schmerzgefühl im Kopf. Stirnkopfschmerz mehr auf der rechten Seite. Schmerzen im Hinterkopf nach Schlaf auftretend, in den Kopfseiten am Abend, in den Schläfen, in der Stirn und auf dem Scheitel. Im ganzen Kopf ein Zerschlagenheitsgefühl nach Fieber und nach dem Schlafen. Brennende Schmerzen morgens im Hinterkopf links, bis in den Nacken ausstrahlend. Berstende Schmerzen. Drückende Schmerzen. Drücken in der Stirn über den Augen. Drücken im Hinterkopf und in den Schläfen. Stechende und reißende Schmerzen im Kopf. Schweiß auf der Stirn. Beschwerden durch bloßen Kopf in kalter Luft.

Augenentzündungen. Tränenfluß. Intensive Lichtscheu und Krämpfe der Augenmuskeln. Absonderung heißer Tränen. Große Augengeschwüre, schlimmer von Mitternacht bis 3 Uhr morgens. Skrofulöse Ophthalmie, schlimmer um 1 Uhr morgens. Flimmern vor dem linken Auge. Augenschmerzen zur Nachtzeit. Brennende, drückende Schmerzen. Eingesunkene Augen. Getrübter Blick. Funken vor den Augen. Sehschwäche.

Ohrgeräusche: Summen, Brummen, Klingen, Rauschen, Singen. Stechen in den Ohren. Ohrschmerz. Brennender, stechender, reißender Schmerz. Das Gehör ist verschärft oder gemindert.

Schnupfen mit Absonderung. Trockener Schnupfen. Nasenkatarrh mit blutiger oder eitriger Absonderung. Trockenheit in der Nase. Nasenbluten. Die

Nase ist verstopft. Niesen. Wundsein der Nasenwinkel. Das Mittel ist besonders nützlich für periodisch wiederkehrenden Schnupfen und häufige Erkältungen.

Bleiches Gesicht. Aufgesprungene Lippen. Blaue Lippen. Bleiches erdfarbenes Gesicht. Umschriebene rote Flecke auf blassen Wangen. Kränkliche Gesichtsfarbe. Gelbliche Verfärbung des Gesichtes. Der Gesichtsausdruck ist ängstlich. Die Gesichtsschmerzen sind schlimmer im Freien, sie haben brennenden, reißenden Charakter. Periodisch auftretende Schmerzen. Anschwellung der Submaxillar- und Parotisdrüsen. Kalter Schweiß. Gesichtsschwellung. Geschwüre auf den Lippen.

Brennende Krebsgeschwüre im Munde. Blutungen aus den Mundschleimhäuten. Rissige Zunge. Die Zunge ist schwarz, bräunlich, weiß oder gelb. Trokkener Mund und trockene Zunge. Heißes Gefühl im Munde. Brennen der Zunge. Wunde Zunge. Speichelfluß. Schwellung von Zahnfleisch und Zunge. Bitterer Geschmack beim Essen. Oder der Geschmack ist fade, metallisch, salzig, sauer oder süßlich. Bläschen auf der Zunge. Schmerzen in den Zähnen zur Nachtzeit; besser, wenn die Zähne zusammengebissen werden, ferner durch Berührung oder durch kalte Getränke. Die Schmerzen treten periodisch auf, sind zuckend, klopfend, reißend und sind manchmal durch Malaria verursacht.

Zusammenschnürungsgefühl des Schlundes. Trockenheit im Rachen. Gangränöse Halsentzündung mit eitrig-fauligem Geruch, besonders bei malignem Scharlachfieber. Der Schlund fühlt sich heiß an. Das Mittel ist bei Diphtherie angewandt worden, wenn schwärzliche Absonderungen oder fauliger Mundgeruch vorhanden waren. Starke Schluckschmerzen. Brennen im Schlunde. Erschwertes Schlucken. Der Kranke muß sich beständig räuspern.

Der Appetit ist vermindert oder es besteht Heißhunger. Kein Appetit auf Frühstück. Starker Appetit ohne Geschmack an den Speisen. Abneigung gegen kräftige Speisen und Fett. Abneigung gegen Speisen allgemein, insbesondere gegen Fleisch. Der Kranke möchte Wein, kalte Getränke, saure Dinge, Süßigkeiten. Gefühl der Kälte im Magen. Leeregefühl, das durch Essen gebessert wird. Bitteres Aufstoßen nach dem Essen. Leeres Aufstoßen, Nahrungsaufstoßen, saures Aufstoßen. Sodbrennen. Gefühl der Völle nach dem Essen. Brennen in der Speiseröhre. Gefühl eines schweren Gewichtes im Magen nach dem Essen. Schluckauf. Der Magen kommt leicht in Unordnung. Der Kranke kann keine Eier und keinen Fisch verdauen. Wasser schmeckt bitter. Übelkeit nach dem Essen und während des Kopfwehs. Schmerzen im Magen vom Husten, nach dem Essen. Brennen, Krampf, Druckgefühl, Empfindlichkeit, Stechen und Reißen. Klopfen. Würgen mit Husten. Starker Durst abends, nach Schweiß. Durst auf kleine Schlucke während der Hitze. Erbrechen nachts, beim Husten, nach Trinken, nach Essen, verbunden mit Kopfweh. Der Kranke erbricht Galle, schwarzes Blut, Nahrung, Schleim, Saures, Wasser. Übelkeit und Erbrechen, worauf Schlaf folgt. Plötzlicher Brechreiz um 2 Uhr morgens.

Gefühl von Kälte im Leib während des Frostes. Auftreibung des Leibes morgens nach dem Essen. Tympanie, Bauchwassersucht. Vergrößerte Leber und Milz nach Malaria. Blähsucht bei intermittierendem Fieber. Völlegefühl des Leibes. Die Leber ist verhärtet. Schweregefühl wie von einem Gewicht im Leibe nach dem Essen. Starker kolikartiger Leibschmerz während des Frostes. Starker Leibschmerz bei Durchfall, nach dem Essen, vor dem Stuhlgang, gebessert durch Liegen auf dem Bauche. Starker Schmerz in der Lebergegend, unter dem Rippenbogen und in der Nabelgegend. Die Leibschmerzen sind brennend, krampfartig, schneidend oder ziehend. Wundheitsgefühl und Stechen. Viel Rumoren und Spannung im Leibe.

Verstopfung mit hartem, knolligem Stuhlgang. Durchfall des Morgens, des Nachmittags und besonders nach Mitternacht; nach kalten Getränken oder nach Erkältungen oder auch nach dem Essen, besonders nach dem Genuß von Früchten und bei heißem Wetter. Darmentzündung. Sehr viel übelriechende Blähungen. Blutung aus dem After. Hämorrhoiden. Unwillkürlicher Stuhl- und Urinabgang. Jucken am After. Nässen um den After herum. Schmerzen im After nach dem Stuhl. Brennen im After bei Durchfall und während des Stuhlgangs. Drückender Schmerz. Stechen. Lähmungsartige Schwäche des Mastdarms. Erfolgloser Stuhldrang. Der Stuhl ist gallig, dunkel, blutig, tonfarbig, reichlich, häufig, lienterisch, übelriechend, flüssig, wässerig. Durchfall bei intermittierendem Fieber.

Krampfhafte Harnverhaltung. Häufiger Urindrang, aber ohne Erfolg. Unwillkürlicher Harnabgang nachts und nach dem Stuhlgang. Brennen beim Wasserlassen. Der Harn ist eiweißreich, blutig, wird beim Stehen wolkig; er ist dunkel, grünlich oder blaß, reichlich während der Nacht, übelriechend und manchmal spärlich. Der Harnsatz ist rot und sandig. Der Harn enthält Zucker. Klarer, wässeriger Harn.

Schwache Erektionen. Samenergüsse.

Jucken der Vulva. Weißfluß, der wund macht, blutig ist oder reichlich, nach der Regel auftritt, übel riecht und dünn ist. Die Regelblutung fehlt oder sie ist reichlich, dunkel, zu häufig, übelriechend, schmerzhaft; oder auch blaß, protrahiert bzw. ganz unterdrückt. Gebärmutterblutungen. Vorfall.

Kehlkopf- und Luftröhrenkatarrh. Wundheitsgefühl im Kehlkopf. Empfindlichkeit des Kehlkopfs. Heiserkeit, rauhe Stimme.

Die Atmung ist schnell, asthmatisch, tief, erschwert am Abend und bei Nacht. Sie ist mit Husten kompliziert und im Liegen erschwert. Rasselgeräusche, Kurzatmigkeit. Erstickungsgefühl, besonders gegen 9 Uhr morgens. Keuchen. Pfeifen. Erstickungsgefühl am Vormittag bei Tuberkulösen. Der Kranke muß vorwärtsgebeugt am offenen Fenster sitzen, wenn er Anfälle von Atemnot hat; Verschlimmerung bei anderer Haltung.

Husten am Morgen, am Nachmittag, am Abend, nach Mitternacht. Asthmatischer Husten mit tiefer Atmung und Völlegefühl in der Brust. Der Husten tritt während des Frostes ein. Trockener Husten nachts während des Fiebers. Erschöpfender Husten. Husten im Fieber. Bellender Husten. Reizzustand des Kehlkopfs und der Luftröhre. Husten mit lockerem Auswurf. Bewegung verschlimmert den Husten. Kurzer, krampfhafter, erstickender Husten. Der Husten wird durch Reden verschlimmert. Kitzelgefühl in den Luftwegen verursacht Husten. Der Auswurf ist blutig, reichlich, erschwert, zäh und weiß. Der Schleim ist übelriechend, eitrig, schmeckt bitter und salzig.

Beklemmungsgefühl auf der Brust in der Herzgegend. Zusammenschnürungsgefühl. Blutung aus der Lunge. Druckgefühl auf der Brust. Angina pectoris mit Ödemen. Schmerzen in der Brust während des Hustens. Schmerzen in den Brustseiten. Wundheitsgefühl in der Brust. Stiche in der Brust vom Husten. Stiche im Herzen. Herzklopfen mit Angstgefühl, verschlimmert durch die geringste körperliche Anstrengung. Der Kranke muß sich im Stuhl zurücklehnen. Gefühl, als wenn das Herz aufhören wolle zu schlagen. Der Puls ist gespannt. Schwäche auf der Brust. Schwäche der Brustmuskulatur. Heftiger Schmerz in der linken Mamma, als ob sie von heißen Zangen gezerrt würde. Schmerzen in der Gegend der siebten Rippe bei der Einatmung.

Kältegefühl nachts im Rücken. Ausschläge im Rücken. Schmerzen im Rücken während eines Frostanfalles. Schmerzen in der Halsgegend, zwischen den Schulterblättern, in der Lenden- und Kreuzbeingegend und in der Wirbelsäule. Schmerzen, Zerschlagenheitsgefühl, Ziehen und Empfindlichkeit der Wirbelsäule. Reißen. Steifigkeit in der Halsgegend. Schwächegefühl im Rücken.

Die Glieder, besonders die oberen Gliedmaßen, sind eiskalt. Kalte Hände und Füße. Kalte Knie. Kalte Beine. Krämpfe in den Waden. Die Fingernägel sind blau. Ausschläge an den Extremitäten. Wundsein zwischen den Oberschenkeln. Schweregefühl und Stechen der Gliedmaßen, besonders der unteren. Das Mittel paßt für chronische Hüftgelenkseiterungen. Schwäche der Arme und Beine. Gänsehaut auf den unteren Gliedmaßen während des Frostes. Die Handflächen sind heiß und trocken. Rheumatische Schmerzen in den Gelenken. Gichtige Gelenke. Schmerzen in den oberen Gliedmaßen, in den Schultern und Knien. Umherziehende Schmerzen. Schmerzen im linken Biceps. Schmerzen in der Beugemuskulatur des linken Unterarms radial nahe dem Ellenbogen. Brennen in den Füßen. Ziehende Schmerzen in den Oberschenkeln, den Knien und Füßen. Stechen in Schultern, Oberarmen, Hüften, Oberschenkeln, Knien und Füßen. Reißende Schmerzen in allen Gliedern. Unruhe in den Gliedmaßen, besonders in den unteren. Steifigkeit der Glieder, der Hände, der Finger und der unteren Gliedmaßen. Ödematöse Schwellungen an Händen und Füßen. Zittern und Schwäche der Extremitäten.

Tiefer Schlaf. Schlaf während des Fiebers. Ängstliche, schreckerfüllte, quälende, lebhafte Träume. Der Kranke schläft spät ein, ist unruhig bis 3 Uhr morgens. Schläfrigkeit am Nachmittag und Abend. Schlaflos vor Mitternacht. Der Schlaf erquickt nicht. Der Kranke wacht zu früh und sehr häufig auf, er gähnt viel.

Intermittierendes Fieber. Frost am Morgen, am Nachmittag, abends, um Mitternacht, im Freien, beim Umhergehen und im Bett. Trinken verschlimmert das Frostgefühl. Täglich oder ein über den anderen Tag auftretender Frost. Schwerer Schüttelfrost. Frost mit Kälteschauern und Gänsehaut über den ganzen Körper. Im warmen Raum wird der Zustand gebessert. Äußere Wärme bessert. Dem Frost folgt hohes Fieber. Fieber ohne Frost nachmittags und abends. Fieber und Frost wechseln miteinander ab. Brennendes Fieber. Der Kranke ist immer fiebrig, aber am meisten nachts. Des Nachts tritt trockene Hitze auf. Hektisches Fieber. Hitze während des Schlafes. Frost, Hitze, dann folgt Schweiß. Während der Hitze möchte sich der Kranke aufdecken. Schweißausbruch morgens, nachts, während des Beklemmungsgefühls, in der Kälte, durch Husten, verbunden mit Schwäche, schon bei leichtester Anstrengung auftretend. Schweißausbruch nach Fieber, nach Bewegung, während des Schlafes, nach dem Erwachen. Der Schweiß färbt das Bettuch gelb. Fieber vom Aufenthalt in feuchten Räumen. Malaria. Die Symptome nehmen während des Schweißausbruches zu. Fieber mit extremer Erschöpfung.

Empfindungslosigkeit der Haut. Brennen. Kalte Haut. Bläuliche Verfärbung. Jeden Sommer sieht der Kranke gelb und bläßlich aus. Trockenheit der Haut. Brennende Ausschläge. Pusteln und Beulen. Urticaria nach Kratzen. Bläschen. Ameisenlaufen. Gänsehaut. Jucken und Brennen. Die Haut ist sehr empfindlich. Wundheitsgefühl. Stechen. Ödematöse Hautschwellungen. Brennende, empfindliche, stechende Geschwüre.

Cicuta virosa

(Wasserschierling)

An diesem Mittel interessiert vor allem die Neigung zu Konvulsionen. Das ganze Nervensystem befindet sich in derart erhöhter Reizbarkeit, daß Druck auf irgendeinen Teil Konvulsionen hervorruft. Diese verbreiten sich vom Zentrum nach der Peripherie; sie beginnen am Kopf, am Gesicht und an den Augen. Eine vom Magen ausgehende Aura kann die Konvulsionen ankündigen. Manche Beschwerden gehen auch von der Brust aus, besonders vom Herzen. Starre und Kälte beginnen in der Brust. Vom Herzen geht ein Kältegefühl aus. Die Konvulsionen gehen vom Kopf und Hals nach unten. Erregungen bringen den ganzen Körper in einen Spannungszustand mit Fieber und Krämpfen. Jeder Reiz im Halse oder im Oesophagus verursacht heftigen Krampf in dieser Gegend. *Cicuta virosa* ist ein altes Mittel bei tetanischen Krämpfen, die durch Splitter in der Haut oder unter den Nägeln verursacht werden (vgl. *Belladonna*). Oft finden wir bei Verletzungen der Nerven *Ledum* und *Hypericum* angezeigt.

Charakteristisch für *Cicuta virosa* ist die Ähnlichkeit des Arzneibildes mit Katalepsie. Der Patient ist ohne Erinnerung, kennt niemand, antwortet aber auf Fragen, an die er sich später nicht mehr erinnern kann. *Cicuta virosa* ist ein Reizmittel für das Cerebrospinalsystem. Opisthotonus, Gliederstarre, traumatischer Tetanus, Trismus, Epilepsie und epileptiforme Krämpfe wurden mit diesem Mittel geheilt.

Konvulsionen durch Magenverstimmung, Erkältung oder psychische Ursachen. Der Kranke ist äußerst empfindlich gegen Berührung. Die Konvulsionen breiten sich von oben nach unten aus, im Gegensatz zu *Cuprum*.

Auf Fragen antwortet der Kranke korrekt, ohne jemand zu erkennen oder sich später daran zu erinnern. Er bringt Gegenwart und Vergangenheit durcheinander. Er bildet sich ein, er sei ein kleines Kind. Alles ist für ihn konfus und absonderlich. Er weiß nicht, wo er ist. Alte Freunde, sein Haus und sonst wohlbekannte Plätze sind ihm fremd, ebenso Stimmen. Gesichts- und Geruchssinn sind gestört. Der Patient ist sich nicht im klaren über sich selbst, über sein Alter und seine Verhältnisse. Eine Frau benimmt sich nach einem kataleptischen Anfall oft kindisch. Ein Mann hält sich für ein Kind und handelt auch so. Törichtes Lachen, Vergnügen an Spielzeug. Die Kranken glauben an einem fremden Ort zu sein und fürchten sich daher. Sie haben Angst vor der Zukunft. Stumpfsinn. Über eine gewisse Zeit hinaus fehlt die Erinnerung. Manchmal treten Konvulsionen an die Stelle des ekstatischen oder kataleptischen Zustandes. Hinsichtlich der Gedächtnisschwäche ist *Natrium mur.* einigermaßen ähnlich, ebenso *Nux moschata.*

Der Kranke hat eigentümliche Gelüste. Er verlangt Kohle zu essen und andere Dinge, weil er die Genießbarkeit nicht beurteilen kann. Er vermeidet Gesellschaft, singt, ruft, tanzt, spielt und springt herum wie ein Kind. Oder er liegt jammernd und weinend im Bett. Hochgradige Erregung. Kinder halten sich voller Furcht an den Kleidern der Erwachsenen fest. Gewöhnlich geschieht dies vor den Konvulsionen. In der Zeit zwischen den Konvulsionen ist der Kranke sanft, gutmütig, ruhig und zutraulich (im Gegensatz zu Strychnin- und Nux-vomica-Patienten). Bei *Nux vomica* gehen die Konvulsionen über den ganzen Körper, Verschlimmerung entsteht durch Berührung und Zug; der Körper ist blau und purpurfarben; zwischen den Konvulsionen besteht große Reizbarkeit. Der Cicuta-Patient hingegen ist außerhalb der Konvulsionen sehr traurig, ängstlich und voller Befürchtungen für die Zukunft. Er ist pessimistisch und wird durch traurige Geschichten sehr mitgenommen. Er ist menschenscheu, mißtrauisch, verachtet andere, überschätzt sich selbst (hierin ähnelt *Platina*, jedoch ohne weitere Übereinstimmung). Der Cicuta-Patient ist voller Furcht; Schreck löst Konvulsionen aus (wie bei *Opium*, *Ignatia* und *Aconit*).

Der Patient hat sehr viel Schwindel. Das ganze Sensorium ist heftig erregt. Die Dinge drehen sich im Kreise. Schwindel beim Gehen, glasige Augen usw. Ziehen in den Muskeln und Krämpfe. Besonders Krämpfe nach Gehirnerschütterung. Halbseitige Kopfschmerzen zwingen den Patienten, still und aufrecht zu sitzen. Beim Gehen besteht das Gefühl, als wenn das Gehirn lose wäre. Der Schmerz hört auf beim Nachdenken darüber. *Cicuta virosa* heilt Cerebrospinalmeningitis bei Vorhandensein von Krämpfen, die durch Berührung verschlimmert werden. Fieber mit rotfleckiger Haut. Psychische Symptome und Kopfbeschwerden nach Verletzungen. Bei den Krämpfen wird der Kopf zurückgebogen bzw. zurückgeworfen. Der Kopf ist heiß, die Extremitäten sind kalt (wie bei *Belladonna*). Kopfschweiß während des Schlafes. Kinder rollen den Kopf von einer Seite zur anderen.

Krämpfe der Augenmuskeln. Die Pupillen sind erweitert und reaktionslos. Der Patient liegt unbeweglich auf einer Stelle mit stieren, starren, gläsernen, nach oben gerichteten Augen (wie bei *Cuprum*). Strabismus nach Hirnreizung, nach Schreck, verschlimmert durch Berührung und Frieren.

Die Nase ist empfindlich gegen Berührung. Das Mittel hilft gegen Bartausschläge, gegen Ekzeme und erysipelatöse Ausschläge. Schwellung der Unterkieferdrüsen. *Cicuta virosa* und *Conium* ähneln sich in ihrer Wirkung auf Verhärtungen an Lippen und Lidern infolge geringfügigen Druckes. *Cicuta virosa* hat Epitheliome der Lippen geheilt.

Die Halsbeschwerden sind meistens krampfartig. Nach Verschlucken einer kleinen Fischgräte tritt Krampf ein. *Cicuta* löst den Krampf, und man kann dann die Gräte leicht entfernen. Das Mittel hilft immer, wenn irgendwelche Verletzungen oder Leiden heftiges Würgen auslösen.

Kältegefühl in der Brust. Brustkrampf. Gefühl, als stünde das Herz still. Krämpfe der Rückenmuskulatur. Opisthotonus. Krämpfe in allen Gliedern.

Cimicifuga

Actaea racemosa

(Wanzenkraut)

Dieses Mittel ist erst wenig geprüft, hat jedoch einige sehr wirksame Eigenschaften. Aus der Prüfung geht hervor, daß es besonders für Frauen paßt, vor allem bei hysterischen und rheumatischen Zuständen. Die Kranke fröstelt immer, Kälte schadet ihr leicht, sie ist empfindlich gegen kaltes, feuchtes Wetter, das rheumatische Zustände auslöst, nicht nur in den Muskeln und Gelenken, sondern auch längs der Nervenstränge. Mit den allgemeinen nervösen Symptomen ist ein Mangel an Willenskraft verbunden. Das vom Willen abhängige Nervensystem unterliegt jenen Störungen, die den Grundzug der Hysterie bilden. Die Symptome sind mit Rheumatismus verquickt. Neben den Schmerzen haben wir Empfindlichkeit des ganzen Körpers, Zittern, Benommenheit, Muskelzucken. Die Kontrolle über die willkürliche Muskulatur geht verloren. Unruhe und Steifheit der Muskeln.

Neigung, sich zu erkälten, mit Empfindlichkeit der Drüsen und der größeren Organe, z. B. Leber und Gebärmutter. Beschwerden in diesen Organen durch Erkältung in kalt-feuchtem Wetter. Kälteempfindlichkeit des ganzen Körpers, mit Ausnahme des Kopfes. Kälte verschlimmert die Leiden der einzelnen Körperteile und das Allgemeinbefinden. Kopfschmerz indessen wird besser im Freien und durch Kälte. Das ist als Ausnahme und besondere Eigentümlichkeit anzusehen, denn das Hauptmerkmal ist: Verschlimmerung durch Kälte.

Psychische Symptome wechseln mit körperlichen Leiden ab. Hochgradige Traurigkeit und Schwermut. Verschlimmerung durch Bewegung, durch Furcht, durch Aufregung und durch Erkältung. Muskelschmerzen, Zerschlagenheitsgefühl überall mit Ziehen und Jucken. Das geht plötzlich vorüber und hinterläßt bei einem nervösen, hysterischen Menschen einen Zustand von Traurigkeit. Er sitzt da und sagt gar nichts. Wenn er befragt wird, bricht er vielleicht in Tränen aus oder beschreibt in den verschiedensten Tonarten seine überwältigende Traurigkeit und Schwermut. Wechselnde Launen. Physische und psychische Zustände sind dauerndem Wechsel unterworfen. Das Zucken hat die Ärzte auf die Ähnlichkeit dieser hysterisch-rheumatischen Zustände mit Veitstanz hingewiesen. Der Rheumatismus geht innerhalb eines Tages in Veitstanz über; die choreatischen Zuckungen sind mit Wundheits- und Taubheitsgefühl verbunden.

Gewisse Züge beim Veitstanz sind bemerkenswert: Muskelzuckungen im Zustand der Erregung oder durch Erkältung. Wenn auf einen Körperteil Druck ausgeübt wird, setzen Zuckungen ein. Ein solcher nervöser, hysterischer, rheumatischer Patient braucht nicht immer Veitstanz zu haben, aber sobald er zu Bett geht, fängt die ganze Seite, auf der er liegt, zu zucken an, so daß er nicht einschlafen kann. Wenn er sich auf den Rücken legt, fangen die Rücken- und Schultermuskeln zu zucken an. Er dreht sich wieder um, aber nach kurzer Zeit fangen die gedrückten Muskeln an zu zucken. Das macht ihn so unruhig und nervös, daß er ganz verzweifelt wird. Sein Geist wird von Einbildungen und sein Leib von Beschwerden gemartert, weil er nirgends Ruhe finden kann. Zuweilen sind die Muskeln so schmerzhaft, daß das Liegen unmöglich wird. Zuweilen besteht Taubheitsgefühl, zuweilen Zucken. Das sind sonderbare Erscheinungen, aber sie gehören der Konstitution des Patienten an und betreffen nicht lediglich einen Teil, sondern den ganzen Körper.

Der Patient ist voller Furcht, Angst und Unruhe; er ist aufgeregt und argwöhnisch. „Will keine Medizin nehmen, weil er denkt, daß irgend etwas damit nicht stimmt." Manische Zustände bei nervösen, hysterischen Frauen und im Kindbett. Das Mittel paßt hauptsächlich für Frauen, weil die Symptome des Mittelbildes denen von Frauenleiden entsprechen. Psychische Symptome nach dem Verschwinden des Rheumatismus sind ein charakteristisches Merkmal. Der

Rheumatismus wird besser, aber der psychische Zustand schlimmer. Manchmal verschwindet der Rheumatismus, ohne daß psychische Symptome auftreten, was darauf zurückzuführen ist, daß sich z. B. eine Diarrhoe mit großen Schmerzen und Empfindlichkeit der Därme eingestellt hat oder daß Ausfluß aus der Gebärmutter Erleichterung verschafft hat.

„Gefühl, als hätte sich eine schwarze Wolke herabgesenkt", während es gleichzeitig „wie Blei auf dem Kopf lastet". Diese bildlichen Vergleiche können in dem Begriff „Traurigkeit" zusammengefaßt werden. Wir finden „Melancholie", „Schwermut", „Niedergeschlagenheit" usw. überall in diesem Mittelbild, aber der Ausdruck „Traurigkeit" ist am kennzeichnendsten.

Der Kopfschmerz ist rheumatisch. „Wehes, zerschlagenes Gefühl im ganzen Kopf. Zerschlagenheit im Hinterkopf, als wäre er mit dem Hammer bearbeitet worden. Wehes, zerschlagenes Gefühl auf dem Kopf, als wolle die Schädelkappe wegfliegen." „Gefühl, als ob ein kalter Wind gegen das Gehirn wehe." Dieser Kopfschmerz wird meist besser in kalter Luft. „Kopfschmerz von Erkältung, von Witterungswechsel, von kaltem, feuchtem Wetter." Drückender Kopfschmerz. Manchmal wird der Kopfschmerz beschrieben, „als ob ein Bolzen in das Genick getrieben werde". Nackenschmerzen bei hysterischen Mädchen. Kopfschmerzen mit Augenschmerzen.

Leibschmerzen mit Zerschlagenheitsgefühl. Abwechselnd Durchfall und Verstopfung oder Durchfall und Körperschmerzen.

Die Leiden der weiblichen Geschlechtsorgane spielen bei diesem Mittelbild eine Hauptrolle. Routinemäßig verordnet, erleichtert *Cimicifuga* die Entbindung. So schematisch wenden die homöopathischen Ärzte aber das Mittel nie an. Es erleichtert die Geburt nur dann, wenn auch alle anderen Symptome passen.

„Schmerzen in der Gebärmuttergegend, die von einer Seite zur anderen schießen. Nach unten drängendes Senkungsgefühl." Dies Gefühl des Nach-unten-Drängens im Verein mit all den anderen Symptomen der Patientin zeigt, daß das Mittel brauchbar bei Gebärmuttervorfall ist.

Menstrualbeschwerden aller Art. Unregelmäßigkeit der Periode. Sie kann reichlich, unterdrückt oder spärlich sein. „Starke Schmerzen während der ganzen Periode. Je stärker die Periode, desto stärker der Schmerz." Das ist sehr eigentümlich. Denn gewöhnlich lindert die Blutung den Schmerz. Aber bei diesem Mittelbild tritt der Schmerz während der ganzen Blutung auf. Die stärksten psychischen Symptome, die stärksten rheumatischen Symptome, die ärgsten Zuckungen und Verkrampfungen der Glieder zeigen sich während der Periode. Epileptiforme Anfälle, alle Arten nervöser Beschwerden, Nervenschmerzen, Wehgefühl in den Muskeln und Gelenken während der Menses. Zunahme der psychischen Symptome. Die Patientin fühlt sich kalt und frostig, will eingepackt werden. „Rheumatismus mit Menstrualbeschwerden."

Viele Symptome während der Schwangerschaft. Dauernde Übelkeit. „Frösteln bei Beginn der Geburt. Hysterische Erscheinungen während des Geburtsaktes." Die Wehen hören ganz auf oder sie sind unregelmäßig, so daß sie die Geburt nicht fördern. *Cimicifuga* reguliert die Wehen.

Nach alledem wird es nicht überraschen, daß derart empfindliche Patienten einen flatternden, schnellen Puls und eine unregelmäßige Herztätigkeit haben. „Gefühl in der Herzgegend, als ob das Herz wund und zu groß wäre."

„Hinterkopf und Genick schmerzhaft." Der Kopf wird durch die Kontraktion der Nackenmuskeln nach rückwärts gezogen. Heftige Schmerzen den ganzen Rücken entlang. Rheumatismus im Rücken. Unmöglichkeit, auf dem Rücken zu liegen wegen der Kontraktion der Rückenmuskeln. Unmöglichkeit, auf der Seite zu liegen wegen der Kontraktion und der Zuckungen der Flankenmuskeln. „Taubheit der Glieder, Zittern, Schmerz." „Hysterische Krämpfe; Konvulsionen; Zittern der Beine; Unfähigkeit zu gehen." Das Taubheitsgefühl gleicht dem bei Lähmungen. Lähmungsartige Schwäche.

Cina

(Zitwerblüten)

Cina ist ein hervorragendes Kindermittel, obwohl es auch bei gewissen Zuständen für Erwachsene paßt. Ein besonderer Zug ist seelische und körperliche Reizbarkeit. Das Kind wünscht etwas, weiß aber nicht was. Berührung und sogar bloßes Ansehen verschlimmern, ebenso die Gegenwart Fremder. Die Haut ist sehr empfindlich gegen Berührung. Die Kopfhaut, der Nacken, die Schultern und die Arme sind so empfindlich, daß sie fast schmerzen und wie zerschlagen sind. Die Hyperästhesie ist sowohl psychischer als physischer Art. Die alte Schablone, *Cina* routinemäßig gegen Würmer zu geben, ist daher falsch, wenn man sich in seiner Therapie von den Symptomen des Gesamtbildes leiten läßt.

Der Patient wird durch alles erregt und fühlt sich schlechter nach der einfachsten Mahlzeit. So kann auch ein Kind nach dem einfachsten Abendbrot die unruhigste Nacht haben. Es schreit, weint und jammert beim Erwachen in großer Angst. Obwohl Anfassen verschlimmert, wünscht es, daß man es trägt und sich um es kümmert. *Cina* ähnelt *Chamomilla,* obwohl man bei letzterem Mittel viel mehr Reizbarkeit und mürrische Stimmungen findet. Die Verschlimmerung durch Berührung und die Empfindlichkeit finden wir vor allem auch bei den Krämpfen und Fieberzuständen. Delirium mit gläsernen Augen, mit verzogenem Mund und Blässe um Nase und Mund. Bei verdorbenem Magen hat das Kind nach dem Essen Krampfzustände mit rückwärts gestrecktem Kopf und glasigen Augen. Viel Magensäure. Das Kind speit fortwährend, hat saures Aufstoßen und riecht sauer. Die Mütter beziehen diesen sauren Geruch auf die Anwesenheit von Würmern. Doch der Geruch ist auch ohne Würmer vorhanden. Während der Konvulsionen besteht Bewußtlosigkeit mit Schaum vor dem Munde.

Halluzinationen des Geruchs, des Gesichts und Geschmacks während der Delirien, die nach Erkältungen und beim Erwachen auftreten. Der Patient erwacht mit Sinnestäuschungen. Geschmack und Tastsinn sind überfein oder pervertiert.

In manchen Fällen von Hydrocephalus internus, ohne Vergrößerung des Schädels, ist *Cina* angezeigt. Rollen des Kopfes, häufiger Kopfschmerz, Empfindlichkeit gegen Erschütterung. Berührung des Rückgrats macht Kopfschmerz. Verschlimmerung in der Sonne. Der Kopf ist heiß und die Füße sind kalt in der Sonne. Nach jeder Erregung, auch nach Bestrafung, verfallen die Kinder in Krämpfe. Dumpfer Kopfschmerz mit Empfindlichkeit der Augen. Kopfschmerz vor und nach epileptischen Anfällen und nach intermittierendem Fieber. Vor und während des Kopfschmerzes besteht Empfindlichkeit der Kopfhaut. Abneigung gegen das Kämmen der Haare. Neben den Kopfsymptomen finden wir kalte Extremitäten und etwas Hautjucken. Die geringste Gemütsbewegung macht Verdauungsstörung und Diarrhoe. Verschlimmerung im Sommer, da die Hitze sich ungünstig auf das Gehirn auswirkt. Diarrhoe, grünschleimig oder weiß, und Erbrechen. Das Gehirn spielt eine Hauptrolle im Arzneibild von *Cina*. Infolge gestörter Gehirnimpulse können sich Magensymptome entwickeln, und Wurmbefall wird ermöglicht. Nach der Heilung vertreiben die gesunden Verdauungssäfte die Würmer von selbst. Rollen des Kopfes lindert den Kopfschmerz, nicht aber Kopfschütteln.

Buntes Farbenspiel vor den Augen. Die Gegenstände erscheinen gelb. *Cina* paßt für empfindliche Frauen, die durch Anstrengung schlechte Augen und vom Nähen Kopf- und Augenschmerzen bekommen (wie bei *Ruta*). *Cina* paßt weniger für junge Leute, sondern mehr für das Alter, wenn die Weitsichtigkeit beginnt. Klarsehen nach Reiben der Augen. Beim Aufstehen Dunkelwerden vor den Augen und Sehen verschiedener Farben, besonders Gelb. Schielen bei Anwesenheit von Würmern.

Das Gesicht ist eingefallen und bleich, die Nasenflügel sind eingezogen. Blauer Ring oder graue Streifen um den Mund. Kinder reiben ihre Nase mit der Hand oder an anderen Gegenständen oder sie bohren in der Nase, bis es blutet. Für die Konstitution ist der elende Gesichtsausdruck charakteristisch. Durch die Gehirnstörungen werden die Verdauungsbeschwerden und der Wurmbefall ermöglicht. Der Patient ist weiß oder bläulich um den Mund und knirscht mit den Zähnen im Schlaf. Vor dem Zahnen machen Kinder Seitwärtsbewegungen mit dem Unterkiefer. Die Zähne sind empfindlich gegen kalte Luft und kaltes Wasser. Blutung aus Mund und Nase. Unfähigkeit, Flüssigkeiten zu schlucken; letztere fallen vor und nach Krämpfen glucksend in die Speiseröhre hinab. Dies kommt auch vor bei Diarrhoe oder Erbrechen mit

Gehirnsymptomen (ähnlich wie bei *Arsen* und *Cuprum*). Choreatische Bewegungen erstrecken sich bis in die Zunge.

Der Patient spürt keine Erleichterung durch Essen, er ist immer hungrig. Nach dem Erbrechen besteht keine Abneigung gegen Speisen, wohl aber ein Gefühl von Leere und Hunger. An *Cina* soll man also denken, wenn nach dem Essen ein nagendes Gefühl im Magen auftritt, oder wenn wenn ein Kind viel getrunken hat und doch nach mehr verlangt, oder wenn es trotz Erbrechens nach Nahrung schreit. Beim Weintrinken schüttelt sich der Patient, als hätte er Essig getrunken. Der Leib ist hart und aufgetrieben. Kinder schlafen leicht ein, wenn sie auf dem Bauch liegen, und wachen auf, sobald sie auf die Seite gedreht werden. Wenn ein Kind reichliche übelriechende Gußstühle hat, und es tritt Linderung durch Liegen auf dem Bauch, Verschlimmerung aber in anderen Lagen ein, dann ist *Podophyllum* und nicht *Cina* angezeigt. Der Cina-Stuhl ist nicht sehr reichlich und oft weißlich.

Krampfhusten morgens. Kurzer hackender Husten nachts. Keuchhusten.

Überempfindlichkeit gegen Berührung. Zittern, Krämpfe, Veitstanz und krampfhaftes Gähnen. Ein Kind kann nur einschlafen, wenn es auf dem Bauch liegt oder wenn es in ständiger Bewegung gehalten wird.

Cinnabaris

Rotes Quecksilbersulfid

(Zinnober)

Bei diesem Mittel herrschen die Mercur-Symptome vor. Es hilft besonders bei Jucken in der Bettwärme. Bei dem Mittel haben wir als Charakteristika, wie bei *Sulfur* und bei *Mercur*, hochgradige Geschwürsbildung und Gewebszerfall, und zwar Geschwüre verschiedenster Art mit Eiterbildung, mit Absonderung und mit fungösen Granulationen. Halsgeschwüre, Schienbeingeschwüre, Krampfadergeschwüre, mit Brennen und Stechen, schlimmer durch Bettwärme und nachts. Es ist auch gut für heftige Knochenschmerzen bei Exostosen und bei Verdickung des Periosts. Der Patient schwitzt bei der geringsten Anstrengung und fühlt sich schlechter beim Schwitzen, so daß er Angstgefühl bekommt. Die Knochenschmerzen sind nachts schlimmer. Das Mittel ist nützlich bei Syphilis.

Der Patient sitzt am liebsten allein in einer Ecke, brütet vor sich hin und will seine Ruhe haben. Das Mittel paßt für alte Syphilitiker, die seit Jahren an Knochenschmerzen und Geschwüren leiden und in Ruhe gelassen sein wollen. Es paßt auch für Patienten, die trotz Schwäche, Schlaffheit und Müdigkeit manchmal merkwürdig aufgekratzt sind.

Ein weiterer Zug von *Cinnabaris,* der *Sulfur* ähnelt, ist die Neigung, Warzen zu heilen. Warzen am Anus und an den Geschlechtsteilen, ähnlich wie Feigwarzen. Die Anwendungsbreite des Mittels für sykotische Warzen ist größer als bei *Mercurius* oder *Sulfur* allein. *Cinnabaris* hat Ähnlichkeit mit *Thuja;* es bringt wie dieses einen unterdrückten gonorrhoischen Ausfluß wieder in Gang. Auch Wundsein der Urethra wird gebessert durch Wiederherstellung unterdrückter Absonderungen. *Cinnabaris* heilt Strikturen, Feigwarzen, Exostosen sowie Warzen auf der Vorhaut, die bei Berührung bluten (wie bei *Thuja*). Ebenso hilft es bei syphilitischen Bubonen.

Manche Symptome von *Sulfur* und *Mercur* besitzt *Cinnabaris* nicht; andererseits hat das Mittel viele Symptome, die wir weder bei *Sulfur* noch bei *Mercur* finden.

Cinnabaris ist auch ein gutes Kopfschmerzmittel. Wie bei *Mercur* hat der Patient das Gefühl, als habe er ein Band um den Kopf, oder als ob der Schädel bzw. die Kopfhaut zu eng wären und die Hirnhäute sich um das Gehirn zusammenzögen. Völlegefühl im Kopf, besonders in der Stirn. Alle Beschwerden sind schlimmer nach dem Essen.

Der Patient hat das Gefühl, als ob ein kalter Gegenstand über der Nasenwurzel in die Stirnhöhle eindringe. Katarrh der Nase mit Beteiligung der Stirnhöhle und mit allmählich zunehmendem dumpfem Kopfschmerz. Nase und Stirnhöhle scheinen wie erfroren; Besserung durch Wärme. Katarrhalischer Kopfschmerz bei alten Syphilitikern mit Knochenschmerzen. Wenn die Nasenknochen und der Hals in Mitleidenschaft gezogen sind, findet man Exostosen und Verschlimmerung durch Schweiß. Verschlimmerung durch Hitze, manchmal auch durch Kälte oder durch Warmwerden im Zimmer; meistens Besserung durch Wärmeanwendung. Schmerzen in der Stirn und auf dem Scheitel, schlimmer beim Liegen auf der linken Seite und auf dem Rücken, besser bei Rechtslage, nach dem Aufstehen und beim Herumgehen. Der dumpfe Stirnschmerz mit Kältegefühl ist sehr auffallend, besonders bei Frauen mit Schnupfen; er wird schlimmer vor oder während der Menstruation. Für Schnupfen während der Menses paßt *Graphit,* für Schnupfen und Halsentzündung vor den Menses *Magnesium carb.*

Der Patient hat Abneigung gegen geistige Arbeit und ist vergeßlich. *Cinnabaris* ist besonders nützlich bei drohendem geistigem Zusammenbruch und bei Zuständen, die an Imbezillität grenzen. Der Patient vergißt selbst die Namen seiner Kinder, ja seinen eigenen Namen.

Cinnabaris hilft bei vielen Augensymptomen. Die Augen sind gerötet, die Pupillen ungleichmäßig, manchmal mit aufgefasertem Rand. Bei Iritis bestehen große Schmerzen. Schmerzen bestehen auch um das Auge herum, sie kreisen das Auge gleichsam ein. Dies ist ein Zug von *Cinnabaris,* wie er bei keinem anderen Mittel gefunden wird. Geschwächte Sehkraft. Trübung der Cornea. Die Augenlider sind abends schwer. Schmerzen über der Augenhöhle, schlimmer nachts. Neuralgie der Augen mit viel Schmerzen, besonders bei Syphilis.

Wenn Patienten zu uns kommen, die mit *Quecksilber* und *Jodkali* behandelt wurden, deren Schienbeine wund und wie gelähmt sind und die an Exostosen, Augenkrankheiten und Halsgeschwüren leiden, muß man *Cinnabaris* anwenden.

Das Mittel hilft auch bei Ohrensausen, wenn dabei dicke, gelbgrüne Absonderungen aus den Ohren bestehen. Ferner bei bösartigen syphilitischen Katarrhen, bei Nasenjucken und Nasenbluten. Alle Mercur-Präparate helfen bei Schnupfen mit scharfer Absonderung und mit Schmerzen in den Nasenknochen.

Cinnabaris ist angezeigt bei Zahnschmerzen, bei Speichelfluß, bei entzündlichen Erkrankungen mit Geschwürsbildung im Mund, im Hals und auf der Zunge. Der Hals ist trocken und es besteht ein dauernder Reiz, der nachts schlimmer wird. Völlegefühl im Halse. Der Patient möchte dauernd schlucken.

Cinnabaris heilt grünschleimige Durchfälle und Dysenterie. Nachts tritt schmerzhafter Durchfall ein. Rectumprolaps während des Stuhlgangs. Beim Urinieren Schmerzen in der Urethra als Folge von Gonorrhoe oder Striktur. Nach Gebrauch des Mittels treten Absonderungen auf, die die Urethra säubern und die Infiltrationen heilen. Das Mittel ist angezeigt bei Infiltrationen nach Entzündung in der Vagina, im Halse, in der Urethra usw. Bei entzündlichen Phimosen heilen *Mercur* und *Cinnabaris* die Infiltrationen. Dies beobachten wir oft bei Kindern, bei denen durch Entzündung eine allmähliche Verengerung der Vorhaut eintritt, so daß sie nicht mehr zurückgezogen werden kann; es trifft aber nicht für angeborene Phimosen zu, die chirurgisch behandelt werden müssen.

Der Cinnabaris-Patient ist empfindlich gegen Aufenthalt im Freien, es tritt dort Verschlimmerung seiner Leiden ein. In der warmen Stube aber ist er frostig. Der Patient ist empfindlich gegen Hitze und Kälte, er braucht eine mittlere Temperatur, sonst erkältet er sich, schwitzt und friert dabei immer mehr. Schweißanfälle treten mittags auf. Im allgemeinen verschlimmern sich die Cinnabaris-Leiden im Sommer, aber wie bei *Mercur* werden viele Leiden auch im Winter schlimmer.

Cistus canadensis

(Kanadischer Cistus)

Cistus ist ein Antipsoricum, ein tiefwirkendes Mittel. Es wirkt ähnlich wie *Calcarea,* aber milder. *Cistus* heilt Erschöpfung nach Anstrengung, Atemnot, Schweiß und Kälte (wie *Calcarea*).

In einem für *Cistus* charakteristischen Fall bei einem neunzehnjährigen Mädchen waren die Halsdrüsen groß und hart, besonders die Parotisdrüsen. Die

Kranke hatte übelriechenden Ohrenausfluß, die Augen waren entzündet und eiterten, es bestanden Fissuren in den Augenwinkeln, die Lippen waren aufgesprungen und bluteten, und es bestand ein nässendes Ekzem an den Fingerenden; *Calcarea* half nicht. *Cistus* aber heilte. *Cistus* sollte deshalb noch mehr durchgeprüft werden.

Die Drüsen entzünden sich und vereitern. *Cistus* heilt Caries und alte Geschwüre. Es hilft bei skrofulösen Konstitutionen und bei chronischer Diarrhoe mit geschwollenen Drüsen. Schlaffe, kränklich aussehende, bleiche Patienten mit Atemnot. Alle Schleimhäute sondern dicken, gelben, übelriechenden Schleim ab. *Cistus* paßt daher für veraltete, quälende Katarrhe. Aus der Brust kommen große Mengen Schleim, worauf Erleichterung, später aber Wundheitsgefühl entsteht. Hautausschläge, Herpes, nässende Ekzeme an Händen und Fingerspitzen, Rissigwerden und Bluten der Finger im Winter und durch Waschen in kaltem Wasser.

Alle Leiden verschlimmern sich durch geistige Anstrengung. Erregbarkeit. Schießende Schmerzen vom Kopf nach den Ohren, auch stechende und reißende Schmerzen in entzündeten Teilen. *Cistus* heilt alte Otorrhoen nach Hautausschlägen. Der Kranke fühlt sich nach geistiger Überanstrengung wie gelähmt; jede psychische Erregung verschlimmert seine Leiden (wie bei *Calcarea* und *Borax*). Bei Fasten tritt Kopfschmerz auf, welcher durch Essen erleichtert wird (wie bei *Lycopodium*). Stirnkopfschmerz mit Kälte. Im warmen Zimmer kalter Schweiß, mit dessen Intensität auch das Kältegefühl zunimmt. Schmerz in der Stirn mit kaltem Schweiß. Der Schmerz nimmt mit der Kälte zu. Kopfschmerz mit Übelkeit und großer Erschöpfung. Gefühl von innerer Kälte in der Stirn, besonders im warmen Zimmer. Druckgefühl in der Nasenwurzel mit Kopfschmerz. Die Parotis ist stark geschwollen. Die Bauchdrüsen schwellen bei chronischer Diarrhoe an. Bauchdrüsentuberkulose. Geschwollene Drüsen mit oder ohne Ausschläge. Über den ganzen Körper geht ein Gefühl von Kribbeln und Ameisenlaufen ohne Ausschlag. Das Jucken veranlaßt zum Kratzen, bis die Haut wund ist. Gesichtsekzem. Ausschläge um die Ohren herum.

Kältegefühl und Brennen in der Nase. Akuter Schnupfen mit dickem, gelbem Schleim. Nach Ausschnauben des Schleims entsteht ein Gefühl von Wundsein, ein Kältegefühl oder Brennen. Diese Empfindungen werden durch das Einziehen der Luft hervorgerufen; daher tritt Linderung ein, wenn sich die Nase wieder mit Schleim anfüllt. Solche Gefühlsstörungen bei leerer Nase finden wir auch bei *Antimonium* und *Aesculus,* während bei *Arsen* der Schleim selbst Brennen verursacht. Bei einer Schnupfenepidemie war seinerzeit das starke Brennen bei leerer Nase das am meisten hervortretende Symptom. Besonders bei chronischem Schnupfen wird sich *Cistus* bewähren.

„Heftige schießende Schmerzen, unerträgliches Jucken, dicke Krusten mit Brennen über dem rechten Jochbein.“ *Cistus* hat Gesichtslupus geheilt. Caries des Unterkiefers. Krebsgeschwüre an der Unterlippe. Schmerzen in allen Gelenken der Gesichtsknochen. *Cistus* heilt alte, tiefe, unterminierte Geschwüre an den Knöcheln und Schienbeinen mit reichlicher, scharfer Absonderung. Ameisenlaufen. Geschwollene Drüsen. Verschlimmerung durch Baden, äußerste Empfindlichkeit gegen frische Luft; Besserung bei großer Wärme.

Es bestehen alle möglichen Zahnleiden. Das Zahnfleisch löst sich los, die Zähne werden locker. Zahnfleisch wie bei Skorbut. Im Halse besteht dasselbe Wundheits- und Kältegefühl wie in der Nase. Viel Schleim in Mund und Hals. Rauhigkeit im Halse und ein Gefühl von Sand. Trockene Stellen im Halse. Bei alten atrophischen Katarrhen ist die Schleimhaut glatt und glänzend, wie lackiert. Jede Erkältung schlägt sich auf den Hals. Heiße Luft tut an allen Körperteilen gut. *Cistus* hilft bei alten Fällen von Skrofulose mit vergrößerten Drüsen und mit Verlangen nach Hitze. Neigung zu Tuberkulose bei frostigen Personen. Gummiartiger Schleim wird ausgehustet, besonders morgens. Der Rachen ist entzündet und trocken. Eiterung der Halsdrüsen.

Es besteht Verlangen nach allerlei scharfen Sachen, nach Warmem und Stimulierendem, nach „Kräftigem", nach Hering und Käse.

„Chronische Verhärtung und Entzündung der Brustdrüsen. Entzündung und Eiterung der linken Mamma. Völlegefühl in der Brust. Empfindlichkeit gegen kalte Luft." Entsprechend der allgemeinen Neigung zu Vergrößerung der Drüsen sind auch die Halsdrüsen vergrößert und kettenförmig angeordnet, wie bei Hodgkinscher Krankheit, ein Symptom, wie es nur in wenigen Mittelbildern begegnet.

Jucken von Haut und Schleimhäuten. Das Jucken im Ohr wird durch Kratzen nicht erleichtert. Die juckenden Körperteile werden wund durch das beständige Reiben und Kratzen. In den Augen fortwährendes Jucken, ebenso im Hals. In der Brust ständiger Kitzel, der zum Husten reizt. Am Anus und an den anderen Körperöffnungen besteht ebenfalls Jucken.

Weitere Symptome für *Cistus* sind skrofulöse Schwellungen und Eiterungen der Halsdrüsen. Ausschlag auf dem Rücken wie Gürtelrose. Skrofulöse Geschwüre am Rücken; Brennen und Quetschungsschmerz am Steißbein, schlimmer durch Berührung, besonders nach geringen Verletzungen bei nervösen Frauen (ähnlich wie bei *Carbo anim.*). Ausschlag an den Händen. Blasen, nässend nach Kratzen. Nagelkrankheiten. Harte, verdickte Stellen mit tiefen Rissen an den Händen von Arbeitern.

Die Fiebersymptome sind noch nicht hinreichend geprüft. Bei chronischen Fällen besteht starker Schweiß mit Erschöpfung, auch Nachtschweiß.

Clematis erecta

(Steife Waldrebe)

Das Mittel ist nur teilweise geprüft und paßt nur für wenige, aber wichtige Zustände. Bläschenausschläge, fast erysipelartig. Ein fast immer vorhandenes psychisches Symptom ist Furcht vor dem Alleinsein, aber gleichzeitig auch Furcht vor Gesellschaft. Der Patient ist traurig, niedergeschlagen, melancholisch. Das Mittel paßt für sykotische Konstitutionen, namentlich wenn sich kurz nach Unterdrückung einer Gonorrhoe der erwähnte psychische Zustand und Drüsenentzündungen einstellen.

Eigentümlich verhält es sich mit den Ausschlägen. Es gibt Menschen, die genau so empfindlich gegen *Clematis* sind wie gegen *Rhus. Clematis* macht dieselben Vergiftungserscheinungen wie *Rhus.* Die Bläschenausschläge sind ähnlich denen bei *Croton tiglium, Rhus, Ranunculus* und *Anacardium. Rhus* wirkt von diesen Mitteln am wenigsten tiefgreifend. *Ranunculus* hat Epitheliom der Augenlider geheilt und carcinomähnliche Zustände.

Am Kopf bestehen Bläschenausschläge mit viel Jucken, Stechen und Kriebeln. Verschlimmerung durch Waschen. Schmerzen und Brennen. Dies gilt für die Clematis-Ausschläge überhaupt. Im Gegensatz hierzu werden an den Zähnen und Kiefern die Schmerzen durch kaltes Wasser erleichtert, durch Hitze und Bettwärme verschlimmert. Der Ausschlag wird verschlimmert durch kaltes Waschen und Bettwärme. Bläschen mit gelbem Inhalt und induriertem Grund, ähnlich wie Herpes und Ekzem, mit Neigung zu Absonderung. Ausschläge um die Augen herum, erst bläschenartig, dann ulceriert. Einfache und schwere Formen von Herpes. Herpes zoster am ganzen Körper. „Brennen und Schmerz in den Augen, schlimmer beim Schließen der Augen. Iritis. Die Augen sind entzündet, vorgetrieben, trübe. Chronische Lidreizung."

Die Zahnschmerzen werden schlimmer durch Bettwärme. Diese Verschlimmerung durch Bettwärme ist ein Allgemeinsymptom bei *Clematis.* Verschlimmerung durch warme Getränke, Besserung durch kalte. Stechen und Ziehen in den Zähnen. Besserung vom Einziehen kalter Luft. Der Zahnschmerz ist tagsüber erträglich, wird aber unerträglich, sobald der Patient beim Zubettgehen eine horizontale Lage einnimmt. Schmerzen in hohlen Zähnen.

Charakteristisch ist die Schwellung der Leistendrüsen. *Clematis* hilft sogar bei Scirrhus, bei Krankheitszuständen nach unterdrückter Gonorrhoe und bei Gelenkrheumatismus.

Schmerz und Schwellung des rechten Samenstranges; schlimmer nachts, in Bettwärme und beim Gehen. Auch die rechtsseitigen Leistendrüsen sind häufiger befallen als die linksseitigen. Viel Blasenstörungen. Dauernder Harndrang, sehr schmerzhafter Tenesmus. Harnverhaltung wechselt mit Harnabgang. Die Harnröhre ist druckempfindlich. Der Harnabgang ist sehr verlangsamt wegen der Harnröhrenverengung. Neigung zu Entzündung und Infiltration. Daher ist *Clematis* nützlich bei verschleppter Gonorrhoe, namentlich nach Injektionsbehandlung. Die Harnröhre ist infiltriert, fühlt sich an wie eine dicke Schnur und ist druckschmerzhaft. *Clematis* stellt die Durchgängigkeit der Urethra wieder her und bringt alte Strikturen zum Verschwinden. Nach 2 oder 3 Monaten fühlt der Patient nichts mehr davon. Bezeichnend ist, daß der Patient die Blase nicht ganz entleeren kann; er hat immer das Gefühl, als wenn noch etwas zurückbliebe. Nachtröpfeln. „Unfähigkeit, allen Urin auf einmal zu entleeren. Bei Beginn des Urinierens brennt es heftig, während des Urinierens Stechen in der Harnröhre, nach dem Urinieren brennt es wieder. Ausfluß von dickem Eiter aus der Harnröhre.“ *Clematis* ist selten angezeigt in den Frühstadien von Gonorrhoe; wohl aber später bei Entzündung der Hoden. Eigentümlicherweise ist die rechte Körperseite mehr affiziert als die linke. Der rechte Samenstrang ist sehr empfindlich. Schmerzen und Ziehen in den Hoden. Letztere sind entzündet und geschwollen und sehr hart. Wenn die Schwellung abgeklungen ist (etwa nach *Pulsatilla*), bleibt eine Verhärtung zurück. Schwellung der rechten Scrotalhälfte, die verdickt ist und tief herabhängt.

Bei Frauen ist das Mittel erst wenig geprüft, was bedauerlich ist, denn es hilft bei vielen Frauenleiden, besonders bei Mastitis. „Geschwürsbildung und Härte der Drüsen. Scirrhus der Brust mit Verhärtung und Geschwürsbildung. Scirrhus der linken Mamma mit Stichen in der Schulter.“ Bei diesen klinischen Symptomen treten nächtliche Verschlimmerungen ein.

Clematis heilt Gelenkrheuma nach unterdrückter Gonorrhoe. Nervöse Schwächezustände. Muskelzuckungen mit Schmerzen beim Hinlegen und beim Einschlafen. Der Patient hat eine Empfindung wie von einem elektrischen Schlag, er hat Zuckungen und wirft sich hin und her. Auch besteht ein allgemeiner, wenn auch unbedeutender Fieberzustand.

Bläschenausschlag, der über den ganzen Körper verbreitet ist. Herpetische Konstitution. Weitere Symptome des Mittels sind: „Bläschen mit klarem wässerigem Inhalt und eitrige Pusteln.“ „Dunkelfarbige, brennende Ausschläge mit heftigem Jucken.“ Herpes, zu Geschwürsbildung neigend. Jauchige, weiterfressende Geschwüre.

Cocculus

(Kockelskörner)

Bei diesem Mittel haben wir einige eigentümliche Symptome, die vor allem das Nervensystem und die Psyche betreffen. *Cocculus* verlangsamt alle Lebenstätigkeiten und verursacht eine Art Lähmung. Seine Wirkungen haben eine verzögernde Tendenz. So kommen auch die Sinneseindrücke verspätet zum Bewußtsein. Der Cocculus-Patient antwortet langsam, weil ihm das Denken Mühe macht. Er ist für jede Muskelanstrengung zu müde. Alle Zwischenstufen von Langsamkeit bis zu Lähmung, örtlich oder allgemein, gehören zum Symptomenbild des Mittels. *Cocculus* ist angezeigt nach anstrengender Pflege, nach Überarbeitung und Mangel an Schlaf. Trauer und Angst sind ebenfalls im Mittelbild vorhanden. Bei dieser Erschöpfung und Schlaflosigkeit beobachtet man kongestiven Kopfschmerz, Erbrechen, Übelkeit und Schwindel.

Cocculus paßt für Symptome, die sich z. B. bei Wagenfahrten einstellen. Verschlimmerung durch Sprechen, durch Bewegung, selbst durch Augenbewegungen beim Fahren. Der Cocculus-Typ dreht nur langsam und vorsichtig den Kopf, wenn er sich nach etwas umsieht; denn wenn er sich etwas bewegt oder auch nur angestrengt denkt, so tritt Übelkeit ein. Der ganze Körperhaushalt ist verlangsamt.

Der Cocculus-Patient ist zitterig, müde und erregbar. Die Hände zittern beim Halten von Gegenständen; letztere werden ungeschickt angefaßt und leicht fallengelassen. Koordinationsstörung ist ein Hauptzug des Mittelbildes. Daher ist das Mittel erfolgreich bei locomotorischer Ataxie. Unsicherer Gang. Taubsein der unteren Extremitäten und der Finger, der Schultern und einer Gesichtshälfte. Beschwerden infolge Angst. Hochgradige Erregbarkeit des Nervensystems. Das leiseste Geräusch ist dem Patienten unerträglich (ähnlich wie bei *Belladonna;* beide Mittel ähneln sich auch in der Schlaflosigkeit). Seekrankheit, Schwindel, Ohnmachtsgefühl, zuweilen mit Bewußtlosigkeit oder lähmungsartiger Starre sind Symptome für *Cocculus*. Steifheit der Gelenke ist auch sehr häufig. Eine solche Steifigkeit, die nach Angst und Erschöpfung eingetreten ist, wird durch passives Beugen leicht behoben. Dabei findet man die für *Cocculus* charakteristischen Kopf- und Rückenschmerzen. Es kommt auch vor, daß jemand sein ausgestrecktes Bein nur mit Hilfe der Hände wieder beugen kann. Ohnmacht durch Körperbewegung, durch Darmschmerzen und Kolik. Bei aller Verlangsamung des Denkens und des Handelns bleibt der Patient äußerst empfindlich gegen Schmerz. Krämpfe wie von elektrischen Schlägen. Konvulsionen nach Schlaflosigkeit als letztes Stadium der nervösen Angstzustände. Tetanus. Chorea, schmerzhafte Lähmungen des Gesichts, der Augen und aller Muskeln. Einen Fall von Lähmung beider Beine nach Diphtherie hat *Cocculus* geheilt.

Der Cocculus-Kranke kommt leicht in einen Zustand von Imbezillität. Er starrt ins Blaue, wendet seine Augen langsam dem Fragenden zu und antwortet nur mit Mühe (ähnlich wie bei *Acid. phos.*). Einbüßung des Zeitbegriffs infolge Benommenheit. Verlangsamtes Begriffsvermögen; der Patient kann oft das rechte Wort nicht finden. Gedächtnisschwäche. Kann nicht reden. Kann nicht das geringste Geräusch vertragen. Verträgt keinen Widerspruch. Die Zunge gehorcht nicht. Zerstreutheit mit Schwierigkeit der Aussprache. Der Patient wird lange von ein und demselben Gedanken beherrscht, ohne ihn verarbeiten zu können. Schwindel ist bei den meisten psychischen Symptomen vorhanden. Der Patient ist scheinbar bewußtlos, weiß aber alles, was geschieht, und kann sich später sogar daran erinnern. Er liegt unbeweglich im Bett mit einem Ausdruck von Ekstase oder Lächeln. Todesfurcht. Gefühl, als wenn sich etwas Schreckliches ereignen müßte. Alle diese Erscheinungen treten nach Kummer, Angst, Ärger oder viel Schlaflosigkeit auf. Schwindel ist gewöhnlich mit Übelkeit verbunden.

Bei den Kopfschmerzen bestehen Schwindel, starke Übelkeit und andere Magenerscheinungen, die sich durch Bewegung verschlimmern. Dabei treten Kongestionen zum Kopf auf. Der Schmerz ist drückend, klopfend, als wollte der Schädel zerspringen oder als würde ein Ventil geöffnet und wieder geschlossen. Kopfschmerzen vom Arbeiten in der Sonne und von Wagenfahrten.

Getrübte Sicht. Sehstörungen. Lähmung der Augenmuskeln, auch der Akkommodationsmuskeln. Das Gesicht ist bleich und elend. Totenblässe mit Gesichtsschmerzen, Schwindel und Übelkeit. Reißende Schmerzen im Gesicht. Gesichtsneuralgie. Das Gesicht ist gedunsen. Vibrieren und Zuckungen der Gesichtsmuskeln oder Lähmung derselben. Taubes Gefühl im Gesicht.

Nervöse Abspannung und Erschöpfung begleiten die meisten Beschwerden des Cocculus-Bildes.

Die Magensymptome sind: Ekel vor Speisen. Metallischer, bitterer, saurer oder ekelerregender Mundgeschmack. Alles widersteht dem Patienten; er hat Kopfschmerz, Schwindel, Übelkeit und Ekel. Intermittierende Fieber mit Gliederschmerzen, besonders in den Knien und den Röhrenknochen, mit einer eigentümlichen Steifheit verbunden. Der Patient muß schon würgen, wenn man nur vom Essen spricht oder wenn er Speisen riecht. Das ist ein ähnliches Symptom wie bei *Colchicum*.

Lähmungen aller Art. Oesophaguslähmung. Der Patient kann nicht schlucken. „Lähmung der Halsmuskeln nach Diphtherie." Entzündeter Hals bei schleichenden Fiebern. Nach dem Fieber nervöses Zittern, Taubheitsgefühl, Muskelzucken und große Schwäche. Der Patient hat ein Gefühl, als krabbele ein Wurm im Magen. Heftige, krampfartige Gastralgie. Kneifende, zwickende, zusammenziehende Schmerzen. In den Därmen ein Gefühl, als ob diese zwischen scharfen Steinen eingeklemmt wären, was zu Ohnmacht und Erbrechen führt. Darmkolik. Starke Auftreibung des Leibes wie bei Typhus. Gespannter Bauch nach Trinken. Blähungskolik. Reißende, schneidende, krampfartige Schmerzen in den Därmen. Ausstrahlende Darmschmerzen bei Diarrhoe. Lähmung des Rectums. Der Patient kann den Stuhl nicht herausbekommen. Stuhldrang und Brennen im Rectum.

Starke Menstruation, zu früh und zu lang, oft vierzehn Tage zu früh, besonders nach Gram, Angst und anhaltender Schlaflosigkeit. Dabei bestehen Kopfschmerzen, Schwindel und Übelkeit. Heftige Krampfschmerzen in den Därmen und kneifende Schmerzen im Uterus während der Menstruation. *Cocculus* hilft auch bei unterdrückten Menses. Starker vikariierender Weißfluß. Erschöpfung und Bleichsucht. Das Gesicht ist grünlich-gelblich und fahl. „Leukorrhoe an Stelle der Menstruation oder heftige Leukorrhoe in den Zwischenzeiten der Menses."

Herz und Puls sind schwach. Lähmungen der Glieder, Taubheitsgefühl, Muskelzuckungen, Zittern, Hypästhesie, allgemeine Muskelschwäche. Ungeschicklichkeit der Finger und Hände. Zuweilen besteht Taubheitsgefühl auf der einen Seite und Lähmung auf der anderen. In den Fußsohlen ein Gefühl von Eingeschlafensein. Kalte Füße. Kraftlosigkeit in den Knien. Unsicherheit beim Gehen. Der Patient droht nach einer Seite zu fallen. Kniee steif. Lähmung der unteren Extremitäten nach Erkältung und Quecksilber-Mißbrauch; dabei oft Steifigkeit, Taubheits- und Zerschlagenheitsgefühl.

Schlaflosigkeit nach Anstrengung und Nachtwachen. Ängstliche, schreckliche Träume.

Coccus cacti

(Cochenille)

Nach eingehenderer Prüfung dürfte sich *Coccus* als ein tiefwirkendes konstitutionelles Mittel erweisen. Es heilt chronische Leiden, wird aber meistens bei akuten Krankheiten angewendet. Besonders wirksam ist das Mittel bei Katarrhen der Luftwege und bei Keuchhusten mit reichlichem, zähem, gallertartigem Schleim. Große Mengen solchen Schleimes bilden sich in der Nase, im Halse, in den Luftwegen und in der Vagina. Der Schleim bei *Coccus cacti* ist von derselben Beschaffenheit wie bei *Kalium bichromicum.*

Krampfhusten, Keuchhusten, Husten der Trinker. Der chronische Katarrh, der *Coccus cacti* entspricht, tritt besonders im Winter auf. Der Patient ist sehr empfindlich gegen Kälte; obwohl er durch Erkältung krank geworden ist, fühlt er sich in kalter Luft besser. Sein Husten stellt sich im warmen Zimmer ein, in Bettwärme, nach warmen Getränken, nach Anstrengung und Erhitzung. Besserung tritt ein durch kalte Getränke und Aufenthalt im kalten Zimmer.

Dieser scheinbare Widerspruch löst sich, wenn man zwischen primären und sekundären sowie zwischen allgemeinen und besonderen Symptomen unterscheidet. So hebt Bönninghausen jene Symptome, welche sich, im Gegensatz zu den allgemeinen, unter gewissen Umständen verschlimmern, durch Fettdruck hervor. Z. B. werden bei *Phosphor* die Brustbeschwerden schlimmer durch Kälte, während der Magen Kaltes verlangt. Dabei wird auch der Kopfschmerz besser durch Kälte. Wenn jemand ein Magenleiden hat, wird dieses durch Hitze schlimmer. Der Patient verlangt kaltes Wasser zu trinken, aber sobald dasselbe im Magen warm wird, bricht er es wieder aus. Die Schmerzen in den Extremitäten werden besser durch Hitze. Man sieht also, bei *Phosphor* kann Verschlimmerung eintreten sowohl durch Kälte als auch durch Hitze; die einzelnen Körperteile und Organe verhalten sich in dieser Hinsicht unterschiedlich.

Der Krampfhusten strengt den Coccus-cacti-Patienten außerordentlich an. Sein Gesicht wird purpurfarben, er würgt und erbricht lange Stränge zähen, fadenziehenden Schleimes, welche die Erstickungsanfälle hervorrufen. Nun ist für *Coccus cacti* charakteristisch, daß alles, was Mund und Rachen berührt, Würgen hervorruft und zum Husten reizt. Allgemeine Hyperästhesie der Haut und Schleimhäute. Empfindlichkeit gegen den Druck der Kleider.

Bei den Brustleiden besteht oft Atemnot, besonders beim Gehen und Steigen. Nach Herausbeförderung von großen Schleimmassen läßt der Husten für einige Stunden nach, wird aber wieder schlimmer nachts in der Bettwärme, besser dagegen im kühlen Zimmer bei leichtem Zudecken.

Mit dem Keuchhusten verhält es sich ähnlich. Kinder liegen unbedeckt im Bett. Das Zimmer muß kühl sein. Mit einem Schluck kalten Wassers kann der Anfall verhütet werden. Die Kinder bekommen Atemnot infolge der Schleimansammlung und halten auch aus Furcht vor dem quälenden Husten den Atem an. Hier wird *Coccus cacti* schnell den Husten lindern und die Atmung erleichtern, schon in 8—10 Tagen. Der Husten ist auch schlimmer nach dem Essen, beim Gehen und beim Betreten eines warmen Zimmers. Zu Beginn des Keuchhustens entwickelt *Carbo veg.* ähnliche Symptome und könnte zu einer zweiten Verordnung verleiten; aber das trägt nichts zur Heilung bei.

Dicker gelber Schleim aus der Nase. Die Nase ist verstopft. Niesen. Große Trockenheit in der Nase. Brennen in den Luftwegen nach Ablösung des Schleims. Brennen in der Brust beim Ausatmen. Halsbeschwerden mit Röte und Kitzeln. Gefühl, als ob ein Haar oder eine Krume hinter dem Kehlkopf sitze. Der Hals ist sehr empfindlich; Gaumenbögen und Rachen sind stark gerötet. Brennen im Halse, schlimmer in Wärme, besonders in Bettwärme und von warmen Getränken, weniger von heißen. Besser von kalten Getränken. Alles, selbst das Räuspern, verursacht Würgen.

Der Patient hat viel Durst, verlangt oft und viel Wasser. er hat einen üblen Mundgeschmack, den er nie los wird. Erbrechen von weißem, bitterschmeckendem, schaumigem Schleim. Plötzliche ziehende Zahnschmerzen, schlimmer von Kälte und von Berührung.

Die psychischen Symptome treten gegenüber den physischen zurück; sie bestehen vor allem in Niedergeschlagenheit und Angst. Große Traurigkeit; eine Wolke scheint über allem zu hängen. Bange Gedanken. Neigung zu Selbstmord. Verschlimmerung nach dem Schlaf, besonders morgens zwischen 2 und 4 Uhr. Im Wechsel kann aber auch Geschwätzigkeit und Lebhaftigkeit vorkommen (wie bei *Lachesis*). Die Verschlimmerung nach dem Schlafen kommt ferner bei Kopfschmerzen in der Stirn oder im Hinterhaupt vor, die auch schlimmer werden durch geistige Überanstrengung, nach dem Hinlegen, vom Husten und von Anstrengung; Besserung durch langsame Bewegung.

Ein charakteristischer Zug des Mittels ist seine Wirkung auf die Nieren. Akute parenchymatöse Nephritis. Albuminurie. Dunkler, roter Bodensatz im Urin. Schießende Schmerzen von der Niere nach der Blase und nach den Beinen; Verschlimmerung durch Bewegung. Nierenkolik. Harndrang; aber das Wasserlassen ist zuweilen erst möglich nach Abgang eines großen Blutklumpens.

Die Wirkung von *Coccus cacti* betrifft vorwiegend die rechte Herzhälfte. Die Gefäße sind brüchig, so daß es leicht zu Blutungen und Blutsickern kommt; es bilden sich große dunkle Blutklumpen, z. B. bei Uterusblutungen, die für dieses Mittel typisch sind. Das Mittel hilft bei reichlichen, häufigen und langdauernden Menstruationen. Große, harte, dunkle Blutklumpen werden unter wehenartigen Schmerzen ausgestoßen. Entzündung des Uterus und der Vagina mit reichlichem, dickem, weißem, gallertigem, fadenziehendem Schleim und Schmerzen in der Vulva. Die Patientin kann den Druck der Kleider nicht ertragen.

Hämoptyse, dunkel, klumpig, schlimmer durch Überanstrengung.

Beim Mann besteht Impotenz mit dumpfem Schmerz in der Lenden- und Nierengegend. Albuminurie. Viel Urinsediment, auch beim Kind infolge Erkältung nach Scharlachfieber.

Coffea

(Kaffee)

Für dieses Mittel ist eine allgemeine Sensibilitätssteigerung typisch. Vermehrte Empfindlichkeit des Seh-, Hör-, Geruchs- und Tastvermögens. Starke Schmerzempfindlichkeit. Die Schmerzen werden schlimmer durch Geräusche. Töne werden schmerzhaft empfunden. Schmerzen im Gesicht, in den Zähnen, im Kopf, in den unteren Extremitäten, die alle verschlimmert werden durch Geräusche. Alle erdenklichen nervösen Störungen werden durch Geräusche verschlimmert. Selbst Öffnen einer Tür oder Klingeln wird schmerzhaft empfunden. Solche Patienten vernehmen oft Töne, die andere nicht hören. Diese Empfindlichkeit des Gehörs, verbunden mit Schmerz, finden wir allenfalls noch bei *Nux vomica*. Charakteristisch ist für *Coffea*, daß sogar Schmerzen in den Extremitäten durch Geräusche verschlimmert werden.

Der Coffea-Zustand wird durch seelische Erregungen ausgelöst, besonders durch freudige oder durch angenehme Überraschungen. Die Folgen sind Schlaflosigkeit, Erregung, Neuralgie, Muskelzuckungen, Zahn- und Gesichtsschmerz, rotes Gesicht und heißer Kopf.

Der Coffea-Patient ist empfindlich gegen Wein. Schon kleine Mengen steigern die Nervosität, erzeugen Schlaflosigkeit, Gesichtswallungen und große

Erregung. *Coffea* paßt für Patienten mit gesteigerter nervöser Empfindlichkeit. Es kommt bei Kaffeetrinkern oft vor, daß plötzlich eine übergroße Empfindlichkeit gegen Berührung eintritt. Intensive, stechende, brennende Schmerzen mit Rötung und Hitze der Haut und mit Ausschlag, Erscheinungen, die schnell wieder verschwinden können. Diese Empfindlichkeit wird verschlimmert durch kalte Luft, durch Fächeln, durch Bewegung, aber auch durch Wärme oder wenn jemand durchs Zimmer geht. Derartige Symptome werden durch *Coffea* in wenigen Minuten behoben.

Ohnmacht von plötzlicher Erregung. Hysterie, Nervosität und Weinen. Weinen vor Schmerz. Zittern und Weinen bei der geringsten Kränkung. Hochgradige psychische und physische Erschöpfung und große Unruhe. Wachliegen fast die ganze Nacht. Der Coffea-Patient denkt und handelt schnell. Die Schlaflosigkeit beruht auf Gedankenandrang. Der Patient kann die Gedanken nicht bannen, die ihn bewegen; hört er eine entfernte Turmuhr schlagen, so wartet er auf den nächsten Stundenschlag. Diese Symptome haben auch *Opium, China* und *Nux vomica.* Die geistige Erregung des Coffea-Patienten ist so groß, daß er Geräusche hört, die überhaupt nicht vorhanden sind. Der Patient hat ein gutes Gedächtnis und leichtes Auffassungsvermögen, ist voller Ideen und denkt und diskutiert lebhaft. Nach einiger Zeit tritt die Reaktion ein, der Patient wird stumpf und schläfrig. Die Phantasien und Visionen nehmen kein Ende. Der Patient erinnert sich an Dinge, an die er seit Jahren nicht mehr gedacht hat. Die Augen sind glänzend, die Pupillen erweitert, das Gesicht ist rot, der Kopf heiß.

Bei all diesen nervösen Erscheinungen besteht Abneigung gegen frische Luft. Der Coffea-Patient ist außerordentlich empfindlich gegen Kälte und Wind. Seine Beschwerden kommen von kaltem Wetter und von kalter Luft. Schmerz im Munde und in den Kiefern, gebessert, wenn eiskaltes Wasser im Munde behalten wird. Zahnfleischentzündung. Reißender Zahnschmerz, der durch äußere Kälte, durch Erregungen, sogar durch Freude verursacht, durch Bewegung verschlimmert, durch Eis oder eiskalte Getränke gebessert und durch warme Speisen verschlimmert wird. Die „Besserung durch Kälte“ bezieht sich nur auf Gesicht und Kiefer, während die „Verschlimmerung durch Kälte“ ein Allgemeinsymptom ist. Der Coffea-Patient hat Abneigung gegen kalte Luft und gegen Wind. „Neuralgische Zahnschmerzen werden beseitigt, wenn der Patient kaltes Wasser im Munde behält, sie kehren aber wieder, sobald das Wasser warm wird. Zahnschmerzen während der Menstruation. Anämische Zustände bei Kindern während der Zahnung.“ Bei solchen nervösen und lebhaften Kindern mit glänzenden Augen und rotem Gesicht, die nicht schlafen können, beruhigt *Coffea* und wirkt günstig auf das Wachstum der Zähne ein. In solchen Fällen wird meistens *Belladonna* gegeben, während *Coffea* angezeigt wäre. Wenn *Belladonna* paßt, ist das Kind träge und stumpf und will schlafen. Bei *Coffea* dagegen haben wir durchweg Erregungszustände und Aufschrecken wie von Visionen. Der Patient glaubt sogar, alle möglichen Dinge im Zimmer zu sehen.

Zuweilen läßt das hitzige, gerötete Aussehen des Gesichts eine Apoplexie befürchten. Die Patienten hören oft ein „Geräusch“ im Kopf, ein Klingen und Sausen im Hinterkopf. Gefühl, als ob der Kopf zu klein sei oder als ob etwas Hartes auf das Gehirn drücke. „Kopfschmerz, als ob das ganze Gehirn gezerrt oder gequetscht oder in Stücke geteilt würde. Schlimmer durch Bewegung, durch Geräusche oder durch Licht.“ Dieselbe Verschlimmerung findet sich bei den Augen. „Unerträglicher Kopfschmerz und ein Gefühl, als ob der Kopf zu klein oder mit Flüssigkeit gefüllt wäre. Nervöse Kopfschmerzen bei Menschen mit sanguinischem Temperament. Einseitiger Kopfschmerz.“ Ein ganz allgemeines Symptom ist das Gefühl, als ob ein Nagel durch den Kopf getrieben werde. Coffea-Kopfschmerz wird schlimmer durch Gehen, durch Bewegung und durch Luftzug. Letzteres ist auch der Fall bei allen anderen Schmerzen im Körper.

Gesichtsneuralgie ist eine allgemeine Erscheinung bei alten Kaffeetrinkern. Für Entziehungssymptome bei Kaffeetrinkern kommen *Chamomilla* und *Nux vomica* als Antidote in Betracht.

Die Menses kommen zu früh und dauern zu lange. Uterusblutungen sind nicht ungewöhnlich. Die Patientin kann kaum die Monatsbinde vertragen wegen der Hyperästhesie (*Platina*). Die Vagina ist überempfindlich. Vaginismus. „Große Empfindlichkeit der weiblichen Sexualorgane mit starker Reizbarkeit. Ekstatischer Zustand. Uterusblutung mit äußerster Empfindlichkeit und wollüstigem Jucken. Metrorrhagie und Abgang großer schwarzer Klumpen“, zuweilen auch großer hellroter Klumpen. „Verschlimmerung durch jede Bewegung; heftige Schmerzen in der Leistengegend; Todesfurcht.“ Hochgradige Empfindlichkeit der Vulva mit wollüstigem Jucken ist charakteristisch für *Coffea* und findet sich oft nach Kaffee-Mißbrauch.

Während und nach der Geburt finden wir ebenfalls die typischen Erregungszustände mit all den anderen nervösen Symptomen. Die Patientin ist äußerst empfindlich gegen Schmerz, sie schreit, hat Visionen und hört alle möglichen Geräusche. Alles wird verschlimmert durch Bewegung und Geräusche.

Konvulsionen bei Kindern. „Konvulsionen im Wochenbett. Äußerste Erregung.“ „Herzpalpitationen, flatternder Puls.“ „Starkes Herzklopfen mit hochgradiger Nervosität und Schlaflosigkeit nach unerwarteten glücklichen Nachrichten.“ Die übergroße Erregung überträgt sich beim Stillen auf das Kind; die Milch fließt zu stark; es treten leicht Blutungen ein.

Colchicum

(Herbstzeitlose)

Eigentümlicherweise wird *Colchicum* in der Allopathie viel gegen Gicht angewendet. Die Prüfungen bestätigen seine Einwirkung auf gichtische Zustände, sofern infolge Erkältung Verminderung des Urins oder seiner festen Bestandteile eingetreten ist. Verschlimmerung durch kaltes feuchtes Wetter, durch kalten Regen im Herbst und durch starke Sommerhitze. *Colchicum* hilft bei Sommerrheumatismus. Bezeichnend ist das Überspringen des Rheumatismus von einem Gelenk zum anderen, von einer Seite zur anderen, von oben nach unten oder umgekehrt. Rheumatische Zustände mit oder ohne Schwellung. Charakteristisch für *Colchicum* ist ferner die Neigung zu Hydrops, auch der serösen Höhlen. Entzündliche Schwellungen, dabei heller Urin, selbst wenn er spärlich ist. Rheumatismus der Muskeln und der Gelenkbänder. Herzleiden im Anschluß an Rheumatismus. Klappenfehler und Pericarditis. Hydrothorax und Ödeme nach Nierenaffektionen oder nach Scharlachfieber.

Beim Colchicum-Patienten werden alle Leiden verschlimmert durch Bewegung, er hat Furcht vor jeder Bewegung (fast wie bei *Bryonia*). Verschlimmerung durch Erkältung bei naßkaltem Wetter tritt bei Rheumatismus fast immer ein. Eine Ausnahme bildet der Ledum-Rheumatismus, der durch Kälte gebessert wird, obwohl der Patient gegen Kälte empfindlich ist. Der Colchicum-Rheumatismus bessert sich durch Hitze, warme Kleidung und Bettruhe. Ferner hilft *Colchicum* bei großer Erschöpfung, bei Gliederschwäche, bei Erschöpfung der Nerven und bei typhösen Zuständen. Ungewöhnlich groß ist die Reizbarkeit der Gewebe. Schmerzen. Empfindlichkeit gegen Berührung und Bewegung. Zerschlagenheitsgefühl in den Gelenken sowie im ganzen Körper. Die geringste Anstrengung verursacht Dyspnoë. Der Patient muß still liegen. Kräfteverfall, wie z. B. bei Morbus Brightii, mit continuierlichem Fieber, mit dunklem, eiweißhaltigem Urin, mit bleicher und gedunsener Haut. Nieren- und Leberaffektionen. Bei Erschöpfung besteht Angst. Muskelzuckungen wie durch elektrische Schläge. Auch Lähmungszustände wurden bei den Prüfungen beobachtet. Herabhängen des Unterkiefers. Schlaffe Muskeln. Abwärtsgleiten im Bett wie bei Typhus. Lähmung der Glieder oder nur eines Gliedes oder irgendeines anderen Körperteils.

Der Colchicum-Patient hat fast beständig Schweiß, auch bei Fieber, zuweilen auch kalten Schweiß. Lähmung nach Schweißunterdrückung oder nach Zug. Urinverhaltung. Schleichende erschöpfende Krankheiten mit nervösem Zittern. Ausgesprochene Magen- und Darmsymptome (wie bei *Cocculus*). Die Nahrung widersteht dem Patienten vollständig, er bekommt Übelkeit, Brechreiz und Würgen bei bloßer Erwähnung von Speisen oder bei deren Geruch. Schwächezustände (ebenfalls wie bei *Cocculus*). *Colchicum* heilt Delirium, körperliche und geistige Erschöpfung und lindert die Schmerzempfindlichkeit, die viele psychische Symptome auslöst. Zerstreutheit und Begriffsstutzigkeit. Der Patient versteht nicht, was er liest; er hat rheumatische Kopfschmerzen. Sehr oft tut der ganze Schädel weh und fühlt sich wie zerschlagen an. Die Kopfhaut ist empfindlich. Kopfdruck, wie zusammengeschnürt, wie zum Zerspringen. Hitze im Kopf. Reißen in der Kopfhaut. Kopfschmerzen verschlimmert durch Bewegung.

Die Augensymptome sind rheumatischer Natur. Iritis. Geschwüre an den Lidern. Hordeolum. Reichlicher, wundmachender Tränenfluß im Freien mit Rötung der Augenlider.

Leichte Erkältlichkeit. Niesen. Verstopfung der Nase. Nasenbluten bei rheumatischen und gichtischen Konstitutionen. Aber am charakteristischsten für *Colchicum* ist die Empfindlichkeit gegen Gerüche, die andere überhaupt nicht wahrnehmen. Der Patient hat Geruchsempfindungen, von denen ihm übel wird. „Starke Gerüche bringen ihn ganz außer sich." Besondere Empfindlichkeit gegen den Geruch von Speisen. Schon der Gedanke an Milch, an rohe Eier oder an Suppe erregt Würgen. Diese pervertierte Neigung betrifft alle Sinne und ist somit ein allgemeiner Zug des Mittels. Man soll also mit einem Colchicum-Patienten nicht über „Essen" sprechen, sondern man soll ihm *Colchicum* geben, worauf er bald zu essen verlangen wird. *Colchicum* beseitigt den Ekel gegen Nahrung. „Abneigung gegen Nahrung, besonders gegen deren Anblick oder Geruch." „Der Geruch nach Fisch, nach Eiern, fettem Fleisch oder fetter Soße erregt Übelkeit bis zur Ohnmacht." „Übelkeit und Brechneigung, verursacht durch Speichelschlucken. Übelkeit, Aufstoßen und massenhaftes Erbrechen von Schleim und Galle. Heftiges Würgen, worauf massenhaftes Erbrechen von Speise und darauf von Galle erfolgt." Bei *Colchicum* kommt Durst oder Durstlosigkeit vor, oder beides abwechselnd. Übelkeit und Erbrechen sind typische Symptome.

Die Zähne sind sehr empfindlich. „Rheumatische Schmerzen in den Zähnen." Das Zahnfleisch löst sich ab, worauf die Zähne locker werden. Rheumatische Schmerzen in den Kiefern und in den Zähnen. „Zähneknirschen. Zusammenpressen der Zähne ist schmerzhaft."

Im Magen besteht zuweilen Kältegefühl, zuweilen Brennen, zuweilen auch beides. „Brennen in der Magengrube." Der Leib ist tympanitisch und sehr empfindlich. *Colchicum* hilft auch gegen die Tympanie der Kühe und Pferde. Spastische Beschwerden; Koliken; reißende, brennende, kneifende Schmerzen, verschlimmert durch Bewegung und durch Essen, gebessert durch Zusammenkrümmen. Darauf Diarrhoe wie bei schleichenden Fiebern, auch gallertartige Dysenterie. Die Entleerung des Colchicum-Stuhles verursacht erhebliche Schmerzen. Große Empfindlichkeit und Erschlaffung. Rectumprolaps. Stinkender, blutiger, dunkler Schleim. „Blutige Darmentleerung; dem Patienten wird sterbensübel." Herbstdysenterie mit weißem Schleim und heftigem Tenesmus. Reichliche wässerige Entleerungen bei heißem, feuchtem Wetter oder im Herbst, die nach Abkühlung gallertartig werden. Blutige Stühle mit Schleimhautfetzen. Analprolaps. Heftige Kolik und heftiger Sphinkterkrampf.

Während des Urinierens besteht Brennen. Entzündung der Nieren und der Blase. Tenesmus. Urinverhaltung. Spärlicher Urin bei Wassersucht. Urin dunkelbraun bis schwarz, mit Albumen. *Colchicum* ist besonders geeignet bei akuter Nephritis.

Starke Dyspnoë; schnelle, kurze Atmung. Verstärkter Herzschlag, der laut hörbar ist. Herzklopfen und Brustbeklemmung. Gefühl, als läge ein großes Gewicht auf der Brust, das die Atmung behindert. Hydrothorax mit Dyspnoë. „Herztöne unrein, undeutlich, sehr schwach." Stechende, reißende Schmerzen in den Brustmuskeln.

Lähmung mit Schmerzen in den Armen. Fingergelenke aufgetrieben. „So große Schwäche, daß dem Patienten beim Gehen die Knie schlottern. Überall Zerschlagenheitsgefühl. Schwellung der Gelenke." Taubheitsgefühl, Ödeme. Schwellung der Glieder. Muskelrheumatismus.

Colocynthis

(Koloquinte)

Das Hauptsymptom im Colocynthis-Bild ist der heftige, reißende neuralgische Schmerz, so heftig, daß der Kranke nicht still sitzen kann. Zuweilen wird der Schmerz durch Bewegung gebessert (offenbar wird er in der Ruhe schlimmer), ferner durch Druck und Hitze. Schmerzen im Gesicht, im Leib und entlang den Nerven, oft verursacht durch Ärger. Das Mittel hilft besonders bei hochmütigen, leicht beleidigten und gekränkten Menschen. Trotz extremer Ruhelosigkeit ist bei den Schmerzen gleichzeitig große Schwäche vorhanden. Bei chronischer Diarrhoe mit heftiger Kolik ist der Kranke zuweilen so schwach, daß er nur flüstern kann und manchmal ohnmächtig wird. Kneifende Schmerzen im Verlauf der Nerven; zuweilen Taubheitsgefühl, Prickeln und Kitzeln wie Ameisenlaufen. *Colocynthis* heilt Ischias nur bei solchen Patienten, deren Beschwerden sich durch festen Druck und durch Hitze bessern, in der Ruhe sich aber erheblich verschlimmern. Die Colocynthis-Schmerzen bevorzugen besonders die großen Nervenstämme.

Die psychischen Symptome treten nicht sehr hervor. Der Schmerz macht sehr reizbar. Der Colocynthis-Patient ärgert sich über alles, und Ärger verschlimmert sein Leiden. Er schreit vor Schmerz, läuft im Zimmer umher und wird mit Zunahme der Schmerzen immer ängstlicher. Er mag nicht reden oder antworten, mag auch keine Freunde sehen und wünscht nur allein zu sein. Der Patient weiß nicht, wie er die heftigen Schmerzen aushalten soll. Besonders mit den Leibschmerzen sind häufig Erbrechen und Diarrhoe verbunden. Paroxysmale Koliken, die an Stärke zunehmen. Das Würgen hält an, auch wenn der Magen entleert ist. *Colocynthis* beeinflußt speziell das Nervensystem von Menschen, die Jahre hindurch immer viel Verdruß und Ärger gehabt haben. Geschäftssorgen. Eifersucht. *Colocynthis* hilft weniger bei kräftigen und gesunden Menschen als vielmehr bei solchen, die allmählich reizbar geworden sind und die sich gern überessen. Reißende Schmerzen in der Kopfhaut nach Ärger und Erschöpfung, die durch Druck und Wärme besser, durch Ruhe schlimmer werden. Beständige, heftige, nagende Schmerzen im Kopf. Reißende und wühlende Schmerzen im Gehirn, die durch Bewegung der Augenlider und der Augen unerträglich werden. Intermittierender Kopfschmerz bei rheumatischer, gichtischer oder nervöser Diathese. Schmerzen reißend und zusammenziehend. Aber der besondere Charakter der Schmerzen ist nicht so wichtig wie die auslösenden Ursachen der Symptome und die bisherigen Lebensbedingungen des Patienten.

An den Augen ebenfalls heftige Neuralgien. Rheumatische Iritis, schlimmer abends und nachts. Heftige, brennende, schneidende, stechende Schmerzen im Auge. Das Brennen ist für das Auge charakteristischer als für die anderen Teile des Kopfes und des Gesichts. Scharfe Stiche, drückende Schmerzen.

Bei Gesichtsschmerz ist *Colocynthis* eines der meistindizierten Mittel neben *Belladonna* und *Magnesium phosphoricum.* Die Belladonna-Schmerzen sind äußerst heftig, begleitet von rotem Gesicht, heißem Kopf, blitzenden Augen und großer Empfindlichkeit gegen Berührung. Der Colocynthis-Schmerz kommt in Wellen, wird besser durch Hitze und Druck, ist besonders schlimm in der Ruhe und wird durch Erregung oder Ärger hervorgerufen. Der Schmerz ist meist linksseitig, während der Belladonna-Schmerz rechtsseitig ist und durch Erkältung hervorgerufen wird. *Magnesium phosphoricum* paßt für reißende, blitzartige Schmerzen längs der Nerven, wenn Hitze und Druck lindern. Der Gesichtsausdruck des Colocynthis-Kranken ist voller Angst wegen der Schwere des Leidens. Das Gesicht ist verzerrt und blaß. Bläuliche Wangen. Reißende Schmerzen in den Backenknochen bzw. im Nervus infraorbitalis. Zuweilen ein Gefühl wie von einem heißen Draht, zuweilen wie von einem kalten Nagel; zuweilen auch reißende, brennende oder stechende Empfindungen. Der Schmerz verbreitet sich oft über das ganze Gesicht bis in die letzten Nervenverästelungen hinein und ist gewöhnlich linksseitig. Der Patient schreit auf und ist sehr unruhig. Reißender oder brennender Schmerz, der sich nach dem Ohr oder dem Kopf hinzieht. Die Besserung durch Druck trifft bei allen Schmerzen nur im Anfang zu, später wird Druck nicht mehr vertragen.

Der Colocynthis-Patient hat Abneigung gegen Nahrung, aber heftigen Durst. Durch Trinken nach Überhitzen tritt Kolik ein, ebenfalls durch unverdauliche Speisen bei zu üppigem Leben; aber auch durch Essen von Kartoffeln. Der Patient verträgt keine Kartoffeln; Kartoffeln und Mehlspeisen bekommen ihm nicht (wie bei *Alumina*). Übelkeit und Erbrechen beginnen erst, wenn der Schmerz intensiv geworden ist. Das Würgen dauert an, bis der Schmerz nachläßt. Die Magenschmerzen sind kneifend, krampfig und bohrend. Besserung durch festen Druck oder durch Zusammenkrümmen. Wenn die Schmerzen in Paroxysmen auftreten, tritt bei zunehmender Heftigkeit Erbrechen ein. Dabei bestehen große Unruhe, Schwäche und ein Vernichtungsgefühl in der Magengrube. Der Patient muß den Leib über eine Stuhllehne oder dgl. beugen. Diese Schmerzen werden auch gebessert durch Anziehen der Beine und durch Eindrücken der Fäuste in den Bauch. Bei den heftigen Ovarialneuralgien, bei denen *Colocynthis* hilft, zieht die Frau das Bein der schmerzhaften Seite fest gegen den Leib. Kolik infolge Ärger und Empörung; besser durch Zusammenkrümmen, aber schlechter beim Aufrechtsitzen, im Stehen oder beim Rückwärtsbeugen. *Colocynthis* ist angezeigt bei Kolik von Kindern, wenn sie beim Liegen auf dem Bauch Erleichterung spüren. Dieselben Symptome begleiten Diarrhoe und Dysenterie. Die Stühle bestehen aus weißem Schleim, sind dick, fadenziehend und gallertartig, zuweilen auch blutig; anfangs sind sie reichlich, stark riechend, breiig, später wässerig, gelb, spärlich und fast geruchlos. Die Diarrhoe wird durch Ärger verursacht. Starke Tenesmen und Koliken beim Stuhlgang. Nach dem Essen kleinster Mengen kommt es zu Koliken mit Stuhldrang und Entleerungen. Die Stühle sind nach dem Essen wässerig. Oft tritt durch Hitze und Bettwärme Erleichterung ein.

Conium maculatum

(Schierling)

Ein tief und lange wirkendes Antipsoricum. Es beeinflußt fast alle Körpergewebe, namentlich alle Drüsen. Es hilft bei Folgen von Erkältung, heilt Knoten in der Brust sowie vergrößerte Drüsen und wird besonders gegen krebsige Drüsenaffektionen angewendet. Das Mittel wirkt vor allem auf Drüseninfiltrationen und steinharte Drüsenschwellungen. Ein anderer Hauptzug des Mittelbildes ist die große Nervenschwäche. Zittern, Hin- und Herwerfen im Bett und Muskelzucken. Die kleinste körperliche Anstrengung verursacht große Erschöpfung. Allmählich zunehmende Lähmung (wie bei *Cocculus*). Körperliche und geistige Erschöpfung, allgemeine Abnahme aller Körperfunktionen. Vergrößerung und Verhärtung der Leber. Die Harnblase kann sich nicht vollständig entleeren. Hysterie. Hypochondrie. Zittern und Muskelschwäche. Zuerst Ermüdung, dann Lähmung.

Die Geschwüre und die Lähmungen sind schmerzlos. Große körperliche und geistige Schwäche. Hinfälligkeit, Erschöpfung und Lähmung. Der Patient kann keine geistige Anstrengung vertragen und sich nicht darauf konzentrieren, was andere ihm sagen. Conium-Symptome treten nach plötzlicher Unterbrechung der sexuellen Beziehungen auf, z. B. bei Witwen bzw. Witwern. Bei Frauen paßt hier *Apis* besser.

Zu den Symptomen des Conium-Bildes gehört auch Imbezillität. Der Geist wird erst träger und nimmt dann ab. Gedächtnisschwäche tritt ein und der Patient kann nicht mehr aufmerken und denken. Periodisches Irresein. Der Patient hat nur scheinbar Delirien; in Wirklichkeit liegt eine langsam sich entwickelnde Geistesschwäche vor. Dieser Zustand hält Wochen und Monate an. Erregte, heftige Delirien entsprechen mehr *Belladonna, Hyoscyamus, Stramonium* und *Arsen.* Beim Conium-Patienten hingegen entwickelt sich der Zustand unmerklich und schleichend bis zu absoluter Gleichgültigkeit und Interesselosigkeit. „Er meidet die Menschen und liebt es nicht, sie anzusprechen. Er neigt zu Angriffen und Beschimpfungen.“ „Er ist traurig, niedergeschlagen und tief unglücklich. Dieser Zustand kehrt alle 14 Tage wieder.“ Der Conium-Patient sitzt traurig in einer Ecke und ist hypochondrisch. Er trägt sich mit Phantasien und fixen Ideen; wenn andere ihn davon abbringen wollen, wird es nur immer schlimmer. Der Patient ist trübsinnig und mürrisch. Alles um ihn herum ärgert und stört ihn. Jede Aufregung macht ihn schwach und traurig. Das sind Folgen von langem Gram. Zunächst tritt Gedächtnisschwäche, schließlich Imbezillität oder Hirnlähmung ein. Es gibt keinen schlagenderen Beweis für die gute Wirkung eines Mittels als die Besserung psychischer Symptome.

Conium-Patienten können nicht die geringste Menge Alkohol vertragen; sie bekommen danach Zittern, Erregungszustände, Geistesschwäche und Erschöpfung, Kopfschmerzen, Stechen, Reißen und Klopfen im Kopf sowie Neuralgien.

Muskelschwäche in einer Gesichtshälfte. Lähmung der Oberlider. Prickelnde Schmerzen als Vorboten eines allgemeinen Zusammenbruchs. *Conium* paßt nicht für plötzliche heftige Hirnkongestionen oder für plötzliche heftige Anfälle von Kopfschmerz, es paßt eher für Hirnkongestionen, die eine allgemeine fortschreitende Erkrankung begleiten. Das Mittel paßt für stechende, kneifende Schmerzen im Verlauf der Nerven im Gesicht, in den Augen und im Kopf. Stiche und Brennen in Scheitelhöhe.

Kopfschmerz nach Aufregung. Taubheitsgefühl in der Kopfhaut ist eines der Allgemeinsymptome von *Conium.* Taubheitsgefühl findet sich bei jeder Störung, bei Schmerzen, bei Schwäche, auch bei Lähmungen. Migräne mit Unfähigkeit, Harn zu lassen. Starker Schwindel, als wenn sich im Zimmer alles herumdrehe. Verwirrtes Gefühl im Kopf. Der Patient sitzt oft in Gedanken versunken da. Schwindel und Kopfdruck bei normalem Puls. Die geringsten Mengen Alkohol wirken berauschend. Schwindel beim Drehen des Kopfes oder beim Aufstehen. Schlimmer im Liegen mit dem Gefühl, als ob das Bett sich im Kreise drehe.

Conium hilft am häufigsten gegen Schwindel infolge Augenbewegungen. Diese Symptome und die allgemeine Muskelschwäche erinnern an *Cocculus.*

Der Conium-Patient bekommt beim Anblick von in Bewegung befindlichen Gegenständen Migräne, Sehstörungen, ja sogar geistige Störungen. Es wird ihm beim Fahren in der Straßenbahn und beim Beobachten von Dingen, die sich schnell bewegen, leicht übel. Das beruht auf einer Schwäche der Akkommodationsmuskeln. „Gegenstände erscheinen rot, regenbogenfarbig, gestreift oder wie verschwommene Flecken. Es bestehen Doppeltsehen, Sehschwäche und Kurzsichtigkeit. Der Patient kann nicht lange lesen, ohne daß die Buchstaben ineinanderfließen." Alles infolge mangelhafter Akkommodation. „Träge Adaptation unter verschiedenen Sehbedingungen. Verschwommensehen bei Erregtsein. Schwäche und Geblendetsein der Augen, verbunden mit Schwindel. Lichtscheu ohne Entzündung der Augen." Die Pupillen reagieren träge. Starke Lichtscheu und Tränenfluß. Die Pupillen sind entweder eng oder weit. *Conium* hat Cornealgeschwüre geheilt. „Brennen in den Augen beim Lesen." Schießende, brennende, schneidende, stechende Schmerzen in den Augen. Die Lider sind dick, induriert, herabgesunken und schwer beweglich. „Ein Patient z. B. konnte die Augenlider kaum heben, sie waren wie von einem schweren Gewicht niedergezogen. Brennen auf der ganzen Oberfläche der Lider. Hordeolum. Augenmuskellähmungen."

Ausgesprochene Drüsenschwellungen im Gesicht, am Ohr und am Unterkiefer. Parotisdrüsen geschwollen und hart, ebenso die Submaxillaris und Sublingualis. Vergrößerung der seitlichen Halsdrüsen bei Carcinom. *Conium* hat Epitheliome der Lider, der Nase und der Wange geheilt. Lippengeschwüre. induriert und hart; in ihrer Umgebung knotige Schwellungen.

Oesophaguslähmung. Schluckbeschwerden. Die Speisen bleiben im Halse stecken und passieren nur mit großer Mühe die Cardia. „Eigentümliche hochsteigende Empfindung im Halse mit Gefühl des Erstickens, als ob etwas festsäße. Völlegefühl im Hals wie von einem Klumpen, mit unwillkürlichen Schluckversuchen und mit unterdrücktem Aufstoßen. Druck im Oesophagus, als ob ein runder Kloß vom Magen aufstiege." Globus hystericus bei nervösen. geschwächten Menschen. Lebensüberdruß. Traurige Zukunftsgedanken.

Viele Magenbeschwerden. Magengeschwür. Magenkrebs. *Conium* ist eines der besten Palliativmittel bei Magenerscheinungen, es paßt besonders für schwere hoffnungslose Krebsfälle.

Der Bauch ist hart und sehr empfindlich. Kneifende, stechende, schneidende, krampfige, kolikartige Schmerzen. Senkungsgefühl. Bei Frauen ein Gefühl, als ob sich der Uterus herausdränge. Häufiger als Diarrhoe kommt Stuhlverstopfung vor mit erfolglosem Stuhldrang, mit hartem Stuhl, mit Lähmung des Rectums. Beim Stuhlgang Unfähigkeit zum Pressen wegen Lähmung der beteiligten Muskeln. Darmvorfall infolge des Pressens beim Stuhlgang. Uterusprolaps. Nach jedem Stuhl Schwäche mit Zittern und Herzklopfen. Der Urin fließt nur mit Unterbrechungen ab. Schneiden nach dem Wasserlassen. „Der Urin wird trübe, wenn er eine Zeitlang steht."

Beim Mann besteht sexuelle Schwäche bis Impotenz trotz starken Geschlechtstriebes. „Gesteigerter Sexualtrieb mit teilweiser oder gänzlicher Impotenz. Ejaculationen ohne Träume. Schmerzhafte Pollutionen." Dabei besteht Katarrh der Samenblasen. Die Ejaculationen sind sehr schmerzhaft; Gefühl wie von Messerschnitten. Unterdrückter Geschlechtstrieb hat schlimme Folgen. „Sexuelle Schwäche und ungenügende Erektionen, die nur kurz dauern. Schwäche nach dem Coitus. Schwellung und Induration der Testikel." „Absonderung von Prostatasaft bei jeder Erregung ohne Libido, manchmal auch während des Stuhlgangs. Jucken an der Vorhaut." Es besteht also Reizbarkeit der Geschlechtsteile mit Schwäche und Impotenz sowie mit Verhärtung und Vergrößerung der Hoden.

Verhärtung und Vergrößerung der Ovarien und des Uterus. „Uteruskrämpfe während zu früher oder spärlicher Menses." Leibschmerzen in der ersten Zeit der Schwangerschaft. Die Kindsbewegungen sind schmerzhaft. Große Schmerzhaftigkeit in den Brüsten. Sowohl Atrophie der Brüste als auch Schwellung und Verhärtung. Unterdrückte Menstruation. Schmerzhafte Menstruation; dabei klopfende, reißende, brennende Schmerzen im Uterus und in den Ovarien, überhaupt im ganzen Becken. Brennende, stechende, reißende Schmerzen im Uterushals. *Conium* hat Uterusfibrome geheilt, es hat das Wachstum von Cervix-Carcinomen aufgehalten. *Conium* vermindert dabei die Entzündung und beschränkt die Blutungen. *Conium* hat bei seiner Prüfung Verhärtung und Verdickung der Cervix hervorgebracht.

Zu den Symptomen, die *Conium* heilt, gehört auch Atemnot. Der Patient hat beständig einen trockenen Husten, der schlimmer wird im Bett. Sobald der Patient ins Bett kommt, tritt Husten ein; er muß sich aufsetzen, um auszuhusten. Husten auch beim Tiefatmen. Heftige Bruststiche und reißende Schmerzen in der Brust.

Besonders im Rücken zeigt sich Schwäche mit Schmerz. Lanzinierende Schmerzen als Folge von Kontusion und Erschütterung der Wirbelsäule. Nach Verletzungen, besonders in der Lendengegend, treten Schmerzen und Venenstauungen in den unteren Gliedmaßen auf. Rheumatische Schmerzen mit Lähmung der unteren Extremitäten und mit Geschwürsbildung. Besserung durch Herabhängenlassen der Beine.

Ein wichtiges Merkmal ist der reichliche Schweiß während des Schlafens. Zuweilen schwitzt der Patient schon, sobald er die Augen schließt. Entsprechend der Neigung zu Infiltrationen bilden sich nach Entzündungen gern Stenosen. Daher kann *Conium* Strikturen der Harnröhre und Stenosen des Muttermundes heilen.

Crotalus horridus

(Südamerikanische Klapperschlange)

Crotalus paßt nur für schwere Krankheiten. Das Mittel steht in seiner Wirkung einzig da. Es ist eines der schrecklichsten Schlangengifte, mit Ausnahme vielleicht von *Ancistrodon contortrix.* Nach Schlangenbissen sehen wir sehr schwere Erscheinungen, höchste Grade von Blutzerfall mit rapidem Verlauf und tödlichem Ausgang. Diese Gifte sollen in der Hauptsache cyansaure Salze sein. Alkohol ist bekanntlich ein Lösungsmittel für Cyanhydrate, weshalb er oft in großen Quantitäten bei Schlangenbissen mit Erfolg angewendet wurde. Auch wenn man den Schlangenbiß überlebt, bleiben doch dauernde Zeichen der chronischen Wirkungen dieses Giftes bestehen. Dabei hat man die Symptome gut beobachten können. Bei Hunden, die gebissen wurden, hat man eine auffällige Periodizität festgestellt, die immer auf das Frühjahr fällt, wenn die warmen Tage beginnen. So hat Verfasser einen Hund beobachtet, der den Biß einer Cenchrisschlange überlebt hatte. Er war am Hals gebissen worden, und an der Bißstelle bildete sich in jedem Frühjahr ein großer Absceß, bis der Hund im hohen Alter an diesem Leiden einging. Ein anderer Hauptzug von *Crotalus*, wie von den meisten Schlangengiften überhaupt, ist der, daß der Kranke sich in die Verschlimmerung hineinschläft.

Die ersten Anzeichen der Crotalus-Vergiftung sind ähnlich wie bei Scharlachfieber, bei Diphtherie, bei Typhus und schleichenden Blutvergiftungen. Charakteristisch sind das perakute Auftreten der Erscheinungen, Blutzersetzung mit Erschlaffung der Blutgefäße, Blutungen aus allen Körperöffnungen, schnell zunehmende Bewußtlosigkeit mit benommenem Gesichtsausdruck. Physische und psychische Lähmungen wie bei bösartigen Fällen von Scharlach und Typhus oder bei Diphtherie mit reichlicher Absonderung von Blut und jauchigem Exsudat. Der Körper erscheint blau und gelb gefleckt. Ikterus tritt erstaunlich schnell ein. Die Sklera ist gelb. Es bestehen gelbe, blaue und purpurne Flecke der Haut, ähnlich wie nach Kontusionen. Nach Blutungen ist die Haut anämisch, gelb, bleich, wächsern und blutleer. Auch Blutungen aus Ohren, Nase, Lungen, Därmen und Uterus, kurz aus allen Schleimhäuten, gehören zu dem Bild. Hämorrhagische Konstitution. Todesgefühl. Heraussickerndes Blut wird schwarz und bleibt zuweilen flüssig.

Der Crotalus-Patient wird von schrecklicher Nervosität, von Zittern und Schwäche heimgesucht. Die Zunge zittert beim Herausstrecken. Der Patient ermüdet bei der geringsten Anstrengung. Plötzliche Abnahme der Lebenskräfte. Überall eine Art Lähmung. Muskel- und Gliederzittern. Herabgleiten im Bett wie bei Typhus und gelbem Fieber, mit großer Erschöpfung. Gelbfieber wurde durch das Mittel geheilt. Konvulsionen und Lähmungen, Chorea, Zittern, lokalisierte Krämpfe und hysterische Erscheinungen.

Die psychischen Symptome sind wichtig. Es besteht eine schleichende Form von Delirium; Murmeln und Selbstgespräche sowie eine Art Geschwätzigkeit. Die Lachesis-Geschwätzigkeit ist so, daß der Patient jedes Wort, das er hört, aufgreift und dann von sich aus fortfährt, obwohl er nie etwas von der Sache gehört hat. Der Lachesis-Patient läßt niemand eine Geschichte zu Ende erzählen. Der Crotalus-Patient greift eine Erzählung auch auf, aber er murmelt nur, wirft alles durcheinander und stolpert über seine eigenen Worte; er befindet sich in einem dumpfen, passiven Zustand wie von Betrunkenheit, während der Lachesis-Patient heftig erregt ist. Zu den Symptomen von *Crotalus* gehört Delirium mit dem Versuch, aus dem Bett zu springen. Trotzdem ist der Patient passiv, seine Bewegungen sind langsam und er ist sehr niedergeschlagen. Er beschäftigt sich unablässig mit dem Tode, ist außerordentlich empfindlich und beim Lesen manchmal zu Tränen gerührt. Melancholie verbunden mit Feigheit und Furcht. Der Patient ist ängstlich und bleich und mit kaltem Schweiß bedeckt, außerdem reizbar, unwirsch und wütend beim geringsten Ärger. Es bestehen Schwindel bei Bewegung und Schmerzen in Ruhe und beim Einschlafen. Der Patient erwacht von rasenden Schmerzen. Je länger der Patient schläft, um so schlimmer wird sein Kopfschmerz.

Wie bei allen Schlangengiften, schläft sich der Patient in seine Symptome hinein. So treten auch die Kopfleiden nach dem Schlaf stärker auf und verschlimmern sich im Schlaf. Der Patient hat heftige Hinterkopfschmerzen; er kann den Kopf nicht vom Kissen heben, kann ihn auch nicht halten und muß ihn mit den Händen stützen (wie bei *Lachesis*). Es besteht kongestiver Kopfschmerz mit wächsernem, gelbem, purpurfleckigem Gesicht wie nach Quetschungen. Der Kopfschmerz strahlt in die Augen aus, tritt alle paar Tage auf und ist mit galligen Zuständen verbunden. Weiter bestehen schwere Migräne mit Schwindel und Klopfen im Scheitel, ein dumpfer, schwerer, klopfender Hinterhauptschmerz mit Kongestionen, Zerstreutheit und Benommensein und im Kopf ein Völlegefühl, als ob er zerspringen wolle. Es ist ein Gefühl, als ob der Kopf zu groß wäre. Die Kopfschmerzen kommen in Wellen mit Kongestionen vom Rücken herauf. Kopfschmerz mit Blutwallungen auch durch Bewegung oder Erschütterung, durch Umdrehen im Bett, beim Aufrichten im Bett oder beim Niederlegen. Lagewechsel verursacht Wallungen. Bei *Lachesis* sagen die Patienten, daß die Wallungen unten im Rücken beginnen und aufwärts steigen, mit dem Puls gehend.

Ferner bestehen Augenblutungen und gelbe Verfärbungen der Bulbi. „Blutung aus den Augen, Brennen in den Augen, Röte mit Tränenfluß." Der Patient klagt über Druck in den Augen, als wenn sie aus dem Kopf herausgepreßt würden. Lähmung der Oberlider. Entzündung der Conjunctiva palpebrarum.

Blutwallungen auch in den Ohren. „Empfindlichkeit gegen Geräusche." Dumpfer Schmerz und Klopfen in den Ohren. Der Ohrenfluß ist übelriechend, reichlich, gelb und blutig. Blut sickert tropfenweise aus den Ohren, besonders bei schleichenden Fällen von Scharlach und bei Diphtherie, verbunden mit Blutsickern aus den Augen und mit reichlicher Blutung aus der Nase. Die Nase ist die Hauptstelle für Blutungen bei derartigen Krankheiten. Der Blutandrang wird durch Nasenbluten gemildert. *Crotalus* hilft bei Blutwallungen zum Kopf mit Nasenblutung und bei allen Arten von übelriechendem Katarrh mit Blutsickern. Ebenso hilft das Mittel bei ekelhaften, übelriechenden Absonderungen aus der Nase, bei Ozaena, bei Cyanose und Mißfärbung des Gesichts, bei ausgesprochener Gelbsucht, bei Mädchen mit chlorotischer, anämischer, gelblichgrüner Hautfarbe mit Sistieren der Menses, ferner bei Pusteln, Bläschen, Akne und bei Parotitis.

Der Patient wacht oft nachts auf mit Zähneknirschen, er hat üblen Mundgeschmack, Entzündung des Zahnfleisches, Blutungen aus dem Munde, Halsentzündung mit Blutungen, Brennen und Wundgefühl im Hals und im Mund. Auch Zittern und Beben sind Symptome für *Crotalus*. Die geschwollene Zunge zittert beim Herausstrecken, ebenso zittern die Hände bei Bewegungen. Die schweren Fälle von Diphtherie mit Blutung aus Mund und Nase sprechen auf *Crotalus* an. Der Mund ist wund und blutet, es bestehen Mundgeschwüre, Geschwüre, wie sie nach Quecksilber-Mißbrauch entstehen. Das Schlucken ist erschwert. Der Patient bekommt beim Liegen auf der rechten Seite oder auf dem Rücken galliges Erbrechen. *Crotalus* ist ein gutes Gallenmittel, es hilft bei Migräne mit Gallebrechen. Die Crotalus-Leiden beginnen oft mit Erbrechen großer Quantitäten Galle, zuweilen auch von Galle mit Blut gemischt.

Crotalus hilft bei Magenschmerzen mit einem Kältegefühl, als ob ein Stück Eis im Magen wäre. Der Magen ist gereizt, kann nichts behalten, wirft beständig Blut aus. *Crotalus* hat Magengeschwüre geheilt, es hat das Wachstum von Carcinomen aufgehalten. Das erbrochene Blut hat oft die Gerinnungsfähigkeit eingebüßt. Bei allen schweren Fällen von Geschwürsbildungen im Magen ist beinah immer Ikterus vorhanden. Die Temperatur ist selten hoch, zuweilen sogar unternormal. Neben den Blutungen hat der Patient einen dunklen, spärlichen, blutigen Urin mit Albumen. Der Leib ist stark aufgetrieben, wie bei Typhus. *Crotalus* hilft auch bei Darmgeschwüren und Darmblutungen mit viel Schmerzen und mit Wundgefühl im Leibe oder mit dem Gefühl, als wäre der Leib aus Holz. Der Stuhl ist dünn und schwarz wie Kaffeesatz. Ebenso hilft *Crotalus* bei septischer Diarrhoe durch verdorbenes Wasser oder verdorbene Nahrungsmittel. Ferner bei Entzündung der Ovarien und des Uterus, bei der schleichenden Form von Faulfieber, bei Blutungen ohne Neigung zum Gerinnen. *Crotalus* hilft auch bei Beschwerden im Klimakterium, bei Hitzewallungen, bei Gelbsucht, bei Blutung aus dem Uterus oder bei Uteruscarcinom mit viel Blutungen und üblem Geruch. Der Patient wird gelb, kachektisch, bekommt eine gefleckte Haut; Schwellungen des Gesichts und der Beine treten ein, besonders entlang den Venen. Ferner hilft das Mittel bei Phlegmasia alba dolens mit Verschlimmerung bei der leisesten Berührung, bei Erschütterung oder bei Bewegung.

Man könnte *Crotalus* auch mehr oder weniger für ein Herzmittel halten wegen seiner Wirkungen bei großer Herzschwäche. Aber *Naja, Lachesis* und *Elaps* haben bei den Prüfungen mehr Herzsymptome gezeigt. Die schweren Erscheinungen, die *Crotalus* beeinflußt, sind mehr allgemeiner Natur. Flecken an den Gliedern, Gangrän der Extremitäten. Furunkel, Karbunkel und Ausschläge auf purpurfarbener, blauer, gefleckter oder marmorierter Haut mit Brennen und heftigen Schmerzen. Charakteristisch für *Crotalus* ist die teigige Mitte der Entzündungsstellen. Aus dem Absceß oder dem Karbunkel kommt dickes, schwarzes, nicht gerinnendes Blut. Karbunkel auf Hals und Rücken. Bei diesen bösartigen Erscheinungen kommen auch noch *Arsen, Anthracin, Lachesis* und *Secale* in Frage.

Bei Puerperalfieber besteht beständiges Sickern von schwarzem, übelriechendem, nicht koagulierendem Blut. Ähnlich auch bei Typhus und bei Abort. Bei Typhus kann auch eine starke, ununterbrochen sickernde Menorrhagie mit all den beschriebenen ernsten Symptomen, besonders mit dem benommenen Gesichtsausdruck bestehen. Im comatösen Zustand ist der Crotalus-Patient wie betrunken; wenn er so daliegt, könnte man glauben, er sei tot. Beim Aufwachen zittert jeder Muskel, auch die herausgestreckte Zunge zittert und der Patient kann nicht sprechen. Hier kann *Crotalus* lebensrettend wirken. Diese schweren Erscheinungen erinnern an *Baptisia, Arsen, Secale* und zuweilen an *Arnica* und *Phosphor.*

In den mehr chronischen Fällen zeigen sich schwere Schlafsymptome mit Aufschrecken. Schreckliche Träume von Mord und Totschlag, von Tod und Leichen, von Kirchhöfen, ja selbst von Leichengeruch. Beim Erwachen ist der Patient müde, wirkt dumm, kann nicht zählen, nicht schreiben, bringt, wenn er schreibt, die Sätze durcheinander und ebenso die Buchstaben. Der Schlaf wird unterbrochen von langen quälenden Perioden des Wachseins. Jeder Übergang zu warmem Wetter stört. Große Reizbarkeit. Der Crotalus-Patient ist empfindlich gegen seine Umgebung, ist leicht gestört und äußerst aufgebracht, er ist mißtrauisch gegen seine Freunde und unfähig zu logischem Denken. Der Patient kann dem Verlangen nach berauschenden Getränken nicht widerstehen, daher ist *Crotalus* gegen Delirium tremens oder Säuferwahnsinn mit Erfolg verwendet worden. Der Crotalus-Typ hat einen benommenen Gesichtsausdruck, ein purpurfarbenes Gesicht, den eigentümlichen Hunger des Trinkers und das anfallsweise Verlangen nach Stimulantien. Man darf annehmen, daß *Crotalus* bei dicken, starken Trinkern das Verlangen nach berauschenden Getränken aufhebt.

Croton Tiglium

(Purgierkörner)

Croton-Öl macht auf der Haut Bläschen und Pusteln mit stark entzündeter Umgebung, welche wie Erysipel aussehen können, für gewöhnlich aber ein Bläschenekzem sind, das sich im Verlauf einiger Tage entwickelt, dann abtrocknet und in weiteren wenigen Tagen abschuppt.

Bei Überdosierung kann es zu einem Vikariieren innerer und äußerer Symptome kommen: tritt ein Ausschlag auf, so verschwinden die Darmsymptome, der Rheumatismus und der Husten.

Zunächst der Husten: Es ist ein asthmatischer Husten, der sich um Mitternacht einstellt und den Patienten oft aus tiefem Schlaf weckt. Anfälle von heftigem Husten mit Atemnot und Würgen, schlimmer nachts und beim Niederlegen, zwingen zum Aufsitzen. Die Luftwege sind so reizbar, daß schon bloßes Einatmen Husten erzeugt. Empfindlichkeit gegen tiefes Atmen. Das geht so eine Weile fort, bis sich irgendwo auf dem Körper ein Ausschlag von Bläschen und Pusteln einstellt, die in Gruppen und Flecken auftreten, schließlich eintrocknen, abschuppen und verschwinden. Darauf kehrt der Husten wieder. Dieser chronische Wechselzustand ist charakteristisch für dieses Mittel.

Die nächstwichtigen Symptome spielen sich an den Därmen ab. Akute und chronische Diarrhoe. Cholera infantum. Charakteristisch ist die außerordentliche Plötzlichkeit, mit welcher der Stuhl entleert wird. Der Stuhl kommt gußartig, ist gelb, wässerig oder breiig, weich und dünn. Landleute sagen, der Stuhl sei „wie bei Gänsen". Der Stuhl kommt in einem Strahl. Dieser heftige Guß eines dünnen gelben Darminhaltes ist typisch für das Mittel. Dabei ist der Leib sehr empfindlich und stark aufgetrieben. Viel Kollern in den Därmen. Ein anderes Charakteristikum für Croton-Diarrhoe ist ein Druckgefühl über den ganzen Bauch oder um den Nabel herum, wodurch Schmerz im Rectum und Stuhldrang hervorgerufen werden und bei der Stuhlentleerung ein Gefühl, als wolle der Darm heraustreten. Der Schmerz wurde klinisch beschrieben, wie wenn er den ganzen Darm entlang bis zum Anus ausstrahle. Auf den Genuß von etwas Wasser oder Milch tritt zuweilen sofortiger Stuhlgang ein. Unmittelbar nach dem Essen Stuhlgang. Bei Kindern besteht große Erschöpfung, Tympanie, viel Darmkollern, große Kräfteabnahme, und nach dem kleinsten Schluck Milch erfolgt ein Guß von flüssigem oder breiigem Stuhl.

Wichtig sind auch die Augensymptome. Die Augen sind entzündet. Um die Augen herum und auf den Lidern sind Bläschen und Pusteln. Pusteln auch auf der Hornhaut und Granula auf den Lidern. Entzündung aller Gewebe des Auges, besonders der Iris und der Conjunctiva. Dabei ist gewöhnlich ein Gefühl vorhanden, als ob das Auge mit einer Schnur zurückgezogen würde oder als ob der Sehnerv das Auge in den Kopf hineinzöge. Dieses letztgenannte Gefühl macht auch *Paris quadrifolia,* dessen Mittelbild im übrigen jedoch anders ist (Kopfschmerz durch Überanstrengung der Augen bei Menschen, die sehr feine Arbeit zu verrichten haben; Neuralgie ohne Augenentzündung). Aber für das beschriebene Symptombild mit Entzündungen paßt *Croton.*

Das Mittel heilt bei Kindern lästige Ekzeme der Kopfhaut, die entweder nur aus Bläschen oder auch aus Pusteln bestehen. Nach Abtrocknen und Abschuppen des Ekzems bleibt eine rote, wunde, entzündete Stelle zurück, die empfindlich gegen Berührung ist. Wenn die Abschuppung beinah beendet ist, bildet sich oft ein neues Ekzem an einer anderen Stelle, manchmal um die Augen herum oder an den Schläfen, im Gesicht oder oben auf dem Kopf. *Croton* ist in dieser Beziehung *Sepia* zum Verwechseln ähnlich. *Sepia* heilt dieselben Ausschläge mit Bläschen und Pusteln, mit dem blutigen und wunden Untergrund und dem schubweisen Auftreten. *Sepia* ist sogar häufiger angezeigt als *Croton* bei dieser wunden und blutenden Kopfhaut, bei Crusta lactea oder überhaupt bei Ausschlägen der Kinder. *Croton* hilft besonders bei Kindern, die oft diese gußweise Diarrhoe haben, welche durch die geringste Störung herbeigeführt wird. Dabei kann man beobachten, daß mit der Besserung der Diarrhoe auch die Kopfhauterscheinungen sich bessern; sobald aber die Diarrhoe nachläßt, stellt sich wieder ein neuer Ausschlag ein. *Croton* wirkt entweder auf die Schleimhaut oder auf die äußere Haut.

Für *Croton* sprechen noch eine Reihe Symptome bei der Lactation. Im normalen Wochenbett stellen sich auf einmal in der einen oder anderen Brust Schmerzen ein mit dem Gefühl, als ob die Brustwarze mit einer Schnur nach hinten gezogen würde. Es besteht ein scharfer, ziehender, stechender Schmerz, der die Patientin zuweilen zwingt, Tag und Nacht umherzulaufen. Dieser Zustand ist sehr typisch für *Croton.* Das Ziehen wie mit einer Schnur gleicht dem bei den Augen erwähnten entsprechenden Symptom. (Beim Arzneibild von *Plumbum* sitzt das Ziehen im Nabel.) Verfasser hat eine Frau mit diesem schmerzhaften Ziehen an der Brustwarze durch *Croton* geheilt. Die Frau ging vor Schmerzen in der Wohnung auf und ab, ja der Schmerz war so heftig, daß er der Frau Tränen aus den Augen preßte. Die Schmerzen hatten schon mehrere Nächte bestanden. Heiße Anwendungen hatten nichts genutzt; ein Punkt, der zu beachten ist.

Croton heilt Cholera infantum, bei der das Erbrechen weniger hervortritt als die Diarrhoe. Wichtig ist dabei die starke Übelkeit mit Schwinden der Sehkraft. Es besteht Schwindel, der schlimmer wird nach Trinken. Häufige, gelblich-grüne, wässerige Stühle und Wasserzusammenlaufen im Munde, also eine große Übelkeit mit nicht zu starkem Erbrechen. Die Übelkeit erinnert mehr an *Ipecacuanha,* nur daß dessen Mittelbild nichts von den Croton-Stühlen hat. *Ipecacuanha* hilft nur bei spärlichen kleinen Güssen, die alle paar Minuten auftreten und mit quälendem Tenesmus verbunden sind. Bei Cholera infantum ist Erbrechen das allerwichtigste Symptom für *Ipecacuanha.* Es bestehen dabei unerträgliches

Würgen bei leerem Magen, Erschöpfung und sehr spärliche Stühle. Bei *Croton* dagegen sind die Stühle reichlich, und trotz der Übelkeit ist Erbrechen selten und spärlich.

Ein weiterer beachtenswerter Zug von *Croton* ist seine Beziehung zu *Rhus*. Beide Mittel sind Antidote. *Croton* ist bezüglich des Bläschenausschlags nahe verwandt mit der Rhus-Familie (besonders mit *Rhus tox.*), mit *Anacardium*, mit *Sepia* und *Anagallis*. Der Croton-Ausschlag findet sich oft an den Genitalorganen. Bei *Rhus* trifft dies auch zu, und wenn bei Rhus-Vergiftung diese Organe besonders befallen sind, ist bezüglich des Ausschlags *Croton* gewöhnlich das Antidot, ebenso wenn die Ausschläge besonders um die Augen herum und am Kopf lokalisiert sind. Wenn dagegen der Ausschlag die Handflächen befällt, paßt *Anagallis*. *Anagallis* heilt ähnliche Erscheinungen wie *Croton;* es hat auch das Symptom, daß, sobald nach der Abschuppung des Ausschlags die Haut abzuheilen scheint, neue Schübe nachkommen. *Rhus* macht ebenfalls Ausschläge an den Handflächen, aber keine neuen Schübe an den entzündeten Stellen. Die Croton-Ausschläge brennen auch etwas, aber nicht so sehr wie die bei *Rhus*. Rhus-Ausschläge brennen wie Feuer, sie werden schlimmer in der Luft und bessern sich, wenn man die Hand in möglichst heißes Wasser hält. Bei *Croton* ist es zwar ähnlich, aber hier verbietet der Schmerz das Berühren. Nur wenn der Ausschlag ausnahmsweise unempfindlich ist, so daß man ihn berühren kann, erleichtert Reiben das Jucken. Bei *Rhus* wird das Jucken durch Berührung verschlimmert. Bei schweren Fällen von Rhus-Vergiftung hält der Patient die Finger mit den großen Blasen weit gespreizt, weil Berührung ein furchtbares Jukken verursacht, das den Patienten außer Rand und Band bringt. Obwohl dies bei *Croton* nicht der Fall ist, sind doch beide Mittel einander ähnlich genug, um Antidote zu sein. Je ähnlicher sich die Mittel hinsichtlich der Allgemeinsymptome sind, um so besser wirken sie als Antidote.

Weitere Zeichen für *Croton* sind: „Häufiges ätzendes Jucken an Glans und Scrotum." „Bläschenausschlag an Scrotum und Penis." Bläschen und Pustelausschläge an den Genitalien. Hier ist *Croton* wieder nahe verwandt mit *Petroleum*, das feine, rote, bläschenförmige und granulaähnliche Ausschläge heilt, Ausschläge, die untermischt sind mit feinen roten Flecken an den Genitalien, welche heftig jucken, was zuweilen durch Kratzen schlimmer wird, bis dann Brennen eintritt und Bluten Erleichterung bringt.

Cuprum metallicum

(Metallisches Kupfer)

Cuprum ist ein spezielles Medikament für Konvulsionen. Die Neigung zu Krämpfen geht durch alle Cuprum-Leiden. Das Mittel heilt spastische Zustände, Kontrakturen und Konvulsionen aller Grade. Die Konvulsionen beginnen mit Ziehen in den Fingern, mit Einschlagen der Daumen oder mit Muskelzucken. *Cuprum* hilft bei Zuckungen, bei Zittern, aber auch bei tonischen Kontraktionen, wobei die Hände fest geschlossen werden. Der letztgenannte Zustand beginnt an den Daumen. Durch diese tonischen Kontraktionen werden die Glieder mit großer Heftigkeit zusammengezogen. Oft finden sich auch klonische Krämpfe mit Hin- und Herwerfen des Körpers und mit Zuckungen.

Cuprum heilt viele psychische Symptome. Delirien verschiedener Art mit unzusammenhängendem Lallen und Verlust des Gedächtnisses. Bei allen Leiden, z. B. bei Cholera, bei einzelnen Formen von Kindbettfieber, bei Dysmenorrhoe, bei Hirnkongestionen usw., kann Delirium dabei sein, eine Bewußtlosigkeit mit Hin- und Herwerfen des Körpers und mit Muskelzucken. Augenrollen, wobei sich die Augen gewöhnlich nach oben außen oder nach oben innen drehen. Nasenbluten und Sehschwäche. Zwischen den Anfällen treten Delirien mit unzusammenhängenden Reden auf, wobei der Patient gehässig und heftig ist, weint, aufschreit und brüllt. Die Konvulsionen beginnen mit einem Schrei, der sich manchmal anhört wie Blöken.

Nach diesen Krämpfen tritt ein Zustand wie Scheintod oder Ekstase ein. Zuweilen liegt der Patient nach den Krämpfen wie tot da. Dieser Zustand ist oft leitend für *Cuprum* bei Keuchhusten. Kinder werden bei solch heftigem Keuchhustenanfall blau im Gesicht, die Fingernägel verfärben sich, die Augen drehen sich nach oben, die Kinder husten so lange, bis sie den Atem verlieren und einige Zeit wie bewußtlos daliegen, dann aber mit einem plötzlichen heftigen, krampfartigen Atemzug wieder zu sich kommen. Mit etwas kaltem Wasser kann man den Husten kupieren und den Krampf lindern. Die Kinder merken bald selbst, daß ihnen ein Glas kaltes Wasser gut tut. Bei jeder Beteiligung der Atmungsorgane beobachtet man schreckliches Krampfatmen, Dyspnoë, auch starkes Rasseln auf der Brust. Mit der Dyspnoë nimmt das Einschlagen der Daumen und das Krampfen der Finger zu.

Mitunter wird ein so starker Krampf in der unteren Brust beobachtet bzw. ein derartiges Gefühl von Zusammengeschnürtsein, daß der Patient glaubt, sterben zu müssen. Zuweilen ist es ein Gefühl wie von einem Messerstich, der von vorn nach hinten durch den Rücken geht. Dem Patient verschlägt es dabei die Sprache. Zuweilen überfallen den Patienten kolikartige neuralgische Beschwerden. Das Gesicht ist dabei voller Angst und Furcht. *Cuprum* heilt diesen Zustand schnell. Dieser Zustand von Zusammengeschnürtsein und Dyspnoë kommt zuweilen bei Cholera vor, auch bei schmerzhafter Menstruation. Der Patient ist nicht imstande, einen tiefen Atemzug zu tun.

Das ganze Bild von *Cuprum* kennzeichnen Krämpfe, Krämpfe in den Gliedern, in den Brustmuskeln, verbunden mit Zittern und Schwäche. Bei alten Leuten oder bei vorzeitig Gealterten ist *Cuprum* wirksam gegen Wadenkrämpfe, gegen krampfige Zustände an den Fußsohlen, an den Zehen und Fingern, besonders nachts im Bett. *Cuprum* hilft auch gegen die Krämpfe in Waden und Sohlen bei alten Männern oder bei jungen, vorzeitig gealterten Männern nach einem ausschweifenden Leben.

Cuprum hilft bei Krampfzuständen während der Menstruation. Schmerzhafte Menstruation mit Krämpfen, welche an den Fingern beginnen und sich über den ganzen Körper ausdehnen. Tonische Krämpfe, wie bei Hysterischen. Heftige Dysmenorrhoe mit Delirium, Aufwärtsdrehen der Augen, Verzerren des Gesichts und epileptiformen Erscheinungen.

Bei Epilepsie sehen wir Kontraktionen und Zuckungen der Finger und Zehen. Der Epileptiker fällt plötzlich mit einem Schrei hin. Während des Anfalls gehen Urin und Stuhl ab. Die Kontraktionen beginnen mit einem heftigen Zusammenziehungsgefühl in der unteren Brust oder mit Fingerkontraktionen, die sich nach und nach auf sämtliche Muskeln ausdehnen.

Ferner ist *Cuprum* zuweilen angezeigt bei Puerperalfieber von urämischem Charakter. Der Urin ist spärlich, eiweißhaltig; im Verlauf der Geburt tritt plötzliche Blindheit ein, die Wehen hören auf und Konvulsionen beginnen an den Fingern und Zehen. Für solche Fälle ist *Cuprum* das Mittel der Wahl.

Ebenso hilft *Cuprum* bei Cholera mit gußartigen, wässerigen Stühlen und reichlichem Erbrechen. Die ganze Haut des Patienten wird blau, die Extremitäten sind kalt, es bestehen krampfartige Zustände in den Extremitäten, in den Fingern und Zehen und in der Brust. Der Patient friert, hat blaue Flecken auf der Haut und verfällt in Kollaps. Die Nägel der Finger und Zehen, sowie die Hande und Füße des Patienten sind blau. Schon HAHNEMANN hat festgestellt, daß das Krankheitsbild der Cholera den Arzneibildern von *Cuprum, Camphora* und *Veratrum* gleicht. Diese drei Arzneien sind daher die Hauptmittel gegen Cholera. Sie helfen bei erschöpfendem Erbrechen und bei Diarrhoe, sie haben die Kältesymptome, die Neigung zu Kollaps, den Kräfteverfall infolge Säfteverlust.

Nach dem Gesagten herrschen beim Cuprum-Fall Krämpfe vor, und zwar heftigste Krämpfe. Die Muskelkontraktionen sind so schmerzhaft, daß der Patient schreien muß. Für *Camphora* spricht von allen drei Mitteln am meisten die Kälte, der Körper ist kalt wie eine Leiche; ferner die blaue Hautfarbe und die erschöpfenden Entleerungen. Während die Cuprum- und Veratrum-Patienten sich gern zudecken lassen, verlangt der Camphora-Patient Kühle und offenstehende Fenster, überhaupt ein kaltes Zimmer, obwohl er eiskalt ist. Für *Camphora* sprechen auch die schmerzhaften Konvulsionen, und während ihrer

Dauer wünscht auch der Camphora-Patient bedeckt zu sein und will geschlossene Fenster, desgleichen bei schmerzhaften Darmkrämpfen. Der Camphora-Patient verlangt also bei fieberhaften Krankheiten (Fieber ist bei *Camphora* sehr selten) und bei Schmerzen zugedeckt zu sein und warmgehalten zu werden, dagegen wünscht er während des Kältezustandes aufgedeckt zu sein und will frische Luft. Bei Cholera sprechen die hochgradige Kälte und die blaue Verfärbung der Haut für *Camphora;* ferner die zuweilen spärlichen, zuweilen reichlichen Entleerungen, wodurch der Patient oft plötzlich herunterkommt. Bei der Camphora-Kälte fehlt ferner der bei diesem Zustand sonst übliche Schweiß. Der Camphora-Patient hat zwar zuweilen auch Schweiß, aber weit mehr große Kälte, Bläue, Trockenheit und das Verlangen, unbedeckt zu sein. Der Veratrum-Patient dagegen hat vor allem reichliche, erschöpfende Entleerungen, reichlichen kalten Schweiß und starkes Erbrechen, dabei etwas Krampf und Verlangen nach Wärme; bei ihm tritt durch heiße Getränke und heiße Anwendungen Besserung ein.

Diese drei Mittel helfen auch bei Kollaps. *Cuprum* paßt insbesondere für die Konvulsionen, *Camphora* für die übergroße Kälte bei mehr oder weniger Trokkenheit, *Veratrum* für das Übermaß von Schweiß, Erbrechen und Diarrhoe.

Bei choleraähnlichen Zuständen wirken noch andere Mittel ähnlich wie *Cuprum: Podophyllum* z. B. ist für Krämpfe, besonders in den Därmen, für schmerzlose, gußartige Diarrhoe mit Erbrechen recht gut. Die Podophyllum-Krämpfe sind heftig; es besteht ein Gefühl, als ob sich die Därme verknotet hätten. Der wässerige Stuhl sieht gelb aus und, wenn er eine Weile gestanden hat, wie eingerührtes Maismehl. Er hat einen furchtbaren Geruch, wie er nur für *Podophyllum* eigentümlich ist: aashaft, faulig und durchdringend. Der Stuhl kommt in Güssen, ist sehr reichlich und verursacht große Erschöpfung. Mit den unaufhörlichen gußartigen Stühlen ist ein Gefühl von Leere und von tödlicher Vernichtung verbunden. Bei diesem Zustand ist auch an *Phosphor* zu denken; es hilft ebenfalls bei Darmkrämpfen, bei erschöpfender Diarrhoe mit tödlicher Schwäche, aber wenn *Phosphor* angezeigt ist, muß Hitze der Haut mit innerem Brennen, mit Poltern von getrunkenen Flüssigkeiten im Magen und in den Därmen bestehen, während bei *Cuprum* dieses gurgelnde Geräusch schon im Hals und in der Speiseröhre während des Schluckens auftritt.

Weitere Cuprum-Symptome sind Konvulsionen im ganzen Körper mit Zukken, mit Hin- und Herwerfen des Körpers, mit Zittern und blauer Verfärbung der Haut. Krampf der Sphinkteren. Alle Handlungen und Bewegungen sind krampfhaft und unregelmäßig. Letzteres ist sehr wichtig für *Cuprum.* Ferner spricht für *Cuprum,* wenn bei Unterdrückung von Ausschlägen Diarrhoe und Krämpfe, zuweilen auch nur Krämpfe eintreten, wie dies z. B. bei Masern oder Scharlach der Fall ist. Hier kommen ganz besonders *Zincum* und *Cuprum* in Frage, zuweilen auch *Bryonia.* Auch wenn bei entkräfteten Menschen ein lange bestehender Ausfluß plötzlich aufhört und Krämpfe eintreten, ist *Cuprum* angezeigt. *Cuprum* bringt Ausflüsse wieder in Gang, deren Unterdrückung von Konvulsionen gefolgt war. Es hat Caries, senile Gangrän und Zirkulationsstörungen geheilt.

Beim Cuprum-Patienten stehen die Nerven immer unter Hochspannung. Der Patient möchte fliegen; er spürt einen Zwang, etwas Schreckliches zu tun; er ist impulsiv, ruhelos, wirft sich hin und her und hat ein fortwährendes Unbehagen mit Zittern und Müdigkeit. Große Muskelschwäche. Große Erschlaffung des Körpers zwischen den Konvulsionen. Zucken, Rucken und Auffahren im Schlafe. Zähneknirschen bei Hirnaffektionen. Wenn äußere Entzündungen plötzlich verschwinden, stellen sich auf einmal Delirien, Konvulsionen oder Blindheit ein als Zeichen einer vikariierenden Hirnentzündung. Der Charakter des Cuprum-Bildes ist nicht Passivität, sondern vielmehr Heftigkeit in jeder Beziehung. So können hysterische Krämpfe auch plötzlich in Chorea übergehen. Dieses beständige Wechseln und Hin- und Herspringen der Erscheinungen bei *Cuprum* ist nicht allgemein bekannt.

Cuprum heilt Keuchhusten. Bei jedem Anfall tritt ein schrecklicher Krampfzustand ein. Muskelzuckungen. Alle Arten von Krämpfen, wie man sie bei Hysterischen beobachtet. Krämpfe im Wochenbett. Diese heftigen Krämpfe sind außer für *Cuprum* nur für wenige andere Mittel charakteristisch, z. B. für *Tabacum.*

Für *Cuprum* sprechen ferner: Heftiger Blutandrang zum Kopf. Heftiger Kopf- und Scheitelschmerz. Quetschungsschmerz. Prickelnder Schmerz im Scheitel. Stiche in den Schläfen. Meningitis. Kopfschmerz nach epileptischen Anfällen. Gehirnlähmung mit Kollapssymptomen. Hirnmetastasen.

Ebenso sprechen für *Cuprum* krampfartige Zuckungen der Augen und der Lider. Quetschungsschmerz in den Augen. Augenrollen. „Schnelles Drehen der Augäpfel bei geschlossenen Augen, wobei die Lider krampfhaft geschlossen sind." „Periostitis der Augenknochen und Entzündung der Tränendrüsen." Hornhautgeschwüre. Gesicht und Lippen blau, Gesicht purpurfarben bei Konvulsionen und Keuchhusten.

Ferner Entzündung und Lähmung der Zunge, was oft bei Cuprum-Patienten nach den Konvulsionen beobachtet wird. Es ist, als ob die Heftigkeit der Konvulsionen als Reaktion eine Art Lähmung der Muskeln mit Taubheitsgefühl und Kribbeln zurückließe. „Krämpfe im Kehlkopf, die das Sprechen verhindern. Zusammenziehungsgefühl beim Schlucken. Großes Verlangen nach kalten Getränken." Viele Leiden werden durch Trinken von kaltem Wasser gebessert, so zuweilen die Krämpfe, auch der Husten, obwohl dieser durch das Einatmen von kalter Luft verursacht wurde (ähnlich wie bei *Coccus cacti*). „Verlangen nach warmen Speisen und Getränken. Hastiges Essen." Verdauungsstörungen nach Milch.

Zu den Cuprum-Leiden gehören auch Übelkeit, Erbrechen und Diarrhoe, die mehr oder weniger bei den Krämpfen vorhanden sind, so bei den Krämpfen des Magens, der Waden, der Zehen und Finger. „Druck im Magen." Periodische Krämpfe im Magen und Darm. *Cuprum* hat heftige Krampfkoliken geheilt, die regelmäßig alle zwei Wochen auftraten. Magenschmerz. Schmerzen unter dem Schwertfortsatz, die den Patienten sehr mitnehmen. Zusammenziehungsgefühl auf der Brust, Erstickungsgefühl, Beinkrämpfe. Hysterische Krampfneigung hat *Cuprum* schon oft vollständig beseitigt. Charakteristisch ist das krampfhafte Einschlagen der Daumen. *Cuprum* heilt akute Krämpfe, die mit Diarrhoe, Erbrechen usw. einhergehen. Urämische Konvulsionen. Der Urin ist unterdrückt oder spärlich. Bei jungen Mädchen, die anfangen zu menstruieren, wobei neben Diarrhoe heftige Krämpfe in den Gliedern, im Leib und im Uterus bestehen, hilft *Cuprum;* auch bei epileptischen Krämpfen, die sich bei jeder Menstruation einstellen. Vor oder nach den Menses, oder nach ihrem Aussetzen, heftige unerträgliche Leibkrämpfe. Die Krämpfe treten vorzugsweise ein, wenn die Menstruation durch ein kaltes Bad unterdrückt wird. Da hilft *Cuprum metallicum.* Hysterische Krämpfe, oder auch eine Art Chorea. An Stelle der Konvulsionen können auch Kongestionen zum Kopf mit heftigen Delirien eintreten.

Es ist erst wenig bekannt, daß *Cuprum* auch ein gutes Mittel gegen Anämie bzw. Chlorose ist. *Cuprum* wirkt tief, es beeinflußt den Willen, die Neigungen und Abneigungen. So können Mädchen, die immer verwöhnt wurden und die nun mit einem Mal sich einer gewissen Disziplin unterwerfen sollen und dann Anfälle von geistigen Störungen oder Krämpfe bekommen, durch *Cuprum* geheilt werden.

Auch für krampfhaftes Atmen, starke Dyspnoë, Asthma, Anfälle von Krampfasthma und von sehr heftigem Krampfhusten paßt *Cuprum.* „Trockener, harter, mühsamer Husten; Rasseln auf der Brust; Krämpfe; krampfhafter Husten fast bis zum Ersticken mit rotem oder purpurfarbenem Gesicht."

Cyclamen

(Alpenveilchen)

Abneigung gegen Bewegung ist ein wichtiges Symptom des Mittels. Bewegungen lindern jedoch die Schmerzen und das Unbehaglichkeitsgefühl. Abneigung gegen frische Luft; aber durch Aufenthalt im Freien werden ebenfalls manche Symptome gebessert, hauptsächlich Schnupfen und Husten.

Ausgesprochene Benommenheit der Sinne ist ein hervorragender Zug von *Cyclamen.*

Bleichsucht, unregelmäßige Menses und Herzklopfen. Stechende Schmerzen. Schwäche und Verschlimmerung nach Anstrengung. Schlaffe Muskeln.

Die meisten Symptome bessern sich durch Gehen. Der Patient ist in der Nacht sehr unruhig. Große Müdigkeit. Abends Schwäche, die durch Umhergehen gebessert wird.

Empfindlichkeit gegen Kälte und kalte Luft. Beschwerden nach Überhitzung. Wechselnde Stimmung ist ein hervorstechendes psychisches Symptom. Großer Gedankenandrang wechselt ab mit schwachem Gedächtnis. Fröhlichkeit wechselt mit Gereiztheit. Gute Laune verwandelt sich plötzlich in Traurigkeit und Verdrießlichkeit.

Kummer und Furcht lassen die Patienten nie zu geistiger Ruhe kommen. In Gedanken versunken sucht der Patient die Einsamkeit und grübelt über die Zukunft nach.

Der Patient gibt unzusammenhängende Antworten und leidet an Geistesverwirrung, er hat Abneigung gegen Arbeit und Furcht vor frischer Luft; er möchte in einem warmen Raum sein und wünscht Einsamkeit.

Der Patient verharrt lange Zeit in Schweigen. Aufregung mit Zittern. Der Patient ist betrübt, als ob er jemand Unrecht getan hätte (*Aurum*).

Der Patient bricht leicht in Tränen aus und grübelt über seinen Kummer nach, der aber nur in der Einbildung besteht. Der Patient denkt nur an sich; er meint, er sei allein auf der Welt oder er würde von allen Menschen verfolgt (*China*).

Der Patient ist eigensinnig und tadelsüchtig; er wird zunehmend schwächer, hat Ohnmachtsanfälle und wird blaß und anämisch.

Diese Symptome sind bei Frauen wichtig, wenn zugleich schwache Menses oder Amenorrhoe vorliegen.

Beim Gehen im Freien befällt den Patienten Schwindel; die Gegenstände drehen sich im Kreis herum; Besserung in geschlossenen Räumen und beim Sitzen. Mitunter wird dem Patienten schwarz vor den Augen und er fällt hin, als ob er ohnmächtig würde.

Kopfschmerzen machen den Patienten benommen und er hat Angst, den Verstand zu verlieren. Bohrende, schießende, pressende Schmerzen in der Stirn und in den Schläfen. Die Schmerzen sind schlimmer beim Liegen auf der schmerzhaften Seite oder auf dem Rücken. Die Schmerzen sind meist einseitig, treten morgens und abends auf, bessern sich durch Erbrechen und verschlimmern sich durch Bewegung und in der frischen Luft. Durch die Schmerzen vermindert sich die Sehkraft. Es besteht ein Druck am Scheitel, als ob das Gehirn in ein Tuch eingehüllt wäre, was dem Patienten den Verstand benimmt. Morgens beim Aufstehen Kopfschmerzen mit Flackern vor den Augen. Pulsieren im Kopf. Blutandrang zum Kopf. Ängstlichkeit und geistige Verwirrung. Trübung des Sehvermögens. Schwindel. Allgemeines Kältegefühl nach dem Essen. Die Kopfschmerzen werden durch kalte Anwendungen gebessert. Kopfschmerzen infolge Magenverstimmung. Der Patient hat ein Gefühl im Kopf, als ob er eine Nachtmütze aufhätte. Ziehende Schmerzen in der Kopfhaut.

Im Gesichtsfeld tauchen Flecken, Nebel und bläuliche Farben auf. Die Gegenstände glitzern und flackern in den verschiedensten Farben, bald gelb, bald grün. Glühende Funken sprühen vor den Augen. Der Blick ist getrübt wie von Rauch. Um das Licht entsteht ein Hof. Sehtrübung mit schwarzen Flecken wie Fliegen. Doppeltsehen. Konvergierendes Schielen. Vergrößerte Pupillen. Hemiopie. Ödematöse Augenlider mit Hitze und Brennen. Schwellung der Oberlider. Trockenheit und Brennen der Augenlider. Bei Kopfschmerzen ist die Sehkraft getrübt. Verschlechtertes Sehen. Verschlechterung des Geruchssinns, des Geschmackssinns und des Gehörs. Schwerhörigkeit. Summen, Klingen und Brausen in den Ohren. Ziehende Schmerzen.

Verminderter Geruchssinn. Trockene Nase. Trockener oder flüssiger Schnupfen, schlimmer im warmen Raum, besser in freier Luft oder im kühlen Raum. Niesen und wäßrige Sekretion in warmem Raum, die in frischer Luft völlig verschwindet. Gehen in kalter Luft ist der angenehmste Zeitvertreib. Über dem Nasenbein bestehen während des Schnupfens pressende Schmerzen. Bei Überhitzung und in überheizten Räumen erkältet sich der Patient.

Blasses, kränkliches Gesicht. Frauen haben Ringe unter den Augen. Stirnrunzeln. Trockene Lippen. Taubheitsgefühl der Oberlippe. Bohren. Stechen, Ziehen in den Zähnen. Zähneklappern bei Nacht.

Das Geschmacksvermögen fehlt oder ist beeinträchtigt. Der Patient hat einen schalen, schlechten, putriden, ranzigen Geschmack im Mund. Alle Nahrung schmeckt zu salzig. Die Zunge ist weiß oder gelblich. Auf der Zunge sind brennende Blasen. Verstärkter Speichelfluß. Brennen an der Zungenspitze. Der Speichel schmeckt salzig. Klebriger Schleim im Mund.

Brennen, Trockenheit und Kratzen im Hals. Appetitverlust. Abneigung gegen Speisen. Der Patient hat keinen Durst, außer abends während des Fiebers. Er wünscht Limonade (*Acid. nitricum, Belladonna, Sabadilla*). Abneigung gegen Brot und Butter und gegen fette Speisen. Verlangen nach ausgefallenen Sachen. Es besteht Abscheu vor Fleisch, während z. B. Sardinen begehrt sind. Der Patient ist nach dem ersten Bissen satt (*Lycopodium*) und verabscheut dann jede weitere Nahrung. Schwacher Magen. Nach dem Essen Schwindel. Schweinefleisch ist dem Kranken unangenehm. Die Magensymptome ähneln sehr denen bei *Pulsatilla*. Die Symptome sind schlimmer nach Kaffee. Morgens und nach dem Essen Erbrechen eines wässerigen Schleimes. Aufstoßen. Schmerzen im Magen und Brennen in der Speiseröhre, was durch Umhergehen gebessert wird. Völlegefühl, als wenn der Patient zuviel gegessen hätte. Nach dem Essen ein Gefühl im Magen wie von einem Gewicht. Stechende Schmerzen im Magen.

Kolikartige Schmerzen im Bauch, die durch Umhergehen gebessert werden. Bauch und Hypogastrium sind weich. Abends und nach dem Essen bestehen nagende Schmerzen. Rumpeln und Gurgeln im Bauch. Nachts treten Krämpfe ein, die durch Umhergehen gebessert werden. Stechende Schmerzen in Bauch und Leber.

Diarrhoe nach Kaffee. Diarrhoe bei bleichsüchtigen Frauen, die an Kopfschmerzen und an Regelstörungen leiden. Wäßriger, geruchloser, bräunlicher oder gelber Stuhl. Abends Diarrhoe. Manchmal aber auch Verstopfung mit hartem Stuhl. Schwindel. Vor dem Stuhlgang Kolik. Kolik und Drängen nach dem Stuhlgang. Blutende Hämorrhoiden. Ziehende, pressende Schmerzen um den Anus, als ob sich eine eiternde Stelle bilden wolle.

Häufiger, erfolgloser Urindrang. Reichlicher, heller Urin. Flockiger Niederschlag mit einem schillernden Häutchen. Stechen in der Harnröhre mit Harndrang.

Bei Männern ist der Sexualtrieb vermindert. Prostatareizung mit stechenden Schmerzen, mit Stuhl- und Urindrang (*Nux*).

Die Menstruation kommt zu früh oder zu spät, ist unregelmäßig oder unterdrückt, reichlich und langdauernd oder spärlich. Wenn sie reichlich ist, werden die psychischen Symptome besser. Der Monatsfluß ist schwarz und klumpig. Während der Periode bestehen wehenartige Schmerzen, die im Kreuz beginnen und beiderseits am Schambein entlanglaufen. Hämorrhagie des Uterus. Furcht vor frischer Luft. Unterdrückte Menses, Herzklopfen, Weinerlichkeit, Abneigung gegen Gesellschaft und Furcht vor frischer Luft. Blutwallungen zum Kopf bei zu spärlichen Menses. Unterdrückte Menses infolge Überanstrengung oder Überhitztsein. Ohnmachten während der Menstruation. Nach den Menses ist Milch in den Mammae. Beschwerden nach dem Abstillen (*China*).

Bei Nacht entsteht heftiges Kratzen im Hals durch dicken, weißen Schleim. Kitzeln im Kehlkopf und in der Luftröhre. Druck auf der Brust. Erstickender Husten, der durch Kratzen in der Luftröhre und durch Trockenheit der Luftröhre hervorgerufen wird. Der Husten tritt während des Schlafes infolge Trokkenheit und Spasmen des Kehlkopfs ein. Der Husten bessert sich in frischer Luft, sogar bei kaltem Wind.

Druck in der Mitte des Brustbeins. Schwäche in der Brust. Stechen in der Brust und im Herzen. Ziehen, Stechen und Atemnot während Bewegung und in Ruhe.

Herzklopfen und anämische Geräusche. Stürmische Herzaktion und große Erschöpfung. Schwacher Puls. Ein Gefühl, als ob Luft aus den Brustwarzen ströme. Geschwollene Mammae. Nichtschwangere Frauen haben Milch in den Mammae. Nach den Menses sind die Mammae geschwollen und sehr hart.

Ziehende Schmerzen im Nacken mit Steifheit. Rückenstiche werden durch Schulterzurückziehen gebessert. Stechen in der rechten Nierengegend, schlimmer beim Einatmen. Während des Sitzens entstehen Schmerzen im Kreuz, die sich beim Aufstehen verringern. Reißende, ziehende Gliederschmerzen. Überempfindliche Haut. Schwache Muskeln. Reißen und Ziehen in den oberen Gliedmaßen. Schwächegefühl in den Händen; der Patient meint, er müsse das, was er in den Händen hält, fallen lassen. Schreibkrampf. Ziehende Schmerzen in den Beugemuskeln der Beine. Brennende, wunde Schmerzen in den Fersen. Nach dem Gehen fühlen sich die Zehen wie tot an. Schwäche in den Gliedern.

Unruhiger Schlaf, der durch ängstliche Träume gestört wird. Furchtsame, lebhafte Träume. Der Patient schläft spät ein und erwacht früh, ist aber zu müde und zu schläfrig, um aufzustehen. Pollutionen beim Träumen.

Frösteln, Fieber und Schwitzen. Das Frösteln wird durch warme Kleidung nicht gebessert. Frostigkeit während der Menses. Frösteln morgens oder abends, hauptsächlich aber abends. Dem Frösteln folgt Hitze im Gesicht. Hitze und Frösteln wechseln ab. Hitzegefühl im ganzen Körper, hauptsächlich im Gesicht und in den Händen. Hitze bei Venenstauung (*China*). Nach dem Essen tritt allgemeines Hitzegefühl ein. Nachts beim Schlafen schwitzt der Patient. Manchmal schwitzt er nur am Unterleib.

Jucken nachts im Bett. Nach dem Kratzen ist der Patient benommen.

Digitalis

(Fingerhut)

Der kritiklose Gebrauch dieses Mittels durch die alte Schule hat viel Unheil angerichtet. Seine Anwendung gegen zu schnelle Herztätigkeit ruft sehr bald eine Art von Herzlähmung hervor, die schließlich zum Tod führen kann. Der homöopathische Arzt wird niemals zur Verlangsamung des Pulses *Digitalis* geben, da er vor allen Dingen den Gesamtzustand des Patienten berücksichtigt.

Digitalis ist wenig geeignet für Fieberzustände. Nach den Prüfungen paßt sie bei langsamem Puls. Bei einem gesunden Menschen verlangsamt *Digitalis* den Puls; daher ist sie bei Kranken mit langsamem Puls indiziert.

Digitalis hilft besonders bei Leberstörungen. „Kongestion und Vergrößerung der Leber, Schmerzhaftigkeit der Leber." Empfindlichkeit in der Umgebung der Leber, mangelhafte Funktion der Leber. Die Därme sind äußerst träge, die Stühle gallenarm, hellgrau und wie Kitt — und bei all dem ein langsamer Puls, ferner Gelbsucht und Unbehagen in der Lebergegend. Damit haben wir fast das ganze Digitalis-Bild, abgesehen von vielen kleinen anderen Symptomen.

Ferner gehört zu den Kardinalsymptomen der *Digitalis* ein Vernichtungsgefühl im Magen, das durch Nahrungsaufnahme nicht gebessert wird; es ist ein Gefühl zum Sterben, das sehr viele Herzkrankheiten begleitet. Dabei besteht Ruhelosigkeit und äußerste Erschlaffung der Nerven. „Ein Gefühl, als werde der Magen in Stücke gehen; ein Angstgefühl, als wenn sich etwas Schlimmes ereignen müßte." Angst und Unruhe kennzeichnen das ganze Mittelbild. Schlaffheit und hochgradige Erschöpfung. Ohnmacht beim leisesten Anlaß. Alles beginnt im Magen mit einem schrecklichen Schwächegefühl.

Der Schlaf ist von schrecklichen Träumen und Angst erfüllt. Der Patient träumt zu fallen — ein häufiges Symptom bei Herzkrankheiten. Es besteht langsamer, unregelmäßiger Puls, unregelmäßige Blutversorgung des Gehirns im Schlaf, dabei ein Zustand von Erregtsein und Ungeduld. Durch den ganzen Körper geht ein Gefühl wie von einem elektrischen Schlag mit plötzlichen Muskelzuckungen. Dabei langsamer Puls, Ohnmachtsgefühl und große Schwäche. Cyanose der Lippen bei Herzanfällen, zuweilen mit aussetzendem Puls. Cyanose des Gesichts und der Finger, der Patient will auf dem Rücken liegen. Häufiges Auffahren im Schlafe; Hin- und Herwerfen im Bett.

Von den zahlreichen Herzsymptomen ist das wichtigste der langsame Puls, und zwar im Beginn der Erkrankung. Später kann der Puls fliegend und stark beschleunigt sein. Gleichzeitig können Angst, Ruhelosigkeit, schreckliche Träume und Vernichtungsgefühl im Magen vorhanden sein. Doch wenn wir *Digitalis* geben wollen, müssen wir herausbekommen, ob der Puls im Anfang langsam war. War der Puls anfangs schnell, wird *Digitalis* nichts nützen. Der Digitalis-Puls ist anfangs für mehrere Tage langsam, bis schließlich Herzzittern mit unregelmäßigem und aussetzendem Puls eintritt. Es besteht ein Gefühl, als wenn das Herz aufhören wolle zu schlagen, womit alle anderen genannten eigentümlichen Erscheinungen verbunden sind. Der Digitalis-Puls ist schwach. Zuweilen kann er während des langsamen Stadiums auch kräftig sein, wenn Rheumatismus das Herz in Mitleidenschaft zieht. „Gespannter, nicht sehr schneller Puls. Plötzlicher heftiger Herzschlag, unregelmäßig." Die geringste Bewegung vermehrt Angst und Herzklopfen. Der sehr langsame Puls wird zuweilen schon durch das Drehen des Kopfes verstärkt und flatternd, und das Herz scheint stillstehen zu wollen. Der Patient selbst fühlt bei Bewegung das Flattern im ganzen Körper.

Herzklopfen nach Kummer; plötzliches Gefühl, als wenn das Herz still stände. Herzflattern und unregelmäßiger Herzschlag bei der geringsten Muskelanstrengung. Zur Digitalis-Indikation gehören die genannten Kardinalsymptome und des weiteren ein lästiger Husten, der vom Herzen ausgeht. Mitternächtlicher Husten mit einem Auswurf, der wie „gekochte Stärke" aussieht. Husten mit Auswurf von blutigem Schleim bei Lungenhypostase. Husten nach Sprechen, nach Gehen, Kalttrinken und Vornüberbeugen.

Atmungsstörungen in Verbindung mit Herz- und Leberkrankheiten. „Die Atmung ist unregelmäßig und mühsam. Beständiges Verlangen nach einem tiefen Atemzug. Beim Einschlafen scheint der Atem zu versagen, und der Patient erwacht durch eine krampfhafte Einatmung." *Lachesis, Phosphor, Carbo veg.* und andere Mittel haben auch dieses Symptom, wie alle Mittel, die Kongestionen zum Kleinhirn hervorrufen.

„Nachts Furcht vor Ersticken." Das bedarf einer Erklärung. Der Patient weiß aus Erfahrung, daß jedesmal nach dem Einschlafen der Erstickungsanfall eintritt, und daher kommt die Furcht vor dem Einschlafen. Dies kann auch am Tage vorkommen. „Der Patient kann nur stoßweise einatmen." *Digitalis* ist nützlich bei Anschoppung der unteren Lungenpartien. Der Patient sitzt im

Bett, die unteren Teile der Lunge sind beim Perkutieren gedämpft, die oberen haben vollen Klopfschall. Sobald er sich hinlegt, tritt das Erstickungsgefühl ein. Wenn die Lungen frei sind, will der Patient flach auf dem Rücken liegen mit niedrig gelagertem Kopf. *Digitalis* hilft bei Lungenhypostase, wenn der Puls anfangs langsam war und erst später schnell wurde.

In alten Fällen von Prostatavergrößerung ist *Digitalis* sehr nützlich. Es besteht ein beständiger quälender Harndrang. Gewöhnlich sind es Patienten, die monate- oder jahrelang keinen Urin ohne Katheter lassen konnten. Residualharn bei alten Junggesellen und alten Männern überhaupt. *Digitalis* verkleinert die Prostata und hat schon oft geholfen, wo nur chirurgische Hilfe möglich schien. „Wassersucht mit Harnverhaltung." Bei Urämie in den verschiedenen Stadien von Morbus Brightii können wir Symptome haben, welche *Digitalis* erfordern. Harnverhaltung, Harnträufeln, Spermatorrhoe, nächtliche Pollutionen nach vorausgegangener Onanie. *Digitalis* kann chronische Gonorrhoe heilen. Das Mittel hat auch akute Gonorrhoe geheilt, ebenso Balanitis und Ödeme an den Genitalien.

Für „Appetitverlust und heftigen Durst" paßt auch *Digitalis*. Dabei wird oft *Sulfur* gegeben. Die Nausea bei *Digitalis* ist eine ganz besondere, sie ähnelt nicht der bei *Ipecacuanha* oder *Bryonia*, sondern ist begleitet von einem tödlichen Vernichtungsgefühl, das schon durch den Geruch von Speisen ausgelöst werden kann. Die Übelkeit kann durch Essen gebessert werden, aber das Elendsgefühl bleibt trotzdem bestehen, hat also nichts mit Hunger zu tun. „Andauernde Übelkeit. Starke Empfindlichkeit in der Magengrube. Ohnmacht. Großes Elendsgefühl in der Magengrube. Appetitmangel, großer Durst. Empfindlichkeit und Härte in der Lebergegend mit Druck."

Auffallend ist die fortwährende schreckliche Angst beim Digitalis-Patienten. Er verlangt allein zu sein, ist traurig, verzweifelt und ruhelos, kann sich auf nichts konzentrieren. Er kann sich zu nichts entschließen und ist in fortwährender geistiger und körperlicher Unruhe. Die Magen-, Darm- und Lebersymptome beobachtet man zuweilen auch bei alten Trinkern als Entwöhnungserscheinungen.

Drosera rotundifolia

(Sonnentau)

Dieses Mittel wird meist beschränkt auf den Keuchhusten, aber es verdiente eine ausgedehntere Anwendung, vor allem hinsichtlich seiner Wirkung auf Spasmen, auf Erschöpfungszustände und Krämpfe. *Drosera* hat viele Leiden geheilt: epileptiforme Krämpfe, chronische Schlaflosigkeit, Angst beim Erwachen, beständige Verfolgungsangst, fliegende Hitze, Furcht vor der Nacht und vor Geistern. Viele Leiden, bei denen *Drosera* hilft, treten nachts auf. Furcht, allein zu sein. Argwohn gegen die besten Freunde. Viel Schwindel; geistige Verwirrung; schießende Schmerzen in verschiedenen Körperteilen, besonders im Kopf; drückender Kopfschmerz mit Blutandrang. Der Patient muß die leidenden Körperteile mit den Händen stützen oder drücken. Beißendes Jucken in verschiedenen Körperteilen mit masernähnlichem Ausschlag. Hervortretende Bulbi. Blutandrang zu den Augen infolge Husten sowie bei Masern und Krämpfen. Stechen in den Augen. Rauschende, summende und klopfende Ohrgeräusche. Ohrschmerz bei Kindern. Bei krampfhaftem Husten Stechen in den Ohren. Blutungen aus Nase, Rachen, Kehlkopf und Brust. Gewöhnlich ist das Gesicht blaß und eingefallen, aber trotzdem heiß, obwohl die Extremitäten kalt sind. Nur beim Husten wird das Gesicht rot (wie bei *Belladonna* und *Cuprum*). Fauliger Mundgeschmack ist häufig bei Phthise der Lungen und des Larynx und auch beim Keuchhusten. Blutiger Speichel. Blutungen aus dem Munde. Das Schlucken fester Speisen ist erschwert. Spasmen von Hals und Speiseröhre verhindern das Schlucken. Krampfhaftes Zusammenschnürungsgefühl kennzeichnet das ganze Mittelbild. Krampf in den Händen, wenn der Patient sich an etwas halten oder wenn er einen festen Gegenstand ergreifen will. Brennen, Kratzen und Stechen im Halse. Der Rachen ist dunkelrot oder purpurfarben. Kratzen im Larynx und Husten nach dem Essen. Bei den Prüfungen produzierte *Drosera* Husten nach dem Trinken, auch nach dem Essen, speziell aber nach Trinken von Kaltem. Dieser Husten kommt vom Kitzel im Larynx und vom Krampf der Kehlkopfmuskeln. Krampfhusten. Übelkeit und Erbrechen. Erbrechen von Blut und Galle morgens. Erbrechen von Schleim und Speisen beim Husten. Husten mit Würgen und Erbrechen. Krampfschmerzen in der Magengrube und in den seitlichen Bauchregionen. Kolik nach sauren Speisen. Am meisten wirkt *Drosera* vielleicht auf die Reizbarkeit des Larynx. Plötzlich auftretendes Krampfgefühl und Brennen. Heiserkeit und beständiger Kitzel im Hals verursachen Husten. Schleimansammlung oder Trockenheit im Larynx. Krampf der Epiglottis. Der heftige Krampfhusten weckt den Patienten aus dem Schlaf. Der Krampfhusten wiederholt sich alle paar Stunden mit zunehmender Heftigkeit. Darauf ist die Nützlichkeit des Mittels beim Keuchhusten zurückzuführen. Federgefühl im Larynx. Krämpfe der Extremitäten beim Husten.

Infolge der Krampfbeschwerden in Brust und Larynx beobachtet man oft erschwertes Atmen und Erstickungsgefühl, besonders beim Sprechen, beim Husten oder beim Gehen. Der Patient kann keinen Laut von sich geben. Das Gesicht wird purpurfarben, und es besteht Druckgefühl auf der Brust. Tiefer heiserer Husten oder lauter keuchender Husten. Die Anfälle kommen alle 2—3 Stunden, besonders heftig nachts im Bett und gegen 3 Uhr früh. Reflexhusten infolge Spinalirritation. Heftiger Krampfhusten bei jungen Mädchen im

Beginn der Phthise. Blutiger Auswurf, hellrot oder dunkel und stückig. Krampfhusten kommt oft bei Masern vor. *Drosera* ist eines der häufigst angezeigten Mittel bei Masern, ebenso *Carbo veg.* Heftige Bruststiche beim Niesen oder Husten. Drücken auf die Brust mit der Hand erleichtert. *Drosera* ist sehr nützlich bei chronischer Bronchitis mit Krampfhusten. *Drosera* ist überhaupt ein großes Palliativmittel gegen Krampfhusten bei Phthise. Bei diesen Brustsymptomen bestehen Schmerzen zwischen den Schulterblättern und im Rücken mit Zerschlagenheitsgefühl. Hände und Füße sind kalt, die Extremitäten blau. Tonische und klonische Krämpfe der Extremitäten während des Hustens. Gleichzeitig mit diesem Krampfhusten bestehen besonders bei Phthise Fieberzustände und Kälteschauer, letztere auch einseitig. Kälteschauer bei Keuchhusten und Laryngitis. Die Hitze und der Husten sind schlimmer nach Mitternacht. Kalter Schweiß auf Stirn und Extremitäten. Schweiß am ganzen Körper nach dem Fieber und während des Hustens. Nach dem Husten große Erschöpfung.

Dulcamara

(Bittersüß)

Dulcamara wirkt besonders auf die Schleimhäute. Es verursacht und heilt Absonderungen akuter und chronischer Art. Der Dulcamara-Patient wird durch jeden Wetterwechsel beeinflußt, besonders von warm zu kalt und von trocken zu feucht. Besserung tritt ein bei trockenem, gleichmäßigem Wetter. Kaltes und feuchtes Wetter verschlimmert immer. Das Mittel heilt Katarrhe in Nase, Augen, Ohren, Magen und Darm sowie entzündliche Hautausschläge.

Dulcamara ist sehr nützlich bei Diarrhoe im Spätsommer, wenn die Tage heiß und die Nächte kalt sind. Veränderliche Stuhlbeschaffenheit. Kinderdiarrhoe. Die Verdauung scheint darniederzuliegen; die Stühle sind gelb, schleimig, gelbgrün, vermischt mit unverdauten Speiseteilen, manchmal auch blutig. Diese Zustände werden oft gebessert durch *Pulsatilla,* zuweilen auch durch *Arnica.* Bei jeder Erkältung beobachtet man solche Anfälle.

Dulcamara ist nützlich für Menschen, welche in einem Klima mit schroffem Wechsel von heißen Tagen und kalten Nächten leben, ebenso für Menschen, die beruflich gezwungen sind, abwechselnd sich in heißen und kalten Räumen aufzuhalten. *Arsen* kann für solche Patienten ebenfalls angezeigt sein, aber *Dulcamara* hilft besonders bei Erkältungserscheinungen, die durch Aufenthaltswechsel in ganz heißer und in eisigkalter Luft oder durch Überanstrengung oder durch unterdrückten Schweiß ausgelöst werden.

Im Dulcamara-Bild finden sich viel rheumatische Schmerzsymptome. Die Gelenke sind entzündet, gerötet, geschwollen und empfindlich gegen Berührung. *Dulcamara* paßt für entzündlichen Rheumatismus, der durch den Wechsel von hoher und niedriger Temperatur oder durch kaltes, nasses Wetter verursacht ist.

Das Mittel hilft auch bei vielen chronischen Leiden, bei Katarrhen der Augenbindehaut mit dicken, gelben, eitrigen Absonderungen und bei granulärer Entzündung der Lidbindehaut. Die Augenlider werden rot nach jeder Erkältung. „Jede Erkältung merke ich an den Augen", hört man die Patienten oft sagen. *Dulcamara* hilft ferner bei katarrhalischen Absonderungen aus der Nase mit blutigen Krusten und dickem, gelbem Schleim. Bei kaltem, nassem Wetter ist die Nase verstopft, so daß der Patient durch den Mund atmen muß. *Dulcamara* ist ein ausgesprochenes Herbstmittel. Sobald kalte Nächte und kalter Regen kommen, kehren die während des Sommers vergangenen Erkältungen zurück und in ihrem Gefolge Rheumatismus sowohl als auch Katarrhe.

Man verwandte früher häufig auch Salben aus *Dulcamara.* Diese hatten einen lindernden Einfluß auf schmerzende Wunden. Doch besser wirkt das Mittel innerlich, sofern es angezeigt ist. Der Patient hat Neigung zu Schleimhautgeschwüren von phagedänischem Charakter. Zu Anfang manchmal nur ein herpetischer Ausschlag, der sich dann ausbreitet, bis sich schließlich gelbe Eiterpusteln bilden. Die Granulationsbildung bleibt aus und ebenso die Neigung zur Heilung. Besonders am Schienbein bilden sich Geschwüre, die bis zum Periost und zum Knochen gehen, mit Nekrose und Caries. *Dulcamara* paßt besonders für sehr empfindliche, blutende Geschwüre mit schlechten Granulationen, d. h. für phagedänische Geschwüre. Dies ist noch nicht genug bekannt. Und weiter ist hier *Arsen* zu nennen, das bei phagedänischen Geschwüren allen anderen Mitteln vorzuziehen ist, besonders bei geöffneten und schlecht heilenden Bubonen.

Ein anderes Symptom des Mittelbildes ist die Neigung zu Ausschlägen am ganzen Körper. Bläschen, Herpes, trockene braune Krusten, feuchte Krusten, Impetigo. Es entstehen kleine Eiterbläschen, die sich ausbreiten. Vergrößerung und Verhärtung der Drüsen. Ausschläge auf dem behaarten Kopf wie Crusta lactea. Jucken, das durch Kratzen nicht erleichtert wird. Blutende und wunde Stellen nach dem Kratzen. Ausschläge auf Gesicht, Stirn, Nase und besonders auf den Wangen, die schließlich vollständig mit Krusten bedeckt sein können. Crusta lactea bei Kindern, die erst einige Wochen alt sind. Außer *Dulcamara* ist bei solchen Zuständen *Sepia* wohl am meisten indiziert, dann aber auch *Arsen, Graphit, Petroleum, Sulfur* und *Calcarea.*

Alle erwähnten Symptome unterliegen den Modifikationen der jeweiligen Konstitution sowie den Modalitäten, z. B. bei kaltem, feuchtem Wetter, beim Übergang in den Herbst, bei kalten, feuchten Nächten usw. „Katarrhalische und rheumatische Kopfschmerzen bei kaltem und feuchtem Wetter." Dies erfordert nähere Erklärungen. Wenn die Kopfschmerzen die Hauptbeschwerden sind, dann verläuft der Katarrh anders, als wenn letzterer selbst das Hauptleiden darstellt. Das entspricht einem zweifachen Verlauf. Bei dem einen Dulcamara-Zustand bekommt der Patient nach Erkältung bei kaltem, feuchtem Wetter Schnupfen, der mit Niesen beginnt, worauf sich bald ein massiger, dicker, gelber Ausfluß einstellt. Im anderen Falle stellt sich zuerst ein trockener und erst im zweiten Stadium ein feuchter Katarrh ein. Wer nun zu Kopfschmerzen neigt, der hat meist den trockenen Katarrh. Bei jeder Erkältung muß der Patient niesen, seine Luftwege bleiben trocken, und anstatt des Erleichterung bringenden Ausflusses treten neuralgische Beschwerden ein, erst im Hinterkopf, schließlich auf den ganzen Kopf ausstrahlend, verbunden mit Kongestionen. Jede Erkältung bei kaltem, feuchtem Wetter verursacht diesen Kopfschmerz, während der geringfügige Katarrh unbeachtet bleibt. Der Dulcamara-Kopfschmerz ist ganz außergewöhnlich heftig, weil er auf einem unterdrückten katarrhalischen Zustand beruht. Sobald der Ausfluß eintritt, schwindet der Kopfschmerz.

Zu den Dulcamara-Ausschlägen gehören auch Herpes tonsurans und Herpes circinatus. Zuweilen sind die Ausschläge im Gesicht und auf dem behaarten Kopf. Den Herpes tonsurans der Kinder heilt *Dulcamara* fast immer.

Das Dulcamara-Kind ist sehr anfällig für Ohrschmerzen. „Trockener Schnupfen, besser durch Bewegung, schlimmer in Ruhe und in kalter Luft." Manche Patienten mit Schnupfen können das warme Zimmer nicht vertragen, andere verlangen es. Der Dulcamara-Schnupfen wird im Freien verschlimmert. Der Nux-vomica-Schnupfen wird besser in freier, kalter Luft. Viel Schmerzen in der Nase. Der Nux-vomica-Patient verlangt gewöhnlich Wärme, warme Luft und ein warmes Zimmer, aber bei Schnupfen ist das Gegenteil der Fall; da verlangt der Patient Bewegung in freier, kühler Luft, weil diese ihm Erleichterung bringt. Im warmen Zimmer entsteht Kitzeln in der Nase, die Tag und Nacht läuft. Der Nux-vomica-Schnupfen ist schlimmer im Hause und nachts im warmen Bett, die Absonderungen werden geringer im kalten Zimmer oder in kalter Luft. Der Patient mit Dulcamara-Schnupfen bekommt in kalten Räumen Schmerzen in den Nasenknochen, er muß niesen und bekommt einen Fließschnupfen. Gerade diese Modalität aber würde einem Nux-vomica-Patienten Erleichterung bringen. *Allium Cepa* macht auch Symptome, die im warmen Zimmer schlimmer und in freier, kalter Luft besser werden (wie bei *Nux vomica*).

Hier müssen wir einen Zustand erwähnen, den man oft im August beobachtet, nämlich das Heufieber. Jedes Jahr, wenn die Nächte kalt werden, wenn kaltes, nasses Wetter und Regen eintritt, entsteht eine Verstopfung der Nase mit beständigem Niesen und dem Bedürfnis, die Nase warm zu halten. Der Patient macht heiße Umschläge auf Gesicht und Nase, welche für den Augenkatarrh und die Nasenverstopfung vorübergehend Erleichterung bringen. Aber sobald diese Patienten in die Nachtluft oder in feuchte Kälte kommen, leiden sie sehr. Andere Patienten mit sogenanntem Heufieber leiden mehr am Tage und haben Verlangen nach Kälte.

Der Dulcamara-Patient ist so empfindlich gegen frischgemähtes Gras und trockene Kräuter, daß er zu der entsprechenden Jahreszeit das Milieu wechseln muß. Gegen Heufieber müssen wir Mittel anwenden, die jenen Leiden entsprechen, die im Herbst schlimmer werden. Ähnliche Zustände, die im Frühling auftreten, werden zuweilen durch *Naja* und *Lachesis* geheilt. Wir müssen also die Jahres- und Tageszeit, die Nacht- oder Tagverschlimmerung, die Modalitäten feucht und trocken, heiß und kalt berücksichtigen.

Der Dulcamara-Patient wird oft so schwach, daß die katarrhalischen Absonderungen nicht mehr herausbefördert werden können. Mancher Todesfall an akuter Phthisis hätte durch *Dulcamara* gerettet werden können. Man findet unter derartigen Patienten immer einige, deren Befinden bei jedem Eintritt von kaltem, feuchtem Wetter schlechter und bei warmem Wetter besser wird. Das Gesicht ist bleich, kränklich und gelb.

Dulcamara hilft oft bei Halsleiden. Halsentzündung von feuchter Kälte oder nach Überhitzung. Im Halse bildet sich Schleim, es entstehen Entzündungen der Tonsillen und akute Anginen. Zuweilen besteht diffuse Röte, Entzündung und Trockenheit im Halse, zuweilen Schleimansammlung, hauptsächlich nachts. Viel dicker, gelber, zäher Schleim, der in großen Massen ausgestoßen wird. Das sind Retronasalkatarrhe der schlimmsten Art, welche nach einer Erkältung in Nase und Hals beginnen und allmählich weiter kriechen, bis der ganze Respirationstraktus entzündet ist. Jede Erkältung verschlimmert den Katarrh und verursacht ein Rezidiv. Es hat in solchen Fällen wenig Wert, den akuten Anfall durch *Belladonna* oder *Bryonia*, durch *Ferrum phos.* oder *Arsen* unterdrücken zu wollen; man soll vielmehr ein Mittel geben wie *Dulcamara*, das dem zugrunde liegenden Allgemeinzustand entspricht.

Dulcamara heilt auch eine Form von akutem Morbus Brightii. Wenn nach Scharlachfieber oder nach Malaria usw. Ödeme an den Füßen eintreten und Albumen im Urin ist, wenn die Glieder und das Gesicht wachsfarben und gelb werden und wenn dauernd Urindrang besteht, wird *Dulcamara* helfen.

Dulcamara hilft endlich bei Blasenkatarrh. Massenhafter Schleim oder eitriger Schleim im Urin. Beim Stehen des Urins bildet sich dickes weißes oder gelbes Sediment. Es besteht ständiger Urindrang. Bei jeder leichten Erkältung wird der Urin blutig, die Häufigkeit des Urinierens nimmt zu, der Urin wird sehr scharf und der Blasenkatarrh setzt perakut ein; schlimmer bei kaltem, feuchtem Wetter, besser von Wärme und vom Stilliegen. Ob es nun eine Nierenentzündung oder ein Blasenkatarrh ist, eine Dysenterie oder eine plötzliche Diarrhoe, jeder Eintritt von kaltem Wetter verschlimmert das Leiden.

Bemerkenswert ist noch beim Kaltwerden des Patienten ein plötzlich einsetzender Harn- oder Stuhldrang. Jeder Blasenkatarrh ist besser im Sommer und schlechter im Winter.

Im Winter entsteht ein trockener, anstrengender Husten, eine sogenannte „Winter-Erkältung“. Sie schwindet im Sommer und kommt im Winter wieder.

Psorinum und *Arsen* haben unter ihren Symptomen auch diesen Winterhusten. „Husten von feuchter, kalter Luft oder vom Naßwerden." „Husten trocken, heiser und rauh, oder lose mit massigem Auswurf von Schleim, verbunden mit Schwerhörigkeit. Katarrhalisches Fieber."

Die Dulcamara-Patientin hat einen „Ausschlag im Gesicht vor den Menses". „Der Ausschlag ist ein Vorbote der Menses und ist mit außerordentlicher sexueller Erregung verbunden." Wunde Stellen nach Erkältung sind bei *Dulcamara* sehr lästig, sie treten auf an den Lippen und an den Genitalien, nach jeder „Erkältung" tritt Herpes labialis oder Herpes praeputialis ein. "Katarrhalische Leiden bei kaltem, feuchtem Wetter." „Mammae geschwollen, hart, wund.und schmerzhaft." „Mammae geschwollen, nicht absondernd, schmerzlos, aber jukkend nach Erkältung."

Eupatorium perfoliatum

(Wasserhanf)

In den ländlichen Distrikten der Oststaaten Nordamerikas wird ein Tee von *Eupatorium* als Medizin gegen Erkältung getrunken. Entsprechend der ausgedehnten Anwendung alter Hausmittel wird er gegen jede Erkältung am Kopfe, gegen Nasenausfluß, gegen Knochenschmerz oder hohes Fieber angewendet. Die Prüfungen haben diese Indikationen bestätigt.

Die gewöhnlichen Wintererkältungen sind begleitet von vielem Niesen, von Nasenausfluß, von Kopfschmerz zum Zerspringen, schlimmer durch Bewegung und durch Kälteschauer und verbunden mit dem Verlangen nach warmer Bedeckung. Die Knochen schmerzen, als wenn sie brechen wollten. Dabei bestehen Fieber, Durst und allgemeine Verschlimmerung durch Bewegung. Solche alltägliche Erkältungen weisen zuweilen auf *Eupatorium,* zuweilen auch auf *Bryonia* hin. Diese beiden Mittel ähneln einander sehr, aber *Eupatorium* hat als typisches Symptom einen ausgesprochenen Knochenschmerz. Nach einigen Tagen tritt Gelbfärbung der Haut ein, oder die Lungen werden befallen; es kann zu Lungenentzündung kommen oder es tritt eine Leberentzündung bzw. ein sogenanntes Gallenfieber ein. Solche Fieberfälle verlangen oft nach *Bryonia* und *Eupatorium,* je nach den vorliegenden Symptomen. Beide Mittel haben sich besonders in ganz Neu-England, in New York, im Norden der USA und in Kanada bewährt. Diese Erkältungen kommen nicht so häufig in wärmeren Klimaten vor, obwohl *Eupatorium* in wärmeren Ländern gegen Fieberzustände, gelbes Fieber, Gallenfieber, Knochenbruchfieber und intermittierende Fieber oft angezeigt ist. Es scheint in dem einen Klima für die eine Art von Leiden, in dem anderen Klima für die andere Art von Leiden nützlicher zu sein. Im Südwesten und Westen der USA, in den großen Flußtälern, heilt *Eupatorium*

Leiden mit folgenden Symptomen: Im Beginn das Gefühl, als wolle der Rükken zerbrechen; Kälteschauer vom Kopf bis zum Fuß, ausgehend vom Rücken; große Empfindlichkeit gegen Kälte; Kopfschmerzen mit Blutandrang; gerötetes Gesicht; Gelbfärbung der Haut und der Augen; Schmerzen im Leib und in der Lebergegend; Unfähigkeit, irgendeine Speise bei sich zu behalten; Übelkeit schon beim Ansehen und Riechen der Speisen; die Knochen schmerzen, als wenn sie zerbrechen wollten; hohes Fieber; Urin von Mahagonifarbe; Zunge dick und gelb belegt; Gallebrechen. Die am meisten hervorstechenden Symptome sind das Gallebrechen, der Schmerz in den Knochen, als wenn sie zerbrechen wollten, die Schmerzen im Magen nach dem Essen und die Übelkeit vom Denken an Speisen und vom Geruch der Speisen. Der Magen ist äußerst reizbar. Der Patient verlangt nach Ruhe; er erscheint aber ruhelos, weil die Heftigkeit des Schmerzes ihn zu Bewegung zwingt.

Eupatorium hat sich bei intermittierendem Fieber sehr bewährt. Vor dem Anfall tritt sehr oft Übelkeit mit Gallebrechen ein. Ungefähr um 7 oder 9 Uhr in der Frühe Kälteschauer, die den Rücken hinunter in die Extremitäten ziehen; es besteht heftiger Durst, doch der Schüttelfrost wird durch Trinken, besonders Kalttrinken, verschlimmert. Pulsierende Schmerzen im Hinterkopf, heftiger Schmerz im Rücken vor und während des Frostes. Währens des Frostes möchte der Patient gut zugedeckt werden. Durst während aller Stadien des Frostes, der Hitze und des Schweißes. Beim Nachlassen des Frostes Erbrechen; dieses hört oft mit der Hitze auf; doch bevor der Schweiß richtig ausgebrochen ist, besteht reichliches Erbrechen von Mageninhalt und Galle. Im Hitzestadium scheint der ganze Körper wie Feuer zu brennen. Das Hitzegefühl ist viel intensiver, als es der Temperatur entspricht. Charakteristisch ist der spärliche Schweiß. Dieser ist nur ganz ausnahmsweise reichlich. Also heftiger Frost, intensives langdauerndes Hitzestadium und sehr spärlicher Schweiß. Alle Knochen schmerzen, als ob sie zerbrechen wollten. Während des Frostes schmerzt der Kopf, als wenn er zerspringen wolle; es reißt, klopft, sticht und brennt; die Heftigkeit der Kopfschmerzen spottet aller Beschreibung. Es ist ein ausgesprochen kongestiver Kopfschmerz. Ausnahmsweise läßt gerade der Kopfschmerz während des Schwitzens nicht nach. Dieser wird sogar oft schlimmer bis zum Schluß des Fieberanfalls. Dann kann der Kopfschmerz einen ganzen Tag lang aussetzen, aber am dritten Tag, um 7 oder 9 Uhr früh, beginnt dasselbe Leiden mit zunehmender Heftigkeit von neuem. Zuweilen dauern diese Anfälle länger, der eine geht in den andern über, so daß das Fieber einen remittierenden Charakter annimmt. Damit nimmt auch die Leberanschwellung zu, ebenso die Gallenbestandteile im Urin, die kreidige Farbe des Stuhles, das Fieber und die Übelkeit. Die Zunge wird spitz, langgestreckt und trocken, der Kopfschmerz ist äußerst stark.

Bei solchen intermittierenden Fieberzuständen, beginnend mit heftigem Schüttelfrost, mit andauerndem Kopfschmerz ohne Schweiß, oder mit durch Schweiß verschlimmertem Kopfschmerz, mit Durst in allen Stadien, mit Gallebrechen am

Schluß und während der Hitze, mit den furchtbaren Knochenschmerzen, hat man manchmal eine sichere Hilfe an *Eupatorium*. Bei diesen Symptomen reicht eine Dosis in sehr hoher Potenz meistens aus, um das Fieber zu beenden. Die Dosis wird verabreicht am Ende des Paroxysmus. Der passendste Moment ist der, wenn die Gegenreaktion eintritt, also wenn ein Paroxysmus vorüber ist. Das trifft für jede paroxysmatisch verlaufende Krankheit zu. Man kann während des Anfalles nicht viel lindern, vielmehr verschlimmert dann die Medizin sehr oft. Wenn man aber bis zum Ende des Paroxysmus wartet, kann sich die Medizin voll auswirken. Der nächste Anfall wird dann ausbleiben oder er wird milder auftreten, und wenn doch noch ein Anfall folgt, kann man sicher sein, daß es der letzte sein wird. Es kommt bei intermittierendem Fieber ziemlich oft vor, daß nach Anwendung des Mittels am Ende eines Paroxysmus der nächste Anfall 24 Stunden später eintritt. Diese Fälle widersprechen der Regel. Man muß dies wissen, um nicht an der Wirkung des Mittels zu zweifeln.

Wenn *Eupatorium* bei Febris intermittens indiziert zu sein scheint, aber sich nicht hinreichend bewährt, kommen als Folgemittel *Natrium mur.* und *Sepia* in Frage. Diese beiden sind sehr nahe verwandt mit *Eupatorium* und vollenden die Wirkung, wenn letzteres versagt. Natürlich nur im Falle der Übereinstimmung der Symptome.

Eupatorium entspricht dem chronischen konstitutionellen Symptomenbild der Gicht. Es hat gichtische Schmerzen und entzündete Knoten an den Fingergelenken, am Ellbogengelenk und an der großen Zehe geheilt. Es hilft bei Kalkablagerungen in der Gegend der Fingergelenke. Diese Gichtkranken bekommen nach einer Erkältung die obengenannten Allgemeinerscheinungen. Oft handelt es sich dabei um Weintrinker, die nach einer Entwöhnungskur rückfällig geworden sind. Die homöopathischen Mittel können bei Menschen, die Stimulantien gewöhnt sind, ihre volle Wirkung nicht entwickeln.

Gichtiker haben mitunter schreckliche Migräne. Die Schmerzen treten in der Gegend der Hirnbasis und des Hinterkopfes auf und werden oft als arthritische Kopfschmerzen bezeichnet. Die Kopf- und Gelenkschmerzen können zusammen auftreten oder miteinander abwechseln. Es sind kongestive Kopfschmerzen mit mehr oder weniger Klopfen. Die Kopfschmerzen verschlimmern sich am dritten und siebenten Tag, sie treten mehr oder weniger periodisch auf. Dabei kommt es schon beim Denken an Speisen oder beim Riechen derselben zu Übelkeit und Gallebrechen. Auch Schwindel, besonders morgens, und das Gefühl, nach links zu fallen, gehören dazu. Zuweilen sind bei Intermittens das Gefühl, nach links zu fallen, und der Schwindel, der in Übelkeit und Erbrechen übergeht, mit heftigen Hinterkopf- und Knochenschmerzen die ersten Anzeichen.

Wir finden im Eupatorium-Bild noch andere gichtische Erscheinungen, z. B. schießende Schmerzen durch die Schläfen von links nach rechts oder durch den ganzen Kopf; Stechen und Reißen in den Gliedern und schreckliche Knochenschmerzen. Das sind charakteristische Symptome dieses Mittels. Die Kopfschmerzen sind so heftig, daß sie Übelkeit erzeugen. Dies ist der Fall bei gichtischen Kopfschmerzen, bei Intermittens am Ende der intensiven Hitze und bei periodischen Kopfschmerzen. *Eupatorium* wird bei Gicht nicht oft genug angewendet. Unter Gicht verstehe ich hier nicht ein umschriebenes Krankheitsbild, sondern einen Komplex von Symptomen rheumatischer Natur mit Neigung zu Gelenkschwellungen und gichtischen Niederschlägen im Urin. Die sogenannte Lithämie gehört auch dazu.

Ferner bestehen Schmerzen im Augapfel wie bei *Bryonia* und *Gelsemium.* Die Augäpfel sind sehr empfindlich gegen Berührung und Druck. Das Schmerzgefühl ist so, als ob man einen Schlag aufs Auge bekommen hätte. Es besteht Wund- und Quetschungsschmerz im Auge. Schnupfen mit Schmerzen in allen Knochen.

Die Gallenanfälle enden oft in einer Diarrhoe mit massigen, grünen, flüssigen oder halbflüssigen Stühlen. Einige Zeit danach tritt Obstipation ein mit hellem oder gallefreiem Stuhl.

Eupatorium hilft bei trockenem, quälendem Husten, der den ganzen Organismus strapaziert, schmerzhaft ist und sich durch Bewegung verschlimmert. Starke Bronchialbeschwerden. Bei kapillärer Bronchitis finden wir einen Husten, der den ganzen Körper erschüttert (analog zu *Bryonia* und *Phosphor*). Es besteht äußerste Empfindlichkeit gegen kalte Luft, wie bei *Nux vomica.* Als Symptom von *Nux vomica* bestehen Schmerzen in den Knochen, als ob diese zerbrechen wollten. Verlangen nach einem sehr warmen Zimmer und nach leichter Bedekkung; oft verschlimmert aber die leichteste Lüftung der Bettdecke die Kälteschauer, ganz wie bei *Eupatorium.* Bei *Nux vomica* haben wir immer eine gereizte Stimmung. Bei *Eupatorium* haben wir ausgesprochenen Trübsinn. Der Nux-vomica-Patient spricht nicht viel vom Sterben; er ist viel zu gereizt dazu, während *Eupatorium* dieses Symptom hat.

Sekundär kann es nach Malariaanfällen und bei gichtischen Zuständen zu ödematösen Anschwellungen der unteren Gliedmaßen kommen. Bei verschleppter Malaria konkurriert *Eupatorium* mit *Natrium mur., China* und *Arsen.* Wenn die Symptome im großen ganzen verschwunden sind und nur Anämie und Ödeme der unteren Extremitäten zurückbleiben, also bei schlecht behandelten Fällen, muß man, um die richtige homöopathische Medizin zu finden, die Symptome ausfindig machen, die der Patient während des intermittierenden Fiebers hatte. Wenn die damaligen Symptome für *Eupatorium* sprechen, wird das Mittel auch die Ödeme heilen. Es kann dabei der Frost des früheren Zustandes wieder eintreten, was auch für *Arsen* zutrifft, wenn dieses entsprechend der früheren Symptomatik angezeigt ist. Die gichtischen Schwellungen haben alle einen entzündlichen Charakter und sind Hydarthros-ähnlich. Hierbei ist *Eupatorium* mit *Arsen* zu vergleichen.

Es ist bemerkenswert, daß Medikamente, ebenso wie Krankheiten, eine gewisse exakte Periodizität zeigen. Wir beobachten oft Kopfschmerzen, die alle sieben Tage eintreten oder einmal in vierzehn Tagen. Und ebenso gibt es Medikamente mit Verschlimmerungen in drei-, sieben- und vierzehntägigem Rhythmus. So bewirkt z. B. *Aurum* alle 21 Tage eine Verschlimmerung. Eine ganze Anzahl von Mitteln machen alle 14 Tage eine Verschlimmerung, z. B. *China* und *Arsen*. Ferner beobachten wir Verschlimmerungen im Herbst, im Frühling, im Winter, bei kaltem Wetter und im Sommer bei Hitze.

Euphrasia

(Augentrost)

Euphrasia ist ein kurzwirkendes Mittel von großem Nutzen bei Katarrhen mit oder ohne Fieber, bei Kopfschmerzen mit Schnupfen und Augensymptomen, bei stechendem Schmerz und Quetschungsschmerz, bei Empfindlichkeit der Augen gegen Sonnenlicht und bei abendlichen Kopfschmerzen. Das sind katarrhalische Kopfschmerzen mit profusen wässerigen Absonderungen aus Augen und Nase. Die Augensymptome treten bei *Euphrasia* ganz besonders hervor. Bindehautkatarrh mit massiger, scharfer wässeriger Absonderung, mit oder ohne Schnupfen. Schneidende Augenschmerzen, in den Kopf ausstrahlend. Druckgefühl in den Augen, wie durch Sand oder durch ein scharfes Instrument verursacht. Trockenheit, Brennen, Reißen, Staubgefühl in den Augen, ferner heftiges Jucken in den Augen, das zum Reiben und Zwinkern zwingt, mit viel Tränenabsonderung. Die Pupillen sind sehr eng; die Conjunctiven sind geschwollen, gerötet, von erweiterten Blutgefäßen durchzogen und schmerzhaft. Rheumatische Iritis oder Iritis nach Gelenkrheumatismus. Viele dünne oder dicke Absonderungen. Entzündung aller Gewebe des Auges. Hornhautgeschwüre. *Euphrasia* hat Pannus, Pusteln und Hornhauttrübungen nach Verletzungen geheilt. Es paßt für die heftigste akute Conjunctivitis, für Amblyopie mit Entzündung der Conjunctiven und der Lider. Die Lider sind morgens verklebt. Scharfe Tränenabsonderung mit Brennen bei Fließschnupfen. Die Lidränder sind rot, geschwollen, sie brennen und jucken. Ein feiner Ausschlag um die Augen herum mit Ödemen der Lider. Sehtrübung. Lähmung des dritten Gehirnnerven.

Die nächstwichtige Symptomengruppe bezieht sich auf die Nase. Niesen und Fließschnupfen. Milde Absonderung, im Gegensatz zu der scharfen Tränenabsonderung. Die Nasenschleimhaut ist geschwollen. Wenn der profuse Fließschnupfen 1 oder 2 Tage gedauert hat, tritt Laryngitis ein mit trockenem Husten. Schnupfen, schlimmer nachts beim Liegen. Husten, schlimmer tags, gebessert durch Liegen. Masernähnlicher Ausschlag mit Fieber. — Daher kann *Euphrasia* für Masern passen, wenn es auch nicht so oft dabei indiziert ist wie

Pulsatilla. — Heiserkeit morgens. Kitzel im Larynx. Hustenreiz mit Druck hinter dem Sternum. Sehr reichliche Absonderungen aus den Bronchien mit losem Husten und Rasseln auf der Brust. Tiefe Einatmung ist erschwert. Der Husten als solcher bietet eine sehr seltene Symptomatik: Husten mit reichlicher Expectoration während oder nach einem Schnupfen. Erschwerte Atmung, gebessert nachts im Liegen, schlimmer morgens beim Umhergehen, mit massiger Expectoration. Heftiger Husten durch Kitzel im Larynx. — Der nachts ausbleibende Husten bringt *Euphrasia* in Beziehung zu *Bryonia* und *Mangan.* — Dyspnoë und Husten, gebessert durch Liegen. Anderseits ist der Schnupfen schlimmer nachts und beim Liegen. Wenn diese Symptome bei Influenza eintreten, ist *Euphrasia* ein gut passendes Mittel. Massenhafter Schleimauswurf aus Larynx und Trachea wie am Ende einer schlimmen Erkältung. Die Expectoration ist leicht, meist ohne Husten und ohne Anstrengung. Der Druckschmerz hinter dem Sternum deutet auf das besondere Befallensein der Trachea. Augenschmerz ist schlimmer in der freien Luft, ebenso der Schnupfen. Der Husten stellt sich zuweilen im Freien ein. Wind macht Fließschnupfen. Kalte Luft und Wind verursachen Tränenabsonderung. Der Patient ist frostig und kann sich im Bett nicht erwärmen. Frost, Hitze und Schweiß sind Symptome für *Euphrasia.* Der Frost herrscht vor. Die Fieberhitze kommt meist untertags mit rotem Gesicht und kalten Händen. Die Hitze geht im Körper von oben nach unten. Der Schweiß bleibt oft auf die Vorderfläche des Körpers beschränkt. Schweiß während des nächtlichen Schlafes, sonderbar riechend, zuweilen übelriechend, besonders stark auf der Brust. *Euphrasia* paßt besonders für katarrhalische Fieber, für Influenza und Masern. Bei entsprechender Symptomatik kann das Mittel einen heftigen Masernfall in einen einfachen verwandeln; es verschafft Wohlgefühl, bringt den Ausschlag heraus, reguliert das Fieber, erleichtert Husten, Schnupfen und andere katarrhalische Symptome. Reichlich fließende, heiße, brennende Tränen mit Ausschlag. Fließschnupfen; heftiger klopfender Kopfschmerz, gerötete Augen. Photophobie bei Fieber. Trockener Husten und Ausschlag während der Masern.

Ferrum metallicum

(Eisen)

Die alte Schule hat von jeher Eisen in großen Dosen bei Anämie verwendet, und zwar in der Form von *Eisenchloridtinktur* oder von *Ferrum carbonicum.* In der Tat bringt Eisen eine Anämie hervor, und wenn man die Prüfungen von *Ferrum* durchliest, kann man sich nur wundern, daß die Allopathen mit ihren Eisen-Dosen keine Blutarmut erzielen. Bei den Prüfungen und bei übermäßigen

Gaben von Eisen beobachtet man nämlich, daß der Betreffende eine grünliche, gelbe, fahle und wachsige Hautbeschaffenheit bekommt sowie einen krankhaften und anämischen Gesichtsausdruck. Die Lippen werden blaß, die Ohren verlieren ihre Rosafarbe, die Körperhaut wird wachsfarben; es besteht Neigung zu Blutungen; zeitweise klumpige, aber gewöhnlich dünnflüssige, sehr dunkle Blutungen; die Klümpchen setzen sich ab, und das Blutplasma sieht braun, schmutzig und wässerig aus. Allmählich zunehmende Abmagerung. Die Muskeln werden schlaff und ermüden leicht. Verlust der Widerstandskraft. Eine hastige Körperbewegung oder eine ungewohnte Anstrengung ist unmöglich, sie erzeugt Schwäche, Dyspnoë, Elendsgefühl und Ohnmacht.

Ein eigentümlicher Zug der Eisen-Konstitution ist der, daß die Beschwerden während der Ruhe eintreten, z. B. Herzklopfen, Dyspnoë und Schwäche. Der Zustand wird besser durch langsames Auf- und Abgehen. Jede heftige Bewegung verschlimmert. Oft hat der Patient eine blasse, aufgedunsene, ödematöse Haut und ein plethorisches Gesicht. Jede leiseste Anstrengung treibt das Blut ins Gesicht. Im Frost wird das Gesicht ganz rot. Nach Einnehmen von Stimulantien treibt es dem Patienten das Blut in das Gesicht, so daß man ihm trotz seiner Schlaffheit und Müdigkeit die Krankheit nicht ansieht. Das ist ein Zustand von Pseudoplethora. Die Gefäßwände sind erschlafft, daher treten leicht Blutungen ein; kapilläres Sickern, Blutung aus allen Körperteilen, aus Nase, Lungen und Uterus. Uterusblutungen besonders während und nach dem Klimakterium. *Ferrum* ist wertvoll bei chlorotischen Mädchen mit grüngelblicher Gesichtsfarbe in den Jahren der Pubertät. Diese Patientinnen haben nur sehr geringe Monatsblutungen, leiden aber unter Husten mit großer Blässe der Haut.

Zuweilen bestehen während der Dauer der ersten Menstruationen reichliche Blutungen, und dann beobachtet man eine große Schwäche, die unter Umständen jahrelang anhält, bis die Menses regelmäßig werden. In solchen Fällen werden die Patientinnen immer kränker, je mehr sie das von der alten Schule verordnete Eisen einnehmen.

Kongestion nach dem Kopfe mit rotem Gesicht, heißem Kopf und kalten Extremitäten. Aber die Hitze in Kopf und Gesicht ist durchaus nicht unbedingt mit der roten Hautfarbe verbunden. Diese Kongestion nach oben kann bei *Ferrum* während des Frostes eintreten, bei septischen oder anderen Formen von Fieber. Der Kopf ist dabei nicht immer heiß, manchmal sogar kalt, und das Gesicht kann rot und kühl sein.

Ein anderer Hauptzug im Arzneibild von *Ferrum* ist der, daß, wie bei *China*, die Leiden nach Verlust von Körpersäften eintreten, z. B. nach langdauernden Blutungen, die eine chronische Schwäche zurücklassen. In solchen Zuständen ist von Verdauung oder Assimilation keine Rede. Die Knochen sind weich und werden daher leicht krumm. Die Gelenkhäute sind trocken, weshalb knackende Geräusche bei Bewegung entstehen. Es entsteht plötzliche Abmagerung mit falscher Plethora. Kinder magern ab und werden schwach.

Rotes Gesicht bei schnellem Gehen. Unfähigkeit zu jeder Anstrengung. Es gibt jedoch Beschwerden bei *Ferrum,* die durch eine mäßige Beschäftigung besser werden, während sie bei Ruhe stärker auftreten. Überempfindlichkeit der Nerven, besonders gegen Schmerz. Die empfindliche Frau, die Eisen braucht, hat ein hochrotes Gesicht und hat immer etwas zu klagen, das man ihr nicht so recht glaubt. Sie sieht nicht krank aus, und doch bekommt sie Atemnot beim Treppensteigen, sie fühlt sich schwach und hat das Verlangen zu liegen.

Der Ferrum-Patient leidet an innerer Ruhelosigkeit, auch bei äußerlich ruhigem Verhalten. Er hat das Verlangen, die Glieder zu bewegen. Er empfindet reißende, dumpfe Gliederschmerzen, die bei ruhigem Hinundhergehen verschwinden (wie bei *Pulsatilla*). Aber *Ferrum* ist ein an sich „kaltes Mittel". Besserung durch Wärme, mit Ausnahme der Nacken-, Gesichts- und Zahnschmerzen, die durch Kälte gebessert werden.

Schwäche und Elendsgefühl, schon durch Sprechen, verbunden mit unregelmäßigem, zu raschem oder zu langsamem Puls und mit Herzklopfen. Dabei eine lähmungsartige Schwäche, so daß die Glieder versagen. Ohnmachtsanfälle bei Blutverlust. Hinundherwerfen. Zuckungen der Muskeln. Chorea. Katalepsie.

Die psychischen Symptome entsprechen den körperlichen. Unklares Denken, Weinerlichkeit, geistige Müdigkeit, Depression und Verzweiflung. Angst auch bei der kleinsten Ursache. Reizbarkeit. Das geringste Geräusch, z. B. das Knittern von Papier, macht den Patienten unruhig und verursacht Aufregung und Ruhelosigkeit. Der Patient muß aufstehen und umhergehen. Erregung bei der geringsten Opposition. Plötzliche oder heftige Bewegungen und Eile verursachen Dunkelheit vor den Augen. Schwindel, so daß sich die Dinge im Kreise drehen und der Patient sich hinsetzen muß. Bei alledem hat der Patient ein rotes Gesicht. Beim Alleinsein und in Ruhe wird das Gesicht wieder blaß und kalt.

Die Kopfschmerzen gehen mit Blutwallungen zum Kopf einher. Es besteht ein Gefühl von Völle und Ausdehnung bei rotem Gesicht. Völlegefühl auch in den Augen und im Nacken. Herzklopfen. Exophthalmus in Verbindung mit Struma. Kopfschmerzen werden besser durch Druck. Ferrum-Schmerzen verlangen nach Druck zur Erleichterung der Venenstauung. Hämmern im Kopfe. Verschlimmerung durch jede schnelle Bewegung, auch durch Husten, der Schmerzen im Kopfe und Hinterhaupt verursacht. Diese Schmerzen werden zuweilen gebessert durch ruhiges Aufundabgehen. Treppensteigen, Hinsetzen, Aufstehen vom Stuhl kann, wenn es nicht sehr vorsichtig geschieht, all die beschriebenen Ferrum-Schmerzen hervorrufen. Jede plötzliche Bewegung verursacht Hämmern und heftiges Ausdehnungsgefühl im Kopfe, als wenn der Kopf bersten wolle. Dabei bestehen mehr oder weniger schießende, reißende Schmerzen. Geistige Zerfahrenheit mit hämmerndem Kopfschmerz. Kongestive Kopfschmerzen von Aufregung oder Erkältung, die 3 oder 4 Tage oder 1 Woche dauern können. Das rote Gesicht kann dabei kalt sein, der Kopf etwas heiß, aber nicht so heiß, wie man es erwarten sollte.

Röte der Augen, erweiterte Blutgefäße. Große Schwäche, Dyspnoë und Herzklopfen. Schreiben ruft Kopfschmerz hervor. Große Empfindlichkeit der Kopfhaut. Patientinnen müssen das Haar hängen lassen. Geistige Störungen und Kopfschmerzen bei oder nach Blutungen und im Wochenbett. Aufgeschwemmtsein in der Umgebung der Augen. Alle Arten Sehstörung durch Blutandrang. Venöse Stase; Schwellung der Augenlider, eigenartige Absonderungen. Überempfindlichkeit gegen Geräusche, Klingen in den Ohren.

Ferrum hat viele Nasensymptome. Erkältung und Katarrhe mit Nasenbluten bei der geringsten Veranlassung. Kopfschmerzen bei der Menstruation. Krusten in der Nase. Große Gesichtsblässe. Gesichtsrötung bei der geringsten Erregung, bei Frost und bei Ödemen der unteren Extremitäten. Durst während des Frostes ist ein auffallendes Zeichen für *Ferrum.* Heftige Schmerzen während der Menstruation und zugleich mit den Schmerzen Blutandrang zum Gesicht.

Die Verdauung liegt darnieder. Aber Übelkeit ist bei *Ferrum* eine Ausnahme. Die in den Magen aufgenommene Speise wird ohne Übelkeitsgefühl erbrochen. Zuweilen tritt schubweises Aufstoßen des Mageninhalts wie bei *Phosphor* ein. *Phosphor* war früher das Heilmittel bei schubweisem Aufstoßen des Mageninhalts. Heißhunger. Alles schmeckt bitter. Feste Speisen scheinen trocken und geschmacklos zu sein. Nach dem Essen wieder Aufstoßen. Hitze im Magen. Krampfartiger Druck im Magen schon nach kleinen Mahlzeiten, besonders nach Fleisch. Abneigung gegen Fleisch, gegen Eier, saure Früchte und Milch und sogar gegen den früher gewohnten Genuß von Tabak und Bier. Süße Weine sind angenehm, aber saure Weine widerstehen wie alles Saure. Auf der Zunge ein Gefühl von Brennen. Sobald der Magen leer ist, hört das Erbrechen bis zur erneuten Nahrungsaufnahme auf. Erbrechen unmittelbar nach Mitternacht. Das Erbrochene schmeckt sauer.

Ferrum ist gelegentlich angezeigt bei Schwangerschaft, und zwar gegen das schubweise Aufstoßen von Speise in den ersten Wochen der Schwangerschaft. Übelkeit fehlt. Blutwallungen zum Gesicht bei aufgedunsener und schwächlicher Körperbeschaffenheit. Völle- und Druckgefühl im Magen nach dem Essen. Gerade diese Besonderheiten des Magens erhöhen das Interesse für *Ferrum.* Der Magen wirkt wie ein entleerter Beutel, er verdaut nichts, aber sobald ihm wieder etwas zugeführt wird, entleert er sich ebenso schnell wieder.

Ferrum kann unangenehme, scharfe, wässerige Diarrhoe verursachen. Viele Ferrum-Patienten haben früher oft lange an Obstipation gelitten, mit erfolglosem Drängen und hartem, erschwertem Stuhlgang.

Schlaffheit der Blase mit Sphinkter-Schwäche. Daher unfreiwilliger Urinabgang durch plötzliche Bewegungen beim Gehen und Husten. Bei kleinen Kindern tröpfelt der Urin den ganzen Tag, aber nur bei Bewegung. Inkontinenz.

Erschlaffung geht durch das ganze Mittelbild. Diese Erschlaffung zeigt sich auch an den Sexualorganen. Rectumprolaps. Prolaps der Vagina und des Uterus. Senkungsgefühl.

Starke, wässerige Menstruation. Manchmal ist sie auch unterdrückt. Amenorrhoe, Leukorrhoe. Dabei starke Erregung, rotes Gesicht, Schwäche und Herzklopfen. Unempfindlichkeit der Vagina während des Coitus. Metrorrhagie. Menses zu früh, zu stark und zu langdauernd.

Respiration erschwert, mit dem Gefühl einer großen Last auf der Brust. Brustschmerzen. Nächtliche Erstickungsanfälle. Katarrhe. Kongestionen zur Brust. Dyspnoë. Krampfhafter Husten mit heftigen Paroxysmen wie beim Keuchhusten. Husten nach jeder Mahlzeit mit Würgen und Entleerung des Magens. Der Husten wird bis in den Kopf hinein verspürt. Husten schlimmer nach Mißbrauch von Alkohol, Tabak oder Tee. Husten nach Säfteverlusten, besonders nach Blutungen. Brustbeschwerden nach Uterus- und anderen Blutungen. Blutspeien. Lungenblutung. Schwächung durch geheime Laster mit Neigung zu Tuberkulose.

Herzklopfen durch Furcht, Erregung oder Anstrengung. Schnelle oder zuweilen auch langsame Herztätigkeit. Fettige Degeneration des Herzens. Pulsbeschleunigung gegen Abend. Pulsationsgefühl durch den ganzen Körper wie von kleinen Hämmern.

Rheumatische Schmerzen in den Extremitäten, besser durch Hitze und sanfte Bewegung, schlimmer durch Kälte, durch Anstrengung oder heftige Bewegung. Die Schulterschmerzen bei *Ferrum* werden mehr erwähnt als die Schmerzen in anderen Körperteilen, doch zu Unrecht. Die heftigen Hüftschmerzen sind genau so häufig wie die Schulterschmerzen. Man betont den „Rheumatismus in der linken Schulter", aber der rechtsseitige kommt ebensooft vor. Reißende Gliederschmerzen. Unfähigkeit, den Arm zu heben. Schmerzen mit Taubheitsgefühl. Gefühl, als ob der Patient die Macht über seinen Körper verloren habe. Heftiger Schmerz in den Muskeln und entlang den Nerven. Kneifender und bohrender Schmerz in der rechten Schulter, schlimmer von Bewegung und durch das Gewicht der Bettdecke, besser durch Hitze. Reißende und stechende Schmerzen. Die Ferrum-Schmerzen treten nachts ein, wenn der Patient versucht, im Bett still zu liegen. Ruhe ruft die Ferrum-Schmerzen hervor. Tagsüber bei leichten Bewegungen ist der Schmerz geringer. Kälte der Glieder, aber andererseits abwechselnd auch Hitze in den Fußsohlen und Handflächen. Bei großer Schwäche wassersüchtige Zustände.

Ferrum soll ein Heilmittel sein gegen Diarrhoe in den letzten Stadien der Phthise. Die Diarrhoe ist schmerzlos. Nachtschweiße, die man nicht unterdrükken sollte. Das beste Mittel gegen Diarrhoe in den letzten Stadien der Phthise ist *Saccharum lactis* in Substanz und in ganz kleinen Mengen, sooft der Patient es wünscht.

Ferrum phosphoricum

(Eisenoxydphosphat)

Das Mittel wird charakterisiert durch große Schwäche des Kranken, der den Wunsch hat, sich niederzulegen, und bei Nacht ängstlich und nervös ist. Rheumatische Zustände. Während SCHÜSSLER und seine Anhänger es vor allem für die ersten Anfänge von entzündlichem Fieber benutzten, hat es sich in höheren Potenzen bei chronischen Krankheiten als nützlich erwiesen, denn es ist ein tiefwirkendes Antipsoricum. Das entspricht ja auch seinen Bestandteilen *Ferrum* und *Acidum phos.* Viele Jahre lang folgte ich den Anzeigestellungen SCHÜSSLERS, aber auf Grund neuer Prüfungen, homöopathischer Erstverschlimmerungen und klinischer Erfahrungen kam ich zu dem hier dargestellten Symptombild, das mir ein therapeutisch wertvoller Führer geworden ist.

Verschlimmerungen manchmal am Morgen, manchmal am Nachmittag; zuweilen aber auch abends und nach Mitternacht. Der Kranke ist empfindlich für frische Luft; viele Symptome werden im Freien und bei Unterkühlung verschlimmert. Die bemerkenswertesten Züge des Mittelbildes sind Blutarmut und Chlorose (wie bei *Ferrum*). Allgemeine körperliche Beklemmungszustände (wie bei *Acidum phos.*). Mangel an Lebenswärme. Der Kranke erkältet sich leicht. Blutüberfüllung des Kopfes und der Organe; Fieber und gerötetes Gesicht. Die allgemeine Schwächlichkeit ist ähnlich der von Patienten mit familiärer Tuberkulose. Neigung zu Wassersucht. Die Symptome verschlimmern sich nach dem Essen und nach körperlicher Anstrengung; sie werden durch kaltes Trinken ausgelöst. Anfälle von Ohnmacht. Saure Speisen verschlimmern. Gefäßstauungen und Venenerweiterung. Die Neigung zu Blutungen ist ein typischer Zug; er findet sich bei *Ferrum* wie bei *Acidum phos.* und *Phosphorus.*

Wir finden ferner Nervenschwäche, Hysterie und Hypochondrie. Zerschlagenheitsgefühl, besonders der kongestionierten Körperteile, mit Verschlimmerung durch Erschütterungen und Umhergehen. Beschwerden nach Muskelanstrengungen, Verstauchungen und Verrenkungen. Viele Symptome werden verschlimmert durch Ruhe, insbesondere durch Bettruhe, und gebessert durch leichtes Umhergehen (wie bei *Ferrum*), aber die große Schwäche zwingt den Kranken, sich niederzulegen. Anstrengende Bewegung verschlimmert, leichte Bewegung bessert. Taubheitsgefühl der befallenen und leidenden Teile. Blutwallungen, besonders zum Kopf. Stechende, reißende Schmerzen. Zerrende Schmerzen, die nach unten ausstrahlen. Plethora falsa. Starkes Pulsieren in Kopf und Körper. Voller, kräftiger, beschleunigter Puls. Im allgemeinen ist der Kranke überempfindlich gegen Schmerzen. Stehen verschlimmert viele Beschwerden. Zittern in den Gliedern. Alle geschilderten Symptome deuten auf ein Mittel von breiter und tiefer Wirkung.

Charakteristisch sind Zornausbrüche bis zu heftigen Graden. Danach Schwäche, Kopfweh, Zittern, Schweiß und andere nervöse Erscheinungen. Furcht zur

Nachtzeit, als habe der Kranke jemandem etwas Böses getan. Furcht nach dem Essen. Während des Fiebers allgemeine Befürchtungen wegen der Zukunft und hypochondrische Anwandlungen. Andererseits ist der Patient fröhlich, gesprächig und heiter. Krankhafte Erregungszustände, vermischt mit Traurigkeit. Das Mittel hat Anwendung gefunden bei Delirium tremens. Der Kranke hat Abneigung gegen Gesellschaft; er fühlt sich besser, wenn er allein ist. Er ist unfähig, sich zu konzentrieren oder über alltägliche Fragen nachzudenken. Er kann nicht studieren. Er ist verwirrt, wenn er versucht nachzudenken, besonders morgens, abends und nach dem Essen. Gebessert wird der Zustand durch Waschen des Gesichtes mit kaltem Wasser. Der Kranke ist mit allem, was er besitzt, unzufrieden, auch mit seiner Umgebung. Abends ist er sehr erregbar. Das Völlegefühl im Kopf läßt in ihm Furcht vor einem Schlaganfall aufkommen. Er fürchtet sich, unter Menschen zu gehen; er befürchtet den Tod oder daß ihm etwas Übles zustoßen könne, sei es schicksalsmäßig, sei es durch Menschen. Er ist vergeßlich. Das Mittel eignet sich ausgezeichnet für hysterische Mädchen, wenn das gesamte Symptomenbild paßt.

Der Kranke wird von Ideen überschwemmt und besitzt eine ungewöhnliche Geistesklarheit (*Coffea*). Andererseits besteht äußerste Gleichgültigkeit gegenüber Vergnügungen oder aufregenden Ereignissen. Abneigung gegen Arbeit. Man möge sich des Mittels wohl entsinnen bei puerperaler Manie nach dem Schlüsselsymptom „Säue fressen ihre Ferkel". Das Mittel macht ausgeprägte Hirnhyperämie. Große Reizbarkeit. Wechselnde Launen. Mürrisch. Hartköpfig. Ruhelos; Umherwerfen nachts im Bett während des Fiebers. Traurigkeit des Abends, besonders vor Ausbruch der Regel. Äußerste Empfindlichkeit gegen Lärm. Stumpfsinnigkeit. Abneigung gegen Reden und Nachdenken sowie gegen jede geistige Arbeit. Weinerlichkeit.

Schwindel am Nachmittag wegen Blutüberfüllung des Gehirns, besonders während des Frostes und beim Schließen der Augen. Neigung, während des Kopfwehs nach vorwärts zu fallen. Der Kranke kommt sich vor wie vergiftet. Dieser Zustand stellt sich auch ein beim Nachuntensehen und während der Regel; er ist mit Übelkeit verbunden beim Aufstehen aus dem Bett. Der Kranke stolpert beim Gehen; es wird ihm trüb vor den Augen. Er hat das Gefühl, als wenn sein Kopf beim Umhergehen nach vorn gestoßen würde.

Der Kopf fühlt sich kalt an; der Scheitel ist empfindlich für kalte Luft. Gehirnhyperämie. Zusammenschnürungsgefühl der Kopfhaut. Gefühl der Leere im Kopf während der Regel. Andererseits aber auch Völlegefühl im Kopf. Die Haare fallen aus. Der Kopf fühlt sich sehr heiß an. Hitzewallungen zum Kopf und gerötetes Gesicht. Hitze im Kopf und im Scheitel, besonders während der Regel. Schweregefühl im Kopf während der Regel. Gefühl eines Gewichtes in der Stirn und im Hinterkopf. Jucken des behaarten Kopfes. Kopfschmerz morgens im Bett, nachmittags und abends. Kalte Luft bessert die allgemeinen Kopfschmerzen. Treppensteigen verschlimmert. Kopfschmerz bis zum Schwarzwerden vor den Augen. Katarrhalische Kopfschmerzen. Kopfschmerz während des Frostes, schlimmer beim Schließen der Augen, besser durch kalte Anwendungen. Kopfschmerz, verbunden mit Schnupfen, verschlimmert durch Husten, nach dem Essen und durch Aufregung. Kopfschmerz während der Regel, schlimmer durch Licht und Lärm. Hämmernde Kopfschmerzen. Kopfschmerz, verschlimmert durch Anstoßen. Der Kranke ist gezwungen, sich hinzulegen. Hinlegen bessert. Kopfschmerz während der Regel und bei Bewegung, besonders beim Bewegen des Kopfes. Lärm löst Kopfschmerz aus. Krampfhafte Schmerzen. Druck bessert. Klopfende Schmerzen. Fahren im Wagen verschlimmert die Schmerzen, ebenso Bücken und Umhergehen. Einhüllen des Kopfes verursacht oder verschlimmert Kopfschmerzen. Klopfen im Kopf und in den Schläfen, schlimmer auf der rechten Seite. Kopfschmerzen mit heißem, rotem Gesicht und Speisenerbrechen. Heftige Stirnkopfschmerzen mit Nasenbluten, welches Erleichterung verschafft. Besonders wird die rechte Stirnseite befallen. Der Zustand verschlimmert sich morgens beim Erwachen, ebenso am Abend, wird dagegen besser im Freien. Verschlimmerung beim Husten. Schmerzen über den Augen. Schmerzen im Hinterkopf beim Husten, bei Erschütterungen und während der Regel. Schmerzen in den Kopfseiten, in den Schläfen und im Scheitel. Schmerzen im Scheitel während starker Regelblutung. Bohrende Schmerzen in den Schläfen. Berstender Kopfschmerz. Druckgefühl im ganzen Kopf, das von innen nach außen in die Stirn, die Stirnhöcker und die Schläfen ausstrahlt. Schmerzen auf dem Scheitel wie von einem Stein. Empfindlichkeit des behaarten Kopfes, des Hinterkopfes und des Scheitels. Stechende Schmerzen im Kopf, besonders über der Stirn, über den Augen und im Hinterkopf. Die Schmerzen ziehen sich von hinten nach vorn und verschlimmern sich durch Bücken. Schmerzen in beiden Kopfseiten, in den Schläfen und im Scheitel. Reißende Schmerzen im Kopf. Allgemeines Klopfgefühl im Kopf, verschlimmert durch Bewegung und Bücken. Das Klopfgefühl ist besonders stark in der Stirn und im Hinterkopf sowie in den Schläfen und im Scheitel, vor allem beim Husten. Der Kopf ist wie von elektrischen Schlägen durchzuckt.

Schleimabsonderung aus den Augen. Bindehautentzündung mit Lichtscheu. Der Kranke kann nicht sehen, wenn er sich bückt. Die Blutgefäße sind erweitert. Tränenfluß. Halbgeschlossene Lider. Brennende Schmerzen in den Augen wie durch Sand. Stechen. Gefühl, als wollten die Augen aus dem Kopf treten. Rötung der Bindehaut, der Augäpfel und der Lider. Eingesunkene Augen. Angeschwollene Lider. Die Skleren sind gelblich verfärbt. Der Blick trübt sich wie vor einer Ohnmacht.

Eitrige Absonderung aus den Ohren. Jucken im Ohr. Ohrgeräusche: Rauschen, Summen, Brummen, Klingen und Singen. Katarrh der Eustachischen Röhre. Entzündungsschmerzen im Ohr. Otitis media. Schmerzen tief im Ohr. Ziehen. Stechen. Schmerzende Anschwellung der Ohrspeicheldrüsen. Empfindlichkeit gegen Geräusche. Herabgesetzte Hörfähigkeit.

Nasenkatarrh. Schnupfen mit blutigen Absonderungen. Krustenbildung in der Nase. Die Absonderungen sind wundmachend und eitrig.

Wenn man dieses Mittel nach der biochemischen Lehre nur in niederen Potenzen geben würde, so wäre sein Gebrauch auf die akuten Stadien des Schnupfens beschränkt; wird es aber homöopathisch angewendet, so ist diese Begrenzung nicht gerechtfertigt. Wer würde auch daran denken, *Ferrum* oder *Acidum phos.* oder *Phophorus* nur auf die ersten Anfänge einer akuten Krankheit zu beschränken?

Nasenbluten bei Schnupfen, während Fieber und Kopfweh, und wenn im Kopf Hitze und Völlegefühl bestehen. Nasenbluten am Morgen beim Schneuzen, beim Husten und Niesen.

Blasses Gesicht, schwarze Ränder unter den Augen. Erdfarbenes, blasses, kränkliches Gesicht. Blasse Lippen. Röte und Blässe wechseln. Umschriebene Röte auf den Wangen. Röte bei Fieber und während der Kopfschmerzen. Gelbe Verfärbung. Leberflecken. Trockene Lippen. Heißes Gesicht mit Hitzewallungen, bei Zahnweh verbunden mit Schmerzen. Facies hippokratica. Entzündung und Anschwellung der Ohrspeicheldrüsen. Gesichtsschmerzen nach Entzündung der Zähne. Neuralgie, gebessert durch Kaltanwendungen, verschlimmert durch Bewegung. Klopfende Schmerzen. Stiche. Gesichtsschweiß. Eingefallenes Gesicht. Angeschwollenes, ödematöses Gesicht bei Zahnschmerz. Blutung aus Mund und Zahnfleisch. Die Zunge ist dunkelrot und geschwollen oder aber weiß. Trockener Mund. Entzündung des Zahnfleisches, des Gaumens, der Zunge und der Mandeln. Schmerzen in den Zähnen mit rotem, heißem, geschwollenem Zahnfleisch; gebessert, wenn kaltes Wasser in den Mund genommen wird; verschlimmert durch Wärmeanwendungen. Zahnschmerz nach dem Essen. Brennen der Zunge. Speichelfluß. Fader, fauliger oder süßlicher Geschmack.

Zusammenschnürungsgefühl im Rachen. Röte des Rachens und der Mandeln. Angeschwollene Mandeln. Hitze im Rachen. Entzündung des Rachens und der Mandeln. Gefühl, als ob ein Kloß im Hals wäre. Schmerz beim Schlucken. Brennen. Empfindlichkeit.

Verminderter Appetit. Andererseits auch Wolfshunger, jedoch ohne Geschmack an den Speisen. Völlige Appetitlosigkeit. Abneigung gegen Speisen, besonders gegen Fleisch und Milch. Der Kranke hat Verlangen nach Saurem. Auftreibung des Magens nach dem Essen. Bitteres Aufstoßen nach dem Essen. Leeres Aufstoßen. Speisenaufstoßen. Fauliges und saures Aufstoßen. Sodbrennen. Völlegefühl nach dem Essen. Hitze im Magen. Schluckauf. Verdauungsstörungen. Magenentzündung. Übelkeit nach dem Essen, besonders während der Schwangerschaft. Plötzliche Anfälle von Übelkeit, die zu jeder Zeit eintreten können und manchmal die Kranken aus dem Schlaf wecken, aber nur kurze Zeit dauern. Übelkeit, die aus dem Rachen aufsteigt. Übelkeit beim Umhergehen. Schmerzen und Drücken im Magen nach dem Essen. Brennen im Magen. Krämpfe. Empfindlichkeit. Durst auf große Mengen Wassers. Erbrechen morgens beim Aufstehen, beim Husten, nach Trinken von Flüssigkeit, nach dem Essen, während des Fiebers, während des Kopfwehs, während der Schwangerschaft, während einer Wagenfahrt. Heftiges Erbrechen. Es werden Blut, Speisen, grünliche Flüssigkeit und Saures erbrochen. Erbrechen in Verbindung mit Magenschmerzen und Entzündung.

Der Bauch ist aufgetrieben; Leber und Milz sind vergrößert. Es besteht starke Blähsucht, Völlegefühl und Rumoren im Leibe. Der Leib ist hart. Gefühl wie von einem Gewicht im Leibe. Entzündung des Bauchfells. Das Mittel hat sich als heilsam bei zahlreichen Leberbeschwerden erwiesen. Heftige Schmerzen in den Eingeweiden zu allen Tageszeiten, besonders beim Husten, während eines Durchfalls, nach dem Essen und während der Regel. Gefühl, als wolle die Regel eintreten. Schmerzanfälle beim Umhergehen vor dem Stuhlgang. Schmerzen unter dem Rippenbogen in der Lebergegend. Krampfhafte, kolikartige Schmerzen. Ziehen und Drücken. Zerschlagenheitsschmerz. Spannungsgefühl.

Verstopfung, harter, erschwerter Stuhlgang. Zusammenschnürungsgefühl am After. Durchfall nach dem Essen zu jeder Tageszeit. Der Durchfall ist schmerzlos. Abgang von Blähungen. Hämorrhoiden. Blutung aus dem After. Äußere Hämorrhoiden. Unwillkürliche Stuhlabgänge. Jucken und Nässen am After. Schmerzen im Mastdarm während des Stuhlgangs, bei Dysenterie und bei Fieber. Brennen während des Stuhlgangs und nach dem Stuhlgang. Tenesmus. Ständige Schmerzen im Mastdarm bei Entzündung, die sich bei Druck auf den Magen verschlimmern. Vorfall des Afters während des Stuhlgangs. Erfolgloser Stuhldrang. Der Stuhl ist wundmachend; er kann blutig, braun, häufig, hart, lienterisch, schleimig, grünlich, dünn, wässerig, grün-wässerig sein.

Blutung aus der Harnblase und der Harnröhre. Entzündung der Blase mit Fieber. Schmerzen in der Blase und im Blasenhals. Ständiger Harndrang mit Schmerzen im Blasenhals und am Ende des männlichen Gliedes. Der Kranke muß plötzlich Urin lassen, wodurch die Schmerzen erleichtert werden. Sein Zustand verschlimmert sich beim Stehen, jedoch nur bei Tag. Plötzlicher Urindrang. Der Kranke muß sich beeilen, sonst geht der Urin unwillkürlich ab. Häufiges Urinlassen. Unwillkürlicher Urinabgang bei Tage, gebessert durch Hinlegen. Urinabgang nachts im Schlaf sowie beim Husten und beim Umhergehen. Schmerzen in den Nieren, von Fieber begleitet.

Schleimige Absonderungen aus der Harnröhre. Spärliche, wässerige oder schleimige Absonderungen. Blutung aus der Harnröhre. Brennen in der Harnröhre beim Wasserlassen.

Der Harn ist eiweißreich, blutig, brennend, wolkig, wird beim Stehen dunkelrot. Reichlicher Urin mit Kopfschmerzen. Der Harn kann auch spärlich und von ammoniakalischem Geruch sein. Der Harn enthält viel Satz, Schleim und Harnsäure und hat hohes spezifisches Gewicht.

Quälende nächtliche Erektionen und Samenergüsse. Die Erektionen können aber auch schwach sein oder ganz fehlen. Das Sexualbedürfnis ist vermehrt oder fehlt gänzlich. Bei Frauen wechseln die Symptome sehr leicht. Frauen neigen zu Abort und haben kein bzw. ein stark herabgesetztes Verlangen nach dem Coitus. Wundmachender Ausfluß vor der Regel von milchigem, dünnweißem Charakter. Chlorotische Mädchen. Die Regel fehlt völlig oder die Menstruation ist hellrot, klumpig, reichlich, dunkel, zu häufig, oft aussetzend, unregelmäßig, verspätet, schmerzvoll, spärlich, dünn-wässerig. Gebärmutterblutung. Schmerzen in der Scheide während des Beischlafs. Dysmenorrhoe mit Fieber und gerötetem Gesicht. Herabdrängungsgefühl im Becken mit dumpfem Schmerz in der Eierstockgegend. Prolaps der Gebärmutter. Sterilität. Empfindliche Vagina.

Akute Entzündung der Luftwege. Entzündung des Kehlkopfs mit viel Schleim. Wundheitsgefühl und Rasseln auf der Brust mit Fieber und gerötetem Gesicht. Schleim in Kehlkopf und Luftröhre. Trockenheit des Kehlkopfs. Brennen des Kehlkopfs. Rauhes Gefühl im Kehlkopf. Heiserkeit während des Schnupfens. Stimmverlust oder Stimmschwäche.

Die Atmung ist asthmatisch. Asthmaanfälle. Kurzluftigkeit abends und nachts, verbunden mit Husten beim Niederlegen. Rasselgeräusche. Erstickungsgefühl bei der Atmung. Stiche in der Brust beim Tiefatmen.

Husten tagsüber, morgens beim Aufstehen, abends und nachts. Kalte Luft verschlimmert den Husten. Der Husten ist asthmatisch und heftig. Krampfhafter, kurzer, sehr schmerzhafter Husten. Tiefatmen verschlimmert. Dauernder Hustenreiz mit Schnupfen. Trockener Husten. Husten nach dem Essen, welcher erschöpfend und von Fieber begleitet ist. Bellhusten. Husten, der von Kehlkopf- und Luftröhrenreiz ausgeht. Loser Husten. Niederlegen verschlimmert den Husten. Husten im Bett. Hustenanfälle. Krampfhusten mit Rasseln auf der Brust. Reden verschlimmert den Husten. Kitzelgefühl im Hals. Quälender Husten, schlimmer beim Erwachen. Keuchhusten. Husten beim Berühren des Kehlkopfs oder beim Vorwärtsneigen des Kopfes. Der Husten wird bei Tuberkulösen durch Erkältung verschlimmert.

Auswurf, besonders morgens, blutig, hellrot oder dunkel und sehr reichlich. Der Auswurf ist erschwert und ist schaumig, grün, schleimig, übelriechend, eitrig, spärlich, faulig riechend, dick, zäh-weißlich oder gelblich.

Beklemmungen in der Brust oder in der Herzgegend. Entzündungen in der Brust. Zusammenschnürungsgefühl der Brust und besonders des Herzens. Völlegefühl. Lungenblutungen. Hitze. Entzündungen der Bronchien, der Lungen und der Pleura. Druckgefühl auf der Brust. Brustschmerzen beiderseits während des Hustens und der Einatmung, besonders bei tiefer Einatmung. Wundheitsgefühl in der Brust beim Husten. Stiche in der Brust beim Husten, besonders in den Brustseiten. Rechtsseitige Pleuritis. Stiche, die bei Atmung und Husten schlimmer werden. Klopfgefühl mit Beklemmung bei Anstrengung und Bewegung nachts, aber auch im Sitzen und bei raschem Umhergehen. Das Mittel ist zeitweilig von großem Nutzen bei akuten Erkältungen während einer

Tuberkulose, aber auch bei akuter Tuberkulose. Krampfanfälle auf der Brust mit Erstickungsgefühl, mit Fieber und gerötetem Gesicht. Rheumatismus der oberen Brustpartien.

Kältegefühl im Rücken. Reißen im Nacken und Rücken. Schmerzen im Rükken zur Nachtzeit, besonders während der Regel, bei Bewegung und beim Aufstehen. Aber auch Schmerzen beim Sitzen und beim Umhergehen. Schmerzen in der Halsgegend, zwischen den Schultern und in der Lendengegend während der Regel. Stechen und Schmerzen im Rücken. Reißen. Steifigkeit von Rücken und Genick.

Kältegefühl der Glieder. Kalte Hände und Füße. Kalte Füße abends im Bett. Kalte Füße während der Kopfschmerzen. Verkrampfung der Finger bei Rheumatismus. Krämpfe in Oberschenkeln, Beinen, Waden und Füßen. Blaue Fingernägel. Heiße Handflächen und Fußsohlen. Schweregefühl der Glieder, besonders der oberen Glieder, aber auch der Beine. Entzündung der Gelenke. Taubheitsgefühl der Hände und Finger, der Beine und Füße. Ziehende rheumatische Schmerzen in der rechten Schulter und im Oberarm, die durch starke Bewegung der Arme verschlimmert, durch sanfte Bewegung gebessert werden (*Ferrum*). Die befallenen Glieder sind empfindlich gegen Berührung. Einschlafen der rechten Hand, die nicht mehr zufassen kann. Akuter Rheumatismus des rechten Schultergelenks, welches rot, geschwollen und empfindlich ist. Rheumatismus des rechten Deltamuskels. Rheumatismus des Handgelenks. Rheumatismus der Kniegelenke mit Fieber. Gichtbefall der Gelenke. Ischias. Schmerzen in den Oberschenkeln. Zerschlagenheitsgefühl mit Schmerzen in den Gliedern. Stechende Schmerzen in den Gliedern, besonders in den Schultern, aber auch in den Hüften. Reißende Schmerzen in den Schultern, Oberarmen und Hüften. In beiden Knien schießende Schmerzen, die in die Beine ausstrahlen und von Fieber begleitet sind. Unruhe in den Beinen. Steifigkeit der unteren Gliedmaßen, besonders der Füße. Angeschwollene Gelenke der oberen Gliedmaßen, des Unterarms, der Hände, aber auch der Füße. Ödematöse und rheumatische Anschwellungen. Große Schwäche der Glieder, der Gelenke, besonders der Knie und der Beine. Der Rheumatismus wandert von Gelenk zu Gelenk und wird durch die leichteste Bewegung verschlimmert.

Viele angsterfüllte Träume verwirrenden Inhalts. Der Kranke glaubt zu fallen. Alpdruck. Lebhafte Träume. Spätes Einschlafen. Unruhiger Schlaf. Schläfrigkeit des Abends. Schlaflos vor Mitternacht, dabei aber schläfrig. Wenn der Kranke einmal aufwacht, schläft er nicht wieder ein.

Frostgefühl jeden Tag gegen 13 Uhr. Frostschauer nachts im Bett. Schüttelfrost. Fieber zu jeder Zeit bei Organentzündungen, Gelenkentzündungen oder Schleimhauterkrankungen. Fieber auch ohne Frost. Trockene Hitze mit Durst. Hitzewallungen. Hektisches Fieber und Nachtschweiße. Innerliche Hitze. Remittierendes Fieber. Hitze nach Schlaf. Der Kranke schwitzt über Tag, besonders am Morgen. Der Schweiß ist klebrig-feucht, mit großer Schwäche verbunden und tritt bei der geringsten Bewegung auf. Er folgt auf Fieber, ist reichlich und tritt auch während des Schlafes auf.

Brennen auf der Haut. Kältegefühl. Schuppen. Blasse oder rote Haut. Trokkene Haut. Ameisenlaufen. Große Empfindlichkeit der Haut. Die Haut schmerzt. Geschwürsbildung. Kleine verdorrte Warzen.

Gelsemium

(Wilder Jasmin)

Die akuten, heftigen Erkältungen, die in rauhen Gegenden vorkommen, sprechen auf *Belladonna* und *Aconit* an. *Gelsemium* dagegen kommt bei sich langsam entwickelnden Erkrankungen in Frage. Ein Aconit-Kind kann, wenn es sich bei kaltem, trockenem Wetter erkältet hat, schon vor Mitternacht von Husten befallen werden. In wärmeren Gegenden haben die Krankheiten einen viel langsameren Verlauf, wie überhaupt bei der dortigen Bevölkerung alle Reaktionen langsamer sind. Erkältungen entstehen dort weniger durch Kälte als durch Überhitzung. Die Fieberzustände haben dort mehr schleichenden, malariaähnlichen Charakter. Wir sehen also, daß *Gelsemium* ein Mittel für warme Länder und Gegenden ist, während *Aconit* besser für kältere Klimata paßt. Für Erkältungen und Fieberzustände in einem milden Winter ist *Gelsemium* geeigneter, während in einem strengen Winter *Belladonna* und *Aconit* angezeigt sind. Zu *Aconit* passen zwar gewisse Leiden, Fieberzustände und Dysenterien, die bei heißem Wetter entstehen, doch haben alle diese Zustände mit den Winterkrankheiten an sich nichts zu tun.

Gelsemium wurde bisher meistens bei akuten Störungen angewendet. Es paßt aber auch für subakute Erkrankungen, die sich in die Länge ziehen. Es paßt aber nicht für chronische miasmatische Zustände. *Gelsemium* hat nur eine kurze Wirkung, die langsam einsetzt, ähnlich wie *Bryonia.* Auch Bryonia-Leiden treten langsam ein. *Gelsemium* paßt mehr für Fieberzustände in wärmeren Gegenden, obwohl es manchmal auch bei plötzlich und heftig auftretenden Krankheiten hilft, wenn auch nicht so oft, wie dies bei *Belladonna* der Fall ist.

Die Gelsemium-Leiden sind in der Hauptsache kongestiver Natur. Hyperämie von Gehirn und Rückenmark. Die Extremitäten sind sehr kalt, Kopf und Rükken sehr heiß. Die Hauptsymptome beziehen sich auf Gehirn und Rückenmark. Im Anschluß an Gehirnaffektionen treten Krämpfe der Extremitäten, der Finger, der Zehen und der Rückenmuskeln auf. Auch die Finger und die Zehen sind kalt. Zuweilen sind die Extremitäten bis zu den Knien eiskalt, während der Kopf heiß und das Gesicht purpurrot und fleckig ist. Blutandrang nach den Augen. Die Pupillen sind meist weit (zuweilen auch eng), es bestehen Tränenfluß und Augenkrämpfe. Der Patient fühlt sich benommen und spricht wie im Delirium unzusammenhängende, irre Worte. Er ist vergeßlich. Großes Kältegefühl den Rücken hinauf bis zum Hinterkopf. Kälteschauer, als ob der Rücken mit Eis gerieben würde. Die Schmerzen ziehen sich ebenfalls den Rücken hinauf. Gleichzeitig mit den beschriebenen Symptomen sind die Nackenmuskeln kontrahiert und rigide, so daß der Kopf nach hinten gezogen wird und der Hals nicht gerade gestreckt werden kann. Dabei bestehen heftige Schmerzen den ganzen Rücken hinauf und Kältegefühl längs des Rückgrats. Dieser Zustand erinnert an Cerebrospinalmeningitis. Schmerz an der Gehirnbasis und im Nakken, verbunden mit beträchtlichem Fieber. Die Haut ist sehr heiß, die Temperatur ist hoch, die Extremitäten sind kalt. Zuweilen beginnen die Beschwerden mit einem heftigen Schüttelfrost. *Gelsemium* ist sehr wichtig bei intermittierenden Fiebern. In wenigen Tagen beobachtet man belegte Zunge, Übelkeit mit und ohne Gallebrechen. Es kann vorkommen, daß ein Fieberparoxysmus in den anderen übergeht, so daß eine Continua mit Höchsttemperatur nachmittags vorgetäuscht wird. Der Frost tritt mehr zurück, so daß das Leiden wie ein typhöser Zustand aussieht mit trockener Zunge, wenig Durst, ausgesprochenen Kopfsymptomen, Benommenheit und Delirien. Für diese Zustände ist *Gelsemium* sehr nützlich, ebenso für Nachmittagsfieber ohne Frost bei Säuglingen und Kindern. In Malariagegenden kann man ganz allgemein beobachten, daß Säuglinge Attacken von remittierendem Fieber haben, während die Erwachsenen von intermittierendem Fieber befallen werden. Nur selten sieht man Säuglinge oder Kinder mit ausgesprochenem Frost. Kinder haben mehr remittierendes Nachmittagsfieber, das bis zum Morgen verschwindet, um am nächsten Nachmittag verstärkt wieder aufzutreten. Das Gelsemium-Kind liegt ebenso still und ruhig in seinem Bett wie ein Bryonia-Fall, es hat aber mehr Kopfkongestionen. Nur das dunkelrote Gesicht ähnelt *Bryonia.*

All diese Fieberzustände weisen einen charakteristischen Zug auf, und zwar Schweregefühl und Müdigkeit in allen Gliedern. Der Kopf ist so müde und schwer, daß er nicht vom Kopfkissen aufgehoben werden kann. Der Bryonia-Patient liegt absolut ruhig, weil er genau weiß, daß Bewegung seine Schmerzen verschlimmert; der Gelsemium-Patient versucht, sich zu bewegen, kann es aber vor Müdigkeit nicht.

Das Herz ist schwach; auch der Puls ist schwach, weich und unregelmäßig. Während des Fiebers besteht Herzklopfen mit Schwäche und unregelmäßigem Puls. Der Patient hat ein Gefühl von Schwäche und Vernichtung in der Herzgegend, das bis in die Magengegend ausstrahlt und mit Hungergefühl verbunden ist (wie bei *Ignatia* und *Sepia*). Auch ein hysterischer Zug geht durch das Gelsemium-Bild, gleichsam ein nervöser, nagender Hunger. *Gelsemium* hat auch Symptome von Herzneurose, wie sie ähnlich *Digitalis, Cactus* und *Sepia* haben. *Sepia* ist als Herzmittel nicht so bekannt wie *Cactus,* hat aber viele Herzleiden geheilt, so besonders Endocarditis.

Die Kopfschmerzen haben bei *Gelsemium* meist einen kongestiven Charakter, sie treten besonders heftig im Hinterkopf auf und sind zuweilen mit einem hämmernden Gefühl verbunden. Jeder Pulsschlag wird in der Schädelbasis wie ein Hammerschlag empfunden. Infolge der Heftigkeit der Kopfschmerzen kann der Patient nicht stehen, er muß sich erschöpft hinlegen, wie von Schmerzen gelähmt. Der Gelsemium-Patient hat gewöhnlich Erleichterung durch Bettruhe bei absolut ruhiger und erhöhter Lagerung des Kopfes. Das Gesicht ist dunkelrot, der Patient benommen. Nach einiger Zeit verbreitet sich der unbeschreiblich heftige Schmerz über den ganzen Kopf, so daß der Patient vor Benommenheit unfähig ist, seine Symptome zu schildern. Er liegt mit erhöhtem Kopf im Bett, hat gläserne Augen, erweiterte Pupillen, ein rotfleckiges Gesicht und kalte Extremitäten. *Gelsemium* hilft auch bei neuralgischen Kopfschmerzen in den Schläfen und über den Augen, verbunden mit Übelkeit und mit Verschlimmerung durch Erbrechen. Der Kopfschmerz wird erleichtert durch Entleerung einer großen Urinmenge.

Der Gelsemium-Patient hat häufig nervöse Erregungszustände, die durch Furcht, durch Verlegenheitsgefühl, durch Schreck oder plötzliche Überraschung hervorgerufen werden. Hierher gehört auch unfreiwilliger Stuhlabgang, der eintritt, wenn jemand von etwas überrascht wird, das ihm unangenehm ist und dem er nicht entgehen kann. Es geht ein Ohnmachtsgefühl durch alle Glieder, verbunden mit Herzklopfen. Dieses Symptom kommt ähnlich bei *Argentum nitricum* vor, das auch diese plötzlichen Diarrhoen in seinem Symptomenbild hat. Beide Mittel sind in dieser Hinsicht eng verwandt, können sich also gut ergänzen.

Gelsemium heilt ferner lähmungsartige Zustände der Sphinkteren, die in Fieberzuständen den unfreiwilligen Abgang von Stuhl und Urin verursachen. Auch Lähmungen der Extremitäten und der Hände mit Schmerzen entlang der Wirbelsäule und in den Rückenmuskeln, mit Ziehen, mit Kopfschmerzen, mit Schmerzen im Rücken und unter dem linken Schulterblatt heilt *Gelsemium.*

Zu den Symptomen von *Gelsemium* zählen auch Sehstörungen; z. B. Doppeltsehen; ein Gefühl, als ob Schleier und Nebel vor den Augen wären; Gegenstände scheinen verzerrt; Blindheit. Diese Erscheinungen sind begleitet von Frost, Migräne und kongestivem Kopfschmerz. Der Patient hat alle möglichen Erscheinungen vor den Augen; das ganze Gesichtsfeld kann voll kleiner schwarzer Flecken sein oder voller Rauchwolken oder voll kleiner, verschieden gefärbter, wellenförmiger Linien. *Gelsemium* ist nützlich bei Entzündung aller Gewebe des Auges und der Augenlider sowie bei Nystagmus horizontalis. Auch Ptosis ist ein charakteristisches Symptom für *Gelsemium,* was der paralytischen Natur des Mittels entspricht.

Gelsemium-Patienten haben für gewöhnlich keinen Durst und nur ausnahmsweise viel Durst. Sie haben aber reichlichen erschöpfenden Schweiß und Verschlimmerung durch Bewegung, ja Bewegung scheint manchmal unmöglich zu sein. Der Patient fühlt sich zu schwach dazu. Dieser Zug geht durch alle Leiden, für die das Mittel in Frage kommt. Manchmal ist *Gelsemium* sehr gut gegen Schnupfen mit Niesen, gegen Fließschnupfen, gegen kalte Extremitäten mit anschließendem Rachenkatarrh, gegen Schwellung der Tonsillen, gegen heißen Kopf und Blutandrang zum Gesicht. Wie bei den anderen Fieberzuständen besteht ein Schweregefühl in den Extremitäten. Für *Gelsemium* charakteristisch sind das rote Gesicht, die Schwere in den Gliedern, die allmählich sich verschlimmernde Halsentzündung, besonders bei allgemeiner paralytischer Schwäche und wenn infolge der Halsentzündung Speise und Trank wieder durch die Nase zurückkommen, was von der Lähmung der Schlundmuskeln herrührt. Auch Zungenlähmung kommt vor, ebenso Ataxie mit und ohne Paresen. Der Patient macht ungeschickte Bewegungen, Zittern tritt ein, nach heftigen Erregungen und bei Fieberzuständen machen sich Ataxie und Parese bemerkbar. *Gelsemium* ist nützlich bei Fällen von Lähmung, die mit Fieber beginnen, und bei reißenden Nervenschmerzen auf entzündlicher Basis. *Gelsemium* hat Ischias mit reißenden Schmerzen und großer Gliederschwäche geheilt. Verlust der Sensibilität. Taubheitsgefühl in der Nasenspitze, an den Ohren, in der Zunge, in den Fingern, den Händen und Füßen und an anderen Hautstellen ist ebenfalls ein Gelsemium-Symptom.

Hochgradige Schlafstörung. Jede Aufregung hält den Patienten wach. Bei ausgesprochenen Fieberzuständen beobachten wir auch tiefen Schlaf oder Coma oder nervöses Erregtsein, wobei der Patient wach liegt und grübelt, ohne sich auf etwas konzentrieren zu können.

Man erinnere sich an *Gelsemium* bei Entzündungen aller Organe, z. B. des Uterus, der Ovarien, des Magens, der Lungen oder des Rectums. *Gelsemium* hat keine direkte Beziehung zur Entzündung als solcher, paßt aber für die dabei vorhandenen psychischen Symptome, für Delirien, für Blutwallungen zum Kopf und Gesicht bei kalten Extremitäten, Schweregefühl in den Gliedern, Gefühlsstörungen und Lähmungen der Sphinkteren. Wenn bei einem schweren, schnell fortschreitenden Erysipel, das in wenigen Tagen zum Tode zu führen scheint, alle Symptome zum Gelsemium-Bild passen, kann das Mittel, ohne je Erysipel hervorgerufen zu haben, die Krankheit in wenigen Stunden aufhalten und den Patienten zu schneller Genesung führen. Schon oft hat *Gelsemium* ein gefährlich aussehendes Erysipel der Gesichts- und Kopfhaut, mit dem dunkelroten Gesicht und den anderen zu *Gelsemium* gehörigen Symptomen, zum Stillstand gebracht und rasch geheilt. Es kommt also weniger auf eine bestimmte Art von Entzündung an, die durch ein Mittel hervorgebracht wird, als vielmehr auf den Gesamtzustand des Kranken.

Glonoinum

(Nitroglyzerin)

Das am meisten charakteristische Symptom für dieses Mittel ist die Blutwallung zum Kopf und Herz. Die Patienten beschreiben oft ein Gefühl, als ob das ganze Körperblut in das Herz stürze, ein Gefühl von Hitze oder Kochen in der Herzgegend bzw. in der linken Brustseite. Ebenso wird über Blutwallungen zum Kopf geklagt, über ein Gefühl von Glühen im Kopf oder über eine Glut, die vom Magen oder von der Brust zum Kopf zieht und zeitweise mit Bewußtlosigkeit verbunden ist; auch über ein wellenartiges Gefühl im Kopf, als ob sich die Kopfhaut auf und ab bewege oder sich ausdehne und wieder zusammenziehe. Dazu kommt zuweilen ein ganz intensiver Schmerz, als ob der Kopf zerspringen wolle, ein starkes Wundgefühl im Kopf oder in der Kopfhaut. Ferner ist die Blutwallung mit starkem Klopfen verbunden, synchron mit dem Herzschlag. Hämmern, zuweilen von Schmerzen begleitet. Die Pulsation ist sehr stark und wird auf ihrer Höhe auch in den Extremitäten gefühlt, in den Zehen und Fingern und im Rücken. Klopfen im ganzen Körper. Bei diesem Zustand tritt mit jedem Schritt und jeder Bewegung ein Gefühl auf, als ob der Kopf zermalmt würde. Das Klopfen wird schlimmer durch Bewegung. Erbrechen erleichtert. Die Kopfbeschwerden werden besser in freier Luft. Der Kopf muß hochgehalten werden. In den Extremitäten besteht ein starkes Kältegefühl; sie sind kalt, bleich und mit Schweiß bedeckt; der Kopf ist heiß, das Gesicht purpurfarben oder hellrot. Die Pupillen sind erweitert, die Augen gerötet. Wenn dieser Zustand einige Zeit bestanden hat, wird die Zunge trocken, rot und dann braun. Wenig Durst trotz der übergroßen Mundtrockenheit. Die Augenlider werden trocken und sind schwer beweglich. Zuweilen ist die Haut trocken und heiß. Das Gesicht ist rot und glänzend. Alle Grade von Trübung des Bewußtseins bis zur Bewußtlosigkeit.

Sonnenstich. Die Glonoinum-Symptome sind schlimmer in der Sommerhitze und besser im Winter. Die dumpfen, ständigen Kopfschmerzen sind schlimmer bei warmem Wetter und in der Sonne, werden besser durch kaltes Wetter und im Schatten.

Glonoinum entspricht den plötzlich eintretenden Kopfkongestionen, die besonders durch Hitze, aber auch von irgendeinem blendenden Licht ausgelöst werden. Kopfschmerzen durch Lichteinwirkung. Die Kopfschmerzen werden in der kalten Luft besser; sie stellen sich wieder ein beim Zubettgehen, so daß der Glonoinum-Patient mit dem Kopf hoch liegen muß, womöglich mit Kälteanwendungen am Kopf. Der Kopfschmerz wird besser nach langem Schlaf, nicht aber durch Mittagsruhe. In der Nacht werden Hände und Füße warm, das Klopfen verschwindet, und der Patient erwacht des Morgens gestärkt.

Cerebrospinalmeningitis bei Kindern; der Kopf wird rückwärts gebeugt; das Gesicht ist intensiv heiß, rot und glänzend; die Augen sind gerötet und glänzend; Kopf und Oberkörper sind warm, der untere Teil des Körpers und der

Extremitäten, besonders Hände und Füße, sind kalt und mit kaltem Schweiß bedeckt. Überaus heftiger Blutandrang zum Gehirn und Rückenmark. Konvulsionen in allen Gliedern und im Nacken. Opisthotonus. Kälte ist angenehm für den Kopf, Hitze für die Extremitäten. Im warmen Zimmer verschlimmern sich die Konvulsionen. Diese werden bei offenem Fenster und bei Bedeckung der unteren Glieder besser, darauf tritt leichteres Atmen ein. Diese Kopfkongestionen sind von Atemnot und hörbarem Herzklopfen begleitet.

Kurz zusammengefaßt: die Kopfsymptome werden schlimmer von schüttelnder oder stoßender Bewegung, vom Bücken, vom Rückwärtsbeugen des Kopfes, nach dem Hinlegen, beim Treppensteigen, bei feuchtem Wetter, in der Sonne, beim Arbeiten in künstlichem Licht, durch Überhitzung und Schwitzen, durch das Tragen eines Hutes. Das tritt besonders bei Schulkindern hervor, die den ganzen Tag im heißen, ungelüfteten Zimmer arbeiten; sie fühlen sich besser in der frischen Luft, das Tragen einer Kopfbedeckung ist ihnen lästig (wie bei *Acid. nitric.* und *Calcarea phos.*).

Verschlimmerung tritt ein durch Wein, Stimulantien und geistige Konzentration. Bei Kopfschmerzen ist der Patient unfähig, zu denken und zu schreiben. Am Schreiben hindert ihn auch das Zittern und Klopfen in den Fingern. Jede feine Arbeit mit den Fingern oder Händen ist unmöglich.

Zum Glonoinum-Bild gehören auch mildere Formen von Gehirnhyperämie bei chronischen Zuständen. Anfallsweise Blutwallungen zum Kopf beim Umhergehen. Unerwartetes Zittern der Hände. Kalte Hände und Füße. Schweißausbruch. Gute Bekannte werden plötzlich nicht mehr erkannt, der Orientierungssinn ist beeinträchtigt. Diese Verwirrung geht zwar bald vorüber; doch die Anfälle häufen sich, sie bilden das Frühstadium von organischem Zerfall. Bei Blutwallungen Schwindel, so daß der Patient sich festhalten muß; schlimmer an warmen Tagen und in der Sonne.

Apoplexie, wenn der starke Blutandrang zum Kopf anhält. *Opium* und *Glonoinum* setzen den Blutdruck herab und stellen das Gleichgewicht der Zirkulation wieder her. Es kann Lähmung eines Armes oder Beines eintreten, doch nach Wochen oder Monaten kann die Beweglichkeit vollständig wiederhergestellt sein, während ohne das passende Mittel der hohe Blutdruck in wenigen Tagen sicher zum Tode geführt hätte. Die stertoröse Atmung, das Coma, die Anamnese und der Allgemeineindruck eines apoplektischen Patienten deuten auf *Glonoinum,* wobei die intensive Hitze, die glänzende Haut und die Kälte der Extremitäten Leitsymptome sind. *Opium* ist auch sehr häufig angezeigt, aber in kleinen Dosen; die höchsten Potenzen, und zwar in einmaliger Gabe, erreichen das meiste.

„Verzweifelte Versuche, aus dem Fenster zu springen", infolge der heftigen Kopfschmerzen, die mit all den beschriebenen Zeichen von Blutwallungen zum Kopf einhergehen. Der Patient verlangt nach vollständiger Ruhe im Zimmer, er sitzt im Bett und drückt mit beiden Händen den Kopf mit aller Kraft bis zur

Ermüdung der Arme. Der Kopfschmerz wird schlimmer durch Rückwärtsbeugen und Bücken; er ist zuweilen so heftig, daß der Patient mit dem Kopf nicht auf dem Kissen liegen kann. Es besteht ein Gefühl von großer Schwere im Kopf. Wenn auch die Kopfschmerzen variieren, so haben sie doch alle den heftigen Blutandrang zum Kopf gemeinsam.

Lange nach heftigen Erschütterungen, z. B. durch Fallen, tritt Empfindlichkeit im oberen Teil des Rückens und im Nacken ein. Die beiden Hauptcharakteristika für *Glonoinum* sind dabei die Verschlimmerungen durch Wein und durch Liegen. Gewöhnlich beginnt der Schmerz im Hinterhaupt und geht zur Stirn. Im ganzen Kopf besteht ein Klopfen. Besonders typisch aber sind die „Verschlimmerungen durch Bewegung und durch das leiseste Geräusch". Der Glonoinum-Patient sitzt stundenlang da, ohne einen Muskel zu bewegen, weil jede Bewegung schmerzhaft ist. Auch tritt Verschlimmerung durch zu tiefes Liegen des Kopfes beim Schlafen ein. „Besserung durch Kälte und äußerlichen Druck." „Scheitel brennend heiß, auch der obere Rücken." Auf dem ganzen Scheitel besteht ein Gefühl, als ob ein heißes Eisen darauf läge oder als ob sich der Kopf in der Nähe eines Backofens befände. Hitzegefühl besonders im Nacken und zwischen den Schultern. Die brennende Hitze scheint vom Scheitel auszugehen und nach der Gegend zwischen den Schultern zu ziehen. Das Gesicht ist bläulich; benommener, stumpfer Gesichtsausdruck. Anfangs ist das Gesicht hellrot, wird aber mit der zunehmenden Schwere der Erkrankung dunkler, so bei Apoplexie und bei Sonnenstich. Der stumpfe Gesichtsausdruck kann in Coma übergehen. „Häufige tiefe Inspirationen." Zusammen mit den Kopfkongestionen findet man gewöhnlich Herzklopfen, Erbrechen, Magenschmerzen, große Atemnot und schließlich Verlust des Bewußtseins. Ein weiteres klinisches Symptom ist: „Jede Pulsation erzeugt das Gefühl, als ob der Kopf zerspringen wolle." „Die Augen sind eingesunken; bläulich-blasse Ränder unter den Augen"; oder „die Augen sind gerötet; es bestehen Lichtscheu und Gesichtstäuschungen mit schwarzen Flecken vor den Augen; Blindheit." „Das Gesicht ist bleich trotz des hohen Fiebers." Dabei wechselnder Puls, klein, hart und drahtartig, zuweilen unregelmäßig und verlangsamt.

Eine weitere Begleiterscheinung dieser Kongestionen sind Schwellungen am Halse mit Völlegefühl. Der Kragen muß geöffnet werden, da sonst Erstikkungsgefühl entsteht. Ohnmachtsanfälle auf der Straße (ähnlich wie bei *Lachesis*). Das Erstickungsgefühl ist von wirklichen Schwellungen des Halses begleitet, des Unterhautzellgewebes sowohl wie der Drüsen.

Aussetzen der Regel mit heftiger Hirnkongestion und heftigen Kopfschmerzen nebst allen sonstigen beschriebenen Symptomen. Diese Erscheinungen kommen auch während der Regel vor oder wenn eine Uterusblutung oder eine andere Blutung plötzlich aufhört.

Glonoinum paßt für viele Zustände, die mit Blutwallungen zum Kopf einhergehen; z. B. Neigung zu Herzklopfen mit Dyspnoë durch irgendwelche Anstrengungen, besonders durch Steigen oder Gehen. Jede kleine Anstrengung oder Aufregung macht Blutwallungen und Ohnmacht bei Frauen, die sonst gar nicht zu Ohnmachtsanfällen neigen. Große Schwäche, Herzklopfen, Gliederzittern, Schütteln und Zittern einer Hand oder beider Hände. „Sehr angestrengte Herztätigkeit" ist ein charakteristisches Zeichen für *Glonoinum.* Pulsation im ganzen Körper, Flattern in der Herzgegend; schneller, unregelmäßiger oder langsamer, drahtförmiger Puls. Das Mittel paßt für plethorische Personen, die durch die geringste Anstrengung mitgenommen werden und Pulsationen im ganzen Körper bekommen. Pulsation während des Aufenthalts im warmen Zimmer. Zuweilen Erleichterung durch Öffnen des Fensters bei kühlem Wetter, durch Fächeln, durch kalte Luft oder Kälteanwendungen auf den Kopf. Ein weiteres klinisches Symptom: „Kinder erkranken während der Nacht, nachdem sie am Abend vorher an einem offenen Feuer gesessen haben oder dort eingeschlafen sind." „Kopfschmerzen nach dem Haarschneiden." Hierfür wird gewöhnlich *Belladonna* angewendet. „Erkrankung durch Sonnenbestrahlung"; „Sonnenstich".

Graphites

(Reißblei)

Graphit ist ein sehr tiefwirkendes Antipsoricum und paßt für chronische Krankheiten mit Veränderungen an Haut, Haaren, Nägeln, Drüsen und Schleimhäuten, mit anämischer, bleicher, wachsfarbener Haut und mit Hydrops. Das Blut scheint beim Graphit-Typ gleichsam wäßrig zu sein.

Zunächst beobachten wir bei *Graphit* eine Neigung zu Hautausschlägen. Dies ist sehr wichtig. Bläschen oder Krusten, meistens stark nässend und klebrig. Gelegentlich werden auch trockene Ausschläge und trockene Krusten durch *Graphit* erzeugt und geheilt. Ausschläge in den Gelenkbeugen, so am Ellenbogen, in der Leistengegend, in der Knickehle, auch hinter dem Ohr und an den Mund- und Lidwinkeln. Die Ausschläge kommen überall vor, beginnen aber gewöhnlich an den genannten Stellen. Die Fissuren an den Mund- und Lidwinkeln werden hart, verdickt, wölben sich zuweilen und lassen wässerige Flüssigkeit aussickern. Besonders die schuppigen Ausschläge kommen auch an anderen Körperstellen vor. Wir sehen bei Kindern Crusta lactea. Die Krusten werden durch eine wässerige Flüssigkeit abgehoben, die Unterlage bleibt wund, entzündet, blutet leicht oder hat eine rote Oberfläche, die schmerzt und brennt, was sich durch Waschen verschlimmert. Der geringste Reiz, z. B. leichtes Kratzen, verursacht Bluten und reichliches Aussickern der erwähnten Flüssigkeit; diese riecht zuweilen nach Hering oder Salzlake, manchmal sehr übel. Sobald die Ausschläge herauskommen, beginnt der Geruch. Die Absonderung ist scharf, wundmachend und kann sogar die Haare zerstören. In den oberen Schichten der Haut bilden sich Bläschen, in den tieferen blutige Krusten, so auf der Kopfhaut, am Rücken, auf dem Scheitel und bei Säuglingen im Gesicht. Zuweilen breiten sich diese Ekzeme auf die Schleimhäute aus. Die ganze Mundhöhle wird mitbefallen und ist mit entzündeten, granulierenden, exkoriierten und leicht blutenden Stellen besetzt. Manchmal sind diese Ekzeme von Katarrhen der Nase und des Auges begleitet. Die Nase ist mit klebrigem, zähem Schleim erfüllt, der honigartige oder weißlichgelbe und blutige Beschaffenheit hat.

Die Augen sind bei diesen Ausschlägen meistens stark beteiligt. Zuweilen fehlen aber die Ausschläge bei den Augensymptomen von *Graphit*. Auf dem bleichen Gesicht lassen die alten Ausschläge purpurfarbene Stellen zurück, und die Narben verursachen immer wieder neue Leiden, z. B. Entzündung, Bläschenbildung und Erysipel. Pusteln auf der Conjunctiva, der Cornea und den Lidern. Die Conjunctiva ist geschwollen, rot und hypertrophisch. Ektropium mit chronischer Rötung und mit Erweiterung der Blutgefäße. Hornhautgeschwüre bilden sich aus kleinen Pusteln und führen, wenn nicht entsprechend behandelt, zu Erblindung. Bei diesen Augenaffektionen finden sich zuweilen Ausschläge in der Umgebung der Augen und Fissuren in den Lidwinkeln. Die Lider sind dick und hart. Reichliche Tränenabsonderung. Infolge von Strikturen des Tränennasenganges fließen die Tränen über die Wangen; sie sind scharf und wundmachend. Im Bindehautsack bildet sich viel eitriger und klebriger Schleim, so daß die Augenlider in der Frühe verklebt sind.

Der Graphit-Patient hat Neigung zu dünnen blassen Blutungen. Diese Blutungen aus Nase, Ohr und Uterus, aus Geschwüren und Ausschlägen kommen oft vor. Auf den geringsten Reiz hin beginnt die katarrhalische Nasenschleimhaut zu bluten. Zuweilen tritt Nasenbluten an Stelle der Menstruation ein: ebenso Blutungen aus Hals und Bronchien. Auch vikariierende Hämorrhoidalblutungen treten ein und die varicösen Geschwüre bluten leicht. *Graphit* paßt auch für phagedänische Geschwüre, die viel klebrige Flüssigkeit absondern. Der Eiter ist zuweilen untermischt mit dünnem, wässerigem, wundmachendem Blut. Der Weißfluß ist massig, klebrig und wundmachend; ebenso die Sekretion aus den Ohren. Die klebrigen Absonderungen aus dem Ohr sind zuweilen sehr übelriechend, wie nach Hering. Ebenso widerliche Gerüche haben auch andere Körperabsonderungen.

Die Graphit-Patienten haben große körperliche und geistige Schwäche. Vergeßlichkeit und Trübsinn. Dabei hat der Patient allerlei Befürchtungen vor irgendwelchem Unheil, das sich ereignen könnte. Es besteht Herzschwäche mit Neigung zu Ödemen der Extremitäten, besonders der Füße, der Fußgelenke und der Tibiagegend. Hydrocele kleiner Kinder wurde oft von *Graphit* geheilt. *Graphit* hat Wassersucht nach Scharlachfieber geheilt.

Für *Graphit* spricht Schwarzwerden der Nägel, besonders in der Gegend der Nagelwurzel. Verdickung und Verunstaltung der Nägel; leichte Brüchigkeit,

Absterben und Ausfallen der Nägel, nachdem diese schwarz geworden sind. Die Nägel sind locker bis auf die Wurzel und werden schließlich durch eine ungeschickte Bewegung abgerissen. Das Nagelbett ist sehr schmerzhaft. Nach dem Schwarzwerden aller Finger- und Zehennägel hat Verfasser durch Anwendung von *Graphit* gesunde Nägel wachsen sehen. *Graphit* hat die Neigung, die Nägel hart und brüchig zu machen. Zuweilen werden die Nägel sehr dick. Dies wird klinisch unterbaut durch die Behandlung verhärteter Hufe beim Pferd mit *Graphit*.

Auch das Haar wird hart und bricht beim Kämmen leicht ab oder fällt aus.

Gleichzeitig mit diesen Symptomen sind auch gewisse Empfindungsstörungen vorhanden, z. B. Taubsein der Extremitäten und Kältegefühl oder Brennen. Ständiges Brennen auf dem Scheitel und in der Kopfhaut an fünfmarkstückgroßen Stellen. Brennen in den Füßen, auch starkes Kältegefühl in den Füßen und Knien. Gefühl von Kälte in der Vagina.

Überall, wo Hautteile aneinanderreiben oder wo Sekrete gebildet werden, kommt es zu Wundsein (z. B. bei Säuglingen zwischen Gesäß und Oberschenkeln) mit Absonderung von klebriger Flüssigkeit auch ohne Hautausschlag. Wundsein in der Achselhöhle. Wundsein um die Genitalien bei der Menstruation oder bei Weißfluß, oder zwischen dem Scrotum und den Oberschenkeln.

Diesem Zustand liegen meist Unterernährung, Blutarmut und Stoffwechselstörungen zugrunde. Durch *Graphit* werden Narben zu harten Strängen und Knoten, die den Patienten sehr belästigen können. Die Narben verursachen Strikturen und können dadurch z. B. die Funktion der Brustdrüse beeinträchtigen. *Graphit* behebt sehr oft diese Verhärtung alter Narben. Auch bei harten Knoten in der Nähe alter Abscesse paßt *Graphit*. *Graphit* bringt Lipome hervor und hat solche auf der Kopfhaut auch oft geheilt. Es heilt auch Hornauswüchse und Warzen an den Winkeln der Fingernägel, die auf Druck mit stechenden Schmerzen reagieren.

Viele Graphit-Leiden gehen mit Kältegefühl am Körper und mit Empfindlichkeit gegen Kälte einher, besonders wenn Hautausschläge bestehen und wenn Nägel, Hände und Füße beteiligt sind. Trotz des Kältegefühls am Körper werden die Hautausschläge schlimmer durch Hitze und durch Bettwärme. Die Absonderungen, das Jucken und das Brennen verstärken sich. Bei Gehirn- und Rückenmarksaffektionen ist der Patient heißblütig, aufwallend und kann nur bei offenem Fenster schlafen. Man hat also bei *Graphit* die beiden Zustände von Kälte und Wärme zu trennen. Bei Rückenmarksleiden ist das Rückgrat ausgesprochen empfindlich gegen Druck; zuweilen ist das Gesicht hochrot.

Die Magensymptome sind zwar sehr zahlreich, haben aber keine besonderen Eigentümlichkeiten. Das Nagegefühl im Magen haben sehr viele Mittelbilder; wenige aber haben die Erleichterung durch Essen. Der nagende Schmerz tritt bei leerem Magen ein und zwingt den Menschen zum Essen (wie bei *Lachesis*).

Ferner bestehen Flatulenz, Leibkneifen, zusammenziehende Schmerzen, Gastralgien verschiedener Art, Dyspepsie, aber alles ohne besondere Charakteristika.

Der Stuhl ist großstückig, hart und knollig und geht in großen Massen ab, untermischt mit zähem Schleim wie geronnenes Eiweiß. Zuweilen gehen auch große Mengen Schleim bei hartem Stuhl allein ab, tassenkopfgroße Mengen von zähem, dickem, übelriechendem, weißem, eiweißartigem, klebrigem Schleim. Es besteht hartnäckige und sehr belästigende Stuhlverstopfung. *Graphit* hilft bei vielen Hämorrhoidalsymptomen. Die Hämorrhoiden sind hart, knotig, blutend, sie brennen und machen sehr viel Wundschmerz. Doch diese Symptome allein genügen für *Graphit* nicht. Stark juckende Ekzeme am Anus, zwischen Nates und Scrotum, an den Genitalien bei beiden Geschlechtern.

Absolute Empfindungslosigkeit während des Coitus. Potenz und Libido können da sein, doch der Coitus befriedigt nicht. Ferner zu schnelle Ejaculation; oder auch eine verzögerte. „Keine Ejaculation beim Coitus trotz aller Anstrengung.“ *Graphit* wurde bei alten Fällen von Nachtripper mit wenigem, klebrigem, weißlichem Ausfluß erfolgreich angewendet.

Graphit heilt blumenkohlartige Condylome bei der Frau, Warzen, drüsige und kleine Cysten. Die Menstruation ist verspätet, spärlich und sehr blaß; sie kann auch ganz aufhören und wird manchmal durch starke Leukorrhoe ersetzt. Das ist typisch für *Graphit*. Wenn bei diesem Zustand die Rückenmarkssymptome da sind, wird man zunächst *Pulsatilla* geben, doch wird dann bald *Graphit* folgen müssen, da *Pulsatilla* nicht die notwendige tiefe Wirkung hat. *Pulsatilla* hat in seinem Symptomenbild auch nicht die Veränderungen an Haar und Nägeln, nicht die bösartigen, langwierigen Hautausschläge oder die hochgradigen Ernährungsstörungen wie *Graphit*. Zwischen diesen beiden Mitteln besteht etwa die gleiche Beziehung wie zwischen Milde und Härte, zwischen Pflanze und Mineral. *Graphit* heilt viele Arten Dysmenorrhoe und Uterusleiden, besonders Leukorrhoe. Es ist ein sehr langwirkendes und wertvolles Mittel.

Gratiola

(Gottesgnadenkraut)

Gratiola ist ein großes Heilmittel bei nervöser Erschöpfung, bei großer Müdigkeit und bei geistiger und körperlicher Schwäche. Das Mittel ist eng verwandt mit *Coffea* und *Nux vomica* und ist besonders nützlich bei Willensschwäche und neuralgischen Schmerzen von Kaffeetrinkern; ferner bei hypochondrischen Frauen, bei Melancholie und Nymphomanie. Konvulsive Zustände und Bewußtseinsschwund. Die Beschwerden bessern sich in der frischen Luft; in einem warmen Raum ist der Patient fröstelig (wie bei *Pulsatilla*). Die Beschwerden treten besonders in der linken Seite auf. Vom Körper strömen ständig dämpfige Ausdünstungen aus. Der Patient leidet an katarrhalischen Magenstörungen und Darmspasmen. Fehlende Willenskraft. Abneigung gegen Arbeit. Geistige Depression und Launenhaftigkeit; Reizbarkeit und Hypochondrie; Angst vor der Zukunft. Beschwerden nach Geschlechtsverkehr. Kaffee und Alkohol bekommen dem Patienten schlecht; nervöse Beschwerden werden von Magen- und Unterleibsbeschwerden begleitet. Schwindel während und nach dem Essen; beim Schließen der Augen; beim Lesen; beim Aufstehen von einem Stuhl; bei Bewegung; Schwindel mit Gehirnhyperämie. Hitze und Völlegefühl im Kopf; der Kranke hat ein Gefühl, als ob der Kopf kleiner würde; Pulsieren im Kopf und in den Schläfen. Blutandrang zum Kopf beim Aufstehen und Bücken. Die Kopfsymptome werden in der frischen Luft besser und verschlimmern sich in warmen Räumen. Schmerzen im Hinterhaupt am Morgen beim Aufwachen; Besserung beim Aufstehen oder wenn der Patient auf dem Gesicht liegt. Migräne, Nausea, Erbrechen oder Abscheu gegen Nahrung mit Schwindel; besser in der frischen Luft.

Schmerzen im Hinterhaupt vom Schneuzen. Der Kopf fühlt sich kalt an und ist empfindlich gegen kalte Luft. Kaltes Gefühl am Scheitel. Während der Kopfschmerzen zieht der Patient die Stirn in Falten. Die Kopfhaut juckt, ebenso die Augen und Ohren. Der Patient hat beim Lesen einen Schleier vor den Augen; grüne Gegenstände kommen ihm weiß vor.

Der Patient hat Schmerzen in den Augen wie von Sand; die Nase juckt. Das Gesicht wird vom Patienten als brennend heiß empfunden, fühlt sich jedoch beim Betasten kalt an. Morgens hat der Patient eine geschwollene Oberlippe. Das Gesicht ist rot und gespannt, es brennt und fühlt sich geschwollen an. Die Zähne schmerzen von kalten Speisen oder Getränken. Bei Gehirnaffektionen knirscht der Patient mit den Zähnen.

Schmerzen im Hals zwingen den Patienten ständig zum Schlucken; er hat viel Schleim in der Kehle, den er nicht herausbringen kann. Der Patient hat heftigen Durst und nach dem Essen ein Gefühl von Leere im Magen; er hat nur nach Brot Verlangen.

Die Übelkeit verliert sich nach dem Essen oder durch Aufstoßen. Der Patient erbricht bitteres, saures Wasser oder Schleim und hat ein beklemmendes Gefühl im Magen. Wenn er gegessen hat, bekommt er Magenkrämpfe und fühlt ein schweres Gewicht im Magen, das von einer Seite zur anderen zu wechseln scheint, wenn er sich bewegt; es ist ihm übel und er muß aufstoßen. Nach dem Essen fühlt sich der Patient aufgetrieben. Druck- und Kältegefühl im Magen. Der Patient hat Krämpfe und starke Schmerzen im Magen; die Schmerzen verschlimmern sich zusehends und scheinen nach dem Rücken und den Nieren auszustrahlen.

Kaltes Gefühl im Abdomen. Kolikartige Krämpfe, die mit Übelkeit verbunden sind. Nachmittags und abends Rumpeln im Bauch, der aufgetrieben ist. Die Mesenterialdrüsen sind geschwollen. Leibkneifen, das sich bessert, wenn Blähungen auftreten.

Diarrhoe mit reichlichen, gelben oder gelbgrünen, schaumigen, wäßrigen Stühlen; reichliches, wäßriges Erbrechen und Durchfall wie bei Cholera. Die Diarrhoe tritt auf nach Trinken großer Mengen Wassers, da der Patient einen heftigen Durst hat. Während der Diarrhoe ist der Patient sehr oft empfindlich gegen Zug und kalte Luft, die Stuhldrang verursachen. *Gratiola* hat voll entwickelte Cholera asiatica geheilt. Grüne Stühle und grünes Erbrechen; unfreiwilliger Stuhlabgang.

Vor dem Stuhlgang besteht Übelkeit; Rumpeln, Schneiden, Tenesmus. Während des Stuhlgangs Nausea; Brennen im Rectum; Tenesmus. Auch nach dem Stuhlgang Brennen im Rectum; Tenesmus. Schmerzen im Steißbein; kriechendes Frösteln; Schmerzen im Unterleib. Heraustreten von brennenden, stechenden Hämorrhoiden. Ziehen, Stechen und Jucken im Anus. Spulwürmer. Während und nach dem Urinieren Brennen in der Urethra; spärlicher Urin wird beim Stehen dick; unbemerkter Urinabgang. Stechen im linken Samenstrang, im Unterleib und in der Brust.

Gratiola ist sehr wirksam bei Frauen, wenn die Sexualorgane besonders reizbar sind oder wenn das Sexualverlangen übersteigert ist. *Gratiola* ist eines unserer besten Mittel gegen Nymphomanie. Wenn das Verlangen so stark ist, daß es die Patientin zu geheimen Lastern treibt, sind folgende Mittel angezeigt: *Gelsemium, Gratiola, Origanum, Nux vomica, Phosphor, Platin* und *Zincum.*

Die Menses sind zu früh und reichlich; beim Bücken hat die Patientin heftige Schmerzen in der rechten Mamma; während der Menses sind die Schmerzen schlimmer beim Aufstehen; Leukorrhoe mit Schmerzen im Sacrum.

Heftiges Herzklopfen nach dem Stuhlgang (*Conium*) mit Brustbeklemmung; Hitze in der Brust, im Kopf und in den Händen bei rotem Gesicht.

Rheumatische Schmerzen in den unteren Gliedmaßen; nach einem Spaziergang hat der Patient brennende Schmerzen in den unteren Gliedmaßen; beim Sitzen Schmerzen im Schienbein, die beim Gehen besser werden.

Nach dem Essen ist der Patient schläfrig. Tiefer Schlaf.

Nach Kratzen juckt und brennt die Haut.

Guajacum

(Guajakharz)

Guajacum ist ein sehr tiefwirkendes Mittel, das sogar die Symptome einer rheumatischen oder gichtischen Konstitution oder einer vererbten Schwindsucht heilen bzw. bessern kann. Solche Patienten neigen zu Diarrhoe. Ihre Sehnen scheinen zu kurz, oder sie haben Abscesse, Katarrhe oder Bronchitis. Sie leiden an Spasmen und Muskelkrämpfen und haben oft geschwollene Gelenke. Der Gelenkrheumatismus verschlimmert sich durch Wärme (*Lac caninum, Ledum, Pulsatilla*) und bessert sich bei Kälte. Gichtische Abscesse der Gelenke. Die Knochen werden porös oder eitern. Die Beine und Sprunggelenke sind besonders betroffen. Der Patient hat eine empfindliche Knochenhaut. Stechende Schmerzen sind charakteristisch für *Guajacum,* ebenso Brennen wie bei *Arsenicum.* Kontrakturen und Versteifungen der Gliedmaßen. Die Exkrete riechen unangenehm. Der Patient hat ziehende, stechende Schmerzen. Die Erkältungen schlagen sich auf die Gliedmaßen; die Gelenke werden schmerzhaft, die Muskeln steif. Die Leiden werden durch die kleinste Bewegung oder Anstrengung verschlimmert. Fortschreitende Abmagerung und Erschöpfung. Im ersten Stadium der Schwindsucht ist *Guajacum* ein gutes Mittel, wenn alle Symptome passen. Der fortschreitende Charakter der Krankheit, die Schwäche von Körper und Geist und die Symptome, die mit tiefen konstitutionellen Störungen einhergehen, weisen auf *Guajacum.* Bei Folgen von Syphilis, die mit *Quecksilber* oder anderen starkwirkenden Mitteln behandelt wurde, können wir *Guajacum,* dieses sehr vernachlässigte Heilmittel, anwenden. Es ist nahe verwandt mit *Causticum, Sulfur* und *Tuberculinum.*

Der Patient ist morgens geistesabwesend. Er ist träge und nicht besonders intelligent, eigensinnig, aufgeregt und vergeßlich. Beim Aufstehen ist er schwindelig.

Auf einer Kopfseite hat der Kranke rheumatische Schmerzen, die nach dem Gesicht ausstrahlen; ferner gichtische Kopfschmerzen und ein Gefühl, als ob das Gehirn lose wäre. Stechen im Kopf. Schmerzen im Vorder- und Hinterhaupt und tief im Gehirn. Der Patient hat ein Gefühl, als ob die Blutgefäße erweitert wären. Linksseitige Gesichts- und Kopfneuralgie. Pulsierende Schmerzen, die durch Druck und durch Gehen gebessert werden und sich beim Sitzen und Stehen verschlechtern. Dies ist eine Ausnahme, da sich in der Regel die meisten Symptome durch Bewegung verschlechtern. Beim Gehen in frischer Luft schwitzt der Patient am Kopf und im Gesicht. Er hat ein Gefühl, als ob die Augen hervorquellen wollten. Augenschwellungen. Erweiterte Pupillen.

Guajacum hilft bei Ziehen im linken Ohr und bei anfallsweisem Auftreten von Schmerzen im Ohr.

Ebenso hilft das Mittel bei Schmerzen in den Nasenknochen, bei geschwollener Nase und bei Fließschnupfen.

Auch bei Schmerzen in den Gesichtsknochen und den Zähnen hilft *Guajacum*. Das Gesicht ist rot, geschwollen und gefleckt. Am Abend Gesichtshitze. Starke Schmerzen in der rechten Backe. Die anfallsweisen Schmerzen im Gesicht, Kopf und Nacken treten täglich um 18 Uhr auf und dauern bis 4 Uhr morgens. Dumpfe Schmerzen in der linken Kieferseite. Ziehen und Stechen in den Zähnen. Zahnschmerzen beim Aufeinanderbeißen der Zähne. Mandelentzündung mit viel Brennen, die durch warme Getränke verschlechtert wird.

Guajacum-Symptome sind ferner gestörter Geschmackssinn und eine dickweiß oder -braun belegte Zunge.

Brennen in der Kehle. Mandelentzündung. *Guajacum* verhindert das Eitern.

Der Patient hat Abneigung gegen Nahrung und Milch, er hat viel Durst. Erbrechen von viel wäßrigem Schleim. Dem Erbrechen folgt Erschöpfung. Durch das Gefühl von Schleim im Hals wird dem Patienten übel. Brennen im Magen und im Bauch. Zusammenziehendes Gefühl im Magen mit Angst und Atemnot. Starke Flatulenz. Morgendliche Diarrhoe (*Sulfur*). Der Stuhl ist wäßrig. Oder es besteht Verstopfung mit hartem, bröckeligem, widrig riechendem Stuhl.

Der Patient hat ständigen Urindrang. Der Urin ist reichlich und stinkend. Beim Wasserlassen Stechen in der Harnröhre. Wenn der Patient trotz Harndrang nicht urinieren kann, bekommt er Stechen im Blasenhals. Harnabgang ohne Träume. Ausfluß aus der Harnröhre.

Guajacum-Symptome der Frau sind chronische Eierstocksentzündung, Aussetzen der Regel, erschwerte Menstruation, Kälteschauer der Mammae mit Gänsehaut.

Kehlkopfspasmen. Erschwertes Atmen. Herzklopfen.

Trockener, harter Husten mit Fieber, der nur durch Auswurf Erleichterung findet. Reichlicher, eitriger Auswurf. Blutiger Auswurf.

Guajacum hilft gegen Rheumatismus der Brustmuskeln mit großen Schmerzen bei Bewegung und beim Atmen. Der Patient spürt stechende Schmerzen in der Pleura. Chronischer Bronchialkatarrh mit stinkendem Auswurf, wenn der Rheumatismus sich auf die Brust schlägt. Bei rheumatischen und gichtischen Patienten haben wir oft Schwindsucht.

Der Guajacum-Patient hat Herzklopfen, Herzrheumatismus und sehr häufig einen schwachen Puls.

Rheumatische Steifheit des Rückens und des Halses. Stechen im Hals und im Rücken. Ziehende Schmerzen im Rücken zwischen den Schulterblättern. Alle Schmerzen verschlimmern sich bei Bewegung und bessern sich in der Ruhe. Verschlechterung tritt auch bei Hitze ein.

Der Patient hat ziehende, reißende, stechende rheumatische Schmerzen im Oberarm und in den Schultern, in den Fingergelenken und in der ganzen Hand. Er hat heiße Hände.

Guajacum ist angezeigt bei Verkürzung der Kniesehnen und bei Schenkelschmerzen, die bis zu den Knien ausstrahlen. Reißende, ziehende Schmerzen in den Beinen. Das Mittel hilft auch bei gichtischen Abscessen am Knie und bei schießenden Schmerzen in den Beinen von den Füßen bis zu den Knien. Knochenerweichung in Schienbein und Fußgelenken. Das Knie steht infolge Sehnenkontraktur in Beugestellung. Der Patient hat Schmerzen in allen Gliedern; Verschlimmerung durch Bewegung und Hitze. Schwäche in Armen und Beinen. Einschlafen der unteren Gliedmaßen. Gliedersteifheit. Steifheit der Glieder nach Anstrengung. Rheumatismus der Gelenke, verschlimmert durch Hitze und Bewegung. Gliederschmerzen nach Erkältung.

Unruhiger Schlaf. Schlaflosigkeit. Der Patient wacht auf durch das Gefühl des Fallens. Alpdrücken bei Rückenlage. Schlaf ohne Erholung.

Abends leidet der Patient an Frösteln, dem Fieber folgt. Brennendes Fieber. Heiße Hände. Sehr reichlicher Nachtschweiß.

Die Prüfer, die schwitzten, hatten keine Harnsymptome.

Helleborus niger

(Schwarze Nieswurz)

Bei allen Helleborus-Leiden findet sich mehr oder weniger Benommenheit, zuweilen vollständiger oder teilweiser Stupor, aber immer Betäubung und Trägheit. *Helleborus* ist nützlich bei Erkrankungen des Gehirns, des Rückenmarks, des allgemeinen Nervensystems und des Geistes, besonders bei akuten Entzündungen des Gehirns und des Rückenmarks und bei Leiden, die an Geistesstörung grenzen. Es ist eine besondere Art der Schwäche oder Betäubung des Geistes und des Körpers mit Übergang in Bewußtlosigkeit. Dementsprechend wirkt das Mittel bei Hydrocephalus und bei Cerebrospinalmeningitis mit Benommenheit. Auch in den frühen Stadien dieser Krankheiten fehlen jedoch bei *Helleborus* die Heftigkeit der Symptome und das akute Delirium, die man bei *Stramonium* und *Belladonna* findet. *Helleborus* ist ein passives Mittel. Es paßt nach wilden Delirien, wenn ein Zustand von Benommenheit eingetreten ist. Der Patient liegt auf dem Rücken, die Augen sind teilweise geöffnet, glanzlos, ins Weite starrend. Der Patient liegt da, den Kopf hin und her rollend, mit geöffnetem Mund und trockener Zunge. Er starrt seine nächsten Angehörigen an, braucht lange Zeit, bis er eine Antwort geben kann, oder antwortet gar nicht.

Häufig kommen heftige Attacken von Gehirnleiden zu einem plötzlichen Abschluß, und hier hat *Helleborus* einzusetzen. Der Helleborus-Fall zieht sich Wochen und Monate hinaus in einem Zustand von Benommenheit mit allmählicher Abmagerung. Der Patient liegt auf dem Rücken mit angezogenen Beinen, sieht fahl und krank aus und antwortet langsam. „Betäubung, die an Bewußtlosigkeit grenzt." „Der Einfluß des Geistes auf den Körper ist vermindert." Die

Muskeln versagen. Es ist eine Art Lähmung, besser gesagt eine „Betäubung". Der Patient kann keine Gedanken fassen, kann seine Aufmerksamkeit nicht konzentrieren und erweckt den Eindruck eines Halbidioten.

Delirium ist nicht häufig, und wenn vorhanden, dann ohne Heftigkeit. Dagegen ist die Geistesverwirrung deutlich. Der Patient kann nicht denken. Bei fortgeschrittener Krankheit kann der Patient auch einmal aus seinem Schlummer erwachen, und es hat den Anschein, als wenn er versuchen wollte, wieder aktiver zu werden. Aber meist starrt der Patient den Arzt mit halbgeöffneten Augen und benommenem Gesichtsausdruck an. Der Helleborus-Patient antwortet nur auf Fragen, wenn er dazu gezwungen wird, und dann spricht er von Geistern oder er sieht den Teufel. Er sieht bei seinen Visionen Dinge, von denen er einmal gelesen oder die er gemalt gesehen hat.

Zu den Helleborus-Symptomen zählt auch ein besonderer hysteriformer Geisteszustand, fast eine Art von Geistesstörung. Der Patient redet sich ein, er habe sich durch Sünden die göttliche Gnade verscherzt. Wie bei *Aurum* bildet er sich ein, Schlechtes getan und unverzeihliche Sünden begangen zu haben. „Eine alte Frau, die von ihren Nachbarinnen des Diebstahls beschuldigt wurde, nahm sich dies so zu Herzen, daß sie sich erhängte. Dieser Selbstmord wirkte so mächtig auf die Frauen, daß eine nach der anderen sich selbst beschuldigte, den Tod der alten Frau verursacht zu haben."

Helleborus ist auch bei gewissen Krankheiten der Kinder indiziert, besonders zwischen dem zweiten und zehnten Lebensjahr. Charakteristisch sind die starre Rückenlage und das Vorsichhinstarren mit halbgeschlossenen Augen. Zuweilen bewegen sich die Lippen, als wenn das Kind etwas sagen wolle, aber es bringt keinen Ton heraus. Es findet die Worte nicht, die es sagen möchte. Ein gellender Aufschrei weist auf Hydrocephalus hin. Kinder führen unter lautem Schreien die Hand zum Kopfe (wie bei *Apis*). Aber der Apis-Hydrocephalus ist akuter. Der Apis-Patient stößt die Bettdecke von sich; der Helleborus-Patient dagegen kümmert sich um nichts. Er liegt auf dem Rücken mit angezogenen Beinen und macht oft automatische Bewegungen mit Armen und Beinen, zuweilen nur auf der einen Seite, während die andere gelähmt ist.

Helleborus ist nützlich bei schleichenden Krankheitsformen, z. B. beim „apathischen Stadium des Typhus". Hier leiten uns dieselben Symptome: Indifferenz gegen alle äußeren Eindrücke und völlige Reaktionsträgheit. Das „eigensinnige Schweigen" ist mehr eine Unfähigkeit zu sprechen oder zu denken.

Helleborus-Patienten haben oft fixe Ideen gleich jenen Menschen, von denen man sagt, sie seien „nicht ganz beisammen" oder sie seien „etwas meschugge". Von diesen fixen Ideen sind sie nicht abzubringen. Sie reden sich ein, an einem bestimmten Tag sterben zu müssen, sind aber ohne Todesfurcht. Der Aconit-Patient hat dagegen in einem solchen Zustand Todesfurcht. Wenn der Patient außer Bett sein kann, sitzt er da, ohne etwas zu sagen, und ist in trauriger Stimmung. Es fehlt das laute Klagen mit Hinundherlaufen und Händeringen, wie wir es bei *Aurum* finden. Bei *Helleborus* liegt ein apathischer Zustand vor, eine Melancholie. Auch wenn der Patient noch vernünftig denken kann, versagt jeder Versuch zu trösten; er würde das Leiden nur verschlimmern. Dieser Zug kommt auch bei *Natrium muriaticum* vor, obwohl dieses Mittel sonst ganz anders ist. Wenn der Helleborus-Patient fähig ist, über die Symptome nachzudenken, scheinen diese besser zu werden.

Zuweilen macht der Patient konvulsive Bewegungen, die aber mehr automatisch sind. Sie scheinen mit dem Willen nichts zu tun zu haben. Der Helleborus-Patient ist ganz und gar benommen. Er ist einer Art Stumpfsinn verfallen. Das Sehvermögen ist erhalten. Trotzdem sieht der Patient unvollkommen, er beobachtet nicht das Objekt, auf das sein Blick geheftet ist. Der Gegenstand macht auf Gedächtnis oder Verstand keinen Eindruck.

Schwindel mit Übelkeit und mit Erbrechen durch Bücken. Bei dem allgemeinen Benommensein wird der Kopf hin und her geworfen und ins Kissen gebohrt. Dies kommt zum Teil von der Bewußtlosigkeit, zum Teil vom Zug der Nackenmuskeln. Die Nackenmuskeln kontrahieren sich wie bei Cerebrospinalmeningitis.

Brennende Hitze im Kopf. Schießende Schmerzen. Druckschmerz im Kopf durch die Kongestionen. Heftiger Hinterkopfschmerz, dumpfes Gefühl und Benommensein im Hinterhaupt. Völlegefühl. Die Kopfschmerzen, die Kopfbewegungen und der Gesichtsausdruck sprechen für Gehirnkongestion. Wir haben Kinder gesehen, bei denen solche Zustände nach vielen Wochen durch *Helleborus* geheilt worden sind, nicht sofort, aber allmählich. Das Mittel wirkt langsam bei diesen langwierigen Fällen von Benommenheit. Die erste Reaktion tritt zuweilen einen Tag nach Anwendung des Mittels ein, manchmal schon die nächste Nacht, mit Schweiß, Diarrhoe oder Erbrechen. Wenn sich ein Kind nicht recht erholen kann, so treten zunächst diese Erscheinungen auf. Wird das Erbrechen aber durch irgendein Mittel unterdruckt, so tritt gewöhnlich der Tod ein. Deshalb soll man diese Symptome immer ruhig abwarten und kein anderes Mittel dagegen geben, denn sie zeigen den Eintritt der Reaktion an. Wenn man diese Reaktionserscheinungen gewähren läßt, gehen sie schnell vorüber; das Kind bekommt wieder mehr Lebenswärme, und in wenigen Tagen kehrt das Bewußtsein zurück; gefühllose Finger bekommen wieder Leben, ebenso die Nase und die Ohren; der kleine Patient beginnt zu schreien, wirft sich hin und her und wälzt sich im Bett herum. Wenn man diesen Zustand aber unterdrücken wollte, würde das Kind in 24 Stunden tot sein. Wenn man es dagegen in Ruhe läßt, wird es sich erholen. Bei diesem Zustand von Benommenheit wirkt *Zincum* noch tiefer als *Helleborus*. Es sind weniger die augenscheinlichen Beschwerden als vielmehr die Stiche und die sonstigen Schmerzen, die den Eintritt der Agonie vortäuschen. Zuweilen dauert dieser Zustand eine ganze Woche, bis die Symptome nachlassen. Aber nachlassen werden sie sicher, wenn man nichts Falsches dagegen tut.

Das Gesicht des Patienten sieht sehr krank aus, es ist eingefallen und abgemagert. Der Patient hat graue Flecken an den Nasenlöchern und an den Augenwinkeln und sieht aus, als läge er im Sterben. Sehr wahrscheinlich würde dies ohne *Helleborus* auch so kommen. Im Gesicht kommen die psychischen Symptome zum Ausdruck. Die Stirn ist gerunzelt und in kaltem Schweiß gebadet, das Gesicht ist bleich, der Kopf heiß und die Gesichtsmuskeln zittern. Wir finden die Augenbrauen zusammengezogen und die Stirn gerunzelt, was gerade bei dieser Art von Gehirnleiden typisch ist. Ähnliche Symptome hat *Lycopodium,* aber nur bei Lungenleiden. Bei diesem Mittel sind die Nasenlöcher erweitert, grau gefärbt und fast unbeweglich. Die Augäpfel sind gläsern und die Lider klebrig.

Bei Fieber besteht heftiger Durst und ungewöhnlicher Heißhunger. Die Übelkeit und das Erbrechen sind uncharakteristisch. Im Frühstadium der Prüfung des Mittels kommen Diarrhoe und Dysenterie vor mit massigem, weißem, gelatineartigem Stuhl, der nur aus weißlichem, zähem Schleim besteht. Danach tritt atonische Obstipation ein. Diese abgemagerten, erschöpften Patienten mit den beschriebenen Gehirnleiden bleiben tagelang ohne Stuhl, ohne jede Darmfunktion; es kommt nur wenig harter, trockener Stuhl. Wenn aber dann eine Reaktion eintritt, zeigt sich gewöhnlich Diarrhoe, Schweiß oder Erbrechen oder auch alles zusammen.

Zu den Symptomen von *Helleborus* gehört auch Urinverhaltung. Der Urin träufelt manchmal nur und ist außerdem blutig.

Der Patient liegt auf dem Rücken, hat die Beine angezogen oder rutscht im Bett herunter. Er zeigt große Schwäche und Erschlaffung. Die Muskeln versagen. Konvulsionen der Säuglinge. Epilepsie mit Bewußtlosigkeit. Traumatischer Tetanus. Somnambulismus. Der Patient kann nicht zum vollen Bewußtsein gebracht werden. Soporöser Schlaf.

Hepar sulfuris

(Kalkschwefelleber)

Der Hepar-Patient ist frostig. Er ist empfindlich gegen Kälte und braucht außergewöhnlich warme Kleidung in kalter Luft. Er kann sehr viel Wärme aushalten. Alle Leiden werden in der Kälte schlimmer oder sie treten ein durch Erkältung im Schlafe oder bei kaltem, trockenem Wind. Entzündliche und rheumatische Leiden.

Der Kranke ist auch überempfindlich gegen äußere Eindrücke. Heftige Schmerzen bei Entzündungen, Ausschlägen, Furunkeln und Eiterungen. Die Schmerzen sind heftig stechend, wie von zugespitzten Splittern verursacht. Die Geschwüre schmerzen oft, als ob sie von spitzen Dornen aufgerissen würden. Dieses Gefühl wird oft auch bei Halsschmerzen beschrieben, ein Gefühl, als ob der Patient eine Fischgräte oder einen anderen spitzen Gegenstand verschluckt hätte. Das stimmt mit dem allgemeinen Charakter des Mittels überein, da es überall vorkommt, bei Entzündungen, Geschwüren, Pusteln, Furunkeln und Ausschlägen. Die Ausschläge sind empfindlich gegen Berührung. Dies steht im Einklang mit der Überempfindlichkeit der Nerven. Der Hepar-Patient wird ohnmächtig vor Schmerz, und zwar schon bei geringem Schmerz.

Hepar paßt für Kranke, die als zart bezeichnet werden und die überempfindlich sind gegen Eindrücke. Der Patient zeigt oft äußerste Reizbarkeit; die kleinste Angelegenheit macht ihn ärgerlich, aufwallend und jähzornig. Die kleinste Ursache kann ihn veranlassen, selbst gegen einen Freund vorzugehen. Der Patient bekommt den Wunsch, Gewalttaten auszuüben oder etwas zu zerstören. Diese Symptome verschlimmern sich bis zur Geisteskrankheit, worauf dann solche Wünsche oft tatsächlich ausgeführt werden.

Der Hepar-Patient ist zänkisch; es ist schwer mit ihm auszukommen, denn er ist mit nichts zufrieden; alles ärgert ihn, er ist überempfindlich gegen Menschen. Er verlangt beständig Abwechslung, ohne dabei eine Erfüllung zu finden. Neben dieser Reizbarkeit des Temperaments besteht eine Neigung zu Eiterungen, besonders der Drüsen und des Zellgewebes. Die Nacken-, Achsel- und Leistendrüsen sowie die Mammae schwellen an, werden hart und eitern. Die harte Schwellung geht anfangs mit dem Gefühl einher, als ob mit Nadeln gestochen würde; dann entsteht eine hochgradige Entzündung, die entzündeten Teile werden über und über rot und schließlich tritt Eiterung ein, die nur langsam heilt. Sogar Knochen können eitern, werden nekrotisch und cariös. Nagelgeschwüre treten auf. Ein Nagel wird locker und stößt sich ab. Splittergefühl unter den Nägeln, auch ohne Eiterung. Die Nägel werden hart und brüchig. Warzen werden rissig, sie bluten, stechen, brennen und vereitern. *Hepar* ist besonders nützlich bei Fingergeschwüren, wenn die beschriebene Konstitution vorliegt. Bei Nagelgeschwüren kommt neben *Hepar* auch *Silicea* in Frage, welches Mittel gut auf *Hepar* folgt.

Es besteht Neigung zu Drüsenschwellung, zu chronischer Vergrößerung der Lymphdrüsen ohne Eiterung, aber bei irgendeiner Erkältung tritt dann eine Vereiterung einer dieser Drüsen ein.

Allgemeiner katarrhalischer Zustand. Keine Schleimhaut bleibt davon verschont. Besonders sind Nase, Ohr, Rachen, Kehlkopf und Brust betroffen. Der Hepar-Patient neigt zu Schnupfen. Die Erkältungen setzen sich in der Nase fest; starke Absonderungen und viel Niesen. Jedesmal wenn der Patient sich kaltem Wind aussetzt, bekommt er Schnupfen mit Niesen. Dann tritt wässeriger Fließschnupfen ein, der schließlich in dicke, gelbe, übelriechende Absonderungen übergeht. Die Absonderungen riechen wie zersetzter Käse. Dieser Geruch ist für sämtliche Absonderungen bei diesem Mittelbild charakteristisch. Charakteristisch ist auch saurer Geruch. Säuglinge z. B. riechen trotz vielen

Waschens immer sauer. Zuweilen riechen alle Mitglieder einer Familie nach saurem Schweiß. Auch Absonderungen von Geschwüren und Schleimhäuten riechen sauer. Dies ist eine typische Erscheinung. Die Nasenabsonderung verursacht lokale Geschwürsbildung. Der ganze Pharynx ist katarrhalisch entzündet mit massenhafter Absonderung. Der Rachen ist äußerst empfindlich gegen Berührung. Splittergefühl. Schluckschmerz. Kehlkopfschmerz beim Sprechen. Der Kehlkopf schmerzt, wenn ein Bissen daran vorbeigleitet, und er schmerzt bei Berührung mit der Hand. Stimmverlust und trockener, heiserer Bellhusten bei Erwachsenen, besonders morgens und abends. Nach jedem Spaziergang bei kaltem, trockenem Wind wird der Patient heiser, verliert die Stimme und hustet. Das Einatmen kalter Luft verschlimmert den Husten. Schon das Herausstrecken der Hand aus dem Bett vermehrt den Schmerz im Kehlkopf oder den Husten. Dieses Symptom zählt zu den Allgemeinverschlimmerungen bei *Hepar*. Bei überempfindlichen Kindern kann sich durch kalten, trockenen Wind oder kalte Luft aus dem Kehlkopfkatarrh ein Krupp entwickeln. Der Hepar-Krupp ist schlimmer morgens und abends. Zuweilen verlangen bestimmte Fälle erst *Aconit* und dann *Hepar*. Der Aconit-Krupp tritt mit großer Heftigkeit auf, wird schlimmer abends, vor Mitternacht. Das Kind erwacht vom ersten Schlaf mit heiserem, bellendem Husten. Eine Dosis *Aconit* kann helfen, wirkt aber unter Umständen nur palliativ. Das Kind schläft ein, und gegen Morgen oder schon kurz nach Mitternacht kommt wieder ein Anfall, der zeigt, daß *Aconit* nicht ausreichte. Ein solcher Fall wird durch *Hepar* ausgeheilt. Wenn der Krupp nach Mitternacht eintritt und wenn das Kind angstvoll erwacht und sich unter Erstickungserscheinungen im Bett aufsetzt mit einem trockenen, heiseren und bellenden Husten, der wie lautes Keuchen klingt, so wird *Spongia* beinah immer das Heilmittel sein. Wenn *Spongia* nur mildert und nicht tief genug wirkt, so daß eine morgendliche Verschlimmerung eintritt, dann folgt *Hepar*. *Aconit*, *Hepar* und *Spongia* sind miteinander eng verwandt; alle drei sind wirklich große Krupp-Heilmittel.

Der Katarrh des Hepar-Patienten sitzt zuweilen tiefer in der Trachea, die vom vielen Husten wund wird. Der Patient hustet Tage und Wochen bei morgendlicher und abendlicher Verschlimmerung; er hat einen rasselnden, bellenden Husten mit heftigem Wundgefühl in der Brust und ist überempfindlich und frostig. Der Husten ist mit Erstickungsgefühl und mit Würgen bis zum Erbrechen verbunden. Verschlimmerung in kalter Luft und vom Herausstrecken der Hand aus dem Bett. Die ganze Nacht viel Schweiß ohne Erleichterung. Dieses Symptom begleitet viele Leiden im Hepar-Bild. Der Patient schwitzt leicht; schon vom Husten und von der geringsten Anstrengung schwitzt er so stark, als wäre er aus dem Wasser gezogen.

Zum Hepar-Bild gehören auch katarrhalische Ohrenentzündungen. Plötzliche Mittelohrentzündung. Abscedierung. Blutige Absonderung. Stechende, reißende Schmerzen im Ohr. Anfangs besteht ein Gefühl von Verstopftsein im

Ohr, dann von Zerspringenwollen und von Druck, schließlich tritt Zerstörung des Trommelfells ein. Übelriechender, blutiger, gelber, dicker, mit käsigen Partikeln durchsetzter Eiter läuft aus dem Ohr.

Hepar spielt zuweilen dem Augenarzt einen Streich. Wenn es indiziert ist, heilt es die Augen sehr schnell, so daß die Salben des Augenarztes überflüssig werden. Wir finden auch an den Augen eine übelriechende, dicke, eitrige Absonderung. Entzündung mit kleinen Geschwüren. Hornhautgeschwüre. Granulationen. Die Augen sind gerötet, die Lider entzündet, ektropioniert und die Lidränder sind geschwürig. Alle Arten skrofulöser Augenleiden können durch *Hepar* geheilt werden, wenn die Hepar-Konstitution vorhanden ist. Oft sind die Augensymptome nicht charakteristisch, man findet nur katarrhalische Absonderung, wogegen man eine ganze Anzahl antipsorischer Mittel geben könnte. Man muß sich daher auf die Allgemeinsymptome verlassen; stimmen sie, so wird *Hepar* heilen.

Hepar hilft bei Blasenkatarrh mit massigem, schleimig-eitrigem Satz im Urin. Blasengeschwüre. Verdickung der Blasenwand, so daß dieselbe nach einiger Zeit meist den Inhalt nicht mehr austreiben kann und der Urin nur in langsamem Strahl oder in Tropfen abgeht. Dies ist eine Art Lähmung der Blase. Dabei besteht Brennen in der Blase und häufiger, beinah ständiger Drang zum Urinieren. *Hepar* hat auch Katarrhe der Urethra geheilt, und zwar ist das Mittel sehr nützlich bei frostigen Patienten mit lange bestehendem, klebrigem, dickem, weißem, käsigem Ausfluß. Geschwüre und kleine entzündliche Stellen in der Urethra. Stechendes Gefühl entlang der Urethra. Beim Urinieren Splittergefühl in der Urethra. Starke Leukorrhoe mit dem gleichen widrigen Käsegeruch. Die Kranke riecht die ganze Zeit sich selbst. Die Leukorrhoe ist so stark, daß die Patientin wie bei der Menstruation eine Binde tragen muß. Der Geruch dieser Binden ist unausstehlich. Dieser schreckliche, durchdringende Geruch ist sehr oft durch *Kalium phosphoricum* behoben worden.

Sehr wichtig ist *Hepar* nach Quecksilber-Vergiftung. Es ist ein Antidot, wenn gegen Gallenattacken *Kalomel* bis zum Speichelfluß gegeben wurde, wonach die Patienten dann auf jedes kalte und feuchtkalte Wetter wie ein Barometer reagieren. Dabei bestehen Kopfschweiß, Knochenschmerzen und Knochenerkrankungen. Der Patient ist immer frostig. Trotzdem kommen zeitweise Verschlimmerungen durch Wärme vor. Bei den mehr akuten Krankheiten verursacht *Mercur* Verschlimmerung durch Bettwärme. Aber alte Leute, die seit Jahren mit *Mercur* vergiftet wurden, sind meist blutarm, werden daher leicht frostig und bekommen oft rheumatische Gelenkleiden. Auch werden sie welk und runzelig. Dann paßt *Hepar. Hepar* ist also ein Komplementärmittel zu potenziertem *Mercur. Mercur* wird nicht gut direkt durch *Silicea* abgelöst, sondern es muß erst *Hepar* dazwischen eingeschoben werden.

Für alte Syphilitiker paßt *Hepar* sehr gut. Das Mittel hat gleichzeitig Beziehungen zu Syphilis und *Mercur* und ist in dieser Hinsicht verwandt mit

Staphisagria, Asa foetida, Acid. nitric., Sulfur, Silicea. Besonders dann ist *Hepar* ein Heilmittel für Syphilis, wenn lange Zeit große Quantitäten *Mercur* aufgenommen wurden. Die Nasenknochen sind dann sehr schmerzhaft; der Nasenrücken ist sehr empfindlich gegen Berührung, und in der Nasenwurzel besteht Splittergefühl. Man denke an *Hepar* auch bei übelriechendem Nasenausfluß, bei alter Ozaena, nach Mercur-Mißbrauch und bei Frostigkeit bis in die Knochen. *Hepar* hat viele solche Fälle geheilt, auch Geschwüre und katarrhalische Zustände. Ebenso hat es die Heilung erkrankter Knochen durch Anregung der Eiterung beschleunigt. Am weichen Gaumen finden sich kleine Geschwüre, die die Uvula und den weichen Gaumen zerstören und schließlich die Gaumenknochen angreifen. Diese Erkrankung verbreitet einen äußerst üblen Geruch wie von zersetztem Käse. Besonders passen hierfür *Kalium bichr., Lachesis, Mercur. corr., Mercur* und *Hepar;* aber nach Mercur-Mißbrauch kommen besonders *Hepar* und *Acidum nitric.* in Frage. Letzteres ist sehr nahe verwandt mit *Hepar*. Es macht ebenso frostig, macht ein stechendes Gefühl im Hals, kleine Geschwüre im Rachen, auf den Tonsillen und im Larynx. *Acid. nitric.* wetteifert mit *Hepar.* Man muß an beide zusammen denken. Beide haben als Symptom das Fischgrätengefühl oder das Pflockgefühl im Halse, das so täuschend sein kann, daß der Kranke meint, einen derartigen Gegenstand wirklich im Hals zu haben. Auch die Larynxknorpel werden befallen wie bei Syphilis. Wenn ein solcher Fall aber nicht auf Syphilis, sondern auf Mercur-Mißbrauch beruht, so bilden sich kleinere oder größere Schleimpolypen im Larynx, die mit Wundheitsgefühl, Stimmverlust oder Überschnappen der Stimme einhergehen. Wenn dadurch Erstickungsgefühl eintritt, so hilft *Hepar. Hepar, Calcarea, Argent. nitric., Acid. nitric.* und zuweilen *Thuja* sind die Heilmittel für derartige Zustände.

Bei Syphilis im Frühstadium verursachen die Geschwüre ein stechendes Gefühl. Dieser Zustand erfordert oft *Hepar,* wenn die Konstitution dafür spricht. *Hepar* hilft auch bei sykotischen Warzen. Es ist nützlich bei allen Fällen von Tripper, auch bei entzündlichen Strikturen mit Neigung zu Geschwürsbildung und mit Splittergefühl. Hier führen *Argent. nitric., Acid. nitric.* und *Hepar* zur Heilung, bevor die Striktur vollständig und fibrinös wird. Wenn freilich die Striktur viele Jahre hindurch besteht, dann können die Medikamente nicht mehr helfen. Wir erinnern uns eines Falles, der durch *Sepia* geheilt wurde. Der Patient erhielt *Sepia* nach den Symptomen, ohne daß der Arzt etwas von der Striktur wußte. Der Patient kam wieder mit großen Schmerzen in der Urethra und bekannte, daß er eine Gonorrhoe gehabt hatte und seit Jahren an einer Striktur litt. Es war also die alte Entzündung wieder manifest geworden; sie heilte nach einiger Zeit aus, so daß der Patient nichts mehr von der Striktur merkte. Das war aber ein ganz ungewöhnliches Resultat. Wir haben derartige Kuren wiederholt, aber vergebens: die Striktur blieb bestehen. Man denke daran, daß *Hepar* Feigwarzen heilt, ebenso chronische sykotische Ausflüsse, chronische Gonorrhoe, übelriechende käsige Absonderungen, Stechen in der Urethra und entzündliche Strikturen, die zuweilen mit erschwertem Wasserlassen, sogar mit Blasenschwäche einhergehen.

Hepar ist ein wertvolles Mittel, wenn um Fremdkörper herum eine Eiterung angeregt werden soll. Wenn *Hepar* durch die allgemeinen Symptome indiziert ist, beschleunigt es die Eiterung und führt die Heilung herbei. *Silicea* hat die gleichen Eigenschaften. Tuberkulöse Granulationen sind oft so lokalisiert, daß sie leicht auseitern könnten. Hier würde *Hepar* genau so wirken wie auf einen Fremdkörper. *Hepar* verursacht dabei aber oft Furunkel am ganzen Körper, weil talgartige Stoffe zum Auseitern kommen. *Sulfur* tut dasselbe. Es ist daher gut, vorsichtig zu sein und *Silicea, Sulfur* oder *Hepar* nicht zu oft und nicht zu hoch potenziert zu geben, wenn es sich um Patienten handelt, welche eingekapselte Tuberkel in den Lungen haben. ROKITANSKY hat bei seinen Sektionen oft abgekapselte käsige Ablagerungen in den Lungen gefunden bei Menschen, welche die Tuberkulose überwunden hatten und an anderen Todesursachen gestorben waren. Es ist gefährlich, bei derartigen Menschen solche Medikamente anzuwenden, welche die Eiterung fördern. Wenn unsere Medikamente nicht mächtig genug wären, Menschen zu töten, würden sie auch nicht mächtig genug sein, Kranke zu heilen. Man muß sich klarmachen, daß man mit Hochpotenzen wie mit Rasiermessern umgehen muß. Die Hochpotenzen können ungeheuren Schaden anstiften, aber auch ebensoviel Gutes.

Im Gegensatz zu *Hepar* (obwohl *Hepar* eine Form von *Calcarea* ist) hat *Calcarea carb.* keine derart zerstörende Natur. Es macht weder Entzündung noch Eiterung bei einem Fremdkörper, aber es macht fibröse Ablagerungen um den Fremdkörper herum; es läßt die tuberkulösen Ablagerungen verkäsen, sich eindicken und abkapseln.

Viele ausgezeichnete homöopathische Ärzte haben gesagt, sie könnten die Gefährlichkeit von *Sulfur* bei Phthise nicht zugeben, weil sie Phthise mit *Sulfur* geheilt haben. Aber unsere Darstellung bezog sich nicht auf leicht heilbare Fälle, sondern auf voll ausgebildete schwere Fälle. Es ist gut, jeden Fall von allen Seiten zu betrachten. Es ist besser zu wissen, was wir getan haben, wenn wir einem Kranken Schaden zufügten, als daß wir davon nichts wissen wollen und weiterhin andere auf diese Weise schädigen. Ein unwissender Arzt ist gefährlich. Wer sich aber klarmacht, was vorgeht, und weiß, daß das Geschehene eine Folge der Mittelwirkung war, der hat alle Aussicht, in der Zukunft bei ähnlichen Fällen Erfolg zu haben.

Hydrastis canadensis

(Kanadische Gelbwurz)

Hydrastis ist ein langsam, aber tief wirkendes Mittel, das bei vielen trophischen Störungen angebracht ist, wenn Abmagerung eintritt oder wenn katarrhalische Zustände und Geschwürsbildungen, eventuell solche maligner Art, vorhanden sind. Mangelhafte Assimilation. Das Mittel ist angezeigt, wenn der Magen das Zentrum der Symptomenkomplexe ist. Begierden und Abneigungen geben uns häufig wertvolle Hinweise für die zusammengehörenden Symptome. Bei *Hydrastis* ist Hunger mit Vernichtungsgefühl und gleichzeitig mit Nahrungsabscheu ein hervorstechendes, sonderbares und daher besonders charakteristisches Symptom, das auch von den Patienten immer wieder angegeben wird. Ständige große Schwäche. Katarrh mit dickem, klebrigem, fadenziehendem, gelbem Schleim; manchmal ist der Schleim weiß. Alle Schleimhäute sind betroffen, mit oder ohne Ulceration. Tieffressende, sich ausbreitende Geschwüre treten auf der Haut oder den Schleimhäuten auf, mit dickem, klebrigem, gelbem Eiter. Verhärtung der Drüsen und des Geschwürsgrundes. Bildung von wildem Fleisch, das oft und leicht, schon bei der leisesten Berührung, blutet.

Hydrastis ist sehr wirksam bei der Behandlung von bösartigen Geschwüren. Bei solchen Geschwüren verschafft das Mittel dem Patienten große Erleichterung, auch wenn es keine Heilung erzielt, und hält die Zerstörung auf. Das Brennen, das häufig bei solchen Geschwüren auftritt, ist typisch für *Hydrastis.* Wenn die Schwäche und die Abzehrung bei chronischen Magenleiden monate- oder jahrelang bestanden haben und Ohnmachten auftreten, dann ist dies ein Hinweis auf *Hydrastis.* Chronische Leiden mit Gewebsschäden. Erstaunlicherweise fehlen psychische Symptome mit Ausnahme von gelegentlicher allgemeiner Mutlosigkeit wegen der Dauer der Leiden und der Schwäche. Wenn das Mittel sorgfältig geprüft würde, fände man wahrscheinlich Liebe und Haß im Arzneibild. Die Symptome sind besser während der Ruhe. Kleine Wunden bluten und eitern.

Kopfschmerzen, wie sie gewöhnlich bei Magenverstimmung und längerdauernden Nasenkatarrhen vorkommen, treten bei *Hydrastis* auf, sind aber nicht charakteristisch. Das Mittel heilt Ekzeme mit dicken Krusten.

Die Augen und das Gesicht sind gelblich. Geschwürsbildungen der Cornea. Dicker, gelber, klebriger, schleimiger Ausfluß. Chronische Lidentzündung. Entzündung, Verdickung, Rötung der Lidränder.

Eitriger Ohrenfluß mit dickem, zähem, stinkendem Sekret. Reichlicher, schleimiger Ausfluß. Katarrh der Eustachischen Röhre mit mancherlei Ohrgeräuschen. Die Ohren sind rot, geschwollen und mit Schuppen bedeckt; Fissuren an der Ansatzstelle der Ohren am Kopf.

Die Nase ist mit zähem, gelbem oder weißem Schleim verstopft. Kältegefühl in der Nase. Die Schleimhaut ist rauh und geschwürig. Klebriger Schleim fließt von den hinteren Nasenöffnungen in den Rachen. Beide Nasenlöcher sind wund; der Patient hat dauernd den Wunsch, die Nase zu putzen. In der frischen Luft leidet der Patient an Schnupfen mit reichlichem Sekret; im Zimmer ist die Sekretion spärlich. Blutiger, eitriger, dicker, weißer oder gelber Ausfluß aus der Nase. In der Nase bilden sich immer wieder Krusten. Das Gesicht ist kränklich, eingesunken, blaß, wächsern, kachektisch und gelblich. Bei Epitheliomen des Gesichts, der Nase oder der Lippen ist *Hydrastis* sehr wirksam.

Die Zunge ist gelb, groß, schlaff und schwammig; sie fühlt sich wie verbrannt an.

Geschwürsbildung im Mund, an Gaumen und Zunge. Aphthen bei Kindern und stillenden Müttern. Starke Ausscheidung von klebrigem, goldgelbem Schleim. Exkoriationen im Mund. Bei alten Mercur-Fällen hilft *Hydrastis.*

Chronische katarrhalische Halsbeschwerden mit Granulationen und Ulcerationen. Exkoriationen und Brennen.

Der Patient hat keinen Appetit und keinen Durst, er verabscheut die Nahrung. Fast alle Speisen bringen den Magen in Unordnung. Mundvolles Hochkommen der Nahrung (wie bei *Phosphor* und *Ferrum*). Jede Nahrung wird erbrochen, außer Wasser und Milch. Saures, stinkendes Aufstoßen. Bei leerem, schwachem Gefühl im Magen mit Abscheu gegen Nahrung und mit hartnäckiger Verstopfung ohne Stuhldrang ist im allgemeinen *Hydrastis* angezeigt. Pulsation im Magen. Magengeschwüre mit Brennen. *Hydrastis* ist angezeigt, wenn ein verdächtiger Klumpen in der Gegend des Pylorus zu tasten ist. Der Kranke fühlt ein Gewicht im Magen nach dem Essen. Der Magen wird wie ein Sack empfunden. Die Verdauung ist langsam und erschwert. Der Patient hat noch lange Zeit nach dem Essen ein Völlegefühl. Senkungsgefühl, das nach dem Essen nicht besser wird. Saures Erbrechen. Chronischer Magenkatarrh.

Hydrastis muß ein nützliches Lebermittel sein, und zwar aus folgenden Gründen: Die Haut ist gelblich, der Stuhl ist hell, sogar weiß, und zeigt keine Spur von Galle; der Patient hat ein Gefühl von Unbehagen in der Lebergegend. *Hydrastis* hilft bei chronischen Leberstörungen. Die Leber ist vergrößert, hart und knotig.

Krampfschmerzen. Kolik, Flatulenz und aufgetriebener Bauch. Das Mittel hat viele Begleiterscheinungen von schlechter Verdauung und Leberverhärtung geheilt. Darmkatarrhe und -geschwüre. Scharfe Schmerzen in der Milzgegend.

Hydrastis heilt hartnäckige Hämorrhoiden, Geschwürsbildungen und Fissuren am Anus. Erschlaffung und Vorfall des Anus. Chronische Diarrhoe mit gelben, dünnen bis wäßrigen Faeces. Der Stuhl ist frei von Galle, weiß, weich, sauer oder grünlich mit viel klebrigem Schleim. Harte, knollige Stühle. Meistens hartnäckige Verstopfung; der Patient hat tagelang keinen Stuhldrang. Parese des Rectums. Das Mittel heilt Verstopfung, wenn die Magensymptome vorhanden sind. In chronischen Fällen, bei denen Klistiere nichts mehr nützen und die Faeces nicht mehr bis in den Mastdarm gelangen, um Stuhldrang auszulösen, war *Hydrastis* von großem Nutzen. Bei Verstopfung oder Diarrhoe mit Vernichtungsgefühl im Magen, mit Unruhe und Klopfen im Bauch ist *Hydrastis* sehr wirksam.

Der Urin ist spärlich oder unterdrückt. Chronischer Blasenkatarrh mit viel klebrigem Schleim, der den Urinfluß erschwert.

Katarrh der Urethra. Chronische Gonorrhoe, wenn der Ausfluß gelb bleibt. Reichlicher, schmerzloser Ausfluß. Erschlaffung von Scrotum und Testes. Unangenehmes Schwitzen an den Genitalien.

Dicke, gelbe, klebrige Leukorrhoe, die manchmal auch weiß ist und zuweilen übel riecht. Exkoriationen in der Vagina. Vaginalschmerzen während des Coitus. Blutung nach dem Coitus. Uterushämorrhagie. Die Menses sind reichlich. Schlaffes, ziehendes Gefühl im Becken. Intensives Jucken in der Vulva. Epitheliome der Mammae.

Sehr hartnäckiger Katarrh des Kehlkopfs, der Luftröhre und der Bronchien mit dickem, reichlichem, zähem Schleim und Geschwürsbildung. Rauheit der Luftwege. Bei alten Leuten besteht Brustkatarrh.

Der Husten ist trocken und hart und wird durch Kitzel im Kehlkopf ausgelöst. Rauhes Gefühl in der Brust. Rasselnder Husten. Bei alten Leuten oder in chronischen Fällen besteht dicker, gelber, klebriger, manchmal weißer Auswurf.

Herzklopfen infolge der langsam fortschreitenden Schwäche.

Schwäche und Steifheit im Rücken und in der Lendengegend. Der Patient muß zuerst umhergehen, bevor er den Rücken aufrichten kann. Zum Aufstehen von einem Stuhl benötigt der Patient die Hände.

Rheumatische Schmerzen in den oberen Gliedmaßen. Schwäche und rheumatische Schmerzen in den unteren Gliedmaßen. Geschwüre an den Beinen und an den Knöcheln mit stechenden, brennenden Schmerzen und erhöhten, harten Rändern; schmerzhaft bei Nacht im warmen Bett; empfindlich gegen Berührung. Fußödeme.

Wärme und Waschen verschlimmern die Geschwüre und die Hautausschläge. Die Haut schürft sich leicht ab. Am ganzen Körper Urticaria, die sich nachts verschlimmert. Fissuren am Mund und Anus. Geschwürsbildung. Schmerzen im Bett. Geschwürig zerfallender Lupus.

Hyoscyamus

(Bilsenkraut)

Hyoscyamus hilft bei vielen Muskelsymptomen, bei Krämpfen, Kontrakturen, bei Zittern aller Art. Heftige Konvulsionen, die den ganzen Körper beeinflussen und bei kräftigen Leuten mit bei Nacht auftretender Bewußtlosigkeit einhergehen. Menstrualkrämpfe. Krämpfe einzelner Muskeln. Bei schleichenden Krankheiten wirft sich der Patient im Bett hin und her und hat Muskelzucken. Schleichender Typhus mit großer Hinfälligkeit und Muskelzucken. Herunterrutschen im Bett mit Herabhängen des Unterkiefers. Es besteht ständig ein erethischer Zustand des ganzen Körpers mit Reizbarkeit und Erregtsein. Der Patient macht automatische Bewegungen, auch choreatische Bewegungen. Im Delirium Zupfen am Bettuch oder an anderen Gegenständen. Allmählich zunehmende Schwäche, sei es durch continuierliches Fieber mit Delirium oder Erregung, sei es durch geistige Störungen, verbunden mit großer Erregung der Nerven und des Geistes. „Plötzliches Hinfallen mit Schreien und Krämpfen. Krämpfe der Kinder, besonders durch Schreck. Krämpfe nach dem Essen." „Ein Kind bekommt Übelkeit nach dem Essen, erbricht und verfällt in Krämpfe, es schreit und wird bewußtlos." Krämpfe bei Vorhandensein von Würmern. Puerperalkonvulsionen. „Krämpfe im Schlaf. Erstickungsanfälle und Konvulsionen während der Geburt. Die Zehen werden krampfartig zusammengezogen."

Die Psyche wird von *Hyoscyamus* ganz besonders beeinflußt. Delirium, unmotiviertes Sprechen, Visionen, Illusionen, Halluzinationen. Der Patient fährt auf, spricht im Delirium und verfällt in Stupor. Er spricht oft im Schlaf und schreit im Schlaf auf, er spricht und murmelt in sich hinein. Das Delirium wechselt mit deliriumfreien Zeiten ab. Ebenso wechseln aber auch im Delirium die verschiedenen Erscheinungen ab. Zuweilen hält der Patient die Halluzinationen für wirklich, zuweilen weiß er aber, daß die Dinge, die er sieht, nicht existieren. Er sieht alle möglichen unbeschreiblichen Dinge. Er bezieht die Dinge, die er sieht, auf andere und auf sich selbst und verfällt in Mißtrauen. Der Patient hat Argwohn, daß man ihn vergiften wolle oder daß ihm seine Frau untreu sei. Argwohn gegen jedermann. Der Patient verweigert die Medizin, da er Gift darin vermutet. Er glaubt sich verfolgt und meint, daß alle Menschen gegen ihn sind und daß seine Freunde von ihm abfallen; oder er spricht mit Menschen, die nicht anwesend sind. „Scheinbar spricht der Patient mit sich selbst, in Wirklichkeit aber mit jemand, den er neben sich sitzen glaubt. Zuweilen spricht er auch zu Verstorbenen. Er lebt mit diesen vergangene Zeiten durch."

Hyoscyamus hat einen besonderen Einfluß auf die Phantasie. Der Patient kann sich z. B. Tag und Nacht mit einem Tapetenmuster beschäftigen und versucht, die einzelnen Figuren des Musters zu gruppieren. Im Schlaf träumt er davon und nach dem Erwachen beschäftigt er sich wieder damit. Zuweilen hält er die Figuren für Würmer, für Ungeziefer, für Ratten, für Katzen oder Mäuse, mit denen er spielt wie mit einem Spielzeug, ganz wie ein Kind. Die Phantasie beschäftigt sich mit allerlei fremdartigen und lächerlichen Dingen. Im Anfang des Deliriums während des ersten Krankheitsstadiums herrschen Wut und Zank vor, die in späteren Stadien durch tiefen Stupor abgelöst werden. Der Patient kann anfänglich noch Fragen beantworten, scheint auch alles zu verstehen, im nächsten Augenblick aber schnarcht er und scheint tief zu schlafen. Aufgerüttelt, kann er wieder antworten, um dann gleich wieder in tiefen Schlaf zu fallen. Das Typhusdelirium wird tiefer und tiefer, der Patient murmelt vor sich hin, bis er in vollständige Bewußtlosigkeit verfällt, aus der er nicht zu erwecken ist. Diese hält Tage und Wochen an, wobei große Abmagerung und Welkwerden eintreten. So verbleibt der Patient in einem tiefen Stupor, mit Zupfen am Bettuch und vor sich hinmurmelnd, wenn dieses Mittel nicht angewendet wird. Zuweilen tritt Tobsucht ein, aber nicht oft. Der Hyoscyamus-Patient ist mehr passiv, er spricht und plappert vor sich hin, sitzt still in einer Ecke, liegt zuweilen oder geht auch umher. „Er will seiner gewohnten Beschäftigung nachgehen.“ Das Delirium kann auch mit Geschäftigkeit verbunden sein.

Bei dieser allgemeinen geistigen Störung müssen wir *Hyoscyamus* mit *Stramonium* und *Belladonna* vergleichen. Bei *Belladonna* finden wir Heftigkeit, intensives Fieber, große Erregung. Bei *Stramonium* finden wir Delirien und andere geistige Störungen von äußerster Heftigkeit. Der Hyoscyamus-Patient hat selten viel Fieber bei seinen geistigen Störungen. Bezüglich des Fieberzustandes bei geistigen Störungen steht *Belladonna* obenan, dann kommt *Stramonium* und danach erst *Hyoscyamus*. Der Stramonium-Patient ist sehr heftig und aktiv, gemeingefährlich heftig, hat aber für gewöhnlich nur mäßiges Fieber; der Hyoscyamus-Patient hat geringes oder gar keines. Bezüglich der Heftigkeit des Deliriums und der Tobsuchtsausbrüche steht *Stramonium* obenan, *Belladonna* an zweiter und *Hyoscyamus* an dritter Stelle. Der Hyoscyamus-Patient ist passiv, nicht heftig. Wenn mörderische Anwandlungen kommen, richtet sich der Patient höchstens gegen sich selbst. „Er ist aber voller Phantasien und Halluzinationen im Schlaf wie im Wachen.“ Frauen, die besonders fromm sind, haben religiöse Anwandlungen. Sie reden sich ein, daß sie infolge ihrer Sünden oder irgendwelcher schrecklichen Handlungen verdammt wären. „Sie meinen, einen Mord begangen zu haben oder etwas anderes Schreckliches, oder sie glauben, die Erlösungsversprechungen der Bibel nicht auf sich anwenden zu dürfen.“

„Der Patient glaubt, an einem fremden Ort und nicht zu Hause zu sein. Er sieht vor sich Personen, die gar nicht anwesend sind. Er fürchtet sich vor dem Alleinsein oder hat Angst, vergiftet oder gebissen zu werden.“ Es ist weniger Angst als Argwohn, was den Hyoscyamus-Phantasien entspricht. Ein anderer charakteristischer Zug des Mittels ist die Furcht vor Wasser, vor fließendem Wasser. „Angst, wenn der Patient Wasser fließen hört. Furcht vor Wasser.“

Diesen Zug haben die Arzneibilder von *Hyoscyamus, Belladonna, Cantharis* und *Hydrophobinum.* Auch der Stramonium-Patient hat Furcht vor Wasser, Furcht vor allem, was überhaupt wie Wasser aussehen könnte; Furcht vor glänzenden Gegenständen, vor Feuer, vor Spiegeln. *Hydrophobinum* heilt „unfreiwilligen Urin- und Stuhlabgang, verursacht durch Anhören von fließendem Wasser". Es hat auch chronische Diarrhoe geheilt, wenn obiges Symptom dabei war. Der Hyoscyamus-Patient „gibt kurze abrupte Antworten auf eingebildete Fragen". „Er murmelt unsinnige Dinge vor sich hin und schreit plötzlich auf."

Dieses Delirium tritt noch in einer anderen Form auf, wobei sich zwei Phasen unterscheiden lassen. Einmal das Verlangen, nackt umherzulaufen und die Kleider abzureißen. Dies kommt von der Unerträglichkeit der Kleidung infolge der Nervenüberempfindlichkeit bei *Hyoscyamus.* Der Patient hat dabei keine Ahnung, daß er seinen Körper entblößt, sondern sein Verhalten entspricht lediglich der Hyperästhesie seiner Haut.

Sodann treten manchmal heftiges Wollustgefühl und Geilheit in Erscheinung. Der Patient entblößt seine Genitalien vor jedem, der ihm begegnet. „Heftige sexuelle Erregung und Nymphomanie. Obszönität." Derartige Zustände sind krankhaft und lassen nicht ohne weiteres auf sittliche Verdorbenheit schließen. „Der Patient wird heftig und schlägt die Menschen, die um ihn sind; er schlägt zu und beißt oder er singt beständig und spricht hastig. Erotische Manie, Eifersucht, laszive Äußerungen. Der Patient singt Liebeslieder; er liegt nackt im Bett oder wickelt sich trotz Sommerhitze in ein Fell ein." Solche Zustände können bei irgendwelchen Leiden durch unglückliche Liebe hervorgerufen werden.

Nach continuierlichen Fiebern, Konvulsionen oder geistigen Störungen kommt es zu Augenmuskellähmungen. „Sehstörungen. Weitsichtigkeit. Krampf in einzelnen Muskeln, Lähmung in anderen. Strabismus." Diese Symptome gehören zu den häufigsten Indikationen von *Hyoscyamus.* Strabismus im Anschluß an Gehirnleiden kann geheilt werden.

Hyoscyamus-Fieberzustände hinterlassen oft Gehirnstörungen mit Augenmuskelschwäche, Kongestion der Retina, Sehstörungen, Doppeltsehen usw. „Gesichtsfeldverdunklung. Nachtblindheit. Die Augen sehen wie verzogen aus. Krampf der Recti interni." „Die Pupillen sind erweitert, sie reagieren nicht auf Licht." Die Pupillen sind zuweilen auch verengt; aber bei den schleichenden, bewußtlosen typhösen Zuständen sind sie meistens erweitert. Nach diesen Krankheiten besteht Zittern der Augenlider mit zuckenden Bewegungen auch der Augenmuskeln, so daß der Augapfel nie ruhig steht. Diese Symptome treten entweder im Fieber oder hinterher ein. Nach Krämpfen im Kindesalter, die etwa zehn Tage gedauert und fünfzehn bis fünfzig Anfälle während dieser Zeit gemacht haben und die vielleicht durch *Belladonna* oder *Cuprum* geheilt wurden, treten diese Augenleiden ebenfalls ein. „Fixierte Gegenstände tanzen." Buchstaben tanzen während des Lesens. Krampfzustände, periodische und paroxysmale Beschwerden nervösen Charakters kennzeichnen dieses Mittelbild, so besonders Husten, Magenstörungen und Bauchleiden.

Der Mund liefert eine Menge Symptome. „Große Trockenheit des Mundes; trocken wie gebranntes Leder.“ In der Zunge ein trockenes Gefühl wie von Sohlenleder. Trockenheit in Hals und Nase. Die Schleimhäute sind trocken, rissig, rot und leicht blutend wie bei typhösen Leiden. Zwischen der zweiten und der dritten Woche der Erkrankung bedecken sich die Zähne mit Blutkrusten, die Lippen werden rissig und bluten. Auch die Zunge wird rissig und blutet. Der Patient ist bewußtlos, er kann nur durch vieles Schütteln und Rufen veranlaßt werden, die zitternde Zunge langsam herauszustrecken, welche mit Blut bedeckt, rissig und trocken ist. Zahnbelag bei schleichenden Fiebern. „Zukken der Gesichtsmuskeln bei dem Versuch, die Zunge herauszustrecken.“ Die Zunge zittert (wie bei *Lachesis*), bleibt infolge ihrer großen Trockenheit an den Zähnen hängen; der Unterkiefer hängt schlaff herunter. Der Mund ist weit offen. Der ganze Mund ist trocken und übelriechend. Zuweilen ist der Unterkiefer vollständig fixiert und nur schwer zu bewegen. „Der Patient preßt die Zähne fest zusammen. Klopfende Schmerzen in den Zähnen. Zucken, Klopfen und Reißen in den Zähnen. Belag auf den Zähnen.“ Der Patient knirscht im Schlaf mit den Zähnen. Zähneknirschen nachts bei Kindern während der Konvulsionen oder im Coma. „Die Zunge ist rot, braun, trocken, rissig, hart, sieht aus wie gebranntes Leder. Die Zunge gehorcht nicht dem Willen, sie ist schwer beweglich und steif und wird nur mühsam vorgestreckt. Der Patient beißt sich auf die Zunge beim Sprechen.“ Zungenlähmung. „Sprachverlust; unartikuliertes Sprechen. Sprechen erschwert und gestört.“ Die Muskeln der Zunge und des Rachens, des Schlundes und der Speiseröhre werden gelähmt, so daß das Schlukken erschwert ist. „Die Speise geht vom Schlund in die Nase.“ Flüssigkeiten kommen zur Nase heraus oder gehen in den Larynx. „Der Anblick von Wasser, das Hören von fließendem Wasser oder der Versuch, Wasser zu schlucken, verursachen Krampf des Oesophagus.“

Das nächstwichtige Gebiet für *Hyoscyamus* ist der Magen und der Bauch. Es besteht Erbrechen und unstillbarer Durst. Die Abneigung gegen Wasser scheint vom Magen herzurühren; es scheint sich um eine geistig bedingte Furcht vor Wasser zu handeln. Der Magen ist erweitert. Heftiger Magenschmerz. Offenbar besteht auch Trockenheit im Magen, analog der Trockenheit im Munde. Brennen und Stechen im Magen, Blutbrechen, stechende kolikartige Schmerzen. Auftreibung des ganzen Abdomens. „Abdomen stark ausgedehnt, fast zum Bersten.“ Der Bauch ist trommelartig, tympanitisch. „Große Schmerzhaftigkeit, so daß man das Abdomen kaum berühren darf. Der Patient kann nur mit großer Mühe sehr langsam und vorsichtig angefaßt oder gedreht werden. Schneidende Schmerzen im Abdomen.“ Gasauftreibung des Magens sowie des ganzen Abdomens. Entzündung aller Baucheingeweide wie bei schleichendem Typhus. Petechien in der Bauchhaut wie beim Typhus.

Die Diarrhoe ist ähnlich wie bei schleichenden continuierlichen Fiebern. „Darmblutung, Geschwüre der Peyerschen Plaques." Gelbe, maismehlartige, breiige Stühle von pappiger Konsistenz, ganz wie beim Typhus. Andererseits können die Stühle auch wässerig, sehr übelriechend und blutig sein. Der Stuhlgang ist meistens schmerzlos. „Schmerzlose Absonderungen aus den Därmen. Wässeriger Schleim, zuweilen geruchlos, aber gewöhnlich sehr übelriechend." Ferner gehen Urin und Stühle mitunter unfreiwillig ab. Hysterische Frauen und junge Mädchen haben Attacken von Diarrhoe und blutigen Stühlen. Erschlaffung der Därme und des Uterus. „Diarrhoe in der Schwangerschaft. Diarrhoe bei Typhus. Lähmung des Sphinkter ani. Blasenlähmung im Puerperium. Der Harn bleibt in der Blase, ohne Harndrang zu verursachen." Das übliche Mittel bei Urinverhaltung nach der Geburt ist *Causticum. Causticum* ist wie *Rhus* ein großes Mittel gegen die Folgen von Muskelüberanstrengung, z. B. in der Austreibungsperiode bei der Geburt, wo die Beckenmuskeln erschlafft und wie gelähmt sind.

Starker Sexualtrieb, z. B. bei Mädchen, die vorher diesen Trieb noch nie empfunden haben. Der Zustand wird lediglich durch die Erkrankung des Gehirns hervorgerufen.

„Wehenartige Schmerzen von Erkältung." Erkältung des Uterus mit nachfolgender schmerzhafter Menstruation. *Hyoscyamus* hilft bei verschiedenen Krampfgefühlen, so in den Fingern, den Zehen und allen möglichen Muskeln. Zeitweise besteht Lähmung. Unterdrückte Menstruation. Hysterische Zustände mit Zuckungen, Husten, Verstopfung, Diarrhoe usw. „Puerperale Konvulsionen. Bei Eintritt der Konvulsionen wirft sich die Patientin heftig im Bett hin und her. Nach Abort hellrote Blutung. Kein Urindrang trotz voller Blase."

Symptome für *Hyoscyamus* bieten auch Stimme, Kehlkopf, Atmung und Husten. Zusammenschnürungsgefühl im Larynx. Viel Schleim im Larynx und in den Bronchien. Stimme und Sprache sind rauh. Heiserkeit bei trockenem und entzündetem Rachen. Erschwertes Sprechen. Hysterische Aphonie. *Hyoscyamus* und *Veratrum* heilen und bessern beides. „Erschwertes krampfartiges Atmen bei Brustkrämpfen. Atemnot, Rasseln in der Brust." Hysterischer Husten. Empfindliche hysterische Mädchen oder Frauen mit Spinalirritation haben paroxysmalen periodischen Husten bei Erregungen. Mitten in der Ruhe und zu jeder Zeit tritt ein krampfartiger Husten mit Erstickungsgefühl, Atemnot und Erbrechen auf. „Gesichtsröte und Erstickungsgefühl." Bei Rückenmarksleiden trockener bellender Erstickungshusten, der den ganzen Körper erschüttert. „Kitzeln im Larynx. Trockener, stoßender, krampfhafter Husten; schlimmer im Liegen, nachts, nach Essen, Trinken, Sprechen und Singen; besser im Sitzen. Trockener, krampfhafter, anhaltender Husten." Der charakteristische Hyoscyamus-Husten ist trocken, erschütternd, quälend und schlimmer im Liegen. Junge Frauen und Mädchen mit empfindlichen Stellen entlang der ganzen Wirbelsäule verspüren jede kleine Erkältung im Larynx. Die Erkältung ist zuweilen rein nervöser Natur. „Während des Hustens Larynxkrampf, Husten schlimmer nach Mitternacht, weckt den Patienten aus dem Schlafe. Husten in frischer Luft vom Essen und Trinken. Husten nach Masern. Heftiger Krampfhusten." Der Husten ist äußerst erschöpfend und hält zuweilen an, bis der Kranke schweißbedeckt und erschöpft ist und sich nach vorn neigt, um Erleichterung zu finden. „Krämpfe der Brustmuskeln. Muskelkontraktur an einer Halsseite. Spinalmeningitis mit Krämpfen und Konvulsionen."

Paralytische Schwäche der Glieder, Konvulsionen der Muskeln, häufige Zukkungen der Hand- und Fußmuskeln.

Viele Beschwerden treten während des Schlafes ein. Der Schlaf macht diesen nervösen Patienten viel zu schaffen. Schlaflosigkeit. Andererseits Schlafsucht. „Schlaflos oder beständiger Schlaf." „Lange anhaltende Schlaflosigkeit, laszive Träume. Aus der Rückenlage setzt der Patient sich plötzlich im Bett auf, um sich dann wieder hinzulegen." Der Patient fährt auf vor Schreck, wirft sich im Schlaf hin und her und schreit auf. Zähneknirschen und Lachen im Schlaf. Bei dem Geisteszustand des Patienten sind die schreckhaften Träume, das Zucken und Zittern im Schlaf verständlich. Die Fieber sind von schleichender Natur, continuierlich.

Hypericum

(Johanniskraut)

In den Prüfungen mit *Hypericum* treten Symptome von Verletzungen der sensiblen Nerven hervor. Daher wird dieses Mittel gegen solche Verletzungen angewendet. Gegen äußere Leiden macht die Homöopathie ausgiebigen Gebrauch von *Arnica, Rhus tox., Ledum, Staphisagria, Calcarea* und *Hypericum. Arnica* wird besonders bei Quetschungen angewendet, wenn die Haut „schwarz und blau" aussieht, besonders im akuten Stadium und so lange, bis die äußeren Erscheinungen verschwunden sind. Dagegen genügt *Arnica* nicht für Überdehnungen der Muskeln und Sehnen; hier paßt *Rhus* besser, besonders bei zurückbleibender Schwäche der Sehnen und Muskeln und bei Nachschmerzen, die immer wieder eintreten, bei Bewegung aber oft nachlassen. Für die Schwäche, die nach Anwendung von *Rhus toxicodendron* zurückbleibt, haben wir *Calcarea carbonica.*

Es ist wichtig, diese Mittel von *Hypericum* zu unterscheiden. *Hypericum* paßt nicht für Quetschungen und Überdehnungen; es hat vielmehr große Ähnlichkeit mit *Ledum* und muß mit diesem verglichen werden. Bei *Ledum* findet man ein ähnliches Wund- und Quetschungsgefühl wie bei *Arnica;* aber *Ledum* kommt zusammen mit *Hypericum* in Frage, wenn eine Nervenverletzung entzündlichen

Charakter angenommen hat. Während *Arnica, Rhus* und *Calcarea* Mittel für die Muskeln, Knochen und Blutgefäße sind, passen *Ledum* und *Hypericum* für Verletzung der Nerven. Wenn die Finger- oder Zehenspitzen gequetscht oder verwundet worden sind oder wenn ein Nagel abgerissen wurde oder wenn ein Nerv gequetscht worden ist und sich entzündet und der Schmerz den ganzen Nerv entlang ausstrahlt, mit intermittierenden, stechenden und lanzinierenden Schmerzen, die von der Verletzungsstelle über den Körper ausstrahlen, so steht *Hypericum* an erster Stelle und ist in solchen Fällen fast unübertrefflich.

Hypericum paßt nicht für die Anfangssymptome, sondern für die sich allmählich entwickelnden, so z. B. auch für Beschwerden nach Hundebissen.

Eine klaffende, geschwollene, nicht heilenwollende Wunde mit trockenen, glänzenden Rändern und mit brennenden, stechenden, reißenden Schmerzen braucht *Hypericum.* Das Mittel paßt besonders für die von den Ärzten so gefürchteten, die Glieder hinaufschießenden Schmerzen nach Verletzungen der Finger- und Zehennägel. *Hypericum* beseitigt diese Schmerzen und verhütet das Eintreten von Tetanus. Es paßt außerdem für die Symptome einer beginnenden Neuritis.

Ferner paßt *Hypericum* für alte Narben, die frisch verletzt, gequetscht oder eingerissen wurden, wonach sich stechende, reißende Schmerzen einstellen. Gewöhnlich denken wir hierbei zuerst an *Arnica,* aber dieses Mittel hat seinen eigenen Platz. Es paßt für das erste Stadium einer Verletzung oder Quetschung, wenn die beschriebenen Schmerzen nicht vorhanden sind. Nur dafür paßt *Arnica,* niemals aber für Wunden, bei denen Laien es gewöhnlich anwenden, da es dort ein Erysipel verursachen kann.

Weiter: für Quetschungen der Knochen, der Knorpel und der Sehnen ist *Ruta* das beste Mittel. *Ledum* dagegen kommt sehr oft in Frage als Vorbeugungsmittel bei Verletzungen der Fingernägel, der Fingerspitzen und der Füße. Wenn z. B. ein Pferd sich einen Nagel in den Huf tritt, soll man dem Pferd nach Herausziehen des Nagels eine Dosis *Ledum* geben. Stichwunden, Ratten- und Katzenbisse verlangen zur Verhütung von Tetanus *Ledum.* Auch bei dumpfen Schmerzen in dem verletzten Teil ist *Ledum* angezeigt. Bei den von der Wunde den Arm hinaufschießenden Nervenschmerzen dagegen paßt *Hypericum.* Wenn z. B. nach dem Eintreten eines Nagels in den Fuß abends im Bett sich heftige dumpfe Schmerzen einstellen, wird *Ledum* jede weitere Komplikation verhüten. Wenn dagegen der Schmerz anhält und das Bein hinaufschießt, ist *Hypericum* nötig. Wir erwähnten vorhin *Ledum* in dem Fall, wenn sich ein Pferd einen Nagel in den Huf tritt. Wenn der Nagel den Knochen verletzt, muß man für gewöhnlich damit rechnen, daß das Pferd an Tetanus zugrunde geht. Aber eine Dosis *Ledum,* rechtzeitig gegeben, wird den Tetanus verhüten. Treten aber Zuckungen ein, so ist *Ledum* ungenügend, da muß dann *Hypericum* gegeben werden. *Hypericum* paßt auch für Rißwunden, namentlich in nervenreichen Körperteilen. Es muß aber sofort gegeben werden; durch einen Versuch mit *Arnica* würde man nur Zeit versäumen. Bei Stichwunden gebe man sofort *Ledum*. Natürlich sind immer auch der Allgemeinzustand und die Symptome zu berücksichtigen.

Verletzungen der Wirbelsäule sind eine weitere Gruppe von Störungen, die *Hypericum* verlangen. Wir erwähnen einen Fall, wie man ihn öfters sieht, der jedoch nicht geheilt wurde. Durch einen plötzlichen Ruck fiel ein Mann, der hinten auf einem Wagen stand, rückwärts herunter auf die Steißbeingegend. Er ging nach Hause, hatte Schmerzen im Kopf und in verschiedenen Körperteilen, aber er machte sich nicht viel daraus. Die Ärzte konnten nichts finden. Nach zehn Tagen starb er. Die Steißbeingegend war schwarz, in den Muskeln hatte sich ein Absceß gebildet. Wenn man dies gewußt hätte, würde *Hypericum* wohl sein Leben gerettet haben. Oft haben wir durch *Hypericum* zauberhafte Heilungen gesehen. Die Verletzung des Steißbeins gehört mit zu den schwersten Verletzungen. Man findet gewöhnlich sehr wenig am Steißbein, höchstens eine Empfindlichkeit auf Druck. Oft hören wir aber auch von Schmerzen, die das Rückgrat hinauf- und in die Extremitäten hinunterschießen, von lanzinierenden Schmerzen im ganzen Körper und von krampfähnlichen Bewegungen, die aber leider zu wenig beachtet werden. Manche Frau verletzt sich bei der Geburt das Steißbein, worauf für Jahre hinaus eine, wenn auch geringe Empfindlichkeit zurückbleibt. Die Frau ist dann immer leidend, gilt als hysterisch und nervös, nur wegen dieser Verletzung des Steißbeins. Solche Beschwerden können bei rechtzeitiger Verordnung von *Hypericum* geheilt werden. Die Steißbeinverletzung verursacht eine Entzündung oder eine Reizung des unteren Teiles der Wirbelsäule. Es entsteht ein Gefühl von Zerrissen- und Wundsein, das erst schwindet, wenn die lokalen Folgen der Verletzung geheilt sind. Manchmal werden diese Verletzungen durch *Carbo animalis, Silicea, Thuja* oder andere Mittel geheilt, je nach der Indikation.

Hypericum paßt auch für Verletzungen an der oberen Wirbelsäule. Wenn z. B. jemand auf den Rücken fällt, geben die einen *Rhus tox.*, die anderen *Arnica*. In Wirklichkeit muß *Hypericum* gegeben werden, und zwar sofort, um eine Entzündung zu verhüten. Wenn dann aber ziehende und rheumatische Schmerzen eintreten, so ist *Rhus* nötig und schließlich *Calcarea*. Rückenschwäche mit Schmerzen beim Aufstehen wird oft geheilt durch *Rhus*, dem *Calcarea* folgt. Allem voran aber ist *Hypericum* angezeigt, um eine schwerere Entzündung zu verhüten. Nach derartigen Verletzungen treten gewöhnlich meningitische Erscheinungen ein mit ziehenden, stechenden, nach allen Seiten schießenden Schmerzen in den Rückenmuskeln und mit Zusammenziehungsgefühl, oder auch Schmerzen, die in die Gliedmaßen hinabschießen. Die Gefahr bei derartigen Verletzungen ist weniger Tetanus als vielmehr eine sehr lange Dauer des Leidens. Solche Beschwerden halten oft jahrelang an.

Hypericum wirkt auf die Nervenscheiden und die Hirnhäute, wenn stechende, reißende Schmerzen eintreten.

Wir müssen auch noch ein anderes Mittel in Erwägung ziehen. Bei einer glatten Schnittwunde z. B., bei einem Bauchschnitt, wenn die Wunde schlecht aussieht oder wenn sie stechende, brennende Schmerzen verursacht, ist *Staphisagria* das Mittel, das sofort die erforderliche Granulationsbildung hervorruft. *Staphisagria* ist auch ein ganz besonders nützliches Mittel bei Überdehnung der Sphinkteren und das natürliche Antidot gegen Dehnungen aller Art. Wenn die weibliche Urethra wegen Blasensteinen gedehnt wurde, ist *Staphisagria* von Nutzen. Wir erinnern uns an einen Fall, bei dem die Urethra gedehnt werden mußte. Die Patientin fühlte sich nach der Operation sehr schlecht, weinte und schrie, hatte einen heißen Kopf, am übrigen Körper aber war sie in kaltem Schweiß gebadet. Dieser Zustand hatte 6 Stunden gedauert, ohne daß irgend etwas Erleichterung gebracht hatte. Sie erhielt *Staphisagria,* und in wenigen Minuten schlief sie ein. *Staphisagria* hat enge Beziehungen zu den Beschwerden, die durch Zerreißen, Verletzen und Dehnen von Geweben herrühren, z. B. nach Operationen und wo dann Kältegefühl und Kopfkongestionen eintreten.

Wenn nach einer Operation ein schwerer Erschöpfungszustand mit Kältegefühl, Blutsickern und kaltem Atem eintritt, wird ein Arzt, der die Materia medica beherrscht, zuerst an *Carbo veg.* denken. Es würde aber nichts helfen. Vielmehr würde *Strontium carb.* eine rasche Erwärmung des ganzen Körpers herbeiführen und dem Patienten eine gute Nacht verschaffen. *Strontium carb.* ist die *Carbo veg.* des Chirurgen.

Schließlich ist in diesem Zusammenhang noch *Phosphor* zu erwähnen als natürliches Antidot zu Chloroform, denn es beseitigt Erbrechen, ein ähnliches Erbrechen, wie es Chloroform verursacht. Der Phosphor-Patient hat Verlangen nach kalten Getränken, die er aber erbricht, sobald die Flüssigkeit sich im Magen erwärmt hat (also wie bei Chloroform). Daher sind diese beiden Mittel Antidote.

Ignatia

(Ignatiusbohne)

Ignatia ist häufig angezeigt. Es paßt besonders für empfindliche, zarte Frauen und Kinder und für hysterische Frauen. *Ignatia* heilt nicht die echte Hysterie, aber es hilft bei jenen zarten, feinbesaiteten, oft hochkultivierten, aber überempfindsamen Frauen, deren nervöse Leiden der Hysterie ähneln. Die Neigung zu Hysterie ist sehr eigentümlich und ist schwer zu beurteilen. Eine so übererregte und empfindliche Frau tut manchmal Dinge, wofür sie selbst keinen Grund angeben kann; es ist als wenn sie unzurechnungsfähig wäre, denn sie bedauert hinterher, was sie getan hat. Dagegen freut sich eine wirklich Hysterische noch darüber; gleichgültig, wie sinnlos die Sache auch war, sie ist noch stolz über das Aufsehen, das sie erregt hat. Die Frauen indessen, die wir hier meinen, haben zwar hysteriforme Symptome, möchten aber normal handeln.

Ignatia ist das Heilmittel für Frauen, die nach einem häuslichen Streit aufgeregt sind, die in Krämpfe verfallen, zittern und beben, mit Kopfschmerzen zu Bett gehen und sich krank fühlen. Bei unerwiderten Neigungen, namentlich bei empfindlichen, nervösen jungen Mädchen mit Schlaflosigkeit hilft *Ignatia*. Ebenso hilft es bei empfindlichen, zarten Frauen, die nach dem Verlust eines Kindes oder des Mannes ihren Kummer nicht verwinden können und die vorgenannten Beschwerden haben, die sich nicht beherrschen können, die sich deshalb schämen, die sich trotz bester Vorsätze durch Kummer verzehren.

In Fällen, in denen diese Zustände immer wiederkehren, wird *Natrium mur.* die Heilung vollenden. Das Mittel wird den Nervenzustand bessern und der Patientin helfen, ihr Leiden zu ertragen. Besonders nützlich ist *Natrium mur.* auch für Menschen, die sich in der Schule, beim Studieren, bei Ausübung eines künstlerischen Berufs überanstrengt haben. Diese Menschen sind manchmal unfähig, etwas zu tun, jedes Geräusch regt sie auf, sie können nicht schlafen, sie zittern, haben Muskelkrämpfe und weinen bei jedem verletzenden Wort. *Ignatia* wird da wunderbar helfen und zuweilen den Fall zur Heilung führen. Wenn aber diese Leiden immer wiederkommen und *Ignatia* nicht mehr hilft, so ist *Natrium mur.* zu verordnen.

Ignatia und *Natrium mur.* helfen auch, wenn z. B. ein empfindsames, überanstrengtes Mädchen infolge Übermüdung die Kontrolle über ihre Neigungen verliert, wenn sie zu jemand Neigung faßt, den sie sonst verachten würde, oder wenn ihre Liebe auf einen verheirateten Mann fällt. Das Mädchen kommt von dieser Neigung nicht los, liegt nachts wach und schluchzt. Wird aber rechtzeitig *Ignatia* angewandt, bessert sich dieser Gemütszustand; wenn nicht, verordne man *Natrium mur.*

Die Patienten haben viel Zittern in den Gliedern sowie nervöse Erregungszustände. „Plötzliche Körperschwäche. Hysterische Hinfälligkeit und Ohnmachtsanfälle. Ohnmachten bei Menschenansammlungen." *Ignatia* ist besonders nützlich bei Weinerlichkeit, Nervosität, Traurigkeit, Nachgiebigkeit und Empfindsamkeit. Es paßt für Kinder, die nach Bestrafung Konvulsionen im Schlaf bekommen. „Zahnkrämpfe. Krämpfe bei Kindern von Schreck." Das Ignatia-Kind ist kalt und bleich und hat einen starren, fixierten Blick (wie bei *Cina*). „Krämpfe mit Bewußtlosigkeit. Heftige Krämpfe. Tetanische Krämpfe. Tetanus nach Schreck. Chorea nach Erregungen." Chorea bei Mädchen. Epilepsie oder epileptiforme Erscheinungen nach Aufregungen. Paralytische Schwäche. „Große Erregbarkeit des Gemütes." Nach ermüdenden Pflegen und Nachtwachen ist *Ignatia* angebracht. *Ignatia* heilt eine ganz besondere Art Lähmung, nämlich die vorübergehende hysterische Lähmung. Die Patientin klagt über Taubsein eines Armes, über Kribbeln und Prickeln im Arm.

Der Ignatia-Patient hat bei Entzündungen meist sehr geringe Schmerzen, selbst bei Bewegung und bei Druck; ja zuweilen tritt durch starken Druck Besserung ein. Besserung von Halsbeschwerden durch den Druck beim Schlucken fester Speisen ist ebenfalls ein Ignatia-Symptom.

In geistiger Beziehung tut der Ignatia-Patient die unberechenbarsten Dinge; er handelt ohne Überlegung, ohne Vernunft und ohne Urteil. Der Ignatia-Patient spürt Besserung durch Liegen auf der schmerzhaften Seite. Kopfschmerzen wie vom Einbohren eines Nagels in den Kopf.

Bei Verdauungsstörungen des Magens begegnen wir scheinbaren Widersprüchen. Es kommt vor, daß eine Patientin, die tagelang Erbrechen hat und nichts bei sich behalten kann, plötzlich Verlangen nach kalten Speisen bekommt und danach auch wirklich gesund wird. Es ist eine hysterische Magenstörung. Die Speisen bessern das Übelsein, wenn sie kalt in den Magen kommen, während warme Speisen den Zustand verschlimmern.

Ähnlich ist es mit dem Husten. Während Husten für gewöhnlich durch einen Reiz im Kehlkopf oder in der Trachea hervorgerufen wird und der Reiz durch den Husten verschwindet, wird bei Ignatia-Patienten durch den Husten der Hustenreiz nur noch vermehrt bis zu krampfartigen Erscheinungen, Schweißbildung und Erschöpfung. Ein derartiger Patient wird durch *Ignatia* sofort von seinem Husten befreit. Der Larynxkrampf entsteht ohne jede wahrnehmbare Ursache, einfach durch irgendwelche psychische Erregung, durch Schreck, Kummer oder Verdruß. Bei Larynxkrampf besteht röchelndes Atmen, das *Ignatia* sofort beseitigt.

Die Ignatia-Patientin hat viele nervöse Erscheinungen während der Regel. Die Kranke ist immer wie gehetzt, sie ist in einem Zustand von ewiger Aufregung. Nichts kann ihr schnell genug getan werden. Das Gedächtnis ist unzuverlässig; es liegt eine Art von geistiger Zerfahrenheit vor. Die Nerven sind verbraucht. Dabei treten lebhafte Einbildungen auf, wie im Delirium, ohne jedes Fieber und ohne Frost, lediglich infolge Aufregung. Es ist ein hysterischer Zustand. Die Patientin hat ihr inneres Gleichgewicht verloren. Sie spricht über alles mögliche und sieht alles mögliche, sie befindet sich in einem hysterischen Zustand, der nach einer gewissen Ruhepause oder schon am nächsten Morgen vorüber ist. Diese Anfälle treten immer häufiger auf, bis die Patientin endlich, wenn nichts getan wird, wirklich unheilbar geisteskrank wird. Diese Anfälle treten schließlich auch außerhalb der Menstruation, nach jeder kleinen Erregung, bei jedem Widerspruch auf. „Sie wünscht allein zu sein und sich in ihre Widersprüche zu vergraben. Sie sitzt da und schluchzt, zuweilen schweigt sie, dann wieder schwatzt sie vor sich hin.“ Mit der Zeit kommt die Patientin in einen Zustand, in dem sie Anfälle provoziert und Auftritte inszeniert. Bei einer geborenen Hysterica wird *Ignatia* nicht helfen, während es bei den beschriebenen Zuständen gut hilft. *Ignatia* ist nahe verwandt mit *Hyoscyamus*.

Bei allen diesen Zuständen besteht ein Gefühl von Leere und Unruhe im Magen und im Bauch. „Melancholie mit spinalen Symptomen nach Liebesenttäuschungen." „Großer Kummer nach Verlust von Gegenständen oder von Personen, die dem Patienten sehr nahestanden. Zittern der Hände hindert am Schreiben. Furcht vor jeder Kleinigkeit." Der Patient verfällt in einen Zustand, wo er absolut unfähig ist, etwas zu unternehmen, und nicht einmal einen Brief an einen Freund schreiben kann. Der Ignatia-Patient ist nicht geistig minderwertig, er ist nur in geistiger und körperlicher Beziehung übermüdet. Solche Zustände beruhen zum Teil auf unseren sozialen Verhältnissen. Es tritt ein Mangel an geistiger Konzentration ein. Der Patient fürchtet sich vor Dingen, die ihm zustoßen könnten; er hat Angst und weint leicht.

Der Ignatia-Patient bildet sich ein, er habe irgendeine Pflicht versäumt. Ähnliche Symptome haben auch *Pulsatilla, Aurum, Helleborus* und *Hyoscyamus,* nur ist bei *Aurum* der Patient noch dazu der Ansicht, daß er ein großes Unrecht begangen habe; er kommt nicht mehr davon los. „Melancholie nach großem Kummer" deutet auf *Ignatia.*

Der Ignatia-Patient hat viel Kopfschmerzen, kongestive, drückende oder reißende Kopfschmerzen, so als wenn ein Nagel in die Schläfen getrieben würde. Besserung durch Liegen auf der kranken Seite und durch Hitze. Auch im allgemeinen Besserung durch Wärme; Verschlimmerung durch Kälte. Der Patient verlangt Kaltes für den Magen, aber Warmes äußerlich. Zuckende, klopfende, kongestive Kopfschmerzen. Kopfschmerz bei nervösen und empfindsamen Naturen nach Angst, Gram oder geistiger Arbeit. „Kopfschmerz durch Kaffee-Mißbrauch, durch Rauchen, durch Einatmen von Rauch, durch Alkohol." Kopfschmerz von konzentriertem Denken. Der Kopfschmerz wird besser durch Wärme und Ruhe, schlimmer durch kalte Winde und plötzliches Drehen des Kopfes, durch Pressen beim Stuhlgang, durch Erschütterung oder durch Eile und Aufregung. Augenbewegungen, insbesondere nach aufwärts, Geräusche und Licht vermehren den Schmerz. „Schmerz im Hinterhaupt, schlimmer durch Kälte, besser durch äußere Hitze. Kopfschmerz besser während des Essens, aber bald nachher schlimmer."

„Sehstörungen, Zickzacklinien vor den Augen, verschwommenes Sehen." Viele nervöse Augenstörungen.

„Das Gesicht ist verzogen, krampfig, bleich, kränklich aussehend. Gesichtsschmerzen."

Von anhaltender Überanstrengung und Übererregung entstehen schmerzhafte Menstruationen, Ovarialschmerzen, Prolapsgefühl der Vagina und des Rectums. „Reißende, schießende Schmerzen, von Anus und Vagina aufwärts bis zum Nabel."

Befremdende Abneigungen kennzeichnen das Mittelbild. Die Gedanken dieser empfindsamen Frauen sind unberechenbar und nicht immer vernünftig. Am besten äußert man sich ihnen gegenüber sowenig wie möglich. Man muß sehr aufpassen, da alles, was gesagt wird, leicht verdreht wird. Nichts ist recht, was man sagt.

Der Ignatia-Patient hat Durst, wo man das nicht erwarten sollte; er hat Durst während des Frostes, nicht während des Fiebers. *Ignatia* paßt auch für intermittierendes Fieber bei aufgeregten, nervösen Kindern und Frauen.

Ipecacuanha

(Brechwurz)

Ipecacuanha hat ein weitreichendes Wirkungsgebiet unter den akuten Krankheiten. Die meisten akuten Beschwerden dieses Arzneibildes beginnen mit Übelkeit, besonders mit Erbrechen. Die fieberhaften Zustände beginnen mit Schmerzen im Rücken zwischen den Schultern; die Schmerzen strahlen bis ins Gesäß aus. Gefühl, als ob der Rücken brechen wolle, mit oder ohne Steifigkeit der Muskeln. Hohes Fieber. Gallebrechen. Durst ist selten vorhanden. So ist der gewöhnliche Beginn bei Fiebern, Verdauungsbeschwerden, Schüttelfrösten, intermittierendem Fieber oder Galleanfällen im Ipecacuanha-Bild.

Die Magenfunktion ist gestört. Es besteht ein Gefühl der Völle im Magen. Schneidende Schmerzen in der Magengegend oder unterhalb, die sich von links nach rechts erstrecken. Auch die schneidenden Schmerzen einer Kolik gehen von links nach rechts. Der Kranke ist unfähig, sich zu rühren oder auch nur zu atmen, bis der Schmerz vergangen ist. Der Schmerz fixiert den Kranken in einer bestimmten Stellung; er geht wie ein Messerstich in der Magengegend oder oberhalb des Nabels von links nach rechts, verbunden mit Schwäche und Übelkeit.

Alle Beschwerden im Ipecacuanha-Bild sind mehr oder weniger von Übelkeit begleitet. Jeder kleine Schmerz und jede kleine Unpäßlichkeit gehen mit Übelkeit einher. Das Leidensgefühl scheint von einem Zentrum in der Magengegend auszugehen und die Übelkeit hervorzurufen. Übelkeit und Würgen bestehen dauernd. Husten ruft Übelkeit und Erbrechen hervor. Es ist ein trockener, bellender, quälender, erstickender Husten, der von Übelkeit und Erbrechen begleitet wird. Der Kranke hustet, bis sein Gesicht sich rötet, und dann würgt und bellt er. Bei jeder kleinen Blutung in irgendeinem Körperteil kommt es zu Übelkeit, Ohnmacht und Vernichtungsgefühl. Daher rührt der Wert des Mittels bei Gebärmutterblutungen von hellrotem Charakter, die von Übelkeit begleitet sind. Schon eine kleine Blutung geht mit Ohnmachts- und Schwächeanfällen einher, aber die große überwältigende Übelkeit finden wir bei allen ernsteren Beschwerden des Mittelbildes. Obgleich gelegentlich Durst vorhanden sein kann, fehlt er im allgemeinen. *Ipecacuanha* wirkt am besten bei Durstlosigkeit. Beim Fieber oder auch beim Frost besteht im allgemeinen Schmerz im Hinterkopf. Zerschlagenheitsgefühl im Kopf und Nacken, manchmal auch den Rücken herunter. Ziehen in den Muskeln des Rückens und des Nackens. Es besteht ein kongestives Völlegefühl wie von einer Quetschung im Kopf und im Hinterhaupt. Der ganze Kopf schmerzt und tut überall weh.

Der Ipecacuanha-Patient hat manchmal die gleiche Ruhelosigkeit wie der Arsenicum-Patient, aber die Schwäche des ersteren kommt anfallsweise, wogegen die des letzteren dauernd vorhanden ist. Bei *Ipecacuanha* können wir die Kranken sich ebenso stark im Bett umherwerfen sehen wie bei *Rhus;* sie wälzen sich hin und her und bewegen ständig Arme und Beine vor Unruhe. Das findet sich besonders ausgeprägt, wenn das Rückenmark betroffen ist. *Ipecacuanha* macht tetanusähnliche Symptome und Opisthotonus. Es hat sich als nützliches Mittel bei Cerebrospinalmeningitis mit Erbrechen von Galle erwiesen. Schmerzen im Nacken und im Hinterkopf. Starkes Ziehen in den Nakkenmuskeln, so daß der Kopf in den Nacken geworfen wird. Wenn dieser Zustand so lange bestanden hat, bis der Kranke abgemagert ist, wenn alle angewandten Mittel lediglich erleichternd und nur kurzdauernd gewirkt haben, wenn der ganze Körper wie nach hinten gezogen scheint und alles erbrochen wird, selbst die einfachsten Speisen, wenn eine rote, wunde Zunge, ständige Übelkeit und Gallebrechen vorhanden sind, dann wird *Ipecacuanha* heilen. Das Mittel heilt veraltete Gastritisfälle, wo selbst ein Tropfen Wasser schon erbrochen wird. Alles, was in den Magen kommt, wird erbrochen; es bestehen ständiges Würgen und heftige Magenschmerzen, verbunden mit Rückenschmerzen unter den Schulterblättern, als wenn diese brechen wollten. Bei ständiger Übelkeit und großer Schwäche wird Galle erbrochen. Der Magen ist reizbar. Das Mittel heilt auch, wenn der Leib aufgetrieben und sehr empfindlich ist. Es handelt sich um einen Zustand von Tympanie mit Erbrechen von Galle. *Ipecacuanha* hat sich als nützliches Mittel bei bestimmten epidemischen Dysenterien erwiesen, die die Kranken fast ständig zu Stuhl zwingen, wobei nichts weiter als ein wenig Schleim austritt oder ein wenig rotes Blut. Es handelt sich um eine Entzündung der unteren Darmpartien, besonders des Mastdarms und des Colons. Starker, brennender Tenesmus; ständiges Pressen bringt nur ein wenig Schleim und Blut heraus. Dabei besteht dauernd Übelkeit. Während der Kranke sich beim Stuhl anstrengt, werden die Schmerzen so stark, daß ihm übel wird und er Galle bricht. Manchmal befällt diese Krankheit ganze Familien und nimmt in ganzen Tälern einen epidemischen Charakter an, aber im allgemeinen bleibt sie endemisch. Bei Kindern ist das Mittel angezeigt, wenn ein choleraähnlicher Durchfall vorangegangen ist und die Krankheit Dysenterie-ähnlich mit ständigem Tenesmus endet. Das Kind bringt nur wenig blutigen Schleim heraus, muß dabei ständig alles erbrechen und es ist ihm übel bei großer Schwäche und Blässe. Das Mittel ist auch nützlich bei mehr oder weniger reichlichem Stuhl von grünlicher Färbung, der häufig mit großen Mengen grünlichen Schleimes vermischt ist. Das Kind weint beim Stuhldrang und muß sich dabei anstrengen; es erbricht grünen Schleim mit grünen Gerinnseln. Genossene Milch wird grün und wird wieder ausgebrochen.

Im Ipecacuanha-Bild treten interessante Brustbeschwerden auf. Das Mittel ist ein besonderer Freund der Kinder und gewöhnlich angezeigt bei Bronchitis in der Kindheit. Es handelt sich um die Folgen der ganz gewöhnlichen Erkältung, die bei Kindern meist mit einer Bronchitis endet. Nur selten bekommt ein Kind eine echte Lungenentzündung. Gewöhnlich ist es nur eine Bronchitis mit grobem Rasseln. Das Kind hustet, würgt und droht zu ersticken; das grobe Rasseln kann im ganzen Zimmer gehört werden. Die Beschwerden treten ziemlich rasch ein. Das Kind ist blaß, sieht ernstlich krank aus und macht manchmal einen sehr ängstlichen Eindruck. Die Nase ist eingezogen und die Atmung ist verändert wie bei einer gefährlichen Krankheit. *Ipecacuanha* wird hier manchmal die Gefahr beheben, die Erkältung kupieren und das Kind heilen. In unseren alten Büchern wird die Lungenentzündung der Kinder immer ganz besonders beschrieben und die dort hervorgehobenen Symptome sind die von *Ipecacuanha.* Wenn man die Arzneibilder von *Ipecacuanha* und *Antimonium tart.* vergleicht, wird man eine große Ähnlichkeit der Brustbeschwerden herausfinden. Zum Schluß stellt man sich die Frage: Wie kann man diese Mittelbilder unterscheiden, da sie doch beide rasselnden Husten, eine ähnliche Atmung sowie Erbrechen aufweisen? Nun, die Ipecacuanha-Symptome entsprechen dem Zustand einer akuten Reizung, während diejenigen von *Tartarus emeticus* im Stadium der Erschlaffung auftreten und sich langsam entwickeln. Das letztere Mittel ist selten angezeigt bei Beschwerden, die innerhalb von 24 Stunden in Erscheinung treten. Die Beschwerden bei *Tartarus emeticus* kommen erst nach vielen Tagen, am Ende einer Bronchitis, wenn Lungenlähmung droht, nicht aber im Zustand der beginnenden Reizung und nicht bei der Atemnot der beginnenden Entzündung, sondern bei jener Atemnot, die man bei Exsudation und drohendem Versagen der Lunge findet. Wenn die Lungen zu schwach werden, um noch Schleim auszuwerfen, entwickelt sich das grobe Rasseln. Dann haben wir die starke Erschöpfung, die tödliche Blässe des Gesichtes und die rußig aussehenden Nasenlöcher. Wir sehen also, daß diese Mittel nicht gleich sind. Aus der Entwicklung der Wirkungen heraus erkennen wir ihren Unterschied. Das Hauptmerkmal besteht darin, daß *Ipecacuanha* eine Krise schnell herbeiführt, während *Antimonium tart.* sein Symptomenbild langsam und in einer sich tagelang hinziehenden Krisis offenbart.

Der Wert von *Ipecacuanha* bei Keuchhusten ist leicht erkennbar, denn die Symptomatik des Mittels hat krampfhaften Charakter. Auch das rote Gesicht, das Erbrechen und den würgenden Husten finden wir bei *Ipecacuanha.* Rotes Gesicht, Durstlosigkeit, heftige Hustenanfälle mit Krämpfen, Würgen und Erbrechen.

Ich habe schon auf die Blutungen hingewiesen, die viele Wirkungsmöglichkeiten für *Ipecacuanha* bieten. Ich möchte nicht Arzt sein ohne *Ipecacuanha,* und zwar wegen der Wichtigkeit dieses Mittels bei Blutungen, wobei ich nicht an traumatische Blutungen denke, die dem Chirurgen vorbehalten bleiben, sondern an Gebärmutterblutungen, Nierenblutungen, Darmblutungen, Magenblutungen, Lungenblutungen usw. Man muß seine Mittel bei Blutungen kennen. Wenn man hier versagt, wird man zu mechanischen Mitteln greifen müssen; aber ein guter Homöopath kann ohne solche auskommen. Selbst bei schwersten Formen von Gebärmutterblutungen kann der homöopathische Arzt auf mechanische Maßnahmen verzichten, außer wenn mechanische Eingriffe die Ursache der Blutung gewesen sind. Selbstverständlich müssen wir auch gewisse andere Zustände ausschließen, z. B. Blutungen bei der Geburt, bei Zurückhaltung der Nachgeburt oder bei Fremdkörpern in der Gebärmutter usw. Unter diesen Umständen ist ein manueller Eingriff unerläßlich. Diese Unterscheidung muß schon getroffen werden, aber wenn wir es nur mit dynamischen Verhältnissen zu tun haben, z. B. mit einer erschlafften blutenden Schleimhaut, werden unsere Mittel verläßliche Arbeit leisten. Wenn ständig Blut aus der Gebärmutter sickert, wenn von Zeit zu Zeit der Blutfluß sich zu einem Guß vermehrt, wenn die Frau bei jedem Guß hellroten Blutes ohnmächtig zu werden droht oder schwerkeuchend zu atmen beginnt und wenn die verlorene Blutmenge diesen Schwächezustand und die Übelkeit und die Blässe nicht erklären kann, dann ist *Ipecacuanha* das passende Mittel. Wenn bei diesen hellroten Blutergüssen ein überwältigendes Gefühl von Todesangst besteht, ist *Aconit* das Mittel der Wahl. Wenn unsere Patientin während der Entbindung einen heißen Kopf und einen unstillbaren Durst auf Eiswasser hatte, wenn nach der Niederkunft alles seinen vorgeschriebenen Weg gegangen ist und die Nachgeburt ordnungsgemäß ausgestoßen wurde und wenn dann ohne ersichtlichen Grund doch eine Blutung eintritt, wird fast in allen Fällen *Phosphorus* das entsprechende Mittel sein. Dagegen paßt für jene abgehärmten, mageren, schlanken Frauen, die immer unter Hitze leiden, die nicht warm zugedeckt sein möchten, sondern ein kühles Zimmer wünschen, *Secale*. Sie haben eine Neigung zu Sickerblutungen aus der Gebärmutter, bis plötzlich eine alarmierende Blutung eintritt, entweder mit Gerinnseln oder von dunklem, flüssigem Charakter. Bei allen diesen Mitteln genügt eine einzige Dosis, auf die Zunge gelegt, um die Blutung zu stillen. Diese Verordnung wirkt schneller als eine große Dosis einer starkwirkenden Medizin. Die Blutung steht so schnell, daß der Unerfahrene überrascht ist. Man kann es einfach nicht begreifen, warum sie unter diesen Umständen nicht auch von selbst zum Stehen kam. Bei reichlichen Regelblutungen ist *Ipecacuanha* häufig angezeigt, wenn die Frauen sich erkältet oder einen Schock erlitten hatten. Natürlich ist die Frau erschrocken, wenn sie sonst nicht so starke und besonders nicht so lang ausgedehnte Blutungen hatte, die mit Schwächezuständen enden. Ihre ganze Kraft scheint jedesmal mit dem Blutverlust zu schwinden. *Ipecacuanha* wird hier heilen und den Regelfluß normalisieren. Man muß die Mittel kennen, die zu heftigen Symptomen und heftigen

Anfällen passen. Das Ipecacuanha-Bild ist durch Blutungssymptome gekennzeichnet. Erbrechen großer Blutklumpen und ständiges Erbrechen flüssigen Blutes bei Geschwürsbildung. Wenn das Gesamtsymptomenbild paßt, wird *Ipecacuanha* verläßlich sein.

Wir finden heftige, schießende Rückenschmerzen in der Nierengegend mit verstärktem Urindrang. Der Harn enthält Blut und kleine Blutgerinnsel. Er ist stark blutig verfärbt, das Blut setzt sich auf dem Grund der Gefäße bis zu Messerrückendicke ab. Jeder Schmerzanfall in den Nieren endet mit einer derartigen Blutung. *Ipecacuanha* wird den Zustand beenden. Es muß jedoch gesagt werden, daß, wenn Kranke so lange bluten, bis sie anämisch und wassersüchtig geworden sind, *Ipecacuanha* nicht mehr das Mittel der Wahl ist. Dann ist sein natürliches Folgemittel *China,* das dem Patienten soweit aufhilft, um ihm ein weiteres antipsorisches Mittel verordnen zu können.

Ipecacuanha spielt bei den sogenannten Erkältungen eine große Rolle. Bei Kindern finden wir gewöhnlichen Schnupfen. Wenn sich eine Erkältung in der Nase festsetzt und wenn ein Erwachsener einen Schnupfen mit starker Verstopfung der Nase hat, wobei er Blut und Schleim ausschneuzt, soll man an *Ipecacuanha* denken. Starker Niesreiz tritt auf, die Erkältung wandert tiefer hinab, bis Heiserkeit folgt. Die Luftröhre wird befallen, es besteht Wundheitsgefühl, zuletzt setzt sich die Erkältung im Bronchialbaum fest mit Erstickungsgefühl. Die Erkältungen der Ipecacuanha-Form fangen häufig in der Nase an und breiten sich sehr rasch bis in die Brust aus. Hierbei besteht heftiges hellrotes Nasenbluten. Jede Erkältung ist mit reichlichem Nasenbluten verbunden. Die Entzündungen der Schleimhäute sind bei *Ipecacuanha* von heftigem Charakter. Sie entwickeln sich plötzlich und treten so rasch auf, daß einzelne Teile purpurfarben werden und anschwellen und die Blutung nur ein natürliches Entlastungsventil zu sein scheint. Die Nase wird verstopft und es tritt Geruchsverlust ein. Die Nase ist so stark verstopft, daß der Kranke nicht mehr durch die Nase atmen kann.

Bei allen beschriebenen Krupp-Symptomen, bei den Erkältungen, dem Keuchhusten, dem Frostgefühl und bei mancherlei entzündlichen Beschwerden finden wir ein rotes Gesicht, manchmal blaurot mit blauen Lippen. Beim Frostgefühl sind Lippen und Fingernägel blau. Der Frost ist heftig. Manchmal hat er kongestiven Charakter, manchmal geht er mit Muskelverhärtungen einher. Der ganze Körper zittert und die Zähne klappern.

Alte unheilbare Asthmafälle können durch *Ipecacuanha* Erleichterung finden, so daß die Patienten ständig eine Flasche des Mittels mit sich herumtragen, um sich damit zu helfen. Das Mittel ist besonders nützlich bei feuchtem Asthma, bei asthmatischer Bronchitis, bei Kranken, die unter feuchtem Wetter und plötzlichem Wetterwechsel leiden. Bei jeder kleinen Erkältung wird der bronchitische Anfall wieder ausgelöst; der Kranke leidet unter Erstickungsgefühl und heftigen Hustenattacken, wobei er etwas Blut auswirft. Er muß des Nachts im

Bett aufrecht sitzen, um atmen zu können. Dabei sind die Anfälle sehr häufig. Die Kranken geben an, daß sie durch *Ipecacuanha* Erleichterung haben, und das überrascht uns nicht, denn *Ipecacuanha* hat diese Symptomatik in seinem Arzneibild. Einige dieser Fälle sind nicht mehr heilbar, besonders wenn es sich um Menschen in vorgerücktem Lebensalter handelt. Aber immerhin wird bei vernünftiger Anwendung *Ipecacuanha* doch mancherlei Erleichterung geben und die schlimmsten Attacken kupieren, so daß es dem Kranken erträglich geht, bis wiederum eine Erkältung auftritt. Der Husten ist rasselnd und asthmatisch.

Ipecacuanha ist als wirksame Medizin bei Krampfzuständen noch nicht genügend bekannt. Krämpfe während der Schwangerschaft. Krämpfe bei Keuchhusten. Heftige spastische Anfälle, die die ganze linke Seite befallen können und denen Lähmung folgt. Klonische und tonische Krämpfe bei Kindern und hysterischen Frauen. Tetanus. Steifigkeit des Körpers mit Hitzewallungen im Gesicht. Das sind typische Züge im Ipecacuanha-Bild, die man bisher nicht genügend gewürdigt hat. Von Mitteln wie *Belladonna* findet man in unseren Büchern und Abhandlungen häufiger Mitteilungen hinsichtlich der Spasmen, aber *Ipecacuanha* ist ein genauso wichtiges Mittel in bezug auf diese Zustände und ihre Auswirkung auf das Rückenmark.

Bei unterdrückten Hautausschlägen wird die Symptomatik recht häufig auf *Ipecacuanha* hinweisen. Wenn der Ausschlag nicht heraustreten will oder durch eine Erkältung zurückgetrieben worden ist, erleben wir vikariierende Erkrankungen des Magens und der Eingeweide. *Ipecacuanha* heilt in gewissen Fällen auch Wundrose, wenn sie mit Erbrechen, Frost, Schmerzen im Rücken, Durstlosigkeit und starker Übelkeit einhergeht.

Ipecacuanha paßt endlich häufig auch für den Scharlachausschlag, wenn Übelkeit und Erbrechen damit verbunden sind. Der Ausschlag will nicht heraustreten, dafür finden wir die *Ipecacuanha* entsprechenden Magensymptome mit Übelkeit und Erbrechen. Das Mittel wird diesen Zustand beseitigen, dagegen den Ausschlag heraustreten lassen, und die ganze Krankheit wird einen milderen Verlauf nehmen.

Jodum

(Jod)

Dieses Mittelbild hat bei allen seinen Beschwerden, ob akut oder chronisch, ein besonderes Symptom: Angstgefühl, das sich sowohl im Körperlichen als auch im Geistigen äußert. Es scheint, daß diese Art der Angst wie ein Schauer durch den ganzen Körper geht, wenn der Kranke sich ruhig verhält und nicht durch Bewegung seine Lage verändert. Die Angst kommt, wenn der Kranke versucht, sich still zu verhalten, und je mehr er dies versucht, desto mehr nimmt die Angst zu. Beim Versuch, Ruhe zu bewahren, wird der Kranke von seiner Unruhe überwältigt. Er hat das Verlangen, Dinge zu zerreißen und sich zu töten, einen Mord oder Gewalttätigkeiten zu begehen. Der Kranke kann einfach nicht ruhig bleiben, weshalb er Tag und Nacht umhergeht. Auch der Kalium-jodatum-Kranke hat den Drang zum Umhergehen. Aber es besteht ein Unterschied zwischen *Kalium jodatum* und *Jod* in bezug auf Umhergehen, denn der Kalium-jodatum-Kranke tut dies, ohne zu ermüden, und wird seine Angst dabei los, während der Jod-Kranke sich dabei sehr erschöpft. Der Kranke wird äußerst erschöpft durch Umhergehen und schwitzt bei der leichtesten Anstrengung. *Jod* paßt für die Fälle, wo der Kranke das Gefühl hat, daß ihm etwas Fürchterliches zustoßen wird. Es ist, als würde der Kranke den Verstand verlieren. Wahnsinn oder tiefeingreifende Krankheitsformen bedrohen den Kranken, wie man dies z. B. bei den vorgerückten Stadien der unterdrückten Malaria kennt oder bei chronischen fieberhaften Erkrankungen oder bei drohender Tuberkulose, besonders Bauchtuberkulose.

Hypertrophie ist ein typischer Zug dieses Mittelbildes. Es besteht Vergrößerung der Leber, der Milz, der Eierstöcke, der Hoden, der Lymphdrüsen und besonders des Halses. Vergrößerung fast aller Drüsen, mit Ausnahme der Brustdrüsen. Die Brustdrüsen atrophieren, während alle anderen Drüsen vergrößert, knotig und hart werden. Man beobachtet diese Drüsenvergrößerung besonders im Lymphsystem des Bauches und an den Mesenterialdrüsen.

Es ist ein Charakteristikum von *Jod*, daß der Körper abmagert, während die Drüsen sich vergrößern. Das ist so ausgeprägt, daß wir dabei immer an *Jod* denken müssen. Wir finden dies besonders bei Marasmus. Es findet ein allgemeines Schrumpfen des Körpers statt. Die Muskeln schrumpfen, die Haut wird faltig, das Gesicht eines Kindes bekommt das Aussehen einer alternden Person, aber die Drüsen unter den Armen, in den Leistenbeugen und im Bauch werden ständig größer und härter. Die Bauchdrüsen können als Knoten getastet werden. Dasselbe sehen wir bei alten Fällen von Malaria, die allopathisch mit *Chinin* und *Arsen* behandelt worden sind, aber trotzdem ihre Anfälle behalten haben. Das Gesicht und der Oberkörper wirken verkleinert, die Haut sieht geschrumpft und gelblich aus, ein chronischer Durchfall entwickelt sich, während Leber und Milz und alle Lymphdrüsen, besonders des Bauches, vergrößert getastet werden können. Schon im Beginn dieses Zustandes erkennen wir den Jod-Fall an solchen Symptomen.

Nehmen wir nun einen Kranken, der intermittierendes Fieber infolge Malaria hat. Er leidet zunehmend an Hitzegefühl. Es ist nicht immer eine echte fiebrige Hitze, sondern mehr das Gefühl von Hitze. Der Kranke möchte kalt baden, möchte sein Gesicht und seinen Körper durch Abreiben mit kaltem Wasser kühlen. Der Kranke glaubt in einem warmen Raum zu ersticken. Er hustet. Er fürchtet Wärme, schwitzt leicht und ist schnell erschöpft. In diesem Zustand entwickeln sich akute Beschwerden, Entzündungen der Schleimhäute, z. B. Gastritis, Leber- und Milzentzündung, Durchfall, Husten und Brustentzündungen. Der Hals ist mit weißem Belag bedeckt, schwillt an, und die Schleimhaut wird rot bis zum Kehlkopf hinab. Die Beläge sehen fast diphtherisch aus. *Jod* hat Diphtherie geheilt, wenn die Symptome mit dem Jod-Bild übereinstimmten.

Menschen, die in dieser Weise erkranken, neigen auch zu Krupp mit Exsudat. Das sind Fälle, die in das Jod-Bild hineinpassen.

Unser Kranker ist aufgeregt, ängstlich, impulsiv und melancholisch. Er möchte etwas tun und hat es immer eilig. Er hat manchmal den Drang, zu töten. Hier finden wir eine Verwandtschaft mit *Arsenicum* und *Hepar*. Die Arsenicum- und Hepar-Kranken haben auch den Wunsch, zu morden, ohne beleidigt worden zu sein und ohne andere Ursache. Der Unterschied der Mittel liegt in der Empfindlichkeit gegenüber Wärme, da der Jod-Patient warmblütig ist, während Arsenicum- und Hepar-Patienten immer frieren. Der Drang, gewalttätig zu sein, kommt plötzlich. Es gibt mehrere Mittelbilder, die diesen besonderen Drang aufweisen, einen Drang ohne ersichtliche Ursache. Man hat dies bei Fällen plötzlich auftretenden Wahnsinns beobachtet. Es handelt sich um einen Wahnsinn mit dem Hang, Gewalttätigkeiten oder sonderbare Dinge zu vollbringen. Wenn man den Kranken dann fragt, warum er das getan habe, sagt er, er wisse es nicht. In anderen Dingen erscheint uns der Kranke gar nicht unzurechnungsfähig. Er kann sogar ein guter Geschäftsmann sein. Auch das haben einige Mittelbilder an sich. Man weiß z. B., daß ein Barbier, der ein Hepar-Patient war, den Drang hatte, die Kehle eines Kunden mit dem Rasiermesser zu durchschneiden, während er ihn rasierte. Die Nux-vomica-Kranke hat den Drang, ihr Kind ins Feuer zu werfen oder ihren Ehegatten, obwohl sie ihn liebt, zu töten. Diese Gedanken überfallen den Kranken und treiben ihn zum Wahnsinn, bis er die Selbstkontrolle verliert und die Tat unter Umständen begeht. Ein Natrium-sulfuricum-Kranker pflegt zu sagen: „Herr Doktor, sie wissen ja gar nicht, wie ich mich beherrschen muß, um mich nicht selbst umzubringen. Ständig lebe ich unter diesem Zwange." Der Jod-Kranke hat den inneren Drang, zu töten, nicht etwa aus Zorn oder aus verletztem Gerechtigkeitsgefühl, sondern ohne irgendeinen Grund. Während der Kranke ganz ruhig liegt oder nachdenkt, überkommt ihn plötzlich der Drang, sich Gewalt anzutun, und dieser Gedanke wächst und wächst bis zu einer Art Wahnsinn.

Der Jod-Kranke wird geistig und körperlich schwach. Er wird vergeßlich, kann sich kleiner Dinge nicht mehr entsinnen, sie geraten ihm aus dem Gedächtnis. Er vergißt, was er gerade hat sagen oder tun wollen; er geht fort und läßt Dinge, die er gerade gekauft hat, liegen. Die Vergeßlichkeit ist sehr groß. Aber bei allen diesen Zuständen muß man daran denken, daß der Kranke immer unter dem Zwang steht, etwas zu tun oder sich zu bewegen, um seine Zwangszustände und seine Angst zu vergessen. Das Angstgefühl ist sehr quälend und es entmutigt ihn, wenn er sich nicht durch Beschäftigung ablenkt. Obgleich der Kranke geistig erschöpft ist, zwingt er sich zur Arbeit, wodurch wiederum seine geistige Ermüdung zunimmt. Wenn man einem Mann, der durch Überarbeitung beim Studium und von Angstbeklemmungen überwältigt zu werden droht, sagt, er müsse zu arbeiten aufhören und müsse sich ausruhen, so wird er sagen: „Wenn ich das täte, würde ich sterben oder verrückt werden." Ein derartiges Symptom kennen wir nur bei *Jod* und *Arsenicum*. Aber es gibt einen großen Unterschied zwischen diesen Mitteln: Der Jod-Kranke ist warmblütig, er möchte Kühle um sich haben und möchte sich im Kalten bewegen, wogegen der Arsenicum-Kranke den Wunsch nach Wärme hat; er möchte einen warmen Raum, möchte warm gekleidet sein und er leidet unter der Kälte. Der Jod-Patient hingegen leidet unter der Hitze. Wenn uns auch die Unruhe und die Angst, die beiden Mittelbildern zu eigen sind, unmittelbar beeindrucken, so können wir doch nach obigen Gesichtspunkten sehr bald eine Unterscheidung treffen. Wenn wir einen zitternden, frierenden Kranken vor uns haben, werden wir niemals an *Jod*, sondern immer an *Arsenicum* denken.

Unter den allgemeinen Zügen finden wir auch die Neigung zur Vergrößerung der Drüsen. *Jod* hat häufig Herzvergrößerung, Vergrößerung der Schilddrüse und hervortretende Augäpfel geheilt. Wenn ein derartiger Kranker zu uns kommt, dürfen wir aber aus diesen Zeichen allein noch nicht auf *Jod* schließen. Die Mittelanzeige muß vielmehr auch durch das geistige Bild, das wir schon geschildert haben, gegeben sein. Nur wenn das gesamte Bild in der beschriebenen Weise paßt, können wir zur Jod-Verordnung schreiten.

Hirnbeschwerden akuter und chronischer Art verlangen manchmal *Jod*. Im Kopf besteht Klopfen, desgleichen im übrigen Körper. Überall klopft es, und das Klopfen dehnt sich bis in die Finger- und Zehenspitzen aus. Klopfen in der Magengrube, heftiges Klopfen in den Armen, im Rücken, in den Schläfen. Kongestive Kopfschmerzen heftigster Art. Die Kopfschmerzen werden durch Bewegung verschlimmert, aber im ganzen fühlt sich der Patient erleichtert durch Bewegung. Der Kranke bewegt sich wegen seines Angstgefühls, aber jede Bewegung vermehrt den Kopfschmerz und das Klopfen. Solche Unterscheidungen sind wichtig. Es gehört zu den wesentlichen Merkmalen der Materia medica, daß man unterscheidet zwischen dem, was dem Patienten im ganzen nützt, und dem, was er für einen besonderen Teil seines Körpers als angenehm empfindet. Alles, was dem Kranken im ganzen wohltut, gehört zu den Allgemeinerscheinungen eines Mittelbildes, was aber nur einem Teil nützt, gehört zu den Besonderheiten. Hier können oft Gegensätze bestehen, und darum wird der Studierende der Materia medica manchmal irregeführt, wenn er unter der gleichen Modalität zwei verschiedene Auswirkungen geschildert findet. Nur aus sorgfältigen Arzneimittelprüfungen und aus der klinischen Erfahrung heraus können wir das Richtige feststellen. So finden wir manchmal Kranke, die sich zwar in einem warmen Raum aufhalten möchten, aber zur Erleichterung den Kopf zum Fenster herausstrecken. Das ist z. B. ein typisches Symptom im Arzneibild von *Phosphorus,* das in bezug auf den Kopf Erleichterung durch Kälte hat, auch für die Magensymptome, aber Verschlimmerung durch Kälte für Brust- und Rumpfsymptome. Darum hat ein Phosphorus-Kranker, wenn er erbricht und Kopfsymptome hat, das Bedürfnis, ins Freie zu gehen und Kaltes zu trinken. Aber wenn er Brustsymptome und Schmerzen in den Gliedern hat, möchte er ins Haus zurückgehen und warm sein. Ähnliches finden wir häufig beim Studium eines Mittels. Wir müssen also sehr wohl unterscheiden lernen.

Wie zu erwarten, finden wir bei der geschwächten Konstitution der Jod-Kranken vielerlei Augenbeschwerden. Die sogenannten skrofulösen Augenleiden mit Geschwürsbildung auf der Hornhaut, mit katarrhalischen Erscheinungen, eitrigen Absonderungen und Vergrößerung der kleinen Liddrüsen entsprechen der Abmagerung und dem gelblichen Aussehen des obenbeschriebenen Konstitutionsbildes. Es bestehen optische Täuschungen in hellen Farben. Auch haben wir bei *Jodum* gewisse ödematöse Zustände. Ödematöse Anschwellung der Augenlider und des Gesichtes unter den Augen. *Jod* macht auch Hand- und Fußödeme, und diese Neigung trifft auch für die Jod-Verbindung *Kalium jodatum* zu, das bekanntlich ödematöse Schwellungen macht, wie wir sie bei Nierenerkrankungen zu finden gewohnt sind. Dieses Mittel kann die Brightsche Erkrankung in den Frühstadien aufhalten.

Ein Merkmal, das mit allen Jod-Beschwerden verbunden ist, ist der Hunger. Der Jod-Kranke ist immer hungrig. Die üblichen Mahlzeiten reichen ihm nicht aus. Er ißt zwischen den Mahlzeiten und bleibt trotzdem hungrig. Dabei werden alle sonstigen Beschwerden durch Essen gebessert. Die Angst, die Beklemmung, die Niedergeschlagenheit nehmen bei *Jod* zu, wenn der Kranke hungrig ist. Er hat Magenschmerzen bei leerem Magen, was ihn zum Essen treibt. Während er ißt, vergißt er seine Beschwerden, weil er etwas tut. Er ist immer in Bewegung. Er richtet sein Interesse auf einen bestimmten Punkt. Essen erleichtert den Kranken, wie ihn auch Bewegung erleichtert. Trotz seines dauernden Hungers und seines vielen Essens magert er dennoch ab. Ein Schlüsselsymptom in bezug auf *Jodum* lautet nach HERING: „Trotz guten Lebens wird er immer magerer." Wie bei *Natrium mur.* und *Abrotanum* magert der Kranke trotz starken Appetits ab. Der Stoffwechsel ist derartig gestört, daß der Kranke nicht in der Lage ist, an Gewicht zuzunehmen.

Die katarrhalischen Entzündungen der Nase sind beachtenswert. Der Jod-Kranke hat den Geruchssinn fast völlig verloren. Die Schleimhaut der Nase ist verdickt. Der Patient erkältet sich beim leichtesten Anlaß. Immerfort muß er niesen. Reichliche, wässerige Absonderung aus der Nase. Geschwürsbildung mit blutigen Krusten. Der Kranke schneuzt Blut aus der Nase. Die Nase ist verstopft, so daß er nicht durchatmen kann. Das verschlimmert sich, wenn er erkältet ist, und da er sich fortgesetzt erkältet, ist er dauernd diesen Störungen unterworfen. Besonders sollte man aber auch hier beachten, daß die Konstitution über allem steht. Erst hernach beschäftige man sich mit den einzelnen Organen.

Auf der Zunge und im Munde finden wir Aphthen. Die ganze Wangenschleimhaut ist damit besät. Die Neigung zu Absonderungen ist bereits beschrieben worden. Sie haben weiß-sammetartigen oder weißgrauen Charakter oder sie sind aschfahl und breiten sich über die ganze Schleimhaut des Rachens aus. Der Rachen scheint wie mit Sammet ausgeschlagen und ist aschfarben. Wenn dieses Symptomenbild im Halse vorherrscht zusammen mit der Neigung zu Geschwürsbildung, so ist *Jodum* von großem Nutzen. Nützlich ist es auch bei Mandelvergrößerung, wenn die Mandeln Exsudate, wie oben beschrieben, absondern. Vergrößerte Mandeln bei hungrigen abgemagerten Kranken. Wir sehen häufig Menschen mit viel Anginen sich zum Jod-Bilde hin entwickeln. Sie leiden ständig unter Hitze wie die Pulsatilla-Kranken. In den Frühstadien, bevor sich organische Veränderungen eingestellt haben, kann man *Jod* mit *Pulsatilla* verwechseln. Aber wenn man den Patienten länger beobachtet, wird man die Neigung zur Abmagerung feststellen und sehen, wie sich die Wege der beiden Mittel trennen. Beide Patiententypen haben Hitze, beide haben Reizbarkeit, beide haben merkwürdige Vorstellungen. Jedoch ist der Pulsatilla-Kranke bei weitem launischer und tränenreicher, er hat mehr Traurigkeit und ständigen Appetitverlust, während der Jodum-Patient sehr gerne und viel ißt. Der Pulsatilla-Kranke nimmt manchmal sogar zu, obwohl er immer nervöser wird. Der Jod-Kranke hingegen wird dünn, hat Heißhunger, kann nicht gesättigt werden und leidet unter seinem Hunger. Er muß alle paar Stunden essen und fühlt sich nach dem Essen besser. Er hat auch großen Durst. Wenn er ohne Essen ist, werden alle Beschwerden schlimmer. Alle Jod-Beschwerden werden durch Fasten verschlimmert.

Der Jod-Patient hat auch Verdauungsstörungen nach Überessen. Die Speisen werden im Magen sauer. Der Kranke wird durch saures Aufstoßen mit viel Blähungen belästigt. Er hat unverdaute Speisereste im Stuhl und wässerigen, käsigen Durchfall; und er verdaut immer schlechter und schlechter. Zum Schluß verdaut er gar nichts mehr, aber trotzdem nimmt sein Hungergefühl immer mehr zu. Er erbricht und der Durchfall wird stärker, so daß er immer mehr abnimmt. Es ist, wie wenn man eine Kerze an beiden Enden anzündet. Es überrascht uns nicht, daß der Jod-Kranke so schwach ist, da er fast gar nichts mehr aufbauen kann. Die Nahrung wirkt für ihn wie ein Fremdkörper und stört seinen ganzen Verdauungsapparat. Später werden Leber und Milz hart und vergrößert und der Kranke verfärbt sich gelblich. Der Stuhl ist hart, klumpig, weiß oder farblos, tonfarben, manchmal weich und pappig; er scheint gar keine oder wenig Galle zu enthalten. Dieser Prozeß geht so lange weiter, bis sich eine Lebervergrößerung ausbildet. Endlich sinkt der Bauch ein und die Lebervergrößerung sowie die Vergrößerung der Lymphdrüsen werden sichtbar. Die Lymphdrüsen sind knotig und hart wie bei Tabes mesenterica. *Jod* ist angezeigt bei tuberkulöser Erkrankung der Mesenterialdrüsen mit Durchfall, Abmagerung, starkem Hunger und Durst und mit Hypoplasie der Brustdrüsen.

Die Haut schrumpft ein und sieht wie ein getrocknetes Beefsteak aus. Wenn das Mittel früh genug gegeben wird, bevor die organischen Veränderungen in Erscheinung treten, wird es den Krankheitsprozeß aufhalten und heilen.

Jodum ist ein sehr nützliches Mittel bei chronischem Morgendurchfall abgemagerter skrofulöser Kinder.

Beim Vorliegen des Jodum-Konstitutionsbildes spielen die verschiedenen Stuhlanomalien eine untergeordnete Rolle. Nur wenn die feinen konstitutionellen Züge fehlen, müssen wir z. B. bei einem Durchfall nach besonderen Charakteristiken des Stuhles forschen, um das Mittel danach auszuwählen.

Blasenschwäche alter Leute. Bei Männern mit den charakteristischen Jod-Zeichen ist dieses Mittel besonders dann angezeigt, wenn die Hoden atrophisch geworden sind und Impotenz besteht, wenn nächtlicher Samenfluß vorhanden ist, wenn der Sexualtrieb und die Sexualkraft verlorengegangen sind oder wenn sexuelle Überreizung vorliegt. Auch bei vergrößerten und harten Hoden, die hypertrophiert sind wie alle anderen Drüsen, oder bei Orchitis mit Anschwellung der Hoden ist *Jodum* angezeigt.

Schwellung und Verhärtung der Gebärmutter und der Eierstöcke. *Jodum* hat Eierstocksgeschwülste bei der beschriebenen Konstitution geheilt. Es hat Hypoplasie der Brustdrüsen geheilt und diese hernach wieder wachsen lassen.

Die Neigung zu katarrhalischen Erscheinungen tritt auch im Weißfluß hervor, den dieses Mittelbild zeigt. Weißfluß mit Anschwellung und Verhärtung des Gebärmutterhalses. Die Gebärmutter ist vergrößert und neigt zu Blutungen. Der Weißfluß macht die Oberschenkel wund. Alle Jod-Absonderungen sind scharf. Die Absonderungen aus der Nase machen die Lippen wund. Die Absonderungen aus den Augen brennen auf den Wangen. Die Vaginalabsonderungen ätzen die Oberschenkel. Der Weißfluß ist dick, schleimig und manchmal blutig. „Chronischer Weißfluß, besonders stark zur Zeit der Regel, der die Oberschenkel wund macht und sogar das Bettuch angreift."

Das Mittel macht heftigen Husten, starke Atembeschwerden und Atemnot mit Brustsymptomen. Kruppartiger, erstickender Husten bei der Jodum-Konstitution. Immer müssen wir die Konstitutionszeichen im Gedächtnis behalten, da wir lediglich auf die Beschwerden im Atemsystem hin die Jodum-Verordnung nicht mit Erfolg treffen könnten.

Endlich müssen wir noch eine weitere Besonderheit des Mittels beachten. Wir finden nicht selten bei alten gichtigen Patienten mit Gelenkverdickungen die anamnestische Angabe, daß es den Kranken früher gutgegangen sei und sie sich in einem guten Ernährungszustand befunden hätten. Aber dann seien sie schlank geworden und abgemagert, obgleich sie immer Hunger gehabt hätten. Das Essen habe bei ihnen nicht mehr angeschlagen. Die Gelenke sind verdickt und empfindlich. Viele Gichtiker wollen sich im allgemeinen lieber in warmen Räumen aufhalten, aber die Jod-Kranken möchten es immer kühl haben. Bei diesen werden die Gelenkschmerzen durch Bettwärme verschlimmert. Sie atmen auf, wenn sie ins Kühle kommen, z. B. ins Freie. Dabei werden sie allmählich immer schwächer. Nur Umhergehen und Essen bessert sie im allgemeinen. Die Beschwerden werden von Angst in bezug auf Körper und Geist begleitet. *Jodum* wird hier die Gichtanfälle aufhalten, und es wird den Kranken eine Weile lang wieder gutgehen.

Kalium bichromicum

(Kaliumbichromat)

Die meisten Ärzte denken bei diesem Mittel an die reichlichen, zähklebrigen, schleimigen Absonderungen auf allen Schleimhäuten; aber das Mittel ist auch sehr wichtig bei Gelenkrheumatismus, der mit Anschwellung, Hitze und Röte verbunden ist, besonders dann, wenn der Prozeß von einem Gelenk auf die anderen überspringt. Alle Knochen im Körper fühlen sich wie zerschlagen an. Knochenfraß zählt ebenfalls zu den Symptomen des Mittels. Ein bemerkenswerter Zug ist das Wechselspiel zwischen katarrhalischen Symptomen und rheumatischen Schmerzen. Man findet kruppartige Exsudationen auf den Schleimhäuten sowohl des Kehlkopfs und der Trachea als auch des Mastdarms. Es ist daher auch nicht weiter überraschend, daß das Mittel als sehr wirksam bei Diphtherie befunden worden ist. Es macht — wie auch die übrigen Kali-Verbindungen — Abmagerung. Kachexie und maligne Geschwürsbildungen sind typisch für das Mittel, das besonders angezeigt ist, wenn eine Periode der Geschwürsbildung einsetzt. Geschwürsbildung ist ein hervorragender Zug dieses Mittels. Die Geschwüre sind tiefgreifend und auffallend rot. Man sagt, sie sähen aus, als seien sie ausgestanzt. Gichtige Zustände findet man genauso allgemein bei dieser Kali-Verbindung wie bei den anderen. Das Mittel steht auch *Causticum* mit seinem Gelenkknacken sehr nahe. Es hat Syphilis in vorgerückten Stadien geheilt. Es macht scharfe, stechende Schmerzen wie *Kalium carb.* Charakteristisch sind ferner außerordentlich heftige Schmerzen in so kleinen Bezirken, daß man sie mit den Daumenkuppen bedecken kann. Von Gelenk zu Gelenk wandernde rheumatische Schmerzen. Schmerzen können überall auftreten. Manchmal sind sie sehr heftig, manchmal schießend, manchmal stechend, dann wieder dumpf. Brennen ist ein bemerkenswerter Zug dieses Mittels. Die Schmerzen erscheinen plötzlich und verschwinden ebenso rasch.

Der Kranke ist kälteempfindlich. Es fehlt ihm an Lebenswärme. Er möchte sich einhüllen und sich warm halten; viele seiner Beschwerden werden sehr viel besser, wenn er sich im Bette aufwärmt. Aber es gibt auch andere Beschwerden, wie z. B. die rheumatischen, die sich gerade bei heißem Wetter entwickeln. Der Husten dieses Mittelbildes ist besser bei warmem Wetter und schlechter im

Winter. Die katarrhalischen Entzündungen des Kehlkopfs und der Luftröhre sind im Winter schlechter, besonders bei kaltem, feuchtem Wetter (wie bei *Calcium phos.*). Empfindlichkeit für kalte Winde. Bei *Causticum* besteht, wie man sich erinnern wird, Empfindlichkeit gegen kalte, trockene Winde; bei Kali-Salzen ganz allgemein eine Empfindlichkeit gegen kaltes, trockenes Wetter. Aber die Halsbeschwerden bei *Kalium bichr.* bestehen dauernd im Winter und während kalten, feuchten Wetters; sie werden schlimmer bei kalten, feuchten Winden. Es ist ein sehr nützliches Mittel bei septischen und zersetzenden Fiebern. Viele Beschwerden und Symptome des Mittels werden verschlimmert zwischen 2 und 3 Uhr morgens (wie bei *Kalium carb.*). Die meisten Symptome sind schlimmer am Morgen, aber einige entwickeln sich in der Nacht. Ein bemerkenswerter Zug von *Kalium bichr.* ist das Gefühl von Schwäche und Müdigkeit. Wenn die Gliederschmerzen vergangen sind, besteht ein starkes Mattigkeitsgefühl in den Gliedern. Große Schwäche und kalter Schweiß.

Wiederkehren der Beschwerden in präziser Periodizität. Wie auch die anderen Kali-Verbindungen hat das Mittel Epilepsie geheilt. Klebriger, zäher Speichel und Schleimabsonderungen aus dem Munde während des Krampfes. Diese Erscheinungen haben zur Anwendung des Mittels bei Epilepsie geführt. Die Symptome im allgemeinen, besonders aber die Schmerzen, werden verschlimmert durch Bewegung, mit Ausnahme von Ischias und Schmerzen der unteren Extremitäten, wobei Bewegungen bessern. Der Kranke empfindet Klopfen im ganzen Körper.

Es sind nur wenig psychische Symptome bekannt, was auf die Tatsache zurückgehen mag, daß das Mittel nur in Substanz geprüft worden ist. Man müßte es in Potenzen prüfen, um seine psychische Symptomatik herauszubringen.

Heftige Kopfschmerzen, meist mit Katarrhen verbunden. Ein Kali-bichromicum-Patient leidet immer mehr oder weniger unter Nasenkatarrh; wenn er sich kaltem Wetter aussetzt, wird sein Katarrh austrocknen; dafür bekommt er dann heftige Kopfschmerzen. Manchmal treten auch Kopfschmerzen während eines Schnupfens auf. Kopfschmerz tritt besonders dann auf, wenn die katarrhalischen Nasenabsonderungen ein wenig nachlassen. Die Kopfschmerzen beginnen manchmal mit Sehtrübung. Die Schmerzen sind heftig; sie werden durch Wärme, insbesondere durch warme Getränke, gebessert, ebenso durch Druck; sie werden verschlimmert durch Bücken, durch Bewegung und Umhergehen. Schlimmer sind sie auch zur Nachtzeit und noch viel schlimmer gegen Morgen. Die Schmerzen sind klopfend, schießend und brennend. Kopfschmerzen mit Schwindel. Häufig sind die Kopfschmerzen einseitig. Das Mittel ist sehr nützlich bei syphilitischen Kopfschmerzen. Schmerzen über den Augen und über der Stirn. Das Mittel ist von besonderem Nutzen, wenn die Kopfschmerzen mit Würgen und Erbrechen einhergehen und wenn der Schmerz auf einen kleinen Fleck, den man etwa mit der Daumenkuppe bedecken kann, beschränkt ist. Eine besondere Anzeige für das Mittel bilden die Periodizität der Kopfschmerzen und der begleitende Schwindel. Die Kopfschmerzen werden im Freien etwas gebessert, wenn es nicht zu kalt ist.

Das Mittel heilt Ekzeme des behaarten Kopfes mit dicken Krusten, welche nässen und eine gelblich-dicke, klebrige Absonderung haben.

Bei Tage bekommt der Kranke Lichtscheu. Funken vor den Augen. Bevor die Kopfschmerzen auftreten, ist sein Blick getrübt. Rheumatische Zustände der Augen. Granulöse Entzündung der Augenlider. Geschwüre der Hornhaut. Die Geschwüre sind tiefgehend und es klopft darin. Die Augen sind stark entzündet und rot. Die Lider, besonders die Lidränder, sind rot und geschwollen. Augen und Lider zeigen starke Injektion. Kruppöse Entzündung der Augen. Brennen und Jucken in den Augen. Entzündung der Schleimhäute des Auges mit reichlichem, dickem Eiterfluß. Das Mittel hat Polypen der Bindehaut geheilt sowie Lidanschwellungen und zähe Schleimabsonderungen.

Gelbliche, zähe Absonderungen aus den Ohren mit stechenden Schmerzen und Klopfen in den Ohren. Chronische Mittelohreiterung mit Trommelfellperforation. Ekzematöse Ausschläge an den Ohren. Jucken des ganzen äußeren Ohres.

Sehr zahlreich sind die Symptome der Nasenwege, besonders die katarrhalischen. Akute und chronische Katarrhe mit reichlichem, zähem gelbem oder weißem Schleim. Übler Geruch aus der Nase. Der Kranke leidet sehr unter Trokkenheit der Nase. Es besteht Geruchsverlust. Die Nase ist nachts durch dicke, gelbe Schleimkrusten verstopft, welche zu zähe sind, um ausgeschneuzt werden zu können. Gleichzeitig mit diesem Entzündungszustand besteht ein heftiger Schmerz an der Nasenwurzel. Geschwüre bilden sich überall auf den Nasenschleimhäuten. Geschwüre, Krusten, Schleimpfröpfe. Der Kranke muß sich ständig schneuzen, aber ohne Erfolg; schließlich bringt er große, grüne Krusten aus den oberen Nasenpartien heraus. Manchmal werden die Krusten in den hinteren Naseneingang zurückgezogen. Es besteht Brennen und Klopfen in den Nasenhöhlen. Wenn die Nasenhöhle katarrhalisch oder geschwürig entzündet ist, entstehen schießende Schmerzen von der Nasenwurzel zum äußeren Augenwinkel, die den ganzen Vormittag andauern. Äußerste Empfindlichkeit im Innern der Nase. Die Ausatmungsluft wird als heiß empfunden und verursacht ein Brenngefühl. Bei feuchtem Wetter nehmen die entzündlichen Zustände zu und der Kranke leidet unter Nasenverstopfung. Brennende, wundmachende, wässerige Absonderungen aus der Nase wie bei akutem Schnupfen. Wundmachender Fließschnupfen, der mit Geruchsverlust einhergeht. Bei chronischen Zuständen wird manchmal eine Perforation der Nasenscheidewand mit drükkenden Schmerzen in den Stirnhöhlen beobachtet. Auf der Nasenscheidewand bildet sich Schorf; wenn man diesen entfernt, entwickelt sich Lichtscheu, dann Trübung der Sehschärfe, worauf heftiger Stirnkopfschmerz folgt. Manchmal wird die Nasenscheidewand durch Geschwürsbildung zerstört. Es wird viel dickes Blut aus der Nase geschneuzt. Unser Mittel hat diese Zustände geheilt, wenn sie syphilitisch bedingt waren. Es hat auch Nasenpolypen geheilt, ja es hat sogar Nasenlupus geheilt.

Die Gesichtsknochen sind häufig sehr empfindlich. Es bestehen schießende Schmerzen in den Backenknochen, besonders beim Husten. Hierin besteht eine gewisse Ähnlichkeit mit *Mercurius. Kalium bichr.* hat geschwürig zerfallenden Lupus geheilt. Es hat Geschwürsbildung auf den Lippen geheilt. Anschwellung der Ohrspeicheldrüse ist ein allgemeiner Zug bei den Prüfungen von *Kalium bichr.* Es hat auch Impetigo geheilt.

Die Zunge von Kalium-bichr.-Patienten ist glatt, glänzend, manchmal rissig. Dieses Symptom wird besonders bei schleichenden, typhoiden Fiebern beobachtet. Häufig ist der Zungengrund auch dick-gelblich belegt. Die Papillen sind über den Zungenrücken erhöht und geben der Zunge das Aussehen einer Erdbeerzunge. Ferner kann die Zunge dick-braun belegt sein. Die Prüfer des Mittels hatten das sehr unangenehme Gefühl eines Haares am Zungengrund. Das Mittel hat Geschwürsbildung auf der Zunge hervorgerufen und geheilt; selbst bei syphilitischen Geschwüren bewährt sich das Mittel als sehr nützlich. Geschwüre, die wie ausgestanzt aussehen, mit stechenden Schmerzen.

Große Trockenheit des Mundes. Klebrig-zäher Speichel und Schleim. Geschwüre überall im Munde. Aphthen. Geschwüre am Gaumendach.

Die Halssymptome des Mittels sind sehr zahlreich. Es seien nur einige der charakteristischsten genannt. Allgemeine Rachenentzündung, die alle Gewebsschichten einbezieht. Die Entzündung erstreckt sich bis in die Nase hinauf und bis in den Kehlkopf hinab, wobei erhebliche Geschwürsbildung mit reichlichem, klebrig-zähem Schleim bestehen kann. Das Mittel hat Diphtherie des Rachens geheilt, wenn diese sich auf den Rachen beschränkte oder höchstens bis in den Kehlkopf reichte. Ein sehr bemerkenswerter Zug der Rachenentzündungen bei *Kalium bichr.* ist ein Ödem der Uvula. Man findet dieses Symptom auch bei *Apis, Kalium jod., Lachesis, Acidum mur., Acidum nitr., Phosphorus, Acidum sulf.* und *Tabacum.* Tiefgehende Geschwüre im Halse und auf den Mandeln. Die Geschwürsbildung kann so stark sein, daß der ganze weiche Gaumen zerstört wird. Entzündung der Mandeln mit starker Anschwellung und Rötung. Der ganze Hals ist geschwollen. Mandelentzündung mit Eiterbildung. Ganz allgemein besteht ein schießender Schmerz, der bis in die Ohren ausstrahlt. Erweiterte Venen im Rachen. Das Gefühl eines Haares besteht — wie auf der Zunge — so auch im Schlund und in der Nase. Trockenes Brennen im Halse kommt ganz allgemein vor. Ein besonderes Charakteristikum von *Kalium bichr.* ist intensiver Schmerz an der Zungenwurzel, wenn die Zunge herausgestreckt wird. Exsudationen im Rachen, ähnlich wie bei Diphtherie, aber unspezifischer Art.

Die Magensymptome sind ebenfalls sehr zahlreich. Es besteht Abneigung gegen Fleisch. Seltsamerweise hat der Kranke Verlangen nach Bier, wenn es ihm auch nicht bekommt und Durchfall verursacht. Die Speisen bleiben wie ein

Stein im Magen liegen. Die ganze Verdauung scheint zu stocken. Mit dem Schweregefühl im Magen geht übelriechendes Aufstoßen einher. Ganz plötzlich überkommt den Kranken Übelkeit, manchmal beim Essen, manchmal kurz nach dem Essen. Er erbricht alles, und es scheint, als wenn die Speisen sehr schnell sauer geworden wären. So haben wir das Bild des sauren Erbrechens unverdauter Speisen, untermischt mit Galle, bitterem Schleim, Blut, gelbem, zähklebrigem Schleim. Das Mittel ist sehr nützlich bei Übelkeit und Erbrechen der Säufer und Biertrinker. Wenn ein Biertrinker es so weit getrieben hat, daß er kein Bier mehr verträgt, ist *Kalium bichr.* angebracht. Im Magen besteht Empfindlichkeit und Kältegefühl. Das Mittel hilft bei Geschwürsbildung im Magen; selbst wenn diese Geschwürsbildung krebsigen Charakters ist, erleichtert es die Schmerzen, behebt das Erbrechen und bessert den Allgemeinzustand des Kranken für eine ganze Weile. Magenschmerzen, die durch Essen gebessert werden. Auch die Übelkeit kann manchmal durch Essen behoben werden, aber nur ausnahmsweise. Der Kranke hat ein Schwächegefühl im Magen, das ihn zu häufigem Essen treibt. Chronischer Magenkatarrh ist ein typischer Zug, den man wohl allgemein bei Kalium-bichr.-Kranken findet.

Leberschmerzen, heftige zusammenschnürende Schmerzen, die bis in die Schulter ausstrahlen (ähnlich wie bei *Crotalus horridus*). Schmerzen in der Leber nach Bewegung. Dumpfer Schmerz in der Leber. Das Mittel hilft bei Leberleiden mit Gallensteinen. Es verbessert die Leberfunktion, so daß sich gesunde Galle bildet und die Gallensteine aufgelöst werden. Stechende Schmerzen in der Leber und auch in der Milz bei Bewegung.

Der Leib ist stark aufgetrieben und empfindlich. Stechende, schneidende Schmerzen. Nach dem Essen Senkungsgefühl im Leib mit Übelkeit, darauf Erbrechen und dann Durchfall. Das ist die Reihenfolge, in der die Symptome im allgemeinen erscheinen. Das Mittel ist sehr nützlich bei gastrointestinalen Erkrankungen. Geschwürsbildung in den Därmen bei Typhus. Das Mittel macht einen ähnlichen Morgendurchfall wie *Sulfur*. Durchfall bei Tuberkulose und bei Typhus. Wässerige Stühle. Die Stühle sind braun und wässerig oder mehr schwärzlich. Häufig besteht Tenesmus beim Stuhlgang. Chronische Morgendiarrhoe. Durchfall nach Biergenuß (wie bei *Aloe, China, Gambogia, Lycopodium, Acidum mur.* und *Sulfur*).

Häufig bestehen lehmfarbene Stühle; manchmal auch blutige Stühle wie bei Dysenterie. Durchfall und Dysenterie nach Rheumatismus. Es scheint, daß rheumatische Zustände mit Darmerscheinungen abwechseln. Bei warmem Wetter Durchfall und Dysenterie, im Winter dagegen Brustbeschwerden und Erkrankungen der Luftwege. Leibschmerzen vor dem Stuhlgang. Starker, krampfhafter Schmerz während des Stuhlgangs. Nach dem Stuhlgang Tenesmus (wie bei *Mercurius*). Verstopfung mit hartem, knolligem Stuhl. Brennen im After nach dem Stuhlgang. Rectumprolaps. Nach hartem, trockenem Stuhl besteht Brennen im Mastdarm. Der Kranke leidet unter ausgeprägtem Pflockgefühl im Mastdarm. Große Empfindlichkeit des Afters. Hämorrhoiden, die nach dem Stuhlgang heraustreten und sehr schmerzhaft sind.

Rückenschmerzen mit blutigem Urin. Schießende Schmerzen in der Nierengegend, auch dumpfer Schmerz in den Nieren mit Urindrang tagsüber. Harnverhaltung mit dumpfem Schmerz in den Nieren. Zäher Schleim im Harn. Schmerzen im Steißbein vor dem Wasserlassen, die sich nachher bessern. Brennen in der Fossa navicularis urethrae während des Wasserlassens.

Bei Männern ist der Sexualtrieb allgemein herabgesetzt. Es besteht ein starker Zusammenschnürungsschmerz am Ende des Gliedes und viel Jucken in der Schambeingegend. Schanker tief ausgestanzt und sehr hart. Stechen in der Vorsteherdrüse beim Umhergehen. Fädiger, zäher Schleim aus der Harnröhre.

Das Mittel, dessen Arzneibild viel Erschlaffung und Schwäche während heißen Wetters aufweist, paßt in dieser Hinsicht besonders für Frauen. Die Frauen leiden unter Senkungsgefühl während des Sommers, vor allem während heißen Wetters. Es ist ein sehr nützliches Mittel, wenn die Rückentwicklung nach Geburten nur verzögert erfolgt. Im Regelblut werden häufig Schleimfetzen gefunden, die der Frau sehr viel Kummer machen. Der Regelfluß ist zu früh, wundmachend und läßt die Labien anschwellen und jucken. Entsprechend den katarrhalischen Zuständen der anderen Schleimhäute besteht gelber, zäh-klebriger Fluor.

Das Mittel hat sich als sehr nützlich erwiesen bei dem Erbrechen Schwangerer, wenn das übrige Symptomenbild paßt; ebenso auch, wenn die Muttermilch zu gerinnen droht.

Zahlreiche Symptome des Mittelbildes stehen in Verbindung mit dem Kehlkopf. Reichlicher, dicker, zäh-klebriger Schleim. Chronische Heiserkeit, rauhe Stimme, trockener Husten. Gefühl einer Anschwellung im Kehlkopf, als ob dort ein Fetzen Stoff säße. Kehlkopfkatarrh, Krupp, Husten beim Atmen, Husten durch Verdickung der Schleimhäute, Diphtherie, Brennen und Wundheitsgefühl des Kehlkopfs, Rasseln in der Luftröhre. Das sind die Symptome, die wir bei kaltem, feuchtem Wetter im Winter entstehen sehen. Sie sind mit viel Husten und mannigfachen Beschwerden verbunden. Einige dieser Symptome werden vollständig behoben, wenn der Kranke sich abends warm zu Bett legt. Es geht ihm schlechter bei kaltem Wetter. Die Symptome entwickeln sich mit dem kalten Wetter im Herbst und dauern den ganzen Winter hindurch. Der Kranke keucht beim Atmen. Er hat das Gefühl einer Einengung an der Verzweigungsstelle der Luftröhre. Ein sehr charakteristischer Brustschmerz zieht sich vom Brustbein zum Rücken hin. Er beruht auf entzündlichen Zuständen mit Husten. Husten wird hervorgerufen durch Kitzel im Kehlkopf und an der Verzweigung der Luftröhre. Es ist ein trockener, häufiger, harter Husten. Starkes Wundheitsgefühl in der Brust beim Husten und bei tiefer Atmung. Husten mit Stichen in der Brust. Lauter, harter Husten. Wenn der Kranke morgens aufwacht, beginnt dieser harte Husten. Er wird häufig gebessert durch Hinlegen und durch Bettwärme. Verschlimmert wird er, wenn der Kranke sich entkleidet und sich der kühlen Luft aussetzt, sowie nach dem Essen und bei tiefer Atmung. Reizung und Husten werden durch kalte Luft verschlimmert. Manchmal ist der Husten würgend, manchmal heiser. Zuweilen ähnelt er einem Keuchhusten, so krampfhaft ist er.

Der Auswurf ist zäh-klebrig, gelb oder gelblichgrün, manchmal blutig. Zuweilen hustet der Kranke Blutklumpen aus. Es besteht viel Rasseln in der Brust. Entzündungen, besonders im Winter, mit viel beschwerlichem Rasseln, vor allem bei alten Leuten.

Das Mittel ist sehr nützlich bei Tuberkulose und Lungenblutungen sowie bei Kavernen in der Lunge. Es besteht ein Gefühl von Kälte auf der Brust, besonders in der Herzgegend. Nach dem Essen empfindet der Kranke einen Druck auf der Brust, auch in Herznähe; gleichzeitig besteht Herzklopfen. Das Mittel hilft bei Herzhypertrophie mit Herzklopfen.

Im ganzen Körper besteht Frostgefühl, besonders im Nacken. Stechende Schmerzen im Nacken und im Rücken. Scharfer Schmerz in der Nierengegend. Dumpfer Schmerz im Rücken. Viele Rückensymptome sind rheumatischen Charakters und wandern umher. Die rheumatischen Schmerzen werden durch Bükken und durch Bewegung verschlimmert. Eine Ausnahme bildet nur das Kreuzbein, in welchem ein dumpfer Schmerz nachts beim Niederlegen besteht, der sich am Tage bei Bewegung bessert. Kreuzbeinschmerz wird auch beobachtet beim Aufstehen. Desgleichen besteht Schmerz im Steißbein beim Aufstehen nach langem Sitzen. Auch beim Hinsetzen schmerzt das Steißbein zunächst.

Morgens beim Aufstehen sind die Glieder steif. Die Schmerzen wandern im Körper umher, besonders in den Gelenken. Es handelt sich um rheumatische Schmerzen, die durch Kälte und Bewegung verschlimmert werden. Sie werden gebessert durch Hitze und in der Ruhe. Periodisch stets zur gleichen Zeit auftretende Schmerzen. Die Knochen sind empfindlich auf Berührung oder auf tiefgehenden Druck. In den Gelenken wird Krachen empfunden. Ganz allgemein sind rheumatische Schmerzen in den Schultern mit Lahmheitsgefühl. Es besteht Brennen in den Unterarmen. Rheumatische Schmerzen in den Ellenbogen. Schwächegefühl in den Händen und Fingern mit großer Ungeschicklichkeit. Spastische Kontraktur der Finger. Die Knochen der Hände und Finger fühlen sich wie zerschlagen an und sind sehr empfindlich auf starken Druck. Rheumatische Schmerzen in den Fingern werden bei diesem Mittel ganz allgemein gefunden. In den unteren Gliedmaßen rheumatische Schmerzen, besonders in den Hüft- und Kniegelenken; schlimmer beim Umhergehen und bei Bewegung. Eine Ausnahme bilden die Ischiasschmerzen; sie werden durch Bewegung gebessert, ebenso durch Bettwärme und durch Kniebeugen, dagegen verschlimmert durch Wetterwechsel und durch heißes Wetter. Ziehende Schmerzen in der Tibia. Das Mittel hat tiefgehende Beingeschwüre geheilt, welche wie ausgestanzt aussahen. Brennen der Fußknöchel, Empfindlichkeit der Hacken. Das Mittel hat Geschwüre an den Fersen geheilt.

Der Schlaf ist unruhig, Aufschrecken und Umherwerfen im Schlaf. Die Brustsymptome des Mittels sind schlimmer beim Umhergehen.

Auf der Haut finden wir Pusteln, Ekzeme, Blasen, Herpes, Gürtelrose, Geschwüre, eiternde oder nichteiternde Tuberkelknötchen und Ausschläge von syphilitischem Charakter.

Kalium carbonicum

(Kaliumcarbonat)

Das Wesen des Kalium-carb.-Patienten ist, wie das des Mittels selbst, schwer zu durchschauen. Das Mittel wird nicht so oft angewendet, wie es an sich möglich und angebracht wäre, weil es sehr kompliziert ist. Es hat viele wechselnde und widersprechende Symptome und paßt daher für Patienten mit versteckten und unbestimmten Krankheiten.

Der Kalium-carb.-Patient ist exzentrisch, ärgerlich, reizbar im höchsten Grade. Er zankt sich mit seiner Familie und seinen Vorgesetzten. Er will nie allein sein, ist furchtsam und voller Phantasien in der Einsamkeit, hat „Furcht vor der Zukunft, vor dem Tod und vor Geistern". Wenn er zu Hause allein sein muß, bleibt er wach und bekommt keinen Schlaf oder der Schlaf ist voll schrecklicher Träume. Der Kalium-carb.-Patient ist nie ruhig. „Was sollte ich tun, wenn das Haus abbrennen würde?" „Was würde passieren, wenn ich dies oder das täte?" und „Wie, wenn dies oder das eintreten würde?" Der Patient ist überempfindlich gegen beinah alles, empfindlich gegen jeden Wetterwechsel, kann sein Zimmer nie auf die richtige Temperatur bringen, ist äußerst empfindlich gegen jeden Luftzug, duldet keine offenen Fenster. Sogar nachts kann er nicht im Bett bleiben, wenn es irgendwo zieht. Seine Leiden verschlimmern sich in nassem und kaltem Wetter. Er ist empfindlich gegen Kälte. Er friert immer und hat Nervenschmerzen bei Kälte. Die Neuralgien schießen bei Kälte hin und her, und wenn der befallene Körperteil warm gehalten wird, wandert der Schmerz woanders hin. Alle Schmerzen wechseln und gehen nach dem kalten Körperteil.

Kalium carb. macht stechende, brennende, reißende Schmerzen, die hin und her ziehen; natürlich auch lokale Schmerzen, aber gewöhnlich wandern die Schmerzen in allen Richtungen hin und her. Die Schmerzen sind schneidend, wie von Messern, wie von heißen Nadeln, sie sind stechend, kribbelnd und brennend. Brennen im Anus und im Rectum, als ob ein glühendes Eisen hineingetrieben würde. Brennen wie von Feuer. Brennende Hämorrhoiden. Das Brennen bei *Kalium carb.* ähnelt dem bei *Arsenicum.*

Nach den Prüfungsergebnissen treten die Symptome von *Kalium carb.* gewöhnlich um 2, 3 oder 5 Uhr auf. Der Kalium-carb.-Husten tritt um 3 Uhr auf und hat seine größte Verschlimmerung um 4 oder 5 Uhr morgens. Fieber tritt gegen 3—5 Uhr früh auf. Der Asthmaanfall tritt früh um 3 Uhr auf, mitten im Schlaf. Der Patient erwacht mit verschiedenen Symptomen, die bis 5 Uhr anhalten und dann nachlassen. Darauf verfällt der Patient in einen tiefen, gesunden Schlaf.

Der Körper des Kalium-carb.-Patienten ist kalt und verlangt viel Kleidung. Aber trotz der Kälte schwitzt der Patient leicht. Reichlicher kalter Schweiß am ganzen Körper. Bei der geringsten Anstrengung Schweiß an schmerzenden Stellen oder an der Stirn. Kalter Stirnschweiß mit Kopfschmerz. Neuralgie der Kopfhaut, der Augen, der Backenknochen; schießende Nervenschmerzen. Heftige Schmerzen hier und da im Kopf, als wenn er zerdrückt würde. Schneiden und Stechen im Kopf. Heftige kongestive Kopfschmerzen mit Völlegefühl. Der Kopf ist auf der einen Seite heiß, auf der anderen kalt. Die Stirn ist mit kaltem Schweiß bedeckt.

Der Patient hat kongestive Kopfschmerzen nach Erkältungen. Wenn er in die kalte Luft geht, wird die Nase frei, aber die Schleimhäute werden trocken und brennen. Sobald der Patient ins warme Zimmer zurückkommt, verstopft sich die Nase. Sondert sich etwas Sekret ab, so fühlt er sich wohl. Wir finden also in kalter Luft brennenden Schmerz, aber Nachlassen des Katarrhs. Der Kopfschmerz schwindet, sobald im Zimmer die Sekretion einsetzt. Neuralgische Schmerzen in der Kopfhaut, in den Augen und Backenknochen nach Aufhören der chronischen katarrhalischen Absonderung. Beim chronischen Nasenkatarrh ist die Absonderung dick und gelb, besonders morgens. Morgens sind trockene, harte Krusten in der Nase und im Pharynx.

Der Kalium-carb.-Patient hat fortwährend Erkältungen mit Halsentzündung sowie Neigung zu Tonsillenvergrößerung und zu Vergrößerung bzw. chronischer Verhärtung der Parotis, ein- oder beiderseitig. Hinter dem Ohr und am Unterkiefer bilden sich große Knoten, die zeitweilig schmerzhaft sind. Schießende, fliegende Schmerzen bei Bewegung und beim Herumgehen in frischer Luft; Besserung in der Wärme.

Kalium carb. paßt auch sehr gut für chronische Bronchitis. Mit der Brust verhält es sich sehr oft wie mit der Nase: trockener, bellender Husten in kalter Luft; viel Schleimauswurf in warmer Luft, wodurch große Erleichterung entsteht. Der Husten beginnt mit trockenem Bellen, nimmt allmählich zu und wird zuweilen sehr heftig und krampfartig mit Würgen oder Erbrechen. Dabei besteht ein Gefühl, als ob der Kopf in Stücke ginge. Das Gesicht schwillt an, die Augen treten hervor. Bei diesem Husten beobachtet man die für *Kalium carb.* so charakteristische Anschwellung zwischen Lidern und Augenbrauen. Diese sackartige Schwellung wurde auch bei den Prüfungen des Mittels beobachtet und ist daher für *Kalium carb.* ausschlaggebend. BÖNNINGHAUSEN erzählt von einer Keuchhustenepidemie, wo in den meisten Fällen *Kalium carb.* angezeigt war, weil dieses charakteristische Zeichen vorhanden war. Gleichwohl soll man nie ein Mittel nur auf ein einziges Symptom hin wählen. Trockener, bellender, unaufhörlicher Keuchhusten mit Würgen, Ziehen, Nasenbluten, Erbrechen und Auswerfen von blutstreifigem Schleim wird gewöhnlich durch *Kalium carb.* geheilt, besonders wenn die charakteristische Schwellung zwischen Augenbrauen und Lidern vorhanden ist.

Gewisse Pneumoniefälle brauchen *Kalium carb.* im Stadium der Hepatisation (vgl. *Sulfur*). Wenn die Pneumonie vorüber ist und wenn bei jeder kleinsten Erkältung die beschriebenen Lungensymptome auftreten, soll man an *Kalium carb.* denken. Es besteht Empfindlichkeit gegen Wetterwechsel und gegen kalte, feuchte Luft. Verschlimmerung tritt ein von 3—5 Uhr morgens mit fliegenden neuralgischen Schmerzen. Diese Symptome verschlimmern sich allmählich, so daß sie auch der Patient mit der vorausgegangenen Lungenentzündung in Beziehung bringt. Solche Fälle neigen zu Phthise und können sich ohne *Kalium carb.* kaum erholen. Bei dieser Neigung zu Lungenkatarrhen soll man sowohl an *Kalium carb.* als auch an *Phosphor, Lycopodium* und *Sulfur* denken.

Ein anderer Hauptzug dieses Mittels ist die Neigung zu Ödemen am ganzen Körper. Die Füße und die Finger schwellen an, auf Fingerdruck bleiben Dellen zurück, das Gesicht sieht wachsbleich und gedunsen aus. Herzschwäche tritt ein. Wir erinnern uns einer ganzen Anzahl Fälle von fettiger Degeneration des Herzens, wo man vieles mit *Kalium carb.* hätte verhüten können, wenn man die Fälle im Beginn besser verstanden hätte. Diese Erkrankungen sind von schleichender Art, und die Indikationen für *Kalium carb.* müssen zeitig erkannt werden, wenn man hier eine Heilung erzielen will. Der besondere Zustand von Schwäche und schwacher Zirkulation, der schließlich in Wassersucht und viele andere Komplikationen übergeht, findet sein Simile in *Kalium carb.* Für das Mittel kommen überhaupt nur Krankheiten in Frage, die am Anfang etwas Schleichendes haben. Das Aussehen des Patienten hat etwas Undefinierbares, er ist welk und leidet beim Treppensteigen unter Dyspnoë, sogar schon beim Gehen auf ebenen Wegen. Bei der Untersuchung der Lungen findet man zunächst noch nichts, aber schließlich treten Komplikationen ein, ein Zusammenbruch der Kräfte und organische Veränderungen, und erst dann erkennt man, daß man den Patienten hätte heilen können, wenn man ihn früher verstanden hätte. Solche Mißerfolge sind für den homöopathischen Arzt eine gute Lehre; sie haben für ihn etwa den gleichen Wert wie die Sektion für die Alte Schule.

Auch die Zähne zeigen gewisse Besonderheiten. Das Zahnfleisch ist skorbutisch oder skrofulös, es löst sich von den Zähnen los, die Zähne werden cariös, mißfarbig und locker, so daß sie frühzeitig entfernt werden müssen. Der Patient bekommt Zahnschmerz bei jeder Erkältung, bei Wind oder rauhem Wetter. Die Schmerzen treten schon ein, bevor die Zähne cariös werden; sie sind stechend und reißend. Die Zähne haben einen üblen Geruch. Eiter sickert zwischen den

Zähnen aus dem Zahnfleisch hervor. Im Munde entstehen viele kleine Geschwüre und Aphthen. Die Schleimhaut ist blaß und wird leicht geschwürig. Die Zunge ist weißgrau belegt, der Patient hat einen üblen Mundgeschmack und Migräne.

Während viele Symptome von *Kalium carb.* nach dem Essen schlimmer sind, finden andere nach dem Essen Erleichterung. Klopfen in der Magengrube bei leerem Magen. Klopfen im ganzen Körper, Pulsation in Fingern und Zehen. Diese Pulsation hält den Patienten wach. Pulsation mit und ohne Herzklopfen.

Kalium carb. paßt für sehr viele alte Dyspeptiker. Der Bauch ist nach dem Essen aufgetrieben, als ob er platzen wolle. Starke Flatulenz. Aufstoßen von Luft und Abgang von übelriechenden Winden, auch Aufstoßen von Wasser, von saurer Flüssigkeit, die die Zähne stumpf und Mund und Larynx wund macht. Magenschmerz und Brennen nach dem Essen. Elendsgefühl im Magen, das durch Essen nicht erleichtert wird. Charakteristisch für *Kalium carb.* ist ein vom Magen ausgehendes Gefühl brennender Angst. Eine Patientin drückte es bezeichnenderweise einmal so aus: „Wenn ich über etwas erschrecke, merke ich es sofort in meinem Magen, und wenn nur eine Tür zuschlägt." Der Kalium-carb.-Patient ist so empfindlich, daß selbst die Berührung des Bettuches ihm durch Mark und Bein geht. Harter Druck auf den Körper stört ihn nicht, aber gegen alles Unerwartete ist er überempfindlich; ebenso gegen leichte Berührung wie überhaupt gegen Störungen aus seiner Umgebung; er fährt bei der leisesten Berührung zusammen, während er harten Druck sogar angenehm empfindet. Der Patient ist sehr kitzelig an den Fußsohlen. Bei *Lachesis* ist leises Berühren ebenfalls schmerzhaft, während harter Druck angenehm ist, aber dieses Kitzelgefühl fehlt. Bei *Lachesis* wird der Druck der Bettdecke schmerzhaft empfunden und sogar der Kragen am Hals wird nicht vertragen. Diese Empfindungen sind aber zu unterscheiden von dem Kitzeligsein. Es gibt Patienten, die zusammenfahren, wenn man sie anfassen will, ohne daß sie wissen, wo es sein soll. Dies ist ein Symptom von *Kalium carb.* Die Symptome der Überempfindlichkeit haben klinisch einen großen Wert.

Es gibt chronisch Leberkranke, die nur an ihre Leber denken und von nichts weiter sprechen als von ihrer Leber. Der Schmerz geht durch das rechte Schulterblatt und durch die rechte Brustseite, erzeugt viel Druck und Spannung, Gallebrechen und viele Magenbeschwerden. Der Kalium-carb.-Patient leidet unter Völlegefühl nach dem Essen und an anfallsweise auftretender Diarrhoe, die mit Verstopfung abwechselt und viele Tage mit großem Stuhldrang andauern kann. Periodische Gallenattacken bei Stuhlverstopfung. Der Patient kann nachts nicht liegen. Nachts besteht Atemnot, besonders bei Überempfindlichkeit gegen kaltes und feuchtes Wetter. Dabei ständiges Verlangen nach Wärme. Solche Leberkranke werden oft durch *Kalium carb.* geheilt. Das Mittel packt das Übel in der Tiefe an, während der Zustand vorher durch Purgantien oder Emetica nur verschlimmert wurde. Im Abdomen finden wir sehr viele

Kalium-carb.-Symptome. Häufige Attacken von Kolik, schneidende Schmerzen mit Aufgetriebensein, Schmerzen nach dem Essen, Verstopfung oder Diarrhoe, reißende Schmerzen zum Zusammenkrümmen, die alle Augenblicke wiederkommen. Sehr starke Flatulenz. Man wird oft finden, daß akute Kolikmittel, z. B. *Colocynthis,* das zweite oder dritte Mal nicht mehr so prompt wirken. Man muß sich daher nach einem Antipsoricum umsehen, welches den ganzen Fall in der Tiefe anpackt. Ein solches ist *Kalium carb.*, das, wenn es angezeigt ist, einen weiteren Anfall verhütet. *Kalium carb.* ist ein tief- und langwirkendes mächtiges Antipsoricum. Es ist angezeigt bei Psora, bei unterdrückten Hautausschlägen der Kinder und für die Heilung von alten Geschwüren und Fisteln. Die wandernden Schmerzen und der Frost werden erleichtert durch das Wiederauftreten von Ausschlägen, Ausflüssen, Blutungen, tiefen Geschwüren und Fisteln.

Weitere Symptome für *Kalium carb.* sind: „Schneiden im Abdomen, als ob der Bauch in Stücke gerissen würde. Der Patient muß infolge des heftigen Schneidens zusammengekrümmt sitzen und mit beiden Händen den Bauch pressen oder sich zur Erleichterung weit nach rückwärts beugen. Der Patient kann nicht aufrecht sitzen." „Schneiden und Ziehen, wie von falschen Wehen." Starkes Kältegefühl bei den Schmerzen, der Patient verlangt nach äußerlicher und innerlicher Wärme. Es wäre zuweilen unvorsichtig, während einer Kolik *Kalium carb.* zu geben, weil es dann, auch wenn es angezeigt ist, eine unnötige Verschlimmerung verursachen würde. Das konstitutionelle Mittel paßt für den Schluß der Attacke, nachdem die kurzwirkenden Mittel den Schmerz beseitigt haben. Wenn der Patient den Schmerz bis zum Ende des Anfalls ertragen könnte, wäre es besser, überhaupt nichts zu geben. Da das aber grausam wäre, gibt man kurzwirkende Mittel. Alle periodischen Leiden sind chronischer Natur und brauchen daher konstitutionelle Mittel. „Die Bauchmuskeln sind schmerzhaft bei Berührung." „Es bestehen Drüsenschwellungen." Im Anschluß an Darm- oder Bauchfellerkrankungen finden wir auch Bauchfellergüsse. Wenn letztere durch die Leber verursacht sind, ist unser Mittel nützlich.

Kalium carb. heilt viele Beschwerden von Rectum und Anus. Der Patient hat hartnäckige, große, brennende Hämorrhoidalknoten, die äußerst empfindlich gegen Berührung sind, viel bluten, außerordentlich schmerzhaft sind und den Schlaf stören. Der Patient muß auf dem Rücken liegen und die Nates auseinander ziehen, da der Druck gegen die Hämorrhoidalknoten sehr schmerzhaft ist. Hämorrhoiden, die nach dem Stuhlgang draußen bleiben, können nicht zurückgebracht werden. Stuhlgang verursacht große Verschlimmerung. Der Stuhl ist hart, knollig und geht nur unter großer Anstrengung ab. Chronische Diarrhoe. Diarrhoe abwechselnd mit Verstopfung. Wenn zeitweilig nur zahlreiche Einzelsymptome vorliegen, muß man sich mehr auf die Allgemeinsymptomatik des Mittels verlassen. Bei unseren Prüfungen ist viel seltener von Diarrhoe die Rede als beim klinischen Gebrauch des Mittels. „Tagsüber schmerzlose Diarrhoe mit Kollern im Leib und Brennen beim Stuhlgang. Bei chronischen Fällen Gedunsensein unter den Augenbrauen." *Kalium carb.* hat wenig Symptome für Diarrhoe, ist aber doch ein gutes Mittel gegen chronische Diarrhoe. Bei alten, entkräfteten, schwachen, blassen Patienten mit schwacher Verdauung, mit viel Flatulenz, mit Aufgetriebensein und mit Leberstörungen hilft es besonders gut.

Katarrhalische Nieren-, Blasen- und Harnröhrenleiden mit Absonderungen aus der Blase, mit dicken, zähen, schleimig-eitrigen und reichlichen Niederschlägen im Urin, mit viel Brennen während und nach dem Urinieren. „Langsamer Urinabfluß mit Wundheitsgefühl und mit Brennen." *Kalium carb.* kommt *Natrium mur.* in der Wirkung sehr nahe, besonders bei chronischen, hartnäckigen Blasenleiden. Bei alten Fällen von Gonorrhoe und deren mannigfachen Folgen sind diese beiden Medikamente nützlich; beide passen für den weißen, schleimigen, spärlichen Ausfluß, beide für das schmerzhafte Urinieren. *Natrium mur.* hilft bei Brennen nach dem Wasserlassen; wenn noch hochgradige Nervosität und Unruhe hinzukommen, wird *Natrium mur.* fast immer heilen. Wenn aber das Brennen während des Wasserlassens auftritt, dann ist bei diesen entkräfteten Konstitutionen *Kalium carb.* am Platz.

Alle Symptome von *Kalium carb.* treten nach dem Coitus und nach jeder sexuellen Erregung verstärkt auf. Schwachsichtigkeit, Zittern, Nervosität, Schlaflosigkeit, Schwäche, Frostigkeit für 1—2 Tage nach dem Coitus. Ähnliche Erscheinungen auch bei der Frau. Trotz der Schwäche besteht übermäßige Libido. Häufige und reichliche Pollutionen bei nächtlichen Träumen. Die Testes sind empfindlich, geschwollen und hart. Jucken, Stechen und andere Empfindungen im Scrotum. *Phosphor* wird in diesen Fällen oft fälschlich verordnet und sollte vorsichtiger angewendet werden. Statt *Phosphor* ist *Kalium carb.* hier zweckmäßiger. Die Hauptindikationen für *Phosphor* sind große Erregung, zu starke Erektionen und anomale Sexualkraft. Bei Impotenz und Schwächezuständen würde *Phosphor* nicht nur nicht heilen, sondern die Schwäche vermehren. *Phosphor* bringt die Patienten, die an Lebensschwäche leiden, die immer müde, schwach und ruhebedürftig sind, nur noch mehr herunter.

Bei Frauenkrankheiten ist *Kalium carb.* oft angezeigt. Dauernde Uterusblutungen bei blassen, wachsfarbenen, leichtblutenden Frauen, besonders nach Abort. Trotz Curettage hält das Blutsickern an. Die Menstruation ist sehr reichlich und stückig, bis zu 10 Tagen dauernd. Manchmal geht die Menstruation in ein anhaltendes Blutsickern bis zur nächsten zehntägigen starken Menstruation über. *Kalium carb.* hat weiche Fibrome geheilt, auch schon vor den Wechseljahren.

Kalium carb. hilft oft bei Erbrechen der Schwangeren. Die Wirkung hängt aber ganz von der jeweiligen Konstitution ab. *Ipecacuanha* hilft nur gegen das Übelkeitsgefühl, kann daher das Schwangerschaftserbrechen wohl zeitweise lindern, nicht aber heilen. Oft sind Würgen und Übelkeit nur ein Symptom zweiten oder dritten Grades für die Wahl des Heilmittels. Heilmittel müssen konstitutionelle Mittel sein. Solche sind *Sulfur*, *Sepia* und *Kalium carb.*, zuweilen auch *Arsen*. Wenn eine Schwangere nur ihren Magen verdorben hat und deshalb bricht, kann *Ipecacuanha* helfen. Wenn bei einer Schwangeren aber konstitutionelle Symptome ganz fehlen und wenn bei ihr nur die Übelkeit mit beständigem Erbrechen, das Tag und Nacht anhält, vorhanden ist, so wird eine Dosis *Symphoricarpus rac.* helfen. Dieses Mittel hat aber nur begrenzten Wert, paßt auch nur für einfache und eindeutig gelagerte Fälle. Es wirkt nicht lange und nicht konstitutionell, sondern ähnlich wie *Ipecacuanha*.

Bei der Geburt stellen sich oft Rückenschmerzen ein, während die Wehen nur schwach sind. Der Schmerz strahlt durch das Gesäß in die Beine aus. Es ist ein Schmerz, als ob der Rücken auseinanderbrechen wolle. Bei richtiger Behandlung gehen diese Schmerzen in wirksame Wehen über. Wenn man dann in der Anamnese die entsprechenden konstitutionellen Symptome antrifft, kann man durch *Kalium carb.* die Geburt erleichtern. Die Geburt bei diesen Konstitutionen ist schwer, verzögert, der Uterus scheint zu schwach zu sein, so daß die Wehen wirkungslos sind. Die Schmerzen können leicht täuschen, sie beginnen im Rücken, scheinen in den Uterus und dann wieder den Rücken hinauf zu ziehen, was für *Gelsemium* sprechen könnte. Zuweilen sind diese Schmerzen so stark, daß sie tatsächlich die Uteruskontraktionen zu hemmen scheinen. Wenn die Wehen aufhören, wenn die Frau ihre Hüften gerieben haben möchte und dabei vor Schmerzen in den Mutterbändern aufschreit, so wird *Actaea racem.* helfen. *Pulsatilla* paßt beim Fehlen ausgesprochener Kontraktionen, wenn alles schlaff, der Muttermund hinreichend erweitert ist und wenn die Geburt leicht und einfach zu verlaufen scheint, aber absolut keine Wehen eintreten. Hier wird *Pulsatilla* sehr oft in einigen Minuten eine sehr starke Uteruskontraktion hervorrufen, die manchmal fast schmerzlos ist. „Die Rückenschmerzen werden beim Gehen zuweilen so heftig, daß die Wöchnerin sich am liebsten gleich auf der Straße hinlegen möchte." Der Schmerz scheint die Patientin völlig zu erschöpfen. Nach der Entbindung besteht eine Neigung zu verlängerten Menses.

Herzschwäche, cardiale Dyspnoë, Kurzatmigkeit. Der Patient kann fast nicht gehen oder sich doch nur sehr langsam bewegen. Beginnende Herzverfettung. Die Atmung ist so kurz, daß der Patient kaum noch schlucken kann. Die Atmung ist schnell, schwach und oberflächlich. Die Atemnot ist von heftigem, unregelmäßigem Herzklopfen begleitet, das den ganzen Körper erschüttert und bis in die Finger- und Zehenspitzen gefühlt wird. Heftige Pulsationen. Der Patient kann nicht auf der linken Seite liegen. Stiche durch die Brust und Husten. *Kalium carb.* paßt für alte Asthmatiker mit schwachem Puls, die infolge Pulsationen und Herzklopfen nicht mehr liegen können. Nur bei Vorwärtsneigen des Körpers und Aufstützen der Ellbogen auf einem Stuhl ist der Zustand erträglich. Der Anfall ist heftig und anhaltend und verschlimmert sich von 3—5 Uhr früh. Der Patient wird um 3 Uhr früh von diesen Asthmaanfällen aufgeweckt, es ist ein feuchtes Asthma mit grobem Rasseln in den Lungen und mit rasselndem Atem. Bei jedem kalten, regnerischen Wetter oder bei Nebel tritt bei den blassen, geschwächten und anämischen Kranken mit Bruststichen dieser Zustand ein.

Der Kalium-carb.-Husten ist eine der heftigsten Hustenarten. Der Husten erschüttert unaufhörlich den ganzen Körper, er ist mit Würgen und Erbrechen verbunden und beginnt um 3 Uhr früh. Der Husten ist trocken, stoßend, bellend und erschütternd. Bei Stickhusten um 3 Uhr früh mit großer Trockenheit im Hals muß man an *Kalium carb.* denken, ebenso wenn z. B. nach Masern katarrhalische Zustände indolenter und psorischer Natur zurückbleiben. Für Husten nach Masern paßt sehr oft *Kalium carb.*, mitunter aber auch *Sulfur, Carbo veg.* und *Drosera.* Es besteht viel Auswurf, der sehr übelriechend, zähe, klumpig, blutstreifig oder eitrig, dick, gelb oder gelblichgrün ist. Der Auswurf schmeckt oft scharf oder nach altem Käse. Der Patient hat Lungenkatarrh mit trockenem Husten bei Tag und Nacht, mit Erbrechen von Speisen und Schleim. Der Husten wird oft nach Nahrungsaufnahme und abends schlimmer.

Kein Symptom ist für *Kalium carb.* charakteristischer als die wandernden stechenden Schmerzen in der Brust und das Kältegefühl auf der Brust. Große Atemnot und zeitweilige Stiche in der Pleura sind wichtige Zeichen für dieses Mittel. *Kalium carb.* paßt ganz besonders nach Katarrhen, die sich von den unteren Lungenpartien nach oben ausgedehnt haben, weniger aber für Katarrhe, die an den Lungenspitzen beginnen. *Kalium carb.* wird oft die Folgen einer tuberkulösen Disposition verhüten können. Bei solchen Kranken kann man ruhig Antipsorica geben. Man soll aber bei vorgeschrittenen Fällen vorsichtig sein, insbesondere bei Kavernenbildung, bei latenter Tuberkulose oder bei abgekapselten käsigen Herden. Das Antipsoricum könnte hier die Gefahr einer Aktivierung heraufbeschwören. *Sulfur* jedoch ist ein Mittel, das den Ausbruch einer Phthisis bei jenen Kindern verhüten kann, deren Vater und Mutter an Schwindsucht gestorben sind. *Kalium carb.* paßt dann als Folgemittel bei vorgerückten Stadien von Phthise, wo es zu Anfang als konstitutionelles Mittel nicht indiziert war. In solchen Fällen wirkt es als Palliativ bei Phthise, während es, primär gegeben, als konstitutionelles Mittel schaden könnte. Solange der Patient noch genug funktionierendes Lungengewebe hat, wird *Kalium carb.*, wenn es indiziert ist, Wunder tun.

In einem Punkt ist vor *Kalium carb.* zu warnen: es ist ein sehr gefährliches Mittel bei Gicht. Bei alten Gichtikern mit verdickten Zehen- und Fingergelenken, die ab und zu empfindlich und entzündet sind, könnte man zunächst denken, *Kalium carb.* sei ein passendes Mittel. Der Patient ist bleich und kränklich; sein Leiden wird durch kaltes, feuchtes Wetter verschlimmert; die Beschwerden treten zwischen 2—3 Uhr auf mit schießenden Schmerzen. Diese Gichtiker sind meist unheilbar, und es ist ein Kreuz, sie behandeln zu müssen. Wenn man nun einem solchen unheilbaren Patienten *Kalium carb.* in einer sehr hohen Potenz gibt, wird sein Leiden ernstlich verschlimmert, während die 30. Potenz ihm eventuell gut tun kann. *Kalium jod.* wirkt bei der Gicht, wenn es indiziert ist, als Linderungsmittel. Dagegen scheint *Kalium carb.* nicht oft angebracht zu sein: es ist ein scharfes und zweischneidiges Schwert. Man muß bei diesen alten Gichtfällen die Hoffnung auf Heilung aufgeben, wenn zu viele Gichtknoten vorhanden sind. Man darf auch nicht ein Konstitutionsmittel geben, das man 20 Jahre früher hätte anwenden müssen, als noch Reaktionsfähigkeit bestand. Anstatt den Patienten zu heilen, würde man ihn verschlechtern. Bei alten Gichtikern, bei alten Fällen von Morbus Brightii, bei vorgerückten Fällen von Phthise mit vielen Tuberkeln hüte man sich vor *Kalium carb.* in zu hohen Potenzen.

Bei den Prüfungen achte man besonders auf die zahlreichen Schmerzen. Am charakteristischsten sind die stechenden, reißenden, schießenden und wandernden Schmerzen.

Kalium jodatum

(Kaliumjodid)

Dieses Mittel ist ein Antipsoricum und Antisyphiliticum. Der ausgedehnte Gebrauch großer Dosen des Mittels in der Allopathie bei Lues hat einen unheilvollen Einfluß ausgeübt, denn so wurde in vielen Fällen die Syphilis unterdrückt. Die wirksamsten Medikamente sind aber diejenigen, welche eine homöopathische Beziehung zu der Krankheit unterhalten; sie heilen mit kleinsten Dosen, wenn sie passen. Wenn die Medizin nicht paßt, so kann auch die Dosis an der Wirkung nichts ändern.

Kalium jod. ist ein sehr tiefwirkendes Mittel. Es affiziert die Drüsengewebe und das Periost ganz nach der Art der Syphilis und produziert katarrhalische Entzündungen. Es ist nahe verwandt mit *Mercurius;* beide Mittel machen Geschwüre, Katarrhe und Drüsenerkrankungen; ihre Wirkungen sind so ähnlich, daß *Kalium jod.* als Antidot zu *Mercurius* angesprochen werden kann.

Alte Leute, die für ihre Gallenleiden immer *Kalomel* oder *Mercurius* genommen haben, werden mit der Zeit von häufigen Schmerzanfällen, von Verstopfung, von Schmerzen, Leber- und Magenstörungen befallen und müssen immer wieder *Mercur* haben. Einige dieser Patienten brauchen dieses Medikament. Wenn man bei allen Erkältungen und Halsentzündungen *Mercur. bijodat.* oder ein anderes Mercur-Präparat gibt, erzeugt man leicht eine Überempfindlichkeit gegen Wetterwechsel, und je öfter die Patienten diese Medikamente nehmen, um so häufiger bekommen sie ihre Halsentzündung. Oft kommen sie über diese Leiden ohne *Kalium jod.* oder *Hepar* nicht hinweg. Es sind die beiden Hauptmedikamente für diese Leiden. Es gibt zwei Arten von Mercur-Patienten. Die einen Patienten sind ohne Ausnahme frostig und kalt, möchten sich immer am warmen Ofen aufhalten und können doch nicht warm werden. Diese brauchen *Hepar.* Die anderen klagen über zu viel Wärme, wollen immer unbedeckt und in beständiger Bewegung sein und sind äußerst ruhelos bzw. unzufrieden, wenn sie sich ruhig verhalten müssen. Diese brauchen dann *Kalium jod.* Um den Mercur-Zustand zu paralysieren, braucht man zuweilen eine Reihe vorsichtig ausgewählter Mittel. Die chronische Psora kann erst herauskommen, wenn sie von ihrem Mercur-Zustand befreit wird. Es ist erstaunlich zu sehen, wie viele Menschen beiderlei Geschlechts Mercur-Symptome aufweisen.

Kalium jod. löst ganz besondere psychische Symptome aus. Der Kalium-jod.-Patient ist reizbar, grausam und hart. Er ist streng mit seiner Familie und schimpft; er verliert jeden Sinn für Noblesse, wird leicht traurig und weinerlich und ist so nervös, daß er immer in Bewegung sein muß. Wenn der Patient zu Hause im warmen Zimmer bleibt, wird er schwach und müde; er bekommt das Gefühl, als könnte er sich nicht rühren; er möchte sich nicht bewegen und weiß nicht, was mit ihm los ist. Sobald er aber an die frische Luft kommt, fühlt er sich besser, besonders wenn er viel läuft. Er kann weite Wege ohne Ermüdung zurücklegen. Nach Hause zurückgekehrt, treten die alten Beschwerden wieder ein mit Erschöpfung der Nerven und des Geistes.

Am Kopf des Kalium-jod.-Patienten zeigen sich manche Besonderheiten, wie wir sie ähnlich bei Syphilis finden. Chronische beidseitige Kopfschmerzen. Schmerzen durch die Parietalknochen; seitlicher Kopfschmerz, wie wenn der Kopf mit einer Klammer zusammengedrückt würde; auch reißende Kopfschmerzen auf beiden Seiten, die schlimmer werden im Haus und durch Wärme, besser aber von Kälte und Bewegung und vom Gehen in frischer Luft. Sobald der Patient ins Haus zurückkommt, treten die Kopfschmerzen wieder mit vernichtender Macht auf. Schmerzen durch den ganzen Kopf ziehend, wie von Messerstichen, wie von eingetriebenen Nägeln. Es bestehen lanzinierende, stechende Schmerzen in der Kopfhaut, in den Schläfen und Augen. Das Pericranium wird empfindlich und es bilden sich Knötchen. In der Kopfhaut entstehen knötchenförmige, tuberkulöse und syphilitische Ausschläge. „Der Kopf ist schmerzhaft beim Kratzen", auch besteht Neigung zum Ergrauen und Ausfallen der Haare.

Bei Syphilis findet man oft Sehstörungen und später Iritis. Durch Atropin-Einträufelung werden die Augen nur schlimmer. Wir haben syphilitische Iritiden von äußerst heftiger Natur unter *Staphisagria, Hepar, Acid. nitric., Mercurius, Kalium jod.* und anderen Mitteln heilen sehen. Der entzündliche Prozeß kommt durch das passende Mittel sofort zum Stehen, es gibt keine Adhäsionen, keine Gewebsdefekte und keine Nachkrankheiten mehr. Man sieht oft die Augensymptome 24 Stunden nach Anwendung des richtigen homöopathischen Mittels verschwinden. *Kalium jod.* heilt Conjunctivitis mit grünen, katarrhalischen Absonderungen. Dieser grüne Charakter findet sich bei allen Absonderungen, z. B. dicke grüne Absonderungen aus den Bronchien, der Nase, den Augen und Ohren, dem Uterus und aus Geschwüren, die manchmal sehr übelriechend sind.

Die Conjunctiva ist zuweilen wie von Wasser durchsetzt. Man sah früher manchmal bei rheumatischen Patienten, daß nach ein- oder zweitägigem Gebrauch von *Kalium jod.* Chemosis auftrat mit gleichzeitigen schrecklichen Schmerzen in allen Knochen, während der Gelenkrheumatismus verschwand. Chemosis ist meist die Folge einer früheren allopathischen Behandlung. Wir haben beobachtet, daß durch eine große Dosis *Jod-Kali* bei Syphilitikern am nächsten Tage Schwierigkeiten beim Öffnen der Lider auftraten und daß die Conjunctiva durch und durch serös war. *Jod-Kali* erzeugt auch Ödeme der Lider. Diese werden rot und wund und bluten. Das Blinzeln ist schmerzhaft und verursacht Kratzen wie von Sand. Nach Mercur-Mißbrauch kann akute Conjunctivitis, besonders bei Rheumatikern oder bei Syphilitikern, auftreten.

Alte Gichtiker, die immer in Bewegung und in freier Luft sein müssen, denen es immer zu warm ist und die kein warmes Zimmer ausstehen können, haben geschwollene Gelenke. Sie sind voll Ruhelosigkeit, Angst und Nervosität, sind mürrisch und zeigen große Reizbarkeit, die mit Weinerlichkeit abwechselt.

Rhus würde hier nicht angezeigt sein, denn es paßt mehr für kaltblütige Patienten, die immer frostig sind, die nach Wärme verlangen, deren Leiden gebessert werden durch Wärme und die durch Bewegung ermüden. Dies trifft für *Jod-Kali* nicht zu.

Jod-Kali heilt viele Leiden der Nase, besonders alte syphilitische Katarrhe. Syphilitische Ozaena. Die Nasenknochen sind sehr empfindlich gegen Berührung und werden nekrotisch. Die Nase sinkt ein und bekommt einen flachen Sattel; nur die rote Spitze bleibt unverändert. Es besteht starker Schmerz an der Nasenwurzel (wie bei *Hepar*). Gelbgrüne, massige Sekrete, besonders bei Wetterwechsel. Der Patient erkältet sich fortwährend und niest beständig. Die reichliche, wässerige Nasenabsonderung ist wundmachend und erzeugt Brennen und Wundheitsgefühl in der Nase. Der Schnupfen wird schlimmer in der freien Luft, während der sonstige Zustand sich im Freien bessert. Bei dem Schnupfen sind auch die Stirnhöhlen beteiligt mit viel Stirnkopfschmerz, mit Schmerzen in den Augen und in den Backenknochen. Das Mittel heilt viele Halsleiden, alte syphilitische Geschwüre sowie perforierende und phagedänische Geschwüre im Hals. Die Tonsillen sind vergrößert und geschwürig. Die Halsentzündung ist sehr schmerzhaft. Es bilden sich große Granula und Knötchen im Rachen. „Trockenheit im Halse und Mandelschwellung; nachts schreckliche Schmerzen an der Zungenwurzel." Der ganze Rachen, der Kehlkopf, die Luftröhre und die Bronchien sind katarrhalisch entzündet. Kalte Getränke und Speisen verschlimmern, obwohl übergroßer Durst nach großen Mengen kalten Wassers besteht. Warme Getränke erleichtern die Leiden.

Jod-Kali heilt Flatulenz und Aufstoßen (wie *Carbo veg.* und *Lycopodium*).

Beim Jod-Kali-Patienten sind alle Drüsen geschwollen und hart. Das Mittel hat Thyreotoxikose geheilt, was auf dem Jod-Anteil beruhen mag.

Sehr charakteristisch für *Jod-Kali* ist die chronische Entzündung der Urethra nach Gonorrhoe mit dickem, grünem oder grünlichgelbem Ausfluß ohne Schmerz. Das Mittel hilft auch bei syphilitischer Orchitis.

Nicht nur bei alten Gichtikern, auch bei drohender Phthise und alter Malaria wird dieses Medikament große Dienste tun.

Jod-Kali ist gut bei Bräune, bei knötchenförmigem Ausschlag, bei starkem Hitzegefühl. Der Patient kann keine Bedeckung ertragen. Das Hitzegefühl ist sehr intensiv, obwohl die Körpertemperatur nicht steigt. Der Knötchenausschlag, der sich über die ganze Haut erstreckt, verschwindet in wenigen Stunden, kommt aber nach einigen Tagen, Wochen oder Monaten wieder. Durch eine einzige Gabe einer sehr hohen Potenz von *Jod-Kali* werden die Patienten für immer von ihrer Neigung zu Anginen geheilt.

Kalium phosphoricum

(Kaliumphosphat)

Die Symptome dieses Mittels sind morgens, abends und während der Nacht schlimmer. Das Mittel paßt für übersensible, nervöse, zarte Menschen, die sich durch lange Leiden, durch Sorgen und Ärger und viel geistige Tätigkeit verausgabt haben. Ebenso paßt es für Menschen, die nach sexuellen Exzessen und Lastern zusammengebrochen sind. Es ist ein lange nachwirkendes Antipsoricum. Es hilft anämischen und chlorotischen Kranken. Die meisten Beschwerden sind schlimmer während der Ruhe und werden gebessert durch leichte Bewegung und langsames Umhergehen. Der Kranke im ganzen und seine einzelnen Beschwerden werden verschlimmert im Freien, durch Unterkühlung, nach Erkältung, durch Aufenthalt in einem kalten Raum und bei kaltem, feuchtem Wetter. Der Kranke erkältet sich leicht. Er ist abgeneigt, ins Freie zu gehen. Zugluft und frische Luft verschlimmern. Es besteht Taubheitsgefühl in den Gliedern. Große Müdigkeit. Verschlimmerung durch Treppensteigen und durch körperliche Anstrengung. Die Drüsen atrophieren. Choreatische Bewegungen. Nach dem Beischlaf sind die Beschwerden schlimmer. Schwäche, Abmagerung, Anämie und Neigung zu Tuberkulose sind ausgeprägte Züge im Arzneibild dieses antipsorisch wirkenden Mittels. Ödeme der Glieder und Wassersucht der serösen Höhlen. Die Beschwerden werden durch Essen verschlimmert. Abmagerung und Krankheiten mit eitrigen Absonderungen bzw. übelriechenden Stühlen gehören zum Bild des Mittels. Ohnmachtsanfälle. Fasten bessert die Beschwerden. Fettige Entartung der Muskeln und Organe. Verschlimmerung nach kalten Getränken, besonders nach kalter Milch. Das Mittel hat Verwendung gefunden bei Gangrän. Die befallenen Teile werden schwarz. Septische, übelriechende Blutungen und große Schwäche. Alle Arten von nervöser Schwäche. Hypochondrie und Hysterie. Drüsenentzündungen. Beschwerden nach Säfteverlust. Blutwallungen. Die Schmerzen sind dumpf, drückend, stechend, reißend, lähmend. Chronische Neuralgien, gebessert durch leichte Bewegung, verschlimmert durch Kälte. Einseitige Lähmung mit allmählich zunehmender Schwäche. Schmerzanfälle, gefolgt von Erschöpfung. Klopfen im ganzen Körper und in den Gliedern. Die Symptome sind häufig einseitig. Viele Symptome entwickeln sich während und nach dem Schlaf. Muskel- und Gliederzucken. Geschwüre mit übelriechenden Absonderungen. Übelriechende, katarrhalische Absonderungen. Schnelles Umhergehen verschlimmert, desgleichen Umhergehen im Freien. Bettwärme bessert. Beschwerden schlimmer im Winter. Die Nachfolger Schüsslers haben bei ihren vielen Behandlungen dieses Mittel ebenfalls entdeckt. Wir finden im Schrifttum gute Prüfungen. Die hohen und höchsten Potenzen haben am meisten geholfen und man sollte immer nur eine Einzeldosis verschreiben.

Der Kranke steigert sich zur Leidenschaft und kann dann kaum noch vernünftig reden. Er ist abgeneigt, auf Fragen zu antworten. Betonte Furcht abends im Bett und während der Nacht. Angstgefühl nach dem Essen wegen der Zukunft, wegen der Gesundheit und des Seelenheils. Wann immer der Kranke erwacht, bedrückt ihn die Angst und er wird hypochondrisch. Frauen werden ihrem Gatten abgeneigt; sie sind grausam gegenüber ihren Kindern und ihrem Gatten. Perverse Neigungen. Den ganzen Tag denkt der Kranke über seinen Zustand nach. Abneigung gegen Gesellschaft. Beschwerden nach schlechten Nachrichten. Geistesverwirrung morgens und abends. Gegensätzliche Stimmungen. Schleichende Formen von Delirium bei Typhus und septischen Fiebern. Delirium tremens. Einbildungen. Der Kranke sieht Tote, Gestalten, schreckliche Bilder. Er ist unzufrieden und traurig. Morgens ist er benommen und entmutigt. Er weigert sich zu essen. Er ist sehr reizbar und sehr aufgebracht über schlechte Nachrichten. Die Folgen sind Herzklopfen und viele nervöse Symptome. Erschöpfung nach geistiger Anstrengung. Der Kranke brütet über seinen Phantasien. Furcht am Abend. Furcht vor einer Volksmenge, vor dem Tode, vor der Krankheit, vor Übeln, vor den Menschen und vor der Einsamkeit. Er ist leicht erschreckt, was seine vielen nervlichen und psychischen Symptome verstärkt. Schwaches Gedächtnis. Der Kranke ist vergeßlich und kann Worte nicht wiederholen. Heimweh. Folgen von Kummer und dauernden Sorgen. Beim Reden und Handeln ist er ständig in nervöser Hast begriffen. Hast und Aufregung steigern sich bis zur Hysterie. Das Mittel paßt gut für Schwachsinnige. Die Kranken sind ungeduldig und heftig, gleichgültig gegen ihre Umgebung, gegenüber Freunden und ihrer Familie, sie interessieren sich nicht mehr für ihr Geschäft und werden dann faul und nachlässig. Wahnsinn, Melancholie. Frauen glauben manchmal, sie hätten sich die Gnade des Himmels verscherzt; sie weigern sich zu essen, erkennen ihre Umgebung nicht mehr, schreien und handeln wie Wahnsinnige und streiten mit ihrer Familie herum. Ausgeprägte Reizbarkeit morgens beim Erwachen, abends, nach dem Beischlaf, während der Kopfschmerzen, während der Regel, beim Angesprochenwerden, beim Aufgewecktwerden, nach erschöpfendem Durchfall. Lachen und Schreien, Klagen und Händeringen. Lebensüberdruß. Seufzen im Schlaf. Die Sinne sind wie benommen. Schwäche des Wortgedächtnisses und große geistige Schwäche. Traurigkeit am Morgen beim Erwachen und abends, auch am Tage und nachts. Hartköpfig, mürrisch, launisch. Der Kranke macht Fehler beim Sprechen und Schreiben. Bei vielen geheilten Fällen war deutlich ein sanfteres geistiges Verhalten zu beobachten. Allgemeine Überempfindlichkeit, besonders gegen Lärm. Ruhelosigkeit während der Menses. Die zahlreichen Fälle nervöser Erschöpfung durch geistige Überarbeitung, durch beständige Angst und viele Sorgen, durch sexuelle Exzesse und Laster verlangen im allgemeinen dieses Mittel. Unzusammenhängendes Sprechen. Zusammenschrecken während des Schlafes, durch Berührung und Lärm. Der Kranke ist argwöhnisch und stumpfsinnig. Er hat keine Lust zu reden und wünscht auch nicht, daß man ihn anspricht. Er redet im Schlaf, verliert bei der Unterhaltung den Faden, wird furchtsam und verschämt. Ärger verursacht dem Kranken zahlreiche Beschwerden. Er weint und ist lebensüberdrüssig.

Schwindel am Nachmittag und Abend, gebessert im Freien, verschlimmert nach dem Essen. Neigung, nach vorn zu fallen. Der Schwindel wird verschlimmert durch Aufwärtssehen und zwingt den Kranken, sich niederzulegen. Übelkeit und Kopfschmerzen. Die Gegenstände drehen sich beim Aufstehen, im Stehen, beim Bücken, beim Kopfwenden und beim Umhergehen im Freien.

Der Kopf ist kalt und empfindlich gegen kalte Luft. Blutfülle. Beim Husten Völlegefühl im Kopf. Abends ist der Kopf heiß, Hitzewallungen zur Stirn. Der Kopf droht nach vorn zu fallen. Spannung der Kopfhaut. Schweregefühl des Kopfes morgens beim Aufstehen, besonders in der Stirn und im Hinterkopf. Das Mittel hat sich als nützlich erwiesen bei Hydrocephalus und mancherlei Hirnbeschwerden, wenn übelriechender Durchfall bestand. Jucken des behaarten Kopfes morgens beim Erwachen, nachts im Bett, verschlimmert zwischen 3 und 5 Uhr morgens. Der Kranke fühlt Bewegungen im Kopf. Viele Schmerzen im Kopf. Schmerzen morgens im Bett, beim Aufstehen, beim Erwachen; Besserung beim Umhergehen. Schmerzen am Nachmittag, abends und nachts. Schlimmer in sehr kalter Luft, aber gebessert in frischer Luft. Frauen müssen ihr Haar lang herabhängen lassen. Die Kopfschmerzen entwickeln sich mit Schnupfen nach Erkältung. Der Schmerz wird schlimmer beim Husten und gebessert durch Essen; Verschlimmerung durch Überwärmung, nach Verdauungsstörungen, nach Aufregung und nach körperlicher Anstrengung. Schweregefühl im Hinterkopf mit Erschöpfung. Der Kranke muß sich niederlegen und das Licht meiden. Besserung bei Rückenlage; Verschlimmerung durch Erschütterungen und Hasten. Verstärkte Beschwerden vor und während der Regel. Die Kopfschmerzen nach geistiger Arbeit und angestrengtem Studieren sowie die geistige Ermüdung nach Überarbeitung werden durch dieses Mittel geheilt, wenn das Symptomenbild paßt. Nervöser Kopfschmerz während der Regel. Anfallsweise Kopfschmerzen, gebessert durch leichte Bewegung, verschlimmert durch Lärm und Wagenfahren, nach dem Schlaf, durch Ausschneuzen, eiliges Umhergehen, Bücken, Berührung, Druck und Schreiben. Kopfschmerz nach Augenüberanstrengung, gebessert durch Einhüllen des Kopfes. Heftige, pulsierende Schmerzen. Vor den Menses Schmerzen in der Stirn über den Augen, nach dem Hinterkopf ausstrahlend oder durch die Stirn hindurch in beide Schläfen schießend. Hinterkopfschmerz die ganze Nacht hindurch. Der Kranke wacht häufig auf, hat Schmerzen beim Aufstehen. Der Kranke erwacht mit Schmerzen im Hinterkopf und in den Lenden; Besserung durch Rückenlage und nach dem Aufstehen. Schmerzen am Hinterkopf, als wenn an den Haaren gezogen würde. Heftiger Schmerz in den Kopfseiten. Neuralgie am linken Processus mastoideus, verschlimmert durch Bewegung und in frischer Luft. Schmerzen in den Schläfen. Die Schmerzen sind stumpf, drückend, brennend. Brennen in der Stirn während des Stuhlgangs. Gefühl, als wolle die Stirn platzen. Ziehen in der Stirn, in den Kopfseiten und auf dem Scheitel. Zuckender, drückender Schmerz. Gefühl, als würde in die Stirn hineingebohrt; Besserung durch Essen. Stirndruck nach außen über den Augen, als wolle das Gehirn heraustreten. Druckgefühl im Hinterkopf, gebessert durch Essen. Druck in den Schläfen und auf dem Scheitel. Empfindlichkeit des Hinterkopfs. Stechen im Kopf, in der Stirn, in den Augen, im Hinterkopf, in den Kopfseiten, im rechten Stirnhöcker und in den Schläfen. Betäubende Schmerzen. Reißende Schmerzen im Kopf und in der Stirn vor der Regel, gebessert durch Hinlegen und beim Eintritt der Regel. Reißen im Hinterkopf, in den Kopfseiten, in den Schläfen und im Scheitel. Schwitzen bei geistiger Anstrengung. Schweiß auf der Stirn. Kalter Schweiß. Klopfen in der Stirn und in den Schläfen. Das Hirn ist sehr empfindlich gegen Geräusche und Erschütterungen. Im Kopf Gefühl wie von Schlägen. Hirnerweichung. Beschwerden beim Entblößen des Kopfes.

Blutleere im Nervus opticus. Des Morgens sind die Augenlider verklebt; abends besteht schleimige Absonderung. Trockenheit und dumpfes Gefühl in den Augen. Die Lider fallen herab. Entzündung der Bindehaut mit starker Gefäßinjektion und Tränenfluß. Lähmung des Nervus opticus. Lichtscheu. Rötung der Augen. Starrer, unruhiger, aufgeregter Blick. Strabismus nach Hirnerkrankungen. Eingefallene Augen. Geschwollene Augenlider. Lidflattern. Die Augen sind schwach. Schmerzen in den Augen bei Bewegung, beim Lesen, beim Erwachen, verschlimmert durch Sonnenlicht. Dumpfer Schmerz. Reißender Augenschmerz, besonders der Lidränder. Ziehen und Drücken. Die Augäpfel sind empfindlich auf Berührung. Heftige Schmerzen von den Augen zu den Schläfen am Morgen. Stechende Schmerzen. Gefühl wie von Sand in den Augen. Reißende Schmerzen. Getrübter Blick. Farbsehen, vorbeiziehende schwarze Flekken, dunkle Farben. Das Licht ist von einem Farbkreis umgeben. Sehtrübung nach Beischlaf. Nebel vor den Augen. Anstrengung beim Sehen verursacht Augenbeschwerden und Kopfschmerzen. Schwachsichtigkeit.

Blutige, übelriechende, eitrige, faulige Absonderungen aus den Ohren. Ausschläge an den Ohren. Pusteln im Gehörgang. Völlegefühl in den Ohren. Die Ohren sind heiß. Jucken in den Ohren verschlimmert beim Hinlegen. Ohrgeräusche, von nervöser Erschöpfung bedingt, bei Hirnanämie, mit Schwindel verbunden. Summen, Brummen, Klingen, Rauschen, Singen und Pfeifen in den Ohren. Schmerzen tief im Ohr von krampfigem, ziehendem, drückendem Charakter. Stechen im linken Ohr bis zur Wange hinab und hinter dem Ohr. Stechen im Ohr verschlimmert beim Niederlegen. Reißen im Ohr. Klopfen im Ohr. Gefühl, als sei der Gehörgang verstopft. Die Ohren sind angeschwollen. Zucken. Das Gehörsvermögen für Stimmen und Lärm ist verschärft, aber herabgesetzt für die menschliche Sprache. Taubheit.

Schnupfen, fließend oder trocken, mit Husten und Kopfweh verbunden. Heufieber mit großer nervlicher Erschöpfung. Hartnäckige Katarrhe. Die Absonderungen sind blutig und wundmachend; grünlich, übelriechend, eitrig, fädig, dick, wässerig, weiß, gelb und stets schlimmer am Morgen. Gelbe Krusten, schlimmer im rechten Nasengang. Der Kranke leidet stark unter Trockenheit in der Nase. Nasenbluten am Morgen und beim Ausschneuzen, besonders während chronischer, fieberhafter Erkrankungen. Die Nase ist verstopft. Jucken und Brennen in der Nase. Drückender Schmerz an der Nasenwurzel. Starke Empfindlichkeit im Innern der Nase mit gelben Krusten und dunklem Blut. Der Geruchssinn ist anfangs verschärft, später läßt er nach. Häufiges Niesen, besonders heftig um 2 Uhr morgens beim geringsten Entblößen. Geschwürsbildung in der Nase. Die Nase ist geschwollen.

Ein Prüfer dieses Mittels hatte 3 Monate lang einen braunen Fleck in der Nähe der Augenbrauen. Chlorotische Gesichtsfarbe. Dunkle Ringe unter den Augen. Aufgesprungene Lippen. Das Gesicht ist blaß, kränklich, schmutzfarben. Umschriebene Röte der Wangen. Gelbfärbung des Gesichtes. Herpes, entzündliche Krusten und Bläschen auf den Lippen. Der Ausdruck des Gesichts ist hohlwangig, kränklich und leidend. Hitzewallungen im Gesicht. Entzündung und Anschwellung der Ohrspeicheldrüsen. Jucken des Gesichtes, des Bartes, der rechten Wange, der Schläfe. Ziehende, stechende, reißende Schmerzen im Gesicht, verschlimmert im Freien. Kalte Anwendungen bessern die Beschwerden der rechten Gesichtsseite, die von einem hohlen Zahn herrühren. Schmerzen in den Kieferknochen, gebessert durch Essen, Reden, beim Aufwachen und Berühren. Neuralgie des Gesichts, der große Schwäche folgt. Neuralgische Stiche beim Reiten im Freien, gebessert durch die Wärme der Hand. Lähmung einer

Gesichtsseite (*Causticum*). Das Gesicht schwitzt. Angeschwollene Lippen sowie geschwollene Ohrspeichel- und Submaxillardrüse. Spannungsgefühl im Gesicht. Geschwürsbildung auf den Lippen.

Die Zunge ist dunkel belegt und blutet. Das Zahnfleisch blutet und ist faulig belegt. Das Mittel paßt für den Mund und für die Zunge bei Typhus und septischen Fiebern, wenn fauliger Mundgeruch besteht. Rötung des Zahnfleisches und des Zungenrandes. Die Zunge ist weiß, schleimig, grünlich, gelb. Trockener Mund und trockene Zunge am Morgen. Entzündeter Mund und entzündetes Zahnfleisch. Aufdringlicher Mundgeruch, morgens faulig, wie verdorbener Käse. Starkes Brennen von Mund und Zunge. Zurückgezogenes Zahnfleisch. Dicker, salziger Speichel. Skorbutisches, schwammiges Zahnfleisch. Das Gaumendach ist furchig geschwollen, fühlt sich an, als sei es mit Fett beschmiert. Übler, bitterer Mundgeschmack, faulig, sauer. Der Kranke schmeckt nichts. Bitterer Mundgeschmack am Morgen. Nachts mahlt der Kranke mit den Zähnen. Nervöses Zähneklappern. Zahnschmerzen nach Erkältung, verschlimmert durch kalte Speisen, durch Kauen, nach Schlaf. Klopfgefühl, dumpfer Schmerz, Zucken, Drücken, Empfindlichkeit, Stiche und Reißen.

Kalium phos. hat mit einigem Erfolg Verwendung gefunden bei Diphtherie mit fauligem Geruch. Trockenheit im Hals am Abend. Völlegefühl und Zusammenschnürung im Hals. Der Kranke möchte dauernd seinen Rachen durch Räuspern säubern. Morgens im Halse Schleim, der manchmal salzig schmeckt. Kloßgefühl im Hals. Schmerzen im Hals beim Schlucken. Schmerzen in der rechten Mandel. Brennen, Wundheitsgefühl, Empfindlichkeit. Stechen beim Schlucken. Stechender Schmerz von der linken Mandel zum Ohr morgens beim Reiten. Entzündung und Anschwellung des Rachens und der Mandeln mit weißen, membranartigen Belägen.

Der Appetit ist vermehrt; gelegentlich besteht Heißhunger; aber er vergeht beim Anblick der Speisen. Hungergefühl bald nach dem Essen infolge nervöser Schwäche. Hunger während der Menses. Abneigung gegen Speisen, besonders gegen Brot und Fleisch. Kältegefühl im Magen. Der Kranke möchte Kaltes trinken, hat Appetit auf Saures und Süßes. Der Magen ist im allgemeinen verdorben. Völlegefühl und Auftreibung. Manchmal Gefühl der Leere mit Übelkeit, besonders während der Regel und nach dem Essen. Aufstoßen nach dem Essen, nicht erleichternd, gallig, bitter, leer, nach Nahrung schmeckend, sauer. Sodbrennen. Brennen in der Speiseröhre. Schweregefühl im Magen nach dem Essen. Das Essen widert den Kranken an. Übelkeit beim Husten, nach dem Essen, während des Kopfschmerzes, während der Regel, während der Schwangerschaft, gebessert durch Aufstoßen. Würgen. Schmerzen im Magen nach dem Essen und während der Regel. Brennen, Krampfen, Schneiden, Empfindlichkeit, Stechen. Nagender Schmerz um 5 Uhr morgens beim Erwachen. Drücken im Magen nach dem Essen. Empfindung wie von einem Stein im Magen. Starker Durst auf kaltes Wasser. Durst während der Hitze. Zuweilen auch Durstlosigkeit. Erbrechen morgens, beim Husten, nach dem Essen, während des Kopfwehs, während der Regel, während der Schwangerschaft. Gallebrechen. Erbrechen von Blut, Nahrung und saurem Schleim.

Der Leib wird kalt empfunden und ist empfindlich gegen Unbedecktsein. Aufgetriebener Leib nach dem Essen und während der Regel. Tympanie mit starken Schmerzen bei Typhus. Auftreibung des Leibes durch Wassersucht. Gefühl der Leere. Gärungsblähsucht mit Herzbeschwerden. Versetzte Blähungen mit Rumoren im Bauch. Gefühl der Völle nach dem Essen. Hitze und Schweregefühl im Leibe. Entzündung der Eingeweide, des Bauchfells und der Leber. Schmerzen im Leibe, verschlimmert zur Nachtzeit, von links nach rechts gehend. Zusammenkrümmen bessert. Die Schmerzen entwickeln sich während des Hustens, während des Durchfalls, nach dem Essen, vor und während der Regel. Sie treten anfallsweise auf, manchmal vor dem Stuhlgang. Schmerzen in der Lebergegend. Gefühl des Hinabdrängens, gebessert beim Sitzen, verschlimmert durch Liegen auf der linken Seite und durch Trinken. Der Kranke hat beim Niesen das Gefühl, als ob der Leib bersten werde. Brenngefühl. Krämpfe nach dem Essen. Schneiden. Kneifen im Bauch mit erfolglosem Stuhldrang. Empfindlichkeit des Leibes und besonders der Leber. Stechen im Leib und in der Leber. Stechen, Zusammenschnürungsgefühl in der Milz, verschlimmert durch Bewegung. Rumoren und Druckgefühl im Leib.

Verstopfung mit erschwertem Stuhlgang. Der Stuhl ist hart, massig und knollig. Durchfall morgens um 6 Uhr, abends, nachts, während oder nach dem Essen. Flüssiger Durchfall infolge Schreck oder Aufregung, während der Regel, schmerzlos, mit Erbrechen und Krämpfen, mit großer Erschöpfung, besonders bei Typhus. Dysenterie. Stinkende Blähungen, deren Abgang die Symptome bessert. Ameisenlaufen am After. Blutungen aus den Eingeweiden bei Typhus. Äußere und innere Hämorrhoiden, welche jucken, schmerzhaft sind, brennen und anschwellen. Entzündete Hämorrhoiden mit übelriechendem Nässen. Trägheit des Mastdarms. Unwillkürliche Stühle. Schmerzen im Mastdarm während und nach dem Stuhlgang. Brennen während und nach dem Stuhl. Empfindlichkeit und drückende Schmerzen. Stechender Schmerz. Tenesmus nach dem Stuhlgang. Lähmung des Mastdarms. Erschlaffter After. Erfolgloser Stuhldrang. Der Stuhl ist wundmachend, schleimig-blutig oder nur blutig, braun, tonfarben, wässerig. Übelriechende Blähungen, denen Krämpfe folgen, besonders nach dem Frühstück. Der Stuhl ist reichlich, dunkel, häufig, massig, entfärbt. Lienterische Stühle. Übelriechender Stuhl, faulig-eitrig, wässerig wie Reiswasser, mit gelbem oder gelblich-grünem Schleim.

Chronischer Blasenkatarrh alter und nervlich heruntergekommener Menschen. Drücken und Stechen in der Blase. Häufiger Urindrang ohne Erfolg, nachts verschlimmert. Der Harn tröpfelt ab. Nachtröpfeln nach dem Harnlassen. Schwacher Harnstrahl, häufiges und reichliches Urinlassen nachts. Der Harnstrahl wird unterbrochen. Unwillkürlicher Harnabgang nachts bei alten

Leuten, bei Typhus und bei nervöser Erschöpfung. Das Mittel hilft beim Bettnässen leicht erregbarer, empfindlicher Kinder. Unzureichendes Harnlassen. Entzündung und Stiche in den Nieren. Brennen in der Harnröhre bei und nach dem Harnlassen. Stiche in der Harnröhre. Der Urin enthält Eiweiß, brennt, ist wolkig, reichlich, übelriechend, manchmal spärlich, wässerig, gelb wie Safran. Der Harnsatz ist flockig, schleimig, rot und sandig. Das spezifische Gewicht des Harns ist vermehrt. Zucker im Harn.

Quälende Erektionen am Morgen und während der Nacht ohne sexuelles Verlangen. Impotenz. Häufige Samenergüsse bei den Erektionen. Entzündung der Glans penis. Der Sexualtrieb ist erloschen.

Das Mittel paßt für erschöpfte, nervöse Frauen, die zu Fehlgeburten neigen. Abneigung gegen Beischlaf. Manchmal ist das Sexualbedürfnis gesteigert, besonders 4 oder 5 Tage nach der Regel. Entzündung der Gebärmutter. Jucken durch Weißfluß. Das Mittel heilte einen chronischen Absceß, der periodisch durch Vagina und Mastdarm reichliche, orangefarbene Absonderungen entleerte. Scharfer Fluor, brennend, reichlich, grünlich, gelb, übelriechend, faulig; besonders nach den Menses bei jungen Mädchen. Der Regelfluß fehlt oder ist schwarz, reichlich, dunkel, verspätet oder häufig, unregelmäßig, übelriechend, schmerzvoll, blaß, verlängert oder spärlich, kurz, unterdrückt, dick. Gebärmutterblutungen. Schmerzen in den Eierstöcken, besonders im linken, gebessert durch Liegen auf dem Rücken und Zusammenkrümmen. Schmerzen in den Eierstöcken beim Zubettgehen. Stechende Schmerzen in den Eierstöcken. Schmerzen in Gebärmutter und Eierstöcken während der Schwangerschaft. Wehenartige Schmerzen. Prolaps der Gebärmutter.

Entzündung von Kehlkopf und Luftröhre in kalter Luft. Katarrhe der Luftröhre mit dickem, gelblichem, weißlichem Schleim. Empfindlichkeit und Kratzgefühl im Kehlkopf. Kitzel im Kehlkopf und in der Luftröhre. Die Stimme ist heiser. Stimmverlust durch Lähmung der Stimmbänder. Heiserkeit durch Überanstrengung der Stimmbänder.

Nachts ist die Atmung erschwert. Rasseln und Kurzatmigkeit. Erschwerte Atmung beim Treppensteigen. Nervöses Asthma, nach dem Essen verschlimmert.

Husten tagsüber, morgens, abends im Bett und während der Nacht. Trockener Husten nachts während des Fiebers. Bellender Husten. Husten durch Reizung oder Kitzel in Kehlkopf und Luftröhre. Lockerer Husten. Anfallsweiser Husten. Folternder Husten. Rasselnder Husten. Kurzer, krampfhafter Husten. Husten im Freien, nach tiefer Einatmung, während des Frostes und Fiebers, nach dem Essen, verschlimmert durch Niederlegen. Asthmatischer Husten. Pfeifender Husten. Keuchhusten mit großer nervöser Erschöpfung.

Morgens Auswurf: blutig, schaumig, grünlich, schleimig, übelriechend, eitrig, salzig, faulig, dick, süßlich, zäh oder gelblichweiß.

Die Wirkung des Mittels bei Angina pectoris wird gerühmt. Beklemmungsgefühl in der Brust am Abend. Katarrh in der Brust. Krampfhaftes Zusammenschnürungsgefühl. Krampf über dem Herzen. Fettige Entartung des Herzens. Lungenblutung. Hepatisation der Lungen. Entzündung von Bronchien, Lungen und Brustfell. Druckgefühl auf der Brust. Jucken der Haut. Schmerzen in der Brust während des Hustens, bei Bewegung und beim Atmen, besonders beim Einatmen. Schmerzen in der unteren Brustgegend beim Husten, in den Brustseiten und über dem Herzen. Dumpfer Schmerz in der linken Brustseite, bis ins Schulterblatt ausstrahlend. Brennen in der Brust. Schneiden unter der rechten Brust. Empfindlichkeit des Brustkorbs. Stechen in der Brust vom Husten und während der Atmung. Stiche in den Brustdrüsen, in den Brustseiten und im Herzen. Reißende Schmerzen in der Brust. Herzklopfen und Angstgefühl beim Treppensteigen. Achselschweiß, der nach Zwiebeln riecht. Das Mittel ist sehr nützlich bei beginnender Phthise. Erstickungsgefühl in den Lungen. Anschwellung der Achseldrüsen, Abscesse. Schwäche auf der Brust. Herzschwäche. Unregelmäßiger, aussetzender Puls. Kreislaufschwäche.

Kältegefühl im Rücken. Ausschlag auf dem Rücken in Pustelform. Schweregefühl in der Lendengegend. Nacken und Rücken fühlen sich lahm an. Jucken. Schmerzen im Rücken während der Ruhe, gebessert durch Bewegung, verschlimmert durch Atmung und während der Regel. Schmerzen im Hinterkopf und in den Lenden morgens beim Erwachen, gebessert durch Rückenlage und vergehend beim Aufstehen. Schmerzen in den Schulterblättern morgens beim Erwachen. Der Kranke muß sich aufsetzen und nach vorn neigen. Schmerzen erst im rechten, dann im linken Schulterblatt. Schmerzen zwischen den Schulterblättern. Schmerzen in der Lendengegend während der Regel, während des Sitzens, gebessert durch Bewegung. Schmerzen im Kreuzbein während der Regel. Intensiver Schmerz längs der Wirbelsäule. Schmerzen im Steißbein. Dumpfes Schmerzgefühl zwischen den Schulterblättern. Wundheits- und Zerschlagenheitsgefühl in der Wirbelsäule. Brennen und Ziehen im Rücken und in der Lendengegend. Lahmheitsgefühl und Steifigkeit des ganzen Rückens, gebessert durch leichte Bewegung. Stechende oder reißende Schmerzen im Rükken, besonders in der Lendengegend. In die Vorderseite der Brust ausstrahlende Stiche mit Atemnot, gebessert durch Zurücklehnen gegen eine Stuhllehne, verschlimmert durch Rückenlage, Sitzen oder Umhergehen. Rückenmarkserweichung. Schwäche und Stolpern beim Gehen. Angeschwollene Nackendrüsen. Schwacher Rücken. Der Kranke kann nicht aufrecht sitzen, ohne sich an eine Stuhllehne anzulehnen. Das Mittel heilt viele hier nicht beschriebene Rückenmarksleiden.

Kalte Hände und Füße. Die Füße sind kalt und feucht. Krämpfe in Oberschenkeln, Waden und Fußsohlen. Pustelförmige Ausschläge auf den Gliedern. Die Hände können auch heiß sein. Schwere in den unteren Gliedmaßen, besonders in den Füßen. Das Mittel hat sich bei Hüftgelenkserkrankungen als wertvoll erwiesen. Jucken in den Gliedern, den Handflächen und den Fußsohlen. Taubheitsgefühl der oberen und unteren Extremitäten, der Hände,

Fingerspitzen und Füße. Rheumatische und gichtische Schmerzen in den Gliedern und Gelenken, gebessert durch Bewegung und Wärme. Schmerzen in Rükken und Gliedern, gebessert durch Bewegung. Schmerzen in Schultern und Armen, in den letzteren besonders beim Anheben. Ischias, gebessert durch leichte Bewegung. Schmerzen in Hüfte und Knie. Schmerzen in den Beinen um 5 Uhr morgens, die durch leichte Bewegung gebessert werden. Knie und Beine wie zerschlagen. Brennende Fußsohlen und Zehen. Lähmendes Ziehen in den Gliedern, gebessert durch Wärme und leichte Bewegung. Ziehen in den oberen Gliedmaßen, in den Oberschenkeln, in den Knien und Beinen. Ziehende, lähmende Schmerzen in den Fußsohlen. Drückender Schmerz in Schulter und Oberschenkel. Stechen in den Fußsohlen. Stechen in den Gelenken, Schultern und Knien. Reißen in allen Gliedern und Gelenken. Lähmendes Reißen in den Gliedern, gebessert durch Bewegung. Lähmung der Glieder. Hemiplegie. Die Füße schwitzen. Die unteren Gliedmaßen und Füße sind unruhig. Rheumatische Steifigkeit nach Ruhe. Ödeme der Hände und Füße. Die Hände zittern. Die Glieder zucken. Schwäche in allen Gliedmaßen, besonders den unteren.

Tiefer Schlaf. Die Träume sind ängstlich, schreckensvoll, lebhaft, verliebt; oder der Kranke träumt, daß er fällt, daß er nackt sei usw. Alpdruck. Nächtliches Aufschrecken der Kinder (*Borax*). Der Kranke ist ruhelos, nervös, wird beim Schlafen heiß, schläft auf dem Rücken, ist früh am Morgen und nach dem Essen schläfrig, schlaflos nach Mitternacht, nach geistiger Anstrengung, nach Erregung, nach Ärger, ist schlaflos und doch schläfrig, wacht morgens erschreckt auf, wandelt im Schlaf umher. Sehr anstrengendes Gähnen.

Frost am Morgen, am Nachmittag, mittags und abends. Der Kranke fröstelt im Freien, ja sogar im Bett. Er kann im Bett nicht recht warm werden. Frostgefühl, abends die Wirbelsäule hinaufsteigend. Den ganzen Tag friert es den Kranken. Frostig nach dem Essen. Äußeres und inneres Frieren. Nervöses Zittern und Beben. Schüttelfrost. Kältegefühl auf einer Seite.

Fieber am Nachmittag und Abend. Die ganze Nacht hindurch Hitzegefühl mit Hunger. Fieber wechselt mit Frost ab. Fieber nachts im Bett. Schleichendes typhoides Fieber. Trockene Hitze. Hitzewallungen. Das Mittel hat sich als sehr nützlich erwiesen bei hektischen Fiebern, wenn übelriechender Schweiß und übelriechender Auswurf sowie hochgradige Nervosität und Erregung bestehen. Innere Hitze. Fieber ohne Schweiß. Scharlachfieber, dabei dunkel verfärbte Haut sowie eitriger, dunkelroter Rachen. Morgen- und Nachtschweiße. Schweiß beim Essen und Trinken, schon bei leichter Anstrengung und während des Schlafes. Übelriechender profuser Nachtschweiß.

Dunkle Flecken auf den Waden. Brennen nach Kratzen. Die Haut ist kalt, trocken und verfärbt. Feuchte Ausschläge, die übel riechen. Herpes. Juckende Ausschläge, Pusteln, Psoriasis, Schorfbildung, Urticaria. Bläschenbildung. Blutabsonderung. Das Mittel hat Wundrose geheilt, die fast gangränös war und faulig roch. Schlechte Hautfunktion. Jucken, Nagen und Stechen in der Haut.

Sehr empfindliche Haut. Brennende, übelriechende, faulige Geschwüre mit gelben Absonderungen.

Kalium sulfuricum

(Kaliumsulfat)

Diese Arznei ist die Synthese von zwei sehr tiefwirkenden Mitteln. SCHÜSSLER hat als erster ihre heilenden Kräfte aufgezeigt. Die Arbeit DEWEYS über „Gewebemittel" gibt die beste Darstellung des Gegenstandes von biochemischer Sicht aus. Der Verfasser sammelte viele Jahre lang die Symptomatik der berichteten Heilungen und fand heraus, daß diese Heilungen den Arzneiwirkungen der beiden Komponenten des Mittels entsprachen. Viele der geschilderten Symptome wurden als Erstverschlimmerungen erkannt. Nur einige Symptome waren direkte Heilungszeichen. Durch Arzneiprüfungen am Gesunden konnte manches in dieser Hinsicht vertieft werden. Wer dieses Mittel sorgfältig anwendet, wie es hier beschrieben ist, wird erstaunt sein über die Tiefe der Wirkung, und wer das Mittel in Hochpotenz verordnet, wird über die Nachwirkung jeder einzelnen Gabe überrascht sein. Das Mittel hat Epilepsie, Lupus und Epitheliome geheilt sowie manche schuppenden Hautausschläge und hartnäckige Fälle von chronischem intermittierendem Fieber. Es ist nützlich bei katarrhalischen Entzündungen der Schleimhäute mit dickem, gelbem oder grünlichem, zähem oder dünn-gelb-wässerigem Eiter. Die meisten Symptome sind abends schlimmer. Der Kranke hat Verlangen nach frischer bzw. kalter Luft; im Freien und in kühler Luft geht es ihm besser. Verschlimmerung durch Anstrengung und Überhitzung. Die Beschwerden entwickeln sich während der Ruhe, werden durch Bewegung gebessert und verschlimmern sich in warmen Räumen. Der Kranke erkältet sich nach Überhitzung. Wenn er sich einmal überhitzt hat, kann er sich nicht abkühlen, ohne sich zu erkälten. Veranlagung zur Phthise. Das Mittel ist häufig angezeigt nach *Tuberculinum*. Epileptiforme Krämpfe. Schütteln der Glieder und Muskelhüpfen. Ödematöse Anschwellungen der Glieder. Abmagerung. Verschlimmerung der Beschwerden nach dem Essen. Fasten bessert die meisten Symptome. Schlaffe Muskulatur. Fettige Entartung der Drüsen, der Leber und des Herzens. Schweregefühl in den Gliedern und Unbehagen im Körper. Hysterische Symptome. Trägheit des Körpers infolge schwacher physischer Reaktionen, so daß auch gut ausgewählte Arzneien nur kurz wirken. Der Kranke möchte sich niederlegen, aber das Zubettgehen verschlimmert; er muß umhergehen, um seine Leiden zu lindern. Blutwallungen im Körper. Schmerzen in den Gliedern, den Knochen und Drüsen. Umherwandernde Schmerzen. Schmerzen gebessert durch Bewegung, durch Umhergehen und in frischer Luft; verschlimmert im warmen Zimmer, durch Sitzen, Liegen und jede Art Ruhe. Die Schmerzen sind brennend, schneidend, juckend, stechend und reißend. Geschwürsschmerzen. Nach unten ziehendes Gliederreißen. Zerrende Schmerzen in Drüsen und Muskeln. Klopfen im ganzen Körper. Berührung verschlimmert viele Symptome. Manche Symptome treten beim Erwachen auf. Zittern und Schaudern. Umhergehen bessert. Verschlimmerung durch warmes Zudecken, in warmen Räumen, durch Bettwärme und warmes Einhüllen. Baden verschlimmert ebenfalls. Die Beschwerden beruhen manchmal auf der Unterdrückung von Ausschlägen. Nierenentzündung nach Scharlach.

Offenbar wirkt *Kalium sulf.* ähnlich wie *Pulsatilla,* nur intensiver. Das Mittel vollendet wie ein Komplement die Wirkung von *Pulsatilla,* außer wenn es sich um sehr frostige Patienten handelt, die durch Ruhe gebessert werden. Bei solchen Kranken wird *Silicea* häufig die restlichen Symptome heilen. Bei Kranken, die unter der Wirkung eines tiefeingreifenden Mittels stehen, treten oft die entgegengesetzten Modalitäten in Kraft, und daher folgt *Silicea* so häufig auf *Pulsatilla.* Aber das trifft nicht immer zu. Wenn *Pulsatilla* eine Zeitlang gut gewirkt hat und danach wegen der veränderten Modalitäten *Silicea* eine Weile weiterhilft, dann aber der Kranke zu den ursprünglichen Symptomen und Modalitäten zurückkehrt, so wird *Kalium sulf.* von großem Nutzen sein. Hier erscheint die gleiche Folge wie z. B. bei *Sulfur, Calc.* und *Lycopodium,* die wir in einem Falle, der durch ein einziges Mittel nicht geheilt werden kann, aufeinander folgen lassen, vorausgesetzt, daß die wechselnde Symptomatik den angeführten Mitteln im homöopathischen Sinne angepaßt ist.

Ganz im Gegensatz zum Pulsatilla-Patienten ist der Kalium-sulf.-Kranke leicht aufgebracht, eigensinnig und sehr reizbar. Er scheint immer an ganz entfernt liegende Dinge zu denken. Angst abends im Bett, während der Nacht und beim Erwachen. Abneigung gegen Arbeit, Beruf und Gesellschaft (wie bei *Pulsatilla*). Der Kranke kann sich nur schlecht konzentrieren und hat kein Selbstvertrauen. Abends und morgens ist er verwirrt, ebenso in warmen Räumen; Besserung im Freien. Der Kranke ist abgestumpft, entmutigt, mit allem unzufrieden und sehr reizbar. Geistige Anstrengung verschlimmert alle Beschwerden. Nachts hat er Furcht. Er fürchtet sich vor dem Tod, vor den Menschen und vor Kleinigkeiten. Er hat Angst hinzufallen. Er vergißt, was er eigentlich tun und sagen wollte. Er ist immer in Eile, aufgeregt, ungeduldig und ungestüm. Abends ist er hysterisch, erregt und sehr lebhaft. Er kann sich nicht entschließen, was er tun will. Erhöhte Reizbarkeit morgens beim Erwachen, abends und während der Menses. Der Kranke setzt die Worte verkehrt und verschreibt sich. Sehr launenhaft. Ständig anders aufgelegt. Während der Regel ist die Frau ruhelos. Kleinmütigkeit morgens und abends. Überempfindlichkeit gegen Lärm. Psychische Symptome nach sexuellen Exzessen. Schlafwandeln. Schreien. Leicht erschreckt. Schreckt beim Einschlafen und im Schlaf auf. Nicht zum Reden aufgelegt. Der Kranke redet im Schlaf. Allgemeine Furchtsamkeit. Weinen.

Schwindel am Abend ist ein typischer Zug. Schwindel in warmen Räumen, verschlimmert durch Essen, während der Kopfschmerzen und durch Aufwärtssehen. Der Schwindel ist mit Übelkeit verbunden. Der Kranke muß sich niederlegen. Die Gegenstände drehen sich im Kreise. Der Zustand verschlimmert sich beim Sitzen, beim Aufstehen und im Stehen, gebessert wird er im Freien. Der Kranke hat das Gefühl, nach vorn zu fallen. Er stolpert.

Gefühl, als koche es im Kopfe. Dabei Kälte auf dem Scheitel. Blutwallungen bei Bettruhe, beim Husten und in einem warmen Raum. Zusammenschnürungsgefühl auf der Stirn wie durch ein Band oder durch einen zu engen Hut. Viele Schuppen auf dem Kopf. Ausschläge des behaarten Kopfes. Krusten; Ekzeme; feuchte, klebrige Pusteln. Völlegefühl im Kopf. Das Haar fällt aus. Hitze im Kopf in einem warmen Raum. Hitze in der Stirn. Hitzewallungen. Schweregefühl morgens im Kopf, in der Stirn und auch im Hinterkopf. Jucken des behaarten Kopfes am Morgen. Gefühl, als sei das Hirn lose. Gefühl von Bewegung im Kopf beim Kopfdrehen. Zahlreiche Formen von Kopfschmerzen. Schmerz morgens beim Erwachen, abends und nachts, verschlimmert durch Luftzug, während des Frostes, während der Kälte, während eines Schnupfens, beim Husten, nach dem Essen, beim Überhitztsein, in einem warmen Raum, durch Erschütterungen, während der Regel, beim Bewegen des Kopfes und durch Druck. Besserung in frischer Luft, in der Kühle und beim Niederlegen. Rheumatischer Kopfschmerz am Abend, verschlimmert im warmen Raume und durch Bewegung des Kopfes in seitlicher Richtung oder nach rückwärts. Katarrhalische Kopfschmerzen. Gastrisch bedingte Kopfschmerzen. Verschlimmerung der Kopfschmerzen durch Bewegung ist eine Ausnahme, und es dürfte nicht uninteressant sein, was weitere Prüfungen und Beobachtungen in dieser Hinsicht noch herausbringen werden. Die Schmerzen sind heftig und klopfend; Verschlimmerung durch Kopfschütteln, nach Schlaf, nach Niesen, im Stehen, durch hastiges Gehen, Bücken, Augenanstrengung und im warmen Raum. Umhergehen im Freien bessert. Die Schmerzen strahlen bis in die Augen und in die Stirn aus. Schmerzen in der Stirn morgens und abends, verschlimmert nach dem Essen. Schmerzen über den Augen. Schmerzen im Hinterkopf, in den Kopfseiten und den Schläfen. Die Schmerzen sind bohrend, brennend, drückend, ziehend, stoßend, berstend und vor allem stechend. Betäubender Schmerz. Reißen. Klopfen im Hinterkopf, in den Kopfseiten, den Schläfen und im Scheitel. Schockgefühl im Kopf, in den Kopfseiten, besonders in der rechten Seite.

Zahlreiche Augensymptome. Verklebte Lider. Trockenheit. Gelbe oder grünliche Absonderungen. Entzündung der Bindehäute und Lider. Dunkle Gefäßinjektion. Ausschläge um die Augen herum und auf den Lidern. Tränenfluß. Jucken. Hornhauttrübung. Das Mittel wird empfohlen für Star. Brennende, drückende, reißende Schmerzen. Lichtscheu. Rötung der Augen und der Augenlider. Flecken und Geschwürsbildung auf der Hornhaut. Angeschwollene Augenlider. Der Kranke sieht dunkle, buntgefleckte, gelbe Farben. Hofbildung um Lichter. Schwarze, wandernde Flecken. Der Kranke ist wie geblendet. Sehtrübung. Augenanstrengung ruft mancherlei Beschwerden hervor. Nebliges Sehen. Funken vor den Augen. Schwachsichtigkeit.

Katarrh der Eustachischen Röhre und des Mittelohrs. Trockenheit im Mittelohr. Absonderungen aus dem Ohr: gelb, dünn, hellgelb oder grünlich, blutig, faulig, eitrig. Ausschläge, Ekzeme, Wundsein, Pusteln hinter dem Ohr. Jucken in den Ohren. Ohrgeräusche: Summen, Zirpen, Knacken, Krachen, Brummen, Klingen, Rauschen, Pfeifen. Empfindung im Ohr wie nach einer Ohrfeige. Am Abend dumpfe, bohrende oder schneidende, drückende, stechende, reißende Ohrschmerzen. Das Mittel hat Polypen geheilt. Die Ohren werden wie verstopft empfunden und klopfen. Das Hörvermögen ist verschlechtert.

Fließschnupfen. Katarrh mit blutigem, brennendem, wundmachendem, grünlichem, riechendem, eitrigem, dünnem, gelbem, schleimigem oder dickem und zähem Sekret. Trockenheit der Nase. Bluten der Nase morgens beim Schneuzen. Jucken in der Nase. Verstopfung der Nase. Brennender Schmerz in der Nase. Empfindlichkeit von Nase und Nasenscheidewand. Das Geruchsvermögen ist verschärft oder verloren. Angeschwollene Nase. Niesen.

Kränkliches, gelbes, bläßliches Gesicht. Aufgesprungene Lippen. Manchmal sind die Lippen blaß, manchmal weisen sie umschriebene Rötung auf. Eingefallenes Gesicht. Ausschläge im Gesicht, auf Lippen und Nase. Herpes, Pusteln und Schuppen. Abschuppendes Gesicht. Hitzewallungen. Jucken. Entzündung der Submaxillardrüsen mit Anschwellung. Prosopalgie; verschlimmert, wenn es im Zimmer zu warm wird, und am Abend; gebessert im Freien. Die Schmerzen sind ziehend, stechend und reißend. Schweiß im Gesicht. Angeschwollene Kiefer, Drüsen und Lippen. Zucken im Gesicht. Das Mittel hat eine Warze auf der Lippe geheilt und wird, wenn das Symptomenbild stimmt, Epitheliome heilen.

Aphthen im Mund. Trockenheit des Mundes. Blutendes Zahnfleisch. Schleim im Munde und auf der Zunge. Wunde, brennende Zunge. Speichelfluß. Der Geschmackssinn ist verloren oder es besteht ein fader, fauliger, saurer oder süßlicher Geschmack im Munde.

Die Zunge ist schleimig-gelblich belegt, am stärksten im hinteren Abschnitt. Zahnschmerz, verschlimmert im warmen Zimmer, gebessert im Freien.

Trockenheit und Zusammenschnürungsgefühl des Schlundes. Der Kranke muß häufig Schleim aufräuspern. Hitze und Entzündung im Hals. Gefühl eines Klumpens im Rachen. Morgens viel Rachenschleim. Schmerzhafter, empfindlicher Rachen. Schmerzen beim Schlucken. Wundheitsgefühl, Brennen und Stechen. Die Mandeln sind stark geschwollen. Das Schlucken ist erschwert.

Starkes Angst- und Elendsgefühl im Magen. Der Appetit ist vermehrt; manchmal besteht Heißhunger, aber der Appetit kann auch völlig fehlen. Abneigung gegen Brot, Eier, Fleisch, heiße Getränke und warme Speisen. Kältegefühl im Magen. Magenkatarrh. Der Kranke möchte saure Dinge, Süßigkeiten, kalte Getränke und kalte Speisen. Auftreibung des Magens. Reizbarer, leicht gestörter Magen. Leere- und Schwächegefühl im Magen. Aufstoßen von Speise nach dem Essen; bitteres, leeres, saures Aufstoßen und Sodbrennen. Das Aufstoßen erleichtert. Gastroduodenitis mit Gelbsucht. Völlegefühl nach jeder kleinen Mahlzeit (*Lycopodium*). Sodbrennen, Schweregefühl und Hitzewallungen. Schluckauf. Die Nahrung widert den Kranken an. Übelkeit mit Kopfweh während des Frostes, während des Hustens, nach kalten Getränken, nach dem Essen und bei Bewegung. Schmerzen im Magen nach Essen und Trinken. Brennen, Krämpfe, Schneiden, Zwicken, Drücken, Empfindlichkeit und Stechen. Klopfen im Magen. Würgen beim Husten. Brennender Durst. Erbrechen beim Husten, nach dem Essen, während des Kopfwehs, während der Regel. Der Kranke erbricht Galle, Speisen und vor allem sauren Schleim.

Kältegefühl im Leib. Auftreibung nach dem Essen. Wassersucht. Vergrößerte Leber. Versetzte Winde. Völlegefühl nach dem Essen. Leeregefühl im Unterbauch nach dem Stuhlgang, gebessert durch Abgang von Winden. Hitze- und Schweregefühl. Leberbeschwerden. Jucken auf der Haut. Schmerzen im Leib, besonders nachts. Krämpfe während des Durchfalls, nach dem Essen, vor und während der Regel, verschlimmert durch Bewegung. Schmerzen in der Leistengegend und in der Leber. Brennen, Schneiden, Drücken. Druck im Hypogastrium und in der Leber. Empfindlichkeit des Leibes und der Leber. Stechen im Leibe, in den Flanken, in der Leistengegend, in der Leber. Klopfen. Rumoren vor dem Stuhlgang. Kollern im Bauch. Auftreibung des Leibes.

Hartnäckige Verstopfung, die mit Durchfall wechselt. Der Stuhlgang ist erschwert, weich oder auch hart, ungenügend wegen der Mastdarmträgheit, letzteres besonders während der Regel. Durchfall morgens, abends, nachts, nach Mitternacht, schmerzlos oder auch von Krämpfen begleitet, besonders während der Regel. Chronischer Durchfall. Übelriechende, faulige Blähungen, die manche Bauchsymptome erleichtern. Blutung aus dem After. Große blutende innere und äußere Hämorrhoiden. Unwillkürlicher Stuhlabgang. Sehr heftiges Jucken des Afters. Schmerzen im Mastdarm und After während des Stuhlgangs und nach dem Stuhlgang. Brennen während des Durchfalls, auch während normalen Stuhlgangs und nach dem Stuhlgang. Schneiden, Drücken, Brennen und große Empfindlichkeit. Die Umgebung des Afters ist wund. Stechen im After. Tenesmus nach dem Stuhlgang. Stuhldrang ohne Erfolg. Bei Verstopfung fehlt der Stuhldrang.

Der Stuhl ist wundmachend, schwarz, dünn und übelriechend, häufig blutig, faulig, wässerig, gelblich, schleimig. Bei Verstopfung ist der Stuhl trocken, hart, knollig, massig oder wie Schafdung. Der Stuhl ist hell gefärbt und gallelos.

Chronische Entzündung der Blase. Der Schmerz ist drückend und stechend. Ständig vorhandener oder häufig auftretender, erfolgloser Urindrang, verschlimmert bei Nacht. Schmerzhaftes Wasserlassen, nachts häufiger. Beim Umhergehen tropft der Harn ab. Entzündung der Nieren mit stechenden Schmerzen.

Tripper im vorgerückten Stadium mit grüner oder gelber, dünner oder zäher Absonderung. Blutung aus der Harnröhre. Brennen während des Wasserlassens an der Harnröhrenmündung. Schneidende Schmerzen.

Der Urin ist eiweißreich. Das Mittel hat sich als besonders wertvoll erwiesen bei Albuminurie nach Scharlach. Der Urin brennt; er ist wolkig, stark gefärbt, reichlich oder auch spärlich, stinkend, mit rotem und eitrigem Satz. Reichlicher, zäher Schleim im Urin.

Impotenz. Verhärtung der Hoden. Entzündung des Peniskopfes. Hodenentzündung nach unterdrückter Gonorrhoe (*Pulsatilla*). Jucken der Genitalien und des Scrotums. Ziehen in den Hoden. Der Sexualtrieb ist vermindert oder auch ganz erloschen. Angeschwollene Hoden.

Das Mittel stellt die Gesundheit von Frauen wieder her, die Aborte gehabt haben. Abneigung gegen Beischlaf. Wundsein der Genitalien mit Jucken. Der Fluor ist brennend, wundmachend, grünlich, gelblich, eitrig, dick oder wässerig. Die Regel fehlt oder ist hellrot, reichlich, zu früh oder zu spät, übelriechend, schmerzhaft, zu kurz, spärlich oder unterdrückt. Blutung aus der Gebärmutter. Schmerzen in der Gebärmutter während der Regel. Senkungsgefühl im Becken. Brennen in den Genitalien. Wehenartige Schmerzen während der Regel. Prolaps der Gebärmutter.

Katarrhe der Luftwege mit dickem, grünem, gelbem oder weißem Schleim. Trockenheit des Kehlkopfs. Rauhes Gefühl im Kehlkopf. Empfindlichkeit und Wundheit. Fast dauernd Kratzen im Kehlkopf, verschlimmert nach dem Essen und nachts im Bett bis Mitternacht. Der Kranke wird fast zur Verzweiflung getrieben durch die ständige Notwendigkeit zu räuspern, wobei er nur dicken, weißen Schleim herausbringt. Kitzel im Kehlkopf. Heiserkeit. Immer wiederkehrender Schnupfen mit Kehlkopfreizung. Stimmverlust. Jede Erkältung setzt sich im Kehlkopf fest.

Asthma, verschlimmert im warmen Raum, gebessert im Freien. Atemnot abends und nachts, verbunden mit Husten, sowohl im Liegen als auch beim Umhergehen, gebessert in frischer Luft. Rasseln beim Atmen. Kurzatmigkeit mit Erstickungsgefühl im warmen Raum. Keuchende, pfeifende Atmung in warmen Räumen.

Husten morgens, abends und nachts im Bett; gebessert im Freien, in kühler Luft und durch kalte Getränke. Husten mit Schnupfen, verschlimmert beim Niederlegen. Trockener, heiserer, kruppartiger Husten bei Nacht. Husten, verschlimmert nach dem Essen und während des Fiebers. Erschöpfender, bellender, loser, anfallsweise auftretender, quälender, rasselnder Husten. Erstickender Husten. Kitzel im Kehlkopf, in der Luftröhre und tief in der Brust. Ein warmer Raum verschlimmert den Husten. Keuchhusten mit gelbem Schleim oder gelbwässerigem Auswurf. Der Auswurf ist blutig, eitrig, gelb oder grünlich, schleimig, wässerig oder zäh. Die Expectoration ist erschwert; der Auswurf muß heruntergeschluckt werden oder er gleitet zurück.

Beklemmungsgefühl auf der Brust. Das Mittel hat überraschende Wirkungen bei Brustkatarrhen. Rasseln auf der Brust bei jeder Abkühlung des Wetters. Zusammenschnürungsgefühl auf der Brust. Die letzten Stadien von Lungenentzündung und Pleuritis entsprechen der Symptomatik von *Kalium sulf.* Jukken der Brusthaut. Ausschläge, Ekzeme und Pusteln. Druckgefühl auf der Brust, verbunden mit Blutung. Das Mittel paßt nach Bronchitis von Kindern, wenn jede folgende Erkältung Rasseln in der Brust auslöst, ohne daß Auswurf besteht. Brennen, Schneiden, Stechen und Empfindlichkeit auf der Brust. Schmerzen und Stiche im Herzen. Herzklopfen mit Herzbeklemmung. Stürmische Herzaktion. Achselschweiß. Schwache Brust. Dieses Mittel hat viele Menschen vor Phthise bewahrt. Es hat Brustdrüsenschwellungen geheilt, die jeden Monat vor den Menses auftraten.

Kältegefühl im Rücken. Schmerzen im Rücken beim Atmen, besonders während der Regel, von periodischem Charakter; schlimmer im Sitzen und Stehen sowie in warmen Räumen, gebessert durch Umhergehen. Herumziehende Schmerzen. Schmerzen in der Halsgegend, im Rücken, zwischen den Schultern, in der Lendengegend und im Kreuzbein. Spannungsgefühl in der Halsgegend. Schwächegefühl in der Lendengegend.

Gelenkentzündung mit Knotenbildung. Kälte der oberen Extremitäten, besonders der Hände. Kalte Füße abends im Bett und während des Fiebers. Aufgesprungene Hände. Knacken in den Gelenken. Pusteln und Bläschen auf den Gliedmaßen. Bei einer jungen Frau wurde Abschuppung der Haut auf den Beinen über dem Schuhansatz beobachtet. Die Hände können auch heiß sein. Hüftleiden. Schweregefühl in den Beinen. Jucken auf der Haut. Zucken der Glieder. Taubheitsgefühl der Hände, der unteren Gliedmaßen und der Füße. Schmerzen in den unteren Extremitäten während eines Frostanfalls. Rheumatische Schmerzen in den Gliedern. Krämpfe in den Muskeln. Ziehen in den Knien und Beinen. Rheumatische Schmerzen, schlimmer im Sitzen und in einem warmen Raum, gebessert durch Bewegungen und Umhergehen im Freien. Zerschlagenheitsschmerz in der Tibia. Stechen in Gelenken und Gliedmaßen. Reißende Schmerzen während des Frostanfalls in allen Gelenken und Gliedern. Umherwandernde reißende Schmerzen, gebessert durch Bewegung und Umhergehen in frischer Luft. Schwitzen der Handflächen und der Füße. Kalter Fußschweiß. Unruhe in den Beinen. Steifigkeit der Gelenke. Anschwellung der Knie, der Beine und der Füße. Zittern der Glieder, der Hände und Füße. Krampf im Oberschenkel. Geschwüre an den Beinen. Gelenkschwäche an den oberen Gliedmaßen und den Knien.

Der Schlaf ist voll ängstlicher Träume. Alpdruck. Der Patient träumt vom Sterben, von Unglücks- und Todesfällen, von Räubern, von Krankheiten, von Geistern usw. Er schläft spät ein. Unruhiger Schlaf. Schläfrig am Nachmittag, am Abend und nach dem Essen. Schlaflos vor Mitternacht. Der Kranke wacht häufig auf und erwacht morgens sehr früh.

Frostgefühl nachts und abends. Der Kranke friert nach Anstrengung. Kältegefühl auf der Haut. Täglicher Frost. Schüttelfrost gegen 17 und 18 Uhr. Fieber ohne Frost, abends auftretend und bis Mitternacht dauernd. Fieber, trockene Hitze, Blutwallungen. Hektisches Fieber. Intermittierendes Fieber. Schweißausbruch morgens, nachts und mitternachts. Starkes Schwitzen bei der kleinsten Anstrengung.

Gefühl des Brennens auf der Haut. Brennen nach Kratzen. Die Haut ist oft kalt. Abschuppung der Haut. Verfärbung der Haut. Leberflecke. Rote Flecke. Trockene Haut. Schlechte Hautfunktion. Trockene, brennende Haut. Epitheliome. Trockene oder feuchte Ausschläge mit Blasen und Brennen. Ekzeme mit gelblichen oder grünlich-wässerigen, herpesartigen Absonderungen. Juckende und stechende Ausschläge. Masernartiger Ausschlag. Rote Ausschläge. Schorfige Ausschläge. Kratzschorfe. Schmerzende eitrige Ausschläge. Tuberkulöse Hautaffektionen. Knötchenförmige Urticaria. Bläschenausschläge. Wundrose mit Blasen. Die Haut wird leicht wund. Intertrigo. Ameisenlaufen. Jucken, Brennen, Kriechen, Stechen; verschlimmert durch Bettwärme, gebessert durch Kratzen. Nässende Haut nach Kratzen. Neuritis. Die Haut ist sehr empfindlich, manchmal ödematös geschwollen. Spannungsgefühl. Geschwürsschmerz. Die Geschwüre bluten, brennen, stechen, klopfen und eitern. Blutige, gelbe Absonderung. Schmerzhafte Warzen.

Kalmia latifolia

(Berglorbeer)

Dieses Mittel wirkt besonders auf die Muskeln, die Sehnen und die Nerven und heilt rheumatische Beschwerden. Die Schmerzen wandern und werden durch Bewegung verschlimmert; sie ziehen vom Rumpf nach den Extremitäten, von oben nach unten und zur Peripherie hin. Die Schmerzen sind manchmal blitzartig; sie ziehen die Nerven entlang, besonders längs des Ischiadicus und der Cruralnerven bis zu den Waden hinab. Bei Rheumatikern sind die Schmerzen dumpf, reißend und drückend; schlimmer durch Bewegung. Bewegung verursacht Schmerzen. Die Kopfschmerzen sind sehr heftig, sie beginnen oft im Nacken oder im Hinterkopf und steigen auf bis zum Scheitel. Ferner besteht Stirnkopfschmerz über einem oder über beiden Augen; der Schmerz ist reißend neuralgisch, er wird durch Hitze und Bewegung schlimmer. Die Schmerzen kommen und gehen mit der Sonne; sie beginnen morgens, wachsen an bis mittags, dann lassen sie allmählich nach und verschwinden abends. Der Patient ist bei Bewegung unfähig für geistige Arbeit, aber bei absolut ruhiger Rückenlage ist der Geist klar. Dagegen tritt bei der leichtesten Bewegung, auch nur der Hand, Schwindel und geistige Benommenheit ein.

Rheumatische Herzleiden mit organischen Störungen. Herzhypertrophie und Herzklappenaffektionen. Solche Zustände hat das Mittel geheilt. Es besteht ausgesprochenes Herzklopfen beim Liegen auf der linken Seite, verschlimmert beim Vorwärtsbeugen, besser in Rückenlage und beim Geradesitzen. Schon diese Symptome geben ein plastisches Bild von dem Mittel. *Kalmia* ist nützlich bei Rheuma auf syphilitischer Grundlage, wo schließlich die Herzklappen befallen werden. Es bestehen schießende Schmerzen durch das Herz. Der Puls ist intermittierend, ab und zu hüpfend. Das arterielle oder das venöse Gefäßsystem oder die Herzklappen können betroffen sein. Cardiale Dyspnoë bei körperlicher Anstrengung. *Kalmia* hat viele syphilitische Herzleiden geheilt. Das Mittel ist besonders angezeigt, wenn die Schmerzen von Ort zu Ort wandern, von oben nach unten; es paßt auch für alte Fälle von gonorrhoischem Rheumatismus, wenn die übrigen Symptome stimmen.

Die Hauptsymptomatik des Arzneibildes bezieht sich auf das Herz. Die leichteste Bewegung, die geringste Anstrengung ruft infolge der Zirkulationsstörungen Schwindel hervor. Das Herz ist so empfindlich gegen jede Überanstrengung, daß die kleinste Bewegung Zirkulationsstörungen auch im Gehirn auslöst. „In Ruhelage sind die geistigen Fähigkeiten und das Gedächtnis intakt, aber beim Versuch, sich zu bewegen, tritt Schwindel ein." Bewegt sich der Patient weiter, kommen Übelkeit und Erbrechen hinzu. Hörbares, heftiges Herzklopfen, das den ganzen Körper erschüttert. Der Patient kann nicht auf der linken Seite liegen.

Kalmia paßt für alte, lästige, immer wiederkehrende Kopfschmerzen im Anschluß an Herzerkrankungen. Der Kopfschmerz tritt täglich auf, sobald die Sonne herauskommt, nicht aber bei bewölktem Himmel. Verschlimmerung durch Sonnenstrahlen.

Außerdem treten nachts Schmerzparoxysmen auf. Knochenschmerzen im Schienbein, als wenn das Periost zerrissen würde. Bekanntlich treten bei Syphilis nächtliche Verschlimmerungen ein. *Kalmia* ist ein Antipsoricum, Antisykoticum und Antisyphiliticum. Schmerzen im Pericranium und Knochenschmerzen nahe der Oberfläche. Nachts im Bett werden die Schmerzen sehr heftig und dauern die ganze Nacht an. Diese Nachtverschlimmerung tritt besonders ein bei ausgesprochenen Antisyphiliticis, z. B. bei *Hepar* und *Mercur*. Aber bei keinem Medikament finden wir sie so ausgesprochen wie bei der Syphilis selbst. Bei Syphilis tritt die Verschlimmerung mit Sonnenuntergang auf. Viele sykotische Leiden richten sich nach den Tagesstunden, so daß die Schmerzen sich von Sonnenaufgang bis Sonnenuntergang verschlimmern.

Kalmia hilft auch bei Nierenerkrankungen. Wie alle Organe Beziehung zueinander haben, so besonders Herz und Nieren. *Kalmia* ist ein großes Palliativ, wenn Atemnot, erschwerte Herztätigkeit und Albuminurie vorliegen. Das Mittel erleichtert die Atmung. Ferner ist es bei Augenleiden im Anschluß an Nierenkrankheiten nützlich. Es ist oft angezeigt bei Albuminurie und Morbus Brightii mit Sehstörungen während der Schwangerschaft. *Kalmia* paßt für die stechenden und reißenden Augenschmerzen bei Nierenleiden in der Schwangerschaft oder bei Albuminurie; es ist auch nützlich bei Neuralgien des Auges und bei heftigen, reißenden Gesichtsneuralgien, die zuweilen Nacht- oder Tagverschlimmerungen aufweisen. Die Tagverschlimmerung kommt und geht mit der Sonne. Die Nachtverschlimmerung tritt mit dem Niederlegen ein. „Ängstlicher Gesichtsausdruck" bei rheumatischen Herzaffektionen. „Gesichtskongestionen mit Schwindel."

Kalmia paßt für heftige neuralgische, schießende, reißende Nervenschmerzen nach einem Herpes, der nicht richtig behandelt worden ist oder dem eine Erkältung folgt. Die Schmerzen kommen plötzlich und verschwinden ebenso plötzlich; es ist, als ob der Nerv von einer Zange erfaßt und in Stücke zerrissen würde.

Das Herz bietet viele Symptome für *Kalmia*. „Herzflattern, Herzklopfen." „Das Herzklopfen geht bis in den Hals, besonders nach dem Zubettgehen. Überall Zittern." Sehr langsamer Puls. Wir erinnern uns an einen alten Syphilitiker mit Herzklappenfehler, dem man gesagt hatte, er könne bei jeder heftigen Bewegung sterben. Durch große Dosen *Mercur* war die Syphilis unterdrückt worden. *Kalmia* beseitigte die Dyspnoë und das Herzklopfen in wenigen Monaten. Erst nach zwei Jahren trat ein Rezidiv auf, worauf *Kalmia* dann endgültig heilte. Man sieht daran, wie tief und wie anhaltend *Kalmia* wirkt.

„Wandernde rheumatische Schmerzen in der Herzgegend." „Herzsymptome nach äußerer Behandlung von Gelenkrheumatismus." Ein geschickter Masseur bringt es oft fertig, durch Massieren, Salbenbehandlung und Magnetotherapie den Rheumatismus z. B. aus einem Kniegelenk zu vertreiben. Aber dann schlägt sich das Leiden nur allzu leicht auf das Herz. In diesem Fall sind *Kalmia, Bryonia, Rhus tox., Ledum, Abrotanum* und zuweilen *Cactus* angezeigt. Jedes Unterdrücken von Symptomen läßt die Zentralstellen, das Herz und das Gehirn, erkranken. Bei einem Phosphor-Patienten ist man erstaunt, welch wundervolle Erleichterung er manchmal durch Massieren haben kann. Der Phosphor-Patient ist geschwächt und leicht erregbar und verlangt direkt nach Massage. Aber bei Rheumatismus ist Massieren nicht immer angebracht.

„Müdigkeit in allen Gliedern, jede Anstrengung wird vermieden." „Schwäche als Hauptsymptom; ferner Neuralgie." Diese Schwäche ist bedeutsam. Wenn heftige Schmerzen den ganzen Körperhaushalt herabstimmen, ist das Herz in Gefahr. Wenn diese allgemeine Schwäche vorliegt, eine anhaltende Schwäche z. B. nach Geburt oder infolge chronischer Schmerzen (wie bei *Hepar*), dann drohen Herzattacken. Der Patient ist vollständig erschöpft und übermüdet.

Gewöhnlich werden nur *Belladonna* und *Aconit* als Antidote zu *Kalmia* genannt. *Spigelia* folgt sehr gut auf *Kalmia* und ist ebenfalls ein Antidot. *Acidum benzoicum* ist ein natürliches Komplementärmittel zu *Kalmia. Calcarea, Lithium carb., Lycopodium, Natrium mur.* und *Pulsatilla* sind nahe verwandt und sollten mit unserem Mittel verglichen werden.

Kreosotum

(Kreosot)

Die drei hervorragenden Charakteristika für *Kreosot* sind: 1. scharfe Absonderungen, 2. Pulsationen im ganzen Körper und 3. profuse Blutungen aus kleinen Wunden.

Ein Nadelstich läßt hellrotes Blut hervorsickern; die Schleimhäute bluten leicht, schon auf Druck; Blutungen treten hier und da im Körper auf. Scharfe Tränenabsonderung, welche die Lidränder und die Wangen rötet und wund macht. Die Augen brennen. Die Mundwinkel sind rot und wund, weil der Speichel brennt und wund macht. Die eitrigen Absonderungen sind scharf. In den Augen besteht Stechen und Brennen. Eine Leukorrhoe verursacht Stechen und Brennen in der Umgebung der Vulva, die gerötet, wund und zuweilen entzündet ist. Brennen und Blutung in der Vagina während des Coitus. Es bestehen Granulationen in der Vagina und am Muttermund, worauf die Beschwerden beim Coitus zurückzuführen sind. Auch am Penis entsteht Stechen und Brennen. Diese Neigung zum Wundwerden durch die Ex- und Sekrete erstreckt sich auf alle Körpergewebe.

Auf jede Aufregung folgt Klopfen im ganzen Körper bis zu den Fingerspitzen. Der Patient ist weinerlich. Die leichteste Erregung, selbst wenn sie durch Musik hervorgerufen wird, macht rührselig. Die Tränen, die sie auslöst, sind scharf. Dabei besteht Herzklopfen und Pulsation bis in die Fingerspitzen.

Bei Halsentzündung verursacht schon ein Druck auf die Zunge Bluten. Bei Nasenkatarrh entsteht Bluten, ebenso bei Entzündung der Conjunctiva. Auf einen Nadelstich in den Finger kommt nicht lediglich ein Tropfen Blut, sondern das Blut fließt längere Zeit. Anhaltende Blutungen aus den Körperöffnungen, aus den Nieren, den Augen, der Nase und dem Uterus. Blutung nach dem Coitus. Tumoren bluten leicht.

Diese charakteristischen Zeichen zusammengenommen ergeben die Kreosot-Konstitution.

Der Patient ist so reizbar, daß ihm nichts paßt; er hat viele Wünsche, die durch nichts befriedigt werden können. Sobald ein Wunsch erfüllt ist, hat der Patient kein Interesse mehr daran. So ist es auch bei dem Kreosot-Kind: sobald es das von ihm Gewünschte bekommen hat, wirft es dies wieder weg. Man kann das Kind nicht zufriedenstellen. Die Lippen sind rot und bluten leicht, die Mundwinkel sind wund, die Augenlider sind rot und die Haut ist wund. Dabei hat das Kind breiige Stühle. Die Umgebung des Anus ist rot und wund. Es besteht Wehgefühl und Brennen. So empfindlich ist das Kreosot-Kind, gleich, ob es an Cholera infantum, an Bettnässen oder an Erbrechen leidet. *Kreosot* heilt Diarrhoe und Erbrechen, es heilt alle Arten von Urinstörungen. Der Patient hat starkes Blähungsgefühl und Darmbeschwerden.

Bei Erwachsenen bestehen periodische Kopfschmerzen. Das Gesicht ist gelblichblaß mit rötlichen Flecken, erysipelähnlich aussehend. Früher nannte man dieses Aussehen skorbutisch.

Bei Frauenleiden beachte man ebenfalls dieses Aussehen. Bei jeder Menstruation klagt die Patientin über Schwellung und Wundsein der Genitalien. Die Blutung ist reichlich, stückig, kommt mit Pausen, tritt zu früh ein und dauert zu lange. Zeitweise ist das Blut schwarz, sehr übelriechend, macht die Genitalien und die Schenkel wund und verursacht Schwellungen. Bei jeder Periode treten Wundsein der Lippen und Risse um die Mundwinkel auf. Die Tränen sind scharf. Während der Menstruation sind alle Körpersäfte scharf, sie brennen und machen alles wund. Sehr oft gleichzeitig breiiger Stuhl, der auch sehr scharf ist und Brennen und Schmerzen am Anus verursacht. Alle Symptome von *Kreosot* sind schlimmer während der Menstruation. Das Zahnfleisch wird skorbutisch, ist geschwollen, rot und löst sich von den Zähnen ab. Es wird schwammig und blutet leicht. Im Munde bilden sich viele Geschwüre. Die Geschwüre breiten sich um Aphthen herum aus, schmerzen und brennen. Auf der Zunge bilden sich ebenfalls Geschwüre, die bei Berührung leicht bluten.

Bei Typhus entstehen am Schluß Blutungen aus den Därmen und aus den Schleimhäuten. Alle Schleimhäute sind wund. Die sickernden Absonderungen verursachen Geschwüre. *Kreosot* kommt auch in Frage, wenn nach Typhus keine Gesundung eintritt, sondern Erbrechen, Blutungen und Diarrhoen auftreten. Das Erbrochene ist so scharf, daß es die Mundschleimhaut angreift, die Zähne stumpf und die Lippen wund macht. Dieses Wundsein von scharfen Absonderungen und das Klopfen im ganzen Körper sind Zeichen von *Kreosot*.

Die Körperabsonderungen der Kreosot-Patienten sind übelriechend. Stinkende, blutige, scharfe Absonderung aus der Nase. Übelriechende, wässerige, zuweilen faulige Absonderungen aus allen Körperteilen. Sehr übelriechende Leukorrhoe. Rapide Abmagerung mit schwammigen, brennenden Geschwürsbildungen, die scharfen, übelriechenden, gelben Eiter entleeren. Zuweilen ist die Entzündung selbst bei kleinen Geschwüren so stark, daß Gangrän eintritt. Schlechte Granulationen am Schleimhautrand. Krustenbildung. Verhärtungen unter den Krusten. Die Blutzirkulation an den Lippenrändern, an den Mundwinkeln, in den Augenwinkeln, an den Augenlidern und an den Genitalien ist träge; es besteht hochgradige venöse Stauung, so daß sich über den blutenden Geschwüren massige Krusten bilden. *Kreosot* hat diese Zustände geheilt.

Charakteristisch für *Kreosot* sind auch die Magensymptome. Bald nach dem Essen entsteht Brennen im Magen, darauf ein Gefühl von Völle; zunehmende Übelkeit, die in Erbrechen unverdauter Speise übergeht. Das Erbrochene ist sauer und scharf; meist tritt das Erbrechen 1 oder 2 Stunden nach dem Essen ein. Nach dem Erbrechen besteht die Übelkeit weiter. Nach einem Schluck Wasser hat der Patient anhaltend bitteren Mundgeschmack. Verschlimmerung nach Genuß von kalten, Erleichterung nach Genuß von warmen Speisen. Wenn bei malignen Magenkrankheiten diese Symptome vorliegen, ist *Kreosot* ein gutes Palliativmittel. Es erleichtert das Brennen und bessert die Verdauung eine Zeitlang, heilt aber die Krankheit selbst natürlich nicht. Oft können unsere Mittel große Linderung bei Krebsleiden verschaffen, mehr als es Morphium je tun kann. Wenn ein Homöopath behauptet, bei Magenkrebs und anderen schmerzhaften Leiden die Anodyna der Schule bevorzugen zu müssen, so ist er eben nicht imstande, das richtige Mittel herauszufinden.

Kreosot ist ein großes Mittel gegen Sommerdiarrhoen der Kinder, bei Cholera infantum, beim Zahnen und bei den damit zusammenhängenden Leiden. Das Zahnen kommt nur zu bereits bestehenden Leiden hinzu.

Charakteristisch für *Kreosot* ist endlich der plötzliche starke Harndrang, so daß sich der Kranke mit dem Wasserlassen beeilen muß, wenn es nicht zu unfreiwilligem Urinabgang kommen soll. Bettnässen. Der Urin ist blutig, scharf und wundmachend. Blasenschwäche, Inkontinenz. Stechen und Brennen in den Schamteilen während und nach dem Urinieren. „Zucker im Urin." *Kreosot* hat Diabetes geheilt. Aus den angegebenen Symptomen muß auch bei Diabetes der Hinweis auf *Kreosot* hervorgehen.

Lac caninum

(Hundemilch)

Eingeführt wurde dieses Medikament durch REISIG und später angewandt von BAYARD. Nach BAYARDS Tode erhielten wir von DYER eine Probe der 30. Potenz, die von REISIG angefertigt war und von der die meisten Potenzen stammen.

Alle Milcharten sollten potenziert werden, denn sie gehören zu unseren hervorragendsten Medikamenten. Sie sind animalische Produkte und Nahrungsmittel für das erste animalische Leben. Sie entsprechen daher der innersten Natur des Menschen. Hätten wir ausreichende Prüfungen mit Affen-, Kuh-, Stuten- und Menschenmilch, so wäre das von großem Wert. *Lac defloratum* und *Lac caninum* haben schon oft glänzend gewirkt. Viele Symptome von *Lac caninum* sind jedoch zweideutig bzw. unbeständig, es würde lange Zeit brauchen, die Einzelheiten darzustellen.

Dieses Mittelbild weist sehr viele nervöse Symptome, aber auch Gewebsveränderungen auf. Das Mittel wirkt tief und lange. Die Prüfer spürten die Symptome des Mittels oft jahrelang. Die psychischen Symptome sind langanhaltend und quälend. Das Mittel hat vergrößerte Drüsen geheilt, ebenso Geschwüre mit viel Rötung. Die geschwürigen Stellen haben ein trockenes, glänzendes Aussehen. *Lac caninum* ist ein wichtiges Mittel bei Lähmungsbeschwerden nach schlecht behandelter Diphtherie. Seine meisten Symptome beziehen sich auf das Nervensystem. Dort herrscht ein Zustand von Überempfindlichkeit vor, eine allgemeine Hyperästhesie der Haut und aller Organe. Das Mittel hilft bei ausgesprochen hysterischen Frauen. Es hilft bei allen möglichen befremdenden Symptomen; eine Frau z. B. liegt tagelang im Bett mit gespreizten Fingern, denn sie würde rasend werden, wenn die Finger sich nur lose berührten; ein fester Druck hingegen läßt die Patientin gleichgültig. Ein solcher Zustand ist ohne *Lac caninum* und *Lachesis* schwer zu heilen. *Lachesis* hilft bei einem ähnlichen Zustand. Die Überempfindlichkeit des Leibes, schon bei dem Druck der Bettdecke, gehört zu den Symptomen beider Mittel. Ein anderes eigentümliches Symptom ist das Gefühl, als ob man beim Gehen in der Luft schwebe oder als ob man beim Liegen das Bett nicht berühre. Diese Erscheinungen finden wir auch bei anderen Mitteln, vor allem bei *Lachesis.* Das Gefühl eines schwebenden Gleitens beim Gehen fällt besonders bei *Asarum europaeum* auf.

Die Beschwerden wechseln häufig die Seiten. Rheumatismus z. B. findet sich erst im einen Fußgelenk, dann im anderen und dann wieder im zuerst befallenen. Ebenso verhält es sich mit den anderen Gelenken, mit den Kopfschmerzen und Neuralgien, mit dem wandernden Erysipel, der Oophoritis und der Angina. Es kommt vor, daß z. B. eine Angina rechts beginnt und auf die linke Seite überspringt; *Lycopodium* versagt dann, aber *Lac caninum* heilt, sobald die rechte Seite von neuem befallen wird. Dieses Wechseln der Seiten ist nur für wenige Mittel charakteristisch.

Einige Prüfer hatten merkwürdige Symptome, die aber nicht einwandfrei bewiesen sind, zumal das Mittel die Phantasie so anregt, daß eine Autosuggestion nicht ausgeschlossen ist. Das Symptombild des Mittels enthält viele Einbildungen, störende, quälende Gedanken und wechselnde psychische Zustände. Der Patient kann seine Gedanken nicht zusammennehmen, er läßt alles liegen und leidet unter Entschlußlosigkeit, wie dies bei vielen anderen Mitteln auch hervortritt. Der Patient wird den Gedanken nicht los, daß alles, was er sagt, gar nicht so sei; er hat das Gefühl, als gäbe es überhaupt keine Wirklichkeit mehr. Dieser Zustand ähnelt den Symptomen von *Alumina;* es ist ein Zustand voller Zweifel an der Wirklichkeit der Dinge, wobei der Patient das Gefühl hat, als spreche nicht er selbst, sondern jemand anders. Bei jedem Symptom, das auftritt, bildet sich der Kranke ein, er habe eine schwere Krankheit.

Er hat Angst, daß er von einer schrecklichen Krankheit befallen werden könne, von einer Eiterung oder irgendeinem ekelerregenden Zustand, oder daß er unter Schlangen gerate. Es sind schreckliche Visionen und der Patient fürchtet, daß sie wirkliche Gestalt annehmen könnten. Hierin ähnelt unser Mittel *Lachesis,* bei dem wir auch das Gefühl finden, die Luft sei voll schwebender Geister, obwohl der Kranke sie niemals gesehen hat. Der Patient bildet sich ein, seine Nase gehöre einem anderen; er meint, nicht mehr er selbst zu sein; er glaubt Spinnen, Schlangen und Ungeziefer zu sehen und kann das Alleinsein nicht ertragen. Der Lachesis-Patient hingegen möchte allein sein, um sich seinen sonderbaren Phantasien hingeben zu können, und wenn er allein ist, hat er das Gefühl, als schwebe er aus dem Fenster. Durch irgendeinen Ton wird der Patient wieder zur Besinnung gebracht. Diese Zustände stehen hart an der Grenze von Geistesstörung und Delirium.

Bei all diesen Gefühlen geht der Patient den ganzen Tag seiner Beschäftigung nach, und niemand ahnt etwas, wenn der Patient nicht davon spricht. Es besteht chronischer Trübsinn, alles erscheint schwarz. Der Patient ist reizbar, unleidlich und unwirsch. Er hat viel Schwindel, aber von einer feineren, geistigeren Art als der gewöhnliche Körperschwindel, bei dem das Gefühl vorherrscht, als ob alle Dinge im Kreise gingen. Bei diesem Schwindel hat der Patient vielmehr das Gefühl, als ob er in der Luft schwimme oder geistergleich schwebe.

Lac caninum hilft bei heftigen Kopfschmerzen, die meist in der Stirn, zuweilen auch im Hinterkopf sitzen. Der Kopfschmerz wird verschlimmert durch Drehen der Augäpfel nach oben oder nach der Seite, besonders bei feiner Arbeit. Der Kopfschmerz über den Augen entsteht beim Reiten im kalten Wind, er wird gebessert im warmen Zimmer. Der Kopfschmerz dauert tagsüber an und zieht von einer Seite zur anderen. Die Schmerzen im Gesicht oder in den Augen wechseln die Seiten. Die Kopfschmerzen sind fast nicht zu ertragen, durch Gehen in freier Luft werden sie gebessert. Die rheumatischen Symptome werden gebessert durch Kälte und durch kalte Anwendungen (wie bei *Pulsatilla* und *Ledum*). Andere Kopfschmerzen sollen besser werden durch Wärme.

Der Lac-caninum-Patient ist sehr empfindlich gegen Licht und Geräusche. Die Buchstaben verschwimmen beim Lesen. Der Patient sieht im Dunkeln Gesichter, alte, verzerrte, häßliche Gesichter, von denen die Kranken sehr gequält werden. Das sind keine Sehstörungen, sondern die Folgen eines Gehirnzustandes.

Der Patient hört Töne, die von fern her zu kommen scheinen. Lähmung im Halse nach Diphtherie. Beim Trinken kommt die Flüssigkeit wieder zur Nase heraus. Schnupfen und Niesen mit Halsentzündung. Nasenverstopfung. Dicke, weiche, schleimige Nasenabsonderungen. Gesichtsschmerzen, schlimmer durch Anstrengung, besser durch warme Anwendungen; aber den Entzündungsschmerz erleichtern nur kalte Anwendungen.

Mundfäule ist ein charakteristisches Zeichen für *Lac caninum*. Schleimhaut und Zähne sind mit einer flockigen, hellen, silberigen Substanz bedeckt, die einige Ähnlichkeit mit Milch hat. Im Rachen besteht ein filzartiger Belag, aschgrau oder silberig hell. *Lac caninum* ist bei Diphtherie in jenen Fällen angewendet worden, wo die Symptome die Körperseite wechseln. Es hat auch postdiphtherische Lähmung geheilt. Der Halsschmerz zieht nach dem linken Ohr. Die Schmerzen sind alternierend. Die Halsbeschwerden werden gebessert durch kalte oder warme Getränke, verschlimmert durch Leerschlucken. *Lac caninum* ist besonders angezeigt bei glasiger, glänzender, geröteter Halsschleimhaut (vgl. *Kalium bichromicum*). *Lac caninum* hat vor allem die alternierenden Fälle geheilt, die von der rechten nach der linken Seite übergehen. Wir haben mit *Lac caninum* einen chronischen Fall geheilt, bei dem die ganze Mundhöhle mit weißem Exsudat belegt war, ohne Ulceration, aber mit ausgedehnter Infiltration bis unter die Zunge. Der Belag war weiß und silbrig, wie mit Karbolsäure geätzt, und der Mund war so empfindlich, daß der Patient nur Milch schlucken konnte.

Viele Abdominalbeschwerden. Druckschmerz im Becken; akuter Schmerz in der linken Leistenbeuge. Ständiger Harndrang. Blasenreizung.

Die weiblichen Sexualorgane liefern viele Symptome zum Arzneibild von *Lac caninum*. Heftiger Schmerz in der rechten Ovarialgegend, gebessert durch Ausfluß von hellrotem Blut (wie bei *Lachesis*). Die Schmerzen zeigen Seitenwechsel. Auch *Zincum* hilft bei Ovarialschmerzen, die durch den Regelfluß besser werden; die Zincum-Patientin fühlt sich nur während der Menstruation wohl. Membranöse Dysmenorrhoe ist ein weiteres Beispiel für die Neigung zu Exsudationen bei *Lac caninum*. Halsschmerzen zu Beginn und Ende der Menstruation. *Magnesium carb.* hilft bei Halsschmerzen vor der Menstruation, *Calcium carb.* bei Halsschmerzen während der Menstruation.

Aus der Vagina entweicht Luft. Wenn das nur beim Urinieren vorkommt, so paßt *Sarsaparilla* besser. Bei Kindern kommt es häufig vor, daß der Urin mit einem gurgelnden Geräusch abgeht; auch dann paßt *Sarsaparilla*.

Viele Mammabeschwerden sprechen auf *Lac caninum* an. Gefühl, als ob die Brüste eitern wollten. Wenn eine Mutter ihr Kind verloren hat und daher gezwungen ist, mit dem Stillen aufzuhören, so sind zum Versiegenlassen der Milch *Lac caninum* und *Pulsatilla* die besten Mittel, auch wenn andere Symptome fehlen. Diese beiden Mittel helfen sofort. Die Lac-caninum-Patientin ist voller Phantasien, sie ist empfindlich gegen Schmerzen und gegen jeden Reiz. *Pulsatilla* wird besser nur bei Patientinnen mit Pulsatilla-Konstitution angewandt.

Lac caninum hilft bei Rheumatismus mit Schwellungen an den unteren Extremitäten, besonders wenn Seitenwechsel der Beschwerden vorliegt. Verschlimmerung durch Bewegung und Hitze. Besserung durch Kälte. Auch bei Zerschlagenheitsschmerz und bei rheumatischer Schwellung der Gelenke ist *Lac caninum* angezeigt.

Lac defloratum

(Abgerahmte Milch)

Die meisten werden es absurd finden, abgerahmte Kuhmilch als Heilmittel betrachten zu wollen. Wenn die Milch aber potenziert wird, stellt sie ein sehr wirksames Mittel dar. Jeder Arzt hat in seiner Praxis wohl schon Patienten, Männer, Frauen und Kinder, erlebt, die keine Milch trinken können. Sie behaupten, die Milch mache sie krank und sei Gift für sie.

Es ist Aufgabe jedes wahren Arztes, diese Fälle zu studieren und festzustellen, welche Symptome nach dem Genuß von Milch beobachtet werden. Diese Symptome treten besonders bei empfindlichen Personen auf.

Wir haben jeden einzelnen Fall sorgfältig studiert, bis uns das Krankheitsbild, das durch Milch hervorgerufen wird, klar wurde, und zwar sowohl hinsichtlich der einzelnen Symptome als auch hinsichtlich des Gesamtbildes.

Aus der Milchkonstitution können wir viel lernen. Manche werden wohl einwenden, es bestehe ein wichtiger Unterschied zwischen abgerahmter Milch und frischer Milch, aber im allgemeinen genügt die abgerahmte hochpotenzierte Milch, um die Überempfindlichkeit gegen Milch zu heilen. Niedere Potenzen sind zwecklos.

Lac defloratum ist ein wertvolles Mittel, um den Zweiflern die Wirkungen der Hochpotenzen zu beweisen. 24 Stunden lang können bei *Lac defloratum* die Erstverschlimmerungen dauern. Manche Patienten zeigen diese Symptome nur während des Tages und fühlen sich besser bei Sonnenuntergang — aber das ist nur ausnahmsweise der Fall.

Der Patient mit einer Milchkonstitution ist frostig und blutlos und kann nicht einmal in einem warmen Raum bzw. in dicken Kleidern warm werden. Frauen sind fröstelig und empfindlich gegen Kälte, sie fühlen jedes Lüftchen, selbst in Räumen, die andere als zu warm bezeichnen und wo gar kein Durchzug sein kann. Die Patienten sind sehr empfindlich gegen Regenwetter. Sie leiden unter neuralgischen und rheumatischen Schmerzen am ganzen Körper, besonders am Kopf. Die Kopfschmerzen werden besser durch kalte Anwendungen, aber die Schmerzen an anderen Körperteilen bessern sich durch Hitze. Die Leiden verschlimmern sich durch Bewegung und bessern sich durch Ruhe und durch Druck. Außerdem besteht Knochendruckschmerzhaftigkeit beim Berühren. Starke Ermüdung bis zu Schwächegefühlen. Der Kranke kann keine Anstrengung ertragen, ist ruhelos und kann nicht wach bleiben, wenn er nicht genug geschlafen hat. Er ist schon nach einem kurzen Spaziergang sehr müde und sieht aus und benimmt sich, als ob er längere Zeit gelitten hätte oder als ob es mit ihm abwärts ginge. Die ganze Körperhaut ist äußerst empfindlich gegen Berührung mit kalten Gegenständen, z. B. mit einem kalten Schwamm. Das Mittelbild zeigt ausgesprochene Periodizität, besonders bei den sich wiederholenden Kopfschmerzen. Das Mittel soll bekanntlich Diabetes heilen, was nicht verwunderlich ist, wenn wir bedenken, daß es körperliche Schwäche, Anämie, vermehrte Urinausscheidung und großen Durst behoben hat. Viele Kranke, die durch dieses Mittel geheilt wurden, kamen uns wie typische Diabetiker vor. Aber das Mittel wird nur heilen, wenn die besonderen Symptome vorhanden sind. *Lac defloratum* heilt nicht, wenn nur die allgemeinen Symptome vorhanden sind. Wir müssen alle Patienten genau beobachten und überwachen, die eine Abneigung gegen Milch haben; besonders diejenigen, welche Diarrhoe, Schwindel, Erbrechen, Migräne, Aufstoßen und andere Magenstörungen nach Milchtrinken bekommen.

Lac defloratum ist ein sehr wirksames und oft benötigtes Mittel bei Kindern und Säuglingen, die keine Milch vertragen. Es ist kein spezifisches, individuelles Mittel, sondern eines der Heilmittel, das solchen Kindern hilft, die durch Milchgenuß krankhaft fett oder aber mager werden.

Lac defloratum war bei Wassersucht infolge Herzschwäche, Leberbeschwerden und unterdrückter Malaria wirksam. Menschen, die regelmäßig Milch trinken, werden anämisch und leiden an Katarrhen; sie bekommen eine fettige Degeneration der Muskeln, des Herzens und der Leber. Schlechte Assimilation ist der hervorstechendste Zug bei Milchvergiftung.

In vielen Körperteilen treten heftige Schmerzen auf, z. B. im Rückenmark, in den Augen, in den supraorbitalen Nerven, in der Stirn und im Kopf, im Magen und im Unterleib. Viele Menschen werden durch Milch krank, können jedoch Sahne ohne weiteres genießen. *Lac defloratum* ist häufig das Heilmittel für solche Patienten, denn eine sorgfältige Prüfung zeigt, daß ihre Symptome dem Arzneibild von *Lac defloratum* entsprechen.

Gedächtnisschwund, Lustlosigkeit und Abneigung gegen geistige Arbeit. Der Patient ist traurig, möchte am liebsten sterben und sinnt darüber nach, wie er sich am einfachsten das Leben nehmen könnte. Er ist betrübt, weint und hat Herzklopfen, will keine Menschen sehen und sprechen, ist schwach und leicht beeinflußbar. Der Patient hat ein Gefühl, als ob er sterben müsse; er bildet sich oft ein, daß alle Freunde sterben würden oder daß er in ein Kloster eintreten müsse. Wenn er in einer engen Toilette die Tür schließt, bekommt er Erstikkungsanfälle. Den Patienten wird schwach und schwindelig, wenn sie die Hände zum Kopf erheben, wenn sie sich im Bett umdrehen, wenn sie den Kopf vom Kissen erheben oder wenn sie im Liegen die Augen öffnen. Ohnmacht und Übelkeit morgens beim Aufstehen. Neigung, beim Stehen oder Gehen nach rechts zu fallen.

Bei kränklichen, blassen, arbeitsüberlasteten Frauen mit heftigen Kopfschmerzen über den Augen und in der Stirn, die Erleichterung verspüren bei Druck und bei straffem Einbinden des Kopfes oder beim Liegen in einem dunkeln Raum, hilft *Lac defloratum.* Kalte Anwendungen und vollkommene Ruhe verschaffen diesen Patienten Erleichterung. Durch die geringste Bewegung, durch Licht, Geräusche und Sprechen verschlechtert sich der Zustand. Kopfschmerzen nach Milchtrinken. Reichlicher, blasser Urin. Starke Übelkeit mit Erbrechen von Nahrung, Schleim und Galle. Heftige Schmerzen im ganzen Kopf. Deutliches Pulsieren im Kopf. Während der Kopfschmerzen ist das Gesicht blaß und kalt. Blutandrang zum Kopf mit Hitze im Kopf und gerötetem Gesicht. Die Kopfschmerzen treten ausgesprochen periodisch, manchmal jedoch nicht ganz regelmäßig auf. Wöchentliche Kopfschmerzen sind die Regel. Der Patient hat Kopfschmerzen bei Erschütterungen und beim Husten; er hat das Gefühl, als ob das Schädeldach geöffnet würde. Die Schmerzen treten zuerst im Vorder-, dann im Hinterhaupt auf und machen den Patienten fast wahnsinnig. Der Kranke verspürt außer den Kopfschmerzen in der Stirn auch ein starkes Pulsieren in den Schläfen. *Lac defloratum* hat viele heftige, periodisch auftretende Migräneanfälle geheilt, die seit der Kindheit bestanden und angeblich vererbt waren. Während dieser heftigen Kopfschmerzen hat der Patient manchmal das Gefühl, als ob sich der Kopf ausdehne. Das Mittel hat Kopfschmerzen geheilt, die vor oder nach den Menses oder während der Schwangerschaft auftreten, wenn die Frauen morgens an Übelkeit leiden.

Bevor es zu Kopfschmerzen kommt, tritt oft eine Sehtrübung ein. Der Patient kann nur den Lichtschein sehen, keine Gegenstände. Er hat ein Gefühl, als ob die Augen mit Steinen gefüllt wären. Starke Photophobie mit dumpfen Augenschmerzen, die links schlimmer sind. Besserung durch kalte Anwendungen, bei Augenschluß oder im dunklen Zimmer. Beim Lesen hat der Patient stechende Schmerzen in den Augen, er kann jeweils nur ein paar Minuten lesen; er hat starke Augenschmerzen, wenn er ins Helle kommt. Die Schmerzen verschlimmern sich durch Hitze und Bewegung. Die Augenlider fühlen sich schwer, schläfrig und trocken an. Über dem linken Auge sind die Schmerzen besonders heftig. Es besteht Tränenfluß.

Der Patient verspürt schmerzhaften Druck oder ein Engegefühl an der Nasenwurzel.

Der Kranke ist totenblaß, hat ein verwüstetes, fahl aussehendes Gesicht mit dunklen Ringen unter den Augen, oft auch eine gelbliche Gesichtsfarbe mit Ekzemen. Hitzewellen in der linken Gesichtshälfte; Gefühl, als ob sich das Fleisch von den Gesichtsknochen lösen werde.

Während des Schlafes knirscht der Patient mit den Zähnen; er hat Schmerzen im Magen und im Kopf mit Erbrechen.

Mundgeschmack fade und sauer. Übelriechender Atem. Der Mund ist trocken oder klebrig und besonders beim Sprechen schaumig.

Der Patient hat ein Gefühl, als ob ihm ein Kloß im Halse stecke. Halsschmerzen, schlimmer beim Schlucken. Die Rachenschleimhaut ist sehr blaß.

Völliger Appetitverlust. Durst auf große Mengen Wassers. Leeres oder saures Aufstoßen. Der Leib ist aufgebläht von Gasen. Am Abend besteht Übelkeit nach dem Genuß von kaltem Wasser; nach dem Hinlegen wird die Übelkeit schlimmer. Dem Patienten wird übel, wenn er sich bewegt oder wenn er morgens aufsteht; er hat starkes Übelkeitsgefühl, ohne erbrechen zu können; er ächzt und schreit vor Schmerzen, ist ruhelos und empfindet Kälte, obgleich die Haut heiß und der Puls normal ist. Wenn der Patient erbricht, ist das Erbrochene sauer und unverdaut; dann kommt bitteres Wasser und zuletzt ein bräunlicher Klumpen, der wie Kaffeesatz aussieht. Der Patient leidet an unaufhörlichem Erbrechen, das in keiner Beziehung zu den Mahlzeiten steht; er erbricht Galle, leidet an Kopfschmerzen und heftigen Magenschmerzen.

Das Mittel ist besonders angezeigt bei Schwangerschaftserbrechen von Frauen, welche Milch verabscheuen. Ebenso bei Magenkrämpfen, bei chronischer Gastroenteritis mit Diarrhoe und Erbrechen. Weiches Abdomen. Flatulenz und Auftreibung. Schweregefühl im Bauch wie von Steinen. Starke Nabelschmerzen, die von Kopfschmerzen begleitet sind.

Der Patient leidet an chronischer Verstopfung, der Mastdarm ist wie gelähmt, Einläufe bleiben wirkungslos. Der Stuhl ist reichlich und hart; Stuhlentleerung nur nach längerer Anstrengung. *Lac defloratum* heilt, wenn *Silicea* versagt. Fröstelige Patienten mit Verstopfung, periodischen Kopfschmerzen, Erbrechen und häufigem, aber ergebnislosem Stuhldrang. Diarrhoe nach Milchgenuß.

Häufiges, jedoch spärliches Wasserlassen. Bei reichlichem, hellem, wäßrigem Urin treten Kopfschmerzen auf; manchmal ist der Urin sehr dunkel und dick. Eiweißhaltiger Urin. Das Mittel heilt ungewollten Urinabgang, der durch Erkältung eintritt oder beim Reiten oder auch, wenn z. B. der Patient sich sehr beeilen muß, um einen Zug zu erreichen. *Lac defloratum* hilft bei Urintröpfeln nach dem Wasserlassen sowie bei anästhetischer Blasenschleimhaut, wenn der Patient nicht spürt, daß die Blase voll ist.

Lac defloratum heilt gelblichbraunen Fluor, der sich vor und nach den Menses verschlimmert. Sehr gut ist das Mittel auch, wenn die Patientin in der Eierstocksgegend ein Senkungsgefühl verspürt oder wenn die Menses zu spät und zu spärlich kommen und blaß und wäßrig aussehen. Während der Menses hat die Patientin Schmerzen im Rücken und in den Ovarien. Wenn sie die Hände in kaltes Wasser taucht, hören die Menses plötzlich auf. Die Patientin hat überall Schmerzen, besonders im Kopf. Wenn sich beim Stillen die Milch vermindert oder ganz wegbleibt, ist das Mittel von großem Nutzen, besonders wenn die Brüste einschrumpfen.

Das Mittel hilft auch bei Asthma mit Magenbluten und bei cardialer Dyspnoë. Kurzer, trockener Husten, der sich im kalten Zimmer oder in der kalten Luft verschlimmert.

Brustschmerzen mit Beklemmungsgefühl. Rheumatische Brustschmerzen bei kaltem, dumpfem Wetter. Tuberkulöse Herde in beiden Lungenspitzen.

Der Patient verspürt Druck in der Herzgegend mit Atemnot und ein Gefühl, als ob er sterben müsse. Stechen in der Herzspitze wie von einem Messer. Herzklopfen und Hitzewellen in der linken Gesichts- und Halsseite; Herzklopfen von der kleinsten Anstrengung oder Aufregung.

Dem Patienten läuft ein Hitzegefühl den Rücken hinauf und hinunter und von Schulter zu Schulter; der Rücken ist sehr empfindlich gegen den kalten Schwamm. Herpes an den Flanken und im Nacken. Brennen und Jucken der Haut nach dem Kratzen. Druckschmerz am vierten Halswirbel. Frösteln längs des Rückens und zwischen den Schulterblättern. Intensiv brennende Schmerzen in Kreuz und Sacrum.

Die Fingerspitzen sind eiskalt — die übrige Hand jedoch ist warm. Taubes Gefühl und Empfindungsverlust an der Außen- und Vorderseite der Oberschenkel. Schmerzen entlang den Hüftnerven und in den Fersen. Morgens beim Aufstehen Übelkeit und Schwäche. Die Fußgelenke sind geschwollen, schwach und schmerzhaft. Die Füße sind kalt wie Eis. Starke Schmerzen in den Hand- und Fußgelenken. Kalte Hände und Füße während der Kopfschmerzen.

Der Patient leidet unter Ruhelosigkeit und Schlaflosigkeit und ist doch den ganzen Tag schläfrig.

Von 21 Uhr bis zum Morgen hat der Patient Fieber. Er erwacht naßgeschwitzt. Der Schweiß färbt die Bettücher gelb. Hektisches Fieber. Gefühl, als ob die Bettwäsche feucht wäre.

Die Haut ist gegen Berührung mit der kalten Hand oder mit einem kalten, nassen Schwamm so empfindlich, daß der Prüfer dieses Mittels nur in sehr warmem Wasser baden kann. Die Haut ist kalt und blaß, die Venen sehen blau aus und treten stark hervor.

Lachesis

(Buschmeister)

Lachesis ist häufig angezeigt, weshalb man dieses Mittel besonders gut studieren sollte. *Lachesis* scheint für das ganze Menschengeschlecht zu passen, denn das Wesen des Menschen entspricht dispositionsmäßig und charakterlich der Schlangennatur und Schlangengift ruft nur das hervor, was schon im Menschen ist.

Wir geben zunächst einen Überblick über die Allgemeinsymptome, die das Mittel charakterisieren und besonders wichtig sind, sowie über die Umstände, unter denen die Symptome auftreten oder verschlimmert werden.

Die Lachesis-Konstitution leidet an einer Verschlimmerung ihrer Leiden im Frühling, beim Übergang von kaltem zu mildem Wetter, besonders zu mildem, regnerischem oder wolkigem Wetter, sowie beim Übergang von einem kalten in ein wärmeres Klima, namentlich bei warmen Südwinden.

Die Lachesis-Symptome werden schlimmer beim Eintritt des Schlafes. Der Patient braucht im wachen Zustand nichts Besonderes gespürt zu haben, aber sobald der Schlaf eintritt, treten die Symptome auf und nehmen mit der Dauer des Schlafes allmählich zu, so daß ein langer Schlaf den ganzen Zustand des Lachesis-Patienten verschlimmert und beim Erwachen nur traurige Erinnerungen an den Schlaf bestehen. Der Schlaf wird gestört durch Anfälle von Atemnot und durch schreckliche Träume. Nach einem langen Schlaf erwacht der Patient mit furchtbaren Kopfschmerzen, mit Herzklopfen, mit melancholischer Stimmung, mit Leiden von Kopf bis Fuß. Gleichzeitig mit den vielen körperlichen Leiden finden sich melancholische Verstimmungen, trübe Gedanken, Launen, Eifersucht und Argwohn. Durch ein warmes Bad oder durch Wärmeapplikation bei Entzündungen werden die psychischen Symptome verschlimmert. Nach einem warmen Bad oder nach sonstiger Erwärmung oder wenn der Patient in durchfrorenem Zustand in ein warmes Zimmer kommt, treten die Symptome auf. Im warmen Bad tritt so starkes Herzklopfen ein, daß der Kopf zu bersten scheint. Die Füße werden kalt, Schauer treten am ganzen Körper auf, Pulsationen, Herzschwäche und Ohnmacht. Junge Mädchen werden manchmal im warmen Bade ohnmächtig.

Der allgemeine Aspekt des Patienten und die Lokalisation der Beschwerden weisen zuweilen auf *Lachesis* hin. Im Gesicht besteht ein Ausdruck von Angst, Unruhe und Unbehagen. Das Antlitz ist gefleckt oder purpurfarben. Die Augen treten hervor. Der Blick ist mißtrauisch. Entzündete Körperteile sind purpurfarben. *Lachesis* macht Drüsen- und Zellgewebsentzündungen, die immer purpurfarben oder gefleckt aussehen. Die Geschwüre sondern schwärzliches Blut ab, das bald gerinnt und wie halbverkohltes Stroh aussieht. Wunden bluten stark (wie bei *Phosphorus* und *Kreosotum*). Ein Nadelstich läßt große Tropfen Blut hervorsickern. Fressende Geschwüre, die jauchig sind, leicht bluten und schlecht granulieren. Das Blut ist schwärzlich. Die Haut in der Umgebung der Geschwüre ist purpurfarben und fleckig, als ob bald Gangrän eintreten würde. Nach Verletzungen kommt es oft zu Gangrän. Geschwüre sondern einen sehr übelriechenden Eiter ab. Die befallenen Körperteile werden schwarz und schwammig. Die Venen entarten varicös wie nach einer Schwangerschaft. Venenerweiterung ist ein typisches Symptom von *Lachesis*.

Nach der geringsten geistigen Anstrengung oder der leichtesten Erregung werden die Extremitäten kalt, das Herz wird schwach und der Kopf heiß, die Haut ist mit Schweiß bedeckt. Wärme scheint das Kältegefühl der Hände und der Füße nicht zu bessern, auch wenn man sie noch so sehr in Tücher einwickelt. Der Patient hat eine Abneigung gegen Hitze und gegen ein warmes Zimmer, weil dadurch Erstickungsgefühl eintritt. Er leidet unter Atemnot und verlangt nach offenen Fenstern. Das spricht für Herzschwäche. Das Herz ist zuweilen so schwach, daß man es kaum hören oder fühlen kann; auch der Puls ist schwach und intermittierend. Andererseits besteht zeitweilig hörbares Herzklopfen.

Wenn wir zu den Prüfungssymptomen übergehen, finden wir als Besonderheit die Neigung der Beschwerden, vorzugsweise die linke Körperseite zu befallen oder links zu beginnen und sich dann nach rechts auszudehnen. Lähmungen beginnen mit allmählich auftretender Schwäche auf der linken Seite und greifen nach rechts über. *Lachesis* hat enge Beziehung zu den Ovarien, von denen gewöhnlich das linke zuerst erkrankt. Fast bei allen Organen und Leiden wird die linke Seite zuerst befallen. Ist die Reihenfolge einmal anders, so ist das jedoch noch keine Kontraindikation gegen *Lachesis*.

Bei vielen Lachesis-Symptomen findet sich morgendliche Verschlimmerung. Dies ist die wohlbekannte „Lachesis-Verschlimmerung nach dem Schlaf". Der Patient schläft sich in die Verschlimmerung hinein. Bei weniger hervortretenden Symptomen ist diese Verschlimmerung gering und wird erst bemerkt, wenn der Patient von einem langen Schlaf erwacht. Wenn aber die Verschlimmerung intensiver ist, kann der Patient sie schon bald nach dem Einschlafen spüren und wird von ihr aufgeweckt. So z. B. bei den Herzsymptomen. Kurz nachdem der Patient eingeschlafen ist, wacht er mit Herzklopfen, mit Atemnot, Erstikkungsgefühl, Erschöpfung, Schwindel, mit Hinterhauptsschmerzen und mit vielen anderen Kreislaufstörungen wieder auf.

Sehr wichtig ist weiterhin der Geisteszustand. Nichts ist charakteristischer für den Lachesis-Patienten als das Selbstbewußtsein, die Einbildung, der Neid, der Haß, das Rachegefühl und die Grausamkeit. Geistesverwirrung bis zu ausgesprochener Geisteskrankheit. Alle Arten von Triebstörungen treten auf. Der Geist ist ermattet. Der Kranke nimmt die weinerlichen Manieren eines Trinkers an, er spricht mit geschwollenen Lippen und schwerer Zunge, er stammelt und lallt und spricht die Worte nur teilweise zu Ende. Das Gesicht ist purpurfarben, der Kopf heiß. Am Hals besteht ein dauerndes Beengungsgefühl durch den Kragen, und je mehr es zunimmt, desto schlimmer wird die geistige Verwirrung und der Eindruck einer Vergiftung. Dieser Zustand ist schwer zu beschreiben. Man findet bei einem Lachesis-Patienten oder bei einem, der zu viel oder zu häufig *Lachesis* genommen hat, ein purpurfarbenes Gesicht und dicke, plumpe Lippen. Der ganze Zustand gleicht einer Alkoholvergiftung. Der Patient stolpert über seine eigenen Worte; er weiß kaum, was er sagt; er läßt Sätze und Worte unbeendet, er plappert, murmelt und erzählt alles durcheinander. Diese Symptome verschlimmern sich im Frühling, bei warmem Wetter, bei Regenwetter, nach einem warmen Bad oder nach dem Schlaf.

Der Lachesis-Patient neigt zu Eifersucht und Argwohn ohne jeden Grund. Oft hat dieses Mittel das bei jungen Mädchen typische Mißtrauen gegenüber Freundinnen behoben. So ein Mädchen denkt bei jedem leise geflüsterten Wort, man spreche über sie. Eine Frau argwöhnt, daß ihre Freundinnen, ihr Mann, ihre Kinder sie schädigen wollen oder daß man sie in ein Irrenhaus sperren werde. Sie hat Angst vor der Zukunft und befürchtet, sie werde herz- oder geisteskrank. Sie glaubt mitunter auch, ihre Verwandten wollten sie vergiften, und verweigert daraufhin die Nahrung. Zuweilen denkt die Patientin, alles sei nur ein Traum; sie kann kaum unterscheiden, ob sie träumt oder nicht. Sie glaubt, sie sei schon tot, oder sie träumt von Vorbereitungen zu ihrem Begräbnis oder daß sie bald sterben müsse. Die Patientin denkt, sie sei jemand anders oder sie sei in den Händen einer stärkeren Macht. Sie glaubt unter übernatürlicher Aufsicht zu stehen. Sie meint unter dem Einfluß von Geistern zu handeln und hört im Traum deren Befehle, denen sie gehorchen müsse. Zuweilen hört sie Stimmen, die sie auffordern, zu stehlen, zu töten oder für Dinge zu büßen, die sie nie getan hat. Sie leidet furchtbare Qualen und bekennt Dinge, mit denen sie nie zu tun hatte. Sie glaubt verfolgt zu werden oder gestohlen zu haben oder daß jemand argwöhnt, sie habe gestohlen. Dieser quälende Zustand geht in Delirium und Gemurmel über. Das Delirium gleicht dem Stammeln eines Betrunkenen. Schließlich treten Bewußtlosigkeit und tiefes Coma ein. Manchmal kommt es auch zu Gewalttätigkeiten im Delirium.

Religiöser Wahn zählt zu den Lachesis-Symptomen. Er betrifft meist liebenswürdige, fromme alte Damen, die die Bibelworte immer nur auf andere anwenden, aber nie auf sich selbst. Oder sie glauben, selbst voll Schlechtigkeit zu sein und unsühnbare Sünden begangen zu haben. Die Patienten sind von diesen Gedanken so eingenommen, daß sie darüber sprechen müssen. Der Arzt kann einer solchen Patientin nur helfen, wenn er ihre Phantasien ernst nimmt und sie so behandelt, als wenn es wirklich so wäre. Der Arzt kann nur dann Einfluß auf diese Patienten gewinnen, wenn er in menschenfreundlicher Weise auf ihre religiösen Ideen eingeht und so das Vertrauen der Patienten gewinnt.

Dieser Zustand von religiösem Tiefsinn und religiösem Wahn ist gewöhnlich mit großer Geschwätzigkeit verbunden, und zwar öfter bei Frauen als bei Männern. Die Patienten quälen ihre Umgebung. Sie sprechen über alle erdenklichen Sünden, aber wenn man sie auf eine bestimmte Tatsache festnageln will, weichen sie aus.

Unaufhörliche Geschwätzigkeit ist ein typisches Lachesis-Symptom. Sie ist fast unbeschreiblich in ihrer Art. Der Kranke ist in allen Handlungen sehr ungestüm, nichts kann schnell genug gehen. Er spricht zuweilen nur in halben Sätzen, ist Tag und Nacht sehr betriebsam, aber überempfindlich gegen Geräusche, so daß schon die Fliege an der Wand stört. Dies sind nicht Prüfungssymptome, sondern klinische Feststellungen. „Ganz außergewöhnliche Geschwätzigkeit; der Patient spricht sehr gewählt und kommt auf die unmöglichsten Dinge.“ Solche Erscheinungen sieht man auch bei akuten Krankheiten, z. B. im Typhusdelirium, bei Diphtherie oder bei Blutvergiftung. *Lachesis* ist ein langwirkendes Mittel; wenn es mißbraucht wird, bleiben seine Nachwirkungen oft das ganze Leben lang spürbar.

In vielen Fällen bestehen enge Beziehungen zwischen psychischen Symptomen und Herzsymptomen, besonders bei jungen Frauen und Mädchen nach Enttäuschungen, bei Liebeskummer, fehlgeschlagenen Hoffnungen oder Gram. Das

Mittel kommt in Frage bei anhaltender Melancholie, geistigen Depressionen, bei Verzweiflung, Hysterie und Weinkrämpfen in Verbindung mit Herzschmerzen, Herzschwäche und Atemnot. Selbstmordgedanken. Schließlich völlige Apathie.

Zur Illustrierung der Kopfsymptome schildern wir im folgenden eine Patientin mit ganz typischen Erscheinungen: Die Kranke saß aufrecht im Bett, denn es war ihr wegen drohender Verschlimmerung unmöglich, sich hinzulegen. Das Gesicht war purpurfarben, gedunsen und feucht; die Augenlider waren geschwollen, die Augen traten hervor. Die Patientin saß völlig ruhig und beschrieb ihre Schmerzen als ein Gefühl von Wellenbewegung den Nacken herauf und über den Kopf gehend. Dies ist ein typisches Lachesis-Zeichen: Schmerzwellen, die nicht immer mit dem Puls übereinstimmen, die durch Bewegung schlimmer werden, während und nach der Bewegung aber abebben. Zuweilen entsteht das Gefühl durch Gehen oder nach Platzwechsel. Dieser Schmerz setzt sofort in voller Höhe ein, läßt dann allmählich nach und geht in einen stetigen, wellenartigen Schmerz über, der von Zeit zu Zeit so heftig wird, daß der Patient sterben zu müssen glaubt.

Die Kopfschmerzen beginnen morgens beim Erwachen und lassen bei Bewegung nach einer Weile nach. Dabei entsteht zeitweise Gedankenschwund. Der Lachesis-Patient hat alle Arten von Schwindel, Schwindel mit Übelkeit und Erbrechen oder Schwindel mit Linksdrehung.

Lachesis heilt brennende Schmerzen im Kopf, kongestive Kopfschmerzen mit einem Gefühl, als sei das ganze Körperblut im Kopf, weil die Extremitäten so kalt sind, während es im Kopf klopft und hämmert. Dieser pulsierende Kopfschmerz ist ein Teil der allgemeinen Pulsation von Kopf bis Fuß. In entzündeten Organen spürt man dieses Hämmern meistens synchron mit dem Puls. *Lachesis* hat oft Analfisteln geheilt, wenn solche hämmernden Schmerzen vorhanden waren. Das gleiche gilt für Fissuren und Hämorrhoiden.

Manche Symptome gewinnen ihren Wert je nach der Häufigkeit ihres gleichzeitigen Auftretens. Die Herzsymptome bei *Lachesis* sind fast immer mit Kopfsymptomen verbunden. Lachesis-Kopfschmerzen hinwieder findet man selten ohne Herzsymptome wie schwachen Puls oder allgemeine Pulsation.

In den Prüfungsprotokollen finden wir „Schwere" und „Druck" als Charakteristika für die Lachesis-Kopfsymptome verzeichnet. Bei fast allen Leiden des Lachesis-Patienten sind der Körper, die Extremitäten, die Knie und die Füße kalt wie Eis; man kann sie kaum warm bekommen. Dabei ist das Gesicht purpurn und fleckig, die Augen quellen hervor, es bestehen schreckliche Kopfschmerzen mit Neigung zu Ohnmacht; ferner unzusammenhängendes Sprechen, erschwerte Aussprache und schließlich vollständige Bewußtlosigkeit.

Bei den Kopf-, Geistes- und Sinnessymptomen ist die Überempfindlichkeit der Lachesis-Patienten zu betonen. Das Sehen, das Hörvermögen und der Tastsinn sind verschärft. Selbst der leichte Kleiderdruck ist oft sehr schmerzhaft, während fester Druck angenehm sein kann. Die Kopfhaut ist gegen die tastende Hand überempfindlich; der Druck einer Kopfbandage hingegen ist nicht unangenehm. Überempfindlichkeit gegen Geräusche, gegen Bewegung im Zimmer, gegen Unterhaltung. All dies verschlimmert die Schmerzen. Die Überempfindlichkeit gegen Berührung bezieht sich besonders auf die Hautoberfläche, weil festes Eindrücken ja Erleichterung verschafft. Auch bei inneren Entzündungen ist die Haut äußerst empfindlich gegen Berührung, so daß man die Bettdecke durch ein Gestell vom Körper fernhalten muß. Das bloße Gewicht der Hand kann ein Wundgefühl im Abdomen hervorbringen. Schon leichte Berührung der Haut mit einem Finger oder mit der Hand ist unerträglich.

Das Auge hat viele entzündliche und kongestive Zustände, bei denen *Lachesis* paßt. Die Augen sind überempfindlich gegen Berührung und gegen Licht. Die Augensymptome werden schlimmer nach Schlaf. Dabei bestehen Kopfschmerzen. Wenn man bei Halsentzündungen mit dem Spatel die Rachenwand, die Tonsillen oder die Zungenwurzel berührt, hat der Patient das Gefühl, als ob die Augen herausgedrückt würden. Da *Lachesis* ein großes Ikterusmittel ist, hilft es bei gelber Verfärbung von Haut und Bindehäuten. Ebenso hilft es bei Verdickung der Gewebe um die Augen und bei Tränenfisteln, die von chronischen Gesichtsausschlägen begleitet sind.

Der äußere Gehörgang ist überempfindlich; seine Berührung löst heftigen, krampfartigen Husten und Kitzel im Halse aus. Schon das zeigt die Übersteigerung der Reflexe. Dieselbe Überempfindlichkeit findet sich beim Gehör. Bei Mittelohrerkrankungen aller Art sowie bei Verengerung und Verschluß der Tuba Eustachii hilft *Lachesis.*

Die katarrhalischen Symptome der Nase sind wichtig. Häufiges Nasenbluten. Wässerige Absonderungen. Ständige Erkältung der Nase. Nasenverstopfung. Geruchsstörung. Überempfindlichkeit gegen Gerüche und schließlich Verlust des Geruchssinnes. *Lachesis* heilt sehr starke Entzündungen mit Krustenbildung in der Nase, mit Niesen und katarrhalischen Kopfschmerzen. Zuweilen schwindet der Kopfschmerz bei Beginn der katarrhalischen Absonderungen und umgekehrt. Dieser Katarrh führt uns zum Gebrauch von *Lachesis* bei Syphilis; das Mittel paßt für schwere Formen von Nasensyphilis mit Schleimhautbeteiligung und späterem Befall der Knochen. Ozaena mit sehr übelriechenden Absonderungen. Wie andere Körperteile, so blutet auch die Nase leicht.

Lachesis ist ein Blutungsmittel. Das geronnene Blut sieht aus wie halbverbranntes Stroh oder es wird schwarz. Starke, anhaltende Uterusblutungen, reichliche und verlängerte Menstruation, Nasenbluten, Blutbrechen, Darmblutungen bei Typhus sind Lachesis-Symptome. „Große Empfindlichkeit der Nasenflügel und der Lippen. Schwellung der Lippen. Starke Anschwellung der Nase in alten Fällen von Syphilis.“ Die Nase schwillt an und wird purpurfarben. *Lachesis* ist besonders nützlich bei alten Trinkern mit roter Nase und bei Herzaffektionen mit roter Nase. Erdbeernase.

Das purpurfarbene Gesicht ist ein wichtiges Symptom für das Mittel. Das Gesicht ist geschwollen, purpurrot und gefleckt, was auf venöser Stase beruht. Die Augenlider und die Nase sind geschwollen. Die Schwellung zeigt aber nach Druck keine bleibende Vertiefung. In den Lippen besteht ein Gefühl, wie wenn sie entzündet wären, ohne daß es so ist. Empfindlichkeit gegen Druck. Bei Herzerkrankungen oder bei Morbus Brigthii kommen auch echte Ödeme vor. Das Gesicht kann sehr kalt und bleich werden, während die Haut mit schuppigen Ausschlägen bedeckt ist. Leicht blutende Ausschläge oder Blasen, wie von Verbrennungen. Das Gesicht wird gelb und fahl, zuweilen chlorotisch.

In *Lachesis* haben wir ein Mittel gegen Erysipel und Gangrän. Um die befallenen Stellen findet man die für *Lachesis* so charakteristische marmorierte purpurne Färbung. Diese Symptome sind bei Vergiftungsfällen aufgetreten, sind also klinische Beobachtungen, denn die Prüfer haben es bei den Prüfungen nicht so weit kommen lassen, bis diese Symptome in Erscheinung traten.

Lachesis hilft bei Blutsickern an den Zähnen. Das Zahnfleisch blutet leicht. Bei sykotischen Krankheiten bilden sich trockene Krusten auf den Zähnen, oft ein ganz schwarzer Belag; die Zunge wird glatt wie die Mundschleimhaut. Diese Erscheinungen kommen besonders beim Typhus vor, wenn die Assimilation ganz darniederliegt, wenn der Appetit fehlt und der Magen alles ausbricht. Zungenlähmung. Die Zunge erscheint wie Leder und kann nur schwer bewegt werden. Die Sprache ist wie die eines Betrunkenen ohne richtige Artikulation. Die Zunge schwillt an, so daß sie nur langsam herausgestreckt werden kann; sie ist so trocken, daß sie an den Zähnen hängen bleibt. Manchmal ist die Zunge wie ein schlaffer Lappen; die Muskeln versagen, so daß die Zunge gar nicht herausgestreckt werden kann; oder sie zittert und zuckt und reibt sich an den Zähnen. Manchmal ist die Zunge geschwollen, von ihren Papillen entblößt, glatt, glänzend und glasig, wie mit Firnis überzogen. Der Speichel sieht wie Seife aus, er trieft aus dem Mund, während der Patient mit dem Kopf auf dem Bettrand liegt. Bisweilen ist der Speichel fadenziehend, so daß er in Strähnen aus dem Munde gezogen werden kann. Dies kommt oft vor bei Diphtherie, bei Halsentzündung, bei Entzündung der Zunge, des Mundes und der Speicheldrüsen. Wenn der Schleim dick, zäh, gelb und fadenziehend ist, erinnert er an das Arzneibild von *Kali bichrom.* Man findet oft bei schwerer Halsentzündung, daß der Patient würgt und mühsam die Zunge herauszustrecken versucht, um den Speichel zu entfernen, daß ihn aber der heftige Schmerz in der Zungenwurzel daran hindert, so daß er ein Gefäß oder ein Tuch unter den Mund halten muß, um den Speichel aufzufangen. Solche Fälle sprechen für *Lachesis*, besonders wenn sie links beginnen und nach rechts übergehen. *Lachesis* hilft auch bei gewöhnlicher Entzündung der Zunge sowie bei Zungenkrebs. Das Mittel hat oft Epitheliome geheilt und ist sehr nützlich bei Lupus, ebenso bei syphilitischer Halsentzündung, bei syphilitischen Geschwüren des Rachens, der Zunge und des harten Gaumens.

Lachesis hilft bei Lähmung der Pharynxmuskeln mit Schluckbeschwerden. Der Patient würgt und hustet krampfhaft. Dies kommt oft bei Diphtherie vor. Wir haben eine Anzahl Fälle gesehen, bei denen *Lachesis*, weil es in zu tiefer Potenz gegeben worden war, ausgesprochene Diphtheriesymptome hervorgerufen hatte. Bei einer solchen Behandlung darf man nicht überrascht sein, wenn eine Art diphtherische Lähmung eintritt. *Lachesis* kann die Diphtherie heilen, aber wenn es in zu tiefen Potenzen gegeben wird, läßt es Nachwirkungen zurück, die der Patient sein Leben lang spüren kann. Jeden Frühling kommen dann die Lachesis-Symptome heraus mit allen ihren Verschlimmerungsmodalitäten.

Bei Halsentzündungen haben wir eine Kombination von Lachesis-Symptomen zu verzeichnen. *Lachesis* hilft bei Halsentzündungen, die von links nach rechts wandern. Bei der Lachesis-Halsentzündung bestehen Völlegefühl im Hals und im Nacken, eine mehr oder weniger hochgradige Atemnot, ein mehr oder weniger bleiches oder plethorisches Aussehen des Gesichts, Erstickungsgefühl beim Einschlafen, die besondere Beschaffenheit des Speichels und die Verschlimmerung der Halsentzündung nach warmen Getränken. Bei letzterem Symptom handelt es sich oft weniger um eine Verschlimmerung des Schmerzes, vielmehr ist der Patient unfähig, warme Flüssigkeit zu schlucken. Nach einem Schluck warmen Tees faßt der Patient an den Hals und sieht aus, als ob er ersticken werde. Etwas Kaltes bessert diesen Zustand. Bei den Halsentzündungen im Lycopodium-Bild tut die Wärme oft gut, obwohl es zuweilen auch bei Lycopodium-Halsentzündungen vorkommt, daß der Patient nach Kaltem verlangt.

Sehr oft sieht man, daß bei den mehr akuten Lachesis-Fällen warme Getränke im Magen schmerzen und Übelkeit erregen sowie Klopfen und Völlegefühl im Kopfe hervorrufen, während bei den chronischen Lachesis-Fällen Übelkeit und Erbrechen durch Trinken von kaltem Wasser ausgelöst werden, besonders beim Hinlegen. Das wurde von Prüfern beobachtet, nachdem sie zuweilen schon jahrelang vorher *Lachesis* geprüft hatten.

Lachesis hilft bei allen Arten von Geschwüren, auch bei Aphthen und bei tiefen, fressenden Geschwüren, die rot oder grau aussehen. Die Neigung zu Geschwürsbildung an den Schleimhautübergängen ist charakteristisch für *Lachesis*, ebenso die Bildung von Hautgeschwüren an Stellen mit schwacher Zirkulation. Halsschmerz tritt besonders zwischen den Schluckakten auf. Berührung der entzündeten Tonsillen durch die vorbeigleitende Nahrung erleichtert den Schmerz. Beim Schlucken entsteht auch Kitzelhusten mit Erstickungsgefühl (ganz wie bei *Belladonna*). *Belladonna* ist beim Lachesis-Husten ein Antidot. Dazu kommt, daß der Rachen bei *Lachesis* sehr trocken ist, und zwar ohne Durst, ja mit Abneigung gegen Wasser. Der Patient hat ständig Neigung zum Schlucken, obwohl es schmerzhaft ist. Leerschlucken ist schmerzhafter als das Schlucken von Speisen. Manche Lachesis-Patienten werden von Herzaffektionen gequält und bekommen beim Betreten eines warmen Zimmers zuweilen

Erstickungsgefühl und Herzklopfen. Der Lachesis-Patient neigt zu chronischer oder oft wiederkehrender Halsentzündung, jedesmal mit Geschwürsbildung. Druck, sowohl von innen wie von außen, erhöht den Schmerz. Bei der Halsentzündung sind die Muskeln und die Halsdrüsen schmerzhaft geschwollen und entzündet und sehr empfindlich gegen Berührung. Sehr oft bestehen auch Schmerzen an der Schädelbasis und im Hinterkopf. Letzteres Symptom wird durch Liegen auf dem Rücken erleichtert bzw. durch Liegen auf einer Seite verschlimmert. Der Rachen hat ein geflecktes, purpurfarbenes Aussehen. Dazu kommt dann noch bei Diphtherie massenhafter Auswurf eines zähen Speichels. Die Rachenentzündung beginnt auf der linken Seite und geht auf die rechte Seite über. *Lachesis* hilft bei Tonsillitis, die links beginnt und nach einem oder zwei Tagen auf die rechte Seite übergeht. Im Rachen dicker, weißer, fadenziehender Schleim, der morgens mundvoll ausgeworfen wird.

Der Bauch des Lachesis-Patienten ist aufgebläht. Bei Typhus besteht Tympanie. Starkes Kollern. Der Druck der Kleidung wird als unerträglich empfunden, und doch wird der Schmerz durch festen Druck auf den Bauch besser. Bei Entzündung der Därme, der Ovarien oder des Uterus liegt der Patient auf dem Rücken und hält die Bettdecke hoch, weil ihn der geringste Druck schmerzt. Bei Typhus, Puerperalfieber, bösartigem Scharlachfieber und bei stärkeren Graden des continuierlichen Fiebers bestehen heftige, wehenartige Schmerzen und Menstrualkoliken.

Lachesis heilt auch verschiedene Leberleiden mit Gelbsucht sowie Leberkongestion, Leberentzündung, Lebervergrößerung und Muskatnußleber. Der Patient hat schneidende Schmerzen in der Lebergegend mit Gallebrechen. Alles, was in den Magen kommt, wird erbrochen. Ständige Übelkeit, Gelbsucht, entfärbter Stuhl. *Lachesis* hat Gallensteinleiden geheilt. „Der Patient kann absolut keinen Druck in der Gegend der Hypochondrien ertragen."

Es erscheint zunächst befremdend, daß *Lachesis* ein gutes Mittel bei der Menstruation sein soll. Es wird auch gegen klimakterische Beschwerden empfohlen. Bei sehr vielen Frauen im Klimakterium findet man Gesichtsröte, Kopfwallungen und erhebliche Kreislaufstörungen, welche Symptome dem Arzneibild von *Lachesis* entsprechen. Dies gilt auch für die anderen Leiden, die während der Klimax und der Menstruation auftreten, z. B. Kopfschmerz. Die Menorrhagien wie die Metrorrhagien der Lachesis-Patientinnen haben schwärzliche Farbe. Der Schmerz beginnt im linken Ovarium und zieht hinüber auf das rechte. Induration eines Eierstocks, manchmal auch beider Ovarien. *Lachesis* hat Eiterung der Ovarien geheilt. Die Uterusgegend ist sehr empfindlich gegen Berührung, und zwar schon gegen den Kleiderdruck. Die Beckenschmerzen ziehen nach oben zur Brust; zuweilen geht eine Schmerzwelle von unten nach oben durch den Körper, mit einem Zusammenschnürungsgefühl im Halse. Die Wehenschmerzen steigen auch nach oben oder hören plötzlich auf; dabei entsteht ein Gefühl von Zusammenkneifen im Halse. Der Menstrualschmerz nimmt an Heftigkeit zu, bis die Blutung eintritt. Menstrualbeschwerden bestehen vor und nach der Blutung, sie sind besser während der Blutung. Wenn die Blutung einen Tag aussetzt, um dann wiederzukommen, so stellen sich während dieses Intervalls Unterleibs- oder Kopfschmerzen ein. Menorrhagien sind nachts mit Frost und am Tage mit Hitze im Kopf verbunden. Während der Menstruation besteht heftiger Kopfschmerz, besonders wenn die Blutung nachläßt. Es ist ein allgemeines Zeichen im Arzneibild von *Lachesis,* daß Absonderungen erleichtern. Dauert die Regelblutung nur eine Stunde jeden Tag, so bestehen in den Zwischenzeiten heftige Schmerzen im linken Ovarium, die mit Würgen und Erbrechen abwechseln. *Lachesis* ist besonders nützlich in der Menopause bei Hitzewallungen, ebenso bei Uterusblutungen, Ohnmachtsanfällen, Erstickungsgefühl im warmen Zimmer, Schwangerschaftsbeschwerden, Venenentzündungen an den Beinen und bei Krampfadern, die blau oder purpurfarben und äußerst empfindlich bei der leisesten Berührung sind, während Druck erleichtert.

Damit haben wir nur einige der wichtigsten Lachesis-Symptome aufgeführt.

Laurocerasus

(Kirschlorbeer)

Die zahlreichen seltsamen Konstitutionssymptome dieses Mittelbildes deuten auf Herz- und Kreislaufschwäche hin. Starke allgemeine Kälte, die durch äußere Wärme nicht gebessert wird. Man könnte ebensogut eine Leiche einhüllen, so wenig wird man diesen Patiententyp erwärmen. Doch wenn der Kranke sich einem warmen Ofen nähert, überkommt ihn Übelkeit. Wenn er sich in einem warmen Raum befindet, bricht ihm der Schweiß auf der Stirn aus; dabei ist die Stirn kühl, aber wenn er langsam im Freien umhergeht, hört der Schweiß auf und die Stirn erwärmt sich. Mangel an Lebenswärme. Reaktionsschwäche. Alle Arzneien wirken nur palliativ, nur wie kurzwirkende Mittel bei konstitutionellen Krankheiten; oder die Symptome verschwinden nur zum Teil, aber im ganzen gesehen reagiert der Kranke nicht. Der Kranke erholt sich nicht. Das Mittel heilt häufig Herzschäden, die auf die Digitalis-Therapie der alten Schule zurückgehen, oder wenn die allgemeine Erholung nach Krankheiten verlangsamt wird durch Herzschwäche bei kalter Haut und Unverträglichkeit äußerer Wärme. Man sollte das Mittel vergleichen mit *Camphora, Ammonium carb.* und *Secale.* Langandauernde Ohnmachtsanfälle, Gliederzucken, keuchende Atmung. Beschwerden nach schwerer Sorge oder Schreck. Chorea nach jeder Aufregung. Zeitweilig sehr tiefer Schlaf mit schnarchender oder erschwerter Atmung. Bei Erstickungsanfällen muß sich der Kranke legen (*Psorinum*); aber sobald er sich legt, bekommt er einen trockenen, bellenden Husten.

Körper und Geist sind geschwächt. Ohnmachtsanfälle. Der Kranke ist bewegungslos. Starkes Furchtgefühl.

Im Freien bekommt der Kranke Schwindel. Er muß sich niederlegen.

Kälte der Stirn auch in warmem Zimmer, gebessert im Freien. Dumpf drükkender Kopfschmerz mit Klopfen. Stechende Schmerzen im Kopf. Periodische Anfälle dumpfen Schmerzes unter dem Stirnbein. Gefühl, als ob beim Bücken das Hirn nach vorne fallen wolle. Spannung im Hirn. Der Kopfschmerz wird manchmal durch Essen gebessert. Die behaarte Kopfhaut juckt.

Trüber Blick. Schleier vor den Augen. Die Gegenstände sehen größer aus, als sie sind.

Das Gesicht ist blau, eingesunken, fleckig, ausdruckslos. Manchmal ikterische Verfärbung. Ameisenlaufen im Gesicht. Kinnbackenkrampf.

Mund und Zunge sind trocken. Die Zunge ist trocken, kalt, taub, steif und geschwollen.

Spastischer Krampf von Schlund und Speiseröhre. Getränke gluckern hörbar die Speiseröhre hinunter und durch die Därme.

Leeregefühl im Magen nach dem Essen (*Digitalis*), als ob der Kranke immer noch hungrig wäre. Heftiger Durst. Widerwille gegen Speisen. Übelkeit bei Annäherung an einen warmen Ofen. Der Kranke erbricht Nahrung beim Husten. Aufstoßen, das nach bitteren Mandeln schmeckt. Heftiger Schmerz im Magen bei kalter Haut. Kältegefühl im Magen und Leib. Krampfhafte Zusammenschnürung im Magen; Schneiden im Leib. Schmerzen in der Leber, als bilde sich dort ein Absceß. Stechende Schmerzen in der Leber bei Druck. Rumoren in den Eingeweiden.

Durchfall mit grünem Schleim; grünlich-wässerige Stühle mit Tenesmus. Verstopfung mit erschwertem Stuhlgang. Das Mittel heilt Cholera infantum mit grün-wässerigen Stühlen, wenn die Getränke hörbar die Speiseröhre hinabgluckern und allgemeine Kälte, Blausucht und Ohnmachtsanfälle bestehen.

Der ganze Harnapparat befindet sich in einem Zustand der Lähmung. Unterdrückung des Urins oder Urinverhaltung oder der Urin geht nur in schwachem Strahl ab. Unwillkürlicher Harnabgang. Schmerzen im Magen beim Wasserlassen. Diese Harnsymptome entwickeln sich manchmal mit Herzklopfen, Erstickungsgefühl, Ohnmachtsanfällen oder weiteren Herzsymptomen. Dann ist *Laurocerasus* am Platze.

Die Regel ist zu häufig, reichlich, dünn, verbunden mit nächtlichen reißenden Schmerzen im Scheitel. Gebärmutterblutungen mit dunklem, geronnenem Blut während des Klimakteriums. Ohnmachtsanfälle mit Kältegefühl während der Regel. Schmerzen im Kreuzbein während der Regel.

Herzkranke, die häufiger unter Zusammenschnürungsgefühl im Kehlkopf leiden, erfahren durch dieses Mittel Erleichterung. Kehlkopfkrampf.

Erschwerte Atmung. Erstickungsgefühl. Druck auf der Brust. Luftschnappen bei Herzleiden, gebessert durch Niederlegen. Gefühl, als werde das Herz von einer Faust ergriffen. Herzklopfen. Das Mittel hat häufig Fälle von Mitralinsuffizienz geheilt.

Kurzer, bellender, trockener, nervöser Husten. Herzhusten. Keuchhusten schwächlicher Kinder mit Herzanamnese, mit blauer kalter Haut und mit Kehlkopfkrämpfen. Lähmungssymptome auf der Brust.

Unregelmäßige Herzaktion, langsamer Puls, Herzflattern. Aufsitzen verursacht Luftknappheit; Niederlegen bessert das Beklemmungsgefühl auf der Brust. Schwacher Puls. Kaltes, blaues Gesicht. Muskelzuckungen im Gesicht und in den Gliedern. Schon eine leichte Anstrengung verschlimmert all diese Symptome. Cyanosis neonatorum. Brennen in der Brust beim Einatmen.

Die Venen auf dem Handrücken sind erweitert. Feuchtkalte Füße und Beine. Schmerzlose Lähmung der Glieder. Stechen und Reißen in den Gliedern. Die Füße schlafen ein, wenn der Kranke mit gekreuzten Beinen schläft.

Ledum palustre

(Porst)

Dieses Mittel hat in der Pathogenese seiner Symptome viel Ähnlichkeit mit *Lachesis*. Wir finden in beiden Arzneibildern bei den Patienten das gleiche fleckige und gedunsene Gesicht. Es ist ein Antidot zu *Lachesis*, zu *Apis* und anderen animalischen Giften.

Ledum ist ein Mittel für den Chirurgen und steht bei Traumen *Arnica* und *Hypericum* sehr nahe. Die Symptomatik dieser Mittelbilder ist ziemlich gleichartig: Folgen von Verletzungen, z. B. von eingetretenen Nägeln; Wunden, die wenig bluten, aber von Schmerz, Schwellung und fleckiger Verfärbung des verwundeten Körperteils gefolgt sind; Splitter in Händen und Füßen oder unter den Nägeln. *Ledum* verhindert das Entstehen von Tetanus. Sobald aber Tetanus auftritt, gibt man *Hypericum*. Bei Verletzungen der Fingerspitzen oder der Fingernägel ist *Hypericum* das passende Heilmittel, bei Quetschungen *Arnica*. Bei Stichwunden denke man an *Ledum*, bei Rißwunden an *Hypericum*, bei Quetschungen an *Arnica* und bei offenen Wunden an *Calendula*. Die Verletzungen durch äußere Gewalt sollten auch äußerlich behandelt werden. Daher ist die äußere Anwendung von *Calendula* bei Verletzungen angebracht. Bei innerlichen Leiden soll man die passenden Mittel in homöopathischer Form geben. Man soll verletzte Hautstellen vor starken Reizen bewahren, und da gibt es kein besseres Mittel als *Calendula* äußerlich: 1 Tropfen auf 4 oder 6 Teile Wasser; die unverdünnte Tinktur reizt zu sehr. Die Wunden granulieren unter *Calendula* sehr gut, ohne daß konstitutionelle Wirkungen eintreten. Schon die Luft ist ein Reizmittel für eine Wunde und verursacht unnötige

Eiterung. *Calendula* hält die Luft ab. Wenn trotz guten Anliegens der Schnittflächen keine Heilung per primam eintritt, dann hat dies konstitutionelle Ursachen, die man herausfinden und mit den passenden Mitteln behandeln muß. Die lokale Behandlung soll dann ausgesetzt werden.

Der Ledum-Patient neigt konstitutionell zu Kälte: er fühlt sich kalt, ist kalt am Körper oder an den Extremitäten, hat aber dabei einen heißen Kopf. Im Extrem kann jedoch der ganze Körper überhitzt sein. Klopfen und Pulsieren im ganzen Körper, die Haut ist purpurfarben oder stark gerötet. Verlangen, nachts bloßzuliegen. Es kommt oft vor, daß ein Patient mit Ledum-Kopfschmerz seinen Kopf aus dem Fenster in die kalte Luft herausstreckt oder daß er sehr kalt zu baden liebt.

Gedunsensein des Gesichts, der Hände und der Füße. Schwellung und Rötung von den Knien abwärts bei gewissen Zuständen von Hydrops. Die Schwellungen sind sehr stark und schmerzhaft. Die einzige Erleichterung erlangt der Patient dadurch, daß er die Füße stundenlang in eiskaltes Wasser hält. Ich erinnere mich eines alten Syphilitikers, bei dem ich dieses Symptom erstmals beobachtete. Die Nasenknochen waren zerfressen, die Nase war nur noch ein schlaffes Stück Haut. Der Patient war Trinker, sehr ausfallend gegen seine Familie, seit mehreren Jahren arbeitsscheu und total verbummelt. Seine Füße waren so ödematös und empfindlich, daß er nicht mehr ausgehen konnte. Ich traf ihn einmal zu Hause an, wie er die Beine fast bis zu den Knien in Eiswasser hielt. Seine Leiden waren furchtbar. Nach einer Dosis *Ledum* hatte der Patient diese Prozedur nicht mehr nötig. Die purpurne Verfärbung und die Schwellungen der Füße verschwanden und er gab das Trinken auf. *Ledum* heilte ihn auch von verschiedenen Syphilisbeschwerden. *Pulsatilla* und *Ledum* sind die beiden Hauptmittel bei solchen Leiden.

Die meisten Ledum-Patienten sind vollblütig und muskulös. Sie haben ein gerötetes Gesicht und bluten leicht. Blutungen ins Augeninnere, aus der Nase und in den Körperhöhlen. Blut im Urin. Es bestehen alte, schmerzhafte, fressende, um sich greifende phagedänische Geschwüre mit fleckiger Umgebung bei einer Konstitution, die immer nach Kälte verlangt. Die Geschwüre werden gebessert durch Kälte.

Ledum hilft bei Rheumatismus und Gicht mit Kalkablagerungen in den Gelenken, besonders in den Handgelenken, Fingern und Zehen. Die Ablagerungen nehmen von unten nach oben zu. Die gichtischen Gelenke entzünden sich plötzlich und werden durch Kälte gebessert. *Ledum* hilft besonders bei alten, verschleppten rheumatischen Entzündungen der Kniegelenke. Bei solchen Patienten bemerkt man öfters, daß sie das Kniegelenk der Kälte aussetzen, es anfächeln oder mit verdunstenden Flüssigkeiten einreiben.

Das Gesicht ist gedunsen (wie bei *Lachesis*). Es sieht aus wie ein Säufergesicht. *Ledum* wirkt den Alkoholfolgen entgegen und behebt bis zu einem gewissen Grade auch das Verlangen nach Alkohol. *Ledum* hat zu Alkohol dieselbe Beziehung wie *Caladium* zum Rauchen. Man kann oft mit *Caladium* bei gewohnheitsmäßigen Rauchern eine Abneigung gegen das Rauchen hervorrufen.

Ledum paßt auch, wie zu erwarten, für Erysipel von blauem, geflecktem, gedunsenem und zuweilen ödematösem Aussehen. Akut entzündlicher Charakter mit brennenden Schmerzen.

Man kann von vornherein annehmen, daß ein Mittel mit so engen Beziehungen zur Gicht auch mehr oder weniger für Nierensymptome paßt. „Häufiges Urinieren mit öfterem Absetzen." Die Harnmenge ist vermindert oder vermehrt. „Brennen in der Urethra nach dem Urinieren." „Rötung mit Jucken und Eiterabsonderung." Roter Satz im Urin (wie bei *Lycopodium*). Gerade wenn ein Patient sich ganz wohl fühlt, gehen meist große Mengen sandigen Niederschlags ab. Bei wenig Satz im Urin werden die gichtischen Ablagerungen in den Gelenken stärker und der Patient fühlt sich nicht so wohl. Ein weiteres Symptom, das durch LIPPE bestätigt wurde, ist das Ausscheiden beträchtlicher Mengen klaren, farblosen, salzarmen Urins von geringem spezifischem Gewicht, wonach sich eine Verschlimmerung der gichtischen Erscheinungen einstellt. Man denke daran, daß die rheumatischen Beschwerden von den unteren Extremitäten aufwärts gehen und von der Peripherie nach dem Zentrum.

„Die Menstruation ist zu früh, zu stark, hellrot. Fehlende Lebenswärme." Während der Periode besteht große Körperkälte, aber die Patientin verlangt trotzdem nach kalter Luft. *Ledum* hilft bei gichtischen Patientinnen mit fleckigem Gesicht, deren Gedunsenheit nicht auf Ödemen, sondern auf venöser Stase beruht, mit starkem Menstrualfluß und starken Schmerzen während der Menstruation. Der Uterus und die Beckenorgane sind sehr empfindlich gegen Berührung. Dysmenorrhoe bei gichtischen Individuen. *Ledum* wirkt auf die Konstitution und heilt die Gicht. Bei sehr schweren Fällen beobachtet man, daß die Uterusbeschwerden im mittleren Lebensalter verschwinden und die Gicht allein auftritt. Je mehr sich bei einem unheilbaren Leiden die inneren Symptome bessern, um so schlimmer werden die äußeren. Unter diesen Umständen ist das äußere Leiden manchmal notwendig, denn solange die äußeren Erscheinungen bestehen oder zunehmen, solange ist der innere Zustand in Ordnung. Wenn das Mittel in dieser Richtung wirkt, sollte man es nicht wechseln oder etwas anderes versuchen, was die äußeren Erscheinungen wegnimmt. *Ledum* wirkt in dieser Richtung; denn es zieht die Leiden vom Zentrum weg und treibt sie in äußere Organe. Man muß sich schon die Mühe machen, einen Gichtiker bei der Behandlung über diese Dinge einigermaßen aufzuklären. *Lycopodium* treibt ebenfalls die Leiden an die Oberfläche und verursacht oft ein Wiederauftreten der roten Sedimente im Urin.

Ledum hilft auch bei Atrophie erkrankter Körperteile. Wenn sich infolge einer Verwundung eine Infektion mit Entzündung und Eiterung und mit fleckigem Ödem bildet und die Umgebung der Entzündung kalt ist, so heilt *Ledum*.

Wenn aber *Ledum* nicht gegeben wird, bildet sich leicht eine ascendierende Neuritis mit schießenden Schmerzen entlang des Nerven, mit Schlaffwerden und Schwund der Muskeln. Bei *Pulsatilla* haben wir einen ähnlichen Zustand: „Das erkrankte Glied atrophiert."

Lilium tigrinum

(Tigerlilie)

Soweit *Lilium tigrinum* geprüft worden ist, hat es sich besonders für Frauenbeschwerden als geeignet erwiesen. Es paßt sehr gut für hysterische Frauen, die unter Gebärmutterbeschwerden, Herzstörungen und verschiedenen nervösen Erscheinungen leiden; ferner für sehr reizbare Frauen mit phantastischen Einfällen und Verrücktheiten, mit religiöser Melancholie und Einbildung, welche gleichzeitig Herzbeschwerden und Prolaps der Gebärmutter haben. Diese Zustände wechseln häufig miteinander ab. Wenn die psychischen Symptome besonders betont sind, sind die physischen besser. Das mit dem Prolaps verbundene Senkungsgefühl scheint von der Magengegend auszugehen, manchmal sogar von der Gegend des Halses. Es ist ein Gefühl, als ob alle inneren Organe nach außen treten wollten. Mit diesem Zustand äußerster Erschlaffung ist große Unruhe und vor allem Herzklopfen verbunden. Die Kranke kann nur auf dem Rücken liegen; Liegen auf der Seite verschlimmert. Herzflattern nach jeder Gemütsbewegung. Unregelmäßige Herzaktion. Die geschilderten psychischen Symptome, die Herzsymptome und die Uterussymptome treten alternierend auf und bilden die Hauptzüge des Mittelbildes.

Die Kranke kann kaum ein vernünftiges Wort mit jemand reden. Selbst wenn man in Güte zu ihr spricht, wird sie aufgebracht. Sie ist so erregbar, daß nicht einmal ihre Freunde sie beruhigen können. Auch tröstender Zuspruch verschlimmert. Wenn man sie anspricht, regt sie sich auf. Sie liegt nachts wach und wird entweder durch ihre phantastischen religiösen Ideen gequält oder verfällt in religiöse Melancholie und versteift sich auf verrückte Ideen hinsichtlich Religion und Lebensweise. Sie ist unvernünftig, unlogisch und phantastisch. Von allem hat sie falsche Vorstellungen. Alles erscheint verkehrt und erweckt in ihr einen falschen Eindruck. Nichts kann ihr recht gemacht werden. Gleichzeitig Reizbarkeit der Geschlechtsorgane, Nymphomanie, heftige sexuelle Erregung mit Krämpfen, Herzklopfen, Schweißausbruch und Perioden der Erschöpfung. Die Kranke sitzt allein herum und brütet über eingebildeten Beschwerden. Wenn man zu ihr spricht, wird sie verdrießlich. „Unklare Vorstellungen, die noch unklarer werden, wenn sich die Kranke anstrengt." „Sie macht Fehler beim Schreiben und Sprechen, kann sich nicht konzentrieren, macht sich Sorgen über ihr Seelenheil."

Die Kranke versucht, ihre unbeschreiblichen Gefühle zum Ausdruck zu bringen, indem sie etwa sagt, sie habe „ein verrücktes Gefühl im Kopf", als ob sie ihre Gedanken verlöre. Je mehr sie sich anstrengt, vernünftig zu denken, um so unvernünftiger wird sie. Je mehr sie versucht, sich an etwas zu erinnern, um so weniger gelingt es ihr. Denkt sie dagegen an etwas anderes, fällt ihr das vorher vergeblich Gesuchte plötzlich ein. Das Mittel heilt alle möglichen Symptome nach sexuellen Exzessen überbeanspruchter und nervöser Frauen, Symptome von sexueller Erregung mit Herzklopfen und Verwirrung.

In den Prüfungstexten heißt es: „Die Patientin ist gleichgültig und antriebslos, will aber doch nicht still sitzen." Wenn sie still sitzen muß, brütet sie über ihre Vergangenheit nach; wenn man sie anspricht, springt sie auf, rennt hastig und aufgeregt umher und schlägt die Tür ohne Grund zu. Wenn Freunde oder Familienmitglieder in gütiger Weise auf sie einsprechen wollen, wird sie wild. Eine Kranke, die unter einer Verschlimmerung durch dieses Mittel litt, sagte mir einmal: „Heute wurde ich in der Straßenbahn angesprochen und das brachte mich so auf, daß ich dem Betreffenden am liebsten etwas an den Kopf geworfen hätte." Sie hatte gerade über sich selbst nachgedacht und wollte nicht gestört werden. — Es handelt sich um ein leicht erregbares Temperament, um große Reizbarkeit, um einen Verlust des inneren Gleichgewichts. Die Kranke sagt etwa: „Ich könnte in die Luft gehen, wenn man mich anspricht oder mich stört." Immer wenn sie Bekannte trifft, hat sie dieses Gefühl. Jede Gesellschaft scheint sie aus ihrer Trägheit und Ruhe aufzustören. Dieses Mittel hat sehr seltsame Züge. Die in den Protokollen beschriebenen Gefühle sind so vage und verschiedenartig, daß man daraus nur ersehen kann, wie schwer es für die Prüfer ist, zu beschreiben, was sie wirklich empfinden. Die Gefühle sind zahlreich und im einzelnen kaum zu beschreiben.

Die Kranken sind durchweg warmblütig, nicht unähnlich dem Pulsatilla-Typ. Sie möchten einen kühlen Raum, möchten sich im Freien ergehen, außer zu der Zeit, wo ihr Senkungsgefühl durch Umhergehen verschlimmert wird. Die Kopfsymptome werden im allgemeinen durch Umhergehen in frischer Luft und im Freien gebessert. Kopfschmerz und die meisten anderen Beschwerden werden durch Kälte gebessert oder auch schon in einem kühlen Raum, dagegen im warmen Zimmer verschlimmert. In warmen Räumen kommt es zu Atemnot. In überfüllten Räumen, z. B. in der Kirche oder im Theater, meint die Kranke ersticken zu müssen (wie bei *Apis, Jodum, Kalium jod., Lycopodium* und *Pulsatilla*).

Ein „verrücktes Gefühl" zieht vom Hinterkopf bis zum Scheitel. Das kann nur jemand beschreiben, der es selbst gefühlt hat. Manchmal wird es als Kitzeln oder wie die Empfindung bei elektrischem Strom beschrieben. Ein leises Prickeln entwickelt sich vom Hinterkopf bis zum Scheitel und ist mit Schwindel verbunden. Man muß diese Symptome nicht nur bei der Arzneimittelprüfung, sondern auch klinisch beobachten, um sie richtig würdigen zu können. Ausgesprochene Stirnkopfschmerzen mit starker Beeinträchtigung oder sogar Verlust der Sehkraft. Das Zimmer erscheint dunkel; die Augen können keinen festen Punkt fixieren. Nervöse Sehstörungen, Lichtscheu, Lidflattern, Zucken in der Umgebung der Augen, Entzündung der Schleimhäute des Auges, der Lider und des Augapfels. Conjunctivitis. Sehr häufig ist mit den Kopfsymptomen Einwärtsschielen verbunden oder es droht bei den Stirnkopfschmerzen Ohnmacht. Aus all diesen Symptomen kann man ersehen, wie überempfindlich, hochgradig nervös und hysterisch der Lilium-tigrinum-Patient ist. Extreme Neurasthenie, Herzflattern, Schmerzen längs der Wirbelsäule, Prolaps mit starkem Senkungsgefühl. Wenn das eine Symptom besteht, fehlt gewöhnlich das andere, sie treten alternierend auf, können aber auch alle gleichzeitig vorhanden sein.

„Die Kranke hat ein aufwühlendes Gefühl im Kopf, als ob sie verrückt werden müsse, verbunden mit Schmerzen im Bereich des rechten Iliosacralgelenks." Die Prüfer scheinen eine Vorliebe zu haben für den Ausdruck: „verrücktes Gefühl im Kopf, als wenn sie wahnsinnig werden müßten". Dieses verrückte Gefühl besteht in einer Verwirrung des Geistes, als ob der Kranke jede Konzentrationsfähigkeit verloren hätte. Das wollen auch die Kranken mit dem Ausdruck „verrücktes Gefühl" bezeichnen. Manchmal ist es wie ein Schwindel, bei dem sich alles im Kreise dreht; manchmal glauben die Kranken den Verstand zu verlieren. Oder es überkommt sie ein schrecklicher, reißender Kopfschmerz, beschrieben als „ein verrückter Kopfschmerz in der Stirn". Kopfschmerzen, verbunden mit Geistesverwirrung oder mit dem Gefühl, wahnsinnig zu werden.

Auch das Abdomen, der Stuhl, die Harn- und Sexualorgane liefern viele Indikationen für unser Mittel. Alle Bauchorgane scheinen nach abwärts gezogen zu werden. Die Kranke möchte ihren Leib stützen; sie hat einen Hängebauch. Die Beckenorgane scheinen nach außen zu drängen. Die Kranke muß sich niederlegen. Sie möchte eine T-Binde tragen und hält sich die Seiten, um ihre Unterleibsorgane zu stützen. Schwächegefühl im Becken, als ob alles durch die Scheide nach außen treten wolle.

Durchfall mit plötzlichem Stuhldrang, der morgens aus dem Bett treibt, wobei sich der Kranke sehr beeilen muß. Dieses Bild kann man unter Umständen mit dem Sulfur-Bild verwechseln; denn auch bei *Lilium tigrinum* finden wir großes Hitzegefühl im Kopf, Leere im Magen und starkes Brennen der Fußsohlen und Handflächen; ferner eine Dysenterie, die man kaum von der bei *Mercurius corr.* unterscheiden kann, so ausgeprägt ist der Tenesmus mit Blut- und Schleimabgang. Der Stuhl scheint nur aus Schleim mit Blut zu bestehen und der Tenesmus und das Brennen am After sind so stark wie bei *Mercurius corr.* Das Mittel paßt besonders für jene dysenterischen Erscheinungen, die gelegentlich als chronische Erkrankung bei den beschriebenen Konstitutionstypen auftreten.

Bei einem solchen Bilde würde *Mercurius corr.* nicht passen. Jedoch kann man nach den dysenterischen Erscheinungen allein keine Mittelwahl treffen. In manchen Arzneimittellehren sind diese dysenterischen Erscheinungen ausgelassen, aber ich habe sie wieder und wieder in der Praxis gesehen. Andererseits finden wir im Mittelbild von *Lilium tigrinum* auch hartnäckige und quälende Verstopfungen.

Weiter finden wir Tenesmus von Harnblase und Mastdarm. Es besteht sowohl Urin- als auch Stuhlzwang. Aber trotz langen Pressens kommt kein Stuhl. Häufiger Drang mit dem Gefühl, als ob eine Kugel im Mastdarm stecke. Wenn der retroflektierte Uterus auf das Rectum drückt, entsteht eine Empfindung, als ob der Mastdarm voll Kot wäre. Dadurch kommt es zu Stuhldrang und fast unerträglichen Blasen- und Mastdarmtenesmen. Ständiger Stuhldrang bei leerem Rectum. Man wird erstaunt sein, wie schnell *Lilium tigrinum* die Kranken von ihren Beschwerden befreit, und wird dann mit Recht fragen, ob das Mittel wirklich den Uterus wieder in die richtige Lage bringen kann. Jedenfalls kann man das eine sagen: nach Anwendung des Mittels werden die Beschwerden erleichtert, die Därme arbeiten wieder regelmäßig und die Miktionsstörung wird behoben, so daß die Patientin sich praktisch gesund fühlt.

Lilium tigrinum hat alte, vorgefallene Hämorrhoiden mit Brenngefühl geheilt. „Hämorrhoiden nach der Entbindung, empfindlich auf Berührung, nach dem Stuhlgang heraustretend." Das Mittel hat aber solche Hämorrhoiden nur geheilt, wenn die beschriebene Konstitution vorlag, dann aber nicht nur die Hämorrhoiden, sondern auch die Erschlaffung der Gebärmutter und Scheide.

Lähmungsartige Erschlaffung aller Bauchgewebe. „Spärlicher Regelfluß, nur beim Umhergehen." Das läßt uns an *Pulsatilla* denken, zumal die Pulsatilla-Patientin ein ähnliches Temperament hat. Im Pulsatilla-Bild finden wir ebenfalls spärlichen Regelfluß, Erleichterung beim Umhergehen im Freien und starkes Senkungsgefühl im Becken, letzteres allerdings nicht so ausgeprägt wie bei *Lilium tigrinum.* Es gibt auch noch andere Unterscheidungsmerkmale zwischen *Pulsatilla* und *Lilium.*

Zum Schluß die Herzsymptome: „Die Kranke hat ein Gefühl, als ob das Herz von einer Faust ergriffen oder in einem Schraubstock gequetscht würde." „Zusammenschnürungsgefühl am Herzen." „Frösteln im Freien, aber der Schwindel bessert sich."

Schmerzen im Rücken, das Rückgrat hinunter. Die Wirbelsäule ist empfindlich und reizbar; außerdem besteht Zittern wie bei *Platina.*

Lycopodium

(Bärlappsporen)

Lycopodium hat als Antipsoricum, Antisyphiliticum und Antisykoticum weitreichende und tiefgreifende Wirkungen. Früher wurde es als angeblich indifferente Substanz zum Überzug von allopathischen Pillen verwendet. Erst HAHNEMANN hat durch Potenzieren die Arzneikraft des Mittels entwickelt, so daß es Veränderungen im Bindegewebe, in den Blutgefäßen, den Knochen, der Leber, dem Herzen und den Gelenken bewirkt. *Lycopodium* hilft bei Neigung zu Nekrose, bei Abscessen, bei sich ausbreitenden Geschwüren und bei großer Abmagerung. Es wirkt vorwiegend auf die rechte Körperseite. Die Symptome wandern gern von rechts nach links oder von oben nach unten, z. B. vom Kopf zur Brust. Der Patient magert am Oberkörper ab, während die unteren Extremitäten noch ziemlich gut ernährt sind. Empfindlichkeit gegen warme Luft. Die Kopfsymptome verschlimmern sich in Bettwärme, bei Hitze und bei Erhitzung durch Anstrengungen. Überanstrengung verschlimmert die Allgemeinsymptome des Lycopodium-Patienten; er gerät leicht außer Atem, die Dyspnoë wird durch Anstrengung schlimmer, er kann weder steigen noch schnell gehen. Die Herzsymptome sowie die Dyspnoë werden durch Schwitzen bei Körperarbeit verschlimmert. Entzündungen werden jedoch zuweilen durch Hitzeanwendungen gebessert, ebenso die Halssymptome, oft auch die Magenschmerzen.

Die rheumatischen Schmerzen und andere Beschwerden werden durch Bewegung gebessert. Der Kranke ist äußerst ruhelos und muß sich dauernd bewegen. Entzündung verschlimmert sich durch Bettwärme, wird aber besser durch Bewegung, weshalb sich der Patient im Bett ständig hin und her wirft. Der Patient verlangt nach kühler Luft, nach einem kühlen Ort. Der Kopfschmerz wird schlimmer durch Bewegungen, die den Patienten erhitzen, nicht aber durch die Bewegung als solche. Der Kopfschmerz wird auch schlimmer vom Liegen und von Zimmerwärme, besser durch Bewegung in kalter Luft.

Die Lycopodium-Beschwerden verschlimmern sich zu einer bestimmten Zeit, und zwar zwischen 16 und 20 Uhr, sowohl bei akuten wie bei chronischen Leiden, bei Frost, Fieber, Typhus und Scharlach, bei Gichtanfällen, rheumatischen Fiebern, Entzündungen, Pneumonie und bei akuten Katarrhen.

Der Lycopodium-Patient hat starke Blähungen mit trommelartig aufgetriebenem Leib, so daß er kaum atmen kann; der Zwerchfellhochstand verursacht Herzklopfen und Dyspnoë. Oft hört man von einem Lycopodium-Patienten die Äußerung: „Alles, was ich esse, bläht mich auf.“ Schon nach den ersten Bissen kommt es zu so starker Flatulenz, daß er nicht weiteressen kann; das Essen schnürt ihm den Hals zu und macht ihn so nervös, daß er kein Geräusch vertragen kann. Geräusche, z. B. Knittern von Papier, Klingeln oder Türzuwerfen, gehen dem Patienten durch Mark und Bein und verursachen Ohnmachtsgefühl (wie bei *Antimonium crudum, Borax* und *Natrium mur.*). Das ganze Sensorium befindet sich in einem Erregungszustand.

Der Lycopodium-Patient kann keine Austern vertragen; sie scheinen bei ihm ähnlich giftig zu wirken wie Zwiebeln beim Thuja-Patienten oder Erdbeeren beim Acidum-oxalicum-Patienten. Wenn einem Kranken nach Genuß von Erdbeeren, Tomaten oder Austern übel wird, denke man beim Fehlen entsprechender homöopathischer Mittel daran, daß auch der Genuß von Käse diesen Zustand beheben kann.

Lycopodium heilt Hautgeschwüre. Die Geschwüre sind schmerzhaft und sehen schlimm aus. Abscesse des Unterhautzellgewebes. Chronische, torpide Geschwüre mit schlechter Granulation, schmerzhaft, brennend, stechend, gebessert durch Kälte, verschlimmert durch warme Umschläge. Bei Bettwärme oder in warmen Räumen zeigen sich auf der Haut Beulen und Schwielen in Form von runden Knötchen oder von langen, unregelmäßigen Streifen, die heftig jucken. *Lycopodium* heilt juckende Hautausschläge mit Bläschenbildung, feuchte und trockene, schuppige Ausschläge an den Lippen, hinter den Ohren, unterhalb der Nasenflügel und an den Genitalien, auch nässende und blutende Fissuren an den Händen. Die Haut wird dick und hart. Die Stellen, die öfter von Furunkeln und Pusteln befallen waren, werden induriert und für lange Zeit knotig. Die Haut sieht ungesund aus. Wunden heilen schwer. Oberflächliche Wunden eitern, als ob ein Splitter unter der Haut stecke. Die Geschwüre bluten und sondern viel dicken, grünen, übelriechenden Eiter ab. Bei schankerartigen Geschwüren ist *Lycopodium* oft das Simillimum.

Typisch für das ganze Lycopodium-Bild sind Schwäche, Erschlaffung der Blutgefäße mit herabgesetztem Blutdruck und Kreislaufschwäche, Taubheitsgefühl, Abgestorbensein der Finger und Zehen, Abmagerung einzelner Glieder, unsicherer Gang, Gebrauchsunfähigkeit der Glieder, ungeschickte Bewegungen und Zittern der Gliedmaßen.

Viele psychische Symptome. Müdigkeit, andauernde Mattigkeit, Vergeßlichkeit, Abneigung gegen neue Unternehmungen und gegen den eigenen Beruf. Furcht vor irgendwelchen Ereignissen, Furcht, daß etwas vergessen werden könne. Beständig zunehmende Furcht vor der Öffentlichkeit, zuweilen aber auch Angst vor der Einsamkeit. Geübte Redner fühlen sich plötzlich unfähig, öffentlich zu sprechen; sie verschieben ihre Tätigkeit aus Furcht, daß sie bei ihrer Rede steckenbleiben oder vor lauter Vergeßlichkeit Fehler machen könnten. Doch wenn sich der Lycopodium-Typ erst einmal entschlossen hat, führt er seine Sache mit Leichtigkeit durch. Den gleichen Zug finden wir auch bei *Silicea.* Diese Symptome kommen nirgends so ausgeprägt vor wie bei diesen beiden Mitteln.

Lycopodium heilt auch religiösen Wahn, der sich allmählich unter dem Bild einer Melancholie entwickelt. Sehr oft besteht Abneigung gegen Geselligkeit, andererseits aber Furcht vor Einsamkeit. „Furcht vor Menschen und auch vor

Einsamkeit; Reizbarkeit und Melancholie." Der Lycopodium-Patient fürchtet sich vor neuen Bekanntschaften und ebenso vor dem Besuch von Bekannten; er will nur mit denen zusammen sein, die ihn ständig umgeben, und wünscht nicht, daß noch jemand anderes im Hause ist; er möchte nicht angesprochen oder zum Denken angeregt werden und vermeidet jede Anstrengung; aber wenn er zu einer Tätigkeit gezwungen wird, findet er manchmal dadurch Erleichterung. Obwohl er nicht sprechen möchte, möchte er doch jemanden in seiner Nähe haben. Er läßt sich oft gehen und weint, wenn er einen Freund oder einen Bekannten sieht oder wenn er ein Geschenk empfängt. Bei der kleinsten Freude weint der Patient, denn er ist sehr nervös, empfindsam und leicht erregbar.

Symptome für *Lycopodium* sind Delirien und bei bettlägerigen Patienten mit schleichenden Fiebern Bewußtlosigkeit. Der Patient greift nach eingebildeten Dingen oder er sieht Fliegen, obwohl keine da sind; er kann einerseits sehr ausgelassen sein und über alles lachen, andererseits ist er verzweifelt bis zu geistiger Verwirrung. Schon morgens beim Erwachen ist er traurig, alles erscheint ihm trübe; er hat Angst, daß sich irgend etwas Schlimmes ereignen könne, und läßt sich nicht trösten. Wenn er sich aber etwas Bewegung verschafft hat, tritt Besserung ein. Dieser Zustand ist oft der Anfang einer Geistesstörung und führt auch leicht zu Lebensüberdruß und Selbstmordgedanken. „Angst, Furcht, Atemnot." „Ängstliche Todesgedanken." „Mangel an Selbstvertrauen, Unsicherheit, Scheu, Resignation." Mangel an Vertrauen zu sich und anderen. „Misanthropisch: flieht sogar vor seinen eigenen Kindern." „Mißtrauisch, argwöhnisch, wittert überall Fehler." „Überempfindlich gegen Schmerz. Ist außer sich." Das sind alles Symptome, die für *Lycopodium* sprechen.

Der Lycopodium-Patient hat periodische Kopfschmerzen in Verbindung mit Verdauungsstörungen. Er hat Kopfschmerz, wenn er die Essenszeit nicht einhält. Er muß regelmäßig essen, sonst bekommt er Kopfschmerzen. Das ähnelt dem Cactus-Kopfschmerz. Auch der Cactus-Patient hat sehr heftige kongestive Kopfschmerzen mit Gesichtswallungen, wenn er nicht zur gewohnten Zeit ißt. Zur Unterscheidung beachte man, daß bei *Lycopodium* der Kopfschmerz abnimmt, sobald etwas gegessen wird, während der Cactus-Kopfschmerz vom Essen schlimmer wird. Für *Lycopodium* und besonders für *Phosphor* und *Psorinum* sprechen Kopfschmerzen mit großem Hunger. Bei den beiden letzteren Mitteln sind die Kopfschmerzen am Anfang sogar mit Ohnmachtsgefühl verbunden, das aber durch Essen nicht gebessert wird. Der Lycopodium-Kopfschmerz ist schlimmer bei Hitze, bei Bettwärme und beim Liegen, besser bei Kälte und frischer Luft. Magere, schmächtige Knaben leiden oft unter dauernden Kopfschmerzen. Bei jeder Erkältung treten die klopfenden kongestiven Kopfschmerzen ein und dabei magern die Jungen von Monat zu Monat immer mehr ab, besonders im Gesicht und am Hals. Dasselbe trifft zu bei engbrüstigen Knaben mit trockenem, quälendem Husten ohne Auswurf. *Lycopodium* paßt ganz besonders für diese hageren Jungen mit trockenem Husten und andauerndem Kopfschmerz; es paßt ebenso für Kinder, die in der Rekonvaleszenz nach Pneumonie oder Bronchitis im Gesicht und am Hals stark abgemagert sind und die sich beim geringsten Anlaß erkälten. Sie leiden an Kopfschmerz durch Überhitzung, an nächtlichen Kopfschmerzen und Kongestionen zum Gehirn, so daß sie oft im Schlaf verwirrt auffahren; sie schreien im Schlafe auf, erwachen erschreckt, blicken wirr um sich her und erkennen momentan weder Vater noch Mutter. Bis der Patient sich besonnen hat, wo er ist, fällt er wieder in Schlaf. Nach kurzer Zeit wiederholen sich dieses erschreckte Erwachen und der verwirrte Zustand. Der Kopfschmerz ist klopfend und drückend wie zum Zerspringen. Sehr wesentlich sind die typischen Modalitäten, die diesen Zustand auslösen, z. B. der Umstand, daß das Befinden besser wird durch Kälte, aber schlimmer von Geräuschen und vom Sprechen. Die Verschlimmerung tritt meist zwischen 16 und 20 Uhr ein. Die Abmagerung schreitet von oben nach unten fort. Diese Modalitäten sind wichtiger als die Art der Schmerzen.

Lycopodium heilt auch Ausschläge auf dem Gesicht und der Kopfhaut. Es bilden sich kahle, glatte Stellen auf dem Kopf und hinter den Ohren Ekzeme, die bluten und nässen und zuweilen gelbliche Flüssigkeit absondern sowie sich von den Ohren auf die Kopfhaut ausbreiten. Das Mittel ist sehr wichtig bei Säuglingsekzemen. Ekzeme bei mageren, ausgehungerten, welken Kindern mit mehr oder weniger Kopfbeschwerden; nässende Ekzeme hinter den Ohren; roter Satz im Urin; runzlige Gesichtshaut. Der Patient hat einen trockenen, quälenden Husten. Er stößt die Decke von sich, hat einen kalten linken und einen warmen rechten Fuß. Er hat wechselnden Appetit, zuweilen ungewöhnlichen Hunger und großen Durst; dabei beständiger Gewichtsverlust. *Lycopodium* wird zunächst den Ausschlag vermehren, aber ihn schließlich beseitigen und das Kind gesund machen. Die Kopfsymptome stehen in enger Beziehung zu dem Auftreten des roten Harnsediments: solange dieses reichlich ist, ist der Patient frei von kongestiven Kopfschmerzen, aber wenn der Urin blaß wird und der rote Niederschlag verschwindet, kommen wieder Tage mit drückenden, berstenden Kopfschmerzen. Man könnte diese Kopfschmerzen als urämisch bezeichnen, doch kommt es hier nicht auf den Namen an, sondern nur auf die Erscheinungen. Bei alten Gichtikern werden, solange der Kopfschmerz sehr ausgeprägt ist, die gichtischen Erscheinungen an den Extremitäten nachlassen und umgekehrt. Der Kopfschmerz ist nur dann heftig, wenn die Extremitäten von gichtischen Beschwerden frei sind. Ebenso werden bei reichlichem rotem Niederschlag im Urin die Gichtsymptome im Kopf und in den Extremitäten verschwinden. Sobald sich der Patient erkältet, scheint die Harnsekretion nachzulassen, während sich die Kopfschmerzen verstärken. Typische Beziehungen bestehen auch zwischen dem Lycopodium-Kopfschmerz und katarrhalischen Erkrankungen. Der Kopfschmerz ist schlimmer, wenn akute Erkältungen einen Katarrh ausgelöst haben. Der Lycopodium-Patient hat oft dicke, gelbe Nasenabsonderungen. Morgens kommen massenhaft gelbgrüne Sekrete aus Nase und

Hals. Wenn aber der Patient sich erkältet, hören meist die dicken Absonderungen auf, er beginnt zu niesen und hat dann nur noch eine wässerige Sekretion. Darauf tritt ein Lycopodium-Kopfschmerz auf mit heftigem Druck und mit viel Hunger verbunden; wenn dann der Schnupfen vorüber ist und der dick-gelbe Ausfluß wiederkehrt, hört auch der Kopfschmerz wieder auf.

Unter den vielen Augensymptomen bei *Lycopodium* treten die katarrhalischen am meisten hervor. Es sind entzündliche Erscheinungen mit reichlicher Absonderung, mit Rötung und mit Geschwürsbildung auf der Conjunctiva und an den Lidern.

Für die Ohrenerkrankungen ist *Lycopodium* ein besonders wichtiges Mittel, da bei Kindern mit dem beschriebenen runzeligen Gesicht und dem trockenen Husten leicht eine dicke, gelbe, übelriechende Absonderung aus den Ohren mit Verlust des Gehörs eintreten kann. Wenn bei Scharlachfieber das richtige Mittel gegeben würde, würden keine Ohrleiden zurückbleiben. Diese hängen hauptsächlich von der Konstitution des Kindes ab. *Lycopodium* heilt auch sehr schmerzhafte Ausschläge an den Ohren, es heilt Otitis media und Ohrenabscesse in Verbindung mit Ekzemen an und hinter den Ohren.

Die Nasensymptome haben wir erst teilweise beschrieben. Sie beginnen oft schon im Säuglingsalter. Zuerst macht sich eine eigentümlich rasselnde Nasenatmung bemerkbar, schließlich tritt Nasenverstopfung mit Mundatmung ein. Das Kind schreit mit jenem eigenartig schrillen Ton, der bei Nasenverstopfung zu beobachten ist. Man findet dann die Nase voll Eiter und aus dem Halse kommt eine schleimig-eitrige Absonderung, ebenso aus dem Nasen-Rachen-Raum. Die Nasenverstopfung ist ein chronischer Lycopodium-Zustand. Schließlich bilden sich große, gelbe, zuweilen auch dunkle oder grünliche Krusten, gefolgt von Nasenbluten. *Lycopodium* ist bei solchen lästigen Katarrhen mit Kopfschmerz und Abmagerung am Halse sehr nützlich. Ebenso bei Erwachsenen mit alten, chronischen Katarrhen und mit Absonderung aus der Nase. Der Patient kann wegen der Krustenbildung nachts nicht durch die Nase atmen. Es bilden sich Krusten an den Nasenflügeln mit nässendem Ekzem auf Gesicht und Nase. Die schleimige Absonderung ist meist so dick und so zäh wie bei *Kalium bichr.*

Das Gesicht des Lycopodium-Patienten ist gelblich, elend, bleich, oft welk, runzlig und abgemagert. Bei tiefsitzenden Brustleiden, bei Bronchitis oder Pneumonie mit viel Schleimansammlung können Gesicht und Stirn infolge des Schmerzes faltig sein. Dabei kommen alle Formen von Dypnoë vor. Wir sehen Ähnliches bei *Antimonium tartar.*, das auch Nasenflügelatmung macht. Bei *Antimonium tartar.* hört man das Schleimrasseln durch das ganze Zimmer und der Patient ist sichtlich sehr leidend. Aber wenn man den Patienten im Bett liegen sieht mit Nasenflügelatmung, mit runzliger Stirn, mit Rasseln in der Brust oder mit trockenem, hackendem Husten ohne Auswurf, dann weisen die Einzelsymptome oft auf *Lycopodium* hin. Im exsudativen Stadium der Pneumonie, im Stadium der Hepatisation kann *Lycopodium* solchen Kranken oft das

Leben retten. Es ist in dieser Beziehung mit *Phosphor* und *Sulfur* verwandt. Der Sulfur-Patient ist kalt, reagiert wenig und hat ein Gefühl wie von einer Last auf der Brust. Es besteht Hepatisation der Lunge. Der Patient verlangt nur still zu liegen und sieht todkrank aus. *Sulfur* wird ihn bessern. Bei *Sulfur* besteht aber weder die Nasenflügelatmung noch die gerunzelte Stirn wie bei *Lycopodium.* Nur *Stramonium* hat ähnliche Symptome, etwa das Stirnrunzeln bei Gehirnleiden. Man findet dabei den Patienten halb bewußtlos, wild erregt, mit gläsernen Augen, gerunzelter Stirn und geistiger Erregtheit.

Lycopodium ist zuweilen nützlich bei alten Fällen von Syphilis mit Katarrhen, Nekrose oder Caries der Nasenknochen und viel Zucken im Gesicht.

Der Lycopodium-Patient hat einen seinen Empfindungen entsprechenden Gesichtsausdruck. Er ist überempfindlich, und bei jeder Erschütterung, bei jedem Geräusch verzieht er sein Gesicht, das elend und faltig aussieht. Die Augenbrauen sind zusammengezogen, sowohl bei Krankheiten des Bauches als auch bei denen der Brust. Es kommt auch vor, daß der Unterkiefer herabsinkt (wie bei *Opium* und *Acid. muriaticum*). Das spricht für große Erschöpfung und ist prognostisch schlecht. Es findet sich dies besonders bei Typhus, wenn der Patient nach der Bettdecke greift, im Bett herunterrutscht, nach nichts mehr verlangt und kaum zu Bewußtsein gebracht werden kann. Es ist gewöhnlich das letzte Stadium einer septischen Erkrankung. Schwellung der Unterkieferdrüsen, der Parotis und der Submaxillaris mit Neigung zu Eiterung. Bei Scharlach und Diphtherie besteht eine Schwellung rings um den Hals. Auch die Nackenmuskeln sind in Mitleidenschaft gezogen.

Wichtig sind auch die Halssymptome. Bei der Beschreibung des Allgemeinzustandes erwähnten wir als charakteristisch für *Lycopodium* das Wandern der Symptome von rechts nach links. Der rechte Fuß ist kalt, der linke warm; die Schmerzen ziehen von rechts nach links oder befallen die rechte Seite mehr als die linke. So auch bei den Halsleiden. Eine rechtsseitige Angina wird nur dann nach links übergreifen, wenn das richtige Mittel nicht verordnet wurde. *Lycopodium* paßt für alle Arten von Halsschmerzen. Es ist nützlich bei Diphtherie, wenn der Belag rechts beginnt und nach links übergreift. Die Schmerzen beginnen im oberen Teil des Pharynx und gehen nach unten. *Lycopodium* hat viele solche Fälle geheilt. Es kommt zuweilen vor, daß die Patienten Besserung verspüren, wenn sie kaltes Wasser in den Mund nehmen. Aber für gewöhnlich wird die Lycopodium-Halsentzündung besser durch Schlucken von warmen Getränken. Hierin unterscheidet sich *Lachesis* von *Lycopodium.* Beim Lachesis-Patienten tritt Besserung ein, wenn er Kaltes trinkt; beim Lycopodium-Patienten durch warme Getränke, nur ganz ausnahmsweise auch durch kalte. Der Lycopodium-Patient schläft sich nicht in die Verschlimmerung der Halssymptome und in die Dyspnoë hinein wie der Lachesis-Patient.

Die Magen- und Bauchsymptome sind wechselhaft. Es besteht ein Gefühl von Völle mit gänzlichem Appetitverlust. Der Patient geht hungrig zu Tische, aber schon der erste Bissen macht ihn satt. Danach starke Blähungen ohne Erleichterung durch Aufstoßen oder durch Windabgang. Übelkeit und Erbrechen; nagende Schmerzen im Magen wie bei Gastritis; Brennen bei Ulcus und bei Carcinom. Die Schmerzen treten unmittelbar nach dem Essen ein. Darauf folgt galliges, kaffeesatzartiges, schwärzliches Erbrechen. *Lycopodium* hat bei vielen offenbar bösartigen Fällen das Leben verlängert. Das rechte Hypochondrium ist geschwollen wie bei Leberleiden. Es besteht Leberschmerz. Wiederholte Gallenanfälle mit Gallebrechen. Gallensteinkolik. Nach *Lycopodium* werden die Anfälle seltener, die Gallensekretion wird normal, die Gallensteine bekommen ein schwammiges Aussehen, sie lösen sich auf. Lycopodium-Patienten haben immer saures und scharfes Aufstoßen mit Brennen im Pharynx. Viel Magensäure. Flatulenz und Auftreibung nach dem Essen mit Völlegefühl. Hochgradiges Elends- oder Schwächegefühl im Magen, durch Essen nicht gebessert (*Digitalis*). Die Magensymptome verschlimmern sich durch kalte Getränke und werden oft durch warme gebessert. Im Magen und in den Därmen große Unruhe und lautes Gurren, als ob alles gäre. *Lycopodium, China* und *Carbo veg.* sind spezielle Mittel gegen Blähungen und müssen differentialtherapeutisch verglichen werden. *Lycopodium* paßt für alte chronische Dyspeptiker, die abgemagert, runzlig, müde und knochig sind, mit Gasbildung nach jedem Essen; ferner bei schwacher Reaktionsfähigkeit, bei Darniederliegen aller Funktionen, bei großer Anfälligkeit und bei fehlender Erholung.

Die Patienten haben manchmal eine lästige Verstopfung. Tagelang kein Stuhldrang trotz gefüllten Rectums. Träge Darmtätigkeit. Erfolgloses Pressen. Der Stuhl ist hart und ungenügend. Oder es besteht Diarrhoe mit verschiedenster Stuhlbeschaffenheit. Quälende Hämorrhoiden, die aber nicht charakteristisch sind. Jede Art von Hämorrhoiden kann durch *Lycopodium* geheilt werden, wenn die Flatulenz, die Magen-, Geistes- und Allgemeinsymptome zum Mittelbild passen.

Die Nieren haben viele Symptome, die *Lycopodium* entsprechen. Die Blase zeigt dieselbe Trägheit wie das Rectum. Trotz großer Anstrengung muß der Patient lange warten, bis Urin abgeht, und dann fließt er nur langsam und schwach. Der Urin ist oft getrübt von Ziegelmehlsediment oder er hat einen Satz wie gärender Apfelwein, besonders bei Fieber. *Lycopodium* ist oft das Heilmittel in akuten Stadien von Blasenentzündung mit massigem rotem Niederschlag im Urin. Bei chronischen Symptomen findet man das rote Urinsediment, wenn der Patient sich besser fühlt. *Lycopodium* heilt Harnverhaltung und Folgen von Harnunterdrückung, es heilt Bettnässen bei kleinen Kindern, unfreiwilligen Urinabgang im Schlafe bei Typhus und bei schleichenden Fiebern. Ein sehr charakteristisches Symptom für *Lycopodium* ist die Polyurie während der Nacht. Der Patient muß nachts oft aufstehen und große Mengen Urin lassen, obwohl am Tage der Urin normal ist. Es gehen enorme Quantitäten von Urin ab, der ganz klar und von geringem spezifischem Gewicht ist.

Lycopodium ist ein ausgesprochenes Mittel für Impotenz des Mannes. Schwächliche, verbrauchte, übermüdete Männer mit sexueller Schwäche brauchen weniger *Phosphorus,* sondern eher *Lycopodium,* das auch bei jüngeren Männern angebracht ist für Schwäche des Rückenmarks und der Genitalien nach Onanie. Die Erektionen fehlen völlig oder sind zu schwach bzw. zu kurz.

Lycopodium heilt Entzündungen der Urethra mit gonorrhoischem Ausfluß. Es wirkt als Antisykoticum bei Feigwarzen von Frauen und Männern. „Nässende Condylome am Penis, Vergrößerung der Prostata." Das Mittel paßt gut bei Entzündung und Neuralgien der Ovarien und bei Entzündung des Uterus. Ovarialneuralgie, besonders rechts, mit Neigung nach links überzugreifen. Oophoritis, mehr rechts. *Lycopodium* hat Cysten des rechten Ovariums geheilt. Das Mittel heilt auch Trockenheit der Vagina und behebt dadurch die Schmerzhaftigkeit des Coitus. Brennen und Stechen in der Vagina während und nach dem Coitus. Menstruationsstörungen. Die Menses bleiben viele Monate aus, die Patientin wird immer schwächer, welk, bleich, fahl und magert ab. Das Mittel paßt auch für Mädchen in der Pubertät, wenn die Menstruation nicht rechtzeitig einsetzt; wenn die Symptome zutreffen, wird die sexuelle Unterentwicklung behoben, die Brüste beginnen zu wachsen und das junge Mädchen wird zum Weibe. *Lycopodium* hat einen großen Einfluß auf die Entwicklung und ähnelt in dieser Beziehung *Calcium phos.* „Abgang von Luft und Gasen aus der Vagina." „Varicen an den Genitalien."

Für die Atmungsorgane ist *Lycopodium* ebenfalls ein ausgezeichnetes Mittel; es hilft bei Dyspnoë und Asthma in Verbindung mit Lungenkatarrhen. Die Erkältung beginnt in der Nase, geht aber fast immer auf die Lungen über und ist verbunden mit pfeifenden Geräuschen beim Atmen und mit starker Dyspnoë. Die Dyspnoë wird schlimmer vom schnellen Laufen, von Anstrengung und vom Treppensteigen. Klopfen, Brennen und Kitzel in der Brust. Trockener, quälender Husten. Trockener Husten bei abgemagerten Knaben. Nach einer Pneumonie bleibt der trockene Husten lange Zeit zurück; manchmal auch pfeifende und asthmatische Atmung. Kalte Extremitäten bei heißem Kopf und Gesicht, mit viel Husten und Brustbeschwerden. Der Patient geht wegen der Kopfkongestionen gern mit unbedecktem Kopf. Schwache Reaktionskraft nach Bronchitis oder Pneumonie. Geschwürsbildungen in den Respirationsorganen mit viel gelbem oder grünem, schleimig-eitrigem, zähem und fadenziehendem Auswurf. Nachtschweiß mit Fieber, das zwischen 16 und 20 Uhr eintritt. *Lycopodium* hilft ferner bei bestimmten Lungenkatarrhen mit viel Rasseln, mit mangelhafter Expectoration und mit Nasenflügelatmung, besonders bei Säuglingen. Meist ist die rechte Lunge befallen, zumindest öfter als die linke, oder die Affektionen beginnen rechts und gehen auf die linke Seite über. Man denke an *Lycopodium* auch bei vernachlässigter Pneumonie, bei Atemnot infolge Hydrothorax und Hydropericard.

Die Gichtsymptome an den Extremitäten und die Nervensymptome haben wir hinreichend hervorgehoben. *Lycopodium* hat alle Arten von Fieber geheilt, continuierliches, intermittierendes und remittierendes. Das Mittel paßt besonders für alte oder vorzeitig gealterte, schwache, müde Patienten. Es paßt auch für Wassersucht bei Leber- und Herzleiden. Wenn Krusten auf der Haut festhaften oder wenn sie lamellenartig werden wie bei Rupia, so ist *Lycopodium* angebracht. *Sulfur, Graphit* und *Calcarea* wirken nicht anhaltender und tiefer als *Lycopodium.*

Magnesium carbonicum

(Basisches Magnesiumcarbonat)

Dieses Mittel ist bisher nur teilweise geprüft worden und wir wissen deshalb von ihm nicht viel mehr, als was uns Hahnemann hinterlassen hat. Die psychischen Symptome und auch die einzelner Körperteile sind noch nicht völlig herausgearbeitet. Das Mittel müßte unbedingt an sensiblen Individuen in Hochpotenzen geprüft werden, damit wir die feineren Züge verstehen lernen. Für eine bestimmte Krankheitsgruppe ist es unentbehrlich, nämlich für alte, tiefsitzende, psorische Affektionen. Es wirkt ebenso tief, anhaltend und durchgreifend wie *Sulfur.*

Wie alle Magnesia-Verbindungen hilft das Mittel bei akuten Nervenschmerzen, die längs der Nervenbahnen so heftig auftreten, daß der Patient nicht still sitzen kann, sondern herumgehen muß, um durch Bewegung Erleichterung zu bekommen. Die Prüfer spürten diese Schmerzen hauptsächlich im Kopf und im Gesicht. Nach klinischer Erfahrung hat der Magnesium-carb.-Patient überall heftige Nervenschmerzen. Das Mittel hat besondere Beziehung zur linken Gesichtshälfte. Nächtliche Neuralgien. Der Schmerz treibt die Patienten aus dem Bett; sie müssen sich bewegen, denn in Ruhe haben sie heftige, schießende, reißende und schneidende Schmerzen.

Magnesium carb. hilft auch bei verschiedenen Hautausschlägen; trockene, schuppige und schorfartige Ekzeme. Der Patient hat sehr ungesunde Haare und Nägel. Bei jedem Wetterwechsel treten heftige Schmerzen in den Zahnwurzeln ein. Zahnschmerzen vor und während der Menses. Während der Schwangerschaft bestehen ständige Zahnschmerzen; sie sind reißend, meist linksseitig und treten auch bei gesunden Zahnwurzeln auf. Hohle Zähne sind ungemein empfindlich und schmerzhaft, der Zahnarzt darf gar nicht daran rühren. Dies ähnelt *Antimonium crud.;* aber *Magnesium carb.* wirkt ganz besonders auf die Wurzeln, *Antimonium crud.* hingegen auf das Dentin. Die Zähne scheinen zu lang zu sein; der Patient kann nicht zubeißen. Wenn andere Symptome fehlen, sind

Magnesium carb. und *China* hervorragende Mittel gegen Zahnleiden in der Schwangerschaft.

Es gibt eine Art von Marasmus, der uns viel zu schaffen machen würde, hätten wir *Magnesium carb.* nicht. Untersuchen wir die Wirkung des Mittels im ganzen, so finden wir, daß es für einen Zustand ähnlich dem Vorstadium der Tuberkulose paßt. Der Körper nimmt ab und verliert an Gewicht; die Muskeln werden schlaff, als ob eine ernste Krankheit im Anzug wäre. Kinder tuberkulöser Eltern haben diese Neigung zu Marasmus. Das Kind gedeiht nicht trotz aller guten Ernährung und Medizin. Der Hinterkopf flacht sich ab wie bei Atrophie des Kleinhirns. Der Appetit auf Milch, Fleisch und Fleischbrühe nimmt zu, doch werden diese Nahrungsmittel nicht verdaut, und wenn viel Milch getrunken wird, so geht sie durch den Darm in Form eines ton- oder kittartigen Stuhls wieder ab.

Kinder haben oft solchen tonähnlichen Stuhl, der weder dünn noch hart ist. Der harte weiße Stuhl ist ein ganz anderes Symptom, auch der weiche, halbflüssige weiße Stuhl entspricht einer anderen Mittelgruppe. Dieser teigige Stuhl aber, der aussieht, als ob er in jeder beliebigen Form modelliert werden könnte, ist der typische Magnesium-carb.-Stuhl. Durch *Magnesium carb.* sind viele Säuglinge, deren Stuhl so beschaffen war, am Leben erhalten worden.

Das Magnesium-carb.-Kind riecht sauer wie das Hepar-Kind, und dies trotz allen Waschens. Der Stuhl riecht stark, durchdringend, faulig; das ganze Kind hat oft einen durchdringenden Geruch nach Schmutz, obgleich es gut und sauber gehalten wird.

Die Magnesia-Verbindungen können eine merkwürdige Untätigkeit des Rectums und des Anus hervorbringen, eine Art Parese. Der Stuhl ist massig, trocken, hart und bröckelig; er geht nur mit vielem Pressen ab, bleibt zum Teil am After hängen und zerkrümelt in viele Stückchen. Eine andere Art von Stuhl, die bei *Magnesium carb.* vorkommt, ist der grüne Durchfallstuhl, wobei der grüne Teil des Stuhls auf dem dünnwässerigen Anteil schwimmt. Der Stuhl ist oft auch klumpig und flüssig zugleich. Dies ist eines der am meisten auffallenden Symptome. „Grüner Stuhl, wie der Schaum auf einem Froschteich, sauer, schaumig; mit weißen, talgartigen, obenauf schwimmenden Klumpen; auch blutig und schleimig.“ Die Stühle mit obenaufschwimmenden Klumpen sind mehr für *Phosphor* charakteristisch, manchmal auch für *Dulcamara.*

Beim Erwachsenen ist das Gesicht blaß, wächsern, fahl und gelblich. Man zerbricht sich oft den Kopf, warum z. B. eine bestimmte Patientin sich nicht erholt und nicht gedeiht. Sie sieht kränklich aus, die Muskeln sind schlaff, bei jeder Anstrengung wird sie gleich übermüdet und gerät in Schweiß. Sie spürt jeden Wetterwechsel und es geht ihr jedesmal vor Beginn der Periode schlechter. Sie scheint sich regelmäßig zu erkälten, sobald die Periode eintritt. Sie weiß genau, wann ihre Regel kommt, weil sie vorher immer einen Schnupfen bekommt. *Magnesium carb.* hat genau dieses Arzneibild. Solche Patientinnen sehen aus wie die beginnende Schwindsucht, doch machen sie Jahr für Jahr so weiter; sie sind unfähig, etwas zu schaffen oder die Wirtschaft zu führen; sie haben großes Verlangen nach Fleisch und Abneigung gegen pflanzliche Nahrung. Die Bauchdecken neigen zu Senkung und Erschlaffung, so daß leicht Hernien eintreten können. Die Nerven schmerzen, die Muskeln sind müde. Wenn bei so einem Fall alle angewandten Mittel versagt haben, kann man schließen, daß latente Fehler vorhanden sind und daß ein ernstes Leiden droht. Den Nerven, dem Herzen, den Lungen oder dem Gehirn stehen organische Veränderungen bevor.

Zu dem Mittelbild gehört auch ein katarrhalischer Zustand. Trockene Katarrhe mit wenig Absonderungen. Ein altes Geschwür trocknet ein, wird glasig und sondert fast nichts ab. Die Nase ist trocken; auch die Augäpfel sind trocken und die Lider kleben zusammen, so daß es schwerfällt, die Augen aufzumachen. Trockenheit ist ein auffallender Zug des Mittels.

„Unnatürliches Verlangen nach Fleisch bei Kindern." Der Magen macht zu schaffen. Der Magnesium-carb.-Patient klagt dauernd über Magensäure, über saures Aufstoßen und Übelkeit. Magenschmerz nach mäßigem Essen. Aufgetriebensein und viel Flatulenz nach dem Essen. Der Magen verdaut nur langsam.

Magnesium carb. ist besonders brauchbar für Fälle, wo anamnestisch Tuberkulose vorliegt. Abmagerung und Verlangen nach Fleisch bei Tuberkulösen oder bei den Kindern tuberkulöser Eltern. Das Mittel paßt für Patienten, die an trockenem Husten ohne viel Auswurf leiden. Bei manchen Patienten besteht dieser welke Zustand, verbunden mit geringem, stoßendem Husten, oft jahrelang, ohne daß sich etwas ändert. Schließlich tritt bei irgendeinem ungünstigen Anlaß Tuberkulose auf, die sich nach diesem langen Vorstadium schnell entwickelt. Die am meisten angezeigten Mittel für solche Fälle sind *Arsen, Calcium carb., Magnesium carb.* und *Tuberculinum*. Sie passen zu diesem langwierigen Zustand, welcher dem Ausbruch der eigentlichen Phthise vorausgeht. Manchmal bringt man den Patienten wieder hoch, aber schwer zu behandeln bleiben solche Fälle immer. Das Leiden liegt zu verborgen, die Symptome treten nicht hervor; man muß gewissermaßen zwischen den Zeilen lesen können. Das sind die seltenen Fälle, von denen auch HAHNEMANN spricht.

Neben dem trockenen Kitzelhusten, der in den Prüfungstexten nicht genannt wird, finden wir krampfhaften Husten nachts, verursacht durch Kitzel im Larynx. „Tagsüber besteht Schläfrigkeit, nachts Schlaflosigkeit." Wenn man viele solche Fälle gesehen hat, die Neigung zu Phthise zeigen, findet man, daß Schläfrigkeit ein allen Patienten gemeinsames Symptom ist. „Ich bin frühmorgens immer so müde; auch wenn ich die Nacht leidlich geschlafen habe, ist es mir in der Frühe, als ob ich gar nicht geschlafen hätte." Der Patient ist immer müde und abgespannt. Die meisten leiden auch unter Kälte- und Frostgefühl. Bei den Prüfungen ist dieser Zustand zwar noch nicht klar herausgestellt, klinisch aber hat das Mittel Beziehung zu frostigen Patienten, die z. B. sagen, sie hätten nicht viel Blut.

Magnesium chloratum

Magnesia muriatica

(Magnesiumchlorid)

Merkwürdig ist, daß zwei Mittel, die Hahnemann durch seine Prüfungen eingeführt hat, nämlich *Magnesium carb.* und *Magnesium mur.*, heute fast vergessen sind. Diese beiden Mittel können viele Leberleiden kurieren, die sonst ungeheilt bleiben. Leider werden sie jedoch vernachlässigt, während *Phosphor* und *Sulfur* beinah bei allen Krankheiten verschrieben werden.

Magnesium mur. ist ein tiefwirkendes Antipsoricum, das für nervöse Magen- und Leberpatienten paßt. Es heilt geschwollene Drüsen sowie Reizzustände der Nervenzentren und des Gehirns. Der Patient ist oft empfindlich gegen Kälte und frostig, verlangt aber nach frischer, freier Luft, weil viele Beschwerden dadurch erleichtert werden, mit Ausnahme gewisser Kopfsymptome. Der Kopf muß bedeckt bleiben wegen seiner Empfindlichkeit gegen frische Luft. Der Patient ist äußerst unruhig, er kann nur sehr schwer ruhig bleiben, und wenn er still bleiben muß, wird ihm angst. Angst ist ein ausgesprochener Zug des Mittelbildes, daneben Unruhe und Hin- und Herbewegen des Körpers zu jeder Zeit, aber besonders nachts im Bett und vor allem, wenn die Augen beim Einschlafen geschlossen werden. Der Kranke muß die Decken von sich werfen, tief Atem holen oder sonst etwas tun. Dieses Angstgefühl hält ihn nachts wach. Ursprünglich beschrieben das die Prüfer als „Unbehagen", aber in den „Leitsymptomen" ist es als „Unruhe im Bett" bezeichnet, obwohl diese Symptome besser unter „Geist und Nerven" klassifiziert werden sollten. Bei manchen Mitteln finden wir als typisches Symptom Schwindel beim Augenschließen, bei anderen dazu noch Angst, bei *Conium* z. B. außerdem Schweiß. Solche Leitsymptome sind manchmal wertvoll. Wir haben einmal eine organische Striktur geheilt, wo eine Dilatation nicht gebessert hatte. Der Patient beschrieb seine Symptome, dachte aber dabei nur an die Striktur; es half kein Mittel, bis der Kranke eines Tages sagte, er könne beim Einschlafen nicht die Augen schließen, ohne in profusen Schweiß zu geraten. Durch *Conium*, nur auf dieses Leitsymptom hin gegeben, wurden Schweiß und Striktur geheilt. Es stellte sich ein alter gonorrhoischer Ausfluß ein, und die Entzündungsprodukte wurden resorbiert.

Angst im geschlossenen Raum, besser im Freien; Angst nachts beim Augenschließen. Beim Lesen hatte eine Patientin das Gefühl, als ob jemand hinter ihr mitlese, weshalb sie immer schneller und schneller lesen mußte. Dies kommt vor bei Patienten, die übermüdet sind. Jeder Gedanke, der ihnen einfällt, hat die Neigung, sich zu wiederholen.

Schwindel früh beim Aufstehen, besser beim Gehen in der frischen Luft. Die Kopfsymptome sind lästig. Manchmal wird *Silicea* an Stelle von *Magnesium mur.* gegeben, weil der Silicea-Kopfschmerz durch Einhüllen des Kopfes gebessert wird. Dies Symptom findet sich aber auch bei *Magnesium mur.* Empfindlichkeit der Haarfollikel; der Patient hat ein Gefühl, als ob an den Haaren gezogen würde. Kopfschmerz wird besser durch festes Anlegen einer Binde um den Kopf oder durch Einhüllen des Kopfes.

Gelbes Aussehen des ganzen Körpers. Die Augen sind gelb wie bei Gelbsucht und bei Leberleiden. Die Augen sind entzündet, die Augenränder sind borkig. Es bestehen kleine Pickel, Bläschen und Ausschläge. Im Gegensatz zu den Kopfsymptomen, die durch Wärme gebessert werden, gibt es viele andere Symptome, die sich im warmen Zimmer verschlimmern.

Klopfen in den Ohren. Geschwüre an den Nasenflügelrändern. Die Zunge sieht aus wie verbrannt, sie ist wund und rissig. Die Risse brennen wie Feuer. Der Patient hat Hunger, weiß aber nicht recht, auf was. Wolfshunger mit folgender Übelkeit. Verschlimmerung durch Salziges, sei es durch Genuß von salzigen Speisen, sei es durch Einfluß von Sol- oder Seebädern oder von Seeluft. Auf See stellen sich Brust- und Leberleiden und Verstopfung ein. *Brom* heilt Leiden der Seeleute, wenn sie an Land sind, *Magnesium mur.* dann, wenn sie auf See sind. Wenn ein Patient beim Aufenthalt an der See an Urticaria leidet, wird *Arsen* heilen, sofern es sich um einen Arsen-Fall handelt, und das Mittel wird oft Linderung bringen, auch wenn nur dies eine Symptom vorliegt.

Der Magnesium-mur.-Patient hat fauliges Aufstoßen wie von verdorbenen Eiern. Er bekommt leicht Magenstörungen mit Wasseraufstoßen und Erbrechen. Der Magnesium-carb.-Patient kann keine Milch verdauen. Milch verursacht ihm Schmerzen und wird unverdaut ausgeschieden.

Magnesium mur. heilt viele Leberleiden, z. B. Lebervergrößerung und -verhärtung mit ikterischer Haut. Der rechte Leberlappen ist schmerzhaft, besonders beim Liegen auf der rechten Seite. Auch wenn der Patient sich auf die linke Seite legt, hat er ein unbehagliches Gefühl, als würde die Leber nach links hinübergezogen. *Natrium sulf.* behebt oft dieses Symptom, manchmal auch *Ptelea.* Die Verschlimmerungen durch Rechts- bzw. Linkslage kommen sowohl zusammen als auch getrennt vor.

Die Magengegend und die Därme sind sehr empfindlich. Der Patient bekommt abends Anfälle von Magenschmerzen. Auffallend bei diesem Mittel ist die schlechte Verdauung. Der Magen wird immer unfähiger, die Speisen zu verarbeiten; schließlich verursacht jeder Bissen Beschwerden. Es entstehen Bauchwassersucht, Kolik, Krämpfe, reißende Schmerzen und viel Flatulenz. Diese Art der Verdauungsstörung schafft einen geeigneten Boden für den

Bandwurm, der sich bei solchen Patienten gern entwickelt. Die schwierigsten Patienten sind diejenigen, die sich durch starke Medikamente einen Bandwurm haben vertreiben lassen. Es dauert lange, sie wieder gesund zu machen.

Magnesium mur. heilt auch Verstopfung der Säuglinge mit kreidigen Stühlen (wie bei *Magnesium carb.*). Bei erwachsenen Patienten mit Gelbsucht sind die Stühle hellfarben, ohne Galle. Der Stuhl geht schwer ab und der Patient kann nicht kräftig genug pressen.

Der Magnesium-mur.-Patient hat auch Schwierigkeiten bei der Blasenentleerung; beim Bauchmuskeldruck geht trotz voller Blase nur wenig Urin ab. Es besteht eine Empfindungslosigkeit der Blase, so daß der Patient zuweilen nicht weiß, ob er urinieren muß oder nicht; er versucht es erst, wenn die Blase so voll ist, daß sie drückt. Dies herabgesetzte Empfindungsvermögen besteht auch in der Urethra, so daß der Patient im Dunkeln nicht fühlt, ob der Urin abgeht oder nicht.

Das Mittel hilft bei Metrorrhagie mit Rückenschmerzen, die durch festes Andrücken an die Lehne eines Stuhls oder durch Liegen auf einem harten Kissen besser werden. Nach unten drängender Schmerz im Becken, besonders bei hysterischen Frauen und Mädchen.

Der Magnesium-mur.-Patient bekommt Brustkongestionen von Seebädern. Herzklopfen mit Angst. Die Angst und die Unruhe beginnen bei Ruhe; Besserung, wenn der Patient etwas tut und herumhastet. Diese Symptome haben die Neigung, sich abends zu wiederholen, wenn der Patient schlafen möchte. Er hat Zucken durch den ganzen Körper wie von elektrischen Schlägen, und zwar im wachen Zustande. Taubheitsgefühl der Extremitäten mit Krämpfen. Brennen der Fußsohlen nachts im Bett. Fußschweiß (wie bei *Silicea*).

Zu den Magnesium-mur.-Symptomen zählen auch noch hysterische und spasmodische Beschwerden. Schwäche nach Sol- oder Seebädern, also Verschlimmerung durch Salz. Der Schlaf ist nicht erfrischend, der Patient hat ängstliche Träume, er ist empfindlich gegen Kälte und erkältet sich leicht. Manche Leiden der Magnesium-mur.-Patienten werden jedoch besser in der frischen Luft, wenn es nicht zu kalt ist.

Magnesium phosphoricum

(Magnesiumphosphat)

Magnesium phos. ist hauptsächlich wegen seiner Wirkung auf spastische Zustände und Neuralgien bekannt. Die Schmerzen sind sehr heftig, können jeden Nerv in Mitleidenschaft ziehen, nehmen ständig zu und treten zeitweise in Paroxysmen auf, und zwar so heftig, daß der Patient fast rasend wird. Der Zustand wird besser durch Hitze und Druck. Der Patient fühlt sich besser in der

Wärme; sobald er friert oder wenn er sich in einem kalten Zimmer aufhält, treten Neuralgien auf oder werden schlimmer. Schmerzen stellen sich auch nach Fahren bei Kälte ein; ebenso bei kaltem, feuchtem Wetter. Durch längeren Aufenthalt in kaltem Winde entstehen Gesichtsneuralgien.

Schmerzen machen sich überall bemerkbar. Es bestehen Darmschmerzen, Leibschmerzen, Magen- und Darmkrämpfe mit den gleichen Modalitäten wie oben. Die vom Rückenmark ausgehenden Schmerzen werden besser durch Wärme. Manchmal ist ein schmerzender Nerv zeitweise druckempfindlich und wie wund. Konvulsionen mit Steifheit der Glieder stellen sich bei Erwachsenen und Kindern ein; dabei besteht äußerste Empfindlichkeit gegen Berührung, Wind, Lärm, Aufregung, überhaupt gegen alle äußeren Reize. Dentitionskrämpfe. Regelmäßige Kolikanfälle, Säuglingskolik, Gallenkolik. Der Hauptzug des Mittels bleibt aber die Fähigkeit, Schwäche und Übererregbarkeit der Nerven und Muskeln zu beheben. Krämpfe, Steifigkeit, Taubheitsgefühl, Ungeschicklichkeit und Einschlafen von Gliedern entstehen von fortgesetzter Überanstrengung. Das Mittel paßt daher bei Schreibkrampf. Es läßt sich besonders gut verwenden, wenn sich in den Fingern nach täglich vielstündiger Arbeit Krämpfe einstellen. Die Finger versagen dann einfach. Klavierspieler müssen plötzlich wegen Steifheit der Finger abbrechen, nachdem sie jahrelang viele Stunden täglich gespielt haben. Auch andere Körperteile werden nach einseitiger Überanstrengung in ähnlicher Art betroffen. Die Hand eines Arbeiters krampft manchmal, wenn er seine gewohnte Arbeit ausführen will. Die Hand wird so gut wie unbrauchbar. Ein Tischler z. B. bekommt einen Krampf nach fortgesetztem Gebrauch eines Werkzeugs. Dies ist ein ausgesprochener Zug des Mittels bei jeder Art von Überanstrengung.

Der Patient hat bei Dysenterie und Cholera so heftige Krämpfe, daß er laut aufschreien muß. Er hat Muskelzucken am ganzen Körper wie bei Cholera. *Magnesium phos.* war das Hauptmittel SCHÜSSLERS bei Chorea. Wir können das Mittel aber nur der Prüfung gemäß anwenden. SCHÜSSLER hat es bei allen nervösen Zuständen verschrieben. Die Prüfung rechtfertigt den Gebrauch bei Neuralgie, wenn diese durch Druck und Hitze gebessert wird, bei Krampf und bei Zucken. Schießende Schmerzen längs der Nerven sind nicht so häufig wie heftige Schmerzen in Anfällen. Es ist ein reißender Schmerz, als ob der Nerv entzündet wäre und gedehnt würde. Schütteltremor wie bei Paralysis agitans und ähnlichen Leiden. Besserung durch Hitze und Druck. Verschlimmerung durch Kälte, durch kalte Bäder, kalte Winde und kaltes Wetter. Ubiquitäre Schmerzen, aber auch solche, die auf eine Stelle beschränkt sind.

Die psychischen Symptome sind noch nicht ausführlich bearbeitet. Klinisch ist das Mittel angewandt worden, wenn Gehirnleiden nach plötzlichem Aufhören einer Diarrhoe auftreten, ebenso bei Gehirnkongestionen, bei Neuralgien und bei rheumatischen Kopfschmerzen. Alles wird besser durch Wärme. Der Patient hat unerträgliche Schmerzen, heftige Kopfschmerzanfälle, die sich bessern durch festen Druck, durch Hitze und im Finstern. Diese Besserung haben wir bei chronischen Kopfschmerzen gesehen; dabei war das Gesicht rot und der Patient klagte über Klopfen, fast wie bei *Belladonna.* Solche Kopfschmerzen weichen auf *Magnesium phos.,* wenn das Zeichen „Besserung durch Druck und Wärme“ vorhanden ist. Der Patient wünscht ein festanliegendes Tuch um den Kopf und eine warme Stube; er fühlt sich schlechter bei Kälte.

Magnesium phos. heilt Spasmen und Zuckungen in der Umgebung der Augen und anhaltende tonische Spasmen, die Strabismus hervorrufen. Es bestehen heftige Schmerzen über und unter den Augen mit Besserung durch Hitze und Druck. Der Magnesium-phos.-Patient hat mehr Gesichtsschmerzen als andere Schmerzen. Es besteht Gesichtsneuralgie, besonders rechts, die besser wird durch Hitze und Druck und sich durch Kälte verschlimmert. Tic douloureux. Chronisches Gesichtszucken. *Magnesium phos.* wirkt günstig auf rheumatische und gichtische Patienten, die unter Neuralgien leiden. Es ist auch ein ausgezeichnetes Mittel gegen Singultus, den sogenannten „Schluckauf“, wobei ich es manchmal mit Erfolg gegeben habe, auch wenn keine weiteren Symptome ausfindig gemacht werden konnten.

Ferner bestehen Schmerzen in der Magengrube. Magenkrämpfe bei sauberer Zunge. Kolik, die durch Sichzusammenkrümmen gebessert wird (wie bei *Colocynthis*) und auch durch Wärme. Die Kolik wird durch Wärme nicht so auffallend gebessert wie bei *Colocynthis*, sie wird mehr gebessert durch Druck. Der Patient hat einen aufgetriebenen Bauch. Flatulenz mit ausstrahlenden Schmerzen im Bauch. Der Patient muß herumgehen und stöhnt vor Schmerzen. Meteorismus. Man sagt, *Magnesium phos.* heile auch bei Rindern den Meteorismus. *Colchicum* heilt Blähungen bei Rindern, wenn diese Klee gefressen haben.

Schneidende, stechende Schmerzen bei Hämorrhoiden sprechen ebenfalls für das Mittel. Bei gründlicher Prüfung würden wir wohl viele Lebersymptome finden, da *Magnesium* und *Phosphor* solche erzeugen können.

Zu den Symptomen des Mittels zählen ferner heftige Schmerzen bei akutem Rheumatismus, die durch Wärme besser werden. Neuralgische Gliederschmerzen. Ruhe erleichtert viele Beschwerden, aber die geringste Bewegung bringt sie zurück. Die Schmerzen wechseln von einer Stelle zur anderen.

Manganum

(Mangan)

Manganum wird in erster Linie bei Bleichsucht verordnet; es paßt für blutarme junge Mädchen, für schwächliche Konstitutionen mit wächsernem, anämischem, bleichem Aussehen, die von Phthise, Knochen-Nekrose bzw. -Caries und anderen organischen Leiden bedroht sind. Die Patientinnen haben langdauernde, spärliche Menses oder sie bekamen die Regel erst in ihrem achtzehnten oder zwanzigsten Lebensjahr.

Ein charakteristischer Zug im Mittelbild ist die große Schmerzhaftigkeit des Periosts, besonders am Schienbein. Es besteht Neigung zu Geschwürsbildung und zu Ausschlägen mit Infiltration. Hartnäckige chronische Ausschläge ähnlich wie Psoriasis. Kleine Geschwüre eitern, werden infiltriert und zeigen eine blaurote Verfärbung. Das Mittel hat eine tiefe Wirkung, es zerstört, in massiven Dosen gegeben, die Blutkörperchen und schafft den Boden für Tuberkulose, besonders im Larynx. Wiederholte Laryngitiden schwächen die Patienten. Tuberkulose, die im Larynx beginnt. Abneigung gegen Essen. Appetitlosigkeit. Großes Schmerzgefühl im ganzen Körper deutet auf irgendein tiefsitzendes Leiden hin. Keine akute Periostitis, sondern chronische Schmerzen im ganzen Körper. Gelenkentzündungen und Schwellungen gehen in Eiterung und Nekrose über. Geschwüre und eiterige Prozesse werden bösartig und heilen nicht ab; sie bekommen ein erysipelartiges Aussehen. Alles schmerzt bei Berührung und bei Erschütterung. Die Knochen tun weh vom Laufen. *Arnica* und *Baptisia* erleichtern nur für ein paar Tage, kommen also weniger in Frage als das tiefwirkende *Manganum*. Infiltrierende, tiefsitzende Bläschen-Ausschläge mit Neigung zum Rissigwerden und zu Blutungen. Rauhe Haut und Psoriasis. Die Leiden werden schlimmer bei kaltem, feuchtem Wetter und vor einem Sturm.

Die psychischen Symptome sind zwar nicht sehr zahlreich, aber besonders auffallend. Hervorzuheben sind Angst und Furcht. Schlimme Vorahnungen, daß irgend etwas Schreckliches geschehen könne. Unruhe und Ängstlichkeit. Der Patient läuft vor Angst im Zimmer auf und ab, aber je mehr er läuft, desto ängstlicher wird er. Er versucht geistig zu arbeiten und seine Gedanken auf etwas zu konzentrieren, wird aber dabei immer ängstlicher. Er ist müde und sorgenvoll und kann nicht denken; im Geschäft hat er Schwierigkeiten, weil er sich nicht mehr konzentrieren kann. Es ist eine angstvolle Ruhelosigkeit.

Das merkwürdigste Symptom aber ist die Art, wie der Patient Erleichterung findet: er legt sich hin und alle Leiden verschwinden. Das findet man nicht oft bei einem Mittelbild, es ist etwas ganz Seltenes und recht Merkwürdiges, das aber das ganze Wesen dieses Patiententyps erhellt. Der Kranke ist immer aufgeregt, müde und angsterfüllt, voll großer Traurigkeit und Qual. Dann legt er sich hin und auf einmal ist ihm wohl. Steht er aber auf, so kehren Angst und Unruhe wieder und treiben ihn zur Verzweiflung. Anders ist es beim Rhus-Patienten, der durch Bewegung Erleichterung findet. Anders auch beim Arsen-Patienten, der von einem Bett in ein anderes, vom Bett zum Stuhl und zurück wandert; er kann weder sitzen noch liegen, weil sein Angstgefühl in Ruhe schlimmer wird. Wie auffallend sind doch diese Symptome und welchen Kontrast bieten sie! Das innerste Wesen des Patienten spricht auf diese Weise zu uns und fordert ein Heilmittel. Es liegt an uns, diese Zeichen und Ausdrucksformen des gestörten Organismus zu deuten.

Hochgradige Kopfschmerzen wie bei Blutarmut; der Kopf ist schwer und die Schmerzen sind stechend, drückend und bohrend. Stiche wie von Nadeln. Verschlimmerung durch die Erschütterung beim Gehen. Wundheitsgefühl im Gehirn und im Schädel. Der Schädel ist empfindlich gegen Berührung und Druck. Rote, schmerzhafte Stellen auf der Kopfhaut (wie bei *Phosphor*), als ob sich ein Erysipel entwickeln wolle. Ziehender, stechender Kopfschmerz im Freien, besser im Haus. Verschlimmerung durch Erschütterung, durch Bewegung, Temperaturwechsel und naßkaltes Wetter.

Die Augenlider sind verklebt und geschwollen. *Manganum* ist ein Eiter- und Katarrhmittel. Augenschmerz durch Fixieren naher Gegenstände, besonders bei Licht. Auf dieses Symptom hin haben wir das Mittel oft mit Erfolg angewendet, vor allem gegen Augenschmerzen beim Nähen, beim Lesen von Kleindruck oder nach sonstigen Sehanstrengungen. *Ruta* dagegen hilft bei nervösen gichtischen Patienten, die über Augenschmerzen aus ähnlichen Ursachen klagen. *Ruta* ist ferner ein Mittel für Kunsthandwerker, die mit einem Vergrößerungsglas arbeiten.

Der Manganum-Patient hat einen übelriechenden Ohrausfluß. Schwerhörigkeit und Verstopfungsgefühl der Ohren werden besser durch Ausschneuzen der Nase. Katarrh der Tuba Eustachii. Das äußere Ohr ist bei Berührung schmerzhaft. Es bestehen zahlreiche Ohrsymptome. Vielen Patienten kommt es vor, als ob sich alle ihre Beschwerden auf die Ohren schlügen. Halsschmerzen schießen bis in die Ohren, auch Zahnschmerzen, manchmal auch Augenschmerzen. Das Ohr ist also der Mittelpunkt vieler Beschwerden. „Katarrhalische Zustände mit zunehmender Schwerhörigkeit bei naßkaltem Wetter." Der Patient wird bei Regenwetter im Herbst fast taub. Es besteht Wundheitsgefühl im Gehörgang mit Schmerzen, Brennen und starkem Jucken. *Silicea* und *Kali carb.* sind die beiden Hauptmittel gegen Hustenanfälle, die durch Kratzen im Gehörgang ausgelöst werden, aber *Manganum* heilt dieses Symptom ebenfalls. Jucken in den Ohren vom Sprechen, vom Schlucken, vom Lachen, überhaupt immer, wenn irgendwelche Halsfunktionen in Aktion treten. Manchmal ist dieses Jucken bei Larynxphthise vorhanden oder bei chronischem Absceß des Larynx mit brennenden, stechenden Schmerzen, die bis in die Ohren schießen. Alle Ohrsymptome des Manganum-Patienten werden hervorgerufen oder verschlimmert durch naßkaltes Wetter.

Ein typischer Zug des Mittels ist (wie bei *Dulcamara*) Verschlimmerung durch Kälte, kalte Luft und naßkaltes Wetter. Katarrhe rezidivieren bei kaltem Wetter. Jede kalte, feuchte Periode verursacht Heiserkeit und Schleimbildung im Halse. Alle Beschwerden hängen mit dem Wetter zusammen, auch die Ausschläge usw.

Der Manganum-Patient hat bei jedem Reizzustand starkes Wundheitsgefühl. Die Augen sind gerötet und wund. Der Hals ist rot und wund. Nach Ohrausfluß besteht große Empfindlichkeit. Chronischer Katarrh. Verstopfte

Nase mit gelbem, klumpigem, grünem und blutigem Ausfluß morgens. Der Patient vermeidet, seine Nase anzufassen, weil sie schmerzt.

Bei keinem Arzneimittelbild finden wir ein so kränklich aussehendes Gesicht wie bei *Manganum.* Bei ausgebluteten Menschen mit wächsernem, bleichem Aussehen denkt der Routinier zunächst an *China;* wenn aber keine äußeren Blutungen vorausgegangen sind und ein solcher Zustand z. B. durch Zerstörung der roten Blutkörperchen eingetreten ist, sollte man an *Manganum* denken. Auch Chlorose und perniciöse Anämie lassen an *Manganum* denken, eventuell noch an *Acidum picr.* und an *Ferrum.* Wenn kleine Wunden eitern, wenn jede angestoßene Körperstelle lange weh tut, hilft *Manganum.*

Auch Infiltrationen haben Beziehungen zu diesem Mittel. Ich habe gesehen, daß *Manganum* alte, hartnäckige, indurierte, blaurot aussehende Geschwüre bei blutarmen Patienten geheilt hat, ebenso alte Wunden mit Fieber und schuppende Ausschläge.

Der Manganum-Patient hat viele Magenbeschwerden. Schlechte Verdauung, Appetitlosigkeit, Ziehen in der Magengegend, Kolik; alles verschlimmert durch naßkaltes Wetter, gebessert durch Sichzusammenkrümmen. Das Mittel ist sehr gut zur Verhütung von Tabes mesaraica, für blutarme Konstitutionen, bei Appetitmangel, bei Durchfall, Darmschmerzen und bei so starker Abmagerung, daß die Drüsen durchzutasten sind. Es ist auch brauchbar bei Frauen mit chronischer Anämie nach starken Blutverlusten. Aber noch besser paßt es für Blutarmut infolge Zerfall der roten Blutkörperchen. Quälende Hitzewallungen bei chronisch anämischen Frauen (wie bei *Psorinum, Lachesis, Sulfur* und *Graphites*).

Manganum ist auch ein großes Lebermittel. Es heilt Kongestionen und Schwellungen der Leber, Neigung zu fettiger Degeneration, Gelbsucht und Gallensteinanfälle. Das Mittel sorgt für erhöhte Tätigkeit des Magens und der Leber, die Gallenblase wird gesund und die Steine werden aufgelöst.

Bei Baucherkrankungen viel Darmgeräusche; häufig kneifende Schmerzen, vor allem bei naßkaltem Wetter oder nach dem Genuß von kalten Speisen, z. B. von Speiseeis. Kaltes Essen verursacht starke Beschwerden in der Lebergegend, in Magen und Darm. „Schmerz und Constrictionsgefühl am Nabel", ähnlich wie bei *Plumbum,* doch hat der Manganum-Patient nicht das Gefühl, als zerre eine Schnur am Nabel, wie dies bei *Plumbum* und *Platina* der Fall ist.

„Viel Winde beim Stuhlabgang. Unregelmäßige Darmtätigkeit." Verstopfungsperioden abwechselnd mit Durchfall, so daß die Därme immer unregelmäßig arbeiten. Der Patient ist nie sicher, ob er Verstopfung oder Durchfall bekommen wird. Ursache dafür sind die Magenstörungen. „Anuskrampf beim Sitzen, gebessert durch Liegen."

Manganum hilft bei vielen Beschwerden der Frau. Das Mittel ist gut gegen die Hitzewallungen in den Wechseljahren. Der obenerwähnte chlorotische

Zustand hat bekanntlich enge Beziehungen zur Menstruation. Auch Uterus- und Magenleiden fallen unter die Anzeigen.

Die Menstruation ist sehr spärlich. Sie dauert bloß einen oder zwei Tage und kommt zu früh; bei bleichsüchtigen Mädchen kann sie manchmal viele Wochen ganz ausbleiben. Die Periode besteht oft nur in etwas gefärbtem Ausfluß oder Leukorrhoe. Bei Frauen tritt nach den Wechseljahren manchmal eine kleine Blutung oder ein wässeriger Ausfluß auf. Blutarme alte Frauen haben nur etwas wässerigen Ausfluß aus dem Uterus. Bis jetzt mußten wir uns in solchen Fällen hauptsächlich auf *Calcarea* verlassen.

Wir sind nicht überrascht, wenn wir bei all diesen Schwächezuständen auch Muskelschlaffheit vorfinden, besonders bei müden, schwächlichen, blutarmen Frauen. Prolaps von Uterus und Rectum. Die Patientin spürt ein Herabdrängen der Eingeweide; im ganzen Bauch besteht ein Schweregefühl infolge der Erschlaffung von Muskeln und Bändern.

Am stärksten wirkt *Manganum* auf Larynx, Trachea und Lungen. Wenn bei blutarmen Mädchen keine Besserung eintritt und die Reaktionsfähigkeit versagt, dann ist meist Ernstes zu befürchten. Wundheitsgefühl im Larynx, chronische Heiserkeit und Stimmverlust. Das Mittel paßt für Fälle, die bei jedem feuchten Wetter rezidivieren, bis schließlich Tuberkulose eintritt. Jede Erkältung bringt neue Larynxbeschwerden und verursacht Laryngitis. Das Mittel eignet sich ausgezeichnet für Sprecher und Sänger (ebenso wie *Argentum met.*). Der Patient leidet unter fortwährender Schleimbildung, er stört alle Welt durch sein fortwährendes Räuspern. *Argentum met., Silicea, Sulfur, Phosphorus* und *Manganum* sind in dieser Hinsicht ähnlich. Nach jedem Räuspern mundvoller Schleimauswurf. Tuberkulöse Laryngitis. Auswurf von grünem Schleim. Jedes kalte Wetter bringt Bronchialkatarrh (wie bei *Dulcamara*). Kaltes, trockenes Wetter bringt manchmal Erleichterung; aber der Patient ist empfindlich gegen Kälte, er ist frostig und blutarm.

Der Husten ist besser beim Liegen. Für gewöhnlich wird Husten beim Liegen schlimmer; nur wenige Mittelbilder zeigen Besserung des Hustens durch Hinlegen. Bei *Euphrasia* z. B. finden wir nach Schnupfen bei kräftigen Menschen einen akuten Husten, der im Liegen besser wird. Nervöse junge Mädchen husten, sobald sie sich hinlegen, was durch *Hyoscyamus* behoben wird. Unser Mittel hilft nur, wenn der Patient bei Tage hustet, also nicht nachts, weil da der Patient liegt. *Argentum met.* hilft bei Taghusten, der ebenso wie bei *Manganum* vom Larynx kommt und im Liegen besser ist. Der Husten wird schlimmer durch Sprechen, durch Lachen, Gehen, Tiefatmen und bei naßkaltem Wetter.

Manganum ist sehr gut bei Leiden, die sich immer wiederholen; hingegen ist es selten angezeigt bei ersten Anfällen. Es ist auch sehr nützlich bei langsam dahinsiechenden Patienten, bei Geschwürsbildungen und bei Lungenblutungen. Die Blutung ist wässerig, wie blutiger Speichel oder Schleim. Der Patient ist nervös, zitterig und hat Herzklopfen.

Die Gliedmaßen des Manganum-Patienten sind meistens schmerzhaft. Gicht, Knochenschmerzen, Brennen in den Fußsohlen, Gelenkschwellungen, schmerzhaftes Periost und schmerzende Gelenke. Akut entzündlicher Rheumatismus spricht auf *Manganum* nicht an. Aber bei empfindlichen Gelenken mit vielen Schwellungen und mit Verschlimmerung bei naßkaltem Wetter kommt *Manganum* in Frage, ebenso wie *Rhododendron, Rhus* und *Dulcamara.*

Manganum kommt meist nicht in Frage bei allgemeinen Fiebern, wohl aber bei schleichendem Typhus, wenn das Fieber etwas nachgelassen hat, wenn die Knochen empfindlich sind und überall Schmerzen auftreten, wenn der Patient nicht wieder zu Kräften kommt und die Rekonvaleszenz sich hinzieht, besonders bei falsch behandelten Fällen, wo das Blut durch Medikamente verdorben wurde. Man hat bei diesem Zustand manchmal den Wunsch, daß ein großer Absceß entstehen möchte, in der Hoffnung, daß es dem Patienten dann besser gehen könnte, aber die Kräfte reichen dazu nicht mehr aus.

Medorrhinum

(Trippernosode)

Eine der vielen Anzeigen dieses Mittels sind angeborene Beschwerden bei Kindern. Das Kind nimmt ab, wird marantisch oder asthmatisch, leidet unter heftigem Nasenkatarrh oder Entzündung der Augenlider, hat Hautflecken auf dem Kopf und im Gesicht oder ist zwergwüchsig — bis man dann nach einiger Zeit erfährt, daß der Vater früher wegen eines hartnäckigen Trippers behandelt worden ist oder vielleicht Condylome an den Genitalien hatte. Unser Mittel wird dann die Heilung bringen oder zumindest einleiten. Die Ehefrau z. B. hat erst nach mehrjähriger Ehe ein Kind bekommen. Bei der Verheiratung war sie gesund, aber jetzt leidet sie unter Eierstocksschmerzen, Regelbeschwerden und hat ihr sexuelles Empfinden verloren. Sie wird immer blasser und wächserner und ist sehr empfindlich und nervös. Die Geschichte des Mannes deckt uns die Ursache auf und führt uns zu unserem Mittel. Oft handelt es sich um wächsern aussehende, blasse junge Männer, die ständig nach Tabak und anderen Stimulantien verlangen, die empfindlich sind für Zug und Kälte, die nach Anstrengung und Umhergehen steife Gliedmaßen bekommen, die leicht schwitzen und sich nie mehr recht wohl gefühlt haben, seit sie eine Gonorrhoe hatten, die mit Injektionen behandelt worden ist. Rheumatische Symptome bestehen überall im Körper. Manche Symptome werden tagsüber schlimmer. Die Regel, *Medorrhinum* tags und *Syphilinum* nachts zu geben, ist durchaus nicht immer gültig. Es stimmt zwar, daß manche Syphilinum-Schmerzen nachts schlimmer sind. Es ist auch richtig, daß manche sykotischen Beschwerden und Symptome im Medorrhinum-Bild sich tagsüber verschlimmern. Aber viele sykotische

Symptome sind Tag und Nacht heftig. Und die psychischen Symptome bei *Medorrhinum* treten nachts besonders heftig auf. Man soll die Symptome dieser Nosode nicht zu oberflächlich betrachten. Die rheumatischen Entzündungen werden durch Bewegung verschlimmert; aber wenn keine Anschwellung besteht, reagieren diese Kranken ähnlich wie auf *Rhus*. Sie sind kälteempfindlich, leiden unter dumpfen, folternden Schmerzen und finden nur in der Bewegung eine Erleichterung (wie bei *Rhus*). Die meisten sykotischen Kranken leiden unter Kälte, manche aber sind hitzeempfindlich. Der Kranke hat Schmerzen, ist wie zerschlagen und lahm, als wenn er sich erkältet hätte und Fieber bekäme. Die Schmerzen entwickeln sich mit dem Gefühl einer allgemeinen Spannung. Hartnäckige Rheumafälle. Der Kranke magert ab. Er geht gebückt, wird ungeschickt und stolpert. Er sieht aus, als würde er bald die Auszehrung bekommen. Er ist sehr nervös und fühlt sich schon durch die kleinste Unordnung bei andern gestört.

Zittern und Beben. Der Kranke wird immer schwächer. Intensives Ameisenlaufen über den ganzen Körper. Der Kranke schreckt beim leichtesten Geräusch auf. Er fühlt sich schwach und möchte, daß man ihm Luft zufächelt. Er will ins Freie. Er ist kalt und pulslos mit kaltem Schweiß. Ödeme der Glieder mit großer Empfindlichkeit und Wassersucht der serösen Höhlen. Empfindlichkeit gegen feuchtes Wetter. Neuralgien. Stechende, reißende Schmerzen, gebessert durch Wärme. Ziehende Schmerzen in Rücken und Gliedern. Der Kranke ist äußerst schmerzempfindlich. Man sollte dieses Mittel nie in tiefen Potenzen benutzen.

Der Kranke vergißt Tatsachen, Zahlen und Namen oder was er gelesen hat. Er verschreibt sich oder buchstabiert falsch und setzt die Worte unrichtig. Die Zeit vergeht ihm zu langsam, alles geschieht zu langsam. Er ist ständig in solcher Eile, daß er außer Atem gerät und fast ohnmächtig wird. Geistesverwirrung mit Benommenheit. Furcht, Aufsehen zu erregen. Gedankenflucht beim Sprechen. Der Kranke hat Schwierigkeiten, seine Symptome aufzuzählen; er verliert dabei den Faden, so daß man ihn immer wieder fragen muß. Er glaubt, jemand stände hinter ihm. Er hört Flüstern und sieht Gesichter, die hinter den Möbeln hervorschauen (*Phosphorus*). Alles scheint unwirklich (*Alumina*). Wildes, verzweifeltes Gefühl wie bei beginnendem Wahnsinn. Weint beim Erzählen. Ausgelassenheit am Abend. Stark wechselnde Stimmung: jetzt traurig, im nächsten Augenblick fröhlich. Todesahnungen. Erschrecken beim Aufwachen, als ob sich etwas Schreckliches ereignet habe. Furcht vor Dunkelheit. Angst um das Seelenheil.

Schwindel beim Bücken, besser im Liegen, schlimmer bei Bewegung. Furcht zu fallen.

Wandernde Kopfneuralgien, schlimmer bei feuchtem Wetter. Heftige Schmerzen kommen und gehen plötzlich. Kein Teil des Kopfes ist schmerzfrei. Der Schmerz wird durch Licht und durch Husten verschlimmert. Brennende Schmerzen tief im Kopf, die im Gehirn zu sitzen scheinen. Spannungsgefühl in der Kopfhaut. Reifengefühl um die Stirn. Schmerzen im Hinterkopf und Nacken, durch Bewegung verschlimmert. Intensives Jucken und herpetiforme Ausschläge auf dem behaarten Kopf. Ringflechte. Starke Schuppenbildung. Das Haar ist trocken und kraus.

Flackern vor den Augen. Sehtrübung mit schwarzen oder braunen Flecken im Gesichtsfeld. Die Gegenstände werden doppelt gesehen oder zu klein. Der Kranke glaubt, nicht vorhandene Gegenstände zu sehen. Ziehender Schmerz im Auge. Spannungsgefühl in den Augenmuskeln. Schmerzen bei Augenbewegungen. Gefühl wie von Sand in den Augen. Stechendes Gefühl in den Augen. Entzündung der Bindehäute mit Geschwürsbildung auf der Hornhaut. Blepharitis mit starker Anschwellung. Die Lider kleben morgens zusammen. Die Lidränder sind gerötet und wund. Ptosis. Brennender Schmerz der Lider. Die Augenwimpern fallen aus. Schwellung unter den Augen wie bei Nierenleiden.

Das Gehör ist herabgesetzt oder es besteht totale Taubheit. Der Kranke glaubt Stimmen zu hören. Anfangs ist das Gehör verschärft. Schmerzen entlang der Eustachischen Röhre in die Ohren einstrahlend. Krabbeln, Jucken und stechende Schmerzen in den Ohren.

Das Mittel heilt hartnäckigen Nasenkatarrh, auch Verstopfung der oberen Nasenwege mit Geruchsverlust. Absonderung von weißem oder gelbem Schleim. Ein Mann in mittleren Jahren wurde von einem sehr hartnäckigen Nasenkatarrh mit Absonderungen durch eine Hochpotenz von *Medorrhinum* befreit; darauf rezidivierte ein schleimiger Harnröhrenkatarrh, welcher viele Jahre vorher unterdrückt worden war. Die Absonderung hörte schließlich ohne Behandlung auf. Nasenbluten und blutige Nasensekrete. Die Nase ist empfindlich gegen die eingeatmete Luft. Jucken und Krabbeln in der Nase.

Während das grünlichgelbe, wächserne, kränkliche Gesicht des sykotischen Kranken sehr ähnlich dem des Arsenicum-Patienten ist, paßt seltsamerweise *Arsenicum* in keiner anderen Hinsicht für das Symptomenbild, obwohl oft Verwechslungen vorkommen. Die Haut glänzt und ist häufig mit Flecken bedeckt. Fieberbläschen um den Mund herum. Herpes im Gesicht. Epitheliome an den Nasenflügeln oder Lippen. Rheumatische Schmerzen und Starre des Gesichts. Anschwellung der Submaxillardrüsen. Die Zähne sind beim Kauen immer empfindlich. Geschmackstäuschungen. Die Zunge ist schmutzig belegt; am Zungengrunde weißer Belag. Brandige Geschwüre im Mund und auf der Zunge. Fauliger Atem. Fädiger Schleim im Mund und Rachen. Der Mund ist trocken und brennt. Rachenkatarrh; dicker, weißer Schleim fließt ständig aus den hinteren Nasenöffnungen.

Wolfshunger, selbst nach dem Essen. Unstillbarer Durst. Der Kranke verlangt nach Stimulantien, Tabak, Süßigkeiten, grünen Früchten, Eis, saurer Nahrung, Orangen, Bier, Salz. Übelkeit nach dem Essen und nach Wassertrinken. Der Kranke erbricht Schleim und Galle. Saures und bitteres Erbrechen. Heftiges Würgen. Erbrechen ohne Übelkeitsgefühl.

Nagendes Gefühl im Magen, welches durch Essen und Trinken nicht erleichtert wird. Kollern im Magen. Gefühl wie von Krallen, die den Magen zerreißen, verschlimmert durch Anziehen der Knie. Vernichtungsgefühl in der Magengegend. Tödliche Schmerzen im Magen.

Heftige Leberschmerzen. Klammergefühl in Leber und Milz. Das Mittel hat Ascites geheilt. Klopfgefühl im Leibe. Schmerzen und Anschwellung der Leistendrüsen. Schmerzen in den Samensträngen.

Das Mittel hat viele Fälle von Kindermarasmus geheilt, wenn die Kinder an vererbter Sykosis litten. Kinder eines sykotischen Vaters haben häufige Anfälle von Erbrechen und Durchfall mit Abmagerung. Sie reagieren nicht auf an sich gut ausgewählte chronische Mittel oder letztere wirken nur palliativ. Nach *Medorrhinum* in Hochpotenz kommen die Kinder jedoch gut voran, und alle Mittel wirken dann besser. Verstopfung. Der Kranke kann nur Stuhl lassen, wenn er sich nach hinten lehnt. Mastdarmschwäche. Der Stuhl ist kugelig und großklumpig. Nässen aus dem After mit Fischgeruch.

Spärlicher, hochgestellter, starkriechender Harn bei Kranken, die unter rheumatischer Steifigkeit und Lähmigkeit leiden. Empfindlichkeit gegen Kälte, besonders an den Fußsohlen. Albuminurie mit hyalinen Zylindern im Sediment, wenn der Kranke wächsern aussieht, Ödeme der Füße und Fußknöchel hat und die Fußsohlen so empfindlich sind, daß er kaum darauf laufen kann. Die Fußsohlenhaut ist bläulich und heiß. Geschwollene Beine können so empfindlich sein, daß der Kranke keine Berührung der Haut verträgt, wenn man z. B. feststellen will, ob nach Fingerdruck Dellen bestehen bleiben. Bei obengenannten Zuständen wird *Medorrhinum* prompt helfen, wenn Tripper in der Vorgeschichte festzustellen ist. Entzündung der Harnblase, der Prostata oder der Nieren. Reichlich Schleim im Harn. Nierenkolik. Entzündung des Nierenparenchyms. Reichlicher blasser Urin. Häufiges Urinlassen nachts. Der Kranke näßt sein Bett ein. Blasenschwäche und schwacher Harnstrahl. Das Mittel hat zahlreiche Fälle von Polyurie geheilt.

Nächtliche Samenergüsse und Impotenz junger Männer, welche mehrmals an Tripper erkrankt waren, besonders wenn sie mit Injektionen behandelt worden sind. Langdauernder schleimiger Ausfluß mit rheumatischen Symptomen und Verfall der Gesundheit. Für Tripperrheumatismus ist *Medorrhinum* ein höchst wichtiges Mittel. Es behebt die rheumatischen Symptome und stellt den alten Ausfluß wieder her. Es hat Hodenverhärtung und Schmerzen in den Samensträngen geheilt. Schmerzen im linken Samenstrang und im linken Ischiasnerv, verbunden mit Lumbago, bei jeder kleinen Erkältung durch Zug auftretend.

Chronische Schmerzen in den Eierstöcken. Sterilität. Schmerzhafte Regel. Hartnäckiger Fluor. Vergrößerte Eierstöcke. Heftiges Jucken der Vulva und

Vagina. Reichlicher Regelfluß. Ziehen im Kreuzbein wie bei beginnenden Menses. Schneidende Schmerzen im Becken. Brennen am Hodensack. Brennen in den Hüften während der Regel.

Die Atmung ist erschwert. Erstickungsgefühl und Kurzatmigkeit schon bei leichter Anstrengung. Asthma bei Kindern sykotischer Eltern (*Natrium sulf.*). Glottiskrämpfe mit Glucksen im Kehlkopf. Ausatmen ist schwierig, Einatmen dagegen leicht. Mehrere Asthmafälle sind durch dieses Mittel geheilt worden. Trockenheit des Kehlkopfs verursacht Krampf und Husten beim Einschlafen. Höchst hartnäckiger Katarrh der Luftwege mit reichlichem, zähem Auswurf ist durch dies Mittel geheilt worden. Der Kranke kann nicht tief genug husten, um den Schleim herauszubringen (*Causticum*). Der Husten wird erleichtert durch Liegen auf dem Bauche, verschlimmert zur Nachtzeit. Der Auswurf ist gelb, weiß oder grün, zäh und schwer herauszubringen. Der Husten verschlimmert sich im warmen Zimmer.

Viele Kranke, die dieses Mittel benötigen, sehen blaß und kränklich aus und gehen gebückt wie Schwindsüchtige. Trockener Husten mit Rasseln auf der Brust. Starkes Hitzegefühl und Brennen in der Brust. Vielerlei Brustschmerzen. Rheumatische, durch die Brust schießende Schmerzen bei feuchter, kalter Witterung. Wenn Kranke mit Tripper in der Vorgeschichte schwindsüchtig aussehen und der Mangel an individuellen Symptomen die Mittelwahl erschwert, wird *Medorrhinum* noch die besten Reaktionen hervorbringen und manchmal für Monate das Mittel der Wahl sein. Heftiger Schmerz in der Brust bei Husten. Gefühl der Kälte in der Brust und in den Brustdrüsen. Stechender Schmerz in der Brust. Die Brust ist empfindlich gegen Berührung; Verschlimmerung bei der Atembewegung.

Am Herzen finden wir all jene Symptome, die wir im allgemeinen bei rheumatischen Konstitutionen antreffen. Atemnot, Herzflattern, Herzklopfen. Heftige Schmerzen von schneidendem, stechendem Charakter, die durch Bewegung verschlimmert werden. Brennen in der Herzgegend, in den linken Arm ausstrahlend.

„Lahmer Rücken“ ist eine allgemeine Klage dieser Kranken. Meistens handelt es sich um Lumbago bzw. um Schmerzen in der Lenden-Kreuzbein-Gegend, die oft bis in die unteren Gliedmaßen ziehen. Kreuz- oder Ischiasschmerzen. Ziehen im Nacken und Rücken. Schmerzen quer durch den Rücken von der linken zur rechten Schulter. Große Hitze im Bereich der oberen Wirbelsäule. Steifigkeit im Rücken beim Aufstehen oder beim Beginn von Bewegungen. Alle Schmerzen werden verschlimmert bei feuchtem, kaltem Wetter. Empfindliche Wirbelsäule. Empfindlichkeit in der Nierengegend.

Chronische rheumatische Schmerzen in den Gliedern bei kaltem, feuchtem Wetter. Die Glieder sind lahm und steif. Stechende Schmerzen im ganzen Körper, besonders in den Gliedern. Heftige Schmerzen. Der Kranke ist sehr empfindlich gegen Schmerzen. Manche Schmerzen entwickeln sich während der Bewegung und werden bei fortgesetzter Bewegung besser. Kalte Gliedmaßen. Brennende Handflächen und Fußsohlen. Zittern in den Gliedern. Rheumatische Schmerzen in den Schultern, durch Bewegung verschlimmert. Taubheitsgefühl der Arme und Hände, schlimmer auf der linken Seite. Zittern der Hände und Arme. Die rechte Hand ist kalt, die linke warm. Kalte Hände. Hitze und Taubheitsgefühl am Handrücken.

Zittern, Schwäche und Taubheit der unteren Gliedmaßen. Die Beine sind ungeschickt, sie gehorchen nicht dem Willen. Taubheitsgefühl in den Oberschenkeln. Der Kranke muß ständig die unteren Gliedmaßen ausstrecken. Ziehende Schmerzen und Spannung in den Beinen. Rheumatische Schmerzen. Steifigkeit und Empfindlichkeit in den Muskeln. Periostschmerzen. Schmerzen schießen die Beine hoch während eines Gewitfersturms. Unruhe in den Beinen; der Kranke muß sie ständig bewegen. Dumpfer Schmerz und Ziehen in den Beinen und Oberschenkeln, in den Ischiasnerven und in der Kreuzgegend, gebessert durch fortgesetzte Bewegung. Die Beine sind schwer und taub, sie fühlen sich wie Holz an. Die Beine sind kalt bis zu den Knien. Krampf in der Beugemuskulatur des Oberschenkels bis zu den Knien hinab. Krämpfe in Sohlen und Waden. Schwache Fußgelenke. Die Füße brennen; der Kranke möchte sie unbedeckt haben und wünscht sich Luftzug. Die Beine sind bis zu den Knien geschwollen; auf Druck bleiben Dellen bestehen. Die empfindlichen, bläulich aussehenden Fußsohlen fühlen sich wie zerschlagen an. Der Kranke kann nicht gehen. Anschwellung und Jucken der Fußsohlen, die manchmal so empfindlich sind, daß der Kranke auf den Knien kriecht. Kalte Schweißfüße.

Der Kranke kann nur auf dem Rücken schlafen, die Hände über dem Kopf gefaltet. Eine Patientin schlief auf ihren Knien, wobei sie das Gesicht in die Kissen drückte. Schreckliche Träume von Geistern und Toten. Der Kranke fürchtet die Nacht; er ist schläfrig, kann aber nicht einschlafen. Schlaflosigkeit während eines großen Teils der Nacht. Starke Nachtschweiße.

Mercurius

(Quecksilber)

Wir finden das Arzneimittelbild von *Mercur* in den Prüfungen von *Mercurius corr.* und *Mercurius solubilis,* die zwar etwas voneinander abweichen, aber doch ähnlich genug sind, um in der Praxis keinen wesentlichen Unterschied zu machen.

Mercurius wird u. a. bekanntlich zur Temperaturmessung gebraucht. Die Mercurius-Konstitution ist veränderlich und empfindlich gegen Hitze und Kälte.

Verschlimmerung tritt ein durch Extreme in der Temperatur, sowohl durch Hitze als auch durch Kälte. Die Symptome und das Allgemeinbefinden des Patienten verschlimmern sich in warmer Luft, im Freien und bei Kälte. Die Mercur-Beschwerden sind so akut, daß der Patient ins Bett muß; dort werden sie dann noch schlimmer durch die Bettwärme, so daß der Patient die Decken zurückschlagen muß. Sobald sich der Patient auf diese Weise abgekühlt hat, wird sein Zustand erneut schlimmer, so daß er überhaupt nicht zur Ruhe kommt. Von der Verschlimmerung werden die Schmerzen, das Fieber, die Geschwüre, die Ausschläge und das Allgemeinbefinden betroffen.

Der Mercurius-Patient riecht schlecht. Man spricht von Quecksilber-Geruch. Besonders der Atem ist sehr übelriechend, was man schon merkt, wenn man die Stube betritt. Der Geruch durchdringt den ganzen Raum. Der Schweiß hat einen starken, süßlichen, durchdringenden Geruch. Dieser üble Geruch findet sich überall, im Urin, im Stuhl und im Schweiß. Auch die Nasen- und Mundgerüche sind schlecht. Wo *Mercur* in großen Dosen angewendet wird, hat der Patient Speichelfluß und solche Gerüche. Wer einmal einen Patienten mit Speichelfluß behandelt hat, merkt sich diesen Mercur-Geruch. Früher hat man *Mercur* gegeben, bis das Zahnfleisch wund wurde und Speichelfluß eintrat. Dieser Geruch ist oft eine Indikation für *Mercur.*

Die Knochenschmerzen, Gelenkbeschwerden und Entzündungszustände sind nachts schlimmer und tagsüber etwas besser. Knochenschmerzen bestehen allgemein, besonders aber dort, wo nur eine dünne Weichteilschicht über dem Knochen vorhanden ist. Bohrende Periostschmerzen, schlimmer nachts und durch Bettwärme.

Die Drüsen sind entzündet und geschwollen, vor allem die Ohrspeicheldrüse, die Sublingualdrüsen und die Lymphdrüsen des Halses, der Leistengegend und der Achselhöhlen; auch die Brüste und die Leber sind geschwollen. *Mercur* ist ein vorzügliches Drüsenmittel und hilft speziell bei Verhärtungen. Die entzündete Haut wird hart, ebenso die geschwollenen Drüsen. Wir finden überall Verhärtung mit Geschwürsbildung.

Die Neigung zu Geschwürsbildung ist für das ganze Mittelbild typisch. Überall finden wir Geschwüre, im Hals, in der Nase, im Munde und an den unteren Extremitäten. Die Geschwüre schmerzen und brennen, sie haben einen speckigen Grund und sehen grauweißlich aus, als ob sie mit Fett bestrichen oder mit einem diphtherischen Exsudat belegt wären. Auch die Geschwüre im Hals haben dieses Aussehen. Die Schleimhaut entzündet sich manchmal auch ohne Geschwürsbildung, immer aber unter Exsudation. *Mercur* ist daher bei Diphtherie nützlich. Bei geschwächter Konstitution bilden die Geschwüre aschgraue, speckige Auflagerungen; Schanker z. B. zeigt einen weißlich-käsigen Geschwürsgrund. Wenn man sich klarmacht, daß die Mercur-Leiden nachts schlimmer sind, und wenn man an die Knochenschmerzen denkt, an die Periostentzündungen usw., so ist es verständlich, daß *Mercur* Syphilis heilt. Auch die Allopathen benutzen ja das Mittel für dieses Leiden und es werden viele Fälle damit nach dem Ähnlichkeitsprinzip geheilt, so daß der ständige Gebrauch zu rechtfertigen ist.

Ein weiterer ausgesprochener Zug von *Mercur* ist die Neigung zur Eiterbildung. Bei Entzündung finden wir Brennen, Stechen und schnelle Eiterbildung, die durch Wärme oder durch Kälte verschlimmert wird. Abscesse brennen und stechen; Gelenkentzündung geht mit Eiterbildung einher; bei Entzündung der Pleura füllt sich die Pleurahöhle mit Eiter. Der Eiter ist gelbgrün. Der Ausfluß bei Gonorrhoe ist dick und grüngelb, wobei Stechen und Brennen in der Urethra besteht.

Rheumatische Gelenkentzündungen und katarrhalische Zustände mit Entzündung der Schleimhaut kehren immer wieder. Die Entzündungen sind von Schweiß begleitet, wobei es jedoch merkwürdig ist, daß der Schweiß nicht erleichtert, sondern daß durch Schwitzen eine Verschlimmerung eintritt. Alte syphilitische, gonorrhoische und gichtische Patienten bekommen Rheumatismus. *Mercur* hat Beziehungen zu manchen Psora-, Syphilis- und Sykosisfällen.

Wenn ein Prüfer lange Zeit *Mercur* eingenommen hat, magert er ab, ebenso Patienten, die viel *Mercur* gebraucht haben, z. B. Syphilitiker. *Mercur* ist ein gutes Mittel bei fortgesetzter Abnahme des Körpergewichts und bei Zittern. Die Beschwerden werden nachts und durch Bettwärme schlimmer. Es besteht große Unruhe und der Patient kann in keiner Lage Ruhe finden.

Ein weiterer merkwürdiger Zug von *Mercur* ist wiederholte Anschwellung und Abceßbildung ohne jegliche Hitze. In einem Gelenk bildet sich ein Absceß oder eine Schwellung, der Patient schwitzt von Kopf bis Fuß, nachts ist es schlimmer, der Patient nimmt ab, er zittert und ist schwach, aber der Absceß selbst ist nicht heiß. Dic Lebenskraft liegt so darnieder, daß dem Körper die Kraft zur Wiederherstellung fehlt. Es ist eine langsame, chronische Eiterbildung ohne stärkere Gewebsreizung und ohne Neigung zu Granulation. Der Absceß geht auf, eitert aber weiter und ist scheinbar reaktionslos. Eine Gabe *Mercur* facht die Reaktion wieder an, der Schweiß hört auf und die Granulationsbildung setzt ein.

Oberflächliche Geschwürsbildungen neigen dazu, sich auszubreiten und phagedänisch zu werden. Sie gehen nicht in die Tiefe, werden aber immer größer. Besonders bei alten Syphilitikern sieht man solche Geschwüre mit speckigem Grund und wenig Reizung. Wenn Eiter ausgeschieden wird, so ist er grüngelb. Bei der schlechten Granulationsbildung entsteht „wildes Fleisch". *Mercurius corr.* ist ein Mittel für oberflächliche, fressende phagedänische Geschwüre. Manchmal heilt *Mercur* gangränöse Zustände, besonders an den Lippen, an den Wangen und am Zahnfleisch. *Mercur* ist auch angezeigt bei Noma und gangränösem Schanker. Alle diese Zustände werden durch Wärme verschlimmert. Ein Patient mit einem typischen Mercur-Geschwür lehnt sich gegen einen heißen Breiumschlag auf, da er das Leiden verschlimmert.

Zittern ist ein charakteristischer Zug im Mercur-Bild. Die Hände können vor Zittern keinen Gegenstand halten; der Patient kann daher weder essen noch schreiben. *Mercur* ist ein gutes Mittel für Kinder mit epileptiformen Anfällen, mit Zuckungen und anomalen Bewegungen. Es hilft z. B. bei unkoordinierten, ruckweisen Bewegungen der Hände und Füße. Die Zungenbewegungen sind gestört; das Kind kann nicht sprechen, es bekommt Konvulsionen und macht unwillkürliche Bewegungen, die durch Willenskraft allein nicht zu beherrschen sind. Äußerste Unruhe.

Zittern, Schwäche, Schweiß, übler Haut- und Mundgeruch, Eiter- und Geschwürsbildung, Verschlimmerung nachts sowie durch Hitze und Kälte geben die ersten Indikationen für dieses Mittel.

Die psychischen Symptome, die uns einen noch tieferen Einblick in die Natur des Mittels gewähren, sind reichhaltig. Ein ausgesprochener Zug von *Mercur* ist Hastigkeit. Der Patient ist eilig, unruhig, ängstlich, impulsiv. Periodenweise, besonders bei kaltem, trübem oder feuchtem Wetter, erlahmt der Geist; die Kranken werden langsam, träge und vergeßlich, besonders solche, die zu Imbezillität neigen. Der Patient kann nicht sofort auf eine Frage antworten, er glotzt einen an und denkt nach, um dann langsam und zögernd zu begreifen. Imbezillität und Gehirnerweichung sind typische Züge dieses Mittelbildes. Delirium bei akuten Krankheiten. Auf Grund seiner veränderten Empfindungen glaubt der Patient seinen Verstand zu verlieren; er spürt einen Trieb, Personen umzubringen, die ihm widersprechen, und quält sich mit Selbstmordgedanken; bei plötzlich aufkommendem Ärger wird er leicht handgreiflich. Zum Mercur-Bild gehört Geisteskrankheit, aber mehr noch Imbezillität. Der Patient spricht nicht über das, was ihn bewegt. Er leidet an Willensstörungen, die unter Umständen Aggressivität auslösen. Während der Menses bestehen starke Angst und große Traurigkeit. Furcht und Unruhe, als ob ein Unglück bevorstehe. Schlimmer nachts mit Schweißausbruch. Alle diese Symptome sind bei alten Syphilitikern häufig, die nach Quecksilber-Kuren und Schwefel-Bädern zusammengebrochen sind und an Knochenschmerzen, Drüsenleiden, Schweißen, Katarrhen und Geschwürsbildungen leiden.

Mercur paßt für rheumatische Affektionen der Kopfhaut, für Neuralgien und Gehirnleiden mit brennenden, stechenden Schmerzen, ferner für Schmerzen, die von der Witterung beeinflußt werden, für Kopfleiden nach unterdrückten Absonderungen, z. B. nach unterdrückter Otorrhoe im Anschluß an Scharlach, und für Kopfleiden bei Scharlach. An *Mercur* ist zu denken bei einem Kinde mit Kopfschweiß, mit weiten Pupillen, mit Kopfrollen und mit nächtlicher Verschlimmerung, besonders nach Scharlach oder nach unterdrücktem Ohrausfluß. *Mercur* heilt langdauernde fiebrige Zustände, die durch unterdrückten Ohrausfluß verursacht wurden. Wir haben Krankheitszustände geheilt, die darauf zurückzuführen waren, daß dem Patienten die Ohren mit *Borax*, *Jodoform* usw. vollgestopft wurden, so daß er zunächst ein remittierendes, dann ein continuierliches Fieber bekam. Dieser Zustand hatte fünf oder sechs Wochen gedauert und wich erst, nachdem auf eine Gabe *Mercur* hin der Ausfluß wieder auftrat. Wir erinnern uns an einen Fall dieser Art bei einem Kind mit Cerebrospinalmeningitis: Von dem kleinen Patienten wurde der Kopf zurückgebogen, verdreht und nach einer Seite gehalten. Das Leiden hatte angefangen, als eine Otitis media mit Ausfluß unterdrückt wurde. Zwei oder drei Ärzte wurden gerufen und konnten nicht helfen. Wir gingen nachts hin und fanden Mercur-Symptome. *Mercur* brachte den Ausfluß innerhalb von 24 Stunden wieder in Gang, der Schiefhals verschwand, das Fieber ging herunter und das Kind erholte sich prachtvoll. Wir haben viele solche Fälle beobachtet.

Der Mercur-Patient hat ein Spannungsgefühl in der Kopfhaut, als ob der Kopf bandagiert wäre. Nervöse junge Mädchen haben Kopfschmerzen oberhalb der Nase und um die Augen, als ob der Kopf mit einem Band zusammengebunden wäre oder von einem zu kleinen Hut gedrückt würde. Es bestehen drückende, reißende Schmerzen in den Augen, brennende Schmerzen in den Schläfen; besser durch Aufrechtsitzen oder durch Herumgehen, nachts schlimmer. Periostschmerzen sind schlimmer bei feuchtkaltem Wetter. Rheumatiker und Gichtiker haben empfindliche Augen und Ohren, Halsschmerzen und Drüsenschwellungen. Kopfschmerz bei alten, mit zu großen Quecksilber-Dosen behandelten Syphilitikern; sie sind die reinsten Barometer, denn sie sind überempfindlich gegen jeden Witterungsumschlag. Die katarrhalischen Kopfschmerzen sind sehr lästig. Kopfschmerzen bei chronischem Katarrh mit dickem Ausfluß, der zuweilen wässerig wird. Die Schmerzen in der Stirn, im Gesicht und in den Ohren sind sehr quälend. Chronischer rheumatischer Kopfschmerz, der durch Unterdrückung irgendeines Ausflusses entsteht, sogar infolge unterdrückten Fußschweißes. Der Fußschweiß wechselt ab mit Kopfschmerz. Wenn der Fußschweiß ausbleibt, hat der Patient Schmerzen und Gelenksteifigkeit. *Silicea* hilft da auch, aber *Silicea* und *Mercur* folgen nicht gut aufeinander. Wenn jedoch *Mercur* in Substanz längere Zeit eingenommen worden ist, so sind *Silicea* und *Acid. nitr.* brauchbare Mittel, um *Mercur* auszuscheiden, vorausgesetzt, daß die sonstigen Symptome stimmen.

Bei den Kopfschmerzen besteht immer viel Hitze im Kopf. Der Patient hat berstende Kopfschmerzen, Druck im Gehirn mit Bandgefühl und ist dabei gegen Luft empfindlich. Dies ist generell der Fall bei *Mercur*. Der Patient fühlt sich in geschlossenen Räumen besser, schlechter aber bei Wärme und Kälte oder in Zugluft. Der Patient möchte zugedeckt sein, obwohl ihm die Wärme nicht guttut. Das Bandgefühl ist nachts schlimmer.

Mercur ist sehr brauchbar, um nach Masern oder Scharlach einem akuten Hydrocephalus vorzubeugen, wenn das Kind den Kopf rollt und am Kopfe schwitzt. *Mercur* hat enge Beziehungen zu *Apis*, das auch ein großes Mittel ist, um Hydrocephalus nach Scharlach zu verhüten oder zu heilen.

Mercur paßt für Exostosen bei alten Syphilitikern. Heftige, reißende Schmerzen im Pericranium. Der ganze äußere Kopf ist empfindlich gegen Berührung. Die Kopfhaut ist gespannt und schmerzhaft. Übelriechender, öliger Kopfschweiß. Kinder haben nässende Ekzeme oder einen fressenden, übelriechenden Ausschlag.

Mercur ist auch ein wundervolles Augenmittel bei „Erkältungen". Bei gichtischen und rheumatischen Patienten setzt sich jede Erkältung im Auge fest. Es besteht Augenkatarrh, der sich verschlimmert, wenn der Patient ins Feuer oder ins Licht sieht. Die ausströmende Wärme verursacht beißenden Schmerz. Die Augenlider werden krampfhaft zusammengezogen, als ob der Patient seit langem ohne Schlaf gewesen sei. Sehtrübung, als ob ein Schleier vor den Augen wäre. *Mercur* heilt Iritis bei alten Syphilitikern. Eine Erweiterung der Pupillen bei Iritis ist überflüssig, denn das gut gewählte homöopathische Mittel verhindert die Entstehung von Adhäsionen, und wo diese schon angefangen haben, wird sie *Mercur* beseitigen. *Mercur* ist gut bei reißenden und brennenden Schmerzen um die Augen und in den Schläfen. Die Kopfhaut ist gespannt wie von einer enganliegenden Mütze oder wie von einem schmalen Band. *Mercur* hilft bei Geschwürsbildung und Entzündung der Cornea. Bei allen Augensymptomen besteht reichliche Tränensekretion; die Tränen machen wund. Der Mercur-Patient hat einen grünlichgelben oder grünen Ausfluß aus den Augen mit starker Lichtscheu. Erkältungen schlagen sich gern auf die Augen (wie bei *Dulcamara*). Mitunter kann man auf der Iris von Mercur-Patienten einen winzigen gestielten Tumor sehen, der quer über die Pupille wächst. Es ist eigentlich ein syphilitisches Condylom. *Mercur* heilt es in ein paar Tagen. *Mercur* heilt auch Sehtrübungen aller Art und ist nützlich bei eitriger Augenentzündung mit stark geschwollenen Lidern. Zwei Konstitutionen brauchen dieses Mittel: die syphilitische und die rheumatische bzw. gichtische.

Mercur hilft bei vielen Ohrenleiden, besonders bei stinkendem, grünlichem Ausfluß. Aus den Ohren kommt ein grüner, dicker, ätzender Ausfluß. Mittelohrentzündungen mit geplatztem Trommelfell. Im Frühjahr verursacht die feuchtkalte Witterung nach einem langen, kalten Winter oft sehr viele Otorrhoefälle; in großen Städten ist das fast endemisch. Das Trommelfell heilt, wenn das Allgemeinbefinden durch *Mercur* gehoben wird. Wenn man gut behandelt, bleibt kaum ein Loch bestehen. Die Ohren sind entzündet und es bestehen krampfartige Schmerzen. *Mercur* heilt auch stechende Schmerzen, ähnlich wie *Apis*. Der Routinebehandler wird bei stechenden Schmerzen *Apis* geben, und doch ist es oft *Mercur,* was dem Patienten hilft. Schmerzhafte Schwellung der Parotis und der Cervicaldrüsen bei Ohrenentzündungen. Genicksteife und rückwärts gebogener Kopf. Furunkel im äußeren Gehörgang und Polypen.

Alle Nasenleiden zu beschreiben, bei denen *Mercur* hilft, würde viel Zeit kosten. Bei alten Syphilitikern, deren Nasenknochen angegriffen sind und bei denen ein dicker, grünlichgelber, ätzender, übelriechender, mitunter blutiger Ausfluß aus der Nase kommt, hilft *Mercur*. Schnupfen mit wundmachendem, wässerigem Ausfluß, mit reißendem Schmerz und mit Druck in den Gesichtsknochen, schlimmer durch Hitze oder Kälte und schlimmer nachts. Der Patient ist empfindlich gegen jeden Luftzug, er muß aufstehen und hin und her gehen. Das Einatmen warmer Luft ist für die Nase wohltuend; die Wärme verschlimmert aber den sonstigen Körperzustand. Unaufhörliches Niesen. Blutende, schorfige, gerötete Nasenlöcher. Wundsein, Brennen und Schwellung. Die Nasenlöcher sind inwendig wund und brennen. Die Gesichtsknochen sind schmerzhaft, als ob sie nach außen gedrückt würden. Der Patient möchte darauf drücken, aber es tut weh.

Mercur ist nicht tiefwirkend genug, um die psorische Konstitution völlig zu heilen. Die Patienten erkälten sich fortwährend. *Mercur* heilt zwar die Erkältung prompt, prägt aber sein Arzneibild dem Patienten auf, so daß er sich immer wieder erkältet. *Mercur* darf nicht zu oft gegeben werden, nicht mehr als zweimal in einem Winter. *Kalium jod.* ist für das Brennen im Gesicht und für den Fließschnupfen mit Verschlimmerung durch Hitze und Bettwärme besser; es wird den Schnupfen in einer Nacht heilen, wo man *Mercur* für angezeigt gehalten hatte. *Kalium jod.* ist auch ein Antidot zu *Mercur*. Man soll bei psorischen Fällen *Mercur* nicht häufig geben, sondern ein anderes tieferwirkendes Mittel suchen.

Mercur heilt syphilitische Ausschläge und Neuralgien des Gesichts mit oder ohne Katarrh. Es ist ein großes Mittel bei Mumps und sein Gebrauch ist bei diesem Zustand ja gang und gäbe, ein Beweis, wie häufig *Mercur* angezeigt ist. *Mercur* heilt diese Leiden, wenn die Symptome passen.

Mercur ist angezeigt bei skorbutischem Zahnfleisch von Kranken mit Speichelfluß, bei eitrigen Absonderungen rings um die Zähne, wo jeder Zahn schmerzt, besonders bei alten gichtischen und mit *Quecksilber* überbehandelten Patienten. Die Zähne werden locker, es bildet sich rotes, aufgelockertes Zahnfleisch. Die Zähne werden schwarz und schmutzig und es tritt ein frühzeitiger Zerfall der Zähne von syphilitischen Kindern ein (ähnlich wie bei *Staphisagria*). Reichlicher Speichelfluß. Das Zahnfleisch schmerzt bei Berührung. Klopfen im Zahnfleisch und in den Zahnwurzeln. Das Zahnfleisch hat einen blauroten oder violetten Rand, ist schwammig und blutet leicht. Das Zahnfleisch zieht sich zurück; die Zähne erscheinen zu lang und sind so schmerzhaft, daß der Patient nicht kauen kann. Zahngeschwüre und Zahnfleischabscesse.

Geschmack, Zunge und Mund geben uns wichtige und klare Symptome für *Mercur*. Die herausgestreckte Zunge ist geschwollen und blaß und hat eine mehlartige Oberfläche. Die Zunge ist wie ein Schwamm, sie drängt sich zwischen die Zähne. Entzündung, Geschwürsbildung und Anschwellung der Zunge sind wichtige Züge im Mercur-Bild. Bei gichtischen Konstitutionen finden wir eine geschwollene Zunge. Die Zunge schwillt während der Nacht an und der

Patient erwacht mit einer Zunge, die den ganzen Mund füllt. Der Geschmack ist gestört; nichts schmeckt so wie es soll. Die Zunge ist gelb belegt oder weiß wie Kreide. Es besteht übler, fauliger Mundgeruch, besonders bei viel Speichelfluß. Die Zunge wird ungelenk; der Patient hat Schwierigkeiten beim Sprechen, er ist kaum zu verstehen. Die Zunge ist ungeschickt wie bei einem Betrunkenen. Im Mund entstehen flache, fressende Geschwüre, die sich oft durch die Wangen hindurchfressen. Auch der weiche Gaumen und der Knochen des harten Gaumens werden zerfressen. Eiterbildung in der Oberkieferhöhle mit Fisteln im Munde. *Acid. fluoric.* und *Silicea* sind bei diesen Fisteln häufiger angezeigt, besonders wenn der Knochen in Mitleidenschaft gezogen ist. Wunder Mund bei Säuglingen und bei stillenden Müttern. Es bilden sich kleine Aphthen mit Mercur-Geruch; gedunsenes, schwammiges Aussehen der Schleimhaut und der Zunge, außerdem eine allgemeine Entzündung des Mundes. Die ganze Schleimhaut ist empfindlich und schmerzhaft, brennend, stechend und wund. Auch Trockenheit des Mundes mit und ohne Aphthen kommt vor. Soor bei Kindern. Skorbutisches Zahnfleisch.

Mercur paßt bei Halsentzündung mit schwammiger, allgemeiner Schwellung, mit Parotisschwellung, Völlegefühl und Steifheit des Halses. Geschwüre haben einen speckigen Grund. Es besteht große Trockenheit des Halses. Die Schwellung hemmt die Bewegung aller Schlundmuskeln. Schwierigkeit, Schmerz und paralytische Schwäche beim Schlucken; beim Schluckversuch kommen Flüssigkeit und Speise durch die Nasenlöcher heraus. Der Patient hat einen ausgesprochenen Mercur-Geruch, was ein besonderer Zug des Mittels ist. Doch heilt *Mercur* oft auch, wenn der Geruch nicht vorhanden ist. Das Mittel heilt chronische Halsleiden und syphilitische Geschwüre bzw. Ausschläge. Die Entzündung zieht sich hinauf und hinab, es bilden sich rote und weiße Flecken; die roten Flecken sehen aus, als ob sie eitern oder Geschwüre bilden wollten. Die Flecken werden mitunter purpurfarben; je mehr dies der Fall ist, desto mehr ähneln die Symptome denen von *Lachesis*. Die Tonsillen sind dunkelrot mit stechenden Schmerzen. *Mercur* hilft bei Angina, nachdem sich Eiter gebildet hat. Es ist nützlich bei Diphtherie. Die meisten Diphtheriefälle haben hier und da diffus ausgebreitete Flecke mit schwammigem Aussehen, aber ohne Geschwürsbildung. Exsudate auf geschwollenem Grund. Steifer Hals. Erysipelartige Entzündung des Halses. Dunkle, faulige, ätzende, fressende Geschwüre im Halse.

Der Patient hat Abneigung gegen Fleisch, Wein, Branntwein, Kaffee, fette Speisen und Butter. Milch bekommt ihm nicht und stößt sauer auf. Süßigkeiten bekommen ihm auch nicht. Auch gegen Bier bekommt er Widerwillen. Der Magen ist chronisch gestört; Aufstoßen, viel Magensäure und Sodbrennen. Alles riecht faulig. Einem solchen Magen ist jede Nahrung eine Last. Der Patient hat einen schlechten, bitteren Geschmack im Mund und muß immer wieder sauer aufstoßen. Jede Nahrung hat einen Nachgeschmack. Dabei läuft

Speichel aus dem Munde. Der Zustand wird nicht besser, auch wenn die Verdauung fortschreitet. Halbverdautes wird erbrochen. Der Zustand ist so, wie wenn sich jemand den Magen verdorben hat mit Durcheinandertrinken von Schnaps, Bier, Wein und Whisky.

Die Leber macht viel zu schaffen. Verstopfung, Gallenleiden, Gelbsucht und verdorbener Magen. Völlegefühl in der Magengegend, periodenweise auftretend und schlimmer bei feuchtkaltem oder feuchtwarmem Wetter, besonders im Frühjahr. Verschlimmerung nachts von der Bettwärme. Das alles sind Mercur-Zustände. Auch Leberstiche treten auf. Die Lebersymptome werden schlimmer durch Liegen auf der rechten Seite. Viele Mercur-Beschwerden werden schlimmer durch Rechtsliegen, z. B. die Lungensymptome und der Husten, die Leber-, Magen- und Darmsymptome.

Im Abdomen finden wir Kolik, Rumoren, Aufgetriebensein und mancherlei Schmerzen, Stechen und Brennen. Verschiedenste Stuhlbeschaffenheit, alle Arten von Durchfall und Verstopfung. Der Patient hat ausgeprägte dysenterische Zustände; schleimige, blutige Stühle mit starkem Drängen. Er hat das Gefühl, mit dem Stuhl nicht fertig werden zu können, auch wenn nichts mehr abgeht. Dies Symptom ist das genaue Gegenteil der Ruhrerscheinungen bei *Nux* und *Rhus.* Diese Mittel bringen Erleichterung, auch wenn nur wenig Stuhl abgeht, aber bei *Mercur* und *Sulfur* bleiben die Patienten sitzen und pressen. Alle Mercur-Salze haben dieses Symptom. *Mercur. corr.* hilft bei Anfällen von heftigem Stuhl- und Urindrang, mit intensiven Schmerzen und mit Brennen im Anus und in der Urethra und bei Abgang von reinem Blut. *Mercur, Ipecacuanha* und *Aconitum* sind oft angezeigt bei Ruhr, die bei warmer Witterung epidemisch auftritt. *Ipecacuanha, Dulcamara* und *Mercur* sind häufig auch angezeigt, wenn Ruhr bei kalter Witterung auftritt. Bei Ruhr müßte man das Repertorium mit in die Krankenstube nehmen oder erst nach Hause gehen, um das Mittel ausfindig zu machen. Bei epidemischer Ruhr sollte schon die erste Verordnung heilen, und bei sorgfältiger Arbeit wird man auch jeden Fall heilen. Die Heilung ist an sich sehr einfach, wenn das richtige Mittel gegeben wird; aber wenn dies nicht der Fall ist, so wird die Sache schlimm. Man sollte z. B. *Arsen* nicht nur daraufhin geben, weil es zum Ruhrzustand Beziehungen hat. Wenn es nämlich nicht heilt, bringt es den Fall auf Wochen hinaus durcheinander. Man soll vielmehr bei Ruhr mit *Arsen* so lange zurückhalten, bis man ganz sicher weiß, daß es angezeigt ist. Wir haben einen Patienten gesehen, der sich nicht hinlegen konnte vor Schmerz in beiden Hypochondrien; er erbrach fortwährend, hatte entzündlichen Rheumatismus in Fußgelenken, Händen, Armen und Schultern, purpurne Flecke an Armen und Beinen, Magenentzündung usw. Er hatte *Phosphorus* und *Arsen* und viele andere Mittel in sehr hohen Potenzen bekommen, angeblich alle gut gewählt, aber *Cadmium sulf.* ließ ihn in einer Viertelstunde einschlafen. Der springende Punkt war der, daß der Patient vollständige Ruhe wünschte; das ist aber kein Arsen-Symptom, wenn auch alle anderen Symptome für *Arsen* sprachen. Das Ruhehabenwollen ist typisch für *Cadmium sulf.*, ebenso für *Colchicum* und *Bryonia.* Seit Jahren wenden wir *Cadmium* bei solchen Fällen an. Bei einem Fall von Krebs erlebten wir kaffeesatzartiges Erbrechen; auf *Cadmium sulf.* hörte das Erbrechen auf und der Kranke aß ganz gut, bis sechs Wochen später der Tod eintrat. Der behandelnde Arzt hatte erst *Arsen, Phosphor* und *Morphium* gegeben, bis der Zustand unerträglich wurde.

Der Urin des Mercur-Patienten brennt und macht Wundgefühl. Es besteht häufiger Drang zum Urinieren, wobei aber nur wenig abtröpfelt. Der Urin ist blutig und verursacht viel Brennen. Blutungen aus der Urethra. Das Jucken wird schlimmer, wenn Urin abgeht. *Mercur* heilt Gonorrhoe, die schon längere Zeit besteht; der Ausfluß ist dick, grüngelb und übelriechend. Der Patient hat Wundgefühl und Brennen in der Urethra beim Urinieren. Verlust der Sexualkraft. Wollüstige Erregungen mit schmerzhaften Erektionen. Geschwüre auf der Vorhaut und der Eichel, weshalb *Mercur* für Schanker paßt. Flache Geschwüre mit speckigem Grund. Entzündung des inneren Vorhautblattes. Bei chronischer Balanitis mit Eiterbildung versuche man auch *Jacaranda caroba.*

Mercur heilt viele Frauenleiden. Brennende, stechende, reißende, schneidende Schmerzen in den Eierstöcken, so daß die Patientin in Schweiß gebadet ist und schreit. Starke ätzende Leukorrhoe, wundmachend, schmerzend und juckend. Bohrende Schmerzen im Uterus und in den Eierstöcken bei der Regel. Milchabsonderung aus den Brüsten während der Regel bei nicht schwangeren Frauen, oft auch an Stelle der Menstruation. Ein sechzehnjähriger Junge, der Milch in den Brüsten hatte, wurde mit *Mercur* geheilt.

Der Menstrualfluß ist hellrot, blaß, scharf, geronnen, manchmal reichlich, manchmal auch gering. Die Menses bleiben zuweilen ganz aus. Frauen, die viel *Mercur* gegen Gallenstörungen gebraucht haben, bleiben steril (Kaffeetrinkerinnen bleiben auch oft steril, man muß ihnen den Kaffee verbieten). Amenorrhoe mit Hitzewallungen. Schanker auf den weiblichen Geschlechtsteilen. Greisinnen haben wunde Geschlechtsteile mit schlaffen, ständig blutenden Granulationen. Durch den Urin entsteht Brennen, Klopfen und Jucken in der Scheide. Bei Kindern besteht nach dem Urinieren Brennen. Kleine Mädchen haben oft scharfe Leukorrhoe mit Brennen, Jucken und vielerlei Beschwerden. Phlegmonöse Entzündung der Geschlechtsteile. Geschwüre und Abscesse während der Regel. Entlang dem Übergang von Schleimhaut und Haut entstehen kleine, längliche Geschwüre, die schmerzhaft sind und sich beim Gehen verschlimmern. Die Geschwüre bilden sich während der Regel, gehen nachher auf und verursachen Jucken und viel Qual.

Mercur hilft bei morgendlicher Übelkeit. Während der Schwangerschaft entsteht eine ödematöse Schwellung der Geschlechtsteile. Ausgedehnte Entzündungen, Wund- und Spannungsgefühl in den Genitalien und im Becken, wodurch das Gehen erschwert wird. Die Patientin muß sich ins Bett legen. Bei

Entzündung des Beckenzellgewebes in den ersten Monaten der Schwangerschaft ist *Mercur* ein großes Mittel. Wiederholte Aborte infolge Schwäche. *Mercur* ist da ein wundervolles Kräftigungsmittel, wenn es richtig angewandt wird. Langdauernde Lochien. *Mercur* hilft, wenn die Milch von Wöchnerinnen knapp oder von schlechter Beschaffenheit ist.

Mercur ist eins der besten Linderungsmittel bei Gebärmutter- und Brustkrebs. Es hemmt die Entstehung von Epitheliomen und heilt sie manchmal auch. *Mercur. jod. flavus* heilte einen geschwürigen, verhärteten Tumor in der Brust, der so groß war wie ein Gänseei. Außerdem bestanden Tumoren in der Achselhöhle von blauer Färbung und mit schlechter Prognose. Auf die 100. Potenz, die jedesmal gegeben wurde, wenn die Schmerzen sehr heftig waren, verschwand der Tumor. Die Frau wurde gesund.

Die Wirkung auf die Nase beschränkt sich nicht auf den Mercur-Schnupfen. Die meisten Mercur-Fälle fangen in der Nase an und gehen den Hals hinunter, wobei sie Wundsein und Kratzen im Kehlkopf sowie Laryngitis, Tracheitis, Bronchitis und vollständige Aphonie verursachen können. Die Mercur-Erkältung entwickelt sich bis zur Pneumonie, mit Schweißen, Unruhe und Verschlimmerung durch Bettwärme. Natürlich bleiben auch viele Erkältungen auf die Nase beschränkt.

Mercur hilft auch bei Husten, wenn sich Erkältungen auf die Brust legen und mit mangelhafter Reaktion und langsamer Erholung einhergehen. In der Brust ist ein Gefühl wie zum Zerspringen; der Husten wird schlimmer beim Liegen auf der rechten Seite. Wir können auf viele Fälle zurückblicken, wo die Patienten sich anfangs durch Witterungsunbill erkältet hatten, dann krank und fahl aussahen und endlich einen furchtbaren Husten mit Rasseln in der Brust bekamen. Jeder Wetterwechsel bringt diesen Patienten eine neue Erkältung. Sie können nicht rechts liegen, neigen zu katarrhalischer Phthise oder zu galoppierender Schwindsucht. Der Husten ist schlimmer in der Nachtluft. Die Brustschmerzen sind stechend und rheumatisch. Die rheumatische Mercur-Konstitution schwitzt dauernd und hat Nachtschweiß, der verschlimmert. Oder die Temperatur wechselt, der Patient ist bald kalt, bald warm. Er hat einen blutigen, dicken, grünlichen, mäßigen Auswurf. Lungeneiterung. Bei vielen Leiden besteht Halsschmerz und Rheumatismus mit Steifheit des Halses, mit geschwollenen, verhärteten Drüsen und mit Kropf.

Das Mittel wirkt besonders auf die Gelenke; es hilft bei entzündlichem Rheumatismus mit viel Schwellungen. Verschlimmerung durch Bettwärme oder durch Unbedecktsein im Bett. *Mercur* beeinflußt vor allem die oberen Gliedmaßen, hilft aber auch bei Krankheiten der unteren Gliedmaßen.

Mercur heilt Zittern der Extremitäten, wie Paralysis agitans, Zittern der Hände mit großer Schwäche, Lähmung der unteren Glieder mit Zucken und Zittern der gelähmten Körperteile. *Argentum nitr., Phosphor, Stramonium, Secale* und *Mercur* helfen bei Muskelzucken in gelähmten Gliedern.

Mercur ist angezeigt bei Wundsein zwischen Oberschenkeln und Geschlechtsteilen, bei Geschwüren an den Beinen, bei Abscessen, Ödemen der Füße, bei kaltem Schweiß und bei viel Schwitzen während des Schlafes. Schmerz und Schweiß, besonders die Knochenschmerzen, stellen sich erst ein, wenn der Patient im Bett liegt. Der Patient deckt sich zu, weil er friert, aber sobald er warm wird, verschlimmern sich die Schmerzen.

Das Mittel ist ferner indiziert bei den verschiedensten Fiebern; weniger bei idiopathischen continuierlichen Fiebern als bei Wundfiebern, die zuerst remittierend und später continuierlich auftreten, vor allem nach unterdrückten Absonderungen. Der Mercur-Patient, der sich erkältet hat, friert schon, bevor der Schüttelfrost auftritt; er ist empfindlich gegen Luftzug, hat kalte Hände und Füße und massenhaften, übelriechenden Schweiß. Die Beschwerden sind im allgemeinen schlimmer während des Schwitzens; je mehr der Patient schwitzt, um so schlechter geht es ihm. *Mercur* erzeugte bei der Prüfung kein deutliches intermittierendes Fieber. Zwischen den Fieberanfällen hat der Patient Leberbeschwerden und Durchfall; bei Wundfieber, Gallenfieber oder Wurmfieber der Kinder bestehen auch starke Knochenschmerzen und große Empfindlichkeit gegen Luft. Nachts, wo das Fieber den Höhepunkt erreicht, bekommt der Patient einen Mercur-Atem und eine fahlgelbe Haut. Das Fieber steigt nicht so hoch und die Haut ist nicht so heiß wie bei *Belladonna.* Die belegte Zunge und das Gallenfieber bessern sich durch *Mercur.* Das Mittel wirkt ausgezeichnet bei hektischen Fiebern in den letzten Schwindsuchtsstadien und bei zehrenden Krankheiten, auch bei Krebs mit Schmerzen, bei übelriechendem Schweiß, bei katarrhalischem Fieber und bei Grippe, wenn die Erkältung sich bis in die Brust ausdehnt und reichliche Absonderungen vorhanden sind. Das Mittel paßt für typhusähnliche Fälle, wo der Patient ikterisch und sehr mitgenommen ist, wenn Zittern, Muskelzucken, große Schwäche und continuierliche Fieber eintreten.

Hautsymptome gibt es viele: schorfige, bläschenartige und eiternde Ausschläge. Die Bläschen brennen und schmerzen. Ätzende Absonderung, besonders auf dem Kopf. Heftiges Hautjucken an allen Körperteilen, vor allem nachts in der Bettwärme. Kupferfarbene Ausschläge wie bei Syphilis. Die schorfigen Ausschläge sind besonders auffällig. Geschwüre an Körperstellen, wo die Haut über dem Knochen spannt. Übelriechendes Ekzem. Die meisten Ausschläge sind stark nässend. *Mercur* heilt Gürtelrose. Die Haut ist gelblichfahl. Ausschläge nach Wundsein, überall wo zwei Körperteile einander berühren. Risse an den Schädelnähten, an den Mund- und Augenwinkeln; Wundsein und Blutung am Perinaeum, wodurch das Gehen erschwert wird.

Dies alles ergibt eine Grundlage für die Anwendung der Mercur-Salze.

Wenn wir *Mercur, Mercurius corr., Mercurius jod.* und *bijodat.* studiert haben, können wir aus irgendwelchen besonderen Symptomen sagen, daß wir bei einem bestimmten Falle das eine oder das andere Mercur-Salz vorziehen. Wenn wir aber zu rheumatischen und gichtischen Fällen kommen, mit Verschlimmerung durch Schweiß und durch Bettwärme, mit dem Mercur-Geruch usw., können wir für gewöhnlich nur sagen, daß eines der Mercur-Präparate den Fall heilen wird.

Mercurius bijodatus

Hydrargyrum bijodatum rubrum

(Quecksilberjodid)

Wenn bei einem Mercur-Patienten mit Diphtherie, Tonsillitis usw. Entzündung und Schmerz links anfangen und dazu neigen, links zu bleiben oder nach rechts hinüber zu ziehen, dann ist *Mercurius bijodat.* angezeigt. Beide Quecksilber-Jod-Verbindungen helfen schneller bei Verhärtungen von Geschwüren und Schanker als gewöhnlicher *Mercur,* und bei alten Syphilitikern sind Jod-Präparate mitunter sowieso nützlicher.

Mercurius cyanatus

Hydrargyrum cyanatum

(Quecksilbercyanid)

Angenommen, wir haben einen Mercur-Fall bei Diphtherie mit grünlichem Belag, welcher dazu neigt, sich nach der Nase hin großflächig auszubreiten, so ist *Mercurius cyan.* nötig. Auch Exsudate sind bei diesem Mittel ausgesprochener als bei anderen Mercur-Verbindungen. *Mercurius cyan.* ist bei bösartiger Diphtherie, die schnell verläuft und mit phagedänischer Geschwürsbildung einhergeht, angezeigt,

Mercurius jodatus flavus

Hydrargyrum jodatum flavum

(Gelbes Quecksilberjodür)

Es gibt Halsleiden, die besonders *Mercurius jod.* verlangen. Wenn die Entzündung und der Schmerz hauptsächlich rechts auftreten und Neigung haben, rechts zu bleiben oder von rechts nach links zu wandern, braucht man *Mercurius jod.*

Mercurius sublimatus corrosivus

Hydrargyrum bichloratum, Sublimat

(Quecksilberchlorid)

Mercurius corr. paßt besonders bei ätzenden und brennenden Schmerzen und für sehr aktive und aufgeregte Patienten. *Mercur* wirkt langsamer und träger, *Mercurius corr.* aber heftig und schnell.

Bei den Augensymptomen dieses Mittels sind die Schmerzen und das Brennen der Ausschläge und der Geschwüre heftiger als bei *Mercur.* Bei *Mercur* haben wir Geschwüre, die sich langsam ausbreiten, bei *Mercurius corr.* aber sind die Geschwüre weiterfressend, sie breiten sich über Nacht handbreit aus. Ein Patient, der den typischen Mercur-Geruch hat, der schwitzt und fahl aussieht, braucht schon *Mercur,* aber ein aktiveres Präparat als *Mercurius viv.*

Mercurius corr. hat seine ausgesprochenen Eigensymptome, die aber scharf begrenzt sind. Beim Speichelfluß oder bei den speckigen Geschwüren findet man keinen Unterschied. Wenn aber bei Halsentzündung die Geschwüre sich schnell ausbreiten, intensiv brennen und wie Feuer schmerzen, dann braucht man *Mercurius corr.* Der Hals und die Drüsen sind enorm geschwollen, der Durst ist kaum zu stillen.

Bei einer sehr heftigen Ruhr mit starken Blutungen, mit großer Angst, mit heftigen Tenesmen des Rectums und der Blase, mit unaufhörlichem Urin- und Stuhldrang und viel Brennen ist *Mercurius corr.* angezeigt, während wir bei leichteren Ruhrfällen dem gewöhnlichen *Mercur* den Vorzug geben.

Auch die Symptome der Harnorgane sind heftig. Die Albuminurie ist bei *Mercurius corr.* ausgesprochener als bei *Mercur.* Es ist eins der häufigst angezeigten Mittel bei Albuminurie während der Schwangerschaft und ein sehr nützliches Heilmittel, wenn Gicht vorhanden ist.

Mercurius corr. erleichtert bei Phimose das Jucken und Brennen und lockert die Einschnürung. Selten ist es dagegen bei Gonorrhoe angezeigt; es paßt aber bei grünlichgelbem oder blutig-wässerigem Ausfluß mit heftigem Brennen, mit viel Urin- und Stuhldrang und mit heftigen, schmerzhaften Erektionen; ebenso bei Schanker, der sich sehr schnell ausbreitet.

Mercurius sulfuricus

Hydrargyrum sulfuricum basicum

(Basisches Quecksilbersulfat)

Mercurius sulf. ist manchmal nützlich bei Hydrothorax mit schneller, kurzer Atmung und mit Brennen in der Brust. Wenn man einen alten Fall von

Hypostase hat, mit Wassersucht oder mit Dyspnoë bei Hydrothorax, und es ist ein Mercur-Fall, dann wird man über die Wirkung von *Mercurius sulf.* erstaunt sein.

Mezereum

(Seidelbast, Kellerhals)

Dieses Mittel wird hauptsächlich bei Ausschlägen und Geschwüren gebraucht. Die heftigsten und wichtigsten Symptome spielen sich an den Schleimhäuten, an der Haut und am Periost ab. Wenn sich die Körperoberfläche in einem fortwährenden Reizzustand befindet, wenn nervöse Gefühlsstörungen wie Beißen, Kribbeln und Jucken bestehen und wenn diese immer wieder an einer anderen Stelle auftreten, dann hilft *Mezereum.* Auch ohne daß äußerlich etwas zu sehen ist, besteht heftiges Jucken. Der Kranke reibt und kratzt, bis die Körperstelle wund wird und brennt. Nach dem Kratzen wird der Körperteil stellenweise kalt. Sobald der Patient im Bett warm wird oder sobald er in ein warmes Zimmer kommt, fängt das Jucken wieder an. Ameisenlaufen, Jucken, Beißen. Der Patient ist derart nervös, daß er sich ständig bewegen oder seine Stellung bzw. Lage wechseln muß.

Mezereum heilt Bläschenausschläge auf der Haut, die jucken und wie Feuer brennen; sie trocknen zu einer Kruste ein, worauf aber gleich daneben oder auf derselben Stelle wieder ein Ausschlag erscheint. Unter den Krusten bilden sich Geschwüre. Die Krusten werden kreideartig weiß, sind dick, zäh und lederartig. Oft sind die Krusten erhöht, es entsteht Fluktuation und auf Druck sondert sich dicker, weißer, manchmal auch gelbweißer Eiter ab, verbunden mit heftigem Jucken. Die Schmerzen werden durch Kälte verschlimmert; aber das Jucken und die Unruhe werden durch Wärme schlimmer.

Mezereum ist angezeigt bei Crusta lactea mit reichlichem, ätzendem, übelriechendem, fauligem Eiter. Die Haare fallen aus. Der Ausschlag verbreitet sich besonders nach dem Scheitel zu, geht aber auch hinter die Ohren und auf Gesicht und Kinn über.

Das Mittel heilt Ausschläge, die mit viel Jucken, Beißen und Kribbeln einhergehen, die dunkelrot aussehen und die nach Druck, Reiben oder Kratzen die Stelle wechseln. *Mezereum* paßt nach unterdrückten Ekzemen oder nach Syphilis. Auf den Armen und Beinen, auf schwachdurchbluteten Körperteilen wie den Ohren, den Handgelenken, den Handrücken bilden sich Hautausschläge mit Neigung zu Geschwürsbildung mit dickem, weißem, übelriechendem Eiter. Diese Hautausschläge entstehen infolge Unterdrückung von Symptomen durch Zink- oder Quecksilber-Salbe usw. Danach treten auch wieder alte Katarrhe und Augensymptome auf, z. B. chronische Schwellung der Conjunctiva, Ektropium, granulöse Conjunctivitis, Fissuren in den Augenwinkeln. Um die Augen und an den Stellen der Ausschläge bilden sich rote Narben; trockene Stellen und erweiterte Venen um Augen und Nase; die Haut fühlt sich wie verhärtet an.

Mezereum heilt Ohrenleiden nach unterdrückten Ausschlägen, Verdickung der Schleimhaut und Geschwürsbildungen, Auswurf von dickem, gelbem Eiter, ebenso die übelriechende Ozaena, wenn bereits das Periost befallen ist, sowie fortgeschrittene Atrophie der Hals- und Nasenschleimhäute.

Wenn im Hals Schwellung, Brennen, chronische Rötung, Wundgefühl, Schmerzen beim Schlucken, Granulationen und Geschwüre bestehen, so kommt *Mezereum* in Frage, ebenso bei perforierenden Geschwüren im weichen Gaumen. Dies alles sind Folgen von unterdrückten Ausschlägen. Nach Anwendung des Mittels entsteht ein massiger Ausschlag auf der Stelle, wo der unterdrückte Ausschlag bestand. Wenn dies nicht eintritt, hat man keinen Erfolg. Oft hilft *Mezereum* auch bei Zerstörung des Trommelfells oder des ganzen inneren Ohrs; das Trommelfell ist kreidig weiß und hat keine Blutgefäße mehr, es besteht also ein Zustand von Atrophie. Trotzdem hilft *Mezereum* oft recht gut.

Es hilft auch bei allen katarrhalischen Zuständen und bei syphilitischen Geschwüren, wenn die Haut kupferfarbene Flecken und Ausschläge aufweist.

Wo die äußeren Zeichen hervortreten, sind die inneren Symptome meistens spärlich. Das Mittel neigt dazu, die körperlichen Leiden auf der Haut sichtbar zu machen; daher geht es dem Mezereum-Kranken leidlich gut, solange die Ausschläge bestehen, wenn diese aber unterdrückt werden, erscheinen Katarrhe, Knochenkrankheiten, nervöse Störungen, eigentümliche geistige Symptome, Verstopfung, Rheumatismus und Gelenksymptome; der Patient wird ein geistiges und körperliches Wrack.

Mezereum beeinflußt religiöse Melancholie. Gleichgültigkeit geschäftlichen Dingen gegenüber, Gleichgültigkeit gegen alles und jedes. Das Denken ist erschwert, der Patient ist reizbar, das Gedächtnis schwach. Der Patient ist zerstreut und hat keine Ruhe, auch wenn er allein ist; er mag nicht sprechen. Geisteskranke und Melancholiker haben in der Vorgeschichte oft Ausschläge, die *Mezereum* verlangen.

Das Mittel ist gut bei heftigen Kopfschmerzen und Gehirnerkrankungen. Die Schmerzen sind reißend und bohrend; der Kopf ist schmerzhaft bei Berührung; oft bestehen syphilitische Gehirnleiden. In beiden Seiten des Kopfes besteht ein Schmerz, als ob der Kopf eingedrückt würde (enge Beziehung zu *Mercur* und *Kalium jod.*). Der Kopfschmerz geht von der Nasenwurzel bis in die Stirn (*Mercur* und *Hepar*). Die Schmerzen im Kopf verursachen Ohnmacht (*Hepar*). Der Schmerz in den Schädelknochen wird schlimmer durch Berührung; an den Knochen besteht ein Gefühl, als wären sie abgeschabt.

Die Haare verfilzen sich. „Der Kopf ist mit dicken, lederartigen Krusten bedeckt, unter denen sich stellenweise dicker, weißer Eiter ansammelt, wodurch die Haare verklebt werden. Der Schorf am Kopf sieht aus wie Kreide und reicht bis zu den Augenbrauen und bis zum Nacken."

Mezereum ist gut bei Neuralgien, Ischias, Rückgratschmerzen, Schmerzen im Armplexus und längs der Arme sowie bei Gesichtsneuralgien — Symptomen, die alle nach unterdrückten Ausschlägen entstanden sind.

Der Mezereum-Kranke ist, soweit Haut und Ausschläge in Frage kommen, empfindlich gegen Wärme, bei Neuralgien aber ist er sehr empfindlich gegen feuchtes oder kaltes Wetter. Wenn die Ausschläge beim Auftreten innerer Erscheinungen zurücktreten, ist der Kranke frostig, empfindlich gegen Witterungswechsel, schlimmer bei Sturm und nach dem Baden. Die Ausschläge sind schlimmer nach dem Waschen. Wo keine Ausschläge aufgetreten sind, ist die Haut heiß und verlangt nach Kühlung. Dem Patienten wird besser von kühlem Wasser. Das Jucken wird durch Baden in warmem Wasser verschlimmert.

Mezereum heilt Geschwürsbildungen an den Zahnwurzeln sowie Skrofulose des Zahnfleisches, das blutet und sich von den Zähnen zurückzieht; die Zähne werden plötzlich schlecht.

Das Gesicht des Mezereum-Patienten ist elend, voller Geschwüre, alter Narben, Aknepusteln usw. Das blutarme Gesicht kann mitunter die Farbe wechseln, meistens ist es jedoch blaß, grau und wachsfarben und deutet auf Kachexie hin wie bei manchen Knochenkrankheiten.

Der Patient hat ein Gefühl von Erledigtsein. Furcht, Angst, Ohnmacht. Leeregefühl im Magen. Jeder Schreck oder Schmerz, jede schlimme Nachricht verursacht einen Zustand von Angst, Ohnmacht, Schwäche und Elendsgefühl in der Magengrube. Der Zustand stellt sich ein, wenn der Kranke z. B. das Klingeln der Hausglocke vernimmt, wenn er jemand erwartet, wenn er jemandem vorgestellt wird usw.; der „Schreck legt sich auf den Magen". *Calcium, Kalium carb., Phosphor* und *Mezereum* haben dieses Symptom. Diese „Solarplexus"-Menschen haben oft eine rissige Zunge und sind schwer zu heilen.

Die Symptome werden schlimmer durch Bettwärme (daher Beziehung zu *Mercur* und zur Syphilis). Neuralgien sind nachts und im Bett schlimmer; besser durch äußere Wärmeanwendungen (nachher aber wieder schlimmer). Dem Patienten geht es besser in der frischen Luft.

Leitsymptome von *Mezereum* sind entzündlicher Rheumatismus, schlimmer durch Bettwärme nachts und durch Berührung; Schmerzen den Knochen entlang; berstende Empfindung in den Knochen, die sich wie vergrößert anfühlen; reißende Schmerzen im Periost; Nekrose, Caries, Fisteln mit laugenhafter Absonderung und große Geschwüre, die von Pusteln umgeben sind.

Millefolium

(Schafgarbe)

Millefolium ist ein sehr nützliches Mittel bei varicös erweiterten Venen, besonders wenn auch die Kapillaren schwammig und erweitert aussehen. Die Venen bersten leicht, wenn sie blutüberfüllt sind. Wunden bluten leicht und viel. Das Mittel paßt für Apoplexie. Blutungen unter der Haut und in den Augen. Günstig für lokale Blutfülle. Blutungen überall aus Wunden und Geschwüren. Atonie der Blutgefäße. Blutung aus den Lungen, dem Magen, dem Mastdarm, der Nase und nach Zahnziehen. Das Blut ist im allgemeinen hellrot. Venenerweiterung an den Gliedern während der Schwangerschaft, besonders wenn diese mit Schmerzen verbunden ist. Blutungen bei bösartigen Geschwüren. Das Mittel paßt nach Operationen, wenn die Wunden geschlossen worden sind und es aus den Wundrändern hellrot blutet. Es paßt für allgemeine Blutungsdisposition. Diese Symptome sind häufig mit Herzbeschwerden vergesellschaftet, wobei Blutungen zu erwarten sind. Wenn man weiß, daß ein Kranker zu Blutungen neigt, sollte man das Mittel vor chirurgischen Eingriffen geben (*Lachesis*). Heftige Kongestionen nach Blutung. Das Mittel paßt, wenn keine Heilungsneigung bei Gefäßschädigung besteht. Hyperämie des Gehirns und rotes Gesicht. Völlegefühl und Hitze im Kopf, aber kein Fieber. Eine Blutwelle flutet von der Brust bis zum Kopf. Heftiger Kopfschmerz. Dumpfer Hinterkopfschmerz. Kopfschmerz, verschlimmert durch Bücken.

Blutungen in den Bindehäuten. Heftige Schmerzen in den Augen und an der Nasenwurzel. Die Augen sind rot und blutunterlaufen. Der Blick ist getrübt.

Der Patient wird durch ein Geräusch im linken Ohr erschreckt oder auch durch das Geräusch des Lachens. Gefühl, als ob kalte Luft aus dem Ohr entwiche oder als ob die Ohren verstopft wären. Heftige Schmerzen im Ohr.

Nasenbluten mit Blutfülle des Kopfes und der Brust.

Rotes Gesicht ohne Fieber. Venös gestautes Gesicht. Hitzewallungen zum Gesicht.

Zahnschmerzen nach heißen Speisen. Man sollte einem Kranken, der zu Blutungen neigt, eine Dosis *Millefolium* oder *Lachesis* vor einer Zahnextraktion geben. Der Rachen ist rot, geschwürig, zerfallen und blutet leicht.

Leeres Hungergefühl am Morgen. Brennen im Magen, verschlimmert durch Vorwärtsneigen. Brennen im Magen und Leib, das sich bis in die Brust erstreckt. Der Kranke erbricht Blut.

Der Leib ist durch Winde aufgetrieben. Blutung aus den Eingeweiden, besonders aus dem Mastdarm. Blutungen bei Typhus. Innere Blutungen nach Verheben und Verletzungen. Langdauernde Blutungen. Blutende Hämorrhoiden. Blutende Condylome am After.

Der Urin ist blutig. Blutgerinnsel im Urin nach Stehen. Schmerzen in den Nieren; danach blutiger Urin für mehrere Tage. Harninkontinenz.

Fehlende Ejaculation beim Coitus. Blutung aus der Blase und aus der Harnröhre. Blutende Wunden.

Reichliche Regel, verlängert, mit Krämpfen in Gebärmutter und Leib. Gebärmutterblutung nach leichter Anstrengung oder nach Abort oder während der Wehen. Ständiger roter Blutstrom. Erweiterte Venen an den Beinen brechen geschwürig auf und bluten bei schwangeren Frauen. Nach schwerer Geburt chronische, hartnäckige Blutung. Man sollte einer Frau, die zu Blutungen neigt, vor der Geburt eine Dosis *Millefolium* verabreichen. Unterdrückte Lochien. Keine Milch in den Brüsten. Entzündung der Gebärmutter nach Blutung.

Druckgefühl auf der Brust. Herzklopfen. Blutwallungen von der Brust zum Kopf. Lungenblutungen. Blutüberfüllung der Lungen mit nachfolgender Blutung. Blutungen aus den Lungen nach unterdrückter Regel. Bluthusten täglich gegen 16 Uhr. Lungenbluten bei Tuberkulose. Lungenbluten nach Anstrengung. Ein Mann, der von einem Wagen gefallen war, hustete mehrere Wochen lang fortgesetzt Blut, bis eine Hochpotenz von *Millefolium* ihn heilte. Blutandrang zum Herzen.

Moschus

(Bisam)

Moschus heilt hysterische Mädchen, die in das erwachsene Alter eintreten, ohne jemals gehorchen gelernt zu haben. Sie sind eigensinnig, hartköpfig und selbstsüchtig. Wenn sie gewohnt sind, ihre Zuflucht zu List und Schleichwegen zu nehmen, um von der frühen Kindheit bis etwa zum 18. Lebensjahre jede Laune gewährt zu bekommen, eignen sie sich zur Behandlung mit *Moschus, Asa foetida, Ignatia* und *Valeriana.* Sie füllen nicht nur ganze Bände mit vorhandenen und eingebildeten Symptomen, sondern sie produzieren auch nach Belieben einen kaleidoskopartigen Komplex von Symptomen, die ständig an Intensität und Quantität zunehmen, bis sie alle ihre Wünsche erreicht haben und bis derjenige, der sich ihnen entgegenstellen will, sei es die Kinderfrau, der Arzt oder die irregeführte Mutter, überwältigt und entmutigt wird und den Rückzug antritt. Wie sehr sie auch behaupten mögen, ehrlich und wahrhaftig zu sein, so sind doch ihre vorgebrachten Gefühle unglaubwürdig. Sie haben so lange mit ihren Empfindungen und Einbildungen gespielt, daß es ihnen nicht mehr gelingt, einen wahren Bericht zu geben. Man trifft auf ganz irreführende und unerwartete neuropathische Phänomene. Der Arzt kann diese Fälle mit seiner landläufigen Erfahrung nicht mehr meistern und nicht unterscheiden, was außergewöhnlich und was herkömmlich ist. Er muß hier auf ein Wort zurückgreifen, das die meisten dieser Erscheinungen deckt, nämlich: Hysterie. *Moschus* paßt häufig für diese Konstitutionstypen und heilt viel Krankhaftes, wenn sein Symptomenbild sich darin wiederfindet. Wenn eines dieser Mädchen sich erkältet, wird es seine akuten Symptome, mit einem Wirrwarr seiner Einbildungen vermengt, schildern. Allgemein findet man Globus hystericus, Überempfindlichkeit der Haut, Muskelhüpfen, Erregung, Herzklopfen, Ohnmachtsanfälle und Zittern. „Schreckliche" Schmerzen im ganzen Körper, Blutwallungen zum Kopf, Krämpfe in Händen und Füßen, Zuckungen des ganzen Körpers. Es ist noch nicht bekannt genug, daß die krankhaften Empfindungen und Funktionen dem psychischen Zustand des Individuums entsprechen. Wenn die organischen Funktionen und Symptome hysterischer Natur sind, wird die Geisteshaltung nicht anders sein. Wenn man das besondere Moschus-Symptom des Gesichtes antrifft: nämlich eine Wange rot und kalt, die andere blaß und heiß, wird man sicherlich auch einige hysterische Züge im Geisteszustand der Kranken antreffen. Es ist sehr häufig möglich, einen Verdacht auf krankhafte Geisteszustände zu hegen, wenn man körperliche Krankheitssymptome und Funktionen kennt. Es gibt eine gewisse Ordnung im Bilde aller Krankheitszeichen, wie man sie bei den Menschen findet. Der Moschus-Patient ist empfindlich gegen Kälte und hat viele Beschwerden, die infolge Erkältung entstehen. Zusammen mit zahlreichen hysterischen Symptomen hat die Kranke Angstanfälle mit Wutausbrüchen und Zänkereien, bis sie blau im Gesicht wird und in Ohnmacht fällt. Sie fürchtet den Tod und spricht auch dann nur vom Tode, wenn überhaupt keine ernstlichen Beschwerden vorhanden sind. Angstgefühle und Herzklopfen. Verdrießlichkeiten und Streitereien. Immer ist die Kranke in Eile und läßt alles aus den Händen fallen. Narrenhafte Gesten und Klagen über Schmerzen. Furcht, Zittern und Herzklopfen. Sie fürchtet sich niederzulegen, weil sie glaubt, sterben zu müssen.

Gefühl, von oben herabzufallen oder schnell herumgewirbelt zu werden.

Schwindel beim Bewegen des Kopfes oder der Augenlider, gebessert im Freien. Übelkeit, Erbrechen und Ohnmacht.

Die Kopfschmerzen werden besser in der Wärme, aber auch in frischer Luft. Spannung im Hinterkopf und Nacken. Dumpfer Schmerz im Kopf mit Kältegefühl. Drückender, dumpfer Kopfschmerz, meist in der Stirn, mit Übelkeit, verschlimmert durch Bewegung, gebessert im Freien. Hysterischer Kopfschmerz mit reichlichem, hellem Harn. Zusammenschnürungsgefühl des Kopfes wie mit einem Strick. Schmerzen wie von einem Nagel im Hinterkopf, schlimmer in geschlossenen Räumen, im Freien gebessert.

Starrer Blick. Plötzliche Blindheit oder Herabsetzung der Sehschärfe in wechselnder Stärke. Die Augen werden nach oben gedreht, sie sind fixiert und glänzen.

Rauschende Ohrgeräusche, wie von Wind oder vom Flügelschlagen eines Vogels. Knall in den Ohren wie von einem Kanonenschuß; danach entleeren sich ein paar Blutstropfen. Nervöse Taubheit, in Paroxysmen oder nach einem hysterischen Anfall auftretend.

Nasenbluten und Geruchsillusionen.

Eine Wange ist rot und kalt, die andere blaß und heiß. Hitze im Gesicht und getrübter Blick. Spannung im Gesicht. Kaltes Gesicht mit kaltem Schweiß. Erdfahles Gesicht. Der Unterkiefer bewegt sich wie beim Kauen.

Mund und Rachen trocken und heiß; bitterer, fauliger Geschmack. Großer Durst, besonders bei hysterischen Anfällen.

Die Kranke verlangt Bier oder Branntwein. Sie hat Abneigung gegen Speisen. Schon bei deren Anblick wird es ihr übel. Erbrechen. Drückende, brennende Schmerzen und Auftreibung des Magens. Ohnmachtsanfälle während der Mahlzeiten. Sodbrennen. Hysterischer Schluckauf. Übelkeit beim Denken an Nahrung. Ziehen in der Gegend des Bauchnabels (*Plumbum*). Dauerndes Speiseerbrechen. Völlegefühl im Magen nach dem Essen. Blutbrechen. Der Patient verdirbt sich leicht den Magen.

Tympanitische Auftreibung des Leibes mit starken Schmerzen. Versetzte Blähungen bei starker Auftreibung. Krampfhafte Schmerzen.

Unwillkürlicher Stuhlabgang im Schlafe. Reichliche, wässerige Stühle während der Nacht. Stechen im After, bis zur Blase ausstrahlend.

Reichlicher, farbloser, wässeriger Urin. Der nächtlich gelassene Urin ist übelriechend und schleimhaltig.

Beim Manne heftige sexuelle Erregung. Samenergüsse ohne Erektionen.

Beim Weibe starkes Sexualbedürfnis. Die Regel kommt zu früh und ist reichlich, mit ziehenden Schmerzen verbunden. Hitzegefühl an den Genitalien und Ohnmachtsanfälle. Senkungsgefühl.

Während der Schwangerschaft stellen sich irreführende, nervöse Symptome ein.

Kehlkopfkrampf bei eigensinnigen Mädchen, wenn sie ihren Willen nicht bekommen. Zusammenschnürungsgefühl am Kehlkopf, als ob Dampf oder Schwefel eingeatmet würde. Kehlkopfkrampf nach Erkältung. Spastischer Krupphusten bei nervösen Kindern nach Bestrafungen.

Atemnot. Beklemmungsgefühl auf der Brust und dem Herzen. Spastisches Asthma bei sehr nervösen Frauen und Kindern.

Zusammenschnürungsgefühl in der Brust. Krämpfe von Brust und Zwerchfell. Die Kranke wird blau im Gesicht, bekommt Schaum vor dem Mund, wenn sie sich erkältet. Brustlähmung mit Rasseln und mangelhafter Expectoration. Ohnmachtsanfälle.

Herzklopfen hysterischer Mädchen. Druckgefühl auf der Brust. Erregungszustände. Reichlicher, blasser Urin. Das Herz scheint zu zittern, obwohl der Puls normal ist.

Dumpfer Schmerz in den Gliedern. Unruhe in den Beinen. Kalte Schienbeine. Eine Hand ist heiß und blaß, die andere kalt und rot.

Hitze abends im Bett nur auf der rechten Körperseite. Der Kranke möchte sich aufdecken. Schweiß am Morgen, der wie *Moschus* riecht.

Kalte Haut, Zittern, Ohnmächtigwerden und Herzklopfen.

Naja tripudians

(Brillenschlange)

Der Gebrauch von *Naja* hat sich weit über die Prüfungsergebnisse hinaus verbreitet. Viele Glieder der Ophidienfamilie zeigen uns Symptome, die einfach auf Grund klinischer Empirie anerkannt wurden — und das mit Recht. Viele Charakteristika sind diesen Mitteln gemeinsam, wobei jedes Mittel sein ureigenes Gebiet besitzt. Im ganzen genommen eröffnen die Gifte der Naja-Familie ein weites Gebiet heilender Tätigkeit.

Mure in Brasilien behauptet, daß die Schlangen generelle Heilkräfte für die Menschen als solche besäßen. Es ist möglich, daß Schlangengift alles enthält, was zur Heilung des Menschen nötig ist. Wir können das aber auch mit Recht auf das ganze Tierreich beziehen. Es scheint sogar, als ob alles, was in einem Naturreich existiert, auch in den anderen vorkomme. Am tiefsten steht das Mineralreich, dann folgt das Pflanzenreich und zuletzt das Tierreich. Wenn wir die Heilkräfte dieser Reiche vollständig kennen würden, so könnten wir wahrscheinlich alle Krankheiten heilen. Wir kennen aber nur relativ wenig Mittel aus jedem Reich.

Es ist auch schon der Gedanke geäußert worden, daß die Pflanzen einer bestimmten Gegend alles enthalten, was zur Heilung der Kranken in diesem Gebiet nötig ist. Es ist in hohem Grade wahrscheinlich, daß die kranken Menschen etwas von sich geben, was von den Pflanzen aufgenommen wird. Demnach müßten also Beziehungen bestehen zwischen den Menschen und den Pflanzen in einem bestimmten Gebiet. Nach zweitausend Jahren könnte es vielleicht notwendig werden, das Pflanzenwachstum entsprechend zu beeinflussen. Vielleicht läßt sich einmal unterscheiden, welche Krankheitsstoffe der Menschen die Pflanzen aufgenommen haben.

Wichtig ist es, die Symptome von *Naja* mit denjenigen der anderen Schlangen zu vergleichen. Naja-Symptome sind: Verschlimmerung durch Tragen enger Halskragen und nach Schlaf; Schwäche und Muskelzittern. Die Wirkungsrichtung von *Naja* entspricht etwa der von *Lachesis:* die Schmerzen gehen von links nach rechts; Eierstocksschmerzen, Diphtherie, Gelenkaffektionen beginnen links und gehen nach rechts. Naja- sowie Lachesis-Symptome werden schlimmer bei feuchtem Wetter. Auf entzündeten Hautflächen bilden sich graufarbene Exsudate. *Naja* zeigt diese Modalitäten nicht so ausgeprägt wie *Lachesis* und

Crotalus. Naja paßt wenig für Sepsis, um so mehr *Lachesis* und vor allem *Crotalus. Naja* hilft weniger bei Blutungen als *Lachesis* oder *Crotalus.*

Wir finden im Naja-Bild Muskelzittern, rheumatische Diathese und die Neigung aller Leiden, sich auf das Herz zu schlagen. *Naja* wird deshalb angewandt bei Herzklappenfehlern junger Menschen. Wenn sich ein Leiden aufs Herz legt, ist an *Naja* zu denken, und da hat das Mittel auch schon oftmals geheilt. Wenn der Herzklappenfehler aber angeboren ist, kann er auch mit *Naja* nicht geheilt werden. Bei Schulkindern, die sonst keine Symptome haben, ist *Naja* für derartige Leiden das gegebene Mittel. Man verschreibe immer *Naja,* wenn nicht irgendein spezifisches Symptom dagegen spricht.

Naja macht mehr nervöse, *Lachesis* mehr septische Symptome. Für *Naja* sprechen Unruhezustände ohne Sepsis, für *Lachesis* alle Arten nervöser Agitation mit Neigung zu Blutungen und Sepsis. Das Blut ist schwarz wie angebranntes Stroh; es ist dunkles, geronnenes Blut.

Naja hilft bei Blutwallungen, die von unten nach oben gehen (wie bei *Lachesis*); ferner bei ausgesprochener Dyspnoë cardialer oder anderer Ätiologie; bei Schleimansammlung in der Brust, bei Wundsein der Trachea und des Larynx, wenn der ganze Schlund wund ist.

Naja kommt auch in Frage bei vielem Niesen mit wässerigem Ausfluß aus der Nase, wenn der Patient sich nachts nicht hinlegen kann. Die Luftwege können jedoch auch trocken sein. *Naja* heilt Heuschnupfen. Der Kranke hat Erstikkungsanfälle im August.

Die ganze Brust des Naja-Patienten ist in einem kongestiven Zustand; Leeregefühl in der linken Brustseite. Der Puls ist langsam oder aussetzend. Bei allen Brustleiden kann der Patient nicht auf der linken Seite liegen. Taubheitsgefühl im linken Arm. Der Patient hat Atemnot; bald nach dem Einschlafen wacht er unter Erstickungsgefühl wieder auf, er schnappt nach Luft oder er fährt vom Schlaf auf wie durch einen Traum erschreckt. Bei den meisten Beschwerden kann der Naja-Kranke nicht auf der linken Seite liegen.

Der Naja-Patient hat einen trockenen, hackenden Husten und schwitzt an den Handflächen, was durch *Naja* behoben wird. Herzpatienten haben oft einen trockenen, stoßenden Husten, der aber wenig anstrengt; es ist dies weder ein katarrhalischer noch ein tuberkulöser Zustand. Das Herz schlägt langsam und läßt sich nicht zur Arbeit anspornen; der Husten entsteht bei Anstrengungen. *Cactus* hat auch einen Herzhusten in seinem Symptomenbild.

Die Extremitäten sind kalt und blau, der Kopf ist heiß. Die Kopfsymptome sind schlimmer im warmen Zimmer. Der Kopf fühlt sich heiß an wie bei Fieber, doch werden die Füße und die Hände nicht warm. Es besteht mäßiges Schwitzen der Hände und der Füße. Der Schweiß ist nicht übelriechend. Der Patient hat ein Gefühl, als ob Hände und Füße gedunsen wären. Dies deutet, wie zu erwarten, auf mangelhaften Blutkreislauf in den Venen hin.

Der Naja-Patient neigt zu Aufregung und Selbstmord.

Die Kopfschmerzen sind uncharakteristisch; die Kongestionen betreffen den ganzen Kopf, besonders den Hinterkopf. Die Kopfschmerzen stehen in Verbindung mit einem schnellen, nervösen Puls.

Allen Schlangengiften entspricht ein tiefer Schlaf mit stertoröser Atmung.

Der Naja-Patient wacht jeden Morgen mit Kopfschmerzen auf, die bei Betätigung verschwinden. Die anderen Beschwerden werden durch Anstrengung schlimmer. Die psychischen Symptome verschlimmern sich bei geistiger Arbeit.

Bei Heufieber stellen sich folgende Symptome ein: Schlund und Kehlkopf sind wund und schmerzen sehr. Die Schmerzen werden durch Schlucken nicht erleichtert. Der Lachesis-Zustand wird mehr so beschrieben, als habe der Patient einen Klumpen im Hals; er greift nach dem Hals, als müsse er ersticken.

Der Naja-Kranke hat Neigung zu hartnäckigen Bronchialkatarrhen.

Naja ist ein großes Asthmamittel, besonders bei Herzasthma. Das Atmen ist so beschwerlich, daß der Patient nicht liegen kann.

Naja ist nützlich bei chronischem, nervösem Herzklopfen, das nach jeder Anstrengung auftritt.

Der Naja-Patient hat in Verbindung mit Herzleiden manchmal einen anhaltenden dumpfen Schmerz durch den Rücken, zwischen den Schulterblättern; manchmal ist es auch nur ein Gefühl von Hitze, was für *Naja* spricht. Der Patient ist so müde, daß er sich hinlegen oder sich zurücklehnen möchte, um den Rücken auszuruhen.

Das Herzklopfen des Patienten ist schlimmer beim Liegen auf der linken Seite und beim Gehen.

Naja ist bei Herzleiden mit sehr wenig Symptomen das nützlichste aller hierfür bekannten Mittel. Diese Herzbeschwerden sind der Hauptwirkungsbereich für *Naja*. *Naja* ist ein großes Mittel, das unbedingt weiter geprüft werden müßte.

Natrium arsenicosum

(Natriumarsenit)

Die Symptome dieses Mittels erscheinen besonders morgens, ferner am Vormittag und am Abend sowie nachts, vor allem nach Mitternacht. Die Symptome sind schlimmer im Freien, wenn es kalt ist; aber milde Luft im Freien bessert. Die psychischen Symptome sind besser im Freien, schlechter von Kälte im allgemeinen, in frischer Luft, nach Erkältung und bei kaltem, feuchtem Wetter. Der Kranke erkältet sich leicht. Die Symptome sind schlimmer beim Treppensteigen. Blutarmut, Schwäche und Wassersucht der Glieder werden beobachtet. Die Beschwerden sind schlimmer nach dem Essen. Der Körper magert ab. Die Symptome entwickeln sich nach Anstrengung. Schlechter nach Butter und Fett, nach kalten Getränken, kalten Speisen, Früchten, Milch, Schweinefleisch und Essig. Ameisenlaufen über den ganzen Körper und auf den Gliedern. Verhärtung der Drüsen. Entzündungen überall. Bemerkenswerte körperliche Reizbarkeit und reizbare Schwäche. Erschütterung verschlimmert viele Symptome. Trägheit tritt bei allen Mittelprüfungen hervor. Der Kranke hat den Wunsch sich niederzulegen und möchte nicht gestört werden, jedoch verschlimmert das häufige Niederlegen die Symptome. Verschlimmerung nach Liegen ist ein typischer Zug des Mittels. Eine ganze Reihe von Symptomen wird jedoch bei Bewegung schlechter. Es besteht eine starke Abneigung gegen Bewegung. Reichliche Schleimhautabsonderungen. Nach Erkältung wird der Kranke rheumatisch. Es bestehen dumpfe, brennende, drückende, stechende Schmerzen überall. Nach oben und unten schießende Schmerzen in allen Körperteilen. Schweiß erleichtert nicht. Druck verschlimmert. Allgemeines Klopfen im Körper.

Der Puls ist unregelmäßig. Das Mittel betrifft innerlich und äußerlich überempfindliche Rheumatiker und Malariakranke. Gefühl wie von elektrischen Schlägen im Körper. Die Symptome der rechten Körperseite herrschen vor. Wir finden Symptome vor dem Schlaf, während des Schlafes und beim Erwachen. Zittern ist ein besonders ausgeprägtes Symptom. Muskelhüpfen. Umhergehen in frischer Luft vermehrt die körperlichen Symptome, bessert aber die psychischen. Schnelles Umhergehen löst viele Symptome aus. Schwäche am Morgen, während der Regel, bei leichter Bewegung, beim Umhergehen. Feuchtes Wetter läßt die Symptome in Erscheinung treten. Verschlimmerung nach Weingenuß und im Winter.

Ärger über Kleinigkeiten. Wütend bei Widerspruch. Die Beschwerden werden durch Ärger verschlimmert. Furcht abends im Bett, besonders auch nachts. Allgemeine Ängstlichkeit während des Fiebers und beim Erwachen. Der Kranke kann sich zu Haus schlecht konzentrieren, besser dagegen im Freien. Geistesverwirrung am Abend. Übertriebene Gewissenhaftigkeit wegen Kleinigkeiten. Der Kranke ist unzufrieden, entmutigt, manchmal verzweifelt, leicht verwirrt und stumpfsinnig. Besserung im Freien. Leicht aufgeregt. Geistige Anstrengung verschlimmert die Symptome. Furcht beim Zubettgehen des Abends und unter Menschen; Furcht vor einer drohenden Krankheit, vor irgendwelchen Übeln und vor den Leuten. Der Patient ist leicht erschreckt, vergeßlich, dauernd in Eile, hysterisch und geistig überaktiv. Andererseits können Imbezillität, Reizbarkeit, Ungeduld und Gleichgültigkeit gegenüber jedem Vergnügen bestehen. Abneigung gegen geistige Arbeit und gegen Geschäfte. Abneigung gegen Lesen. Gleichgültigkeit, schwaches Gedächtnis. Klagen, Lachen, Lebensüberdruß und Geschwätzigkeit. Die psychischen Symptome sind alle recht sanfter Art. Fröhlich, heiter, geistig leicht erschöpft, streitsüchtig. Der Patient wirft sich nachts ängstlich und unruhig umher. Traurig am Abend, während des Fiebers, empfindlich gegenüber Geräuschen. Leicht erschreckt durch Geräusche, beim Einschlafen oder aus dem Schlaf heraus. Argwöhnisch. Nicht zum Reden aufgelegt. Der Kranke wird durch Unterhaltung gestört. Furchtsamkeit mit geistiger Leere. Weinen. Schwindel beim Umhergehen. Wenn die obengeschilderten Allgemeinsymptome in beachtlicher Zahl vorhanden sind, werden die folgenden Besonderheiten uns auf das Mittel lenken.

Blutfülle des Hirns mit Hitze und Völlegefühl in der Stirn. Subjektives Hitzegefühl bei objektiver Kälte auf der Stirn. Schwere im Kopf, besonders in der Stirn. Leeres Gefühl im Kopf. Taubes Gefühl auf der Stirn am Abend. Schmerzen im Kopf, morgens, am Nachmittag, am Abend, nachts beim Erwachen, gebessert im Freien. Katarrhalischer Kopfschmerz bei Schnupfen, schlimmer nach Essen, nach Überhitzung, in der Wärme, durch Erschütterungen, durch Licht, vor und während der Regel. Auch schlimmer nach geistiger Anstrengung, nach Kopfbewegen, nach jeder Erschütterung des Kopfes, nach Lärm. Anfallsweise Schmerzen; periodische Kopfschmerzen nach Druck, mit Klopfen, schlimmer im warmen Raum, nach Schlaf, nach Bücken, durch Tabakrauch, nach Umhergehen und von Wein. Schmerzen in der Stirn, morgens beim Erwachen, während des ganzen Tages, über den Augen bis in die Schläfen gehend. Schmerzen im Hinterkopf, in den Kopfseiten, in den Schläfen, besonders rechts, von Schläfe zu Schläfe ziehend, Schmerzen im Scheitel. Bohren in den Schläfen von rechts nach links mit Übelkeit. Berstendes Gefühl und Ziehen im Kopf, besonders in der Stirn. Drückender Schmerz im Kopf, in der Stirn, im Hinterkopf, in den Schläfen und im Scheitel. Starke, schießende Schmerzen über dem rechten Auge. Empfindlichkeit der behaarten Kopfhaut und der Stirn. Stechende Schmerzen im Kopf, betäubende Kopfschmerzen. Reißen im Kopf, in der Stirn und den Kopfseiten. Schwitzen der Stirn. Klopfen im Kopf, in der Stirn, in den Schläfen, im Scheitel mit Völlegefühl in der Stirn.

Die Augensymptome sind morgens schlimmer. Am Morgen kleben die Lider zusammen. Blutunterlaufene Augen. Schleimabsonderung aus den Augen oder Trockenheit. Gefühl einer Vergrößerung der Augen morgens beim Erwachen. Verdickung der Lider. Die Augen fühlen sich heiß an. Bindehautentzündung nach kaltem Wind oder Kälte allgemein, schlimmer am Morgen oder nach nächtlicher Arbeit. Entzündung der Lider und der Lidränder. Gefäßinjektion. Tränen der Augen am Morgen beim Erwachen, im Freien, beim Fixieren eines Gegenstandes, beim Lesen. Der Kranke ist unfähig, die Augen zu öffnen. Schmerzen in den Augen, schlimmer in der Sonne, durch Bewegung, beim Lesen, bei künstlichem Licht, beim Schreiben; gebessert durch Wärme. Drükkender Schmerz in und über den Augen morgens beim Erwachen. Brennen in den Augen, abends im Freien, beim Lesen. Drückende Schmerzen in den Augen. Beißende Schmerzen wie von Rauch. Stechender Augenschmerz. Lähmung der Oberlider und des Nervus opticus. Photophobie bei Tageslicht. Die Pupillen sind erweitert, die linke stärker als die rechte. Rötung durch Gefäßinjektion. Starrer Blick. Harte Augenlider und Augäpfel. Strabismus. Anschwellung der

Augen. Die Lider sind ödematös; supraorbitale Ödeme. Geschwüre der Hornhaut. Schwache Augen. Sehschwäche. Der Blick ist getrübt. Der Kranke ermüdet beim Lesen. Dunkle Farben vor den Augen. Trüber Blick beim Langehinsehen. Der Kranke reibt die Augen, um Erleichterung zu bekommen. Funkeln und Funken vor den Augen, nebliger Blick. Hemiopie. Myopie.

Die Ohren sind heiß. Es besteht Jucken in den Ohren. Ohrgeräusche morgens und abends, mit Schwindel verbunden. Summen, Klingen, Brausen, Rauschen im rechten Ohr. Ohrschmerzen am Morgen, stechend, reißend, hinter den Ohren. Die Ohren werden wie verstopft empfunden. Das Gehör ist verschärft für Geräusche, oder die allgemeine Hörfähigkeit ist herabgesetzt.

Nasenkatarrh mit Schmerzen in der Stirn und an der Nasenwurzel. In der hinteren Nase befindet sich zäher Schleim. Coryza, schlimmer im Freien, mit Husten, welcher locker oder trocken sein kann. Beides wechselt miteinander ab. Die Absonderungen sind reichlich, krustig oder trocken; blutige Krusten; dicker, bläulicher Schleim, übelriechend, eitrig, zäh oder wässerig, gelb. Trockenheit in der Nase. Nasenbluten, wenn die Krusten entfernt werden; es kommt hellrotes Blut. Verstopfung der Nase bei Nacht, besonders rechts. Oder die Nase ist morgens beim Erwachen verstopft. Die Schleimhäute sind verdickt, so daß die Nasenatmung erschwert ist. Ozaena. Die Nase ist gerötet. Schmerzen in der Nase, besonders an der Nasenwurzel, von brennendem, drückendem Charakter. Wundheitsgefühl in der Nase. Anfangs ist der Geruchssinn verschärft, später läßt er nach. Heftiges, häufiges Niesen.

Die Lippenränder und -winkel sind aufgesprungen und verhärtet. Das Gesicht ist verfärbt; bläulich um die Augen, erdfarben, fahl, rot oder gelblich. Es bestehen Leberflecken. Die Gesichtszüge sind verzogen. Ausschläge im Gesicht, an der Stirn, an den Lippen, um den Mund herum und auf der Nase. Comedonen. Herpes auf den Lippen; nässende Ausschläge, Pusteln und Blasen. Das Gesicht ist heiß und juckt. Schmerzen beim Bewegen des Kiefers. Das Gesicht fühlt sich gedunsen an. Steifheit der Kaumuskeln. Anschwellung des Gesichtes morgens beim Erwachen. Die Backenknochen fühlen sich wie geschwollen an. Ödematös geschwollene Ohrspeicheldrüsen. Zucken im Gesicht. Geschwüre auf den Lippen. Aphthen im Mund. Blutendes Zahnfleisch. Rissige, runzlige Zunge. Trokkenheit von Mund und Zunge; schlaffe Zunge. Rote Verfärbung des Mundes und der Zunge; manchmal ist die Zunge weiß oder gelblich. Entzündung von Mund und Zunge. Der Speichel ist zäh-flüssig. Vermehrter Speichelfluß. Stammelnde Sprache. Bitterer Geschmack am Morgen; manchmal metallischer, salziger, saurer oder süßlicher Geschmack. Geschwürsbildung im Munde. Blasen und Brennen im Munde und auf der Zunge. Die Zähne werden locker. Klopfende Schmerzen in den Zähnen nachts. Wärme bessert. Zuckende, reißende Schmerzen.

Würgegefühl. Zusammenschnürung der Speiseröhre. Trockenheit des Schlundes, schlimmer morgens oder nach Unterkühlung. Der Schlund ist rot und glänzend, purpurrot. Der Kranke räuspert sich häufig, um weißen Schleim herauszubringen; schlimmer im Freien. Entzündeter Rachen, dunkelrot, bedeckt mit gelbem Schleim. Kloßgefühl im Halse. Graue Exsudation im Rachen. Man sagt, das Mittel habe Diphtherie geheilt. Schleim im Rachen, zäh, gelatinös, gräulich, gelblich oder weiß, aus den hinteren Nasenöffnungen kommend. Schmerzen im Schlund beim Schlingen, besonders beim Leerschlucken; aber Schlucken von fester Nahrung oder von Getränken schmerzt nicht. Brennen, Empfindlichkeit, Stechen. Der Hals ist rauh. Der Kranke muß sich räuspern. Geschwollener Schlund, geschwollene Mandeln. Auch die Uvula ist geschwollen und hängt wie ein Wassersack herunter. Zusammenschnürungsgefühl in der Gegend der Schilddrüse. Steifheit der Halsseiten.

Der Appetit ist vermehrt. Es besteht Wolfshunger; aber der Appetit kann auch völlig fehlen. Abneigung gegen Fett, Fleisch, gegen die gewohnte Zigarre. Schnürgefühl im Magen. Der Kranke möchte Bier, Brot, kalte Getränke, Süßigkeiten. Er hat sich den Magen verdorben durch Milch. Der Magen ist aufgetrieben. Es besteht ein Gefühl der Leere. Am Nachmittag stößt der Kranke nach dem Essen auf; leeres Aufstoßen, das nach Nahrung schmeckt. Nach dem Essen kann das Aufstoßen sauer sein. Es besteht Sodbrennen. Völlegefühl im Magen nach dem Essen. Hitzewallungen. Schluckauf nach dem Essen und bei Verdauungsstörungen ist sehr typisch bei diesem Mittelbild. Der Kranke hat Ekel vor Nahrung. Übelkeit nach dem Essen, während des Hustens, nach kalten Getränken, mit Kopfschmerzen verbunden, manchmal während der Regel. Schmerzen im Magen nach dem Essen. Brenngefühl nach warmen Speisen. Krämpfe, Schneiden, Nagen, Druck nach dem Essen, Empfindlichkeit und Stiche. Klopfen in der Magengegend. Würgen, wenn der Kranke Schleim aus dem Hals heraufbringt. Vernichtungsgefühl. Gefühl eines Steines im Magen. Spannung im Magen. Brennender Durst am Morgen, am Abend und zur Nacht. Der Durst ist fast unstillbar. Der Kranke trinkt oft, aber wenig. Andererseits kann auch Durstlosigkeit bestehen. Erbrechen beim Husten nach dem Essen. Es wird Galle, Bitteres, Blut, Schleim, Saures oder Wässeriges erbrochen.

Auftreibung des Leibes nach dem Essen. Blähsucht, Völlegefühl, Rumoren, Verkrampfung. Schweregefühl im Leib. Entzündung der Leber und der Milz. Leberleiden. Schmerzen im Leib bei Nacht, nach dem Essen, durch Blähungen, vor einem Durchfall, vor dem Stuhlgang. Die Schmerzen werden gebessert nach dem Stuhlgang und nach Blähungsabgang. Schmerzen unter dem Rippenbogen, im Unterleib, in der Nabelgegend. Krämpfe vor dem Stuhlgang, besser beim Abgang von Winden und Stuhl. Schneidendes Gefühl vor dem Stuhlgang. Ziehen im Leibe unter dem Rippenbogen. Empfindliches Abdomen. Empfindlichkeit und Spannung unter dem Rippenbogen. Stiche im Leib, unter dem Rippenbogen, in der Leistengegend und in der Milzgegend. Unruhegefühl und Rumoren im Leibe, als wenn sich ein Durchfall entwickeln wolle. Milzleiden. Anschwellung der Leistendrüsen.

Verstopfung mit Durchfall wechselnd. Harter Stuhl. Durchfall am Abend, über Tag, morgens den Kranken aus dem Bette treibend, besonders nachts, nach Mitternacht. Häufiger Stuhl am Tage, nach Erkältung, nach kalten Getränken, nach Unterkühlung, schlimmer nach Essen, während der Regel, nach Milchgenuß, nach Gemüse. Der Stuhl ist blutig, reichlich, häufig, schleimig, schmerzlos, pappig, spärlich, weich, dünn, wässerig und gelb. Wundsein um den After. Reichliche, übelriechende Blähungen. Jucken am After. Brennende Schmerzen beim und nach dem Stuhlgang. Krämpfe, besser nach dem Stuhlgang. Tenesmus während des Stuhlgangs und danach. Stuhldrang, aber ohne Erfolg.

Empfindlicher Schmerz in der Blase, durch Harnlassen erleichtert. Harndrang nachts, ständig bzw. häufig. Erschwertes Wasserlassen, häufig. unwillkürlich nachts im Schlaf, ohne vollen Erfolg. Brennen und dumpfer Schmerz in den Nieren. Brennen in der Harnröhre beim Urinlassen. Der Harn ist eiweißhaltig, brennend, dunkel oder auch blaß, nachts reichlich oder spärlich, klar wie Wasser, stinkend, mit Schleim und Phosphaten. Das spezifische Gewicht ist niedrig, etwa um 1010.

Morgendliche Erektionen, jedoch unvollständig. Entzündung des Peniskopfes, der Vorhaut und der Hoden. Stechen in den Genitalien, im Penis und im Scrotum. Empfindlichkeit des linken Hodens. Samenergüsse. Schwellungen von Penis und Hoden.

Bei Frauen ist das Sexualbedürfnis vermehrt. Fluor: reichlich, stinkend, dick, gelblich. Die Regel ist reichlich und zu früh, langdauernd, manchmal auch spärlich. Gebärmutterblutung. Schmerzen in der Gebärmutter.

Trockenheit und Zusammenschnürungsgefühl im Kehlkopf. Aufräuspern schieferfarbigen Schleimes aus dem Kehlkopf. Der Schleim wird schwer herausgebracht. Brennen, Empfindlichkeit und rauhes Gefühl im Kehlkopf. Die Kehlkopfsymptome werden schlimmer im Nebel, im Dunst, im Rauch oder im Freien. Heisere Stimme bei Schnupfen, sogar Stimmverlust. Die Atmung ist beschleunigt und tief. Das Mittel heilt Asthma bei Bergleuten nach Kohlendunsteinatmung. Die Atmung ist beim Treppensteigen kurz und erschwert.

Husten am Morgen, am Nachmittag, am Abend, zur Nachtzeit, nach tiefem Einatmen. Trockener Husten nachts, morgens und nach Anstrengungen. Den ganzen Tag über trockener, quälender, erschöpfender Husten. Bellender Husten nach Reizung des Kehlkopfs und der Luftröhre. Viel Auswurf. Polternder, kurzer, krampfhafter Husten. Heftiger Husten durch Kitzel in Kehlkopf und Luftröhre, schlimmer im warmen Raum. Auswurf morgens und abends, erschwert, blutig, schleimig, übelriechend, eitrig, bitterschmeckend, faulig, zäh und gelb.

Ängstliches Beklemmungsgefühl auf der Brust. Ausschläge und Pusteln. Gefühl der Völle in der Brust. Blutung aus den Lungen. Lungenentzündung und Phthise bei Bergleuten durch Kohlenstaub. Reizung des Bronchialsystems am Morgen. Druck auf der Brust nach Anstrengung und bei tiefer Atmung. Druck über dem Herzen. Schmerzen in der Brust während des Hustens. Brennende, schneidende Schmerzen in der Herzgegend unter der siebenten Rippe. Druck, Wundheitsgefühl und stechende Schmerzen durch Husten. Herzklopfen: nachts mit Angst, beim Treppensteigen, bei Anstrengungen. Gefühl, als habe man Rauch eingeatmet.

Kälte des Rückens bei Nacht. Stiche in der Halsgegend. Schmerzen im Rücken, des Abends, nachts, schlimmer beim Umhergehen. Schmerzen in und zwischen den Schulterblättern beim Vorwärtsbeugen und beim Atmen. Schmerzen in der Lendengegend beim Bücken und Umhergehen, im Kreuzbein beim Umhergehen und auch beim Sitzen. Dumpfer Schmerz im Rücken. Ziehen im Rücken. Empfindlichkeit der Halsgegend sowie unter den Schulterblättern. Druckempfindlichkeit der Wirbelsäule. Steifheit in der Halsgegend, Schwäche im Rücken.

Ungeschicklichkeit der Glieder. Kalte Hände und Füße. Wadenkrämpfe, Sohlenkrämpfe. Ausschläge auf den Gliedern. Dünne, weiße Schuppen und Bläschen. Wundheit zwischen den Oberschenkeln. Ameisenlaufen an den Füßen. Schweregefühl und Müdigkeit in den unteren Gliedmaßen und in den Füßen. Jucken aller Glieder. Zucken in den Beinen. Lahmheit der Gliedmaßen, Taubheit der Füße. Schmerzen in den Gliedern und Gelenken während des Frostes. Neuralgische Schmerzen in den Gliedern. Rheumatisch-gichtische Schmerzen in den oberen Gliedmaßen, besonders im rechten Arm und in der Schulter. Rheumatischer Schmerz in Schulter und Ellenbogen. Die Handflächen sind schmerzhaft. Schmerz in den Fingern. Schmerz in den unteren Gliedmaßen. Ischias, schlimmer beim Umhergehen. Die Tibiakanten der Beine schmerzen. Zerschlagenheitsschmerz in den Gliedern nach fortgesetzter Bewegung. Brennende Füße und Fußsohlen. Herumziehende Schmerzen in den Fingern, in den Handflächen und den Unterarmen. Ziehender Schmerz in den unteren Gliedmaßen. Neuralgischer Schmerz von der Achselhöhle bis in den kleinen Finger ausstrahlend. Stechender Schmerz in der Hüfte, in den Oberschenkeln, von der Hüfte bis zum Knie bei Bewegung. Schmerzen im Knie und in den Beinen. Reißende Schmerzen in den oberen und unteren Gliedmaßen. Die Hände und Füße schwitzen. Klopfen in den Gliedern. Unruhe aller Gliedmaßen, besonders der oberen. Steifigkeit der Glieder und Gelenke, vor allem der Handgelenke. Ödematöse Anschwellung der Gliedmaßen. Zittern der Hände und der unteren Gliedmaßen. Muskelhüpfen in den oberen Gliedmaßen und den Oberschenkeln. Schwäche aller Glieder.

Tiefer Schlaf. Träume verliebten oder ängstlichen Inhalts. Manchmal schreckliche Träume von Mördern. Alpdruck. Manche Träume sind angenehm, manche sind ärgerlich; immer aber sind sie lebhaft. Der Kranke schläft spät ein und schläft unruhig. Er ist am Nachmittag schläfrig, schlaflos jedoch vor und nach Mitternacht. Der Schlaf bringt keine Erfrischung. Häufig frühes Erwachen.

Frost am Morgen und Vormittag, abends im Bett, in frischer Luft. Nachts friert der Kranke im Bett. Inneres Frösteln. Schüttelfrost am Morgen. Frost gegen 2 Uhr sowie gegen 13 und 14 Uhr. Das Frostgefühl wird besser im warmen Zimmer.

Nächtliches Fieber, trockene Hitze, Hitzewallungen ohne Schweiß.

Schweiß am Morgen, besonders aber nachts. Schweiß nach Angst. Kalter Schweiß. Schweiß beim Husten, bei leichtester Anstrengung, nach dem Fieber und bei Bewegung. Reichlicher Nachtschweiß. Alle Symptome verschlimmern sich beim Schwitzen. Der Kranke wagt es nicht, sich aufzudecken, während er schwitzt.

Brennen auf der Haut. Kalte Haut. Abschuppung. Leberflecke und rote Flecke. Gelbe, sehr trockene Haut. Ausschläge: brennende Blasen und Beulen, nässende Ekzeme, Herpes, Jucken in der Wärme, Pusteln, Schorfe, dünne weiße Schuppen, Stechen, eiternde Tuberkel, Urticaria, Knötchen, bläschenartiges Erysipel mit Anschwellung, schlimmer nach Kratzen. Ameisenlaufen auf der Haut. Anschwellung der Haut mit Brennen. Die Geschwüre machen brennende Schmerzen, sind tief, haben gelbe Absonderung, breiten sich aus und stechen.

Natrium carbonicum

(Natriumcarbonat)

Das Mittel wurde von Hahnemann, Hering und anderen geprüft. Menschen, die gewöhnt sind, gegen Magensäure Natron einzunehmen, bekommen sämtliche Prüfungssymptome dieses Mittels. Wir haben solche Menschen kennengelernt und konnten bei ihnen viele Natrium-Symptome nachweisen.

Das Mittel hilft bei alten Dyspeptikern mit dauerndem Aufstoßen, mit vermehrter Magensäure und Rheumatismus; sie gehen im Alter gebückt, sind blaß, empfindlich gegen Kälte, frostig, brauchen viel warme Kleidung, können weder Kälte noch Hitze vertragen, brauchen ein gemäßigtes Klima, haben Verschlimmerung bei Wetterwechsel; ihre Verdauungsbeschwerden, ihre rheumatischen und gichtischen Leiden werden sämtlich schlimmer durch Wetterwechsel. Der Patient bekommt beim geringsten Geräusch Angst, z. B. beim Zuwerfen einer Tür; er ist nervös und aufgeregt, hat Herzklopfen und große Schwäche, außerdem inneres und äußeres Zittern. Schon Papierknistern verursacht Herzklopfen, Reizbarkeit und Melancholie. Der Patient entfremdet sich seinen Angehörigen, ist menschenscheu und fühlt zwischen sich und anderen eine Kluft. Musik verursacht bisweilen Neigung zu Selbstmord; der Kranke wird melancholisch, weint und hat Angst. Klavierspielen strengt ihn derart an, daß er sich hinlegen muß; Musik kann Trübsinn bis zu religiösem Wahnsinn auslösen. Dieses Symptom trifft besonders auf *Natrium carb.* zu.

Je mehr Natron jemand nimmt, desto mehr neigt er zu Flatulenz. Diese Menschen bekommen langsam eine gebückte Haltung. Ihre Verdauung ist erschwert; schließlich können sie auch Milch nicht mehr verdauen, sondern bekommen davon Durchfall mit unverdauten, lienterischen Stühlen. Stärkehaltige Nahrung macht Flatulenz und Neigung zu Durchfall. Der Urin bei Pflanzen- oder Milchdiät ist übelriechend wie Pferdeurin (nicht so stark, aber ähnlich wie bei *Acidum nitr.*).

Natrium carb. heilt Ekzeme an Fingergelenken, Fingerspitzen und Zehen, ebenso Bläschenausschläge, und wenn diese platzen, auch die entstehenden Geschwüre. *Borax, Sepia, Arsenicum* und *Natrium carb.* sind die hauptsächlichsten Mittel bei derartigen Geschwüren.

Bläschenausschläge bilden sich gruppenweise. Alle Arten von Herpes (Herpes iridis, Herpes labialis, Herpes praeputialis usw.) weisen eine Affinität zu *Natrium carb.* auf. Die Flecken auf Hüften, Schenkeln und Rücken sind so groß wie ein Fünfmarkstück. Kleine Flecke zeigen Bläschen mit Serum, die brennen, stechen und jucken und durch Kratzen besser werden. Der Ausschlag verschwindet unter Krustenbildung, oft aber heilt er nicht, sondern es bilden sich Geschwüre. Der Blutkreislauf ist schwach. Wunden eitern. Die Füße und die Haut brennen. Krustenartige Ausschläge auch ohne vorherige Bläschenbildung; die meisten Ausschläge bei *Natrium carb.* und *Natrium mur.* sind aber vesiculärer Natur. Kribbeln, Brennen, Beißen und Jucken wechseln ab und treten einmal hier, einmal dort auf. Die Haut ist kalt, der Körper schweißig.

Es besteht eine nervöse Schwäche von Geist und Körper. Der Patient ist unfähig, Zahlen zu addieren. Beim Lesen vergißt er sofort, was auf der vorigen Seite stand. Das Gedächtnis hält nicht einmal vom Anfang bis zum Ende eines Satzes vor. Der Patient ist zerstreut und zu keiner geistigen Arbeit fähig; er ist von seiner beruflichen Arbeit so übermüdet, daß er geistig unklar und gehirnmüde wird.

Der Natrium-carb.-Patient ist überempfindlich gegen Hitze, besonders gegen Sonne; er hält sich lieber an einem kühlen, dunklen Ort auf. Für *Natrium carb.* ist Verschlimmerung durch Hitze, aber auch durch Kälte leitend; es besteht jedoch eine spezielle Verschlimmerung durch Sonneneinwirkung. Bei *Natrium carb.* werden die Kopfsymptome durch Kälte im allgemeinen nicht schlimmer. Das Mittel hilft bei alten Fällen von Gehirnmüdigkeit mit Schwäche und Angst. Die Rumpfbeschwerden werden schlimmer durch Kälte und im Winter. Der Patient friert, als ob er kein Blut im Körper hätte; die Extremitäten sind kalt wie Eis bis zu den Knien und Ellenbogen und nicht warm zu bekommen. Der Rumpf und die Extremitäten leiden mehr im Winter, der Kopf mehr im Sommer.

Ängstliches Zittern und Schwitzen während der Schmerzen. Die Sinnesempfindungen sind gestört; der Patient ist überempfindlich gegen Licht und bekommt Augenschmerzen von hellem Licht.

Das Gehör ist überempfindlich; leise Geräusche kommen dem Patienten vor wie Donner; das Knistern eines Papierblattes erscheint wie das Rauschen eines Wasserfalles.

Der Geschmackssinn ist gestört und sehr empfindlich, so daß das Kosten sonst gut schmeckender Dinge qualvoll wird; manchmal besteht völliger Geschmacksverlust.

Auch der Geruchssinn geht verloren. Heufieber und Katarrhe treten auf. Bei Katarrhen besteht ein massiger, dicker, gelber, eitriger Ausfluß aus den Augen, der Nase und der Vagina. Aus der Blase kommt ein dicker, gelber, fadenziehender, eitriger Ausfluß, der beim Urinieren die Harnröhre verstopft.

Die Ohrenschmerzen sind scharf, schießend und stechend; dabei Frostgefühl und andere Allgemeinsymptome.

Die Absonderungen sind meist übelriechend.

Der Natrium-carb.-Patient hat dauernd Schnupfen; der wässerige Ausfluß dauert nicht lange, dann folgt massiger, dick-gelber Schleim. Geschwürsbildungen verursachen dicke Krusten. Der Patient schläft nachts mit offenem Munde. Der Katarrh nimmt bei jeder frischen Erkältung zu, bis die Sekrete übelriechend werden. Die Nasenknochen sind auch dabei beteiligt. Fast immer besteht Kopfschmerz über den Augen, in der Stirn, in der Nasenwurzel. Kongestive Kopfschmerzen werden schlimmer bei Witterungswechsel, im kalten Zimmer, bei feuchtem Wetter und besonders bei Sturm. *Natrium carb.* hilft bei hochgradiger Ozaena, wenn die Schleimhäute geschwürig und schon zerstört sind.

Blasses Gesicht mit blauen Ringen um die Augen und mit gelben Stellen auf der Stirn. Der Patient ist gedunsen; die Hände, die Füße und das Gesicht behalten Dellen nach Fingerdruck. Das Mittel ist gut bei Infiltrationen des Zellgewebes, bei Herz- und Nierenleiden, die zu Wassersucht führen, bei alten Malariafällen, wo sich der Körper teigig anfühlt. Der Urin enthält Eiweiß.

Natrium carb. ist angezeigt bei Schwellung und Verhärtung der Achseldrüsen, der Leisten-, Bauch- und Speicheldrüsen; es paßt besonders bei Prostataschwellung von alten Männern, bei chronischer Parotitis und bei Schwellung der Tonsillen.

Das Mittel hilft auch gegen Mundgeschwüre mit kleinen, weißen, aphthösen Flecken bei stillenden Frauen und bei Säuglingen, besonders bei nervösen, schlecht ernährten Säuglingen, die überhaupt keine Milch vertragen, sondern Durchfall davon bekommen. Solche Säuglinge gedeihen besser bei künstlicher Ernährung. Das Kind zuckt im Schlaf zusammen, schreit, bäumt sich auf und greift nach der Mutter; es ist ein nervöser, frostiger Säugling, der leicht erschreckt wie das Borax-Kind.

Das Mittel hilft auch, wenn sich im Hals und Nasen-Rachen-Raum viel Schleim bildet, der meist gelb ist, während er bei *Natrium mur.* weiß ist.

Der Natrium-carb.-Patient spürt Besserung durch Essen; wenn er sich frostig fühlt, ißt er und kann dann warm werden. Die Schmerzen werden besser nach dem Essen. Das Hungergefühl zwingt ihn zum Essen, er bekommt schon um 5 Uhr Hunger und um 23 Uhr noch einmal. 5 Uhr früh ist die Hauptzeit für die Natrium-carb.-Verschlimmerung; zu dieser Zeit bekommt der Patient einen solchen Hunger, daß er aufstehen muß, um etwas zu essen. Dadurch wird auch der Schmerz besser. Auch Kopfschmerzen, Frostgefühl und Herzklopfen werden besser durch Essen (*Ignatia, Sepia, Sulfur*).

Nervöser Hunger bei schwangeren Frauen, die nachts nicht schlafen können, wenn sie nicht aufstehen, um etwas zu essen, spricht für *Psorinum.*

Locomotorische Ataxie mit lanzinierenden Schmerzen wird ebenfalls besser durch Essen. Der Patient hat ein nagendes Hungergefühl im Magen. *Natrium carb.* hilft bei Taubheitsgefühl der Fußsohlen; auch bei Priapismus mit Empfindlichkeit der Oberschenkel und Überempfindlichkeit des Rückgrats als Folgen von Überreiztheit. Der Patient hat Pollutionen und vorzeitigen Samenerguß.

Nachmittags hat der Patient unaufhörlichen Durst und großes Verlangen nach kaltem Wasser ein paar Stunden nach dem Essen. Starke Abneigung gegen Milch.

Flatulenz und Luftansammlung in den Därmen. Durchfall mit gelbem, weichem Stuhl und mit heftigen Tenesmen. Der Stuhl sieht aus wie Orangenmark. Durchfall nach Milchgenuß. Aber auch äußerst quälende Verstopfung mit hartem, dunklem, glattem und bröckeligem Stuhl kann vorhanden sein. Die meisten Natrium-Salze unterdrücken den Stuhldrang; die Patienten pressen erfolglos, der Stuhl ist massig und hart und wird nur mit großer Anstrengung ausgeschieden.

Prostatorrhoe nach dem Urinieren und nach schwerem Stuhlgang.

Natrium carb. hat Einfluß auf die konstitutionelle Sterilität der Frau. Solche Frauen sind nervös, kalt bis zu den Knien und Ellenbogen und immer müde. Die Erschlaffung des Sphinkter vaginae läßt den Samen gleich nach der Ejaculation wieder abfließen, wodurch Sterilität entsteht. Auch ein Krampf des Sphinkters kann den gleichen Effekt haben. Das Mittel ist gut für nervöse, unruhige, aufgeregte, magere, dyspeptische Frauen, die nicht hysterisch sind. Ihre Menses kommen zu früh oder zu spät; sie haben Neuralgien, sind überempfindlich gegen Luftzug und Feuchtigkeit, haben ein empfindliches Rückgrat und die Beine sind taub. Gelbgrüner, reichlicher Fluor.

Natrium carb. heilt Lähmungszustände, Ptosis oder Spasmen der Augenlider, erschwertes Schlucken, wenn der Patient viel Wasser trinken muß, um einen Bissen hinunterzuspülen, weil der Pharynx gelähmt ist. Lähmung der Därme; der Patient kann beim Stuhlgang nicht pressen und der Stuhl sieht wie Schafdung aus. Lähmung des linken Beins mit Kribbeln.

Der Patient hat Herzklopfen, Rheumatismus in den Extremitäten, viele Rückensymptome und oft einen Kropf.

Natrium muriaticum
Natrium chloratum
(Natriumchlorid)

Das Kochsalz ist ein so alltägliches Genußmittel, daß man angenommen hat, es könne nicht als Medizin gebraucht werden. Dies ist aber nur die Meinung jener Ärzte, die lediglich auf die Gewebe einwirken wollen. Für solche Therapeuten gibt es keine konstitutionellen Wirkungen von einfachem Kochsalz.

Es gibt Menschen, die unter Salz-Symptomen abnehmen. Sie nehmen Kochsalz in großen Mengen zu sich, verdauen es aber nicht. Das Kochsalz ist dann im Stuhl nachzuweisen, weil es nicht in den Körperhaushalt übergegangen ist. Es gibt eine Natrium-mur.-Unterernährung, ein Hungern nach Salz, ähnlich wie bei Kindern ein Hungern nach Kalk, wenn sie ihn nur ungenügend ihrer Nahrung entnehmen können. Es ist eine erstaunliche Tatsache, daß nach Zufuhr von Salz oder Kalk in assimilierbarer Form die Kalk- und Salz-Unterernährung bald verschwindet.

Mit unserer Arznei verabreichen wir nicht das Salz, das der Stoffwechsel braucht, wir bringen aber damit die inneren Vorgänge so weit in Ordnung, daß der Körper wieder genügend Salz aus der Nahrung zu assimilieren vermag. Heilmittel dürfen nur in passender Form angewendet werden. Es kann sein, daß wir in der Potenzierung höher und höher gehen müssen, bis endlich der Geheimschlüssel gefunden wird.

Natrium mur. wirkt tief und anhaltend. Es beeinflußt den Körperhaushalt in wunderbarer Weise und hat Dauerwirkungen.

Der Natrium-mur.-Patient hat ein charakteristisches Aussehen; seine Haut ist glänzend, blaß, wächsern und wie mit Fett eingeschmiert. Auffallende Schwäche, Abmagerung, Nervenzusammenbruch, große Reizbarkeit sind Symptome von *Natrium mur.*

Das Mittel hat viele psychische Symptome: Weinen wechselt ab mit Lachen; unaufhörliches Lachen im unpassenden Moment; fortgesetztes krampfhaftes Lachen. Darauf folgen Weinerlichkeit, starke Niedergeschlagenheit und Freudlosigkeit. Der Patient ist wenig beeindruckbar und neigt zu Trauer, ohne zu wissen warum; er kommt auf unliebsame Vorkommnisse zurück, bloß um sich in Gram zu verzehren. Mitleid verschlimmert den Zustand und ärgert den Patienten mitunter. Man glaubt, der Patient suche Mitgefühl, doch wird er wütend darüber. Kopfschmerzen stellen sich mit dieser Traurigkeit ein. Der Patient läuft im Zimmer auf und ab, ist wütend und schimpft. Der Natrium-mur.-Patient ist sehr vergeßlich, er kann nicht rechnen, kann nicht denken, er vergißt, was er sagen wollte, er verliert den Faden beim Zuhören oder beim Lesen, es besteht große geistige Schwäche.

Oft handelt es sich bei den Beschwerden um die Folgen von unglücklicher Liebe. Der Patient hat seine Neigungen nicht in der Gewalt und verliebt sich wahllos, obwohl er weiß, daß es dumm ist. In solchen Fällen bringt *Natrium mur.* den Verstand wieder in Ordnung, so daß der Patient nachher staunt, wie er so töricht sein konnte. *Natrium mur.* ist ein Mittel für hysterische junge Mädchen.

Wenn *Ignatia* psychische Symptome vorübergehend bessert, aber nicht dauernd heilt, soll *Natrium mur.* gegeben werden. Man tut gut daran, *Natrium mur.* gleich zu geben, wenn man sieht, daß *Ignatia* für die Konstitution nicht paßt.

Die Natrium-mur.-Patienten leiden sehr unter Aufregung, sie sind äußerst erregbar. Das ganze Nervensystem ist in einem Reizzustand, der schlimmer wird durch Lärm, vom Zuwerfen einer Tür, von Klingeln, von Musik usw.

Der Patient hat stechende und schießende Schmerzen, wie von elektrischen Schlägen, krampfhafte Zustände der Glieder beim Einschlafen und Zuckungen. Er ist überempfindlich gegen alle Reize, leicht erregbar und Gemütsbewegungen unterworfen.

Die Beschwerden treten auf im warmen Zimmer, sie sind schlimmer im Hause, weshalb der Patient nach frischer Luft verlangt. Die seelischen Beschwerden sind besser im Freien. Der Patient erkältet sich leicht beim Schwitzen, er fühlt sich aber meist besser im Freien, jedoch schlimmer bei Anstrengung und Überhitzung. Mäßige Bewegung in kalter Luft bessert.

Natrium carb. und *Natrium mur.* haben beide als Allgemeinsymptom eine nervöse Spannung; das erste Mittel aber entspricht einem frostigen Patienten, das letztere einem heißblütigen.

Das Gesicht hat ein kränkliches Aussehen, die Haut ist fettig, glänzend, fahl, gelb, oft chlorotisch, mit Bläschenausschlag bedeckt, besonders am Haaransatz, um die Ohren und im Nacken. Der Patient bekommt schuppige und krustige Ausschläge, die stark jucken und eine wässerige Flüssigkeit absondern, mitunter aber auch trocken sind. Die Ausschläge schälen sich und hinterlassen eine glänzende Fläche. Im Gehörgang bilden sich Schuppen, die eine nässende Fläche zurücklassen. Wässerige Bläschen bilden sich um die Lippen und die Nasenflügel, an den Geschlechtsteilen und am Anus. Starkes Hautjucken.

Die Haut sieht wächsern und ödematös aus, oder auch trocken, welk und schrumpfelig. Es besteht große Abmagerung. Säuglinge haben ein greisenhaftes Aussehen und eine Art Flaum auf der Gesichtshaut, der bei Erholung wieder verschwindet. Die Abmagerung schreitet von oben nach unten fort. Die Schlüsselbeine stehen vor und der Hals wird mager, während die Hüften und Beine noch rundlich bleiben. *Lycopodium* hat auch das Symptom der Abmagerung von oben nach unten. Solche Richtungssymptome helfen uns oft, die Mittel zu unterscheiden.

Die charakteristische Absonderung der Schleimhäute ist wässerig oder dickweißlich wie das Weiße im Ei. Auch der Natrium-mur.-Schnupfen hat wässerige Absonderungen, während der konstitutionelle Zustand im allgemeinen dickflüssige, weiße Absonderungen hat. Morgens tritt dicker, weißer Auswurf auf. Auch die Augen und Ohren entleeren klebrige, dicke, weiße Absonderungen. Weißliche, dicke Leukorrhoe. Das Mittel ist gut bei altem gonorrhoischem Ausfluß, bei Brennen in der Urethra nach dem Urinieren.

Die Kopfschmerzen des Patienten sind schrecklich, berstend und drückend wie von einem Schraubstock; es ist ein Gefühl, als ob der Schädel eingedrückt würde. Hämmern und Klopfen bei jeder Bewegung, besonders beim Aufwachen in der Frühe. Der Schmerz stellt sich am Ende des Schlafes ein. In den ersten Nachtstunden besteht große Nervosität, der Patient schläft spät ein und wacht mit Hämmern im Kopfe auf. Eine andere Art Kopfschmerzen beginnt um 10 oder 11 Uhr vormittags und hält bis 15 Uhr oder bis abends an. Die Kopfschmerzen treten periodisch auf, manchmal jeden Tag, manchmal jeden dritten oder vierten Tag. *Natrium mur.* hilft bei Kopfschmerzen von Menschen, die in Malariagegenden wohnen; Besserung durch Schlaf, durch absolute Bettruhe und durch Schwitzen. Kopfschmerzen in Verbindung mit intermittierendem Fieber. Erst nach dem Schwitzen wird der Kopf leichter. Manchmal aber werden alle anderen Symptome besser durch Schwitzen, nur der Kopfschmerz nicht.

Noch eine andere Art Kopfschmerz: je größer der Schmerz ist, um so mehr muß der Patient schwitzen. Das Schwitzen erleichtert aber nicht, die Stirn bleibt kalt und ist mit kaltem Schweiß bedeckt. Wenn der Kopf warm eingehüllt ist, bessert Bewegung im Freien.

Kopfschmerzen entstehen auch, wenn die Augen unfähig sind, schnell zu akkommodieren. Der Kopfschmerz wird schlimmer durch Lärm.

Nach Gehirnkrankheiten, z. B. Hydrocephalus, entstehen Schmerzen im ganzen Hinterkopf, die am Rückgrat hinunter ausstrahlen können.

Natrium mur. hilft bei Rückgratleiden mit großer Druckempfindlichkeit und mit viel Schmerzen der Wirbelsäule. Husten verschlimmert diesen Schmerz, ebenso Gehen; Besserung durch Liegen auf einer harten Unterlage oder durch Anlehnen des Rückens an einen harten Gegenstand. Die Kranken sitzen im Bett mit einem Kissen im Rücken oder die Hand auf den Rücken gedrückt. Bei Dysmenorrhoe legen die Patientinnen sich oft etwas Hartes unter den Rücken.

Ein allgemeines nervöses Zittern läuft durch den Körper. Muskelzucken; Zittern der Glieder; der Kranke kann die Glieder nicht still halten (wie bei *Zincum*).

Der Magen ist aufgetrieben. Nach dem Essen besteht Klumpengefühl im Magen. Die Verdauung geht offenbar sehr langsam vor sich. Verschlimmerung durch Essen. Erbrechen von weißlichem Schleim bringt Erleichterung. Der Patient hat großes Verlangen nach kaltem Wasser; manchmal tritt Erleichterung ein durch Trinken, manchmal aber bleibt der Durst unstillbar. Es besteht Abneigung gegen Brot, gegen Fett und schwere Speisen. Völlegefühl in der Lebergegend mit stechenden und reißenden Schmerzen. Die Därme sind aufgetrieben. Die Darmtätigkeit ist verlangsamt, der Stuhlgang erschwert. Der Stuhl besteht aus harten, zusammengeballten Klumpen.

Verzögerte Blasentätigkeit. Der Urin geht nur langsam und tröpfelnd ab. Nach dem Wasserlassen besteht die Empfindung, als ob noch ein Rest von Urin in der Blase geblieben wäre. Der Patient kann in Gegenwart eines anderen oder an einem öffentlichen Ort nicht urinieren, obwohl ständiger Harndrang besteht.

Natrium mur. ist nützlich bei Frauenleiden, besonders bei Dysmenorrhoe, wenn die Menses zu spärlich oder zu stark sind bzw. zu spät oder zu früh kommen. Ausschlaggebend ist jedoch die Konstitution.

Man beachte besonders die Schnelligkeit, mit welcher die jeweiligen Mittel auf den Menschen wirken; manche wirken lange und tief. Zu diesen gehört *Natrium mur.* Es wirkt langsam und erzielt seine Erfolge erst nach langer Zeit; es entspricht also Krankheiten, die sich langsam entwickeln und lange dauern. Damit ist nicht gesagt, daß es nicht auch einmal schnell wirken könnte. Alle Mittel können unter Umständen schnell wirken, aber nicht alle wirken langsam. Ein sehr lange wirkendes Mittel kann bei akuten Krankheiten helfen, aber ein nur kurze Zeit wirkendes Mittel versagt bei chronischen Leiden. Man beachte das Tempo und die Periodizität der Mittel. Manche Mittel helfen bei continuierlichem Fieber, andere bei remittierendem, andere wieder bei intermittierendem. In *Aconit, Belladonna* und *Bryonia* haben wir Mittel mit drei verschiedenen Tempi, mit drei verschiedenen Wirkungsformen bzw. Schnelligkeiten. Das gleiche gilt für *Sulfur, Graphites, Natrium mur., Carbo veg.*, die ihre Wirkungen auf verschiedene Art entwickeln. Mancher würde bei continuierlichem Fieber ohne weiteres *Belladonna* verordnen; die Symptome dieses Mittels treten aber sehr schnell auf und entsprechen durchaus nicht einem continuierlichen Fieber. *Belladonna* und *Aconit* würden bei typhoiden Erscheinungen nicht helfen, selbst wenn einige passende Symptome vorhanden wären. Das jeweils richtige Mittel muß nicht nur der Symptomengruppe, sondern vor allem der Natur der vorliegenden Krankheit entsprechen. Ein Typhusfall hat Ähnlichkeit mit dem Arzneibild von *Bryonia* oder *Rhus,* nicht aber mit dem von *Belladonna.*

Natrium mur. ist ein lange wirkendes Mittel: seine Symptome erstrecken sich über Jahre; es paßt für Krankheiten, die sich langsam entwickeln, lange dauern und tief eingewurzelt sind. Es dauert lange, bis *Natrium mur.* seinen Einfluß geltend machen kann, selbst bei noch leidlicher Reaktionsfähigkeit des Patienten.

Das Frostigkeitsgefühl des Natrium-mur.-Patienten stellt sich meistens vormittags um 10½ Uhr ein, zuweilen täglich, manchmal nur jeden zweiten oder jeden dritten oder vierten Tag. Es fängt in den Extremitäten an, die ganz blau werden. Dabei bestehen klopfende Kopfschmerzen. Das Gesicht ist gerötet. Der Patient phantasiert, spricht immerzu über alles mögliche und macht wilde Bewegungen. Dieser Zustand wird schlimmer, bis ein kongestiver Anfall eintritt. Während des Anfalls besteht Durst nach kaltem Wasser. Wenn der Patient friert, so tritt weder durch Wärme noch durch warme Einhüllung Erleichterung ein, sondern durch kalte Getränke. Man sollte annehmen, daß jemand, der vor Kälte fast erstarrt, gern warme Getränke haben möchte, aber der Natrium-mur.-Patient kann sie nicht brauchen. Die Zähne klappern, der Patient wirft sich von einer Seite auf die andere, die Knochen schmerzen wie zum Zerspringen und dann tritt noch Erbrechen ein. Im Fieber ist der Patient so heiß, daß man sich fast die Finger an ihm verbrennen könnte. Später fällt der Patient in einen kongestiven Schlaf oder Stupor. Das Schwitzen erleichtert; die allgemeinen Schmerzen werden durch Schweiß besser, und mit der Zeit weicht auch der Kopfschmerz. Manchmal sehen wir solche Anfälle bei kräftigen, gesunden Menschen, meist jedoch bei blutarmen, abgemagerten, chronisch kranken Patienten. Am auffallendsten wirkt *Natrium mur.* bei Patienten, die lange in Malariagebieten gelebt haben, die blutarm und wassersüchtig sind und durch Arsen- und Chinin-Mißbrauch geschädigt wurden. Diese Mittel der alten Schule, die, in Substanz gegeben, das Fieber zwar zu brechen vermögen, wenn der Anfall kommt, die aber den Patienten in seiner Konstitution eher kränker machen als zuvor und die das Wiederauftreten des Übels meist nicht verhindern können, sind selten imstande, den Typus eines intermittierenden Fiebers zu wandeln. Mittel, die nur in einer Teilbeziehung zu einem Fall stehen, können den Charakter einer Krankheit so verändern, daß sie praktisch unheilbar wird. Das richtig gewählte homöopathische Mittel wird jedoch das intermittierende Fieber in jedem Falle heilen. Es wird unter uns wenige geben, die noch nie einen Fall von Schüttelfrost verdorben haben, weil so viele verfahrene Fälle mit noch nicht völlig entwickelten Symptomen zu uns kommen, besonders auch Fälle, wo homöopathische Mittel schon eingesetzt worden sind. Die homöopathischen Mißerfolge sind die schlimmsten.

Natrium mur. ist seiner Natur nach zu sprunghaft, um Fieberfälle in Ordnung zu bringen. Oft können falsch behandelte Fälle dieser Art durch *Sepia* geheilt werden; oder Fälle mit Kopfkongestionen, Rückenschmerzen und Übelkeit durch *Ipecacuanha.* Nach richtiger homöopathischer Verordnung ist die Heilung eine dauernde und die Fieberanfälle kehren nicht wieder.

Natrium mur. heilt nicht nur die Neigung zu intermittierendem Fieber, es macht den Patienten von Grund aus gesund und behebt die Neigung zu periodischen Erkältungen. Die allopathischen Drogen verstärken diese Neigung, das richtig gewählte homöopathische Mittel verhindert sie. Die homöopathische

Behandlung hat die Eigenschaft, den Körperhaushalt zu regulieren und die Krankheiten leichter ablaufen zu lassen. Wenn diese Neigung zu Rückfällen nicht ausgemerzt wird, so verfällt der Patient in eine zunehmende Abmagerung, die von oben nach unten fortschreitet.

Kinder, die in Malariagegenden geboren wurden, neigen oft zu Marasmus. Sie haben zwar einen sehr guten Appetit und großen Hunger und essen auch viel, aber sie werden trotzdem immer magerer.

Natrium mur. hilft auch bei Schwangerschaftsbeschwerden, z.B. wenn die Brustdrüsen schwinden, überhaupt bei Abmagerung der oberen Körperteile. Die Gebärmutter ist oft sehr schmerzhaft. Die Schwangere bekommt Leukorrhoe, die zuerst weiß, dann grün aussieht. Die Frauen erkälten sich bei jedem Luftzug. Beim Geschlechtsverkehr treten wegen Trockenheit der Vagina stechende Schmerzen ein; es ist ein Gefühl, als ob Holzsplitter in die Scheidenwände gestochen würden.

Trockenheit sämtlicher Schleimhäute ist ein Symptom von *Natrium mur.* Der Hals ist trocken und rot. Der Patient hat beim Schlucken ein Gefühl wie von einer Fischgräte; er ist unfähig zu schlucken und muß jeden Bissen mit Flüssigkeit hinunterspülen.

Die meisten Ärzte verordnen *Hepar* bei jedem Stechen oder bei Fischgrätengefühl im Halse. *Acidum nitr.*, *Argentum nitr.*, *Alumen* und *Natrium mur.* haben ebenfalls dieses Symptom, aber es tritt bei jedem dieser Mittel doch in ganz verschiedenen Zusammenhängen auf.

Bei *Hepar* sind die Tonsillen geschwollen und purpurfarben; es besteht eine Angina. Der Patient ist empfindlich gegen den leisesten Luftzug; der Hals schmerzt, wenn der Patient auch nur die Hand aus dem Bett herausstreckt. Der Kranke schwitzt nachts ohne Erleichterung und ist gegen jeden Eindruck empfindlich, er fühlt alles zehnfach.

Acidum-nitr.-Symptome sind gelbe Flecken im Rachen sowie rissige, gezackte Geschwüre, entzündet und purpurrot aussehend. Der Urin riecht wie Pferdeurin.

Symptome von *Argentum nitr.* sind Heiserkeit, entzündete Stimmbänder und geschwollener Rachen. Der Patient hat Verlangen nach kaltem Wasser und kalter Luft. Das Mittel paßt für Patientinnen mit Geschwüren am äußeren Gebärmuttermund, die kauterisiert worden sind.

Natrium-mur.-Symptome sind sehr trockene Schleimhäute ohne Geschwürsbildung und gleichzeitig katarrhalische Absonderungen, die wie Eiweiß aussehen. Trotz der Bedeckung mit weißem Schleim besteht die Trockenheit der Schleimhäute weiter. Der Patient ist äußerst empfindlich, besonders gegen Witterungswechsel.

Ein jedes Mittel hat seine eigene Reaktionsgeschwindigkeit und seine zeitlich geordnete Reihenfolge. Diese Reihenfolge der Wirkung dürfen wir nicht vergessen.

Natrium mur. ist nützlich bei chronischen Ödemen, besonders bei Wassersucht im Zellgewebe. Manchmal finden wir nach akuten Krankheiten eine Wassersucht der Körperhöhlen und des Gehirns. Das Mittel ist angezeigt bei akuter Spinalmeningitis mit hochgradiger nervöser Reizung und Opisthotonus sowie bei akuten Krankheiten, die mit Hydrocephalus oder mit einem Reizzustand des Rückenmarks enden. Manchmal ist *Natrium mur.* nützlich bei Ascites, öfter aber bei Ödemen der unteren Extremitäten; ebenso bei akuter Wassersucht nach Scharlach. Der Patient ist überempfindlich, fährt im Schlafe zusammen und steht nachts verwirrt auf. Eiweiß und Epithelzylinder im Urin.

Bei Wassersucht nach Malaria stellt *Natrium mur.,* wenn es überhaupt heilt, meist den alten Frostzustand wieder her. Eine richtige Heilung geht immer von oben nach unten und von innen nach außen und erfolgt stets in der entgegengesetzten Reihenfolge wie die Krankheitsentwicklung. Wenn es anders ist, tritt eventuell Besserung, aber keine Heilung ein.

Die Hauptsymptome von *Natrium mur.* sind mitunter sehr auffallend. Das Mittel ist angezeigt bei alten, langwierigen Krankheitsfällen, wo die Haut durchsichtig erscheint, als ob der Patient wassersüchtig würde, und wo der Patient eine wächserne, fettige, glänzende Haut hat. Andere Mittel mit dem Symptom einer fettigen, glänzenden Haut sind *Plumbum, Thuja* und *Selen.* Diese Mittel haben eine tiefe Wirkung. Jedes Mittel, das große Veränderungen hervorruft, ist auch von anhaltender Wirkung.

Natrium mur. ist nützlich nach Entbindungen, wenn die Wöchnerin sich nicht recht erholen kann, wenn sie schwach und leicht erregbar ist, wenn die Lochien lange dauern, massig und weiß sind; bei Haarausfall am Kopf und an den Geschlechtsteilen; ferner wenn die Milch versiegt oder wenn das Kind beim Stillen nicht gedeiht; endlich bei Beschwerden nach der Entbindung und bei mangelhafter Gebärmutterrückbildung. Verschlimmerung bei Lärm, bei Musik, bei Türzuwerfen. Die Patientin verlangt Salz und hat Abneigung gegen Brot, Wein und alles Fettige. Saure Weine verderben den Magen. *Natrium mur.* wird in allen diesen Fällen helfen.

Natrium mur. wird gebraucht bei chlorotischen jungen Mädchen mit fettiger Haut und grünlichgelber Gesichtsfarbe, die nur alle zwei oder drei Monate ihre Regel haben. Die Menses können stark, aber auch spärlich und wässerig sein. Wenn die anderen Symptome passen, kann *Natrium mur.* diese chlorotischen Mädchen heilen, doch braucht es dazu viel Zeit, denn die Entstehung einer typischen Chlorose dauert ebenfalls Jahre. Weitere Natrium-mur.-Symptome sind: wenn aus einer Fingerwunde nur wässeriges Blut kommt, wenn der Menstrualfluß einer Leukorrhoe gleicht und wenn perniciöse Anämie besteht.

Natrium phosphoricum

(Natriumphosphat)

In den Indikationen für dieses Mittel sind wir nicht lediglich auf SCHÜSSLER angewiesen, da wir die Pathogenese zahlreicher Symptome auf Grund der Arzneimittelprüfung kennen. SCHÜSSLERS Anzeigestellungen waren gut und sind in den meisten Fällen durch klinische Beobachtung bestätigt worden. Der Verfasser hat dieses Mittel 20 Jahre lang zahlreichen Patienten gegeben, die nach geistigen Überanstrengungen und sexuellen Exzessen mit ihren Nerven am Ende waren. Die Symptome sind schlimmer am Morgen, am Abend, nachts und nach Mitternacht. Es besteht hochgradige Blutarmut sowie Abneigung gegen Aufenthalt im Freien. Der Kranke wird durch Zug, durch frische Luft, durch Kälte, durch Erkältung verschlimmert und neigt zu häufigen Erkältungen. Es geht ihm schlechter bei Wetterwechsel. Chlorosis. Abneigung gegen Baden. Viele Symptome entwickeln sich nach dem Coitus. Es kann sich dabei um Kranke mit sexuellen Ausschweifungen handeln. Viele Symptome treten nach Fasten in Erscheinung; im allgemeinen wird der Kranke nach Essen gebessert. Es geht ihm schlimmer nach jeder körperlichen Anstrengung. Seine Muskeln sind schlaff und er magert ab. Butter und Fett, kalte Getränke, kalte Speisen, Früchte, saure Nahrung und Essig bekommen ihm nicht. Ameisenlaufen äußerlich und innerlich. Große körperliche Reizbarkeit; später mangelnde Reaktionsfähigkeit. Viele Symptome werden durch körperliche Unruhe oder durch angestrengtes Umhergehen verschlimmert. Morgens und bei heißem Wetter besteht große Trägheit. Der Kranke möchte sich ständig niederlegen. Langanhaltende Schwäche nach Säfteverlusten. Liegen auf der linken Seite verschlimmert zahlreiche Symptome. Verschlimmerung vor und nach der Regel. Während der Regel werden die Symptome nachmittags und abends schlimmer. Taubheit in einzelnen Körperteilen. Blutwallungen. Stechende, reißende Schmerzen, die sich während eines Gewitters verschlimmern. Klopfen im ganzen Körper. Ein häufig bestätigtes Symptom ist das Gefühl, als ob ein Schuß Blut durch die Adern getrieben würde. Allgemeine Überempfindlichkeit, besonders gegen Schmerzen. Nachts beim Erwachen Zucken durch den ganzen Körper. Sitzen verschlimmert. Allgemeine Verschlimmerung während eines Gewitters. Spannung in den Muskeln und Sehnen. Zittern bei Gewitter. Muskelhüpfen. Nervale lähmungsartige Schwäche, schlimmer am Morgen und nach Anstrengung. Der Körper riecht sauer (wie bei *Hepar*, *Sulfur* und *Lycopodium*).

Ärger über Kleinigkeiten. Beschwerden nach ärgerlicher Aufregung. Angst abends und nachts im Bett, besonders vor Mitternacht, aber auch nach dem Essen und während des Fiebers. Angst wegen der Zukunft und der Gesundheit. Beschwerden nach schlechten Nachrichten. Der Kranke ist ungesellig. Er kann sich nur schwer konzentrieren. Verwirrung des Geistes am Morgen, am Abend, nach dem Essen, nach geistiger Anstrengung und beim Erwachen. Sinnestäuschungen schrecklicher Art. Der Kranke glaubt z. B. Tote zu sehen, Typhus zu haben, Fußtritte im Nebenraum zu hören usw. Er ist unzufrieden, entmutigt und leicht verwirrt. Verwirrung beim Lesen. Geistige Anstrengung bringt viele Symptome hervor. Hochgradige Erregbarkeit. Furcht vor der Nacht, vor drohenden Krankheiten, vor Unglücksfällen, vor schlechten Nachrichten. Vergeßlich, leicht erschreckt, unachtsam. Frauen sind hysterisch und immer in Eile; niemand arbeitet ihnen schnell genug. Manchmal hat der Kranke Ideen in Hülle und Fülle, manchmal aber gar keine, so daß er geistig träge wird. Ungeduld. Alles ist ihm gleichgültig, sogar seine Familie. Allmählich zunehmende Gleichgültigkeit. Furcht vor geistiger und körperlicher Arbeit. Reizbarkeit am Morgen, während der Regel, wegen Kleinigkeiten. Schwaches Gedächtnis. Zuzeiten ist der Kranke ausgelassen fröhlich. Große geistige Erschöpfung. Ruhelos und ängstlich abends und nachts. Traurig am Abend, nach dem Geschlechtsakt, während des Fiebers und bei Musik. Der Patient ist äußerst empfindlich gegen Musik und Geräusche und gegenüber seiner Umgebung. Er wird dann ernst und still und sitzt lange Zeit schweigend für sich allein da. Er ist leicht erschreckt durch Geräusche beim Einschlafen und während des Schlafens. Der Kranke hat Anfälle von Stumpfsinn. Seine Freunde behaupten, er sei argwöhnisch. Er ist nicht zum Reden aufgelegt. Seine Gedanken schweifen ab. Er wird furchtsam und verschämt und weint leicht. Geistige Arbeit wird ihm unmöglich und er scheint sich der Verblödung zu nähern.

Schwindel am Morgen, verschlimmert nach geistiger Anstrengung, während des Sitzens und Umhergehens. Neigung hinzufallen.

Abendliche Kongestionen. Hitze im Kopf, in der Stirn und auf dem Scheitel. Hitzewallungen nach Schweiß. Spannungsgefühl im behaarten Kopf. Ausschläge auf dem Kopf mit goldgelben Schorfen. Ekzem auf der Stirn. Morgens Völlegefühl in der Stirn und über den Augen, verschlimmert nach geistiger Anstrengung. Schweregefühl des Kopfes. Die Haare fallen aus. Ständige Schmerzen im Kopf, verschlimmert durch das Hochbinden des Haares. Der Kranke muß sich niederlegen. Verschlimmerung durch Licht, vor und nach der Regel, durch geistige Anstrengung, nach Genuß saurer Milch, durch Bewegung des Kopfes, durch Lärm, durch Aufstehen, im geschlossenen Raum, nach sexuellen Exzessen, nach Schlaf, nach Bücken, nach Augenanstrengung, während eines Gewitters, beim Umhergehen; dagegen Besserung im Freien und durch Druck. Die Kopfschmerzen treten periodisch auf und haben klopfenden Charakter. Schmerzen in der Stirn, verschlimmert durch geistige Anstrengung und Bewegung. Schmerzen über den Augen und im Hinterkopf, an den Kopfseiten, an den Schläfen und im Scheitel, vor allem beim Erwachen morgens. Die Schmerzen sind drückend und schneidend in den Schläfen und Kopfseiten, ziehend im Hinterkopf, drückend, verbunden mit saurem, schleimigem Erbrechen. Druckgefühl in der Stirn nach auswärts, über den Augen. Druck im Hinterkopf und seitlich am Hinterkopf. Druck in den Schläfen. Druck auf dem Scheitel, als ob der Schädel geöffnet würde. Stechen im Kopf, besonders in der Stirn, in den Kopfseiten und in den Schläfen. Benommenheit in Kopf und Stirn. Reißen im Kopf. Schweiß auf der Stirn. Klopfen im Kopf, besonders in der Stirn, in den Schläfen und auf dem Scheitel. Entblößen des Kopfes läßt die Symptome erscheinen.

Trockenheit der Augen. Gelbkremige Absonderungen. Schwere der Augenlider. Entzündung der Augen. Skrofulöse Ophthalmie und Lidgranulome. Jukken und Brennen der Lider, besonders der Lidränder. Brennender Tränenfluß, so daß der Kranke die Augen reiben muß. Schmerzen in den Augen beim Lesen. Brennen und Schneiden. Pressender Schmerz während der Regel. Schmerz, als wäre Sand in den Augen. Wundes Zerschlagenheitsgefühl beim Lesen. Stechende Schmerzen in den Augen. Lähmung des Nervus opticus. Lichtscheu. Pupillenerweiterung, manchmal nur auf einer Seite. Das rechte Augenlid zuckt beim Lesen. Starrer Blick. Strabismus. Angeschwollene Lider. Gelbe Skleren. Farben vor den Augen. Hofbildung um Lichter. Getrübter Blick für entfernte Objekte. Sehtrübung bis zu Blindheit. Anstrengung der Augen verschlimmert manche Symptome. Flimmern vor den Augen morgens beim Erwachen und gegen 17 Uhr. Nebel vor den Augen, verschlimmert bei Gasbeleuchtung gegen 20 Uhr. Myopie. Funken vor den Augen.

Ausschläge an den Ohren. Kremig-gelbe Krusten auf den Ohren. Völlegefühl in den Ohren. Hitze und Röte eines Ohres. Jucken in den Ohren. Die rechte Ohrmuschel brennt und juckt, so daß der Kranke kratzen muß, bis es blutet. Geräusche in den Ohren mit Schwindel, Summen, Klingen, Brausen, Rauschen, Singen und Pfeifen. Schmerzen im Ohr. Dumpfer Schmerz im rechten Gehörgang. Brennen. Stechen in und hinter den Ohren. Reißen. Klopfen. Gefühl des Verstopftseins. Das Gehör ist verschärft, besonders für Stimmen, später verschlechtert oder gänzlich verloren.

Fließschnupfen und Nasenkatarrh mit dick-gelb-eitriger Absonderung. Nasenbluten beim Schneuzen. Völlegefühl in der Nasenwurzel. Die Nase ist verstopft mit Schleim und Krusten, aber die Absonderung ist trotzdem spärlich. Aufdringlicher Geruch in der Nase am Morgen. Ozaena. Prickeln in der linken Nase, so daß die Augen tränen. Das Geruchsvermögen ist verschärft. Empfindlichkeit der linken Nase. Der Kranke zupft ständig an seiner Nase herum. Schuppenbildung. Häufiges Niesen. Spannungsgefühl über der Nasenwurzel.

Bläuliche Verfärbung des Gesichts. Ränder um die Augen. Das Gesicht wird erdfarben bzw. blaß. Rote Flecke, aber ohne Fieber. Röte wechselt mit Blässe. Das Gesicht ist gelb, hat Leberflecke. Weiße Stellen um Nase und Mund. Ausschläge im Gesicht, besonders am Kinn und auf der Stirn, auf den Lippen, um den Mund herum und auf der Nase. Pusteln auf der Stirn und im ganzen Gesicht. Heißes Gesicht abends während des Frostgefühls. Das Gesicht brennt. Jucken von Gesicht und Nase.

Schmerzen im Gesicht, brennend, neuralgisch. Schießender Schmerz in der rechten Wange. Empfindlichkeit des rechten Unterkieferastes mit ziehendem Schmerz. Stechen. Anschwellung der Kieferwinkeldrüsen und der Submaxillardrüse. Blutendes Zahnfleisch. Die Zunge ist gelb oder schmutzig-weiß belegt, besonders an der Basis. Das Gaumendach ist goldgelb oder kremfarben belegt. Trockenheit des Mundes und der Zunge. Speichelfluß. Haargefühl auf der Zunge, danach prickelndes Taubheitsgefühl des ganzen Mundes. Die Sprache ist erschwert. Stechen auf der Zunge. Übler Geschmack beim Erwachen, bitter, metallisch, salzig oder sauer. Bläschen im Mund und auf der Zunge.

Zahncaries. Kinder mahlen während des Schlafes mit den Zähnen. Die Zähne werden locker. Nächtlicher Zahnschmerz, gebessert durch Druck und äußere Wärme. Brennen, Drücken und Klopfen.

Rachen und Mandeln sind gelb belegt. Trockenheit des Rachens. Viel Schleimbildung im Rachen. Zäher, klarer, weißer Schleim befindet sich in den hinteren Nasenöffnungen. Es tropft dicker, gelber Schleim aus den hinteren Nasenöffnungen, schlimmer nachts. Der Kranke muß sich aufsetzen, um den Rachen freizubekommen. Kloßgefühl im Rachen. Viel Räuspern. Rachenentzündung. Schmerzen im Hals beim Schlingen. Entzündeter Rachen auf der rechten Seite, verschlimmert durch Schlingen. Brennen, Prickeln, Stechen. Klopfen in der linken Mandel. Der Kranke räuspert Schleim aus den hinteren Nasenöffnungen. Er kann besser Flüssigkeiten als feste Nahrung herunterschlucken.

Der Appetit ist entweder vermehrt, heißhungerartig, oder er fehlt. Abneigung gegen Nahrung, besonders gegen Fleisch, Milch, Brot und Butter. Der Kranke wünscht alkoholische Getränke, Bier, gewürzte Speisen, Eier, gebackenen Fisch, kalte Getränke. Verdorbener Magen nach Genuß von Fett und Milch. Gefühl der Leere, verschlimmert nach dem Essen. Aufstoßen nach dem Essen. Leeres, saures Aufstoßen. Sodbrennen. Völlegefühl nach dem Essen. Brennen in der Speiseröhre. Schweregefühl und Druck. Hitzegefühl im Magen. Übelkeit am Morgen, am Abend, während des Hustens und während des Kopfwehs. Krampfartige Schmerzen im Magen zwei Stunden nach dem Essen. Gastralgie, mehrere Anfälle jeden Tag mit Erbrechen saurer Flüssigkeit. Es entsteht zuviel Milchsäure im Magen. Nagendes Gefühl im Magen. Druck nach dem Essen. Schmerzhaftigkeit und Stechen. Würgen. Stark ausgeprägter Durst. Geschwürsbildung im Magen. Saures Erbrechen. Die Zunge ist kremig belegt. Saurer Geruch des Körpers. Erbrechen beim Husten mit Kopfweh. Es wird bittere Galle erbrochen. Schaumiges Erbrechen mit Kopfweh. Mit Milch genährte Säuglinge erbrechen sauren Schleim. Erbrechen saurer, käsiger Massen bei intermittierendem Fieber. Erbrechen in der Schwangerschaft. Erbrechen gelbgrüner Massen.

Auftreibung des Leibes nach dem Essen. Gefühl der Leere nach dem Stuhlgang. Hartnäckige Blähsucht nach dem Essen. Völlegefühl und Rumoren. Harter Leib. Krampfartiger Schmerz am Nachmittag und nachts, nach dem Essen und vor dem Stuhlgang. Schmerzen unter dem Rippenbogen. Brennen und Schneiden im Leib. Druck im Hypogastrium. Schmerzhaftigkeit und Spannung des ganzen Leibes. Stechen im Leibe und in der Leber. Leberverhärtung.

Verstopfung mit erschwertem, hartem Stuhlgang. Trägheit des Mastdarms. Einen Tag besteht Verstopfung, den anderen Durchfall. Durchfall am Morgen und nachts, verbunden mit Kolik nach dem Essen, besonders im Sommer auftretend, mit Windabgang. Der After ist wund. Starke Blähungen. Unwillkürliche Stühle beim Blähungsabgang. Schmerzhaft juckender After, verschlimmert in Bettwärme. Schmerzen im Mastdarm nach Stuhlgang. Brennen bei und nach dem Stuhlgang. Schmerzhafte Kontraktion des Afters. Schneiden während des Stuhlgangs. Stechen beim Umhergehen. Tenesmus. Beim Manne Stuhldrang nach Beischlaf. Ergebnisloses Pressen. Schwächegefühl im Mastdarm vor dem Stuhlgang. Der Stuhl ist blutig, käsig, krümelig, entfärbt. Galleloser Stuhl. Grüner Stuhl. Gallertige Massen. Pappiger Stuhl. Der Stuhl riecht sauer. Dünngelblichbrauner Stuhl. Wässeriger Stuhl. Der Stuhl ist gelblichgrün oder gelblichbraun. Würmer im Stuhl.

Blasenlähmung. Drückender Schmerz in der Blase vor dem Wasserlassen. Harndrang nachts und nach dem Beischlaf (beim Manne). Ständiger Harndrang nach dem Essen. Dysurie. Häufiges nächtliches Harnlassen, auch unwillkürlich während des Schlafes. Der Kranke muß oft warten und lange Zeit drücken, bis er Urin lassen kann. Unbefriedigender Harnabgang. Stechender Schmerz in den Nieren. Ausfluß aus der Prostata während des Stuhlgangs. Vergrößerte Prostata. Brennen in der Harnröhre, während der Urin abfließt. Nach dem Stuhlgang Brennen und Jucken der Harnröhrenmündung. Der Urin enthält Eiweiß, brennt, ist wolkig, dunkel oder blaß, nachts und morgens reichlich, manchmal auch spärlich, übelriechend, mit schleimigem Satz.

Störende Erektionen morgens und nachts, die zwar häufig und manchmal auch heftig auftreten, meistens aber nur unvollständig, schmerzhaft und ohne Lustgefühl sind. Bläschen auf den Genitalien. Jucken des Scrotums, der Vorhaut und des Afters. Schmerzen in den Samensträngen und Hoden. Ziehen in den Samensträngen, Druck in den Hoden. Häufig unwillkürliche Samenergüsse nach dem Beischlaf, ohne Träume und ohne Erektionen. Der Sexualtrieb ist herabgesetzt oder vermehrt; dabei keine Erektionen, aber manchmal Erbrechen. Anschwellung des Gliedes und der Hoden.

Bei den Frauen ist das Sexualbedürfnis vermehrt. Fluor nach der Regel, scharf, reichlich, kremig, honigfarben, sauerriechend, gelb oder wässerig. Die Regel fehlt oder ist reichlich, zu häufig, verspätet, schmerzhaft oder langdauernd. Prolaps der Gebärmutter mit Schwächegefühl nach dem Stuhl. Sterilität.

Empfindlichkeit der Luftröhre. Heiserkeit und Stimmverlust. Asthmatische Atmung, die erschwert, kurz und seufzend ist.

Ständiger Husten am Nachmittag, des Abends im Bett, nachts, während des Frostes, mit Schnupfen, manchmal nach Trinken. Trockener, abendlicher Husten, dem Auswurf am Morgen folgt. Bellender, hohler, kurzer, folternder Husten mit Reiz in der Brust oder im Kehlkopf. Lockerer Morgenhusten. Kitzel im Kehlkopf und in der Brust. Heftiger Husten, verschlimmert beim Sitzen. Blutiger, grünlicher, schleimiger, stinkender, eitriger, dicker, zäher oder gelber Auswurf morgens. Schaler, fauliger oder salziger Geschmack.

Brustbeklemmung. Gefühl, als gehe eine Blase vom Herzen aus und zwänge sich durch die Arterien. Zusammenschnürungsgefühl auf der Brust. Leeregefühl in der Brust nach dem Essen. Pusteln auf der Brust. Plötzliches Völlegefühl im oberen Teil der Brust. Schmerzen in der Brust nach dem Essen, nach tiefer Einatmung, während des Hustens. Herzschmerzen. Dumpfer, drückender Schmerz in der Brust. Brennen, tief in der Brust, verschlimmert beim Liegen auf der rechten Seite, abends im Bett. Schneiden und Drücken. Rauhes Gefühl in der Brust beim Husten. Stechen in den Brustseiten, verschlimmert beim Liegen auf der linken Seite. Ängstliches Herzklopfen nach dem Essen, verschlimmert durch Lärm, durch Linkslage und während eines Gewitters. Galoppierende Schwindsucht bei jungen Leuten. Herzflattern nach den Menses und beim Treppensteigen.

Heftiges Ziehen im Rücken. Jucken der Rückenhaut. Rückenschmerzen nachts, während der Regel, bei Bewegungen, nach sexuellen Exzessen, beim Sitzen. Schmerzen in der Rückengegend, im linken Schulterblatt und zwischen den Schulterblättern. Lenden- und Kreuzschmerzen während der Regel. Rücken und Wirbelsäule sind schmerzhaft, wie zerschlagen. Reizzustand der Wirbelsäule. Brennen in der Lendengegend und in der Wirbelsäule. Ziehen im Rükken. Scharfer Schmerz im rechten Sacroiliacalgelenk. Stechen in der Lendengegend.

Schwitzen des Rückens. Steifigkeit beider Halsseiten. Anschwellung der Nakkendrüsen. Schwäche im Rücken gegen Abend, besonders in der Lendengegend, nach Samenergüssen.

Kalte Hände, Beine und Füße. Während der Menses sind die Füße tagsüber eiskalt und brennen nachts im Bett. Die Streckmuskeln des Unterarms verkrampfen sich beim Schreiben. Schmerzhaft stechende Hühneraugen. Krämpfe in den Waden und Füßen. Krämpfe in den Händen beim Schreiben. Aufgesprungene Haut über den Gelenken. Bläschenartige Ausschläge auf den Gliedern. Pusteln und Bläschen auf den unteren Gliedmaßen. Pusteln auf den Gesäßbacken. Ekzeme über den Fußgelenken. Ameisenlaufen an den oberen Gliedmaßen und an den Füßen. Hitze der Hände und Füße. Schwere der Glieder, besonders der Beine und der Füße. Jucken der oberen und unteren Gliedmaßen, besonders der Fußgelenke. Taubheitsgefühl der oberen Gliedmaßen, der rechten Hand, des rechten Arms und der Finger rechts sowie der Füße. Schmerzen in den Gliedern. Gichtige, rheumatische Gelenke. Rheumatischer Schmerz in der Schulter (rechts). Schmerzen im Bein, in der Wade, im Fußgelenk, im Fußballen und im großen Zeh. Zerschlagenheitsschmerz in den unteren Gliedmaßen. Brennende Hände und Fußsohlen. Krampfschmerzen in der linken Hand und im Zeigefinger. Ziehende, drückende, stechende, reißende Schmerzen in allen Gliedmaßen und Gelenken. Schwitzende Hände und Füße. Unruhige Beine. Sehnenverkürzung in der Kniekehle, auch nach der Regel auftretend. Steifigkeit der Gelenke. Anschwellung der Finger, der unteren Gliedmaßen und der Füße. Spannungsgefühl in den Kniesehnen und in der Wade. Zittern in den Händen und Knien nach dem Beischlaf. Muskelhüpfen. Schwäche der oberen Gliedmaßen, der Hände, des rechten Handgelenks und des linken Fußknöchels nach der Regel. Schwäche der unteren Gliedmaßen, der Oberschenkel und besonders der Fußgelenke. Fußknöchelschwäche bei Kindern (*Natrium carb.*). Die Beine geben plötzlich beim Gehen nach.

Sehr tiefer Schlaf. Der Kranke ist ein großer Träumer. Die Träume sind ängstlich, verliebt, handeln von Toten, sind schrecklich und qualvoll, befassen sich mit bevorstehenden Ereignissen oder mit Feuer. Alpdruck. Manche Träume können auch angenehm und lebhaft sein. Der Kranke schläft im Sitzen auf dem Stuhl ein. Der Schlaf ist unruhig und nicht erquickend. Schläfrig den Tag über und nach dem Essen, meistens am Vormittag. Schlaflos vor und nach Mitternacht infolge Gedankenandrangs. Der Kranke erwacht früh gegen 5 Uhr und ist unausgeruht. Auch spätes Erwachen kommt vor.

Abends ist es dem Kranken kalt im Bett. Er friert im Freien. Frösteln am Abend, während und nach dem Essen. Schüttelfrost. Einseitige Kälte. Innerer Frost. Fieber, Hitzewallungen und Kopfweh jeden Nachmittag. Der Kranke kann nicht einschlafen, weil er sich so heiß fühlt. Fieber mit Schweißausbruch während des Schlafes. Intermittierendes Fieber mit Erbrechen saurer Massen. Schwitzen tagsüber und während der Nacht. Angstschweiß. Kalter Schweiß. Schwitzen beim Husten und bei leichter Anstrengung. Reichlicher Schweiß am Morgen und während der Nacht mit großer nervöser Schwäche. Sauerriechender Schweiß. Das Kind riecht sauer.

Beißen, Brennen oder Kälte der Haut. Leberflecken, rote Flecken, gelbe Flecken und gelbliche Haut. Trockene Haut. Trockene, brennende Ausschläge. Blasen, Beulen, Brennen, Abschuppen der Haut. Die Haut ist feucht oder trokken. Sie zeigt herpetiforme Ausschläge und ist schmerzhaft. Die Ausschläge sind fressend; Pusteln und goldgelbe Schuppenbildung. Eiternde Haut. Urticaria und Bläschenbildung. Ekzeme mit honigfarbiger Absonderung. Erysipel. Wundsein. Ameisenlaufen. Sommersprossen. Nagende Hautschmerzen. Schlechte Heilhaut. Jucken, Beißen, Kriechen, Nagen, Stechen, gebessert durch Kratzen, verschlimmert durch Bettwärme. Empfindliche Haut. Wundes Gefühl und Stiche in der Haut. Die befallenen Hautstellen schwellen an. Hautödeme. Geschwürsschmerzen. Die Geschwüre beißen, brennen, kriechen weiter und sind tief. Übelriechende, gelbliche Absonderungen. Es kommt zu Fisteln und Entzündungen mit rotem Hof. Ungesunde Haut. Warzen.

Natrium sulfuricum

(Natriumsulfat, Glaubersalz)

Natrium sulf. ist eines der am häufigsten angezeigten konstitutionellen Mittel. Die Symptome treten am Morgen, am Abend, während der Nacht und hauptsächlich vor Mitternacht auf. Einige Symptome, ausgenommen das Schwitzen, sind nach dem Frühstück, tagsüber und nach Mitternacht besser. *Natrium sulf.* ist ein sehr nützliches Mittel bei Beschwerden, die nach einer vernachlässigten Gonorrhoe auftreten. Die Symptome und der konstitutionelle Zustand des Patienten verschlimmern sich bei feuchtem Wetter. Das Mittel hilft bei Patienten, die am Wasser leben und lange Zeit unter Malariaeinflüssen litten. *Natrium sulf.* ist ein Antidot gegen Chinin-Mißbrauch. Das Mittel ist besonders angezeigt bei Patienten mit neuropathischer oder galliger Konstitution. Der Patient ist besonders empfindlich gegen Nachtluft und leidet an ausgedehnten Katarrhen mit vorwiegend grünlichem Auswurf. Das Mittel heilt ödematöse Zustände. Empfindlichkeit gegen Berührung und Druck; psychische und physische Überempfindlichkeit. Hochgradige Schmerzempfindlichkeit. Die Schmerzen sind ganz verschieden: dumpfe oder scharfe Schmerzen, die durch Bewegung besser werden. Zerschlagenheitsgefühl. Großes Verlangen nach frischer Luft. Besserung durch Gehen im Freien. Empfindlichkeit gegen warme Räume, obgleich der Patient häufig auch gegen Kälte empfindlich ist und warme Kleider verlangt. Völle- oder Spannungsgefühl finden wir an vielen Stellen: im Kopf, in den Ohren, im Bauch und generell in den Venen. Im Frühling und bei warmem Wetter sind die Beschwerden schlimmer. Allgemeine physische Ruhelosigkeit und Ängstlichkeit. Ausgesprochene Schwäche und Zittern mit inneren Pulsationen und beschleunigter Herztätigkeit. Muskelzucken. Beschwerden nach Kopf- und Rückgratverletzungen. Sämtliche Symptome sind schlimmer bei Ruhe. Rheumatische Beschwerden im ganzen Körper. Der Patient muß auf dem Rücken liegen. Konvulsionen nach Kopfverletzungen. Sykotische Konstitution mit Warzen und Condylomen in der Vorgeschichte. Ängstlichkeit morgens, die nach dem Frühstück abklingt; ferner abends im Bett und vor Mitternacht sowie bei Fieber; Furcht vor der Zukunft mit Lebensüberdruß und Selbstmordabsichten; der Patient muß sich sehr in der Gewalt haben, um sich nicht wirklich das Leben zu nehmen. Eine Patientin versuchte während der Schwangerschaft mehrere Male sich aufzuhängen; nach Einnahme von *Natrium sulf.* wurde sie innerlich heiter und verlor ihre Selbstmordabsicht. Nach dem Stuhlgang Erleichterung. Musik macht den Patienten traurig. Am Morgen Traurigkeit, die nach dem Frühstück schwindet. Starke Reizbarkeit morgens. Gelbsucht nach Ärger. Abneigung gegen Geselligkeit. Der Patient mag nicht sprechen und will nicht angesprochen werden. Geistige Stumpfheit und Gereiztheit. Geistige Anstrengung löst psychische Symptome aus. Geistige Störungen infolge

Kopfverletzungen. Ein junger Mann z. B. wurde sehr traurig, litt an Schwindelanfällen und vernachlässigte seinen Beruf, als er an einer Kopfseite von einem Baseball getroffen worden war. Nachdem er *Natrium sulf.* genommen hatte, wurde er symptomfrei. Furcht vor Gedränge, vor dem Teufel, vor den Menschen. Der Kranke ist vergeßlich, leicht erschreckt, hysterisch, gleichgültig, indolent, geistesgestört, überempfindlich und argwöhnisch. Aufschrecken durch Furcht oder Geräusch und im Schlaf. Schwindel, kongestive Kopfschmerzen mit Völlegefühl und Hitze. Im Kopf nach außen gerichtetes Druckgefühl mit Pulsation. Periodische Kopfschmerzen mit Gallebrechen. Die Schmerzen verschlimmern sich, wenn der Patient daran denkt; sie werden durch Druck, in frischer Luft und im Liegen besser. Beim Gehen Pulsieren in den Schläfen. Reißende Schmerzen im Scheitel. Scheitelhitze. Morgens beim Aufwachen Kopfschmerzen. Geistige Anstrengung ruft Kopfschmerzen hervor. Gefühl, als ob das Gehirn nach einer Seite fallen wolle. Kopfschmerzen mit intermittierendem Fieber. Heftige Hinterhauptsschmerzen mit Schmerzen im Nacken. Kopfschmerzen nach Kopfverletzungen. Jucken der Kopfhaut. Ameisenlaufen. Stark nässende Ekzeme der Kopfhaut.

Photophobie und Kopfbeschwerden beim Inslichtsehen. Tränen der Augen und verschwommenes Sehen; gelbliche Augen; entzündete Augen mit vielen Bläschen. Morgens und abends Brennen in den Augen. Grünliche Absonderung aus den Augen. Die Lider kleben morgens zusammen. Granuläre Lider. Skrofulöse Entzündung der Conjunctiva. Rötung, Schwellung und Brennen der Augenlider. Lidschwere. Druck in den Augen beim Sehen.

Abends Ohrensausen; ebenso bei Kälte und Fieber. Schlaffes Gefühl in den Ohren. Ohrenklingen. Druckgefühl nach außen in den Ohren. Ohrenschmerzen, als ob sich etwas einen Weg nach außen bahnen wolle. Stechende Ohrenschmerzen, die schlimmer werden, wenn der Patient aus der Kälte in einen warmen Raum kommt, oder bei feuchtem Wetter. Stärkere Beschwerden auf der rechten Seite. Abends Hitze im rechten Ohr. Katarrh im rechten Ohr. Verstopfungsgefühl im rechten Ohr. Eitriger Ausfluß aus den Ohren.

Gelblichgrünes katarrhalisches Nasensekret. Nasenbluten vor und während den Menses, besonders nachmittags und abends. Trockenheit und Brennen in der Nase. Nachts kann die Nase mit Schleim verstopft sein. Der Schleim, der aus den hinteren Nasenöffnungen kommt, schmeckt salzig. Niesen mit Fließschnupfen und Grippe. Epidemische Grippe. Fetzen trockenen Schleims kommen von oben aus dem Nasen-Rachen-Raum.

Brennen des Gesichts durch Ekzeme. Kränkliches Aussehen und gelbliche Haut. Bläschen und Pusteln im Gesicht. Bläschen auf der Unterlippe und um den Mund herum. Pusteln am Kinn, die bei Berührung brennen.

Bei sykotischer Konstitution werden die Zähne locker und fallen aus. Das Zahnfleisch löst sich von den Zähnen. Schmerzen in den Zähnen, schlimmer von warmen Speisen, besser durch kalte Getränke und kalte Luft. Rotes, geschwüriges, brennendes Zahnfleisch mit Bläschen. Der Mund ist immer schleimig. Im Mund und im Rachen bildet sich viel Schleim. Der Geschmack ist bitter; die Zunge ist stark schmutzig-grünlichbraun belegt. Bläschen auf der Zunge und am Gaumen. Während der Menses Brennen am Gaumen. Dumpfes Gefühl im Mund. Speichelfluß.

Chronische Halsentzündung mit reichlichem, zähem, weißem Schleim. Trokkenes Gefühl im Hals. Halsschmerzen beim Schlucken der Speisen. Beim Gehen Erstickungsgefühl im Hals. Das Mittel wird oft bei Kropf benötigt. Großer Durst abends auf sehr kalte Getränke während des Frostgefühls und bei Fieber. Abneigung gegen Brot und Fleisch. Übelkeit nach stärkemehlhaltigen Speisen; abends Singultus nach Brotessen. Aufstoßen von saurem Wasser und bitterer Flüssigkeit. Nausea vor dem Frühstück. Beständige Nausea. Erbrechen von grüner Galle mit Koliken. Auftreibungs- und Schweregefühl im Magen. Pulsation im Magen nach dem Frühstück. Hochgradige Magenerschlaffung mit Hyperacidität. Empfindlichkeit gegen Kleiderdruck über den Hypochondrien. Der Patient kann nur leichte Nahrung vertragen. Die Verdauung ist erheblich verzögert. Das Mittel hat viele Leberbeschwerden geheilt. Leberstauung. Lebervergrößerung. Leberschmerzen durch Liegen auf der rechten Seite. Zerrungsgefühl im rechten Hypochondrium bei Linkslage (*Magnes. mur.*, *Carduus mar.*, *Ptelea*). Wundheitsgefühl und Stechen in der Leber beim Gehen. Scharfe Schmerzen in der Leber bei tiefer Einatmung. Leberstörungen infolge geistiger Anstrengung und Ärger. Die Leber scheint übermäßig viel Galle zu produzieren. Krankhaft veränderte, dickflüssige Galle, die leicht Gallensteine bildet. *Natrium sulf.* veranlaßt die Bildung gesunder Galle, die das natürliche Auflösungsmittel für Gallensteine ist, wenn es in homöopathischen Dosen und in langen Abständen gegeben wird. Das Mittel hat oft Gallensteinkoliken geheilt und in vielen Fällen Gallensteine abgetrieben. Die folgenden drei Fälle seien als beweisende Beispiele angeführt:

1. Fall: 37jährige verheiratete Frau mit erwachsenen Kindern. Kopfschmerzen mit nachfolgendem Gallebrechen seit mehreren Jahren. Dunkelrotes Gesicht. Hitze erleichtert die Schmerzen. Die Schmerzen beginnen im rechten Auge und dehnen sich auf die Stirn aus mit gleichzeitigem Zerrungsgefühl im Hinterkopf. Schmerzen im Sacrum, nach den Hüften ausstrahlend, schlimmer auf der rechten Seite. Nervös, leicht aufgebracht, ängstlich. Sehr schwer zufriedenzustellen. Hatte vor drei Monaten Gallensteinkoliken. Kalte Füße. Während der Menstruation Kopfschmerzen 16 Jahre lang. Die Menstruation fließt dick, klumpig, dunkel und dauert einen Tag. Heller Stuhl während der Krankheitsattacken; dunkler Stuhl, wenn die Patientin sich besser fühlt. Sie muß sich beherrschen, um nicht Selbstmord zu begehen. Zeitweise langsamer Puls. Immer müde. Rissige Zunge. Der Chirurg hatte Operation wegen der Gallensteine angeordnet. *Natrium sulf.* heilte; die Gallensteine gingen ab.

2. Fall: Beruflich angestrengt tätiger Mann. Gewicht 180 Pfund. Alter 40 Jahre. Dumpfe Schmerzen in der Gallenblasengegend. Gallensteinkoliken nach Verdauungsstörungen. Muß im Zimmer umhergehen, da Liegen keinerlei Erleichterung bringt. Nur einmal war der Stuhl hell gefärbt. Schmerzen in der Nierengegend, im Becken und in den Beinen. Wolkig getrübter Urin. Nachtröpfeln nach dem Wasserlassen. Dumpfe, heftige Schmerzen rechts hinter den unteren Rippen. Ständige Schmerzen, die rechts bis zum Nabel ausstrahlen; stechende Schmerzen in der Brust. Schmerzen im Duodenum, schlimmer nach dem Essen. *Natrium sulf.* heilte. Der Patient ist wieder ganz gesund.

3. Fall: 64jährige Frau. Diarrhoe; Stuhl wäßrig, manchmal kalkig; vergrößerte Leber; Umklammerungsgefühl in der Gallenblase; Gallensteinkoliken. Der Chirurg hatte zur Operation geraten. Schwächeanfälle nach dem Stuhlgang mit Kältegefühl. Schwindel beim Bücken, Liegen oder Gehen; Anfälle von starkem Herzklopfen; seelische Depression; durstlos; unternormale Temperatur; empfindlich gegen jede Erschütterung des Abdomens. Flatulenz und Kollern im Leib; Beine bis zu den Knien kalt; kalte Hände; viel Aufstoßen, schlimmer nach den Mahlzeiten; empfindlich gegen Wetterwechsel; nervös und schlaflos vor einem Sturm; wundes, ziehendes Gefühl in der Leber; Darmträgheit; verzögerte Verdauung; Schweregefühl in Armen und Beinen; Frösteln längs des Rückens; kann nicht auf der rechten Seite liegen; Urin reichlich. Patientin schläft spät ein. *Natrium sulf.* bewirkte einen radikalen Wechsel in ihrem Befinden; es sind keine Anzeichen für Gallensteine mehr vorhanden.

Leibschmerzen und Leeregefühl gebessert durch Blähungsabgang und durch Aufstoßen. Schmerzhafte Krämpfe durch versetzte Winde. Schmerzen und Auftreibung im Colon ascendens durch Blähungen. Schmerzen in der Caecumgegend. Das Mittel heilte viele Fälle, die dem Anfangsstadium von Appendicitis glichen. Schmerzen und Schwäche im ganzen Abdomen. Dumpfe, schwere Schmerzen vom Bauch zum Rücken. Brennen im Bauch. Gefühl im Bauch, als sei eine Diarrhoe im Entstehen, gebessert durch Aufstoßen und abgehende Blähungen. Leibschmerzen mit Stuhldrang, wobei aber nur Blähungen abgehen. Bauchschmerzen während der Menses. Krämpfe morgens vor dem Frühstück. Schmerzen im Leib von 16—20 Uhr. Ständige Schmerzen in den Därmen mit Tenesmen. Völlegefühl und gesteigerte Peristaltik mit Kollern und Glucksen, mit oder ohne Diarrhoe. Schmerzen im rechten aufsteigenden Colon beim Liegen auf der rechten Seite. Gallenkolik mit Gallebrechen. Das Mittel hat vergrößerte Bauchdrüsen geheilt. Morgendiarrhoe mit viel Blähungen gleich nach dem Aufstehen. Diarrhoe bei feuchtem Wetter. Stühle spritzend; reichlich; grünlich; dünn; stinkend; schleimig, blutig. Krämpfe im Leib vor dem Stuhlgang. Beim Stuhlgang schmerzt der Anus. Erleichterung nach dem Stuhlgang. Der Durchfall ist oft schmerzlos. Diarrhoe nach stärkemehlhaltigen Speisen, nach Gemüse, Obst, Gebäck, kalten Getränken und Eis. Diarrhoe wechselt mit Verstopfung ab. Diarrhoischer Stuhl zu jeder Tages- und Nachtzeit, aber hauptsächlich morgens und abends. Das Mittel hat viele Fälle chronischer Diarrhoe mit unfreiwilligem Stuhlabgang geheilt. Jucken und Kribbeln im Anus. Condylome am Anus. *Natrium sulf.* heilte ein stark blutendes Geschwür im Rectum bei einem Rechtsanwalt, der lange Zeit gegen Selbstmordimpulse ankämpfen mußte. Das Mittel hat blutende Hämorrhoiden oft geheilt.

Natrium sulf. heilt parenchymatöse Nierenentzündung nach Scharlach und Malaria. Das Mittel hat auch Glykosurie und Polyurie geheilt. Es ist nützlich, wenn Ziegelmehlsedimente oder viel weißes, sandiges Sediment oder Phosphatkristalle mit reichlichem, gallertartigem Schleimsediment vorhanden sind. Der Patient muß oft in der Nacht aufstehen zum Urinieren. Brennen während und nach dem Wasserlassen. Vermehrter Gallenfarbstoff im Urin. Diese Symptome treten nach vernachlässigter Gonorrhoe auf.

Bei Männern starker Sexualtrieb und lästige Erektionen. Gonorrhoe mit grünlichgelbem Ausfluß und Brennen während und nach dem Wasserlassen. Das Mittel heilt Prostatahypertrophie. Weiche, fleischige Condylome mit grünlicher Absonderung. Ödeme des Scrotums und der Vorhaut. Jucken von Penis und Scrotum mit Brennen nach dem Kratzen.

Der Menstruationsfluß ist reichlich, scharf und klumpig. Scharfe Leukorrhoe, grünlich, eitrig, die Haut wundscheuernd. Das Mittel heilt Phlegmasia alba dolens.

Viel dicker, zäher, weißer Schleim in Larynx und Trachea. Dyspnoë bei Anstrengung und beim Gehen mit scharfen Schmerzen in der linken Brust. Stiche bei tiefer Atmung. Dyspnoë bei feucht-dumpfem Wetter. Das Mittel ist sehr wirksam bei feuchtem Asthma von Kindern sykotischer Eltern. Feuchtes Asthma mit reichlichem, zähem Schleim bei jeder Heißwetterperiode. Chronischer Bronchialkatarrh.

Häufige Attacken von paroxysmalem Husten durch Reiz im Kehlkopf; dabei reichlicher, weißer, zäher Auswurf. Der Auswurf kann blutig, grünlichgelb, eitrig, weiß, zäh sein. Brustbeklemmung bei feuchter Abendluft und morgens beim Aufwachen. Leeregefühl in der Brust beim Einatmen. Wundes Gefühl in der Brust beim Husten, besser wenn die Brust mit den Händen gestützt wird. Bronchitis und Pneumonie sind bei sykotischen Patienten ohne dieses Mittel manchmal schwer zu heilen. Schleimig-eitriger Auswurf bei alten Leuten. Bei sykotischen Patienten jedes Frühjahr Hautausschläge auf der Brust. Schwellung und Eiterung der Achseldrüsen.

Das Mittel wurde bei uns als Epidemieheilmittel bei cerebrospinaler Meningitis angewandt, wenn die Schmerzen im Hinterhaupt und Nacken „wie das Nagen eines Hundes“ beschrieben wurden und der Kopf rückwärts gebogen war. Schneidende Schmerzen zwischen den Schulterblättern abends im Sitzen. Wirbelsäulenschwäche. Wunde Schmerzen in der Lenden- und Kreuzbeingegend. Kreuzschmerzen nachts, so daß sich der Patient auf die rechte Seite legen muß; die Schmerzen verschwinden morgens nach dem Aufstehen. Schmerzen im Kreuz, wenn der Harndrang unterdrückt wird. Beim Ausziehen Stechen im Rücken. Vor Schmerzen im Sacrum kann der Patient auf keiner Seite richtig liegen.

Zittern, Ziehen und Schwäche in den Gliedern; krampfhaftes Zucken in Händen und Füßen während des Schlafes. Schmerzen in den Gliedern beim Ausruhen. Rheumatische Schmerzen in den Gliedern bei feuchtem Wetter. Knacken in den Gelenken. Warzen auf Armen und Händen. Gliederschmerzen während des Frostgefühls und des Fiebers, besser durch Bewegung und Gehen. Stärker in den unteren als in den oberen Gliedmaßen.

Schwäche in den Händen. Schmerzen in den Beugemuskeln beim Greifen nach Gegenständen. Zittern in den Händen morgens beim Aufwachen und beim Schreiben. Die Neigung zu Nagelfalzvereiterungen ist ein typisches Symptom dieses Mittels. Die Handflächen sind rauh und wund und scheiden eine wäßrige Flüssigkeit ab. *Natrium sulf.* heilt schwere Psoriasis der Handflächen. Die Finger sind geschwollen und steif. Panaritium; die Schmerzen sind in der frischen Luft erträglicher.

Schmerzhafte Geschwüre unter den Nägeln und an den Fingerspitzen.

Schmerzen im rechten Hüftgelenk bei Bewegung. Stechen in der linken Hüfte. Die Hüftschmerzen strahlen bis zum Knie aus. Anschwellung des linken Beins. Ischias bessert sich durch Bewegung. Dumpfe Schmerzen in den unteren Gliedmaßen während Frostgefühl und Fieber, besser beim Gehen. Ruhelosigkeit der Glieder nachts im Bett. Geschwüre an der Außenseite der Schenkel. Kniesteifheit. Schwäche in den unteren Gliedmaßen. Brennen der Füße und Beine bis zu den Knien. Trockene Hitze in den Füßen bei Nacht. Fußödeme. Schneidende Schmerzen an Fußsohlen und Fersen.

Beim Lesen am Vormittag Schläfrigkeit. Schreckliche Träume. Frösteln von 18—21 Uhr mit Fieber, dann trockene Hitze bis 1 Uhr; Schweiß fehlt. Frösteln mit eisiger Kälte und Gänsehaut von 16—20 Uhr während der Menses. Schüttelfröste. Frösteln mit Fieber abends infolge der Nachtluft. Schwitzen nach Mitternacht oder gegen Morgen. Fieber mit Gallebrechen. Remittierendes und intermittierendes Fieber. *Natrium sulf.* wird als Heilmittel bei chronischem intermittierendem Fieber noch immer zu sehr vernachlässigt.

Nässende Ekzeme. Wasserblasen. Gelbe Schuppen nach Aufbrechen der Blasen. Gelbsucht. Intertrigo. Warzenähnliche, rote Auswüchse am ganzen Körper. Rote, knotige Eruptionen auf dem Kopf oberhalb der Ohren, auf der Stirn und auf der linken Seite des Genicks sowie in der Mitte der Brust.

Nux moschata

(Muskatnuß)

(Gebraucht wird die getrocknete, geriebene Wurzel)

Dies ist kein großes Mittel; es hat kein sehr großes Anwendungsgebiet, wird aber oft übersehen, wo es doch nötig wäre. Wir gewöhnen uns etwas zu sehr daran, uns ganz auf die Polychreste zu verlassen.

Die Muskatnuß war ein Altweibermittel gegen die Hysterie, und merkwürdigerweise wird diese Indikation durch die Prüfungen gerechtfertigt. Das Mittel muß irgendeine bessernde Beziehung zur Hysterie haben. Die Wurzel ist viel wirksamer als die Nuß und besitzt die wahren medikamentösen Eigenschaften.

Wenn eine Patientin wie betäubt ist, wenn sie ihr Gedächtnis fast völlig verloren hat, wenn sie sich nur noch automatisch bewegt, wenn sie bei einer Unterbrechung ihrer Hausarbeit gar nicht mehr weiß, was sie eben getan hat, und wenn sie sich auf Vergangenes überhaupt nicht mehr besinnen kann, so spricht dies für *Nux moschata.* Diesen merkwürdigen psychischen Zustand finden wir manchmal bei hysterischen Frauen. Bisweilen ist es wegen der Vergeßlichkeit unmöglich, den wirklichen Geisteszustand festzustellen. Die Patientin liegt mit geschlossenen Augen im Bett, weiß dabei alles, was um sie vorgeht, besinnt sich aber nachher auf nichts mehr. Sie spricht über Gegenwärtiges, weiß aber nichts mehr von Vergangenem. Sie prophezeit in einer Art Hellsehen. Dieser psychische Zustand ist ausschlaggebend für *Nux moschata.* Manchmal hat die Patientin Verschlimmerungen morgens, manchmal abends. Sie tut ihre Arbeit, ist dabei aber wie im Traum und scheint ihre Angehörigen nicht mehr zu kennen.

Der Nux-moschata-Patient kann immer schlafen, aber nur sehr schwer wachbleiben. Er schläft bei jeder passenden oder unpassenden Gelegenheit ein. Die Augen sehen schläfrig aus. Er verfällt in tiefen Schlaf, manchmal sogar in Coma.

Nux moschata ist nützlich für Coma bei Typhus und bei intermittierendem Fieber. Wenn der Patient wach ist, weiß er von nichts mehr und sieht nur benommen aus. Solche Patienten kommen manchmal erst nach langer Pause wieder ganz zu sich; sie geben auf Fragen konfuse Antworten, die gar keine Beziehung zur Frage haben. So paßt *Nux moschata* für Coma bei Typhus, für Hysterie, für Folgen nach Schock, für Angstzustände, für Depressionen nach enttäuschter Liebe oder nach Verlust von Freunden und Angehörigen. Für die Folgen von Schock paßt das Mittel noch besser als bei Typhus, es kann jedoch auch bei Typhus nützlich sein. Wenn wir aber große Schwäche und nervöses Zittern dabei vorfinden, ist *Acidum phosphoricum* besser. *Nux moschata* deckt das allgemeine Bild des Typhus nicht so gut wie *Acidum phosphoricum.*

Schläfrigkeit und Benommenheit sind nicht identisch, so daß es schwerfällt, ein Mittel zu finden, das für beide paßt. *Opium* hat da die meiste Ähnlichkeit.

Der Nux-moschata-Patient bekommt leicht Schwäche- und Ohnmachtsanfälle bei langem Stehen; z. B. nervöse Frauen beim Kleideranprobieren.

Der Patient hat einen trockenen Mund, die Zunge klebt am Gaumen. Große Schläfrigkeit und Automatismus, besonders bei nervösen Frauen. Das Mittel hat Anfälle von „petit mal" geheilt.

Blutungen treten im Arzneibild von *Nux moschata* sehr hervor; Blutungen aus der Nase, aus dem Uterus und aus den Därmen. Blutbrechen.

Die Patienten sind empfindlich gegen Wind, gegen Luftzug, gegen feuchte Luft; sie haben Kopfschmerzen, die beim Gehen gegen den Wind schlimmer werden. Heiserkeit entsteht vom Gehen gegen den Wind. Der Patient ist so empfindlich gegen kalte Witterung, daß er schläfrig und benommen von einem Gang im Wind nach Hause kommt. Der Mund ist trocken, doch der Patient hat keinen Durst; er behält das Wasser im Mund, schluckt es aber nicht hinunter. Eiswasser und saftige Früchte werden gern in den Mund genommen, um das Trockenheitsgefühl zu lindern. Oft ist das Trockenheitsgefühl auch vorhanden, obwohl der Mund feucht ist.

Taubheitsgefühl in den Extremitäten; Kribbeln, Prickeln und paralytische Schwäche. Hysterische Lähmungserscheinungen treten kurz auf und verschwinden wieder. Beim Gehen im Freien bekommen hysterische Patienten einen trockenen Mund mit anschließender Aphonie, die wieder vorübergeht, sobald die Patienten ins Haus kommen.

Der ganze Rücken, einschließlich der Wirbel, ist gegen Druck empfindlich.

Nux moschata heilt hartnäckige Verstopfung. Der Stuhl ist weich, geht aber erst nach langem Pressen ab (*Aluminium, Psorinum, China*). Der Patient wundert sich, daß er trotz des weichen Stuhls so stark pressen muß.

Das Mittel hilft auch bei vielen Frauenleiden. Menorrhagie 10 oder 15 Tage lang; das Blut ist geronnen; die Menses kommen zu oft oder unregelmäßig und dauern zu lange. Die Patientin hat viel Koliken und Krampfschmerzen bis in die Beine hinunter. Quälende Dysmenorrhoe, besonders wenn Kälte, Wind oder eine feuchte Wohnung mitspielen. Dabei hat die Patientin einen trockenen Mund ohne Durstgefühl; sie wacht nachts mit trockenem Munde auf; die Zunge scheint am Gaumen zu kleben.

Das Mittel paßt besonders für hagere, abgemagerte Frauen mit flachen Brüsten. Wir erinnern uns einer 35jährigen Frau, die früher rundliche Brüste hatte, dann aber ganz flache Brüste bekam; *Nux moschata* hat den Brüsten wieder die ursprüngliche wohlgerundete Form gegeben.

Nux moschata ist zwar ein kleines Mittel, kann aber in seinem engen Wirkungsbereich durch kein anderes Mittel ersetzt werden.

Nux vomica

(Brechnuß, Krähenauge)

Im ganzen Wirkungsbereich dieses Mittels beobachten wir eine ausgesprochene Überempfindlichkeit des Patienten. Sie tritt in allen Symptomen zutage. Nervös, überempfindlich gegen Geräusche, gegen Licht, gegen den leisesten Luftzug, gegenüber der Umgebung. Sehr empfindlich in bezug auf das Essen; viele Nahrungsmittel, vor allem kräftige Speisen, lösen Störungen aus. Verschlimmerung der Beschwerden durch Fleischgenuß. Der Patient verlangt nach anregenden, scharfen, bitteren, saftigen Speisen, die ihn stimulieren. Gegen Medikamente ist er überempfindlich. Einer der Gründe, warum es so viele Nux-Patienten gibt, ist der, daß viele Kranke durch die Schulmedizin mit zu starken Medikamenten behandelt werden. Wenn ein Patient aus schulmedizinischer Behandlung zu uns kommt, der mit Stimulantien und Tonicis aufgeputscht wurde, ist es manchmal unmöglich, verläßliche Symptome zu gewinnen, bevor wir nicht *Nux* als Antidot gegeben haben, um ihn zu beruhigen.

Nux ist besonders nützlich bei allen, die zuviel Tee, Kaffee oder Wein genossen haben. Gewohnheitsmäßige Kaffeetrinker werden überempfindlich gegen Geräusche und bekommen unbestimmte Symptome, die sie nicht mehr genau angeben können. Man tut gut, ihnen einige Tage *Nux* zu geben. Dann verlieren sie etliche ihrer Symptome und das Bild klärt sich.

Die Patienten zeigen ganz verschiedenartige psychische Zustände, aber alle sind überempfindlich, nervös und reizbar. Sie sind nie zufrieden, werden dauernd durch ihre Umgebung gereizt und so unverträglich, daß sie alles zerreißen möchten und immer zanken. Zuweilen brausen sie auf. Die Frau wendet sich gegen ihren Gatten oder möchte ihre Kinder ins Feuer stoßen; sie ist jähzornig und verträgt keinen Widerspruch. Wenn ein Stuhl im Wege ist, wird er zur Seite geworfen. Wenn beim Auskleiden ein Knopf sich nicht öffnen läßt, wird er abgerissen, so wütend ist der Patient darüber (wie bei *Acidum nitr.*). Es ist ein Zustand von unbeherrschter Reizbarkeit, eine psychische und zugleich physische Schwäche, ein Mangel an Ausgeglichenheit. Es kann sich z. B. um einen Geschäftsmann handeln, der an seinem Schreibtisch sitzt, bis er übermüdet ist. Er bekommt viele Briefe, er hat viele Eisen im Feuer, tausend kleine Dinge zerren an ihm, und ständig wird er von einem zum andern getrieben, bis er wie gefoltert ist. Dabei handelt es sich weniger um schwerwiegende Dinge als um die Kleinigkeiten des Lebens. Er muß sein Gedächtnis wachhalten, um allen Kleinigkeiten gerecht zu werden. Auch zu Hause grübelt er weiter. Nachts liegt er wach; sein Geist ist verwirrt durch den Trubel der Geschäfte, die täglich auf ihn einstürmen. Schließlich überfällt ihn geistige Müdigkeit. Wenn ihn die Kleinigkeiten belästigen, wird er ärgerlich und möchte ihnen aus dem Wege gehen. Er stößt sich an den Dingen, schilt, geht nach Hause und reagiert sich in der Familie ab. Er schläft mit Unterbrechungen und wacht um 3 Uhr morgens auf; dann stürmen seine Geschäftssorgen auf ihn ein, so daß er nicht wieder einschlafen kann, bis er am späten Morgen in einen wenig erquickenden Schlaf fällt und müde und erschöpft aufwacht. Er möchte bis in den späten Morgen hinein schlafen.

Melancholie und Traurigkeit. Der Patient hat ständig das Gefühl, als ob er zerplatzen müsse; er reibt sich an allen Dingen und möchte alles nach seinem Willen ausgerichtet wissen. Es treibt ihn, Dinge zu tun, die dem Wahnsinn nahekommen, z. B. andere zu vernichten. *Natrium sulf.* gibt einen starken Impuls zur Selbstzerstörung; *Argentum nitr.* ebenfalls, besonders durch Herabspringen von einer Höhe, aber der Argentum-Patient vermeidet es, sich in eine solche Lage zu bringen.

Der Nux-Patient ist überempfindlich gegen frische Luft und gegen Luftzug; er friert immer, erkältet sich dauernd und die Erkältung breitet sich von der Nase bis in die Brustorgane aus.

Die Haut ist überempfindlich gegen Berührung und Zug. Der Kranke schwitzt leicht nach der geringsten Anstrengung. Geistige Ermüdung, Abgeschlagenheit, Neuralgien, drohende Geistesverwirrung, Konvulsionen. Krämpfe einzelner Muskeln und des ganzen Körpers. Muskelhüpfen, Schwäche, Zittern und Lähmung. Die paralytische Schwäche und die Störung des Muskel- und Nervenzusammenspiels sind typische Symptome.

Ein weiteres Merkmal des Nux-Bildes ist, daß gewisse Funktionen in verkehrter Richtung verlaufen. Wenn z. B. der Magen krank ist, wird er im allgemeinen seinen Inhalt ohne große Anstrengung zu entleeren trachten, aber bei *Nux* haben wir ein Aufbäumen und Anstrengen, als wenn alles den falschen Weg ginge. Nach vielem Drängen und Würgen und unter gewaltiger Anstrengung entleert sich der Magen dann schließlich doch. Ähnlich ist es mit der Blase. Der Patient muß sich anstrengen, um Urin zu lassen. Es besteht Tenesmus und Harndrang. Obwohl die Blase voll ist, geht der Urin nur tropfenweise ab, und wenn der Patient preßt, hört auch das noch auf. Beim Darm ist es ebenso: obgleich der Patient sich sehr anstrengt, kommt nur wenig Stuhl. Bei Durchfall kommt ohne Pressen manchmal etwas Stuhl, aber dann entwickeln sich Krämpfe, so daß der Kranke zu pressen beginnt. Und dabei scheint der Stuhl wieder zurückzugleiten, weil eine Art Antiperistaltik entsteht. Bei Verstopfung kommt der Stuhl um so schwerer, je mehr sich der Kranke anstrengt. Bei Durchfall und Darmkatarrh finden wir erfolglose Anstrengung ohne Erleichterung; erst wenn etwas Stuhl abgeht, tritt Erleichterung ein. Bei Darmkatarrh macht *Mercurius* ständigen Stuhldrang, *Mercurius corr.* Tenesmus mit gleichzeitigem Harndrang. Die verkehrte Richtung der verschiedenen Funktionsabläufe zeigt die spastische Natur unseres Mittels. Schmerzen schießen vom Mastdarm aus aufwärts; Brennen.

Neuralgien in der Umgebung des Auges, im Gesicht, im Kopf. Neuralgische Kopfschmerzen. Die Schmerzen sind stechend, reißend, brennend und ziehend; sie lösen Weinkrämpfe und Ohnmachtsanfälle aus. Spannungsgefühl in den Muskeln und ziehende Schmerzen im Rücken. Muskelkrämpfe. Das ziehende Gefühl tritt besonders im Nacken auf und zwingt den Patienten, den Kopf zurückzubiegen. Ziehende Schmerzen auch längs der Wirbelsäule. Lumbago. Rückenschmerzen während der Schwangerschaft, schlimmer beim Liegen. Die Kranke muß aufstehen und umhergehen. Neuritis mit großer Empfindlichkeit der Haut. Schmerzen in der Nieren- und Lebergegend. Die Schmerzen sind so stark, daß der Kranke sich im Bette nicht umdrehen kann. Er kann sich nur mühsam mittels der Hände aufrichten und sich dann auf die andere Seite niederfallen lassen. Ziehende Schmerzen im Kreuzbein und in den Hüften. Ziehende Schmerzen im Kreuz bei Dysenterie. Reißende Schmerzen in den Därmen; jeder Schmerzanfall löst Stuhldrang aus. Das ist charakteristisch für alle Bauchschmerzen bei *Nux*. Ziehende Gliederschmerzen, die Wadenkrämpfe und Krämpfe in Füßen und Zehen auslösen. Menstruationskrämpfe mit Stuhldrang. Magenschmerzen nach der Mahlzeit verursachen Stuhldrang. Trotz vieler Anstrengungen kommt zunächst kein Stuhl; aber nach mehreren vergeblichen Versuchen geht ein wenig Stuhl ab, wonach Erleichterung eintritt. Der Stuhl ist sehr spärlich und wird gewissermaßen gegen die Peristaltik herausgepreßt.

Überempfindlichkeit gegen Stimulantien. *Nux vomica* ist eine Art Routinemittel, um Betrunkene nüchtern zu machen; es hilft auch bei Delirium tremens. Alte Schwelger, die unter Stimulantien, sexuellen Exzessen und Geschäftssorgen zusammengebrochen sind, sind für *Nux* geeignet. Der Nux-Patient ist an der Grenze des Zusammenbruchs, überreizt und übermüdet, er schwitzt, wird durch Luftzug verschlimmert und ist überempfindlich gegen Lärm und Licht. Hier helfen nur *Nux,* Ruhe und die Vermeidung aller aufpeitschenden Mittel.

Nux paßt gut für Kranke, die zuviel Tee, Kaffee und Reizmittel bekommen haben. Sie sind Tag und Nacht ohne Schlaf, bis der Zusammenbruch kommt. Ständige Nervenüberspannung. Gefühl des Fliegens oder Zerplatzens. Muskeln und Hände zittern. Die Glieder zucken beim Einschlafen und während des Schlafes.

Ängstliche Besorgtheit, Verzweiflung und Hypochondrie, Überempfindlichkeit gegen äußere Eindrücke. Das betrifft alle Sinne. Der Patient kann kein Vorlesen und keine Unterhaltung vertragen; er ist gereizt und möchte allein sein. Jedermann mißfällt ihm oder tut etwas, was ihn verärgert. Jeder, der ihn beruhigen will, ärgert ihn nur. Er fürchtet sich vor seiner täglichen Arbeit. Endlich verwickelt er sich in dauernde Streitereien, in Vorwürfe, Schimpferei und eifersüchtige Beleidigungen mit obszönen Redensarten, um gleich darauf zu heulen und laut zu jammern.

Ungewöhnlich starker Sexualtrieb, dem der Patient bis zum Versagen nachgibt. Sexuelle Erschöpfung und Impotenz. Sehr starke Libido, aber physische Schwäche beim Akt, so daß sogar Selbstmordgedanken entstehen können.

Der Nux-Patient ist ein chronischer Verdauungsschwächling, mager, hungrig, verwelkt, vornübergebeugt und früh gealtert. Immer bekrittelt er sein Essen und verträgt fast nichts. Er hat eine Abneigung gegen Fleisch, das ihn krank macht. Er verlangt nach scharfen, bitteren, tonisierenden Speisen. Schwacher Magen. Nach den Mahlzeiten Magenschmerzen, Übelkeit, Brechneigung. Die Magengegend sinkt ein. Der Patient wird welk und magert ab.

Es besteht Neigung zu Erkältung und Schnupfen. Die Erkältung setzt sich in der Nase, in der Kehle, in der Brust und in den Ohren fest. Der Patient erkältet sich bei der geringsten Gelegenheit und schwitzt leicht, der leiseste Luftzug verursacht Kopfweh mit Schnupfen. Wenn er sich in einem überhitzten Raum aufhält und in seinem Wärmehaushalt gestört wird, bekommt er Schnupfen. Der Cepa-Schnupfen verschlimmert sich auch in einem warmen Raum. Die Nase ist des Nachts verstopft. Vollständige Nasenverstopfung besonders im Freien. Fließschnupfen in geschlossenem Raum. Tagsüber besteht eine dünne, wässerige Absonderung. Kitzelgefühl in der Nase verursacht Niesen. Das Kribbelgefühl legt sich auf Kehlkopf und Luftröhre. Husten, brennendes Gefühl in den Luftwegen. Alle Schleimhäute geraten in einen entzündlichen Zustand. Die Stimme wird näselnd, sie kann auch verlorengehen. Der Rachen entzündet sich. Kitzelhusten. Trockener, quälender Husten mit großer Schmerzhaftigkeit in der Brust (wie bei *Bryonia*). Der Kopf fühlt sich an, als wolle er auseinanderbersten. Der Schnupfen schlägt sich auf die Brust. Grippe mit Fieber und Knochenschmerzen. Der Patient muß sich dick einhüllen. Die einzige Erleichterung erlangt er, indem er sich ungewöhnlich warm hält; aber ein warmer Raum verschlimmert den Schnupfen, bevor das Fieber zum Ausbruch kommt. Mit dem Fieber steigt die Wärmebedürftigkeit. Verschlimmerung sogar durch die Luftbewegung unter dem Bettzeug. Das Lüften der Bettdecke verschlimmert die Schmerzen, den Husten usw.

Stürmisches Fieber und heftiger Schweiß oder warmer Schweiß (wie bei *Opium;* aber der Opium-Patient entblößt sich bei warmem Schweiß, während der Nux-Patient sich fest in die Bettdecken einwickelt). Frost und Fieber, Hitze und Schweiß durcheinander. Während des Frostes sind die Finger und die Hände kalt und blau. Kältegefühl vom Kopf bis zu den Füßen. Das Frostgefühl beginnt in den Extremitäten oder im Rücken und dehnt sich über den ganzen Körper aus, so daß der Patient zugedeckt werden muß. Bald darauf kommt es zur Gegenreaktion mit Hitze und Schweiß, aber er muß immer noch bedeckt bleiben. Durst ist kein hervorstechender Zug, entsteht aber manchmal während des Schwitzens.

In allen Fieberstadien findet sich Neigung zu Gelbsucht. Die Skleren werden gelb. Die Haut wird ausgesprochen gelb, besonders bei chronischem, intermittierendem Fieber. Bei den Bauchbeschwerden mit Gelbsucht besteht Ähnlichkeit mit dem Arzneibild von *Bryonia.*

Der Magen des Nux-Patienten ist in Unordnung. Im Pfortadersystem kommt es zur Stase und zu Kongestionen. Desgleichen in den Hämorrhoidalvenen. Verstopfung, Darmentzündung, Mastdarmlähmung. Die Magensymptome sind ähnlich denen von *Pulsatilla.* Verschlimmerung am Morgen. Schlechter Mundgeschmack morgens (auch wie bei *Pulsatilla*). Bei den Magenbeschwerden besteht das Gefühl, als wolle der Kopf platzen, oder als werde der Scheitel mit einem Stein zerschmettert.

Ausgesprochene Lähmungszustände. Anfangs befinden sich die Eingeweide in Aufruhr, aber sehr bald tritt das Gegenteil ein und der Kot bleibt im Mastdarm liegen, ohne Stuhldrang auszulösen. Das wirkt sich auch auf die Blase aus: sie ist voll, aber der Urin kann nicht entleert werden. Bei alten Männern mit Vergrößerung der Vorsteherdrüse und bei Gonorrhoe geht der Urin nur tropfenweise ab. Lähmungen in den Extremitäten, im Gesicht oder im Bereich eines Armes, einer Hand und einzelner Muskeln. Facialislähmung wird nicht selten durch *Nux* geheilt. Charakteristisch ist, daß die Lähmungen von stechenden Schmerzen begleitet sind.

Zeitweise besteht eine Plethora falsa mit gerötetem Gesicht. Der Gesichtsausdruck wirkt aufgeregt. Große Schwäche und Erschöpfung mit Reizbarkeit und der beschriebenen allgemeinen Gemütsverfassung. *Nux* paßt, wenn der Patient sich bei völligem Nichtstun wohlbefindet, aber schon der bloße Gedanke an Arbeit ihn sogleich erschöpft.

Kopfschmerzen durch Schwitzen, durch gewohnheitsmäßigen Weingenuß und durch ausgedehnte Nachtwachen. Nur absolute Ruhe bringt wirkliche Erleichterung. Kopfschmerzen, als ob ein Stein auf den Scheitel presse. Die meisten Symptome werden durch Wärme gebessert, aber beim Kopfweh ist es umgekehrt. Akne nach dem Verzehren von Käse.

Nux macht heftige Krämpfe mit Opisthotonus. Krämpfe der gesamten Körpermuskulatur mit blaurotem Gesicht und Kurzatmigkeit infolge der Konvulsionen. Während der Krämpfe kann teilweiser Bewußtseinsverlust auftreten, aber meistens empfindet der Kranke seine schrecklichen Qualen. Der leichteste Luftzug verschlimmert. Kitzligkeit der Füße. Die geringste Berührung des Rachens verursacht Stickhusten.

Nux vomica wird als Routinemittel bei Appetitverlust gegeben. Es hebt den Appetit, aber das kann für den Patienten gefährlich werden. Es besteht Abneigung gegen Fleisch, gegen die üblichen Speisen und Getränke, im allgemeinen auch gegen Tabak und Kaffee, ferner gegen Wasser, Bier und gegen ein gerade gegessenes Gericht.

Der Patient hat vor allem Leibschmerzen, schneidende Schmerzen, die ihn veranlassen, sich zusammenzukrümmen. Übelkeit durch Magenüberladung. Senkungsgefühl. Spastische Schmerzen im Leibe, die oft in die Glieder, aber noch häufiger in den Mastdarm ausstrahlen. Koliken, die Stuhl- und Harndrang verursachen. Nieren- und Gallensteinkoliken. Das jeweils passende Mittel verhindert die Tendenz zur Steinbildung. *Nux vomica* wirkt bei ikterischer Hautverfärbung ähnlich wie *Bryonia*, paßt aber besser für Stauungserscheinungen im Gebiet der Pfortader. Die Neuralgien bei *Nux vomica* verschlechtern sich auf den leichtesten Druck hin (bei *Colocynthis* bessert leichter Druck, bei *Magnesium phosphoricum* bessern Druck und Wärme). *Bryonia* ist bei Peritonitis häufiger angezeigt, wenn der Patient mit angezogenen Beinen im Bett liegt. Bei *Nux vomica* findet man Hämorrhoiden, Stauung im Leberbereich und schneidende Schmerzen im Mastdarm mit verstärktem Stuhldrang; bei *Cuprum* schneidende Schmerzen, die den Körper von vorn bis zum Rücken durchbohren. Während bei *Nux* der Leib eingesunken ist, ist er bei *Calcium* und *Sepia* aufgetrieben. *Inula* ähnelt *Nux* hinsichtlich der Koliken mit Stuhl- und Urindrang.

„Milch wird im Magen sauer." „Hitzegefühl im Kopf beim Essen." Üble Nachwirkungen von Kaffee, alkoholischen Getränken, Ausschweifungen. Gefühl von Schleim in der Kehle; durch Essen verschlimmert. Bei *Aloe* finden wir Durchfall nach Biertrinken; bei *Nux* Durchfall nach stärkeren alkoholischen Getränken. Gefühl eines Klumpens im Magen (wie bei *Bryonia*). In chronischen Fällen paßt *Sepia* besser und folgt gut auf *Nux*, tritt aber in Konkurrenz mit *Bryonia*. Man vergegenwärtige sich den letztgeschilderten Zustand und verbinde ihn mit dem Druck auf dem Scheitel, so hat man das typische Bild von *Nux*. Das Gefühl eines Steines oder Klumpens im Magen kommt eine Stunde nach dem Essen, woraus man ersieht, daß der Magen immerhin bemüht ist zu verdauen. Bei *Abies nigra* tritt dieses Gefühl sofort auf. Die ähnlichen Schmerzen bei *Kreosotum* treten frühestens erst 3 Stunden nach der Mahlzeit auf, wenn die Nahrung im wesentlichen schon verdaut ist.

Nux vomica ist *Sulfur* eng verwandt und wirkt häufig als Antidot, wenn *Sulfur* überdosiert wurde. Es wirkt jedoch nicht so tief und hemmt auch nicht die konstitutionsgerichtete Wirkung von *Sulfur*, sondern nur die übermäßige Auswirkung von *Sulfur* auf der Oberfläche des Körpers.

Die Menstruation ist zu früh, zu lang und zu reichlich; sie kann aber auch so geringfügig auftreten, daß sie kaum bemerkt wird. Manchmal verläuft sie ohne rechten Schluß; von Zeit zu Zeit kommen immer wieder Gerinnsel, so daß eine Menstruation in die andere überzugehen scheint. Dieser Zustand ist von den oben beschriebenen charakteristischen psychischen Symptomen begleitet, insbesondere von Erregungszuständen und Überempfindlichkeit gegen Drogen. Zeitweise bestehen heftige Schmerzen; Uteruskrämpfe, die auf den ganzen Körper ausstrahlen und die durch Wärme und Druck gebessert, aber durch den leichtesten Luftzug oder durch Kälte verschlimmert werden. Schmerzen und Krämpfe, gebessert durch Wärmflasche sowie durch warmes Einhüllen und allgemeine Wärme. Sehr schmerzhafte Wehen mit Wundheitsgefühl (wie bei

Arnica). Senkungsgefühl, als ob die Eingeweide heraustreten wollten, mit quälendem Stuhl- und Urindrang. Starkes Juckgefühl in der Vulva.

Viele hysterische Symptome. Bei der Hysterie von Europäern findet man mehr Nux-Symptome, während für die der Amerikaner *Ignatia* besser paßt.

Quälendes Asthma. Das Mittel hilft bei Patienten, die ihr Asthma jeweils auf Magenstörungen zurückführen. Nach Nux-Medikation können sie ein ganzes Jahr lang anfallsfrei sein. Asthma mit starkem Husten und Schleimrasseln auf der Brust.

Schnupfen bei jeder Magenstörung mit nachfolgendem Asthma. Ich hatte eine Patientin, die jedesmal einen Schnupfen bekam, wenn sie Wurst gegessen hatte.

Herzklopfen. Herz- und Kreislaufstörungen. Starke Pulsation.

Morgenverschlimmerung aller psychischen und physischen Symptome. Der Schnupfen und einige Kopfsymptome werden durch Bettwärme schlimmer (wie bei *Mercurius*), verschlimmern sich aber auch, wenn der Patient unbedeckt liegt. Essen und Bewegung verschlimmern. Die Kopfbeschwerden werden durch Hitze verstärkt.

Druck- und Schwächegefühl in der linken Leistenbeuge, daher ist das Mittel angezeigt bei linksseitiger Leistenhernie von Säuglingen (*Lycopodium* rechtsseitig).

Frieren, das durch Zudecken nicht gebessert wird. Bei *Ignatia* bessert sich das Frostgefühl durch Aufdecken. Bei intermittierendem Fieber gehen Frost und Hitze ineinander über. Das Hitzestadium ist kurz und trocken; danach folgt heißer Schweiß mit intensivem Wärmegefühl. Schlimmer am Morgen. Aber das Frostgefühl kann zu jeder Tages- und Nachtzeit auftreten.

Opium

(Opium)

Im Arzneibild von *Opium* finden wir als besonders charakteristische Züge: Schmerzlosigkeit, Antriebsarmut und Stumpfheit. Viele Prüfer verspürten schon bei kleinen Dosen eine stumpfe Benommenheit, mangelnde Tatkraft und die Unfähigkeit, sich ihrer Umgebung bewußt zu werden oder die Dinge des täglichen Lebens zu beurteilen. Sinnestäuschungen im Bereich des Sehens, Schmeckens und Tastens. Täuschungen hinsichtlich der eigenen Existenz und seiner Vorstellungen über sich selbst. Störung aller Sinnesempfindungen.

Das führende Allgemeinsymptom des Mittels ist Schmerzlosigkeit, aber hin und wieder wechselt damit der gerade entgegengesetzte Zustand ab, und dann löst eine kleine Dosis *Opium* Schmerzen, Schlaflosigkeit, Unruhe und nervöse Erregung aus. Die meisten Patienten sind verstopft, aber bei einigen finden wir auch Durchfall und Tenesmen. Vorwiegend Schläfrigkeit, manchmal aber auch schlaflose Nächte, Angstzustände und zunehmende Empfindlichkeit gegen Geräusche, so daß der Kranke zuweilen sagt, er könne die Fliege an der Wand laufen hören oder er höre die Uhr auf einem weit entfernten Kirchturm schlagen.

Man hat mit Recht vermutet, daß von diesen entgegengesetzten Zuständen jeweils der eine primär und der andere sekundär ist; z. B. geraten diejenigen, die anfangs Stupor und Schmerzlosigkeit zeigten, später in einen Zustand großer Empfindlichkeit, Unruhe, Furchtsamkeit und Reizbarkeit, während die anderen, die anfangs überempfindlich waren, in der Folge abgestumpft erscheinen. Was auf der einen Seite Aktion ist, kann auf der anderen Seite Reaktion bedeuten. Bei beiden aber handelt es sich um die Wirkungen der Droge, die in ihrer Symptomengesamtheit das Mittelbild darstellen.

Trägheit und Schmerzlosigkeit sind typische Züge. Die Reaktionsträgheit zeigt sich als fehlendes Ansprechen auf an sich gut gewählte homöopathische Mittel. In dieser Beziehung konkurriert *Opium* mit *Sulfur*. Beim Studium einschlägiger Fälle wird man manche Opium-Symptome finden, und wenn man dieses Mittel dann gibt, wird der ganze Organismus aus der Reaktionsträgheit herausgerissen.

Geschwüre, die absolut schmerzlos sind, die nicht granulieren wollen und sich auch nicht weiter ausbreiten, mit Taubheitsgefühl und Sensibilitätsverlust, wo man Empfindlichkeit vermuten sollte, werden oft von *Opium* geheilt. Unempfindlichkeit, selbst bei hochgradigen Entzündungszuständen.

Paralyse oder Parese, partielle Lähmungen, Inaktivität, Trägheit. Solche Zustände findet man häufig im Bereich der Eingeweide. Infolge der mangelnden Motorik füllt sich der Mastdarm mit runden, harten, schwarzen Kotballen, die mit dem Finger oder dem Löffel entfernt werden müssen. Es besteht weder Stuhldrang noch die Fähigkeit, sich bei der Stuhlentleerung entsprechend anzustrengen.

Die Blase befindet sich in einem ähnlichen Zustand. Der Patient kann seine Bauchmuskeln nicht gebrauchen; beim Wasserlassen fehlt die Bauchpresse. Der Urin wird zurückgehalten; die Muskeln, die ihn austreiben sollten, befinden sich in einem paretischen Zustand.

Beim Trinken scheint der Speiseröhre die Kraft zu fehlen, um den Schluckakt zu fördern, und die Flüssigkeit geht infolge der Parese nicht nach unten, sondern kommt zur Nase heraus oder gerät in die falsche Kehle.

Schwäche und Lähmung der Glieder und Muskeln.

Meistens befindet sich der Patient in einem Zustand völliger Passivität. Er möchte allein gelassen werden und sagt, er sei gar nicht krank, obwohl er vielleicht 40 Grad Fieber hat. Er ist mit brennend heißem Schweiß bedeckt, hat einen erheblich beschleunigten Puls und deliriert. Das Gesicht sieht stumpf, geschwollen und blaurot aus. Die Augen sind glasig, die Pupillen eng. Der Geist des Patienten ist verworren, aber Fragen können noch beantwortet werden. Manchmal sind die psychischen Symptome ausgeprägter als die körperlichen. Dann finden wir Geschwätzigkeit, Delirien, Geistesverwirrung. Aber dieser Zustand ist selten. Im allgemeinen sprechen die Kranken nur, wenn man sie aufrüttelt. Sie befinden sich in einem stuporösen Zustand, der sie im Reden und Handeln behindert. Gelegentlich auch Delirium mit einem Anstrich von Glückseligkeit.

Der Magen wird anomal warm empfunden. Vernichtungsgefühl. Hunger. Essen bessert diesen Zustand nicht. Auch wenn der Magen voll ist, bleibt ein Leeregefühl bestehen. Das Essen wird im Magen sauer und wird dann erbrochen. Kalter Schweiß. Große Erschöpfung. Übelkeit, Würgen und fortgesetztes Erbrechen. Nausea ist eine lästige Nebenerscheinung nach der Verabfolgung von *Opium* oder *Morphium*. Der Homöopath besinnt sich hier auf *Chamomilla;* eine einzige Dosis dieses Mittels verschafft sofort eine wunderbare Erleichterung und beseitigt Elendsgefühl und Nausea.

Opium ist, als rohe Droge gegeben, bei inneren Erkrankungen immer fehl am Platz. In der Chirurgie mag es bisweilen notwendig sein, das wollen wir nicht abstreiten. Aber bei innerlich Kranken bringt es keinen Nutzen, sondern schadet nur, indem es uns daran hindert, das passende homöopathische Mittel zu finden. Die Verordnung von *Opium* in Substanz verwischt die Symptome und verwirrt den Krankheitsfall, so daß man tagelang nichts tun kann und mit der Behandlung nicht weiterkommt.

Opium ist stark mißbraucht worden; man hat zwar manches dabei gelernt, aber für unsere Prüfungen hat dieser Mißbrauch nicht allzuviel eingebracht, denn es wurde keine individuelle Symptomatik dadurch gewonnen. Große Dosen verursachen grobe Wirkungen, aber auch diese können manchmal ein nützliches Symptombild ergeben. Nehmen wir z. B. eine Apoplexie mit röchelnder Atmung, herabgesunkenem Unterkiefer, erweiterten oder meistens stark verengten Pupillen, blaurotem Gesicht, heißem Schweiß, einseitiger Lähmung. Man könnte beim ersten Anblick im Zweifel sein, ob es sich um eine Lähmung, um Opium-Mißbrauch, um eine Bewußtlosigkeit nach Sturz oder um einen Alkoholrausch handelt, und man müßte schon genau untersuchen, um eine Entscheidung zu treffen. Bei der Apoplexie handelt es sich um die mechanische Einwirkung einer Blutung. Der Blutdruck im Gehirn war zu hoch. Das allein braucht noch nicht tödlich zu sein, aber später bildet sich ein Entzündungsherd um die Blutung herum. Durch *Opium* wird ebenfalls eine Hirnhyperämie verursacht. Wenn man es aber in homöopathischer Dosis gibt, vermindert es die Blutüberfüllung, und 6 Stunden nach einem apoplektischen Insult wird der Patient wieder bei vollem Bewußtsein sein. Seine Haut wird kühl werden, die Gesichtsfarbe normal, desgleichen der Puls. In diesem einen Falle müssen wir den experimentellen Nutzen einer großen Opium-Dosis insofern anerkennen, als wir ein klassisches Arzneibild im Sinne einer Apoplexie durch sie gewonnen haben.

Opium macht nervlich bedingte Kopfschmerzen, die im Hinterkopf beginnen und sich über das ganze Gesicht ausbreiten. Verschlimmerung am Morgen. Der Patient hat das Gefühl, als ob sein Kopf durch die heftigen Schmerzen an der Schädelbasis auf das Kissen niedergedrückt würde. Aber wenn er erst einmal aufgestanden ist, kann er sich nicht wieder hinlegen. Wir finden diese Symptomatik häufig bei Frauen: Plethora falsa mit Kopfschmerzen und Reizbarkeit während der Schwangerschaft oder der Menstruation; die Kranke steht auf und kann sich nicht wieder legen. Die Schmerzen beginnen am Morgen und sind so heftig, daß die Kranke sich nicht bewegen kann. Sie kann nicht einmal mit den Augen zwinkern oder den Kopf drehen. Das leiseste Türknarren oder Uhrenticken ist unerträglich. Das Gesicht ist blaurot gefleckt. Die Augen sind gerötet. Psychische Symptome sind bei der Patientin nur schwer herauszubekommen. *Opium* wird sofort Erleichterung verschaffen.

Die meisten Symptome bei *Opium* sind schmerzlos.

Manchmal haben wir das Erscheinungsbild eines abgestumpften Trinkers. Fieber mit stumpfsinnigem Gesichtsausdruck. Delirium tremens mit schrecklicher Angst, mit Erbrechen, kongestiven Kopfschmerzen und engen Pupillen. Heftige Kopfschmerzen nach Trinkgelagen. Erschöpfung. Die meisten Beschwerden sind mit Stumpfheit verbunden. Der Patient kann das Bett nicht verlassen, er liegt stumpfsinnig da, als habe ihn der Schlag getroffen. Man kann ihn nicht aufrütteln.

Der Opium-Patient hat sehr häufig Konvulsionen. Er möchte unbedeckt bleiben und hat Verlangen nach frischer, kühler Luft. Wenn der Raum zu warm ist, bekommt er Krampfanfälle. Opisthotonus. Cerebrospinalmeningitis. Wenn die Mutter ein derart krankes Kind heiß badet, um die Krämpfe zu erleichtern, wird es bewußtlos und kalt wie ein Toter. In einem solchen Fall ist *Opium* das Mittel der Wahl. Schon nach 12 Stunden wird man den Eintritt völliger Beruhigung feststellen können. Hier konkurriert *Opium* mit *Apis*. Krampfzustände im Puerperium gehören gleichfalls zum Opium-Bild.

Durch das Opium-Bild zieht sich ein typischer psychischer Zug: die Furcht und ihre Folgezustände. Der Opium-Patient, der nicht schon zu abgestumpft ist, fährt oft mit dem Ausdruck entsetzlicher Furcht und Ängstigung hoch. Der chronische Opium-Raucher wird von Angst und Furcht übermannt. Wenn ihn plötzlich ein Hund anspringt, fällt er in Krämpfe, bekommt Durchfall sowie allerlei Anwandlungen, und es dauert Tage und Wochen, bis er diese Furcht überwunden hat. Es bleiben Folgeerscheinungen bestehen, wenn der Schreck nicht überwunden wird oder wenn die Erinnerung daran weiterbesteht bzw. die Ursache erneut vor Augen tritt. Hysterische Anfälle, körperlicher Schock mit Durchfall oder auch Verstopfung, Urinverhaltungen, zu frühes Wiedereintreten oder Sistieren der Menses für längere Zeit nach Schreck fallen unter das Opium-Bild. Immer finden wir bei diesen Zuständen große Furcht und das Fortbestehen der Ursache der Furcht.

Wenn ein Opium-Prüfer unter den Einfluß der Droge gerät, sieht er schreckliche Bilder, schwarze Gestalten, Visionen des Teufels, Feuer, Geister, Mord, Verschleppung. Er hat den Eindruck, daß einzelne Körperteile anschwellen und daß er zerplatzen werde.

Andererseits kann auch ein Gefühl körperlichen Wohlbehagens vorhanden sein. Große Glückseligkeit. Im Anfang der Drogenwirkung finden wir starkes Selbstvertrauen, später plötzliche Freude, Ärger, Scham, Schreckhaftigkeit. *Coffea* macht ein ähnliches Glücksgefühl. Bei *Opium* ist das Glücksgefühl sowohl physisch als auch psychisch bedingt. *Opium* und *Coffea* sind verwandt. Sie sind Antidote.

Opium-Raucher sind wie Whiskytrinker notorische Lügner. Sie haben keinerlei Gewissen mehr.

Zu den Prüfungssymptomen gehören: „Große Empfindlichkeit gegen Geräusche, Licht und schwächste Gerüche." „Schläfrigkeit mit Kopfweh, manchmal sogar Stupor." „Marasmus; Kinder haben eine faltige Haut und sehen aus wie alte Leute mit eingeschrumpfter Greisenhaut."

Opium ist indiziert bei chronischen Blei-Vergiftungen. *Pulsatilla* heilt Durchfälle nach Opium-Mißbrauch.

Petroleum

(Steinöl)

Petroleum gehört zu den oft mißbrauchten Mitteln. Äußerlich wird es bei Rheumatismus, Prellungen und allen möglichen Beschwerden angewandt. Die so eventuell erzielte Besserung beruht auf der Provokation von Krankheitszeichen auf der Körperoberfläche nach dem Gegenprinzip und nicht nach dem homöopathischen Simileprinzip. Rohes *Petroleum* wird in großem Umfange in den Ölgebieten bei Mensch und Tier als Allheilmittel verwandt.

Als Reizmittel nach dem Gegenprinzip ruft es auf der Haut Entzündungen, Eruptionen und andere Störungen hervor (ähnlich wie *Terpentin*). Zu den ersten Wirkungen, die *Petroleum* auf den Prüfer ausübt, gehört die Entstehung von Verwirrtheit mit Schwindelgefühl. Der Patient ist benommen, verliert unterwegs die Richtung und bekommt merkwürdige Einbildungen, z. B. daß Menschen in der Nähe wären, die gar nicht vorhanden sind, daß die Luft mit sonderbaren Gestalten erfüllt sei, daß seine Glieder sich verdoppelten, daß ein anderer Mensch mit ihm im gleichen Bett liege usw., wie man es sonst nur bei Fieber antrifft. Beim Erwachen ist der Kranke verwirrt; in seinen Träumen hatte er das Gefühl einer Selbstverdoppelung, und dieser Eindruck bleibt noch in etwa bestehen, solange er sich in einem halbbewußten Zustand befindet. Er wird dieses Gefühl nur schwer los; erst wenn er völlig zum Bewußtsein erwacht ist, erkennt er dessen Haltlosigkeit; aber mit dem Dämmerzustand kommt auch das seltsame Gefühl wieder, und das ärgert ihn Tag und Nacht.

Hautsymptome: die Oberflächensymptome sind für dieses Mittelbild besonders charakteristisch. Neigung zu Blasenbildung. Herpetiforme Bläschen, die einzeln stehen. Die Blasen zeigen eine Tendenz zur Bildung dicker, gelber Krusten mit starkem Nässen. Manchmal bilden die Bläschen keine Krusten, sondern brechen früh auf, zerfallen am Grunde geschwürig und gehen in phagedänische Geschwüre über, besonders an den Fingern, am Hodensack, im Gesicht und am behaarten Kopf. Es besteht eine besondere Neigung zur Blasenbildung am Rücken und im Nacken. Papulöse, pustelförmige, vesiculäre, trockene, mehlige, meistens aber nässende Eruptionen, die in die Tiefe gehen. Neben den alten Ausschlägen schießen neue hervor unter zunehmender Verhärtung der alten Stellen. Wenn die Krusten eintrocknen, verhärten sie sich am Rande und bilden kleine Ringe um den Rand herum. Die Verhärtung platzt auf, blutet und sieht blaurot aus. *Petroleum* ist angezeigt bei nässenden Handekzemen mit rissiger Haut an den Fingerenden und auf dem Handrücken. Die Haut ist rauh und schuppig, sie blättert ab, springt auf und blutet; das Zellgewebe ist verhärtet. Ähnliche Symptome finden sich manchmal an den Handflächen und Nägeln. Das Gewebe wird geschwürig, die Geschwüre fressen weiter und breiten sich aus. Alle Eruptionen jucken heftig. Der Kranke hat keine Ruhe, bis er die Haut aufgekratzt hat, so daß sie blutig, wund und entzündet ist. Jucken kommt auch ohne sichtbare Eruptionen vor. Der Kranke kratzt, bis die Haut näßt; wenn die Haut zu bluten beginnt, wird die betreffende Stelle kalt. (Das erinnert mich daran, daß lokales Kältegefühl ein typischer Zug des Mittels ist: umschriebene Kälte, Kältegefühl im Magen, im Leib, im Uterus, zwischen den Schulterblättern und im Herzen.) Weiter: verschiedene Ekzemformen. Ekzem des behaarten Kopfes, besonders des Hinterkopfes. Herpetiforme Eruptionen um den Mund herum (*Natr. mur.*), an den Genitalien, auf den Lippen und im Gesicht. Diese Stellen bekommen Krusten und nässen stark.

Die Schleimhäute haben kleine, geschwürige Bezirke mit Verhärtungen am Rande; daher paßt *Petroleum* für syphilitische Geschwüre. Geschwürige Veränderungen im Rachen. Aphthöse Flecke im Munde. An verschiedensten Stellen Schleimhautentzündungen mit wässerigen, später mit dicken, gelben Absonderungen. Die Nase ist infolge Schleimhautschwellung verstopft. Chronische Nasenkatarrhe mit Krusten und dicken, gelben Absonderungen von fötidem Geruch. Die Nase, die hinteren Nasenöffnungen und der Pharynx sind verdickt. Ansammlung von dickem Schleim, besonders morgens. Kehlkopfkomplikationen. Stimmverlust. Die Beschwerden dehnen sich auf die Brust aus; katarrhalische Zustände mit Husten, schlimmer nachts. Abmagerung, Schmerzen und wundes Gefühl in der Brust. Trockener, hackender Husten, mit Perioden reichlichen

Auswurfs wechselnd. Typisch ist die nächtliche Hustenverschlimmerung, während der Durchfall sich am Tage verschlimmert. Magen- und Darmkatarrh. Mastdarmkatarrh, viel Schleim im Stuhl. Durchfall am Tage, besser nachts, während der Patient ruht. Der Patient kann nicht ohne Schmerzen essen, hat aber ein nagendes Hungergefühl, das ihn zum Essen treibt (*Lachesis, Graphit*). Nach dem Stuhlgang besteht ein starkes Hungergefühl, das ebenfalls zum Essen nötigt. Bei Durchfall ständiges Hungergefühl. Hautausschläge; ungesunde, rauhe Finger, die niemals sauber aussehen, denn der Patient kann sie nicht waschen, weil sie sonst aufspringen.

Blasen- und Harnröhrenkatarrh. Chronische katarrhalische Absonderungen; chronischer Tripper. Jucken der Schleimhäute, besonders bei Tripper in der hinteren Hälfte der Harnröhre. Das Jucken bringt den Patienten zur Verzweiflung und läßt ihn nicht schlafen. Er reibt und bearbeitet den Damm, um sich Erleichterung zu verschaffen. Die Tripperabsonderung ist weiß oder gelb. *Petroleum* ist nützlich bei dem bekannten „letzten Tropfen", auch in den Frühstadien der Gonorrhoe, wenn das Jucken Beschwerden hervorruft.

Zerschlagenheitsgefühl am ganzen Körper, besonders in den Gelenken. Rheumatische Gelenkbeschwerden bei Bewegung. Jede Berührung ist schmerzhaft. In diesen Punkten besteht Ähnlichkeit mit *Arnica*.

Petroleum paßt für alte, hartnäckige Occipitalkopfschmerzen. *Silicea* ist das Routinemittel für stinkenden Fußschweiß und periodisch auftretende Occipitalkopfschmerzen. *Petroleum* hilft ebenfalls bei stinkendem Fußschweiß. Stinkender Schweiß überall, besonders in der Achsel, wo er so aufdringlich sein kann, daß man ihn schon bemerkt, wenn der Patient nur den Raum betritt. Der Schmerz bleibt häufig auf den Hinterkopf beschränkt, aber in schweren Fällen dehnt er sich über den Scheitel bis zu den Augen und zur Stirn aus (wie bei *Silicea*). *Petroleum* ist mit *Silicea* nicht so eng verwandt wie mit *Graphites* und *Carbo veg.*, die ebenfalls Kohlenstoffderivate sind. Alle Kohleprodukte haben Beziehungen zum Hinterkopf. „Schmerzen vom Hinterkopf über den Scheitel zur Stirn und den Augen, mit vorübergehender Blindheit, mit Steifigkeit und Bewußtlosigkeit." „Umschriebene Schmerzen im Hinterkopf, verschlimmert durch Kopfschütteln." *Petroleum* verursacht im Gegensatz zu *Carbo* Überempfindlichkeit der Sinne, des Gehör-, Tast- und Geruchsvermögens.

Die Petroleum-Konstitution hat ein besonderes Schwindelgefühl, das unter bestimmten Umständen eintritt, z. B. an Bord eines Schiffes oder bei einer Wagenfahrt oder in der Eisenbahn. Das Mittel hilft bei Hinterkopfschmerzen, ausgelöst durch Fahren oder ähnliche Bewegungen, mit Übelkeit wie bei Seekrankheit. Hinterkopfschmerzen mit Schwindel, Hungergefühl und Magenbeschwerden werden durch *Petroleum* gemildert. Bei Seekrankheit habe ich meistens folgende Symptome gefunden: Schreckliche Übelkeit, starke Blässe, kalter Körper, reichlicher Schweiß und Erschöpfung; Besserung durch Luftzufächeln, durch frische Luft, durch Augenschließen, durch Ruhe und Dunkelheit; Verschlimmerung durch Wärme. Im allgemeinen ist *Tabacum* das Mittel für derartige Fälle.

Bei *Petroleum* finden wir vielerlei Sehstörungen. Der entzündliche Zustand der Augen ist das Hauptsymptom. Bläschenbildungen, Geschwüre, Entzündungen, Röte und reichliche Absonderungen. Granuläre, rissige Lider, Verdickung der Schleimhäute, Fissuren in den Augenwinkeln mit heftigem Jucken. Das Jucken finden wir bei allen Anschwellungen der Schleimhäute. Die Schleimhäute der Eustachischen Röhre sind derart verdickt, daß es zu Taubheit kommt. Juckgefühl tief im Ohr. Der Patient reibt das Ohr und versucht zu kratzen, aber er kann den Ort des Juckgefühls nicht erreichen. Juckgefühl im Pharynx, auch im äußeren Gehörgang. Absonderungen aus dem Ohr.

Verhärtung und Entzündung der Drüsen. Bei Ohrbeschwerden vergrößert sich die Ohrspeicheldrüse. Bei Beschwerden im Kiefer werden die Submaxillardrüse und die Sublingualdrüse mitbetroffen und neigen zu chronischer Verhärtung. Das Gesicht ist blaß oder gelblich und sieht kränklich aus. „Brechneigung und Übelkeit jeden Tag."

Steifheit und Schmerzen im Rücken beim Aufstehen vom Stuhl.

Hitze und Brennen. Die Haut ist stellenweise heiß. Gefühl von umschriebener Kälte. Brennen und Jucken der Handflächen und Fußsohlen. Gesicht und behaarter Kopf brennen. Jucken und Brennen findet man häufig zusammen; die Stellen, die sich brennend anfühlen, jucken besonders stark. Die Füße brennen und fühlen sich wie erfroren an. Frostbeulen, welche jucken, brennen und sich bläulich verfärben. Einmal erfrorene Stellen jucken, brennen und stechen noch jahrelang. Der Patient kann Tauwetter voraussagen, weil es dann in seinen Frostbeulen juckt. *Petroleum* heilt das Jucken und Brennen in erfrorenen Gliedern, aber nicht so gut und sicher wie *Agaricus*. *Agaricus* ist in dieser Hinsicht allen anderen Mitteln überlegen, besonders wenn es sich um dünne Gewebsschichten über Knochen, z. B. über den Zehenrücken, handelt.

Paretische Zustände, vor allem der linken Seite. Muskelschwäche, Schwäche der unteren Extremitäten, besonders linksseitig.

Die oberflächlichen Eruptionen der Haut und die Gewebsverhärtungen sind wie bei *Graphites* beschaffen, aber die Absonderungen bei *Petroleum* sind dünn und wässerig, während die bei *Graphites* leimig, honigartig, dick und zähflüssig sind. Man beobachtet Verhärtungen, aufgesprungene Finger und Rhagaden bei beiden Mitteln, aber das hornartige, warzige Wachstum, das manchmal die Nagelwurzeln auftreibt, findet man nur bei *Graphites*.

Bei Ekzemen der männlichen und weiblichen Genitalien ist *Petroleum* von ausgezeichneter Wirkung und konkurriert mit *Rhus*. Hautausschläge an Scrotum, Penis und Vulva. *Rhus* ruft heftige Hautentzündungen an den Genitalien beider Geschlechter hervor; erysipelartige Entzündungen, Knötchen, Pusteln und große Blasen. Bei *Petroleum* finden wir kleine Bläschen, die jucken, stechen und brennen, herpetiforme Eruptionen mit der Tendenz zum Erysipel. *Petro-*

leum und *Rhus* sind die gebräuchlichsten Mittel für Eruptionen an Scrotum und Genitalien. „Jucken wie bei Herpes, Rötung und Nässen am Scrotum. Die Haut ist aufgesprungen, rauh und blutet. Die Eruptionen dehnen sich bis zum Damm und zu den Oberschenkeln aus.“ „Hartnäckige, trockene Eruptionen an Genitalien und Damm.“ „Schweiß und Nässen der äußeren Genitalien bei beiden Geschlechtern.“

Schorfige, juckende Brustwarzen mit kleieartiger Abschilferung. Wenn es der Frau gesundheitlich schlecht geht, entzünden sich oft die Brustwarzen und werden überempfindlich für die Berührung der Kleidung.

Empfindlichkeit gegen Wetterwechsel (wie bei *Phosphor* und *Rhododendron*). Verschlimmerung vor Gewittern. Empfindlichkeit gegen Luftzug und Kälte. Abgemagerte Patienten mit drohender Auszehrung. Die Eruptionen verschwinden spontan oder infolge Unterdrückung. Hände und Füße brennen. Der Kranke möchte die Handflächen und Fußsohlen aus dem Bett strecken. Man kann sich nicht unbedingt darauf verlassen, daß immer *Sulfur* indiziert ist, wenn die Fußsohlen brennen, oder *Silicea,* wenn die Füße schwitzen. Schwitzen einzelner Körperteile. Fleckenhafte Ausschläge, umschriebenes Jucken, Kältegefühl an gewissen Stellen. Die Beschwerden treten in bestimmter Lokalisation auf. Besonders typischer übler Geruch an den Füßen und in den Achselhöhlen. Das Mittelbild zeigt mancherlei merkwürdige, einzigartige und charakteristische Symptome. Ein besonderes Studium verdienen die Hautsymptome, die mit denen von *Graphites* und *Sulfur* verglichen werden sollten.

Phosphorus

(Phosphor)

Die für das Phosphor-Bild typischen Beschwerden trifft man meistens bei Menschen mit schwächlicher Konstitution an, die kränklich geboren werden, mager bleiben und zu schnell wachsen. Man findet sie auch bei Kranken, die rasch abmagern, bei Kindern, die marastisch werden, und bei Patienten, die den Keim der Auszehrung in sich tragen. Zarte, wächsern und anämisch aussehende Menschen, die aber trotzdem gewalttätig und jähzornig sind. Dieser Aspekt drückt sowohl das psychische Bild als auch die konstitutionelle Veranlagung des Phosphor-Patienten aus. Innerlich ist der Kranke in Aufruhr. Er ist starken Schwankungen unterworfen und leidet unter Beschwerden bei elektrischen Veränderungen der Atmosphäre. Heftige Palpitationen und Erregungszustände. Man findet das Phosphor-Bild auch bei chlorotischen Mädchen, die zu rasch gewachsen sind und dann plötzlich schwächlich werden, ein blaßgrünliches Aussehen bekommen und unter Menstruationsbeschwerden leiden.

Wallungen und Kongestionen. Blutungsbereitschaft. Kleine Wunden bluten stark, und wenn es nur Nadelstiche sind. Blutungen aus der Nase, aus den Lungen, aus dem Magen, aus der Blase und aus der Gebärmutter. Blutungen aus Geschwüren; wildes Fleisch blutet leicht. Purpura hämorrhagica mit schwarzblauen Flecken. Blutunterlaufene Bindehäute und Hautstellen. Blutiger Speichel. Zeichen von Blutzersetzung bzw. Blutverdünnung. Geringe Prellungen verursachen ausgedehnte blaue Flecke. Starkes Nasenbluten. Petechien am ganzen Körper wie bei Typhus und bei schleichenden Fiebern mit Hämorrhagien. Fungusartige Schwellungen.

Fettige Degeneration ist ein charakteristischer Zug dieses Mittelbildes; man findet sie vor allem in Leber, Herz und Nieren. Neigung zu Wassersucht. Anschwellung von Händen und Füßen. Ödematöse Zustände nach Scharlach. Blasse Schleimhäute, wie man sie nach Blutungen oder bei schleichenden Krankheiten antrifft. Hochgradige Blutarmut und Muskelerschlaffung. Fettige Degeneration der Muskeln. Das männliche Genitale ist kraftlos. Bei Frauen findet man Erschlaffung der Beckenorgane, Prolaps und andere Verlagerungen. Typisch für *Phosphor* ist Steifigkeit der Gelenke wie bei einem lahmenden Pferd, besonders am Morgen und beim Beginn von Bewegungen. Rheumatisches Steifheitsgefühl in allen Gliedmaßen. *Phosphor* macht reißende, ziehende Schmerzen in allen Gliedern. Phosphor-Beschwerden verschlimmern sich bei kaltem Wetter. Der Patient ist kälteempfindlich. Alle Beschwerden werden durch Kälte und kalte Anwendungen verschlechtert, durch Wärme und warme Anwendungen gebessert, mit Ausnahme der Kopf- und Magenbeschwerden, die durch Kälte gebessert werden, wie wir unten noch näher ausführen werden. *Phosphor* hat sich sehr nützlich erwiesen bei Gelenkbändererschlaffung nach Verrenkungen, wenn das allgemeine Symptomenbild zutrifft. Knochennekrose ist eine spezielle Indikation für *Phosphorus,* vor allem die Nekrose des Unterkiefers. Schädelexostosen mit reißenden Schmerzen. Ziehende, bohrende Schmerzen, besonders nachts. *Phosphor* hat Nasen- und Ohrpolypen geheilt, ferner Skrofulose und Drüsenschwellungen. Die Drüsen sind vergrößert, besonders nach Kontusionen (wie bei *Bellis*). Drüsenerkrankungen bei schwachen, blassen, kränklichen Patienten, die an Durchfall leiden oder an erschöpfenden Erkrankungen, an Abscessen und Fisteln mit hektischem Fieber. Abscesse mit reichlicher Absonderung gelben Eiters. Wenn das Phosphor-Bild vorhanden ist, wird malignes Wachstum durch *Phosphor* gehemmt. Brennende Schmerzen überall. Brennen im Hirn, Brennen auf der Haut, Brennen im Magen, in der Brust und in den verschiedensten Körperteilen.

Der Phosphor-Patient ist sehr empfindlich gegen alle äußeren Eindrücke, gegen schwache Gerüche, leise Geräusche und leichte Berührungen. Geringfügige Ursachen bewirken physische und psychische Erschöpfung. Zittern im ganzen Körper durch leichte Handarbeit, nach mäßiger Anstrengung, aus Schwäche, bei Husten. Hochgradige Schwäche, aus der später lähmungsartige

Zustände entstehen können, ähnlich wie bei Typhus, mit Herabgleiten im Bett, Zittern und Muskelzucken. Lähmung mit Ameisenlaufen und Gliederreißen. Lähmung nach Apoplexie. Muskelzuckungen und Muskelhüpfen wie bei Paralyse. Spasmen der gelähmten Teile. Reißende, ziehende, brennende Schmerzen im ganzen Körper. Der Phosphor-Kranke möchte massiert werden. Es geht ihm im allgemeinen besser nach dem Schlafen. Er möchte immer Ruhe haben und ist immer müde. Aber seine Reizbarkeit, das Zittern, die jagenden Gedanken und die Erregungszustände halten ihn die ganze Nacht wach. Angreifende Einbildungen. Erregung bis zu Ekstase und Hellsehen. Der Geist ist entweder überwach oder aber völlig passiv und vergeßlich. Psychische und physische Reizbarkeit. Starke geistige bzw. physische Erschöpfung nach geringen geistigen bzw. körperlichen Anstrengungen. Angst, düstere Ahnungen, Furcht vor irgendwelchen Ereignissen. Ängstlichkeit in der Dämmerung und beim Alleinsein. Furcht vor Gewittern, die mancherlei Beschwerden verursachen, z. B. Herzklopfen, Durchfall und Zittern am ganzen Körper. Verdauungsstörungen nach Furcht. Furcht am Abend, Furcht vor dem Tode. Furcht vor seltsamen Gesichtern, die aus jeder Ecke hervorstarren. Seltsame, krankhafte Einbildungen, die an Wahnsinn grenzen. Unfähigkeit zu längeren geistigen Anstrengungen. Furcht vor Schlaganfall. Intensives Nachdenken verursacht Kopfweh und Atembeschwerden, verbunden mit Angst und mit Leeregefühl in der Magengrube. Die Angst scheint von der Magengrube auszugehen. Apathie. Gleichgültigkeit gegenüber den Freunden, den Nachbarn und den eigenen Kindern. Der Kranke antwortet überhaupt nicht auf Fragen oder nur langsam, nimmt keinerlei Notiz von seiner Familie und seiner Umgebung, denkt träge, scheint benommen oder stuporös zu sein. Alles erscheint ihm in dunklen Farben. Er ist lebensüberdrüssig, melancholisch, niedergeschlagen und schweigt sich aus. Ausgesprochene Hypochondrie. Der Kranke weint, ist traurig und hysterisch, will sich entblößen und sich so zur Schau stellen, kann auch heftig, geschwätzig und delirant werden. Chronisch fieberhaftes Delirium oder manisches Säuferdelirium. Manische Anfälle aus dem Schlaf heraus mit Wutausbrüchen und Aggressivität, so daß jede Annäherung unmöglich ist. Langsame Verschlimmerung über albernes, törichtes Benehmen und Schwachsinn bis zu Hirnerweichung und Idiotie. Hirnermüdung durch geistige Überarbeitung und dauernde Überanstrengung der Augen. Schwindel ist ein sehr häufiges Symptom im Phosphor-Bild. Der Kranke stolpert beim Gehen, als sei er vergiftet. Schwindel im Freien, nach dem Essen und am Abend. Der Kopf ist schwer, verwirrt und schwach. Die Dinge drehen sich im Kreise. Alle psychischen Symptome werden durch geistige Anstrengung, durch Lärm, im Dunkeln und beim Alleinsein verschlimmert, manchmal auch durch Musik, z. B. durch Klavierspielen.

Phosphor macht kongestive, klopfende Kopfschmerzen. Das Blut steigt zu Kopf. Das Kopfweh wird gebessert durch Kälte und Ruhe, verschlimmert durch

Hitze, durch Bewegung und durch Hinlegen. Der Patient muß sich wegen des starken Druckgefühls im Kopf oft im Bett hochsetzen und kalte Kompressen anwenden. Das Gesicht ist gerötet und heiß. Es besteht ein Brenngefühl im Gehirn. Warmer Raum, warme Umgebung, warme Speisen, Eintauchen der Hände in warmes Wasser verschlimmern die Kopfschmerzen und auch die Magenbeschwerden. Besserung durch kalte Anwendungen, während die Beschwerden des übrigen Körpers durch Wärme gebessert und durch Kälte verschlechtert werden. Der Kopfschmerz ist äußerst heftig und häufig von Hungergefühl begleitet oder es geht ihm Hungergefühl voraus. Kopfschmerz mit Erbrechen, gerötetem Gesicht und spärlichem Urin. Urämische Kopfschmerzen. Heftige, reißende neuralgische Schmerzen, die durch den Kopf schießen. Pressende Schmerzen im Kopf. Periodische Kopfschmerzen. Kopfschmerzen durch geistige Anstrengung. Große Hitze im Kopf und Steifheit der Gesichts- und Kiefermuskeln, manchmal verbunden mit Kälte im Hinterkopf. Erschütterungsgefühl im Gehirn. Die Kopfschmerzen werden verschlimmert durch Lärm und Licht. Blutfülle des Kopfes wie vor einem Schlaganfall. *Phosphor* hat akuten Hydrocephalus und ähnliche Drucksymptome geheilt. Chronische Entzündung der Hirnhäute. Hirnerweichung, Imbezillität, Wahnsinn. Hirnatrophie, Atrophie der Medulla oblongata. Der behaarte Kopf ist mit Schorf bedeckt. Die Haare fallen stellenweise aus, so daß hier und da kahle Flecken entstehen. Große Hitze der Kopfhaut. Spannungsgefühl in Kopfhaut, Gesicht und Stirn, wie wenn eine Bandage angelegt wäre. Schuppige Ausschläge auf den kahlen Kopfstellen. Exostosen des Schädels. Die Kopfbeschwerden werden durch Überwärmung hervorgerufen. Gefühl, als ob an den Haaren gezogen werde. Große Schmerzhaftigkeit des behaarten Kopfes. Frauen müssen während des Kopfwehs ihr Haar lang herabhängen lassen.

Die Augensymptome sind sehr zahlreich. Brennen, Rötung, Blutfülle, Erweiterung der Blutgefäße. Alle Gegenstände im Gesichtsfeld sehen rot oder blau aus, manchmal auch grün oder grau wie bei beginnendem Star. Die Farben werden dann grau oder schwarz gesehen. Die Sehschärfe ist herabgesetzt. Die Augen lassen beim Lesen nach. Am Morgen und im Zwielicht ist das Sehen häufig besser. Wie die Allgemeinsymptome bei *Phosphor* bessern sich auch die Augensymptome durch Ruhe. Plötzlich eintretende scheinbare Blindheit wie bei einer Ohnmacht. Lähmung des Sehnerven. Blindheit nach elektrischen Schlägen oder nach Blitzschlag. *Phosphor* hat Glaukom und Netzhautentzündung bei Nephritis geheilt; ferner Trübung des Glaskörpers, Paresen der verschiedenen Augenmuskeln, Lähmungen des N. oculomotorius mit Ptose der Oberlider und subakute Augenentzündungen. Brennende Schmerzen und Rötung werden durch kalte Anwendungen gebessert. Die Augenlider zucken, zittern und schwellen ödematös an. Ausgedehnte Schatten und dunkle Ringe um die Augen. *Phosphor* hemmt das Fortschreiten maligner Gewächse im Bereich der Augen. Die Augensymptome finden sich gleich den Kopfsymptomen und den psychischen Symptomen am häufigsten bei Geistesarbeitern, die bei hellem, künstlichem Licht arbeiten müssen, wodurch großer Blutandrang zum Kopf entsteht, worunter die Augen besonders leiden.

Im Arzneibild von *Phosphor* kommt eine besondere Form der Taubheit vor. Eines der bemerkenswertesten Phosphor-Symptome ist die Unfähigkeit, die Artikulation der menschlichen Stimme zu verstehen. Das Hören ist erschwert. Der Patient hat manchmal ein Gefühl, als ob irgend etwas die Ohren bedecke und die Schallwellen abhalte. Heftiges Jucken in den Ohren. Blutandrang zum äußeren Ohr. Juckende, reißende, klopfende, brennende Schmerzen im Ohr. *Phosphor* hat Ohrpolypen geheilt.

Die Nasensymptome sind ebenfalls sehr zahlreich. Veraltete Nasenkatarrhe. Schnupfen. Die meisten Beschwerden der Phosphor-Erkältung betreffen zwar die Brust, aber *Phosphor* heilt auch Nasenkatarrh und Coryza. Schmerzhafte Trockenheit in der Nase oder Nasenlaufen mit fortwährendem Schneuzen. Die Absonderungen sind blutig-wässerig. Häufiger Wechsel von Fließschnupfen und Nasenverstopfung. Coryza mit Rachenentzündung. Die Nase ist mit grünem Schleim gefüllt. Reichliche Absonderung von grüngelblichem Schleim mit Blutbeimengungen, schlimmer am Morgen. Schlechter Nasengeruch. Häufiges Blutschneuzen. Starkes Nasenbluten. Die Nase schwillt rötlich-glänzend an und ist sehr empfindlich gegen Berührung. Nekrose der Nasenknochen. *Phosphor* hat Nasenpolypen geheilt, vor allem blutende Polypen. Nasenflügelatmung (wie bei *Lycopodium*).

Der Phosphor-Patient hat ein kränkliches, eingefallenes, blutarmes, fahles, erdfarbenes Gesicht, wie es auch bei Auszehrung und bei tiefeingewurzelten konstitutionellen Leiden vorkommt. Die Gesichtsfarbe wechselt. Geschwollenes, ödematöses Gesicht. Schwellung unter den Augen. Lippen und Augenlider sind geschwollen. Rote Flecken auf den Wangen wie bei hektischem Fieber. Spannungsgefühl der Gesichtshaut. Reißende, schießende Schmerzen im ganzen Gesicht und um die Augen herum, von den Schläfen und vom Scheitel zum Jochbein ausstrahlend. Ruckende, reißende Schmerzen in den Zähnen. Die Zahnschmerzen werden oft durch Wärme gebessert, während die Kopfschmerzen durch Kälte gebessert werden. Die Zahnschmerzen werden schlimmer durch Sprechen und Essen. Heftige Neuralgien des Gesichtes, einschließlich Kiefer und Schläfen, bei heißem, geschwollenem Gesicht, schlimmer durch Sprechen und Essen. Nekrose des Unterkiefers mit großer Hitze, Brennen und Fistelbildungen. Der Patient muß sich nachts warm einwickeln. Verschlimmerung bei windigem Wetter. Die ganze Haltung ist kränklich, zusammengesunken, vornübergebeugt, als käme eine schwere Krankheit.

Die Lippen sind pergamentartig trocken und bluten leicht; bei schleichenden Fieberformen mit Unterkiefernekrose werden sie dunkelbräunlich und rissig. Eitrige Parotitis mit Fistelbildung. Rascher Zahnverfall. Das Zahnfleisch blutet und zieht sich von den Zähnen zurück.

Phosphor ist sehr nützlich für heftige Blutungen nach Zahnextraktionen. Die Zunge ist geschwollen. Das Sprechen, besonders die Artikulation, ist erschwert. Der Mundgeschmack ist bitter oder sauer, vor allem nach Milchgenuß, manchmal salzig oder süß. Geschmack nach Schwefelwasserstoff am Morgen. Die Zunge ist pelzig belegt, manchmal kreidigweiß, manchmal gelb, trocken, rissig und blutig. Schmutzige Zahnverfärbung. Auf Mundschleimhaut, Zahnfleisch, Lippen und Zunge bilden sich Krusten. Die Zunge ist geschwollen; die Zungenpapillen sind vergrößert.

Trockenheit in Mund und Rachen. Schmerzhafte Mund- und Rachenentzündung. Mundfäule mit blutenden Schleimhauterosionen. Soor bei Säuglingen. Wässerig-blutiger Speichelfluß. Der Speichel ist reichlich, schmeckt süßlich, salzig oder faul. Die Schleimhaut des Schlundes ist ähnlich verändert wie die des Mundes. Große Trockenheit, Rauheit und Wundheit mit blutenden Exkoriationen. Entzündung der Mandeln und des Rachens. Der Patient hat die Empfindung, als sei der Rachen mit Baumwolle oder Samt belegt. Die Mandeln sind stark geschwollen. Heftige Rachenschmerzen und Brennen, bis in die Speiseröhre ausstrahlend. Infolge Lähmung der Speiseröhre oder akuter Entzündung der Schleimhäute von Schlund und Speiseröhre ist das Schlucken der Nahrung erschwert. Spasmen der Speiseröhre. Wir finden bei *Phosphor* heftigen Hunger, der bald nach dem Essen wiederkehrt. Der Kranke muß während des Frostgefühls essen und zuweilen nachts aufstehen, um zu essen; er fühlt sich schwach und hat starkes Nahrungsverlangen. Wolfshunger während des Kopfwehs. Der Hunger kommt anfallsweise; in den Zwischenzeiten kann Abneigung gegen Essen bestehen. Oft möchte der Patient essen, aber sobald man ihm Essen anbietet, weist er es zurück. Durst ist fast immer vorhanden. Bei akuten und chronischen Erkrankungen besteht heftiger Durst auf eisgekühlte Getränke. Der Kranke wünscht etwas Erfrischendes; es geht ihm gleich besser, wenn er etwas Kaltes getrunken hat; aber der Durst kommt wieder, sobald die Getränke im Magen warm werden. Die meisten Patienten müssen dann brechen, aber in manchen Fällen wird auch eiskaltes Wasser vertragen. Nach dem Erbrechen von Getränken besteht immer unstillbarer Durst. Kalte Speisen werden ebenso begehrt wie kalte, erfrischende Getränke. Verlangen nach Wein und sauren Dingen. *Phosphor* heilt häufig Trunksucht, denn er bewirkt ähnlich wie Alkohol eine Kongestion der Magenschleimhaut. Es besteht Abneigung gegen Süßigkeiten, Fleisch, gekochte Milch, salzigen Fisch, Bier, Pudding, Tee und Kaffee.

Viele Phosphor-Beschwerden werden durch Essen gebessert. Die nervösen Symptome reizen den Patienten zum Essen und er fühlt sich dann für eine Weile besser. Gibt er dem Essensdrang nicht nach, so treten die nervösen Symptome stärker auf. Oft kann er nach dem Essen besser schlafen oder er kann nicht einschlafen, bis er etwas gegessen hat.

Die Magensymptome sind zahlreich — Schmerzen, Übelkeit, Erbrechen, Brennen. Besserung durch kalte Speisen und Getränke. Verschlimmerung durch warme. Übelkeit und Erbrechen können ausgelöst werden, wenn die Hände in warmes Wasser getaucht werden, oder durch Aufenthalt in einem warmen Zimmer. Schwangerschaftserbrechen wird durch *Phosphorus* geheilt, wenn die Frau ihre Hände nicht in warmes Wasser halten kann, ohne erbrechen zu müssen. Ein anderes bemerkenswertes Phosphor-Symptom ist das mundvolle Aufstoßen von Nahrung, bis der Magen leer ist. Dauernde Übelkeit, außer wenn etwas Kaltes im Magen ist. Aber sobald sich der Mageninhalt erwärmt hat, wird er erbrochen. Das ähnelt sehr dem Erbrechen und der Übelkeit bei *Chloroform. Phosphor* ist ein für den Chirurgen recht wichtiges Mittel, weil sich die Magenbeschwerden nach *Chloroform* durch *Phosphor* fast immer beheben lassen. Erbrechen von Blut, saurer Flüssigkeit, Galle, Schleim und kaffeesatzartigen Massen. Vernichtungsgefühl im Magen (wie bei *Sulfur* meistens um 11 Uhr morgens). Pressende, brennende, reißende Schmerzen im Magen. Magenschmerzen nach dem Essen. Empfindlichkeit der Magengrube. Gastritis. *Phosphor* hat sich als sehr nützliches Mittel bei Magenkrebs mit kaffeesatzähnlichem Erbrechen und Brennen erwiesen. Kältegefühl in der Magengrube. Anfälle von messerscharfen Schmerzen im Magen. Die Magenschmerzen werden durch eiskalte Getränke für einen Augenblick gebessert. Magenspasmen. Magenblutung. Erbrechen großer Mengen geronnenen Blutes. Chronische Dyspepsie. Viel Blähungen. Regurgitation der Nahrung. Auftreibung von Magen und Abdomen. Geschwürsbildung im Magen.

Die Leber zeigt manche Phosphor-Symptome: Anschwellung, Völlegefühl, Schmerzen, Verhärtung, fettige Degeneration und Hyperämie. *Phosphor* ist eines unserer nützlichen Lebermittel. Harte, große Leber. Mit den Magen- und Lebersymptomen geht gewöhnlich Gelbsucht einher.

Sehr empfindlicher Leib, schmerzhaft bei Berührung. Kollern und Rumpeln. Leeregefühl im Leib. Der Bauch fühlt sich schlaff und eingesunken an, als ob die Eingeweide herabhingen und ein schweres Gewicht im Leib wäre. Aufgetriebener Leib wie bei Typhus. Ein besonderer Phosphor-Zug ist ein gewisses Gurgelgeräusch, welches sich vom Magen aus durch die Eingeweide fortpflanzt, begleitet von unwillkürlichem Stuhlabgang. Man findet es auch bei Typhus. Bei *Arsenicum* finden wir das gleiche Gurgeln in der Speiseröhre. Flatulenz. Koliken. Reißende, ziehende, schneidende, stechende Schmerzen im ganzen Leib. Entzündung der Därme und des Bauchfells; Blinddarmentzündung. Gelbe, braune Flecken der Bauchhaut. Petechien bei Typhus. Der Phosphor-Patient hat viele Mastdarm- und Stuhlsymptome. Unwillkürliche Darmentleerungen. Gießende, stinkende, gelbe, wässerige Stühle. Der Patient liegt da, als stürbe er, während der Stuhl unwillkürlich abgeht. Stuhl, der aus weißem Schleim besteht. Schleimstühle, vermischt mit talgartigen Stückchen. Nässender, offenstehender Anus. Darmblutungen bei schleichenden, typhusähnlichen Fällen. Blutige, fleischwasserartige, bei jeder Bewegung unfreiwillig erfolgende Entleerungen. Brennen des Mastdarms während des Stuhlgangs. Mastdarmvorfall.

Äußere Hämorrhoidalknoten. Scharfe, stechende Schmerzen, vom Steißbein über die Wirbelsäule bis zur Hirnbasis ziehend, wobei das Genick nach hinten gebogen wird. Dieses Symptom tritt während des Stuhlgangs auf; es ist auch bei unwillkürlichem Stuhlabgang beobachtet worden. Nach dem Stuhlgang kommt es zu schmerzhaften Krämpfen im Mastdarm. Brenngefühl im After. Heftiger Tenesmus. Vernichtungsgefühl im Leib, das den Patienten zum Hinlegen zwingt. Erschöpfung und Ohnmacht. Hydrantenstuhl. *Phosphor* ist nützlich bei Choleraepidemien. Das Mittel heilt chronischen Durchfall mit weichen, dünnen Stühlen; ferner Cholera infantum, Dysenterie mit blutigen, schleimigen, spärlichen Stühlen und heftigen Tenesmen sowie chronische Obstipation, wenn der Stuhl in harten, dünnen Strängen abgesetzt wird und wie Hundekot aussieht. Bei alten Leuten wechselt Verstopfung mit Durchfall. Mastdarmspasmen. Darmlähmung, so daß eine aktive Stuhlentleerung unmöglich wird. Darmblutung. *Phosphor* hat Mastdarmpolypen und Entzündungen des Mastdarms geheilt; ferner blutende äußere Hämorrhoiden und Analfissuren. Bei vielen Darmsymptomen besteht gleichzeitig das Gefühl, als stände der Anus offen.

Phosphor ist ein nützliches Mittel bei Nierenleiden und Diabetes, wenn großer Durst auf eiskalte Getränke besteht. Allmähliche Abmagerung und Erschöpfung. Hitze des Kopfes, Kälte der Extremitäten. Zucker im Urin. *Phosphor* heilt fettige Degeneration der Nieren. Nierensteine. Kein Urindrang, obgleich die Blase voll ist. Paralytische Blasenschwäche, die der allgemeinen paralytischen Muskelschwäche entspricht. Beim Wasserlassen fehlt das Mitpressen, weil dadurch die Blasenbeschwerden vermehrt werden. Reichlicher, blasser, wasserklarer Urin. Oder häufiger, aber spärlicher Urin. Auch Urinverhaltung kann vorkommen. Trüber, weißlicher Urin, wie geronnene Milch. Albuminurie. Enuresis nocturna. Reißen, Kneifen und Brennen in der Harnröhre. Vor periodisch auftretenden Kopfschmerzen ist manchmal die Urinmenge vermindert oder auch vermehrt.

Auch an den männlichen Geschlechtsorganen finden sich viele Phosphor-Symptome. Sehr starker, unbeherrschter Sexualtrieb. Häufige, schmerzhafte Erektionen bei Tag und Nacht. Nächtliche Samenergüsse, auch ohne wollüstige Träume. Sexuelle Schwäche infolge übermäßigen Gebrauchs von Kochsalz. Impotenz nach Überreizung und Onanie. Dauernde Absonderung eines dünnen, schleimigen, farblosen Urethralsekrets. Sexuelle Überforderung mit Rükkenmarksschwäche. Bei hartem Stuhlgang wird Prostatasekret abgesondert. Schleimiger Ausfluß aus der Harnröhre infolge Prostatahypertrophie. Schwellung und Empfindlichkeit der Hoden und der Samenstränge. Hoden- und Samenstrangentzündung. *Phosphor* hat Hydrocele nach Tripper geheilt.

Bei Frauen ist das Mittel gleichfalls nützlich. *Phosphor* hat oftmals Sterilität geheilt, die vielleicht auf sexuelle Überreizung zurückzuführen war. Heftige sexuelle Erregung trotz Abneigung gegen Beischlaf. Starke Ovarialschmerzen, die während der Menstruation an der Innenseite der Oberschenkel hinabziehen und durch Entzündung verursacht werden. Entzündung der Gebärmutter während Menstruation und Schwangerschaft oder bei Pyämie. Starke hellrote Uterusblutungen. Abgang von Blutklumpen nach der Entbindung, während der Menstruation oder im Klimakterium. Profuse Hämorrhagie bei Krebs. Die Menstruation kommt zu früh, ist zu stark und dauert zu lange. Während der Menstruation eiskalte Füße und Hände, Übelkeit, Rückenschmerzen, blaue Ringe um die Augen, Entkräftung und Angst. Bei verzehrenden Krankheiten mit Husten, Nasenbluten und Blutspucken kann die Regel ausbleiben. Heftige sexuelle Erregung, die Masturbation auslöst. Reichlicher gelber Fluor mit großer Schwäche. Weißfluß an Stelle der Menses. Wässeriger, scharfer, wundmachender Fluor. Milchiger Fluor, verstärkt auftretend beim Umhergehen. Der Weißfluß kann so ätzend sein, daß sich Blasen auf den Genitalien bilden. Brennen und Schmerzen in der Vagina. Stechende Schmerzen von der Vagina aufwärts bis ins Becken. Trotz sexueller Erregung beim Beischlaf kein Reizgefühl in der Vagina. Condylomata lata an den äußeren Genitalien und in der Vagina. Blutende Warzen und Condylomata acuminata an den äußeren Genitalien. Ödematöse Schwellung der Labien. Blumenkohlartige Auswüchse mit starker Blutung. Schmerzende, harte, große Knotenbildungen in den weiblichen Brüsten. Fibröse Tumoren am Thorax. Fibröse Tumoren des Uterus mit starken Blutungen.

Während Schwangerschaft und Stillzeit starker Sexualtrieb. Schwangerschaftserbrechen. Große Schwäche und Entkräftung. Zittern, Wochenbettkrämpfe, Schmerzen im Rücken, als wolle er durchbrechen. Milchsekretion außerhalb der Zeit. Entzündung der Brustdrüsen mit großer Hitze, mit Druckgefühl und Eiterung. Wundrose der Brust oder der Genitalien.

Kehlkopfentzündung mit Heiserkeit am Morgen. Rauhe Stimme. Große Empfindlichkeit des Kehlkopfs gegen Berührung und kalte Luft. Schmerzen und Brennen im Kehlkopf beim Sprechen. Schwäche der Stimmbänder. Heftiger Kitzel im Kehlkopf beim Sprechen. Laryngospasmus. Ständiger Hustenreiz im Kehlkopf. Kehlkopftuberkulose mit Blutung und Stimmverlust. Der Kranke kann kein einziges Wort sprechen vor Schmerzen im Kehlkopf. Gefühl, als sei der Kehlkopf samtartig belegt. Wundschmerz im Kehlkopf. *Phosphor* hat viele Fälle von Krupp mit Membranbildung geheilt, wenn auch die anderen Symptome des Mittelbildes vorhanden waren. Jeder Wetterwechsel, jede Überhitzung und jede Abkühlung affiziert den Kehlkopf und verursacht Stimmverlust oder Heiserkeit, besonders bei Rednern und Sängern. Große Trockenheit im Kehlkopf und in den Luftwegen. Harter, trockener, kratzender Husten, der den ganzen Körper erschüttert und vom Kehlkopf ausgeht. Die entzündliche Reizung wandert die Luftwege hinab, befällt die Trachea und führt zu erschwerter Atmung. Asthmatische Atmung. Zusammenschnürungs- und Erstikkungsgefühl im Kehlkopf. Luftmangel. Krämpfe und Zusammenschnürung der Brust. Inspiratorischer Stridor abends beim Einschlafen. Angst vor Erstickung, schwere Atmung. Lungenlähmung. Völlegefühl in der Brust nach reichlichen Mahlzeiten. Laryngitis. Nach dem Essen wird Schleim aus dem Kehlkopf ausgeräuspert.

Phosphor bewirkt Brustbeklemmung. Angst, Schwäche und Zusammenschnürungsgefühl gehen mit den Brustbeschwerden einher. Schweregefühl, als ob ein großes Gewicht auf der Brust laste. Bei Husten, Bronchitis, Lungenentzündung und Herzsymptomen besteht immer ein mehr oder minder starkes Zusammenschnürungsgefühl der Brust, als sei sie bandagiert oder von einem Strick umschnürt. Engegefühl über dem Brustbein. Bei allen Beschwerden großes Schwächegefühl auf der Brust. Gefühl, als drücke ein Gewicht auf die Mitte des Brustbeins. Gefühl, als schösse das Blut mit oder ohne heftige Pulsationen in die Brust. Von der Brust zum Kopf aufsteigende Hitzeempfindung. Hitzewellen in der Brust, die nach oben steigen. Stechende Schmerzen in der Brust. Spastische Brustbeschwerden. Heftige, stechende Schmerzen in der linken Brustseite wie bei Pleurareizung, besser beim Liegen auf der rechten Seite. Brustbeschwerden, schlimmer in kalter Luft. Rauhes Gefühl von der Luftröhre bis zu den Lungen. Brennen in der Brust. Akute Schmerzanfälle in den unteren Lungenpartien. Heftige Brustschmerzen beim Husten, die erleichtert werden, wenn die Brust mit den Händen gestützt wird. Lungenentzündung mit ängstlicher Beklemmung und Auswurf von hellrotem Blut. Der Phosphor-Patient wirft Blut aus bei Tuberkulose und auch bei Entzündungen der Bronchien mit hohem Fieber und heftig erschütterndem Husten. Der ganze Körper wird vom Husten geschüttelt. Reißende Schmerzen im Brustbein während des Hustens. Schmerzen im Kehlkopf. Der Auswurf kann blutstreifig sein oder rostfarben wie bei Lungenentzündung, oder eitrig und später dick, gelb und süßlich. *Phosphor* ist ein nützliches Mittel bei alten Bronchialkatarrhen und bei Beschwerden, die auf eine Lungenentzündung oder auf Bronchitis zurückgehen. Jede Erkältung setzt sich in der Brust fest. Die Lungen scheinen schwach zu sein. Bei pneumonischer Hepatisation mit hartem, trockenem, hackendem Husten sind *Phosphorus, Sulfur* und *Lycopodium* die am häufigsten angezeigten Mittel. *Phosphorus* ist das richtige Folgemittel nach *Arsenicum,* wenn letzteres angezeigt war wegen Ruhelosigkeit, Erschöpfung und Angst und wenn der Fall sich zu einem Stadium entwickelt, wo man wegen der Hepatisation mit *Arsenicum* nichts mehr erreicht. Wenn der Patient dann Durst auf eisgekühltes Wasser hat, Zusammenschnürungsgefühl in der Brust, trockenen, hackenden Husten, paralytische Schwäche der Lungen und Auswurf von Blut oder schaumigem Schleim, so ist *Phosphor* das beste Mittel. Bei Pneumonie finden wir Brennen in der Brust und im Kopf, heiße Wangen und Fieber, Gestikulieren und Delirium, starken Durst auf eiskaltes Wasser, Nasenflügelatmung, Dyspnoë und schnappende Einatmung. Der Kranke liegt auf dem Rücken, den Kopf weit zurückgebogen, und hat einen kurzen, trockenen Husten. Die Carotiden pulsieren. Wundheits- und Zerschlagenheitsgefühl in der Brust. Die Lungenschmerzen beim Husten sind schneidend, brennend oder scharf und reißend. Erstickungsgefühl infolge stark erschwerter Einatmung, besonders bei beginnender Hepatisation mit hartem, schnellem Puls, wenn das Gesicht blau wird und mit kaltem Schweiß bedeckt ist. Schaumiger Auswurf bei den typhoiden Formen der Pneumonie. Drohende Lungenlähmung. Auch für beginnende Tuberkulose bei engbrüstig gebauten, asthenischen Patienten von schwacher Vitalität ist *Phosphor* nützlich. Nach jeder Erkältung besteht viel Schleimrasseln und harter Husten. Der Husten entwickelt sich in kalter Luft. Abmagerung von Brust und Hals. Hektisches Fieber in den letzten Stadien der Phthise. Hohes Fieber, rotes Gesicht und Nachtschweiße. Das Fieber kommt nachmittags und dauert bis nach Mitternacht. Eine Phosphor-Gabe in Hochpotenz setzt das Fieber herab und macht den Zustand des Patienten bis zum Tode erträglich. Nach Beseitigung des Fiebers sollte man bei unheilbaren Fällen *Phosphor* nicht mehr geben, denn sonst kann das Fieber rezidivieren und so gerade das bewirkt werden, was vermieden werden sollte. Es ist nichts Ungewöhnliches, daß nach einer Phosphor-Gabe eine Krisis folgt. Man sollte bei andauerndem Schwitzen und Durchfall nicht eingreifen, denn diese Zustände klingen auch ohne Behandlung bald ab und dem Patienten geht es dann wesentlich besser. *Phosphor* in sehr hohen Potenzen ist bei Phthise, besonders in den letzten Stadien, manchmal ein sehr gefährliches Medikament. Diese Patienten hätten *Phosphor* bekommen müssen, als sie noch heilbar waren. Allenfalls kann hier die 30. Potenz von *Phosphor* noch versucht werden, um zu sehen, ob überhaupt noch eine Reaktionsfähigkeit besteht. Wenn dies der Fall ist, kann die anschließende Verabfolgung einer noch höheren Potenz nützlich sein, aber zunächst ist es bei fortgeschrittenen Schwindsuchtsfällen besser, *Phosphor* nur in der 30. oder höchstens in der 200. Potenz zu verabfolgen. *Phosphor* in tiefen Potenzen wird in echten Phosphor-Fällen wie ein Gift wirken. Wenn Patienten, welche *Phosphor* in zu starker Dosierung bekamen, überhaupt noch zu retten sind, so ist das der Tatsache zu verdanken, daß bei ihnen *Phosphor* nicht das Simile war und sie infolgedessen weder heilen noch töten konnte.

Phosphor macht starkes Herzklopfen, schlimmer durch Bewegung und beim Liegen auf der linken Seite, besonders am Abend. Verschlimmerung nachts beim Erwachen mit Blutandrang zur Brust und hochgradigem Erstickungsgefühl. Enge auf der Brust und Klopfen im ganzen Körper. Druck in der Herzgegend. *Phosphor* hat Endocarditis, Herzhypertrophie und -dilatation sowie fettige Degeneration des Herzens geheilt. *Phosphor* ist häufig indiziert bei fettiger Degeneration mit starker venöser Stase und mit Gedunsenheit des Gesichts, besonders unter den Augenlidern. Bei all diesen Herzerkrankungen findet man immer Durst auf sehr kaltes Wasser. Es besteht innere Hitze. Der Patient möchte irgend etwas Kaltes, um sich inwendig zu kühlen. Starker Blutandrang zur Brust nach jeder Anstrengung, bei Sorgen und ängstlicher Erregung. Neuralgische Brustbeschwerden. Gelblichbraune Flecken der Brusthaut.

Viele Rückensymptome: Steifheit im Rücken und im Nacken, zwischen den Schultern und im Kreuz. Steifheit beim Aufstehen vom Stuhl. Starkes, den Rükken hinaufziehendes Hitzegefühl. Die Kranken klagen über Hitze im Bereich der Wirbelsäule. Schmerzhaftigkeit und Klopfen an verschiedenen Stellen der Wirbelsäule und des Rückens. Berührungsempfindlichkeit zwischen den Schultern. Das Steißbein ist druckempfindlich. Schmerzen im Steißbein mit Wundheitsgefühl beeinträchtigen die Beweglichkeit. Rückenschmerzen während der Regel und während des Wochenbetts, als wolle der Rücken durchbrechen. Entzündliche Affektionen der Wirbelsäule. Gliederschwäche nach geistigen und körperlichen Anstrengungen, nach Überhitzung, Sonnenstich und sexuellen Exzessen; paralytische Schwäche. Myelitis, Rückenmarkserweichung, progressive Paralyse. *Phosphor* hat sich als nützliches Mittel bei locomotorischer Ataxie erwiesen, das mancherlei Symptome sowie die Schmerzen erleichtern und die Reflexe wiederherstellen kann. *Phosphor* ist oft angezeigt bei Multipler Sklerose mit großer Schwäche und Zittern der Glieder; das Mittel hält das Fortschreiten dieser Krankheit auf. *Phosphor* hat Wirbelcaries bei skrofulösen Kindern geheilt und zeichnet sich bei mancherlei Erkrankungen des Rückgrats durch ausgesprochene Breitenwirkung aus.

Lähmungsartige Schwäche in Armen und Beinen mit Zittern und Taubheitsgefühl. Lähmung einer oder beider unteren Extremitäten oder der oberen Extremitäten mit Zittern und Taubheit. Hände und Arme werden sehr kalt, die Glieder magern ab, die Venen sind erweitert. Die Arme brennen; periodisches Absterben der Finger mit Taubheitsgefühl, das bis zu vollständiger Empfindungslosigkeit zunehmen kann. Die Fingerspitzen sind taub und unempfindlich. Große Unruhe in den Beinen. Müdigkeit und Schwäche der unteren Glieder, besonders nach Spazierengehen. Unsicherer, zittriger Gang. Akute Entzündungen der Knie- und Hüftgelenke. Brennende, reißende Schmerzen in den Gliedern nach Unterkühlung. Rheumatismus der Gelenke und Muskeln. Steifheit der Gelenke nach Abkühlung. Alle Brust- und Gliederbeschwerden werden durch Wärme gebessert, während die Kopf- und Magenbeschwerden bei Kälte besser werden. Die unteren Extremitäten sind mit übelriechendem Schweiß bedeckt und können gangränös werden. Entzündung der Knochenhaut des Schienbeins. Geschwüre der unteren Extremitäten. Die Füße sind eiskalt. Der Phosphor-Patient möchte sich hinlegen. Er ist erschöpft, kann nicht gehen und stolpert bei Gehversuchen infolge Schwäche und Schwindelgefühl. Allmählich fortschreitende Schwäche. Zittern, Ohnmachtsanfälle. Zucken und Hüpfen der Muskeln; Krämpfe in den gelähmten Körperteilen. Epilepsie; Konvulsionen; neuralgische Schmerzen in den verschiedensten Körperteilen, besonders in den Gliedmaßen, durch Wärme gebessert. *Phosphor* hat Polyneuritis geheilt.

Ruheloser Schlaf. Zusammenfahren im Schlaf. Der Patient fühlt sich am Morgen nicht ausgeschlafen. Immerhin werden die meisten Beschwerden und Schmerzen durch Schlaf gebessert, besonders die Kopfsymptome. Schlafwandeln. Der Patient schläft auf der rechten Seite. Linkslage verursacht Angstgefühl, Herzbeschwerden und Herzklopfen. Der Kranke schläft abends spät ein, liegt lange wach, denkt über die Tagesereignisse nach und macht sich Sorgen. *Phosphor* paßt bei schleichenden, typhoiden Fieberformen, wenn sie dem Mittelbild entsprechen.

Es gibt bei *Phosphor* mancherlei Hauterscheinungen. Die Ausschläge sind trocken und schuppen. Trockener, grindiger Herpes. Blutblasen. Dunkelrote und gelbe Flecken auf Brust und Leib. Ameisenlaufen und Jucken in den gelähmten Partien. Taubheitsgefühl der Haut. Unregelmäßig über den Körper verteilte braune Flecken. Psoriasis an Knien, Beinen, Ellenbogen und Augenbrauen. Nesselsucht und Blutschwären. Phlegmonöse Entzündungen. Chronische Fisteleiterungen mit hohem Fieber. Tieffressende Geschwüre. Schmerzlose Geschwüre. Bösartige Geschwüre. Das Mittel ist nützlich bei krebsigen Geschwüren, die bluten und schwammig aussehen, sowie bei protrahiertem Scharlach mit folgenden Symptomen: dunkelroter Hautausschlag; nach Abblassen des Exanthems eiternde Stellen im Nacken, an den Extremitäten und Fingerspitzen; heftiger Durst auf kaltes Wasser; purpurroter Rachen; trockener, hackender, schüttelnder Husten.

Phytolacca

(Kermesbeere)

Dies Mittel ist erst sehr mangelhaft geprüft und kann daher nur fragmentarisch besprochen werden. Die psychischen Symptome sind noch nicht genügend herausgearbeitet. Immerhin bietet das Mittelbild einige bemerkenswerte Züge.

Zunächst wird die Ähnlichkeit dieser Droge mit *Mercurius* auffallen. Und das Mittel ist auch tatsächlich ein Antidot zu *Mercur*, besonders bei den langwierigen Knochenschmerzen und der verstärkten Salivation nach Quecksilber-Mißbrauch. Die Schmerzen treten vor allem nachts infolge der Bettwärme auf. Der ganze Körper schmerzt und fühlt sich wie zerschlagen an. Empfindlichkeit der Knochenhaut an weniger geschützten Stellen, z. B. am Schienbein und an den Gelenken. Ziehende, krampfende Muskelschmerzen. Rückenschmerzen, schlimmer nachts und bei Bettwärme. Der Kranke leidet unter diesen Symptomen besonders bei kaltem, feuchtem Wetter (wie bei *Mercurius*). Neigung zu Geschwürsbildung; daher ist das Mittel nützlich bei Syphilis. Veraltete syphilitische Geschwüre. Der Kranke ist infolge übermäßiger Schmierkuren gleichsam mit *Quecksilber* durchtränkt, aber es hilft ihm nicht mehr. Geschwüre im Rachen, auf der Haut, überall auf den Schleimhäuten.

Krampfzustände. Ziehen in den Muskeln. Opisthotonus. Zucken und Hüpfen der Muskeln.

Phytolacca ist ein Drüsenmittel. Die Drüsen entzünden sich und werden hart. Halsschmerzen mit Entzündung der Nackendrüsen sowie der Submaxillar- und Parotisdrüse. Halsentzündung mit Ansammlung dicken, zähen Schleimes. Anschwellung der Mandeln. Flächenhafte Entzündungen wie bei Rose.

Verschlimmerung der Symptome bei Nacht, an kalten Tagen, in kalten Räumen und durch Bettwärme, so daß hier zwischen den Modalitäten Wärme und Kälte ein Widerspruch besteht.

Anscheinend wirkt das Mittel vor allem auf die Brustdrüsen. Schmerzen und Knotenbildung in den Brüsten nach jeder Erkältung. Empfindlichkeit der Brüste während der Menstruation. Wenn eine stillende Frau einer Erkältung ausgesetzt war, entzünden sich ihre Brüste; die Milch zersetzt sich und gerinnt. Das ist ein Prüfungsresultat, aber die *Kermesbeere* wurde auch vorher schon von den Viehzüchtern vielfach angewandt, wenn z. B. die Kuhmilch dick wurde, wenn sich Verhärtungen im Euter zeigten und wenn dieser Zustand auf eine Durchnässung der Kuh zurückzuführen war.

Fast jede Erregung durch Angst, durch Unfälle usw. schlägt sich auf die Brustdrüsen. Knotenbildung, Schmerzen, Hitze, Anschwellung, Vergrößerungen, Entzündungen und Eiterungen. Kein anderes Mittel der Materia medica ist so auf die Brustdrüse abgestellt. Nur *Mercurius* ist in etwa ähnlich. Wenn die Patientin sich erkältet, schmerzen die Brustdrüsen. Einer stillenden Frau, die auf jeden Kummer mit Brustdrüsensymptomen reagiert, gebe man *Phytolacca*. Wenn eine Mutter sagt, sie habe keine Milch oder die Milch sei spärlich, dick, ungesund und versiege bald, dann ist *Phytolacca* das gegebene Konstitutionsmittel, wenn keine anderen widersprechenden Symptome vorliegen. Eine blutig-wässerige Absonderung, die in einem Fall nach der Entwöhnung des Kindes noch 5 Jahre lang bestand, wurde durch *Phytolacca* behoben. Die Brust ist so empfindlich, daß stillende Mütter fast Krämpfe bekommen mit Schmerzen, die in den Rücken, in die Glieder und über den ganzen Körper ausstrahlen.

Bei epidemisch auftretender Diphtherie ist das Mittel manchmal angebracht. Starke Schwellung im Rachen, Anschwellung der Nackendrüsen sowie der Parotis und Submaxillaris, Knochenschmerzen, übler Mundgeruch mit starkbelegter Zunge, heftige Rückenschmerzen, Nasenbluten, Schmerzen in den Muskeln. Hinsichtlich dieser diphtherischen Symptome zeigen *Phytolacca* und *Mercurius* verwandte Züge. Manchmal finden wir bei Diphtherie nur den Foetor, die belegte Zunge, die Ausschwitzungen, die vergrößerten Drüsen und eine gewisse Nackensteifigkeit. Dieses Bild sieht mehr nach *Mercurius* oder einer seiner Verbindungen aus. *Mercurius jodatus flavus* wirkt vorzugsweise auf die rechte Seite, erst später eventuell auch auf die linke. Die Wirkung von *Mercurius bijodatus ruber* geht von links nach rechts. *Mercurius cyanatus* macht dicke, grünliche Membranen in Nase und Rachen. *Phytolacca* hat manche Züge mit *Mercurius* gemeinsam.

Das Mittel hat syphilitische Gummata an Schädel und Schienbein geheilt.

Es bestehen mancherlei Hautausschläge. „Schuppige Eruptionen, Pityriasis, Psoriasis." „Ringflechte." „Barbierkrätze." „Exantheme, Masern, scharlachartige Ausschläge am ganzen Körper." Es ist nicht überraschend, daß *Phytolacca* Scharlach heilt, denn wir finden im Arzneimittelbild den scharlachartigen Ausschlag und die Halsentzündung mit Beteiligung der Drüsen.

Phytolacca hemmt die Ausbildung bösartiger Gewächse, besonders solcher der Brustdrüsen. Drüsentumoren, die hart und scirrhös werden. Bevor man dieses Mittel kennenlernte, gab es nur ein einziges Mittel für alte Narben der Brustdrüse. Nach Brustabscessen, die mit Breiumschlägen und Incisionen behandelt werden, bleiben oft Narben zurück, die sich bei erneuter Schwangerschaft wieder entzünden, so daß sich Geschwüre bilden, welche die Milchdrüsen zerstören oder die Milchgänge verlegen und abknicken. *Graphites* war hierbei früher das Routinemittel, aber *Phytolacca* ist besser und paßt häufiger zum allgemeinen Bild. Die Symptome, die man für gewöhnlich bei Brustentzündung im Wochenbett findet, sind: Rücken- und Knochenschmerzen, Fieber und Schüttelfrost. *Phytolacca* macht die gleichen Symptome und entspricht somit dem Wesen dieser Erkrankung. *Graphites* löst diese Symptome nur teilweise aus. Wenn hohes Fieber, Blutandrang zum Kopf, pulsierende Kopfarterien, starke Gesichtsrötung und Rötung um die Brustwarzen bestehen, ist *Belladonna* das Mittel der Wahl. Wenn die Brüste schwer und steinhart sind und wenn die Kranke empfindlich gegen Bewegung und Berührung ist, heißt das passende Mittel *Bryonia. Mercurius* kann zutreffen, wenn entsprechende allgemeine Symptome vorhanden sind. Man gibt *Hepar* und *Silicea,* wenn die Eiterung unvermeidlich geworden ist, besonders wenn nur noch Wärme Erleichterung verschafft. *Hepar* gibt man bei großer Empfindlichkeit und heftigen Schmerzen, bei Reizbarkeit und wenn Wärme erleichtert. Es begrenzt die Ausdehnung der Eiterung und ermöglicht eine schmerzlose Entleerung des Eiters.

Phytolacca betrifft sehr qualvolle, langwierige, veraltete Katarrhe mit Zerstörung der Nasenknochen. „Totale Verlegung der Nase; beim Reiten muß der Patient durch den Mund atmen." „Schnupfen und Husten mit geröteten Augen und Tränenfluß. Lichtscheu. Gefühl von Sand in den Augen mit Entzündung und Brennen." „Syphilitische Ozaena mit blutigen Absonderungen und Knochenerkrankung." „Lupus und krebsige Erkrankungen der Nase."

Phytolacca und *Graphites* ähneln sich insofern, als beide in Fissuren Entzündungen, Verhärtungen und Ausschläge bewirken sowie in Bezirken mit schlechtem Blutumlauf Verhärtungen bilden.

„Eingesunkenes, blasses, hippokratisches Gesicht; blaue Ränder um die Augen; gelbliches Aussehen, manchmal auch bläulich und leidend." „Schmerzen in den Kopf- und Gesichtsknochen bei Nacht." „Erysipelartige Schwellung um das linke Ohr herum und auf der linken Gesichtshälfte, von dort auf den behaarten Kopf übergreifend, sehr schmerzhaft." „Die Lippen sind nach außen gekehrt und derb. Tetanus." „Geschwüre auf den Lippen." „Parotis und Submaxillardrüsen geschwollen." „Zungenrücken mit dickem, gelbem, trockenem Belag." Man findet dies bei allen akuten Beschwerden (wie bei *Mercurius*). *Phytolacca* wird von den Eklektikern geschätzt, deren Erfolge uns eine Ahnung von der homöopathischen Wirkungsweise des Mittels verschaffen können. In Cincinnati gebraucht man 3 Tropfen auf ein Glas Wasser bei Geschwüren im Mund. Man gab das Mittel als Standardmedizin und machte damit gewissermaßen homöopathische Kuren. „Geschwürige Entzündungen im Munde." Syphilitische Geschwüre werden durch *Phytolacca* gebessert, wenn das Symptomenbild paßt.

In den Prüfungsprotokollen dieses Mittels finden sich viele Hinweise auf die homöopathische Behandlung des Halses: Diphtherie, Halsschmerzen, entzündete Drüsen, Knochenschmerzen mit nächtlicher Verschlimmerung; schwere Fälle mit Schluckbeschwerden und Schmerzen in den Mandeln; vergrößerte Mandeln mit Schorfbildung. Halsentzündungen bei Syphilis und nach Quecksilber-Vergiftungen. Die Halsentzündungen werden oft durch warme Getränke verschlimmert. Der Kranke verlangt nach Kaltem. Nachts wird alles schlimmer. Zusammengefaßt: „Diphtherie; Hinfälligkeit; Schwindel beim Versuch sich aufzusetzen; Stirnkopfschmerz; Schmerzen, die vom Hals in die Ohren schießen, besonders beim Schluckversuch. Das Gesicht ist gerötet. Die Zunge ist an der Wurzel dick belegt, an der Spitze hochrot. Der Atem riecht faulig. Erbrechen. Erschwertes Schlucken. Die Mandeln sind geschwollen und mit Membranen belegt; zuerst bilden sich auf der linken Seite 3 oder 4 Flecken. Die Mandeln, das Zäpfchen und die hintere Rachenwand sind mit grauen Ausschwitzungen bedeckt. Die Zunge schmerzt an der Wurzel beim Herausstrecken."

Chronische Gicht. Gelenkrheumatismus. Subakuter Rheumatismus, schlimmer nachts, in der Bettwärme und durch warme Anwendungen. Syphilitische Knochenschmerzen. „Scharfe, schneidende, ziehende Schmerzen in der Hüfte. Die Beine sind angezogen, der Patient kann nicht auftreten." „Syphilitische oder gonorrhoische Ischias usw." „Geschwüre und Knoten an den Beinen."

Manche Ärzte pflegen *Podophyllum* als „pflanzlichen *Mercurius*" zu bezeichnen. Man sollte jedoch lieber *Phytolacca* so benennen, weil dieses Mittel viel mehr Symptome mit *Mercurius* gemeinsam hat.

Platinum

(Platin)

Die Platin-Prüfung ergibt ein Bild, wie es bei Frauen mit anomalen Gemütsregungen besteht. Das Mittel paßt besonders für hysterische Frauen, die unter Schreck und langen Erregungszuständen gelitten haben, oder unter Enttäuschung, Schock und chronischen Blutungen. Arrogante, hochmütige Frauen. Ein sehr charakteristischer Zug dieses Mittelbildes ist Stolz und Selbstüberheblichkeit. Die Patientin bildet sich ein, aus einer hochgeborenen Familie zu stammen, während ihre Freundinnen und Bekannten niedriger Herkunft seien, weswegen sie auf diese herabsieht. Ihre Bekanntschaften hält sie für weitaus geringer als sich selbst. Sehr merkwürdig ist, daß sich diese Einbildung auch auf den eigenen Körper erstreckt. Die Patientin glaubt, ihr Körper sei groß und die anderen Menschen seien im Vergleich zu ihr bedeutend kleiner. Sie benimmt sich verächtlich und ist besorgt oder betont feierlich bei Dingen, die gar nicht wichtig sind. Sie ist gereizt wegen unbedeutender Begebenheiten, launisch und mürrisch bei kleinen Ärgernissen, ängstlich und lamentierend. Herzklopfen und Gliederzittern bei jeder kleinen Aufregung. Furcht vor dem Tode und gleichzeitig Lebensüberdruß. Furcht ist ein typischer Zug dieses Mittelbildes. Furcht, daß sich etwas Schreckliches ereignen werde, daß z. B. der abwesende Gatte nicht mehr zu ihr zurückkomme, obwohl er bisher regelmäßig zurückgekehrt ist. Unruhige Haltung, Reizbarkeit, Umherwandern und Weinen.

Psychische und physische Symptome wechseln ab. Sonderbare Phantasien: Die Kranke bildet sich z. B. ein, sie gehöre zu einer anderen Rasse. Sie wird halb verrückt durch ihr Grübeln über religiöse Dinge. Sie sitzt in der Ecke, brütet vor sich hin und sagt nichts. Sie neigt zum Wahnsinn, wird sexuell pervers, führt obszöne Reden und zittert dabei. Nach Ärger oder Angst bekommt sie Krämpfe. Sie pfeift, singt und tanzt; redet dauernd über phantastische Dinge; kann in Melancholie oder Manie verfallen. Jede Verletzung ihres Stolzes kann diese Symptome auslösen, desgleichen sexuelle Erregung. Die meisten psychischen Symptome sind verbunden mit Gliederzittern, sexueller Erregung und Taubheitsgefühl in verschiedenen Körperteilen. Gefühl des Zusammengedrücktwerdens; drückende Schmerzen; Druckgefühl in den Gliedern, als ob diese bandagiert oder zusammengeschnürt wären. Spannungsgefühl in der Haut und in den Gliedern. Diese charakteristischen Züge herrschen in den verschiedensten Körperteilen vor und treten in sonderbaren Modifikationen auf. Taubheitsgefühl der Kopfhaut mit drückenden, bohrenden, pressenden Schmerzen im Kopf. Spannungs- und krampfartiges Zusammenschnürungsgefühl der Kopfhaut, allmählich immer heftiger werdend. Gefühl, als ob der Kopf zusammengequetscht werde. Diese Beschwerden können in den Schläfen, im Scheitel oder in der Stirn auftreten. Manchmal besteht ein kriechendes Taubheitsgefühl in der Kopfhaut. Plötzliche Stöße im Kopf. Kein Symptom wird so konstant gefunden wie das Taubheitsgefühl der Kopfhaut; es kommt häufiger vor als alle anderen Symptome. Die Kopfschmerzen nehmen allmählich zu, bis sie fast unerträglich werden. Heftige Kopfneuralgien mit Überempfindlichkeit bei hysterischen Personen. Manchmal wird die Taubheit des Kopfes so beschrieben, als wäre das Gehirn taub. Kopfschmerzen entwickeln sich nach Kummer, Furcht, Ärger, Blutungen oder sexueller Erregung.

Funken vor den Augen. Lidkrampf. Die Gegenstände erscheinen kleiner, als sie wirklich sind. Kältegefühl in den Augen. Krampfhaftes Zittern und Zucken der Augenmuskeln. Krampfartige Schmerzen mit Kältegefühl in den Ohren. Taubes Gefühl am äußeren Ohr, ausstrahlend auf Gesicht, Nase und behaarten Kopf. *Platinum* ist ein Mittel gegen Blutungen. Blutungen aus verschiedenen Körperteilen, besonders aus den Schleimhäuten. Die Blutungen, wo immer sie auftreten, bestehen aus schwarzen Gerinnseln mit heller Flüssigkeit. Zu den Nasensymptomen gehören Blutungen. Dunkles koaguliertes Blut kommt aus der Nase. Überempfindlichkeit gegen Gerüche. Heftige, krampfende Schmerzen an der Nasenwurzel mit Gesichtsrötung.

Kälte- und Taubheitsgefühl im Gesicht. Krampfende, pressende Schmerzen im Gesicht. Gesichtsneuralgien. Gefühl, als krieche etwas über das Gesicht. Taubheitsgefühl der Backenknochen. Reißende Schmerzen im Gesicht.

Klopfende, grabende Schmerzen im Unterkiefer, besonders rechts, zusammen mit Taubheits- und Kältegefühl. Die Schmerzen kommen und gehen allmählich. Gefühl, als ob die Zunge verbrüht sei oder als ob etwas darüber krieche. Appetitverlust infolge gedrückter Stimmung. Zu anderen Zeiten wieder kann Wolfshunger bestehen. Hastiges Essen von allem Erreichbaren. Sehr viel Blähungen. Gärung im Magen. Muskelzucken in der Magengegend. Gefühl, als sei der ganze Leib zusammengeschnürt oder bandagiert. Spannung der Bauchhaut. Heftige, krampfartige Schmerzen im Leib; ziehende Schmerzen am Nabel wie von einem Strick. Hierdurch entsteht ein Gefühl, als werde die Bauchwand eingezogen. Pressende, abwärts drängende Schmerzen im Leib, die denen bei *Plumbum* ähneln, weswegen man auch schon *Platinum* als Antidot gegen *Plumbum* benutzt hat. Pressende, ziehende Schmerzen bei versetzten Blähungen. Die Trägheit des Darmkanals ähnelt der bei *Plumbum* vorhandenen. Chronische Obstipation.

Der Stuhl ist halb verdaut und pappig oder hart, als sei er gebrannt; er kann spärlich sein und ist dann schwierig zu entleeren, oder er kann leimartig sein und am After kleben bleiben wie weicher Lehm. Häufiger Stuhldrang, aber die Bauchpresse versagt. Alte Verstopfung mit erfolglosem Stuhldrang. Leibschmerzen und Koliken nach Blei-Vergiftung. Obstipation der Reisenden. Langdauernde Anstrengungen, um Stuhl abzusetzen. Heftige, brennende Schmerzen, Hervortreten der Hämorrhoiden und Brennen im Mastdarm beim Stuhlgang. Jucken, Kitzel und Krampf des Anus, besonders am Abend.

Heftige sexuelle Erregung bei Männern und Frauen. Bei Männern treibt die sexuelle Erregung häufig zu Onanie. Das Mittel hat mit Onanie verbundene Epilepsie geheilt. Sexuelle Erregtheit ist ein Hauptsymptom von *Platin* bei Frauen. Unerträgliche sexuelle Überreizung und Wollustgefühle in den Genitalien. Die Empfindlichkeit der äußeren Genitalien ist bei der Frau so groß, daß sie während der Regel keine Binde tragen kann. Die Vagina ist so überempfindlich, daß es für den Arzt unmöglich ist, eine digitale Untersuchung vorzunehmen. Es handelt sich dabei nicht um eine Entzündung, sondern um Hyperästhesie. Zunehmende sexuelle Erregung bei jungen, hysterischen Mädchen. Heftiger Sexualtrieb bei verheirateten Frauen mit Juckgefühl, Prickeln und wollüstigen Empfindungen. Schmerzen im Bereich der Eierstöcke, besonders links. *Platinum* hat seit langer Zeit bestehende Sterilität geheilt, vor allem wenn sie vermutlich auf sexueller Überreizung beruhte. Brennende, stechende Schmerzen in den Eierstöcken. Entzündung der Eierstöcke bei Gebärmutterblutungen und während der Menstruation. Ovarialtumoren und cystische Tumoren sind durch das Mittel geheilt worden. Entzündung der Gebärmutter mit Senkungsgefühl wie bei Prolaps. Uterusprolaps mit ziehenden Schmerzen im Becken. Gebärmutterpolypen und Gebärmutterblutungen. Der Menstruationsfluß ist reichlich, dunkel, schwärzlich und klumpig mit viel flüssigem Blut. Diese nervösen Frauen haben dauernd das Gefühl, als ob die Regel eintrete. Die Periode kommt zu früh, ist zu stark, aber im allgemeinen nur von kurzer Dauer. Die Blutung entspricht in etwa der Menstruation bei älteren Frauen. Die Periode kommt manchmal alle 14 Tage oder kann ganz ausbleiben. Die Vulva und die Vagina sind während des Beischlafs überempfindlich, so daß manchmal der Akt nicht ausgeführt werden kann. Die Frauen haben starken Fluor und leiden darunter, daß sie tagsüber meistens den Abgang des Fluors gar nicht bemerken. Viele Schwangerschaftsbeschwerden. Drohender Abort. Erschöpfende Blutungen. Absonderung von dunklem, klumpigem Blut. Während der Entbindung werden die Wehen infolge der Überempfindlichkeit der Vagina und der inneren Teile unterbrochen. Es ist für den Geburtshelfer unmöglich, die übliche Untersuchung vorzunehmen. Krämpfe in den Beinen oder starke Blutungen während der Entbindung. Hysterische Krampfzustände. Krämpfe im Puerperium. Nach jeder geistigen Anstrengung Herzklopfen, Zittern, Taubheitsgefühl, Beben und Erregung in den Gliedern. Zitternde Unruhe in den Beinen mit Taubheitsgefühl. Kalte Füße. Schmerzen im großen Zeh, als sei er eingebunden. Diese Empfindung findet man sehr häufig. Die Glieder fühlen sich an, als sei der Ober- oder Unterschenkel eingebunden. Die Nerven sind meistens überreizt. Der Kranke ist geschwächt. Paralytische Schwäche, die während der Ruhe schlimmer wird. Taubheit, Steifheit und Kälte. Schmerzhafte Zittrigkeit im ganzen Körper mit Klopfen in den Blutgefäßen. Taubheitsgefühl der Kopfhaut, der Füße, der Hände und der Glieder. Hin und her ziehende neuralgische Schmerzen. Krampfzustände hysterischer Frauen. Krämpfe bei sexueller Erregung. Kältegefühl, Kriechen und Taubheit auf der Haut, besonders im Fieber.

Plumbum metallicum

(Blei)

Dieses Mittelbild veranschaulicht sehr gut die HAHNEMANNsche Lehre der Potenzierung. Wenn man sich die Unlöslichkeit von *Blei* vorstellt und bedenkt, welch geringe Mengen davon als Bestandteil von Farben unsere Wände bedecken und daß trotzdem viele Menschen krank werden, wenn sie in einem neugestrichenen Raum schlafen, wird man erstaunt sein, wie außerordentlich wenig *Blei* notwendig ist, um Erkrankungen auszulösen. Viele Menschen bekommen in einem neugestrichenen Raum Blei-Koliken oder sonstige akute Blei-Vergiftungserscheinungen, da sie bleiempfindlich sind. Diese Empfindlichkeit ist ausgesprochener als die bei Malern beobachtete, denn manche Maler können jahrelang ungestraft mit Blei-Farben arbeiten und werden erst dann empfindlich dafür. Im allgemeinen nimmt ja der Maler erstaunlich wenig von dem an die Luft abgegebenen *Blei* auf, weil es so stark verdünnt ist, daß es mikroskopisch nicht mehr erfaßbar ist. Immerhin genügen selbst diese geringen Mengen, um ihn krank zu machen. Wir haben bisher keine Methode, mit der wir feststellen könnten, wieviel *Blei* der Kranke jeweils resorbiert hat. Wir benutzen diese Empfindlichkeit in Form der Blei-Lähmung der Blei-Arbeiter und der Blei-Kolik der Maler, um zusammen mit der eigentlichen Arzneimittelbildprüfung ein abgerundetes Bild der Blei-Wirkung zu bekommen.

Wenn wir die Symptomatologie von *Plumbum* studieren, werden wir zunächst beeindruckt von den allgemeinen Lähmungserscheinungen dieses Mittels. Die Aktivität des Körpers und die Organfunktionen sind herabgesetzt und verlangsamt. Die Nerven vermitteln ihre Botschaften nicht mehr mit der gewohnten Schnelligkeit. Die Muskeln arbeiten langsam und träge. Zunächst finden wir Paresen und später Lähmungen, anfangs nur von Teilen, aber schließlich des Ganzen. Der Geist und das Wahrnehmungsvermögen sind geschwächt und verlangsamt. Gedächtnis und Fassungskraft sind gehemmt. Der Patient findet nicht die richtigen Worte, um sich auszudrücken. Alle geistigen Abläufe sind langsam. Wenn man sich mit einem derartigen Patienten unterhält, überlegt man unwillkürlich, worüber er eigentlich nachdenkt, bis er sich endlich zu einer Antwort entschlossen hat. Auch die Hautempfindung ist beeinträchtigt. Wenn man den Patienten z. B. sticht, reagiert er erst nach einer Sekunde. Erst wenn man schon annimmt, er habe gar nichts gefühlt, zuckt er zusammen. Anästhesie der Haut. Bei akuten Intoxikationen finden wir Überempfindlichkeit, aber die chronischen sind durch Empfindungsverlust charakterisiert. Taubheit der Finger und Zehen, der Fußsohlen und Handflächen; das Taubheitsgefühl dehnt sich allmählich auf die ganze Haut aus bis zur Wirbelsäule.

Die trophischen Funktionen sind verlangsamt. Aufbau und Abbau halten sich nicht mehr das Gleichgewicht, so daß eine Abmagerung resultiert, bis der

Patient fast zum Skelett wird. Die Haut ist faltig, gerunzelt, eingeschrumpft und über die Knochen gespannt. Manchmal besteht nur eine örtliche Abmagerung, und zwar im Zusammenhang mit einem schmerzhaften Körperteil. Die schmerzhaften Partien werden welk. Schmerzen längs des N. ischiadicus. Brennende, schießende Schmerzen, als ob ein Knochen entfernt werde oder als ob ein Knochen abgeschabt werde. Die betreffenden Gliedmaßen magern ab. Heftige Schmerzen im Arm, in der Schulter und im Plexus brachialis mit Schrumpfung des Arms. Neuralgie einer Gesichtsseite und Lähmung einzelner Muskeln mit Einschrumpfung der jeweils befallenen Stellen. Lähmung sowohl der Strekker als auch der Beuger, aber besonders der Strecker. Die Lähmung beginnt in den Streckern, so daß die Hand herabhängt. Der Patient kann mit der Hand nichts mehr aufheben. Streckbewegungen sind erschwert. Klavierspieler z. B. können ihre Finger nicht schnell genug heben, um den Takt zu halten, während die Fingerflexion unbehindert ist. *Curare* ist ebenfalls ein diesem Zustand der Klavierspieler entsprechendes Mittel. Lähmung infolge Überanstrengung der Streckmuskeln. *Rhus* kommt in Frage, wenn die Muskeln durch ständiges Spielen von bestimmten Übungen, z. B. von Etüden, Tonleitern usw., ermüdet sind, wenn also der Pianist dieselbe Passage stundenlang wieder und wieder üben muß; aber es ist ein akutes Mittel und wirkt nur kurze Zeit. Besonders dann kommt *Rhus* in Frage, wenn bestimmte Muskeln überanstrengt werden, wenn der Patient sich erkältet und Schwächezustände bekommt; nach kaltem Baden oder Untertauchen werden die Muskeln paretisch; Naßwerden nach Ermüdung löst den Rhus-Zustand aus. Für chronische Folgezustände ist *Plumbum* und manchmal *Curare* angezeigt.

Darmparese. Verstopfung. Keine aktive Stuhlentleerung möglich. Der Kranke kann zwar seine Bauchmuskeln gebrauchen, aber der Mastdarm ist gelähmt und kann den Kot nicht austreiben.

Die Blase ist ebenfalls paretisch und kann den Urin nicht entleeren. Die Muskeln arbeiten beim Wasserlassen nicht richtig zusammen, so daß eine Urinverhaltung entsteht. Im Plumbum-Bild findet man sowohl Zurückhaltung als auch völlige Unterdrückung des Urins.

Die Lähmungen treten im chronischen Stadium auf. Bei den akuten Fällen finden wir Fieber, Kolik, plötzliche Verstopfung, reißende Schmerzen in den Därmen, Verdauungsstörung mit Erbrechen. Alles Gegessene wird sauer.

Heftiges Erbrechen aller Speisen. Chronische Gastritis mit Erbrechen eiweißartigen Schleims und süßlicher Massen. Erbrechen kotartiger Substanzen, schwärzlichen Blutes und grüner Flüssigkeit. Saures Aufstoßen.

Das Mittel wirkt langsam und tückisch. Es hat langdauernde Wirkung, denn es verläßt den Stoffwechselkreis nicht, sondern prägt ihm seine eigenen Züge auf. Darum paßt es für langwierige, schleichend verlaufende, chronische Fälle ohne Heilungstendenz. Progressive Muskelatrophie, progressive Paralyse, chronische Verstopfung, chronische Urinverhaltung, chronische Verblödung.

Neben der langsamen Geistestätigkeit als Allgemeinsymptom zeigt das Mittelbild folgende Züge: Melancholie; Traurigkeit; Gefühl, als ob etwas Schreckliches geschehen werde, z. B. daß die ewige Gnade verloren sei, daß man unverzeihliche Sünden begangen habe usw. Körper und Geist sind schwach. „Tiefe Melancholie mit Angst und Ruhelosigkeit." Was den geistigen Zustand betrifft, so ist der Kranke zwar langsam im Denken, grübelt aber trotzdem sehr viel zusammen. Er strengt sich beim Denken sehr an. Seine Gedanken beunruhigen ihn jede Nacht und rauben ihm den Schlaf. Schlaflosigkeit infolge ständigen angestrengten Denkens. Der Geist funktioniert nicht richtig, aber der Patient ist von Imaginationen und Affekten erfüllt, dabei jedoch unfähig, zu begreifen und sich zu erinnern. Langsame Verschlimmerung von Perioden der Schlaflosigkeit bis zu Comaperioden. Das Coma geht mit Urinverhaltung einher. Urämisches Coma.

Zur Verdeutlichung eine Krankengeschichte: Vor einigen Jahren kam ein Arzt wegen seiner Frau zu mir. Sie war seit zwei Tagen bewußtlos und hatte seit Tagen keinen Urin mehr gelassen. Die Katheterisierung ergab keinen Restharn in der Blase. Die Patientin zeigte eine ganze Reihe von Symptomen, aber nur Allgemeinsymptome. Seit Tagen war ein verlangsamter Ablauf aller Funktionen beobachtet worden. Die Patientin klagte über ein Gefühl, als ob ständig an ihrem Nabel gezerrt würde, wie wenn ein Strang ihn rückwärts zur Wirbelsäule zöge. Und dann trat das Coma ein. Mitten in der Nacht kam der Kollege sehr niedergeschlagen zu mir. Er sagte, seine Frau sei totenbleich und atme nur noch langsam. Es wurde eine einzige Gabe *Plumbum* in Hochpotenz verabfolgt. Wenige Stunden später ließ die Patientin Urin und wachte auf. Rezidive sind nicht aufgetreten.

Heftiges krampfhaftes Herzklopfen, schlimmer beim Liegen auf der linken Seite. Ausgesprochenes Angstgefühl in der Herzgegend. Hypertrophie und Dilatation des Herzens. Stechende Herzschmerzen.

Hysterische Veranlagung; hysterische Kontrakturen; Fingerkrämpfe; hysterische Bewegungen. Krämpfe einzelner Körperteile, vor allem der Hände und Füße sowie des ganzen Körpers. Scheindelirien. Herzschmerzen. Taubheitsgefühl in verschiedenen Körperteilen — alles hysterische Zeichen.

Plumbum erzeugt eine Neigung zu täuschen und zu betrügen. Eine Frau, die etwas Bleiacetat in Selbstmordabsicht eingenommen hatte, bekam einen ausgesprochen hysterischen Zustand. Sie benahm sich stundenlang hysterisch, wenn jemand ihr zusah. Wenn sie meinte, es sei niemand in der Nähe, stand sie jedoch auf, ging umher und sah in den Spiegel, um ihre Schönheit zu bewundern. Sobald sie aber einen Tritt auf der Treppe hörte, legte sie sich ins Bett und täuschte Bewußtlosigkeit vor. Sie reagierte nicht auf Stiche und schien kaum noch zu atmen. *Plumbum* produziert einen allgemeinen hysterischen Zustand mit der Neigung zu schwindeln, Krankheit vorzutäuschen und eine etwaige Krankheit zu übertreiben. Man kann daher derartige Zustände mit diesem Mittel auch wieder beheben, vorausgesetzt, daß das Symptomenbild im ganzen paßt.

Unstetigkeit. Ständiges Springen von einem Ding zum andern, von einer Einbildung zur anderen, von einem Gefühlskomplex zu einem andern. Das ganze Mittelbild ist stark gefühlsbetont. Während die geistige Leistung herabgesetzt ist, sind die meisten psychischen Symptome emotional überbetont.

Plumbum heilt Nierenerkrankungen mit Eiweiß und Zucker im Urin. Der Urin ist dunkel, spärlich und von hohem spezifischem Gewicht. Urinverhaltung, weil die Empfindung der Blasenfüllung fehlt.

Apoplexie. Stupor. Wenn *Opium* ausreichend ähnlich war, um die Gehirnkongestion am apoplektischen Herd beseitigen zu können, wird man *Plumbum* folgen lassen. *Plumbum, Phosphor* und *Alumina* sind gleichsam drei Notanker. Sie entsprechen häufig den Symptomen, wenn der anfängliche Zustand dem eines Opium-Bildes ähnlich war. Die Muskellähmungen und die lähmungsartige Schwäche einer Körperseite oder einzelner Körperteile zeigen die Beziehungen dieser Mittel zu derartigen Fällen auf.

Ein weiterer Symptomenkomplex, der den Oberkörper, den Kopf und den Geist betrifft, wurde in der Literatur bisher noch nicht klar beschrieben, ist aber einiger Aufmerksamkeit wert: Die geistigen Symptome, die Gefühlssymptome und die Kopfsymptome werden wesentlich verschlimmert durch jede Anstrengung, besonders durch Anstrengungen in der frischen Luft. Während der Kranke im Freien umhergeht, wird es ihm heiß im Kopf, sein Gesicht wird blaß und seine Glieder werden kalt. Hände und Füße werden eiskalt, wie abgestorben. Bei steigender Anstrengung nimmt das Gesicht einen fast leichenhaften Ausdruck an. Die Kranken können sich auf die Dauer kaum bewegen, ohne kalte Gliedmaßen zu bekommen. Das Hirn ist krankhaft erregbar. Schmerzen in der Hirnbasis, im Nacken, in den Nervenzentren. Kalte Glieder nach körperlicher Anstrengung, während geistige Arbeit durchaus möglich ist, ohne daß die Glieder kalt werden. Anfallsweise Schmerzen in den Gliedern Tag und Nacht, besser durch Druck, schlechter durch Bewegung. Blitzartige Schmerzen. Zucken und Zittern in allen Gliedern.

Der Plumbum-Patient ist kalt und abgemagert und braucht selbst bei warmem Wetter viel Kleidung am Körper, während der Kopf unbedeckt bleiben kann. Die Extremitäten sind kalt, blau, taub, abgemagert und schweißbedeckt. Stinkender Fußschweiß. Füße und Zehen haben eine schrumpflige Haut wie die Hände einer Waschfrau. Schmerzhafte Blasenbildungen an und zwischen den Zehen. Geschwürsbildung. Absterben und Gangrän der Finger- und Zehenhaut. Hornhaut, Hühneraugen und Schwielen an den Füßen.

Gleichzeitig mit den chronischen Kopfaffektionen bestehen Kontrakturen der Rücken- und Nackenmuskulatur. Ziehende Muskelschmerzen und Muskelhüpfen zeigen eine Mitbeteiligung der Hirnhaut an. Spastisches Zucken. „Schwellung der Submaxillar- und Sublingualdrüsen." Krämpfe mit Kieferklemme wie bei Tetanus. „Deutlich abgesetzte blaue Linie entlang dem Zahnfleischrand." „Zahnfleisch blaß und geschwollen mit bleifarbigem Saum; oder blau, dunkelrot, bräunlich; schmerzhaft mit harten Knötchen." „Trockene Zunge, braun, rissig, gelb oder grün belegt; bei chronischer Gastritis trocken, rot und glänzend." Fötider Atem. Trockenheit im Munde; Geschwürsbildung und Aphthen. „Pflockgefühl im Hals; Globus hystericus." „Lähmung der Halsmuskulatur und Unfähigkeit zu schlucken" — eine Lähmung der Speiseröhre.

Beeinträchtigung der Verdauungs- und Assimilationsfähigkeit. Reißende, kolikartige Schmerzen im Leib. Der Kranke muß sich krümmen. Ständiges Gefühl, als ziehe ein Strang den Nabel und die Bauchwand nach hinten. Manchmal ist der Leib so konkav, daß die Bauchwand beinah an den Rücken zu stoßen scheint.

Verstopfung ist ein allgemeiner und wohlbekannter Zug dieses Mittelbildes. Verstopfung, Kolik und die anderen Bauchsymptome sind für gewöhnlich miteinander verbunden. „Verstopfungsstuhl, hart, klumpig wie Schafskot; Stuhldrang mit erheblichen Schmerzen infolge spastischer Einschnürung des Afters. Knolliger, kugelig geballter Stuhl." Trotz großer Anstrengungen ist die Stuhlentleerung erschwert. „Zusammenschnürung der Därme; Nabel und Anus stark eingezogen." „Hochgradige Leibschmerzen, die in den ganzen Körper ausstrahlen." „Schwere Koliken; eingezogener Bauch; der Kranke beugt sich zurück; die motorischen Nerven sind meistens befallen." Kollern im Bauch. Flatulenz. Eingedickter Stuhl. Vaginismus, der dem ganzen spastischen Bild entspricht.

„Neigung, seltsame Haltungen und Lagen im Bett einzunehmen." „Blutarmut, Chlorose, Abmagerung, Muskelatrophie, wandernde Schmerzen, ödematöse Schwellungen, gelbe Haut, Gelbsucht."

Das Brennen in den Geschwüren stimmt mit dem sonstigen Mittelbild durchaus überein.

Podophyllum

(Maiapfel)

Das Mittel wird außer bei akuten Erkrankungen selten benutzt, ist aber ein langwirkendes und tiefwirkendes Mittel. Es beeinflußt den ganzen Organismus sehr nachhaltig und hat Beziehungen zu tiefsitzenden, eingewurzelten Leiden.

Es wirkt speziell auf die Baucheingeweide. Seine Symptomatik erstreckt sich auf die Bauch- und Beckenorgane, vor allem auf die Leber. Auf den Bauch scheint das Mittel zuerst einzuwirken. Es bringt derart starke Magen- und Darmwirkungen hervor, daß der normale Funktionsablauf gestört wird. Verdauung und Assimilation lassen nach. Alles, was in den Magen kommt, wird sauer. Die Magendrüsen sind wie gelähmt. Die Verdauung scheint aufgehoben zu sein, so daß Erbrechen und Durchfall mit merkwürdigen Symptomen eintreten. Rumpeln und Gurgeln, das sich anhört, wie wenn sich ein Tier herumwälzt oder die Fische vor einem Sturm zu springen beginnen. Poltern und Rollen, begleitet von schweren, krampfartigen Schmerzen, die den Kranken zum Zusammenkrümmen zwingen. Der Leib ist so empfindlich, daß kein Druck ertragen wird. Die Empfindlichkeit erstreckt sich auf den Magen, auf die Därme und schließlich auf die Leber. Alle Eingeweide sind schmerzhaft und druckempfindlich. Danach spritzt mit gurgelnden Geräuschen ein wässeriger Stuhl aus dem After, ein so gewaltiger Guß, daß der Patient sich wundert, woher all die Flüssigkeit kommt. Die Empfindlichkeit, der Krampf und das Rumpeln gehen der Stuhlentleerung voraus, bleiben aber manchmal noch während des Stuhlgangs bestehen. Im allgemeinen geht es dem Patienten nach der Stuhlentleerung besser. Viel Blähungen und Darmgurren, aber nicht so ausgeprägt wie bei *Aloe.* Die Kolik kommt und geht häufig ohne Stuhlentleerung. Schmerzloser Stuhl nachts und nach dem Essen (wie bei *China*). Stinkender oder geruchloser Stuhl, dunkel wie Tinte. *Podophyllum* ist nur selten angezeigt, wenn keine stinkenden Absonderungen vorhanden sind. Nach einer Weile beginnt der Bauch von neuem zu rebellieren und wird wiederum durch Stuhlgang erleichtert. Der Prozeß wiederholt sich noch und noch. Es hat den Anschein, als ob sämtliche Blutgefäße sich in den Bauchraum und dann nach außen entleeren wollten. Der Zustand gleicht choleraartigen Erkrankungen, für die dieses Mittel in der Routinepraxis Anwendung findet. Choleraähnliche Erkrankungen, die am Ende der Nacht, besonders gegen 3, 4 oder 5 Uhr, verstärkte Erscheinungen machen, entsprechen *Podophyllum.* Große Unruhe in den Eingeweiden mit Poltern, Schmerzen und Empfindlichkeit. Die Allgemeinschwäche ist so ausgeprägt, daß, wenn binnen ein oder zwei Tagen keine Besserung eintritt, der Kranke sterben zu müssen scheint. Reiswasserstühle, die beim Stehenlassen gallertartig werden.

Bei diesem Aufruhr besteht eine schwer beschreibliche Empfindung, ein tödliches Vernichtungsgefühl. Leerheitsgefühl wie beim Fasten, zugleich aber Abneigung gegen Nahrung. Schwäche, als ob sämtliche Eingeweide herausquellen wollten. Kein Wunder, daß die Kranken solche Empfindungen haben, denn das Mittel erzeugt einen erstaunlichen Grad von Erschöpfung. Die Gebärmutterbänder erschlaffen, und es entsteht ein Prolaps. Der Mastdarm tritt zollweise heraus. Das Senkungsgefühl in allen Eingeweiden ist ein immer wiederkehrender Zug. Es scheint in der Leber zu beginnen. Schwäche mit Schmerzhaftigkeit.

Senkungsgefühl in der Gegend der Eierstöcke. Die Eierstöcke sind geschwollen. Die Gebärmutter ist sehr schmerzhaft und vergrößert. Empfindlichkeit gegen Berührung, so daß schon der Druck leichter Kleidung verschlimmernd wirkt. Empfindlichkeit des Leibes bei Durchfall und Erbrechen, bei Cholera und während der Menstruation. Das Mittel ist angezeigt, wenn während der Menses reichlicher Durchfall und starke Uterusbeschwerden bestehen. Viel Schmerzen in den Eierstöcken, besonders im rechten, bis in die Vorderseite der Schenkel ausstrahlend. Starke Leibschmerzen vor und während der Menstruation (*Apis, Cimicifuga, Vespa, Lachesis,* aber diese machen im allgemeinen keinen Durchfall, und wenn, nicht so reichlich).

Wechselhafte Zustände gehören zur Charakteristik des Mittels. Wenn ein Podophyllum-Kranker sich erkältet, sich geistig erregt, sich überanstrengt, gekochte Nahrung zu sich nimmt, vor allem Kohl, aber auch Früchte, und wenn er seinen Magen mit zu fetten Speisen überlädt, bekommt er Durchfall und danach eine wochenlang dauernde Verstopfung mit erschwertem, spärlichem, nur klumpenweise erfolgendem Stuhlgang. Sobald er sich den Magen erneut verdirbt, bekommt er wieder Durchfall. Dieser Wechsel zwischen Durchfall und Verstopfung paßt besser zu *Podophyllum* als chronischer Durchfall, den man in vielen Mittelbildern findet.

Ein anderer charakteristischer Wechselzustand ist der Kopfschmerz. Chronischer Kopfschmerz, periodischer Kopfschmerz, kongestiver Kopfschmerz, als ob alles Blut sich im Kopf befände und als ob der Kopf platzen wolle. Die heftigsten Schmerzen werden im Hinterkopf gespürt. Berstende Schmerzen, bis ein Durchfall den Kopfschmerz erleichtert. Wenn ein Durchfall zu plötzlich aufhört, treten Kopfschmerzen an seine Stelle. Nach einer Hochpotenzgabe von *Podophyllum* bei Durchfall entstehen manchmal Kopfschmerzen, sobald der Durchfall abgeklungen ist — ein Zeichen, daß das Medikament prompt gewirkt hat und daß dieser Kopfschmerz bald vorbeigehen wird.

Kopfschmerz mit Leberstörungen abwechselnd. Der Patient liegt auf der Seite oder auf dem Bauch. Reißende Schmerzen über dem Zwölffingerdarm. Man kann dabei im Zweifel sein, ob es sich nicht um eine Gallensteinkolik handelt. Periodische heftige Kopfschmerzen. Durchfall und Verstopfung abwechselnd. Reiben der Lebergegend von hinten nach vorn verschafft Erleichterung, aber die Leber ist so empfindlich, daß Druck beim Reiben kaum zu ertragen ist. Schmerzhaftigkeit über der Leber, nach dem Rücken ausstrahlend. Dumpfe Schmerzen. Schließlich starke Gelbsucht. Ungefähr 2—3 Stunden nach dem Essen hochgradige Übelkeit, Gelbwerden, Abneigung gegen Nahrung, Vernichtungs- und Leeregefühl in den Eingeweiden. Grünliches, reichliches, wässeriges Erbrechen. Es wird alles ausgebrochen, vor allem Milch (vgl. *Calcium, Aethusa* — bei letzterem Mittel wird Wasser manchmal vertragen). Hunger nach dem Erbrechen. Tödliche, überwältigende Übelkeit und Erschöpfung. Prolaps des Mastdarms und des Afters während des Erbrechens (*Acidum mur.*). Chronischer Duodenalkatarrh, periodisch in eine typische Podophyllum-Diarrhoe übergehend.

Lästige psychische Symptome. Leberverhärtung ist oft mit großer Wankelmütigkeit verbunden. Langsamer, träger Puls oder Herzklopfen. Große Niedergeschlagenheit, Melancholie, Traurigkeit, Entmutigung. Alles geht verkehrt. Die Wolken erscheinen zu dunkel. Nirgends ein Lichtblick. Der Kranke denkt, er müsse sterben, sein Leiden sei unheilbar, er habe ein schweres organisches Herz- und Leberleiden, sein Seelenheil sei durch Todsünden gefährdet usw.

Der Geist ermüdet leicht. Der Patient ist nervös und ruhelos, er kann nicht still sitzen. Der ganze Körper ist in ständiger Bewegung.

Dieser psychische Zustand ist verbunden mit Gelbsucht, Vernichtungsgefühl, Abneigung gegen Nahrung, Widerwillen beim Denken an Nahrung, Ekel vor Speisengeruch sowie mit Stauungsgefühl und Auftreibung in der Lebergegend. Die Zunge ist mit dickem Schleim bedeckt; pappiger, gelber Belag, als ob Senf darauf gestrichen wäre. Zahnabdrücke auf der Zunge. Der Atem ist faul. Für einen derartigen Zustand verordneten die alten Ärzte *Kalomel.*

Gallensteinkolik. Vergrößerung der Leber. Magenschwäche. Verlangsamte Verdauung. Duodenalkatarrh. Darmkatarrh mit reichlichem Durchfall. Wenn man die Podophyllum-Stühle in der Bettschüssel betrachtet, sieht man sehr viel Wasser und auf dem Grund ein gelbliches Sediment, als ob Maismehl hineingerührt worden wäre. Die Faeces haben einen aashaften Gestank, der sich im ganzen Haus verbreitet. Der Stuhl schießt hervor wie Wasser aus einem Spundloch, mit Gurgeln und viel Blähungen. Meistens besteht ein Rectumprolaps.

Vorfall der Gebärmutter. Die gebräuchlichsten Mittel hierbei sind: *Murex, Sepia, Natrium mur.* Bei *Sepia* findet man Besserung im Sitzen oder Liegen, Verschlimmerung beim Gehen; Abneigung gegen Beischlaf; Hitzewallungen; Verstopfung mit Klumpengefühl im Mastdarm; keine Besserung durch Stuhlgang. *Murex* hat das folgende Bild: Erleichterung lediglich durch Druck auf die Vulva; keine Besserung im Liegen; Schmerzen im Rücken und in den Hüften, die zum Umhergehen zwingen, aber die Bewegung verschlimmert; starker Sexualtrieb; Schmerzen im rechten Eierstock, die durch den ganzen Körper bis zur linken Brust ausstrahlen; Schmerzen, welche die Gebärmutter hinaufschießen.

Die Galle steht im Mittelpunkt des Podophyllum-Bildes. Das Erbrochene und der Stuhl sind gallig gefärbt. Der Patient erklärt, er fühle sich „gallig", seine Leber sei nicht in Ordnung. Er hat einen bitteren Geschmack im Mund und erbricht gelbliche Galle. Der Durchfall ist grünlich.

Bei Kindern, die an starkem Durchfall mit Vorfall des Afters leiden, hilft *Podophyllum* häufig, auch wenn andere Symptome fehlen.

Ein weiteres typisches Symptom dieses Mittelbildes bei Kindern ist das folgende: Das Kind braucht weder Durchfall noch Verstopfung zu haben, aber es liegt im Bett und rollt den Kopf im Schlaf hin und her. Auch bei *Belladonna* und *Apis* findet man dieses Kopfrollen. Das Apis-Kind liegt auf dem Rücken, den Kopf auf eine Seite geneigt. Die Kiefer mahlen. Manchmal bestehen Saugbewegungen. Ältere Kinder knirschen mit den Zähnen. Der Kopf rollt von einer Seite auf die andere. Wenn man die Augenlider der schlafenden Kinder öffnet, findet man Strabismus. Manche Prüfer hatten das Gefühl, als würden die Augen einwärts gezogen. *Podophyllum* heilt derartige Formen von Strabismus mit Hirnkongestionen nach einem abrupt unterdrückten Durchfall.

Kinder, die normalerweise einen gefärbten Stuhl haben sollten, produzieren statt dessen einen weißen, kreidigen Stuhl (*Calcium carb.*). Erwachsene haben ebenfalls gallelose, weiße Stühle.

Der Körper riecht unangenehm. Übelriechender Schweiß. Hier wären *Sepia, Mercurius, Aloe, Sulfur, Murex* und *Nux vomica* zu vergleichen.

Psorinum

(Krätzenosode)

Psorinum hat enge Beziehungen zu *Sulfur*. Der Patient scheut sich davor, gewaschen zu werden. Dic Haut, besonders die des Gesichts, sieht schmutzig aus, auch wenn sie sauber gewaschen ist. Schmutziges, schwarzbräunliches, schlechtes Aussehen. Die Haut ist rauh, uneben, schuppig und springt leicht auf. Blutende Fissuren, so daß sich der Patient nicht richtig waschen kann. Die Haut der Hände wird dick, schuppig, rissig, bekommt kleinschuppige Eruptionen und sieht ungepflegt aus. Der Patient scheint immer schmutzige Hände zu haben. Viele Hautbeschwerden werden durch Baden und Bettwärme schlimmer. Die Haut juckt in der Wärme, besonders in der Bettwärme und wenn Wolle getragen wird. Der Kranke kratzt die betreffenden Stellen wund, so daß sich Schorfe bilden. Beim Abheilen juckt es wieder und dann muß er von neuem kratzen. Beine und Arme sind wund und schorfig vom Kratzen. Heftiges Jucken in der Bettwärme, auch wenn kein Ausschlag besteht. Ungesunde, graue, schmutzfarbene Haut mit erweiterten Kapillargefäßen und Venen als Vorstadium der Hautausschläge. Papeln, Wärzchen, Krusten, Furunkel, Bläschen und andere Eruptionen sondern ein wässeriges Sekrct ab. Die Haut wird verdickt und infiltriert und unter den alten Krusten entstehen neue Herde. Wundsein, Jucken, Stechen, Krabbeln, Bluten.

Ekzem des behaarten Kopfes und des Gesichtes. Krusten bilden sich unter dem Haar. Das Haar fällt aus. Durch die feuchte Absonderung werden die Krusten abgehoben und man sieht neue Bläschen. Die Stellen sehen wie rohes Fleisch aus und jucken und prickeln derart, daß z. B. Kinder die Finger nicht davon lassen können. Schlimmer nachts, durch Bettwärme, durch Wärmeapplikationen, durch Zudecken, kurz durch Luftabschluß in jeder Form. Gebessert durch kalte Luft. Letzteres steht im Widerspruch zur Allgemeinsymptomatik von *Psorinum,* die durch frische Luft verschlimmert wird. Der Kranke als solcher hat eine Abneigung gegen frische Luft.

Der Ausschlag hält an und breitet sich aus. Die Haut wird verdickt, verhärtet sich und schwillt an mit verstärkter Rötung und Gefäßzeichnung. Das nässende Sekret riecht aashaft oder wie verfaultes Fleisch und erregt Brechreiz.

Der üble Geruch ist ein derart charakteristischer Zug des Psorinum-Bildes, daß man ihn besonders hervorheben muß. Fötider Geruch; fötider Atem. Der Gestank der Faeces bei Diarrhoe, Sommerdurchfall und Cholera infantum erfüllt das ganze Haus. Fötider Schweiß. Stinkender Fluor. Aufstoßen schmeckt und riecht nach faulen Eiern. Auch Stuhlgang und Blähungen stinken wie verfaulte Eier. Wenn jemand widerwärtig aussieht und ekelhaft riecht, braucht er *Psorinum.*

Die Haut wird ständig dicker und blutet. Der Ausschlag verbreitet sich immer mehr. Stinkende Ausschläge auf den Lippen und an den Geschlechtsorganen. Empfindlichkeit und Wundheit der Aftergegend. Die Vulva ist geschwürig und riecht widerlich. Geschwüre an den Beinen, über der Tibia, auf Hand- und Fußrücken, hinter und auf den Ohren, auf dem behaarten Kopf, über den Bakkenknochen, an den Nasenflügeln, auf dem Nasenrücken und an den Augenlidern. Schmierige Haut. Der Ausschlag ist verbunden mit Rötung der Schleimhäute von Nase, Mund, Lippen und Augen. Die Augenlider sind verdickt und nach außen gekehrt wie beim Ektropium. Granulationen und Verhärtungen der Schleimhäute, so daß sie knorpelig aussehen, Rötung und Geschwürsbildungen. Hornhautgeschwüre. Tränenfluß. Verlust der Wimpern. Der Patient sieht erschreckend aus mit seinen geröteten Augen, seinem Ausschlag im Gesicht und der roten Haut, die dicke, gelbe Absonderungen ausscheidet. In den Frühstadien findet man weißliche, dünne oder dicke Absonderungen. Bei alten Ausschlägen bestehen Geschwürsbildungen unter den Krusten mit dicken, gelben, eiterigen Absonderungen. Gelbgrüne Absonderung aus Augen und Nase. Schrecklich stinkendes, klebriges Nasensekret (wie bei *Mercurius, Silicea, Calcium phos.* und *Hepar sulf.*). Ansammlung stinkenden Eiters in den Augen.

Coryza mit dicker, gelber Absonderung. Der Patient erkältet sich dauernd. Bei Schnupfen ist die Nase zeitweise trocken, zeitweise läuft sie. Der Patient muß ständig das Taschentuch gebrauchen und dauernd die Nase ausschneuzen, ohne daß anfangs Nasensekretion besteht oder Erleichterung eintritt. Dieser Zustand ist so ausgeprägt, daß manche ihn für ein das ganze Jahr über anhaltendes Heufieber halten. Jedenfalls ist er mit Heufieber eng verwandt. Im Herbst verstopfte Nase mit Augenkatarrh. Für Heufieber ist nur sehr schwer ein passendes Heilmittel zu finden. Diese Krankheit ist das Zeichen einer minderwertigen Konstitution, die gebessert werden müßte, bevor das Heufieber beginnt; ein Ausdruck von Psora, die einmal im Jahr zum Ausbruch kommt. Wenn man sich einige Jahre Zeit läßt, kann man bei den meisten Kranken die psorische Konstitution ändern, aber nicht mit einer einzigen Kur. Darum sollte man die Hoffnung nicht zu früh aufgeben. Heufieber mit seinem dauernden Katarrh geht häufig auf schlecht behandelte fieberhafte Erkrankungen zurück.

Der Psorinum-Patient ist schwächlich, er möchte schon nach einem kurzen Spaziergang gleich wieder nach Haus gehen. In der frischen Luft geht es ihm schlecht; er kann nicht durchatmen, solange er auf den Beinen ist. Er möchte nach Haus gehen und sich niederlegen, damit er wieder Luft bekommt. Darum ist das Mittel bei Asthma oder cardialer Dyspnoë indiziert. Im allgemeinen wird Kurzatmigkeit durch Aufsetzen und frische Luft gebessert — nicht jedoch beim Psorinum-Patienten, der Wärme wünscht, sich niederlegen möchte und alleingelassen werden will.

Für *Psorinum* ist eine allgemeine Funktionsminderung kennzeichnend. Es besteht ein Zustand paretischer Schwäche. Verzögerte Rekonvaleszenz nach fieberhaften Erkrankungen. Träge Verdauung. Der Stuhl ist normal, aber die Stuhlentleerung ist erschwert. Die Blase ist voll, aber der Urin geht nur langsam ab. Restharn.

Nach Überstehen eines Typhus z. B. bleibt der Patient noch lange appetitlos; er erholt sich nicht, auch wenn alle krankhaften Erscheinungen abgeklungen sind. Er möchte sich niederlegen und Ruhe haben. Es geht ihm schlechter beim Aufsitzen. Er liegt auf dem Rücken, atmet mühsam und legt die Arme vom Körper abgespreizt auf das Bett, weil diese Haltung die Thoraxbewegungen und damit die Atmung erleichtert. Eine einzige Dosis *Psorinum* wird eine prompte Reaktion hervorrufen, das Schwitzen vermindern, den Appetit heben und eine bessere Atmung ermöglichen.

Das Psorinum-Bild kann man durch bestimmte Arzneien zwar bessern, aber immer nur für kurze Zeit. Denn es kommt dabei zu Symptomverschiebungen, die ständig neue Mittel verlangen. Außerdem ist nur eine schwache Reaktionsfähigkeit vorhanden.

Die psychischen Symptome zeigen einige merkwürdige Züge. Traurigkeit, Hoffnungslosigkeit. Für den Patienten gibt es keine Lichtblicke; die ganze Welt erscheint ihm in dunklen Farben. Er glaubt, daß seine Geschäfte fehlschlagen werden, daß er ins Armenhaus muß, daß er sich gegen die göttliche Gnade versündigt habe usw. Tagsüber sind das fixe Ideen und nachts träumt er davon. Grenzenlose Traurigkeit und Verzweiflung. Er hat keine Freude an seiner Familie und leidet unter dem Gefühl, daß die guten Dinge dieser Welt nicht für ihn da seien. Obwohl seine Geschäfte gut gehen, befürchtet er, im Armenhaus zu enden. Er freut sich nicht über etwaige Gewinnchancen, ist überreizt und möchte allein sein. Er mag sich nicht waschen, ist ängstlich, denkt an Selbstmord und verzweifelt an seiner Genesung.

Auch wenn Hautausschläge fehlen, wird der Patient nachts durch ständiges Jucken zur Verzweiflung getrieben. Wenn er die Bettdecke abwirft, friert es ihn. Wenn er sich wieder zudeckt, juckt es. Er ist gegen Kälte überempfindlich, aber die Hautsymptome werden durch Wärme verschlimmert. Prickeln, Jukken, Ameisenlaufen, Krabbeln, als liefen Insekten über die Haut.

Das Mittel paßt besonders für erschöpfte Patienten, die schwindlig werden, sobald sie ins Freie gehen. Wegen des Schwindels möchten sie nach Haus gehen und sich hinlegen. Sie haben Angst, außer Atem zu kommen.

Periodisch wiederkehrende Kopfschmerzen mit Hungergefühl. Der Kranke muß nachts aufstehen und etwas essen, was manchmal Erleichterung verschafft. Wenn er ausgeht, ohne vorher gegessen zu haben, bekommt er Kopfweh. Heftige Blutwallungen nach dem Kopf, heißes Gesicht, naßgeschwitzte Haare, Hunger. Wöchentlich oder alle 2—3 Wochen auftretende Kopfschmerzen. Wenn der Kranke sich den Wind um den Kopf blasen läßt, hört der Katarrh auf, aber er bekommt dann Kopfschmerzen. Entweder Schnupfen oder Kopfweh nach Erkältung. Die Kopfschmerzen sind heftig, hackend, klopfend wie mit kleinen Hämmern. Rotes Gesicht, heißer, blutüberfüllter Kopf. Zeitweises Schwitzen. Hungerkopfschmerz mit trockenem Husten im Winter. Trockener, quälender, folternder Husten ohne Auswurf. Wenn der Husten aufhört, kommen periodische Kopfschmerzen. So wechseln die Beschwerden. Das Kopfweh geht und der Husten kommt wieder oder es wechseln im Winter Hautausschläge mit Kopfschmerzen ab.

Die Kopfhaut ist kalt. Der Patient trägt im Sommer eine Pelzkappe. Verschlimmerung der Beschwerden durch Entblößen des Kopfes (*Silicea*) und nach Haarschneiden (*Belladonna, Glonoinum, Sepia*). Bei *Hepar* findet sich ebenfalls Verschlechterung durch Kälte.

Nässende Ekzeme und Psoriasis im Winter. Verschlimmerung durch trockenes, kaltes Wetter, durch naßkaltes Wetter, durch Waschen in kaltem Wasser, durch Geschirrspülen usw.

„Haar: trocken, glanzlos, verwickelt sich leicht, klebt zusammen, muß dauernd gekämmt werden."

Chronischer, stinkender, dicker, eitriger Ohrfluß. Gelber, wie faules Fleisch stinkender Eiter. Ausschlag an und hinter den Ohren. Otitis media nach Scharlach. Trommelfellperforation. „Ohrfluß mit Kopfweh; dünn, jauchig, schrecklich riechend wie verdorbenes Fleisch, eitrig, braun, aus dem linken Ohr." Ohrfluß, verbunden mit wässerigem, stinkendem Durchfall. Schorf in den Ohren; feuchter Schorf hinter den Ohren.

Zähne: Paradentose. Die Zähne werden locker. Das Zahnfleisch zieht sich zurück, es blutet leicht, wird schwammig und bläulich verfärbt; die Zähne fallen aus. Geschwüre auf der Zunge und im Mund, wie man es häufig bei Kindern findet. Aphthen; Mundfäule; geschwüriger, empfindlicher Mund; entzündeter Hals; chronische Geschwürsbildung im Hals. Chronische Verdickung und Verlängerung der Uvula. Vergrößerung der Tonsillen, der Ohrspeichel- und Submaxillardrüsen; sie werden hart und berührungsempfindlich, schwellen an bei Erkältung. Schmerzhafte Nackendrüsen.

Chronische Bauchbeschwerden mit Darmstörungen. Trotz weichen Stuhls erschwerte Entleerung (*Nux moschata, Alumina*). Chronischer Durchfall, schrecklich stinkend. Häufiger Stuhlgang Tag und Nacht (im Unterschied zu *Sulfur*, das im übrigen ähnlich wie *Psorinum* wirkt).

Chronisches Erbrechen. Magengeschwür und Auftreibung des Magens. Ständig saures Aufstoßen bei Hyperacidität. Erbrechen von Blut. Blutige Stühle. Das ist nicht weiter auffallend, weil *Psorinum* Blutungen bewirkt, vor allem Gebärmutterblutungen. Alle möglichen Menstruationsbeschwerden, besonders zu lange Menstruation. Das Mittel ist indiziert, wenn eine Frau eine Fehlgeburt durchgemacht hat und die Placenta entfernt ist, aber alle paar Tage, unter Umständen wochenlang, sich etwas frisches, hellrotes Blut mit Gerinnseln entleert. Jedesmal, wenn die Frau aufsteht, beginnt es von neuem zu bluten. Keine Neigung zu endgültiger Ausheilung. Zwei Mittel, die diesen Zustand beheben, sind *Sulfur* und *Psorinum*. Ausgesprochene Erschlaffung und fehlende Rückbildung. Die Gebärmutter bleibt anomal groß und blutet weiter infolge mangelnder Kontraktionsfähigkeit.

„Weicher Stuhl, gleichwohl erschwerte Entleerung." Auf dieses Symptom ist stets zu achten. Hartnäckige Verstopfung. Blutung aus dem Mastdarm. Cholera infantum. In den ersten Tagen ist der Stuhl oft schleimig, enthält unverdaute Speisereste und stinkt. Erbrechen mit anhaltender Schwäche; das ganze Kind hat einen aufdringlichen Geruch und schmutzt sich ein. Die Nase wird spitz (*Antimonium tart.*). Verfallene Haltung. *Psorinum* stellt die Reaktionsfähigkeit wieder her und bewirkt Heilung oder schafft die Voraussetzungen dafür, daß ein anderes Mittel die Heilung vollendet. Obwohl das Kind gewaschen wird, riecht es wie saure Milch. Die Windeln, der Harn, der Stuhl und der Schweiß riechen sauer (aber etwas anders als bei *Hepar*, wenn auch der saure Geruch ein Allgemeinsymptom von *Hepar* ist). Stuhl, Aufstoßen und Blähungen riechen nach verfaulten Eiern. Der Gestank des Stuhls ist schrecklich, aber nicht so durchdringend wie bei *Baptisia;* der Baptisia-Stuhl ist dick und tonartig, während der Psorinum-Stuhl wässerig-braun und flüssig, manchmal auch blutig ist. Chronischer Durchfall, frühmorgens mit starkem Drang. Blähungen mit scharfem Brenngefühl am After, nach verfaulten Eiern riechend (*Arnica* und *Staphisagria*). Unwillkürlicher Stuhlabgang nachts (bei *China* hat man schwarze, reichliche, wässerige Stühle nachts und nach den Mahlzeiten).

Im Psorinum-Bild finden wir hastig überstürzten Stuhldrang wie bei *Sulfur*, Blähungen wie bei *Oleander* und *Aloe* und weichen Stuhl mit erschwerter Entleerung wie bei *Alumina, China* und *Nux moschata.*

Manche Psorinum-Patienten leiden unter Erschöpfung, besonders der Genitalorgane. Im allgemeinen haben Frauen häufiger als Männer eine Abneigung gegen den Geschlechtsverkehr. Bei diesem Mittelbild jedoch finden wir bei Männern und Frauen gleichermaßen, daß der Akt ohne Freude oder sogar mit Widerwillen ausgeführt wird. Der Mann ist zwar nicht impotent, er hat normale Erektionen und kann ohne Störungen coitieren, aber er hat keine Befriedigung dabei. Später kommt es zu Impotenz. „Keine Erektionen, das männliche Glied bleibt schlaff und empfindungslos." „Abneigung gegen den Beischlaf; Impotenz; kein Samenerguß beim Coitus." „Absonderung aus der Prostata vor dem Urinlassen." Auch danach schleimige, schmerzlose Absonderung („letzter Tropfen"). Erschlaffte, kalte Genitalien. Nach Verabfolgung entsprechender Mittel wird ein Tropfen weißlichen oder gelben Eiters abgesondert (*Sepia, Sulfur, Alumina, Psorinum*). *Psorinum* ist vor allem angezeigt, wenn die Genitalien einen ungewöhnlich starken Geruch aufweisen. *Thuja* kommt in Frage, wenn der Geruch süßlich ist und Übelkeit verursacht. Nach Zurückziehen der Vorhaut zeigen sich Warzen. Der süßliche Geruch besteht trotz Waschens.

Psorinum heilt mancherlei Herzbeschwerden. Herzklopfen und Stiche bei der geringsten Anstrengung, besser beim Hinlegen. Herzgeräusche beiderseits. Mitralgeräusch. Rheumatische Pericarditis. Herzsymptome mit allgemeiner Schwäche, cyanotischem Gesicht und glasigem Blick. Weicher, unregelmäßiger, schneller Puls.

Die Modalitäten verdienen besondere Beachtung. Verschlimmerung in der frischen Luft, beim Aufsitzen und beim Sitzen am Schreibtisch. Der Patient möchte sich hinlegen, weil dabei Brustkorb und Atmung entlastet werden. Asthmatische Kurzluftigkeit; gebessert durch Niederlegen; schlimmer, wenn die Arme an den Rumpf gepreßt werden. Dieses Symptom wird nur bei wenigen Mitteln gefunden und bei keinem so ausgeprägt wie bei *Psorinum.*

Fieber: Intermittierendes, galliges Fieber. Fieber nach Erkältung. Der Patient ist überhitzt wie in einem Dampfbad, so daß man bei der Untersuchung unwillkürlich die Hand zurückzieht. Keine trockene Hitze wie bei *Belladonna*, sondern stark dampfende Hitze. Beim Fieber ist der Kranke mit dampfendem Schweiß bedeckt. Kopf und Körper sind heiß, und heiße, dampfige Luft befindet sich unter der Bettdecke (*Opium* hat das gleiche Symptom, aber zusammen mit heftigem Blutandrang zum Kopf, einem Vorstadium des Schlaganfalls). Bei intermittierendem Fieber wird der Kranke auf der Straße plötzlich von Atembeschwerden befallen, so daß er gleich nach Hause zurückstrebt. Er ist dann manchmal so schwach und erschöpft, daß er auf Händen und Knien die Treppe hinaufkriecht. Der Schüttelfrost ist nicht ausgeprägt, aber das Hitzegefühl ist sehr intensiv und der Schweiß reichlich. Der Patient wird fast stuporös, er ist benommen, verwirrt und kann auf Fragen nicht mehr antworten. Das Gesicht ist rot, gedunsen, gefleckt. „Reichlicher, kalter, klebriger Schweiß nach der geringsten Anstrengung." Profuse Nachtschweiße bei Schwindsucht.

Marasmus. Die Haut schrumpft; schmutzfarbene, stinkende Haut trotz Waschens. Darmentleerungen. Starke Abmagerung, obgleich Wolfshunger besteht. Vermehrter, flaumiger Haarwuchs im Gesicht (*Natrium mur., Psorinum, Sulfur, Calcium*). Fötider Geruch sollte immer an *Psorinum* denken lassen.

Pulsatilla

(Kuhschelle)

Pulsatilla ist bekanntlich ein ausgezeichnetes Frauenmittel und eignet sich besonders für weinerliche, blonde Frauen. Es ist ein Polychrest und eines der meistgebrauchten, aber ebenso häufig auch mißbrauchten Mittel.

Der Pulsatilla-Typ ist interessant. Man findet ihn immer in jenen Familien, die mehrere Töchter haben. Die Patientin ist weinerlich, füllig und findet im allgemeinen infolge ihres scheinbar gesunden Aussehens kein Verständnis für ihre Beschwerden. Sie ist meistens nervös, unruhig, launisch, aber leicht zu führen und leicht zu überreden. Obwohl sie sanft und freundlich ist und häufig jammert und weint, ist sie ausgesprochen reizbar, nicht im Sinne aggressiver Streitsucht, sondern äußerster Empfindlichkeit. Sie fühlt sich immer vernachlässigt oder fürchtet, übersehen zu werden. Empfindlichkeit gegen jeden gesellschaftlichen Einfluß. Melancholie, Traurigkeit, Weinen, Trostlosigkeit, religiöse Verzweiflung, Fanatismus, Launenhaftigkeit, Einbildungen, Erregbarkeit. Sie hält den Umgang mit Männern für eine gefährliche Angelegenheit und glaubt, all das, was für die Erhaltung der Menschheit gut und notwendig ist, mit Vorsicht behandeln zu müssen. Auch hinsichtlich Essen und Trinken ist sie voreingenommen; sie lehnt es z.B. ab, Milch zu trinken, weil sie Milch für schädlich hält; oder sie bildet sich ein, bestimmte Diätformen seien für die menschliche Rasse abträglich. Besonders kennzeichnend ist ihre Abneigung gegen Heirat. Es gibt auch männliche Pulsatilla-Typen, die z.B. den Geschlechtsverkehr mit der eigenen Frau für verwerflich halten und ihn daher unterlassen. Bizarre religiöse Ideen. Neigung, das ganze Leben nach gewissen religiösen Begriffen einseitig auszurichten. Fixe Ideen hinsichtlich der Bibel, die falsch ausgelegt und dadurch mißbraucht wird. Heiligmäßiges Leben, das jedoch in Fanatismus und Verrücktheiten ausartet. Das geht so weiter, bis der Patient auch in anderen Beziehungen verrückt wird und die Neigung bekommt, Tag für Tag schweigend dazusitzen. Er sagt nichts, außer wenn man ihm hart zusetzt; wenn er überhaupt auf Fragen antwortet, sagt er höchstens ja oder nein oder schüttelt nur mit dem Kopf. Puerperale Manie bei einer Frau von mildem, sanftem und tränenreichem Gehabe, die später traurig und schweigsam wurde und dann in ihrem Stuhl saß, den ganzen Tag nichts sagte oder nur mit Kopfbewegungen ein Ja oder Nein andeutete.

Viele Beschwerden sind mit Magen- und Verdauungsschwäche oder mit Menstruationsstörungen verbunden. Neigung zu Abort. Menstruationsunregelmäßigkeiten. Eingebildete Schwangerschaft. Die psychischen Symptome sind oft mit Eierstocks- und Gebärmutterbeschwerden verbunden.

Die psychischen Symptome und der physische Allgemeinzustand sind schlimmer in einem warmen Raum, besser nach Bewegung. Weinerlichkeit, Traurigkeit und Verzagtheit, gebessert durch Spazierengehen in frischer Luft, besonders wenn es kühl, frisch und sonnig ist. Erstickungsgefühl, zunehmende Schmerzen und sogar Frösteln in einem warmen Raum. Nervöses Frösteln, auch wenn die Kranke vor Hitze schwitzt. Die Entzündungserscheinungen, die Neuralgien und der Rheumatismus werden gebessert durch Kälte, durch kalte Speisen und Getränke, durch kalte Anwendungen oder durch Auflegen kalter Hände. Kalte Getränke erleichtern, selbst wenn der Patient nicht durstig ist. Kalte Speisen sind bekömmlich, während warme den Körper erhitzen und dadurch die Symptome verschlimmern. Eiskaltes Wasser bringt schon beim Herunterschlucken Erleichterung und wird im Magen behalten, auch wenn kein Durst besteht.

Viele Symptome werden durch Essen schlimmer. Manchmal besteht nur das Gefühl eines Klumpens im Magen, aber meistens verschlimmern sich auch die psychischen und nervösen Symptome nach dem Essen. Die Magensymptome sind schlimmer am Morgen, die psychischen Symptome schlimmer am Abend. Verschlimmerung durch fette und schwere Speisen. Beschwerden nach Fettgenuß, Schweinefleisch, Kuchen, Pasteten und nach zu reichlichem Essen. Der Pulsatilla-Magen verdaut nur langsam. Noch Stunden nach dem Essen besteht Völlegefühl; besser durch Umhergehen in frischer Luft. Der Patient wird im allgemeinen durch langsames Umhergehen in frischer Luft gebessert; er wird erregt, wenn er versucht, Ruhe einzuhalten. Erleichterung durch Bewegung und in frischer Luft. Verschlimmerung durch Ruhe und im warmen Raum — das ist die Grundlage dieses Mittelbildes.

Bei Pulsatilla-Patienten fühlt sich die Haut heiß und fiebrig an, obwohl die Körpertemperatur normal ist. Zu warme Bekleidung verschlimmert. Die Patientin möchte auch bei kühlem Wetter ein dünnes Kleid tragen; sie braucht sich nicht warm anzuziehen. Auch warmes Zudecken verschlimmert. Oft kann der Patient keine Flanell- oder Wollkleidung tragen, weil sie die Haut reizt und Jucken oder Ausschlag verursacht wie bei *Sulfur*. Das ist nicht überraschend, weil *Pulsatilla* und *Sulfur* Antidote sind. Es gibt kein besseres Mittel als *Pulsatilla,* um unerwünschte Nachwirkungen von *Sulfur* auszugleichen, wenn letzteres Mittel z. B. jeden Frühling zur „Blutreinigung“ benutzt worden ist. Manche Menschen gebrauchen *Sulfur,* bis die Haut rot und heiß wird und sich so leicht entzündet, daß schon durch den Druck der Kleidung Verschlimmerung eintritt. *Pulsatilla* ist dann das richtige Antidot. Alte Psoriasisfälle, stark juckende, flache, braune, etwa daumennagelgroße Hautflecken bei Sulfur-Patienten werden durch *Pulsatilla* geheilt. Ein allgemeines Hautsymptom ist Jucken und Brennen, aber noch typischer für das Pulsatilla-Bild ist es, wenn die Haut ähnlich aussieht wie bei *Lachesis.* Sie ist gefleckt, erysipelatös, mit bläulichen Stellen. Die Venen sind erweitert, die Kapillaren geschwollen. Eine Vasomotorenlähmung der Kapillaren oder Venen ruft das fleckenhafte Aussehen hervor. Der Pulsatilla-Patient hat eine ungewöhnlich ausgeprägte venöse Konstitution. Die Venen sind prall gefüllt und befinden sich in einem Zustand der

Stase; hierauf beruht die Überhitzung der Haut. Die Blutüberfüllung und das bläulichrote Aussehen des Gesichts entsprechen einer Plethora falsa. Das steigert sich oft bis zu Gedunsenheit und Schwellung, besonders während der Menstruation. Beträchtliche Anschwellungen von Gesicht, Augen und Bauch. Die Füße sind zur Zeit der Menstruation gerötet und derart angeschwollen, daß die Patientin keine Schuhe tragen kann. Besserung nach Eintritt der Menstruation. Viele Frauen bekommen die Periode zu spät und müssen etwa eine Woche oder 10 Tage lang darauf warten. Auftreibung des Leibes. Kurzluftigkeit. Alle Beschwerden werden durch die einsetzende Menstruation erleichtert. Die Frau empfindet diese Symptome vielleicht ein oder zwei Wochen und fühlt sich erleichtert durch langsame Bewegung in frischer Luft. Sie kann in einem warmen Raume nicht atmen. Sie möchte, daß die Fenster geöffnet werden. Würgreiz und Erstickungsgefühl nachts im warmen Bett. Die Beschwerden verstärken sich langsam, bis die Menstruation einsetzt. Der Magen ist so voll und aufgetrieben, daß sie nichts essen kann. Appetitlosigkeit.

Varicen und varicöse Geschwüre gehören für gewöhnlich zu diesem Mittelbild. Die Geschwüre sondern dunkles, schnell gerinnendes Blut ab. Kleine schwarze Gerinnsel. Die Blutung ist spärlich, fließt langsam und riecht. Nässende Geschwüre, die blutig-wässerige Flüssigkeit oder dicken gelben oder grünen Eiter absondern.

Nun kommen wir zu den katarrhalischen Symptomen, die an allen Schleimhäuten auftreten können. Die Schleimhaut ist mit blauroten, trockenen Flecken bedeckt; sie ist geschwollen und sieht erysipelatös aus. Bei Schleimhautentzündungen bläuliche Verfärbung infolge venöser Kongestion. Dicke, grüne oder gelbe Absonderungen sind für die Katarrhe charakteristisch. Die katarrhalischen Absonderungen sind meistens milde; nur das Vaginalsekret ist wundmachend. Jedoch gibt es bei *Pulsatilla* in Übereinstimmung mit dem Gesamtbild auch eine blande Leukorrhoe. Häufig riechen die Absonderungen, manchmal sind sie blutig oder wässerig, aber selbst dann mit gelbgrünem dünnem Eiter vermischt.

Der Pulsatilla-Patient leidet unter Schwindel infolge Augenbeschwerden; gebessert durch Tragen gutangepaßter Gläser. Der Schwindel ist von Übelkeit begleitet, die im Liegen, durch Bewegung und durch Augenbewegungen schlimmer wird; Besserung in einem kühlen Raum und durch Wagenfahren in frischer Luft. Sobald die Kranke einen warmen Raum betritt, wird ihr übel bis zum Erbrechen. Schwindel mit Erbrechen nach dem Essen.

Bei *Pulsatilla* finden wir heftige Kopfschmerzen. Kopfschmerzen bei Schulmädchen zur Zeit der Menarche. Kopfschmerzen während der Menstruation, bei unterdrückter Regel und bei unregelmäßiger Periode. Der Kopfschmerz wird hierdurch nicht verursacht, sondern ist eine Begleiterscheinung. Schläfenschmerzen und Schmerzen an den Kopfseiten sind typisch für *Pulsatilla.* Kopfschmerzen vor, während und nach der Regel, aber meistens vorher, wenn allgemeine Kongestionen, venöse Stase und Venenanschwellungen bestehen. Der Kopfschmerz wird gebessert bei Eintreten der Regel, vorausgesetzt, daß diese normal verläuft. Im allgemeinen treten Kopf- und Nervensymptome während der ganzen Menstruationsdauer auf, weil die Regel zu spärlich fließt, oft kaum stärker als ein Weißfluß; nur an einem Tag geht ein kleines, dunkles Blutgerinnsel ab. Einseitiger Kopfschmerz und einseitige Beschwerden sind typisch für *Pulsatilla.* Schwitzen einer Kopf- und Gesichtsseite. Temperaturerhöhung auf einer Körperhälfte. Die eine Seite ist normal, die andere heiß. Ich erinnere mich eines Falles von Puerperalfieber mit Schweiß auf einer Körperseite und trockener Hitze der anderen sowie Wechselhaftigkeit weiterer Symptome. Es wurde *Pulsatilla* gegeben und die Kranke erholte sich.

Der Pulsatilla-Kopfschmerz ist ein klopfender, kongestiver Schmerz. Es besteht viel Hitze im Kopf, gebessert durch Kaltanwendungen, durch äußeren Druck und manchmal durch mäßige Bewegung, z. B. durch langsames Umhergehen im Freien, verschlimmert durch Niederlegen und Ruhigsitzen. Es geht schlechter gegen Abend und allmählich zunehmend während des Abends und nachts, schlechter durch Augenbewegung und Bücken. Die Schmerzen sind häufig schnürend, klopfend, kongestiv. Periodisch wiederkehrende Migräne mit Erbrechen saurer Nahrungsreste. Kopfschmerzen, wenn der Kranke sich überißt. Obgleich er gern Eis ißt, bekommt er danach Kopfschmerzen und Magenkongestionen.

Augen: katarrhalische Symptome. Pusteln auf Augenlidern und Hornhaut. Zeichen von Entzündung. Dicker, gelbgrüner Eiter. Lidgranulome. Ständige Entstehung kleiner Pusteln; auf den Lidern vereinzelte Pickel, die hier und da zu Beulen von der Größe eines Heftzweckenkopfes anschwellen. Die Augenlider sind entzündet und bluten leicht. Jede Erkältung schlägt sich auf Augen und Nase. Die Augen sind rot, entzündet und eitern. Bei Kindern finden wir Augenkatarrhe gonorrhoischen Charakters. Ophthalmia neonatorum. Das Kind braucht in seinen ersten Lebenstagen häufig dasselbe Konstitutionsmittel wie die Mutter. Gelbgrüner Eiter aus den Augen. Die Augen werden gebessert durch Waschen mit warmem oder lauem Wasser. Selbst kaltes Wasser tut den Augen gut. Bei *Sulfur* verschlimmern sich die Augen durch Baden, sie schmerzen und brennen und werden nach dem Waschen zunehmend rot. *Pulsatilla* verursacht eine Neigung zur Bildung von Gerstenkörnern, die dauernd rezidivieren. Auf den Augenlidern treten Pusteln, Papeln und kleine Knötchen auf.

Vor der Menstruation wird es jungen Mädchen oft schwarz vor den Augen. Die Dinge sind gleichsam durch Gaze oder durch einen Schleier verhüllt. Nervöse Erscheinungen, Zuckungen, vorübergehende Blindheit und Ohnmachtsanfälle. In den Frühstadien der Lähmung des Sehnerven ist *Pulsatilla* ein großartiges Mittel. Der Patient reibt immer seine Augen, gleich ob sie verschleimt sind oder nicht; denn er hat eine Empfindung, als ob Gaze vor den

Augen hänge, und dies wird durch Reiben gebessert. *Pulsatilla* hat beginnenden grauen Star geheilt. Jucken der Augen, das den Hautsymptomen entspricht. Jucken der Ohren und der Nase; Prickeln im Rachen und im Kehlkopf.

Hinsichtlich der Ohren besteht der nämliche katarrhalische Zustand. Dicke, gelbe, riechende, eitrige, milde Absonderung, manchmal stinkend und blutig. *Pulsatilla* ist gemeinhin angezeigt bei Ohrbeschwerden der Kinder, wenn das Kind sanft, dick und plump ist, ein gerötetes Gesicht hat und dauernd kläglich weint. Auch wenn sonstige Symptome fehlen, wird *Pulsatilla* bei Ohrbeschwerden von Kindern immer ein zeitweilig erleichterndes Mittel sein. So enge Beziehungen hat *Pulsatilla* zu den Ohrsymptomen. Ohrschmerzen am Abend oder während der Nacht, besser durch langsames Umhergehen im Zimmer. Das Chamomilla-Kind ist auffahrend und brummig, nie zufrieden, schilt auf das Kinderfräulein und die Mutter. Auch hier bessert Umhergehen. Die Reizbarkeit entscheidet für *Chamomilla.* Man muß das mitleiderregende Weinen und das knurrige, wütende Geschrei unterscheiden. Beide Kinder werden gebessert durch Bewegung und Umhertragen. Beide wollen dies und das, sind nie zufrieden und wollen unterhalten werden; aber das Pulsatilla-Kind weint mitleiderregend, wenn man es nicht unterhält, das Chamomilla-Kind jedoch macht ein wütendes Geschrei. Das eine möchte man liebkosen, das andere züchtigen.

Ohrbeschwerden mit Trommelfellperforation ohne Ausheilung. Otitis media. Absceß im Mittelohr. Reichliche, dicke, blutige Absonderung, die später gelbgrün wird. Der Prozeß schreitet unaufhaltsam fort bis zur Perforation. Ich habe das bei einer Endemie beobachtet, wo *Mercurius, Hepar* und *Pulsatilla* die am meisten angezeigten Mittel waren. Ohrerkrankungen nach Exanthemen. Stinkende katarrhalische Absonderungen nach Scharlach oder Masern bei falsch behandelten Kranken, die zuviel Medizin bekommen haben. Entzündung und Anschwellung des äußeren Ohrs; erysipelartiges bläuliches Aussehen. Grind auf der Ohrmuschel.

Der Kranke leidet unter wiederholten Anfällen von Schnupfen mit ständigem Niesen und mit Verstopfung der Nase. Fieberhafter Zustand, manchmal mit Frostgefühl. Fieber und Schweiß. Schmerzen im Gesicht und in der Nase. Abends starke wässerige Absonderung mit Niesen. Morgens ist die Nase mit dickem, gelbgrünem Schleim verstopft. *Pulsatilla* paßt für chronischen Katarrh mit dickem, gelbgrünem Schleim, welcher milde ist. Der Kranke hat einen schlechten Geruch in der Nase; er riecht die verschiedensten unangenehmen Dinge. Manchmal glaubt er Dung zu riechen, aber meistens wird der Geruch wie der eines übelriechenden Katarrhs beschrieben. Große, blutige, dicke, gelbe Krusten häufen sich in der Nase an, verhärten sich und werden morgens zusammen mit dickem, gelbem Eiter ausgeschneuzt. In veralteten Fällen gehen Geruchs- und Geschmacksvermögen verloren. Die Schleimhaut verdickt sich und eitert unter Krusten- und Geschwürsbildung. Verstopfungsgefühl in der oberen Nase und in den hinteren Nasenöffnungen. Der Kranke räuspert morgens massenhaft dicken, gelben Schleim mit Krusten aus, der sehr häufig für andere übelriechend ist. Viele Pulsatilla-Patienten bekommen Erleichterung hinsichtlich des schrecklichen Gestankes während dieses katarrhalischen Stadiums durch Ausschneuzen großer Krusten. Der Kranke selbst fühlt sich besser in frischer Luft, schlechter in einem warmen Raum. Und auch die Nase verstopft sich leichter in einem warmen Raum, so daß der Patient im geschlossenen Zimmer mehr niesen muß als draußen.

Geruchsverlust kommt bei chronischen und bei akuten Katarrhen vor. Abends starkes Verstopftsein der Nase. Der Kranke schneuzt die Nase während des Tages leicht aus, aber abends ist sie verstopft und läßt sich nicht reinigen. Man erinnere sich, daß auch die psychischen Symptome abends schlimmer sind. Morgens steht der Kranke mit einer verstopften Nase auf, kann sie aber leicht ausschneuzen; er hat einen faulen oder ranzigen Geschmack im Mund; die Zunge ist belegt; er muß seine Zähne gründlich reinigen und seinen Mund ausspülen, bevor er mit Genuß frühstücken kann. Man sieht also, daß die Mund- und Magensymptome morgens schlimmer sind, die psychischen Symptome hingegen abends, und daß auch die Nase abends stärker verstopft ist. Man vergleiche das mit den Hustensymptomen. Abends haben wir bei *Pulsatilla* einen trockenen Husten, morgens einen lockeren. Morgens reichlicher Auswurf, aber abends trockenes Zusammenschnürungs- und Engigkeitsgefühl auf der Brust. Abends festsitzender Husten, der das Atmen erschwert. Um es zusammenzufassen: *Pulsatilla* ist eines unserer wichtigsten Mittel für nervöse, furchtsame, nachgiebige Patienten bei alten Katarrhen mit Geruchsverlust, dickem, gelbem Eiter und Besserung in frischer Luft, wenn gleichzeitig die Nase abends verstopft, morgens aber leicht zu säubern ist.

Bei den Katarrhen und akuten Erkältungen finden wir häufig Nasenbluten. Der Kranke schneuzt Blut aus. Wenn die in der Nase festsitzenden Krusten ausgeschnupft werden, beginnt es zu bluten. Aber auch sonst blutet die Nase leicht. Nasenbluten während, vor und bei unterdrückter Menstruation. Das Blut ist dunkel, dick, klumpig; venöses, fast schwarzes Blut. Besonders starkes Nasenbluten bei Frauen mit verspäteter, spärlicher Regel und bei bleichsüchtigen Patientinnen, deren Periode nur alle zwei oder drei Monate eintritt.

Pulsatilla ist sehr nützlich bei Heufieber. Die Behandlung des Heufiebers erfordert viel Fleiß, weil man mit der merkwürdigen Geisteshaltung dieses Patienten-Typs rechnen muß, der nur schwer zugänglich ist. Der Patient liebt es nicht, daß man mit ihm über seine Hämorrhoiden, seine dicke Hornhaut an den Fußsohlen, seine Kreuzschmerzen, seinen mit Verstopfung abwechselnden Durchfall spricht oder sonst in ihn eindringt, sondern er will sein Heufieber behandelt haben. Alle eben erwähnten Symptome bessern sich stets mit Eintritt des Heufiebers. Manchmal erzählt der Patient, er fühle sich immer wohl, außer wenn er Heufieber habe. Er mag sich vielleicht gesund fühlen, aber er ist in Wirklichkeit keinesfalls gesund. Die aufgezählten Beschwerden hat er schon immer gehabt; er möchte uns nur nicht damit belästigen. Das Heufieber allein wird aber kaum jemals die richtige Mittelwahl ermöglichen.

Ein anderer Kranker leidet etwa an Epilepsie, aber wenn wir erwarten, allein in den Symptomen des Anfalls die Heilmittelanzeige zu finden, werden wir uns irren. Auch wenn akute Krankheitsäußerungen zu verschiedenen Zeiten ähnliche Bilder hervorrufen, ist es schwer, die Einzelheiten herauszufinden. Der Kranke weiß nicht viel von seinem Heufieber. Wenn wir ihm verschiedene Einzelheiten seines Leidens ins Gedächtnis zu rufen versuchen, so hat er sie wahrscheinlich alle gehabt. Bei fast allen akuten Krankheitsäußerungen, zumal in der übersteigerten Form von Anfällen, finden wir nicht jene Symptome, die uns zum passenden Mittel führen würden. Diese Symptome werden wir nur finden, wenn wir auf den Zustand zurückgehen, in dem sich der Patient befand, bevor ihn das Heufieber überfiel. Diese ursprünglichen Symptome sind stets die wichtigeren. Manchmal ist es von Bedeutung zu wissen, welcher Körperteil befallen war, bevor die Nase affiziert wurde. Zuweilen findet man spinale Symptome, z. B. große Empfindlichkeit des Rückens, die erleichtert wird durch Liegen auf harter Unterlage. Nur wenige Mittel haben dieses Zeichen. Die Kranken werden das anfangs von sich aus gar nicht erzählen, sondern ausschließlich beim Thema Heufieber bleiben. Bei manchen nervösen Frauen beginnen die Anfälle mit Niesen und wässeriger Absonderung und dann folgt ein reichlicher, dicker, gelbgrüner Eiter. Dies sind die natürlichen Symptome des Heufiebers, aber die Rückensymptome geben besondere Hinweise.

Bei *Pulsatilla* kommen Menstruationssymptome und Prolaps dazu. Wenn das Heufieber ausbricht, werden alle anderen Symptome besser. Die Kranke empfindet nichts außer dem Heufieber. Trotzdem hängen alle Symptome untereinander zusammen. Die Symptome von *Natrium mur.* werden vom Morgen bis zum Mittag schlimmer sein, während die von *Pulsatilla* am Abend schlimmer sind. Die Nase ist dann mit dickem, gelbgrünem, fädigem Schleim gefüllt, und wenn sie ausgeschneuzt wird, bleibt ein trockenes, brennendes, schmerzhaftes Gefühl zurück. Die Kranke kann im warmen Zimmer nachts nicht schlafen. *Natrium mur.* hat hinsichtlich der Schmerzen und der Schlaflosigkeit in warmen Räumen ein ähnliches Bild; aber bei *Natrium mur.* kann außerdem die Absonderung Tag und Nacht weiterbestehen. Es gibt eine akute Form, bei der *Pulsatilla* manchmal angezeigt ist: reichliche, wässerige Absonderung, die mit Niesen endet. Im Anfang denken wir an *Carbo veg.*, *Arsenicum*, *Allium Cepa*, *Euphrasia*.

Bei *Carbo veg.* haben wir eine wässerige Absonderung; die Entzündung dehnt sich mit Heiserkeit und Wundsein bis in den Brustkorb aus. Bei *Allium Cepa* haben wir ein Syndrom, das auf dieses Mittel hindeutet: wundmachende Absonderung aus der Nase, milde Absonderung aus den Augen; im Kehlkopf besteht eine Empfindung, als ob sich Haken in ihm befänden, und diese Empfindung erstreckt sich manchmal bis unterhalb des Kehlkopfs. Diese Symptome deuten immer auf *Allium Cepa* hin; sie verschlimmern sich auch in einem warmen Raum wie bei *Pulsatilla.* Das Arzneibild von *Euphrasia* ähnelt dem von *Cepa,* nur ist die Absonderung aus den Augen reichlich, wässerig und brennend; die Tränen brennen in den Augen und machen die Wangen wund. Die Absonderung aus der Nase ist mild wie bei *Pulsatilla.* Manchmal finden wir auch Brustsymptome. Dann haben wir es nicht mehr mit dem Euphrasia-Bild zu tun.

Bei *Jod* finden wir Verschlimmerung in warmen Räumen; dickes, gelblichgrünes, brennendes, wundmachendes Nasensekret. Ein besonderes Symptom unterscheidet indessen das Mittel von allen anderen: der Kranke beginnt sofort abzumagern, wenn er Beschwerden hat, und er ist sehr hungrig.

Kalium jod. macht dicke, gelbe Absonderungen, Verschlimmerung im warmen Zimmer, sehr starkes Wundheitsgefühl und Brennen in der Nase. Die äußere Nase ist sehr empfindlich auf Druck. Empfindlichkeit in der Nasenwurzel. Das ganze Gesicht schmerzt. Der Kranke ist sehr ruhelos; er möchte dauernd im Freien umhergehen und ermüdet nicht dabei.

Bei *Arsenicum jod.* finden wir Angst, Ruhelosigkeit, Schwäche, häufiges Niesen und reichliches, wässeriges Nasensekret, das auf den Lippen brennt. Brennen und wässerige Absonderung der Augen wie bei *Arsenicum.* Der Arsenicum-Patient hat starkes Wärmebedürfnis und möchte, daß man seine Augen mit warmem Wasser behandelt; die einzige Erleichterung besteht darin, daß heißes Wasser in der Nase hochgezogen wird. Bei *Arsenicum jod.* bringt Aufenthalt in warmen Räumen Verschlimmerung; nachdem tagelang Niesen bestanden hat, wird die Absonderung dick und klebrig; sie sieht aus wie dicker, gelber Honig und ist wundmachend. Es besteht starker Schmerz in der Nasenwurzel und in den Augen. Häufig Wundheitsgefühl in der Brust mit Atemnot. Die Mittel bei Atemnot sind *Arsenicum, Arsenicum jod., Jod, Kalium jod.* und *Sabadilla;* sie sind bei den asthmatischen Formen des Heufiebers sehr oft indiziert. Wenn sich die Beschwerden nach Überhitzung entwickelt haben, müssen *Silicea, Pulsatilla* und *Carbo veg.* sorgfältig gegeneinander abgewogen werden. Es gibt noch eine weitere Gruppe von Mitteln, welche bei Nasenverstopfung, die durch Absonderung nicht gebessert wird, in Frage kommen. Wenn der Patient sich ständig schneuzen muß, aber keine Erleichterung dadurch hat, so läßt das sofort an *Lachesis, Kalium bichr., Psorinum, Naja* und *Sticta* denken.

Psorinum macht reichliche, wässerige, milde Absonderungen aus der Nase. Manchmal können diese allerdings auch wundmachend sein. Die Verstopfung der Nase tritt im allgemeinen in frischer Luft ein. Der Kranke spürt Besserung in einem warmen, geschlossenen Raum und durch Niederlegen. Seine Dyspnoë wird erleichtert, wenn er die Arme im rechten Winkel vom Körper streckt. Heufieber ist eine psorische Erkrankung. *Psorinum,* in einer Einzeldosis gegeben, wird die Symptome so entwickeln, daß der Fall besser durchschaubar wird. Der Anfall als solcher eignet sich am wenigsten für die Wahl des passenden

Mittels. Wenn er zu heftig verläuft, mag man zunächst ein kurzwirkendes Mittel geben, das ihn mildert.

Bei *Nux vomica* finden wir freie, leichte Atmung in frischer Luft; aber wenn der Kranke ins warme Zimmer geht, verstopft sich seine Nase; ebenso nachts: obgleich die Nase derart tropft, daß das Kissen naß wird, ist sie verstopft wie bei *Pulsatilla, Bryonia, Arsenicum jod.* und *Cyclamen.* Diese Ausführungen dürfen nicht so verstanden werden, als hätte ich damit bestimmte Mittel für Heufieber angeben wollen. Wir können niemals bestimmte Mittel für bestimmte Krankheiten festlegen. Ausschlaggebend ist vielmehr stets die jeweilige Gesamtkonstitution.

Das Gesicht sieht kränklich aus; oft ist es fleckig und bläulich oder von gelblicher, ungesunder Farbtönung. Venöse Stauung. Völlegefühl. Oft jedoch ist das Gesicht normal rot und täuscht Gesundheit vor, so daß dem Patienten kein Verständnis entgegengebracht wird. Hitzewallungen zum Gesicht mit verstärkter Rötung. Mitunter eingefallenes Gesicht von gelblichgrüner, chlorotischer Farbe mit dunklen Ringen um die Augen. Anlage zu Erysipel. Erysipelartige Ausschläge im Gesicht und auf der Kopfhaut mit Stechen und Brennen. Die Gesichtshaut ist dabei hochgradig berührungsempfindlich.

Mumps und andere entzündliche Veränderungen der Ohrspeicheldrüsen. Wenn Frauen oder Mädchen mit Mumps sich heftig erkälten, schwellen ihre Brüste an und entzünden sich. Manchmal beginnt die Entzündung in der einen Brust und springt erst später auf die andere über. Bei Männern mit Mumps werden die Hoden befallen. *Pulsatilla* ist eines der wichtigsten Mittel bei dieser Form der Metastasierung. *Pulsatilla* heilt im Körper umherwandernde Beschwerden. Sie ist ein brauchbares Mittel für starkgeschwollene Hoden bei Knaben mit Mumps. *Carbo veg.* kommt ebenfalls in Frage, aber nur bei Carboveg.-Patienten. Auch *Abrotanum* hilft bei herumziehenden Beschwerden; vor allem jedoch *Pulsatilla:* Rheumatismus geht von Gelenk zu Gelenk; neuralgische Schmerzen springen von einer Stelle zur andern, von hier nach dort; Entzündungen wandern von Drüse zu Drüse. Differentialtherapeutisch ist folgendes wichtig: *Pulsatilla* bleibt im Rahmen der Grundkrankheit; die Beschwerden wandern zwar umher, aber es tritt keine neue Krankheitsart auf. Bei *Abrotanum* jedoch ändert sich mit dem Symptomwechsel auch die klinische Diagnose. Ein Allopath pflegt dann zu sagen, es handele sich um eine neue Krankheit. Nach Unterdrückung eines Durchfalls entwickelt sich z. B. ein entzündlicher Rheumatismus, der dann als neue Krankheit bezeichnet wird. Die Unterdrückung eines Durchfalls bzw. einer Blutung oder die Entfernung von Hämorrhoiden verursachen Manifestationen an anderen Stellen. Ein Kind, bei dem ein Sommerdurchfall unterdrückt wird, bekommt als Folgeerscheinungen etwa Hirn-, Nieren- oder Lebersymptome oder Marasmus mit einer Abmagerung, die von unten nach oben fortschreitet. Diese Symptomverschiebungen gehören zum Bilde von *Abrotanum.*

Magen: Einige Stunden nach dem Essen mundvolles Aufstoßen saurer, ranziger, bitterer Flüssigkeit. Getränke regurgitieren aus dem Magen. Während des Aufstoßens ranziger Geschmack. Manche Kranke können Butter und Olivenöl nicht vertragen. Schlechter Mundgeschmack von verschiedener Art. Mehrere Stunden nach dem Essen ist der Verdauungsvorgang im Magen noch nicht beendet. Saures Erbrechen und Aufstoßen. Die Verdauung ist verzögert; der Kranke kommt hungrig zur nächsten Mahlzeit. Das Essen befriedigt ihn nicht; er ist immer gallig. Schlechte Assimilation. Der Mund ist verschleimt. Alle diese Symptome sind morgens schlimmer. „Schleimansammlung und viel Speichel im Mund." „Ständiger süßlicher, zäher Speichelfluß." „Auswurf eines schaumigen, baumwollartigen Schleims."

Ein charakteristischer Zug bei *Pulsatilla* ist, daß der Kranke kein Trinkbedürfnis hat. Der Mund ist trocken, aber es besteht selten Durst. Selbst bei Fieber ist der Kranke oft durstlos; nur bei hohem Fieber kann ausnahmsweise manchmal etwas Durst vorhanden sein. „Durstlosigkeit mit feuchter oder trokkener Zunge." „Verlangen nach sauren, erfrischenden Dingen." Oft wünscht der Kranke Dinge, die er nicht verdauen kann. Zitronensaft, Heringe, Käse, scharfe bzw. starkgewürzte und saftige Speisen. „Abneigung gegen Fleisch, Butter, fette Speisen, Schweinefleisch, Brot und Milch sowie gegen Rauchen." „Kratzendes Gefühl im Magen und in der Speiseröhre wie bei Sodbrennen." Mancherlei Schmerzen im Magen, gleich ob er leer oder voll ist. Am typischsten ist der von Gasen aufgetriebene, übersäuerte Magen. Gastritis. Verlangen nach Eis und nach Pasteten, aber letztere werden nicht verdaut und verschlechtern das Befinden des Kranken. Verlangen nach Mürbeteiggebäck mit Ahornsirup, obwohl der Kranke weiß, daß er danach Erbrechen bekommt; er möchte gern starkgewürzte Wurst, nur gegen Schweinefleisch hat er eine Abneigung.

Pulsatilla ruft Gelbsucht hervor und heilt sie. „Gelbsucht infolge chronischer Hepatitis und Störung der Gallensekretion mit Darmerschlaffung; Duodenitis; fieberhafte Verdauungsstörungen ohne Durst; Beschwerden nach Chinin-Mißbrauch."

Viele Abdominalbeschwerden mit Schwellung und Auftreibung des Leibes, mit Blähungen, Kolikschmerzen, Darmgurren, Gärungsdyspepsie, Durchfall und Menstruationsstörungen. Das ganze Abdomen, der Magen und die Beckenorgane sind druckempfindlich. Auftreibung nach dem Essen, besonders nach fetten, schweren Speisen. Die Venen sind stark gefüllt; allgemeine venöse Stase. Abdominales Schwellungs- und Völlegefühl mit Atemnot. Vor der Periode ist der Leib aufgetrieben; die Patientin fühlt sich beengt, muß den Rock ablegen, kann kein Korsett tragen, möchte ein loses Gewand tragen oder ins Bett gehen, so aufgebläht fühlt sie sich. Gleichzeitig sind Gesicht und Lippen gedunsen und angeschwollen, die Augen gerötet und die Füße derart geschwollen, daß sie keine Schuhe anziehen kann. Senkungsgefühl mit großer Schwäche bei Menstruationsstörungen und Uterusprolaps. Überempfindlichkeit des Abdomens, besonders der unteren Hälfte. Die Patientin kann wegen des Schwere- und Senkungsgefühls nicht stehen oder viel herumgehen. Wehenartige Schmerzen in der Gebärmutter und im Rücken, als ob die Regel eintrete. Die meisten Pulsatilla-Patientinnen haben während des ganzen Monats ein Gefühl, als ständen sie unmittelbar vor der Periode.

Die Bauch- und Darmsymptome hängen untereinander zusammen. Schneidende, flüchtige, wechselhafte Schmerzen. Schmerzen mit Stuhldrang. Bauchgrimmen mit Dysenterie oder Durchfall. Typisch sind wässerige oder grüne Stühle, die leicht abgehen, aber eine vielfach wechselnde Beschaffenheit aufweisen und zeitweilig z. B. gelblich, stinkend, schleimig sein können. Bei Sommerdurchfällen gibt es im Pulsatilla-Bild kaum jemals zwei gleichartige Stühle. Ständiger Wechsel ist das allgemeine Charakteristikum von *Pulsatilla:* die Schmerzen ziehen umher; die Beschwerden verlagern sich dauernd; der Zustand des Patienten ist immer wieder anders; Durchfall und Verstopfung wechseln; der Regelfluß hört auf, beginnt von neuem, bricht wieder ab und verändert sich ständig. Bei Pulsatilla-Patienten weiß man nie, woran man demnächst sein wird. Dysenterie mit spärlichen, schleimigen, blutigen, grünen, wässerigen, etwas spritzenden Stühlen; der nächste Stuhl schon kann aber sehr reichlich scin usw.

Lästige chronische Verstopfung. Massiger, harter, erschwerter Stuhl. Wie bei *Nux vomica* finden wir auch bei *Pulsatilla* häufigen Stuhldrang ohne Erfolg oder häufigen Drang mit nur spärlichem Stuhl. Die Diarrhoe und die Darmbeschwerden sind abends und nachts schlimmer. Die Magen-, Hals- und Mundsymptome sind morgens schlimmer, die psychischen Symptome abends. Die Darm- und Stuhlsymptome werden durch absolute Ruhe verschlimmert, durch leichte Bewegung gebessert. Große Ruhelosigkeit. Besserung bei Bewegung in frischer Luft. Der Patient fühlt sich in einem geschlossenen Raum beengt und möchte, daß die Fenster geöffnet werden. „Dysenterischer Stuhl mit klarem, gelbem, rotem oder grünem Schleim; Rückenschmerzen mit Spannungsgefühl." „Stühle mit dunkelgrünem Schleim; Leibschmerzen; kein Durst." Man denke immer an das Wort „grün" in Verbindung mit *Pulsatilla* wegen der engen Beziehungen zu den katarrhalischen Absonderungen.

Sehr lästige Verstopfung mit Hämorrhoiden. Heftige Schmerzen in den Hämorrhoiden, schlimmer im Liegen und bei Bettwärme, besser bei leichter Bewegung und beim Umhergehen in frischer Luft. „Äußere und innere schmerzhafte Hämorrhoiden, mit Jucken und Stechen im After." Die Verschlimmerung im Liegen steht im Gegensatz zum Arzneibild von *Ammonium carb.*, wo die Hämorrhoidalbeschwerden durch flache Rückenlage gebessert werden. Bei sehr schmerzhaften Hämorrhoiden mit heftigem Brennen denke man auch an *Arsenicum* und *Kalium carb.*, bei solchen mit stechenden, reißenden Schmerzen an *Aesculus.* Schmerzhafte Hämorrhoiden bei geschwächten Patienten verlangen *Paeonia:* die Hämorrhoiden bluten und fallen vor; schon leichte Berührung verursacht fast Krämpfe; die Kranke schreit laut auf; der Schmerz ist so groß, daß der Tod fast wie eine Erlösung vorkommt; die Patientin liegt im Bett und zieht die Gesäßbacken auseinander; nach jedem Stuhlgang dauert es 3—4 Stunden, bis der heftigste Schmerz vorüber ist. Bei solchen Symptomen ist *Paeonia* angebracht. Die Paeonia-Hämorrhoiden sehen aus wie die Blüten dieser Pflanze; sie sind stark entzündet, hochrot und bluten; sie nässen und sind sehr empfindlich gegen Berührung. *Paeonia* hat oft die Schmerzen erleichtert und auch sehr große Hämorrhoidalknoten geheilt.

Häufiger Urindrang mit geringen Entleerungen. Sehr schmerzhafter Tenesmus. Blutiger, brennender, schmerzender Urin. Die Kranke kann nicht auf dem Rücken liegen, ohne Urindrang zu bekommen. Sie hält es die ganze Nacht aus, wenn sie nicht auf dem Rücken liegt; aber in dem Augenblick, wo sie sich auf den Rücken dreht, wacht sie infolge Urindrangs auf und hat das Gefühl, daß der Urin unwillkürlich abgehen wird, wenn sie sich nicht beeilt. Unwillkürlicher Urinabgang beim Husten und Niesen, durch plötzlichen Schreck und Überraschung, durch plötzliche Freude, beim Lachen, durch den Lärm einer zufallenden Tür oder bei einem Pistolenschuß. Urintröpfeln schon bei leichtester Reizung. Die Kranke muß sich sehr zusammennehmen, um unfreiwilligen Urinabgang zu vermeiden. Sobald sie sich schlafen legt, geht etwas Urin ab. Enuresis kleiner Mädchen vom Pulsatilla-Typ. Bei Enuresis von gelblich, kränklich und blaß aussehenden Mädchen hingegen ist *Sepia* angebracht. Einnässen im ersten Schlaf wird allgemein als schwerwiegendes Symptom betrachtet, ist es aber nicht. Alle Patienten, die sich tagsüber auf die Vermeidung von unfreiwilligem Urinabgang konzentrieren müssen, verlieren im ersten Schlaf etwas Urin, weil dann die Aufmerksamkeit nachläßt. *Causticum* und *Sepia* sind Mittel gegen unwillkürlichen Urinabgang während des ersten Schlafes, aber ich habe dieses Symptom auch mit vielen anderen Mitteln geheilt, z. B. mit *Rhus* und mit *Bryonia,* wenn die speziellen Verschlimmerungs- bzw. Besserungsmodalitäten dieser Mittelbilder vorhanden waren. Bei *Bryonia* werden die Urinsymptome durch Bewegung verschlimmert, bei *Rhus* gebessert.

Im Arzneibild von *Pulsatilla* finden wir Erleichterung durch Bewegung. Nur wenige Mittelbilder zeigen Erleichterung durch leichte Bewegung, und von diesen sind *Pulsatilla* und *Ferrum* die wichtigsten. Bei anderen Mitteln finden wir Besserung durch hastige Bewegung, z. B. bei *Brom* und *Arsenicum.* Man kann das Arsenicum-Kind nicht schnell genug umhertragen. Das Pulsatilla-Kind ist zufrieden mit leichter Bewegung. Jede Bewegung, die den Pulsatilla-Patienten erhitzt, verschlimmert alle Beschwerden. Ein Holzsäger vom Pulsatilla-Typ sagte z. B., sein Husten bessere sich durch langsames Umhergehen, aber wenn er sich bei der Arbeit erhitze, müsse er sich wegen heftiger Hustenanfälle hinsetzen und ausruhen.

Der Pulsatilla-Patient hat Beschwerden, wenn er vom Regen durchnäßt wird oder wenn er nasse Füße bekommt. Urinbeschwerden werden schlimmer nach

Unterkühlung (*Dulcamara*). *Pulsatilla* bringt veraltete Blasenkatarrhe zur Ausheilung. Reichliche schleimige oder blutige Absonderungen besonders nach Erkältung. Dicke, fädige, grüne, eitrige, riechende Absonderungen.

Ungewöhnlich starker Geschlechtstrieb. „Langanhaltende morgendliche Erektionen." „Geschlechtliche Exzesse, die Kopfweh, Rückenschmerzen und Gliederschwere zur Folge haben." „Brennen und Schmerzen der Hoden mit oder ohne Schwellung." Orchitis. Entzündung und Anschwellung der Hoden nach unterdrücktem Tripper, nach Mumps, nach Erkältung, nach Sitzen auf feuchtem Boden oder auf einem kalten Stein beim Schwitzen. Tripper mit dickem, gelbem oder gelbgrünem Eiter, wenn Wärmeempfindlichkeit besteht und Besserung beim Umhergehen in frischer Luft eintritt. Lästige, langdauernde Eiterungen. Chronischer Schleimfluß, der nach Erkältung oder Beischlaf dick-gelb und eitrig wird. Häufiger Tenesmus. Brennen beim Wasserlassen. Anschwellung von Glied und Vorhaut (*Acidum nitr., Acidum fluoricum, Cannabis sat.*). Prostatahypertrophie. Der Stuhlgang ist hart, bandförmig und zusammengebacken. Reißende, schneidende Schmerzen in den geschwollenen Hoden und Samensträngen.

Übersteigertes Sexualverlangen bei Frauen. Nymphomanie. Entzündung der Eierstöcke und des Uterus. Ausbleiben der Regel infolge nasser Füße. Die Regel kommt zu spät und ist zu spärlich. Das Gesicht ist bleich, gelb, bläßlich oder grün wie bei Chlorose. Das Mittel bekämpft die Neigung zu Abort, Pseudogravidität, Molenbildung usw. und hemmt das Wachstum von Fibromen, vorausgesetzt, daß das gesamte Symptomenbild paßt. Während der Schwangerschaft und des Wochenbetts können mancherlei Symptome für *Pulsatilla* sprechen. Das Mittel ist am meisten angezeigt, wenn die Patientin nicht reizbar ist und die Beschwerden nur gering sind; unregelmäßige, flüchtige, wechselhafte Schmerzen, jetzt im Rücken, dann die Glieder hinab. Es geht ihnen eine verzögerte Einleitungszeit voraus. *Chamomilla* paßt mehr, wenn die Frau sehr reizbar ist. Aber bei Schwangeren von milder, sanfter Gemütsverfassung, mit unregelmäßigen Schmerzen, mit nachlassenden Wehen trotz bereits erweiterten Muttermundes wird *Pulsatilla* die Entbindung beschleunigen. Die nächste Wehe nach der Verabfolgung des Mittels wird bereits kräftiger sein. Bei zu schwachen Wehen ist *Pulsatilla* ein vorzügliches Mittel.

Heftige Menstruationskoliken, die die Frau zum Zusammenkrümmen zwingen. Schmerzen in der Uterus- und Eierstocksgegend. Aufgetriebener Leib. Die Patientin wirft die Decken weg, möchte das Fenster geöffnet haben, jammert und weint ohne Grund. Schwacher Regelfluß, manchmal kaum stärker als der übliche Fluor. Seit der Pubertät schmerzhafte Regel bei fülligen Mädchen. *Pulsatilla* hat dann meistens in wenigen Monaten die Regel normalisiert. Den Gegensatz zum Pulsatilla-Typ bilden unterentwickelte, magere, kälteempfindliche Mädchen, die ebenfalls an schrecklichen Regelkoliken mit Senkungsgefühl usw. leiden können. Die Patientin krümmt sich vor Schmerzen; Besserung durch

Wärme, Verschlimmerung durch Kälte. Hier ist das passende Mittel: *Calcium phosphoricum*. „Mädchen von sanfter Veranlagung, deren Pubertät sich anomal verzögert und deren Menstruation unvollkommen oder unregelmäßig ist. Sie sind blaß und matt, klagen über Kopfweh, Frösteln und Müdigkeit." Um diese jungen Mädchen zur Entwicklung zu bringen, ist *Pulsatilla* ein großartiges Mittel. Sehr lästige Prolapsbeschwerden. *Pulsatilla* konkurriert hier mit *Sepia, Belladonna, Natrium mur., Nux vomica* und *Secale*. Alle diese Mittelbilder zeigen große Erschöpfung und Senkungsgefühl. Ein beachtenswerter Hinweis auf *Pulsatilla* ist es endlich, wenn bei einsetzender Regel Milch in die Brüste einschießt, z. B. bei Mädchen in der Pubertät und auch bei nichtschwangeren Frauen (*Cyclamen* und *Mercurius*).

Der Thorax, die Atmungsorgane und der Husten bieten ebenfalls einige lästige Symptome. Bronchitis, Pneumonie. Trockener, quälender Husten mit Kurzluftigkeit. Der Kranke möchte, daß man das Fenster öffnet; Verschlimmerung beim Hinlegen. Gackernder, schüttelnder Husten. Reichlicher Auswurf von dickem, gelbgrünem Schleim am Morgen. Trockener, lästiger, nächtlicher Husten. Chronischer, lockerer Husten nach Masern. Keuchhusten.

Viele Kehlkopfsymptome: Zusammenschnürungsgefühl, hustenerregender Kitzel. Trockener, quälender Husten, schlimmer beim Niederlegen, in einem warmen Raum und bei Nacht.

Bronchitis mit lockerem Morgenhusten und trockenem Husten am Abend.

Atemnot. Beklemmungsgefühl nach schnellem Laufen oder bei Hitzewallungen nach dem Essen. Nasenverstopfung. Auswirkung seelischer Aufregungen. Spasmen im Kehlkopf. Atemnot beim Liegen auf der linken Seite. Erstikkungsgefühl am Abend und während der Nacht. Asthma bei Kindern nach unterdrücktem Ausschlag oder bei Frauen nach unterdrückter Regel. Lautes Rasseln in der Brust im Liegen. Aushusten von reichlichem, dickem, gelbgrünem oder blutigem, salzigem, übelriechendem Schleim. Chronischer Brustkatarrh mit Völlegefühl, abends mit Pulsation und Schlaflosigkeit. Herzklopfen in Linkslage. Schmerzhaftigkeit des Brustkorbs. Schmerzen in der Brust, die manchmal erleichtert werden durch Liegen auf der Gegenseite. Trockenheits- und Wundheitsgefühl in der Brust. Umherziehende, reißende Schmerzen in der Brust. Schneidende Schmerzen bei Brustfellentzündung. Heftiges Hitzegefühl in der Brust. Lungenblutung; dunkles Blut. Blutung bei unterdrückter Regel oder an Stelle der Regel. *Pulsatilla* ist sehr nützlich bei katarrhalischer Phthise bleichsüchtiger Mädchen.

Bei Wirbelsäulenverkrümmung ist *Pulsatilla* ebenfalls wertvoll. Schmerzen im Rücken, in der Lenden- und Kreuzgegend. Umherziehende Schmerzen. Rükkenmarksreizung nach geschlechtlichen Exzessen. Rheumatische Schmerzen in der Wirbelsäule und den Gliedern, schlimmer in der Ruhe, besser durch leichte Bewegung. Schmerzen im Kreuz wie bei Verrenkungen. Gefühl, als ob kaltes Wasser den Rücken hinabgegossen werde.

Ziehende, reißende Schmerzen in allen Gliedern, besser durch Bewegung und kalte Anwendungen, schlimmer im warmen Zimmer. Anschwellung der Venen an Armen und Händen. Venenerweiterung an den Gliedmaßen (wie bei *Acidum fluoricum*). Gelenkrheumatismus. Schmerzen in den Gelenken, als seien sie verrenkt. Ischias schlimmer am Abend, besser nach langsamem Umhergehen. Ziehen und Spannen in den Beinmuskeln abends im Bett. Reißende, ruckende Gliederschmerzen, die ständig den Ort wechseln. Brennen in den Venen. Blaurote Schwellungen mit heftigem Jucken an den Füßen, als seien diese erfroren. Die Füße brennen; der Patient muß sie aus dem Bett strecken. Die Sohlen brennen und fühlen sich nach Umhergehen wie gequetscht an. Unruhe und Zucken in Gliedern und Füßen. Einschlafen der übergeschlagenen Beine. Umherziehende Schmerzen in allen Gliedern.

Der Patient schläft auf dem Rücken mit den Händen über dem Kopf; er kann nicht links schlafen, weil dadurch Herzklopfen und Atemnot zunehmen. Wirre, schreckliche, angsterfüllte Träume. Schläft spät ein. Schlaflosigkeit infolge Kongestionen. *Pulsatilla* heilt intermittierendes Fieber, das von einem verdorbenen Magen herrührt. Täglich morgens und abends Frostgefühl. Der Schüttelfrost beginnt in Händen und Füßen; Gliederschmerzen während des Frostes. Einseitiges Kälte- und Taubheitsgefühl; einseitige Temperaturerhöhung. Durst vor dem Frost, selten während der Hitze. Hitze mit erweiterten Venen. Reichlicher Schweiß auf dem ganzen Körper oder nur auf einer Seite. Schleimbrechen während des Frostes.

Pyrogenium

(Fleischfäulnis-Nosode)

Viele Jahre lang habe ich Erfahrungen gesammelt mit Potenzen dieses Mittels, die auf der Grundlage der von Heath zubereiteten dritten Potenz von verfaultem Rindfleisch hergestellt wurden, und zwar bei allen Arten septischen Fiebers und dessen Folgen, soweit sie dem Symptomenbild des Mittels entsprachen. Heftiges Frostgefühl trotz Hitze und Schweißausbruch oder trockene Hitze mit starken Gliederschmerzen und Ruhelosigkeit, gebessert durch Bewegung und Wärme. Das Gefühl der Zerschlagenheit ist so ausgesprochen wie bei *Arnica* und *Baptisia*. Die Knochenschmerzen gleichen denen bei *Eupatorium*. Die Besserung der Ruhelosigkeit durch Bewegung und Wärme entspricht *Rhus*. Die Schmerzen werden im Sitzen schlimmer; sie entstehen nach Unterkühlung und bei naßkaltem Wetter.

Man findet diese Zustände bei hektischem Fieber in den letzten Stadien der Schwindsucht und auch bei septischem Fieber. Wenn das Mittel einwandfrei angezeigt ist, bringt es Kindbettfieber in wenigen Stunden zum Verschwinden.

In Typhusfällen mit Verwirrtheitszuständen wie bei *Baptisia,* bei denen aber sehr hohes Fieber gegen das letztere Mittel spricht, sollte man immer *Pyrogenium* in Betracht ziehen. Wenn die Temperatur 40 Grad erreicht und wenn große Empfindlichkeit und Schmerzhaftigkeit bestehen, wird dieses Mittel in einem einzigen Tage die große Wendung bringen, aber nur wenn die Schmerzen durch Bewegung gebessert werden und Wärme das Fieber lindert.

Wenn Pulsbeschleunigung und Temperatursteigerung nicht in der üblichen Weise korrespondieren, wird dieses Mittel immer nützlich sein, sofern es sich um eine septische Erkrankung handelt. Starke Schmerzen, sobald ein bisher sezernierender Absceß sich schließt. Heftiges Brennen in einem Absceß (*Arsenicum, Anthr., Tarantula cub.*).

Meistens sehr übler Geruch; fauliger oder aashafter Geruch des Körpers, des Atems, des Schweißes und der Exkrete. Fieber infolge Kloakengasvergiftung. Erysipel nach Infektionen und bei Wundfieber. Das Mittel heilt vielerlei chronische Beschwerden bei und nach Sepsis. Chronische Beschwerden nach Kindbettfieber sind eine erfolgversprechende Indikation für *Pyrogenium.*

Ein junger Mann von kräftigem Körperbau erholte sich nach einer Blutvergiftung nur schlecht. Er litt seit mehreren Jahren an Abscessen der verschiedensten Körperteile, war blaß und kränklich, rheumatisch und steif. Als sich bei ihm ein Wadenabsceß entwickelte, bekam er *Pyrogenium,* worauf der Absceß zurückging, ohne daß es zur Eiterung kam. Der Patient erholte sich schnell und ist bisher (10 Jahre lang) gesund geblieben.

Pyrogenium hat septische Nephritis geheilt. Es ist ein sehr nützliches Mittel, wenn bei septischem, zersetzendem Fieber Herzschwäche droht oder wenn bei septischen Hämorrhagien dunkles Blut entleert wird. Bei den gefährlichsten perakuten Verlaufsformen der Sepsis ist es häufig lebensrettend.

Redefluß. Der Patient kann schneller denken und reden als je zuvor, besonders bei Fieber.

Gereiztheit. Delirium und Verwirrtheitszustände mit Desorientierung hinsichtlich des eigenen Körpers (*Baptisia*). Gefühl, als ob der Körper das ganze Bett einnehme. Der Kranke weiß z. B., daß sein Kopf auf dem Kissen liegt, aber nicht, wo sich der übrige Körper befindet. Wenn er auf der einen Seite liegt, meint er, ein anderer Mensch zu sein als auf der anderen Seite. Gefühl, als ob zu viele Arme und Beine da wären.

Dieses Symptombild gleicht dem von *Baptisia,* aber wenn die Temperatur sehr hoch steigt, entspricht *Baptisia* dem Zustand nicht mehr so gut wie *Pyrogenium.*

Heftiger Blutandrang zum Kopf mit drückenden Schmerzen und Klopfen, besser durch äußeren Druck. Starker Kopfschweiß. Schmerzen im Hinterkopf beim Husten und morgens beim Erwachen.

Die Augäpfel sind schmerzhaft bei Berührung und beim Auswärts- und Aufwärtssehen.

Nasenbluten bei Sepsis. Nasenflügelatmung (*Lycopodium*).

Das Gesicht ist blaß, eingesunken und mit kaltem Schweiß bedeckt. Die Wangen sind rot und brennen vor Hitze.

Der Mund ist belegt, der Geschmack faulig. Die Zunge ist bräunlich belegt; brauner Strich in Zungenmitte. Belag auf den Zähnen. Fauliger Mundgeruch.

Erbrechen von Galle, Blut und fauligen Massen. Erbrechen des getrunkenen Wassers, sobald es im Magen warm geworden ist. Kotartiges oder kaffeesatzartiges Erbrechen. Durst auf kalte Getränke während des Frostes und der Hitze.

Auftreibung und große Empfindlichkeit des Leibes. Septische Entzündungen von Bauchfell, Därmen und Gebärmutter. Rumoren in den Eingeweiden. Schmerzen beim Tiefatmen. Schneidende, kolikartige Schmerzen. Schmerzen in der rechten Seite, die bis zum Rücken durchgehen, schlimmer bei jeder Bewegung, beim Sprechen und Atmen, besser beim Liegen auf der rechten Seite. Seufzen bei jedem Atemzug.

Reichliche, dünnflüssige, faulige Stühle. Unwillkürlicher Stuhlabgang. Aashaft stinkende Stühle, auch bei Verstopfung. Entleerung kleiner, schwarzer, manchmal olivengroßer Kugeln. Stinkende, blutige Stühle. Weiche, dünne Stühle, die unter großer Anstrengung entleert werden. Darmblutungen.

Der Harn ist spärlich oder ganz unterdrückt. Roter Satz, der sich nur schwer abspülen läßt. Eiweißhaltiger Urin mit Zylindern. Stinkender Urin. Häufiger Urindrang beim Beginn des Fiebers. Unerträglicher Tenesmus der Blase. Spasmen, die auf Mastdarm, Eierstöcke und Mutterbänder ausstrahlen. Unwillkürlicher Urin- und Stuhlabgang bei septischen Fiebern.

Gebärmutterblutung. Stinkende, spärliche oder unterdrückte Lochien. Heftiger Frost. Wochenbettfieber. Die Regel dauert nur einen Tag; danach Fluor mit Blutstreifen. Septisches Fieber nach Abort. Uterusprolaps.

Keuchende Ausatmung. Schwache, rauhe Stimme und Heiserkeit. Husten mit Auswurf großer Schleimmassen aus dem Kehlkopf, schlimmer durch Bewegung und in einem warmen Raum. Der Husten verursacht Brennen in Kehlkopf und Bronchien. Stinkender, dicker, eitriger Auswurf. Husten; schlimmer beim Hinlegen, besser beim Aufsitzen. Blutiger oder rostfarbener Auswurf. Husten mit starken, übelriechenden Nachtschweißen. Das Mittel ist ein brauchbares Palliativum in den letzten Wochen der Schwindsucht. Lungenabscesse.

Herzversagen bei septischem Fieber, schlimmer durch die geringste Bewegung. Jeder Pulsschlag wird in den entferntesten Teilen des Körpers gespürt. Angst und Vernichtungsgefühl in der Herzgegend. Der Kranke fühlt sein Herz. Schmerzen an der Bifurkation der Luftröhre. Brust- und Herzbeklemmung. Völlegefühl in der Herzgegend. Gefühl, als ob das Herz kaltes Wasser durch die Adern pumpe (Yingling). Herzklopfen. Hörbare Herzaktion. Empfindung von Schnurren in der Herzgegend. Schneller, unregelmäßiger, flatternder Puls.

Klopfen im Nacken. Schwächegefühl im Rücken. Stiche im Rücken beim Husten.

Schmerzen in allen Gliedern und Knochen mit großer Ruhelosigkeit. Schmerzen in den Muskeln; das Bett wird zu hart empfunden; besser durch Bewegung. Kalte Glieder. Taubheitsgefühl in den Gliedern. Die Hände sind kalt und klamm. Schmerzen in den Oberschenkeln während des Frostes und des Fiebers. Schmerzen in den Knien und Beinen während des Frostes und des Fiebers, gebessert durch Umhergehen und durch Wärme. Schmerzen in den Beinen während des Sitzens, gebessert durch Umhergehen. Schmerzen oberhalb des Knies, als wenn der Knochen gebrochen wäre, besser durch Strecken der Glieder und durch Bewegungen. Füße und Beine sind geschwollen. Taubheitsgefühl der Füße.

Die Haut ist blaß, kalt, aschfarben. Hartnäckige, übelriechende, varicöse Geschwüre alter Leute. Das Mittel hat viele chronische Beschwerden bei Fieber mit stinkenden, blutigen, dünnen Absonderungen geheilt. Aashaft stinkender Schweiß. Faulig riechende Körperausdünstung; der Kranke muß immer zugedeckt sein. Frost, gebessert im warmen Bett. Der Frost wird ausgelöst durch Kaltwerden und durch kaltfeuchtes Wetter. Täglich auftretendes Frostgefühl, meistens abends gegen 19 Uhr in regelmäßiger Periodizität. Kalter Schweiß; bei erhöhter Temperatur heißer Schweiß. Der Schlaf ist voller Angstträume; ständiger Gedankenandrang verhindert das Einschlafen. Erstickungsgefühl im Schlaf; der Kranke schreit im Schlaf auf infolge der Brustbeklemmung.

Anmerkung: Die SWANschen Potenzen von *Pyrogenium* wurden aus septischem Eiter hergestellt (Boericke & Tafel). In den Vereinigten Staaten wird vorwiegend das SWANsche *Pyrogenium* angewandt. BURNETT benutzte das HEATHsche Präparat. KENT benutzte beide, zog aber das HEATHsche Präparat vor. YINGLING arbeitete mit SWANschen Potenzen, also mit septischem Eiter.

Ranunculus bulbosus

(Knollenhahnenfuß)

Der knollige Hahnenfuß strömt einen scharfen, aetherischen Duft aus, der auf empfindliche Menschen giftig wirkt. Dieser Effekt ist schon oft mit einer Vergiftung durch *Rhus* verwechselt worden. Das Mittel ist erst wenig bekannt und wird daher leider seltener angewandt, als es eigentlich indiziert ist. Es ist ein wertvolles Rheumamittel, vor allem wenn die Brustmuskulatur befallen ist. Es bestehen hochgradige Schmerzen in den Spinalnerven, in der Pleura und in den Rippenmuskeln. Wir beobachten eine Empfindlichkeit gegen Bewegung wie bei *Bryonia* und gegen naßkaltes Wetter wie bei *Dulcamara*. Plötzliche Schwäche- und Ohnmachtsanfälle. Das Mittel hat Epilepsie geheilt. Starke Reizbarkeit, ähnlich wie bei alten, geschwächten, invaliden Patienten. Beschwerden nach Schreck und Ärger. Die Symptome verschlimmern sich abends und bei jedem Wetterwechsel, besonders von Warm zu Kalt. Die Abendverschlimmerung ist sehr charakteristisch. Alles wird abends schlimmer: das Kopfweh, die Ohrenschmerzen, die Nasensymptome, das Fieber, die Empfindlichkeit der kurzen Rippen, die Atemnot, die Brust- und Herzbeklemmung, das Herzklopfen, das Zittern, das Frostgefühl. Der Kranke ist sehr empfindlich gegen Kälte und kühle, frische Luft. Kälte verursacht Kopfschmerzen, Rheumatismus, Neuralgien der Brust, der Wirbelsäule und der Ovarien sowie Schwindel. Wenn der überhitzte Patient plötzlicher Kälte ausgesetzt war, bekommt er Fieber, Brustfellschmerzen oder Lungenentzündung mit Zerschlagenheitsgefühl in den Brustmuskeln. Kalter Luftzug verursacht Schmerzen in vielen Körperteilen. Der Kranke ist sehr empfindlich gegen regnerisches und stürmisches Wetter. Stechende Schmerzen in Leber, Ohren, Brust, Leib, Schulter und anderen Gelenken, in der Wirbelsäule, von der Lendengegend bis in den Bauch, im Rücken zwischen den Schultern. Stechende, brennende Schmerzen von der Wirbelsäule ausstrahlend. Brennende Schmerzen in der Gegend des Mageneingangs, in der Magengrube, im Blasenhals, in der Hornhaut, in Hautausschlägen und Geschwüren. Drückende Schmerzen in der Stirn, im Scheitel, in den Augen, den Schläfen, der Nasenwurzel, der Magengrube, der Schulter, über dem unteren Teil des Brustkorbs und mitten auf der Brust. Kribbelgefühl und Prickeln. Seröse Pleuritis mit Adhäsionen. Wenn bei Pleuraergüssen starke Empfindlichkeit entlang den Rippen, besonders an den unteren Rippen, besteht, ist das Mittel erfolgversprechend. Es hat Lupus und Epitheliome geheilt. Neigung zu Gelbsucht.

Hochgradige Depression. Lebensüberdruß. Angst vor Geistern. Reizbarkeit bis zu Streitsucht. Geistige Verwirrtheit.

Schwindel draußen in kalter Luft. Gefühl, als ob der Kopf anschwelle.

Gehirnhyperämie mit Gesichtshitze. Kopfweh bei Temperaturwechsel; drükkende Kopfschmerzen in Stirn und Scheitel, schlimmer bei Temperaturwechsel sowohl zur Kälte als auch zur Wärme. Heftige Schmerzen über dem rechten Auge, schlimmer beim Hinlegen, besser beim Umhergehen und Stehen. Das ist eine zu beachtende Ausnahme, denn alle anderen Schmerzen werden durch Bewegung verschlechtert.

Druck und Brennen in den Augen. Starke Schmerzen im Auge, besonders im rechten. Wundheitsgefühl und Brennen im rechten Unterlid und im rechten äußeren Augenwinkel. Blauschwarze Herpesbläschen über dem Auge. Das Mittel hat Hemiopie bei Schwangerschaft geheilt.

Stechende Schmerzen in den Ohren, besonders im rechten, schlimmer abends.

Das Mittel hat Heufieber geheilt mit Brennen in den Augen und Jucken des weichen Gaumens (wie bei *Wyethia*), schlimmer abends mit Druck in der Nasenwurzel. Die Haut der Nase ist rot und stark entzündet.

Bläschenausschlag im Gesicht mit starkem Brennen. Epitheliome des Gesichts. Prickeln von Gesicht, Nase und Kinn. Zucken der Lippen.

Brennen, Wundheitsgefühl und Rötung des Schlundes. Schmerzen und Jukken des weichen Gaumens.

Großer Durst am Nachmittag. Das Mittel behebt oft die schwache, unsichere Haltung jener Kranken, die zu lange unter der Einwirkung von Stimulantien wie Whisky und Brandy gestanden haben. Es ist ein brauchbares Heilmittel für Delirium tremens, wenn der Kranke stumpf ist, Schluckauf hat und mehr oder weniger zu Krämpfen neigt. Epileptiforme Krämpfe nach Alkoholmißbrauch. Heftiger, krampfartiger Singultus. Häufiges Aufstoßen.

Brennen im Magen, besonders in der Gegend des Mageneingangs. Schmerzparoxysmen und Druckempfindlichkeit im Magenbereich.

Schmerzhaftes Zerschlagenheitsgefühl in den kurzen Rippen; stechende Schmerzen in der Leber; Gelbsucht. Empfindlichkeit der Leber bei tiefem Druck. Die Symptome werden abends schlimmer.

Starke Flatulenz, Koliken, Brennen und starke abdominale Druckempfindlichkeit. Stechende Schmerzen in der rechten Bauchseite unterhalb der Rippen. Die Schmerzen werden durch Bewegung, tiefe Atmung und Umhergehen erheblich verschlimmert. Wässeriger Durchfall und Dysenterie. Herpes zoster mit heftigen Schmerzen.

Wundmachender Weißfluß und scharfe Schmerzen in den Eierstöcken bei kühlem Wetter, nach Bewegung und abends.

Erschwerte, kurze Atmung mit Brustbeklemmung am Abend. Seufzeratmung. Druck- und Zusammenschnürungsgefühl auf der Brust; drückende und stechende Schmerzen in der Brustwand. Stechende Schmerzen in der Gegend der 5. und 6. Rippe. Berührungs- und Druckempfindlichkeit der freien Rippen. Rheumatische Schmerzen in der Brust. Chronische Intercostalneuralgie. Schmerzen am Zwerchfellansatz. Entzündung von Zwerchfell und Pleura. Hydrothorax mit Pleura-Adhäsionen. Verschlimmerung der Schmerzen durch Bewegung, im Freien, nach Abkühlung, beim Einatmen. Wenn der Kranke nach draußen geht, hat er das Gefühl, als ob er nasse, kalte Kleider anhätte. Stechende Schmerzen bei jedem Wetterwechsel von Warm zu Kalt. Empfindliche Stellen hier und da auf den Rippen. Schmerzen in der Herzgegend bei Bewegungen, beim Einatmen und in Linkslage. Rheumatische Anschwellung der Brustmuskeln mit hochgradiger Empfindlichkeit gegen Berührung. Schneidende Pleuraschmerzen bei der Einatmung, auf Druck, beim Drehen des Körpers und in kalter Luft. Harter, voller, schneller Puls am Abend; langsamer Puls am Morgen.

Empfindliche Stellen an der Wirbelsäule. Schmerz am inneren Schulterblattrand links. Stechende Schmerzen in der Wirbelsäule zwischen den Schulterblättern. Schmerzen am unteren und inneren Schulterblattrand bei Schustern, Schneidern und Schreibern, die gekrümmt sitzen müssen. Häufig wird ein Schulterblatt am Rücken unbeweglich fixiert, und später treten brennende Schmerzen auf. Wirbelsäulenschwäche. Große Mattigkeit. Es bilden sich auf dem Rücken unter heftigen Schmerzen Bläschen mit blauem Inhalt.

Anfallsweise auftretende rheumatische Schmerzen in den oberen Gliedmaßen. Stechende Schmerzen längs der Nerven in Armen und Händen. Reißende Schmerzen in Unterarm und Hand. Die Schmerzen werden durch Kälte und durch Bewegung verschlimmert. Bläuliche Bläschen an den Handflächen und Fingern. Warzenaussaat am Daumen.

Große Schwäche in den unteren Gliedern am Vormittag. Stechendes Brennen von der Wirbelsäule ausgehend den N. ischiadicus entlang bei kaltem, nassem Wetter und bei Sturm, schlimmer durch Bewegung und im Freien. Ziehende Schmerzen im Oberschenkel. Rheumatische Schmerzen im Knie, Stechen und Empfindlichkeit im Fuß und in den Zehen. Sehr schmerzhafte, berührungsempfindliche, stechende und brennende Hühneraugen. Der Kranke hat ähnliche Beschwerden, wie sie Frostbeulen hervorrufen.

Spätes Einschlafen. Schlaflosigkeit infolge Atembeschwerden, Hitzegefühl und Blutwallungen.

Dunkelblaue Bläschen auf der Haut. Es bildet sich horniger Schorf, wenn die Bläschen aufgegangen sind. Das Mittel hat Erfolg bei Bläschenausschlag, Verbrennungen, Herpes zoster, Pemphigus, Ekzem. Flache, brennende, stechende Geschwüre. Hornartige Auswüchse.

Rhododendron

(Goldgelbe Alpenrose)

Ein sehr nützliches Mittel bei Gichtikern mit rheumatischen Schmerzen, die von Gelenk zu Gelenk wandern; Verschlimmerung in Ruhe, vor und während eines Sturmes sowie durch Kälte und feuchtes Wetter; Besserung durch warmes Einhüllen. Die Schmerzen können ebenso im Kopf wie in den Gliedern auftreten. *Rhododendron* ist ein gutes Palliativum für alte Leute, die lange an Gicht gelitten haben. Rheumatische Schwellung der Gelenke. Schmerzen in den Aponeurosen bei Ruhe und während der Nacht. Der Kranke kann Gewitter ankündigen, weil er vorher reißende, schießende Schmerzen bekommt. Zerschlagenheitsgefühl. Steifheit der Gelenke, des Nackens und des Rückens. Äußerste Empfindlichkeit für kaltes Wetter. Verschlimmerung nach Erkältung. Lähmende Schwäche während der Ruhe, aber auch nach Überanstrengung. Ständige Bewegung ist die einzige Erleichterung. Schmerzhafte Empfindlichkeit gegen windiges, kaltes Wetter. Chorea vor einem Sturm. Besserung des Allgemeinzustandes durch Bewegung, selbst wenn die Schmerzen der erkrankten Körperteile dadurch verschlimmert werden.

Furcht vor Donner bei nervösen Patienten (*Phosphor*). Vergeßlichkeit. Während der Kranke spricht, vergißt er schon, was er sagen wollte. Läßt beim Schreiben Worte aus. Abneigung gegen die berufliche Arbeit. Verträgt keinen Wein.

Heftige rheumatische Kopfschmerzen morgens im Bett, gebessert durch Umhergehen und durch Einhüllen des Kopfes, verschlimmert durch Weintrinken sowie bei kaltem, nassem Wetter. Kopfschmerzen vor einem Sturm. Schmerzen in Schläfen und Stirn. Der Kopf fühlt sich wie zerschlagen an. Äußere Wärme erleichtert die Kopfschmerzen.

Schmerzen in den Augen vor einem Sturm, gebessert durch Wärme und Bewegung. Schwäche der inneren Augenmuskeln mit stechenden Schmerzen vor einem Sturm.

Heftige, reißende Schmerzen im Ohr, vor einem Sturm verschlimmert, gebessert durch Wärme. Brausen, Klingen und Summen in den Ohren.

Gesichtsneuralgie bei Gichtikern, verschlimmert durch Bewegung und kalten Wind, gebessert durch Wärmeanwendung. Der Allgemeinzustand verschlechtert sich immer in der Ruhe und vor Stürmen. Die Schmerzen werden durch Essen und Wärme gebessert. Schmerzen in den Zähnen vor einem Sturm. Zahnschmerzen mit Reißen in den Ohren, gebessert durch Wärme, verschlimmert bei Nacht und durch kalte Getränke.

Völlegefühl schon nach wenig Essen (*Lycopodium*). Leeres Aufstoßen. Grünes, bitteres Erbrechen nach Trinken kalten Wassers. Vernichtungsgefühl im Magen. Druck im Magen nach dem Essen.

Blähungsartige Beschwerden oben in den Bauchflanken. Stechen in der Milz nach schnellem Gehen. Rumoren im Leib und Völlegefühl nach dem Essen.

Erschwerter Stuhlgang, auch wenn der Stuhl weich ist. Unverdauter, dünner, bräunlicher Stuhl. Durchfall nach Essen, nach Früchten, bei kaltem, nassem Wetter, vor einem Gewitter. Pulsation im After. Ziehen im After, bis in die Genitalien ausstrahlend.

Ziehende Schmerzen in der Blase mit häufigem Urindrang.

Hodenentzündung mit starker Anschwellung bei Rheumatikern nach Erkältung, vom Sitzen auf einem kalten Stein, nach unterdrückter Gonorrhoe. Der rechte Hoden ist stärker befallen. Ziehende Schmerzen im Samenstrang während der Ruhe, durch Wärme und Bewegung gebessert. Große Schmerzen in den Hoden, im Samenstrang und in den Hüften, gebessert durch Bewegung und Wärme. Das Mittel hat Hydrocele bei Knaben geheilt. Starkes Jucken am Scrotum.

Die Menstruation kommt häufig und reichlich. Seröse Cysten in der Scheide.

Rheumatische, stechende Schmerzen in der Brust bei stürmischem Wetter während der Ruhe. Zusammenschnürungsgefühl auf der Brust. Herzschmerzen.

Rheumatische Schmerzen und Steifheit in Hals und Rücken. Schmerzen in der Rückenregion, bis in die Arme ausstrahlend, bei kaltem, feuchtem Wetter, verschlimmert während der Ruhe. Reißende Schmerzen in Hals und Rücken, die den Kranken aus dem Bette treiben.

Rheumatische, ziehende Schmerzen in allen Gliedern, besonders in Unterarmen und Beinen, bei stürmischem Wetter, verschlimmert während der Ruhe und bei Nacht. Wandernde Schmerzen in Gliedern und Gelenken. Schmerzen in den Knochen und in der Knochenhaut. Lähmende Schmerzen in den Gliedern. Der Kranke kann nur mit gekreuzten Beinen schlafen. Schlaflosigkeit nach Mitternacht. Heftige Schmerzen im Schultergelenk, so daß der Arm nicht bewegt werden kann; Besserung durch Umhergehen, wodurch auch der Allgemeinzustand gebessert wird.

Rhus toxicodendron

(Giftsumach)

Die Beschwerden bei diesem Mittelbild entwickeln sich bei kaltem, nebligem Wetter und nach Aufenthalt in naßkalter Luft bei durchschwitztem Zustand. Der Kranke ist empfindlich gegen kalte Luft, alle Beschwerden werden durch Kälte verschlechtert, durch Wärme gebessert. Die heftigen Schmerzen, das Zerschlagenheitsgefühl des ganzen Körpers, die Unruhe in den Gliedern sowie die Besserung durch Bewegung sind die charakteristischen Allgemeinsymptome des Rhus-Bildes. Nach Bewegung und Umhergehen geht es dem Kranken besser, aber er fühlt sich erschöpft, sobald er sich beim Gehen anstrengt. Jede längere Anstrengung des Körpers oder des Geistes erschöpft den Rhus-Patienten. Er leidet unter Rheumatismus mit Schmerzen in den Knochen und unter Lähmigkeit in Muskeln, Sehnen, Bändern und Gelenken nach Unterdrückung des Schweißes und nach Unterkühlung. Diese Erscheinungen treten mit oder ohne Fieber auf. *Rhus* paßt für alte rheumatische Zustände. Der Kranke ist steif und lahm, wenn er anfängt, sich zu bewegen. Das gibt sich, sobald er warm geworden ist. Aber bald wird er müde und muß ruhen; dann jedoch überkommen ihn Unruhe, Schmerzen und Unwohlsein, die ihn erneut zum Umhergehen veranlassen, wodurch es wieder besser wird. Aber dann wird er gleich wieder schwach und so geht es weiter, so daß er sich niemals ganz wohl fühlt und niemals wirklich Ruhe findet. Entzündungen der Drüsen, der Schleimhäute und der Muskeln. Zellgewebsentzündungen im Becken, am Hals und in der Umgebung der Drüsen, mit starker Anschwellung. Hautentzündung, die erysipelatös wird, blau verfärbt, auf Druck Dellen bildend, mit großen Blasen, die mit Serum oder Blut gefüllt sind. Abscesse, Karbunkel und Bläschenausschläge. Die entzündeten Drüsen sind heiß, sehr schmerzhaft und gehen in Eiterung über. Abscesse der Achseldrüsen und der Ohrspeicheldrüsen. Skrofulöse Entzündung der Hals- und Kieferwinkeldrüsen. Entzündung der Knochenhaut und der Knochen. Skrofulöse und rhachitische Erkrankungen. Die vorspringenden Knochenkonturen werden berührungsempfindlich, besonders die Backenknochen. Die Beschwerden treten mehr oder weniger periodisch auf. Das Mittel hat viele Fälle von intermittierendem Fieber geheilt. Es paßt oft auch bei remittierendem Fieber und bei Febris continua sowie bei schleichend verlaufenden Typhusfällen. Die Beschwerden, die das Rhus-Bild kennzeichnen, sind reißende Schmerzen mit Zerschlagenheitsgefühl, das oft von Taubheitsgefühl und lähmender Schwäche der Glieder begleitet wird. Lähmung der Glieder mit Empfindungsverlust. Bei Kinderlähmung ist *Rhus* ein sehr gebräuchliches Mittel, das diese Krankheit bessern kann, da ihre Symptomatik dem Rhus-Bild entspricht. Hemiplegie, besonders der rechten Seite. Zucken der Glieder und Muskeln. Das Mittel hat Chorea geheilt, die durch ein kaltes Bad ausgelöst war.

Die meisten psychischen Symptome bei *Rhus* ähneln denen, die man auch bei schleichenden, typhoiden Fiebern antrifft. Unzusammenhängendes Sprechen. Hastige Beantwortung von Fragen. Angst, Besorgtsein und Furcht. Furchtsamkeit nachts. Die Rhus-Beschwerden treten häufig nachts ein. Die psychischen Symptome werden bei Nacht schlimmer, vor allem das Delirium und die Angstzustände. Dauernd vorhanden sind Verzagtheit, geistige Erschöpfung, Unfähigkeit zu geistigen Anstrengungen, Lebensüberdruß und Selbstmordgedanken. Der Kranke möchte sterben, z. B. sich ertränken, hat jedoch nicht den Mut, Selbstmord zu begehen, weil er gleichzeitig Angst vor dem Tode hat. Er ist traurig und weint, weiß aber nicht warum. Er ist gereizt und ängstlich, als ob ihm etwas Schlimmes bevorstehe. Ruhelos, ängstlich und extrem nervös sowohl bei akuten als auch bei chronischen Beschwerden. Erkältungen schlagen sich auf den Rumpf und die Glieder. Der Patient ist schwindelig, als sei er vergiftet, und stolpert beim Gehen.

Die Kopfschmerzen entsprechen im allgemeinen denen bei Fieber, Rheumatismus und Blasenentzündung. Es besteht ein schwankendes Gefühl im Kopf, als ob das Gehirn locker sei. Schmerzen im Kopf, als werde am Gehirn gezogen. Dumpfer Kopfschmerz mit Summen in den Ohren. Stechende Schmerzen im Kopf. Gefühl, als ob die Kopfteile zusammengeschraubt würden oder als ob das Gehirn zusammengepreßt werde. Die Kopfmuskeln schmerzen. Die Knochenhaut des Schädels ist berührungsempfindlich. Die Schmerzen im Hinterkopf werden durch Zurückbeugen des Kopfes gebessert. Prickeln in der Kopfhaut. Kopfkongestionen. Summen in den Ohren. Ameisenlaufen auf der Kopfhaut. Pulsierende Kopfschmerzen. Meningitis mit hohem Fieber. Bei diesen Rhus-Symptomen besteht gleichzeitig große Unruhe. Cerebrospinalmeningitis mit Angst und Unruhe. Schmerzen in den Knochen, durch Bewegung gebessert. Ausschläge auf dem behaarten Kopf, sehr empfindlich gegen Berührung. Die Kopfhaut schmerzt auf der Seite, auf welcher der Patient schläft. Reißende, ziehende Schmerzen in der Knochenhaut des Kopfes. Rheumatische Kopfschmerzen nach jeder Erkältung, bei nebligem Wetter oder infolge Kopfschweißunterdrückung. Verschlimmerung, wenn das Haar naß wird. Bläschenausschlag auf dem behaarten Kopf. Erysipel der Kopfhaut mit großen Blasen. Eiternde und herpetiforme Ausschläge auf dem behaarten Kopf. *Rhus* ist sehr nützlich für die Behandlung von Kopfekzemen bei Kindern.

Augenentzündung bei Rheumatikern nach Unterkühlung, bei nebligem Wetter, nach Unterdrückung der Schweißsekretion; gleichzeitig Unruhe und Fieber. Pusteln auf der Hornhaut. Photophobie. Eiterung der Augen. Rheumatische Iritis. Stark verschwollene Augen. Perakute Bindehautentzündung. Chemosis. Die Augen sind morgens stärker gerötet. Skrofulöse Augenentzündung nach Erkältung. Die Lider sind gerötet und ödematös. Stärkere Schmerzen nach Augenbewegungen. Lähmung der Augenmuskeln bei Rheumatismus und Unterkühlung oder infolge nasser Füße. Rote, tränende Augen. Erysipel der Augenlider. Lähmung der Oberlider. Die Lider sind morgens durch reichliche, schleimige, eitrige Absonderungen verklebt. Der Rhus-Patient leidet unter Gerstenkörnern der Unterlider. Neuralgien im Augenbereich.

Neuralgien der Ohren, erysipelatöse Entzündung des äußeren Ohres mit Bläschen. Entzündung der Ohrspeicheldrüse. Nasenbluten; heftige Coryza. Die Nase ist nach jeder Erkältung verstopft. Große Empfindlichkeit der Nasenlöcher. Absonderung von dickem, gelbem oder grünem, riechendem Schleim aus der Nase. Starke Anschwellung der Nase bei Erysipel. Die Nasenspitze ist rot und empfindlich. Die Nase ist ödematös geschwollen. Ausschläge auf der Nase und in den Nasenfalten. Ekzem der Nase mit starker Anschwellung.

Gesichtserysipel mit Brennen, großen Blasen und rasch sich ausbreitender Entzündung. Das Gesicht wird blaurot; nach Fingerdruck bleiben Dellen bestehen. Das Erysipel wandert oft von links nach rechts über das Gesicht. Es besteht viel Brennen, Jucken und Stechen, dabei Delirium, hohes Fieber und die oben erwähnten psychischen Symptome. Gesichtsekzem. Chronische, eiternde Ausschläge im Gesicht. Steifheit der Kiefer. Rheumatismus der Kiefergelenke. Die Mundwinkel werden geschwürig. Fieberausschlag. Die Lippen sind trocken, rissig und mit rotbraunen Krusten bedeckt, besonders bei Typhus. Die Lippen bluten. Zahlreiche Mundsymptome, besonders in Verbindung mit Typhus. Die Zunge ist wund, schmerzhaft und blutet. Brennen aller Mundgewebe. Gerötete Zunge. Der Geschmack ist faulig oder metallisch. Mit Blut vermischter Zahnbelag. Hitze im Zahnfleisch mit Blut und Blasen auf der Zunge; der ganze Mund scheint wund zu sein; manchmal blutet er. Der Mund ist trocken oder es sammelt sich Speichel an, der manchmal blutig ist und während des Schlafens aus dem Munde rinnt.

Häufig besteht starker Durst. Das Schlucken fester Nahrung ist infolge Constrictionsgefühl im Hals und Rachenentzündung erschwert und schmerzhaft. Zellgewebsentzündung innen und außen am Hals mit heftigen Schmerzen. Anschwellung des Nackens. Schwellung der Halsdrüsen. Der Nacken ist steif, manchmal besteht erysipelatöse Entzündung der Ohrspeicheldrüse. *Rhus* hat Diphtherie mit obigen Symptomen geheilt. *Rhus* paßt speziell für Entzündungen der Speiseröhre. Wenn es sich dabei um eine akute Entzündung nach Verschlucken ätzender Substanzen handelt, entspricht das klinische Bild mit seiner ausgedehnten Zellgewebsentzündung durchaus dem Arzneibild von *Rhus*.

Das Mittelbild ist in sich widerspruchsvoll: z. B. Hunger, aber kein Appetit; Hunger- oder Leeregefühl im Magen, aber kein Nahrungsverlangen. Trockenheit des Mundes und des Schlundes mit großem Durst, unstillbarer Durst auf kalte Getränke, besonders nachts mit großer Trockenheit des Mundes; jedoch verursachen kalte Getränke Schüttelfrost und Husten.

Schmerzen im Magen. Nausea. Die Wünsche des Kranken sind seltsam. Er verlangt nach Austern, kalter Milch und Süßigkeiten. Abneigung gegen Fleisch. Übelkeit und Erbrechen; galliges Erbrechen und Übelkeit nach Trinken kalten Wassers; Übelkeit nach dem Essen mit plötzlichem Erbrechen. Anomaler Appetit trotz Brechreiz. Verschlimmerung nachts und nach dem Essen.

Klopfen in der Magengrube; nagender Schmerz im Magen; Völle- und Schweregefühl im Magen wie nach Überladung. Druck in der Magengrube wie von einem schweren Gewicht. Magenschmerzen und Übelkeit, besonders nach kalten Speisen und Eisgenuß.

Die Leber ist geschwollen und druckempfindlich, so daß der Kranke auf der rechten Seite nicht liegen kann. Die Schmerzen nehmen im Beginn von Bewegungen zu. Schießende Schmerzen in der Lebergegend.

Viele Abdominalbeschwerden. Aufgetriebener Leib bei Typhus. Hochgradige Berührungsempfindlichkeit des ganzen Abdomens. Der Kranke kann keinerlei Druck vertragen, nicht einmal den der Kleidung. Heftige Kolikschmerzen zwingen ihn, auf dem Rücken zu liegen und die Beine anzuziehen. Entzündung aller Abdominalgewebe. Peritonitis, Enteritis, Typhlitis.

Während dieser heftigen Entzündungszustände der Eingeweide trifft man im allgemeinen typhoide Symptome mit unwillkürlichen Stuhlabgängen an. Entzündung und Anschwellung der Bauch- und Leistendrüsen. Gleichzeitig Durchfälle; reichliche, wässerige, blutige, schaumige oder breiige Stühle. Der Durchfall ist nachts schlimmer, am Tage besser. Unwillkürlicher Stuhlabgang mit großer Erschöpfung. Das Mittel hat leichte Formen von Cholera infantum geheilt und hilft häufig bei Dysenterie mit blutigen, schleimigen Stühlen. Starker Tenesmus; heftige, reißende, kneifende Schmerzen im Leib. Dysenterische Stühle, die den Kranken morgens aus dem Bett treiben, manchmal schon um 4 Uhr. Dunkle Blutungen aus den Eingeweiden. Schießende Schmerzen im Mastdarm. Das Mittel hat innere und äußere Hämorrhoiden geheilt. Prolaps der Hämorrhoiden nach dem Stuhlgang mit Druckgefühl im Mastdarm.

Urindrang mit Tenesmus. Prostataschmerzen mit Stuhldrang, besser durch Umhergehen. Es bestehen mehr oder weniger reißende Schmerzen in der Nierengegend. Albuminurie. Blutiger, scharfer, trüber Urin mit viel Sediment.

Es tröpfelt blutiger Urin nach. Heftiger Blasentenesmus mit Bluttröpfeln. Urinverhaltung. Infolge der paralytischen Schwäche der Blasenmuskulatur geht der Urin nur langsam ab. Manchmal besteht völlige Blasenlähmung mit unwillkürlichem Harnabgang nachts im Bett. Häufiger Harndrang Tag und Nacht. Blasenschwäche bei Mädchen und Frauen mit häufigem Wasserlassen. Besonders bei Frauen tröpfelt im Freien und bei starker Abkühlung Urin ab.

Erysipelartige Entzündungen und nässende Ekzeme der männlichen Geschlechtsorgane. Verdicktes, hartes Scrotum mit unerträglichem Jucken. Ödematöse Schwellung der Geschlechtsorgane. Bei Frauen haben wir die gleichen Symptome, besonders erysipelatöse Anschwellungen und Ausschläge. Prolaps der Gebärmutter nach Anstrengungen, besonders nach Heben. Schwäche aller Beckenmuskeln. Wehenartige Schmerzen im Leibe nach Anstrengung. Reichlicher Regelfluß; geronnenes Blut und wehenartige Schmerzen. Die Regel erscheint zu früh, ist zu reichlich und dauert zu lange. Der Fluß ist scharf und verursacht Wundheit der Teile. Jede Überanstrengung führt zu Menorrhagie. Membranöse Gewebsfetzen im Regelblut. Unterdrückung der Regel nach Durchnässung, infolge nasser Füße oder durch Erkältung. Ähnliche Beschwerden entwickeln sich in der Schwangerschaft nach Überanstrengung. Neigung zu Abort. Folternde Nachschmerzen. Die Frauen leiden an Gewebsentzündungen ähnlich Phlegmasia alba dolens. Es entwickeln sich typhoide Symptome und Entzündungen der Brustdrüsen. Die Milch versiegt.

Viele Erkältungen lokalisieren sich im Kehlkopf und erzeugen Heiserkeit, Wundheit und Rauheit. Schmerzen in der Brust. Ermüdung der Kehlkopfmuskeln nach Überanstrengung der Stimme durch zu lautes Sprechen. Heiserkeit zu Beginn des Singens, die sich nach einigen Tönen oder auch nach kurzem Sprechen gibt. Brennen und Rauheit im Kehlkopf. *Rhus* paßt oft bei Influenza, die in der Nase anfängt, sich bis in den Kehlkopf ausdehnt und Heiserkeit sowie andere Rhus-Symptome verursacht. Die Atmung ist beschleunigt. Brustbeklemmung. Erschwerte, mühsame Atmung, besonders bei Lungenentzündung, Bronchitis und Erkältungen, die sich auf die Brust schlagen. Atemlosigkeit nach Anstrengungen. Hustenanfälle; kratzender, trockener, quälender Husten vor und während Erkältungen. Husten mit Blutgeschmack im Munde. Trockener, heiserer, folternder Husten, besonders nach fieberhaftem Rheumatismus.

Lungenentzündung. Pleuritis mit stechenden Schmerzen, hohem Fieber, typhusartigen Knochenschmerzen und Unruhe. Besserung des Allgemeinzustandes durch Bewegung. Fieber mit ausgesprochenem Durst, großer Schwäche und typhoiden Symptomen. Verzögerte Lösung bei Pneumonie. Aushusten von Blut aus den Lungen und den Schleimhäuten der Luftwege, besonders nach Überanstrengung. Blutungen durch Spielen von Blasinstrumenten und nach großen Aufregungen.

Das Herz ist schwach. Herzflattern. Starkes Herzklopfen, auch beim Stillsitzen. Die Pulsationen erschüttern den ganzen Körper. Ängstliches Herzklopfen morgens beim Erwachen. Herzklopfen nach Anstrengung. Herzmuskelüberanstrengung. Herzhypertrophie nach übertriebenem sportlichem Training. Organische Herzleiden mit stechenden Schmerzen. Taubheitsgefühl und Lahmheit des linken Arms bei Herzkrankheiten.

Steifheit und Lahmheit des Rückens, besonders zu Beginn von Bewegungen; Besserung nach Umhergehen. Schmerzen in der Schulter mit Steifheit. Schmerzen zwischen den Schulterblättern beim Schlucken. Rheumatische Symptome. Schmerzhaftes Spannungsgefühl zwischen den Schulterblättern. Kreuzschmerzen im Sitzen. Schmerzhafte Steifigkeit beim Aufstehen. Zerschlagenheits- und Lahmheitsgefühl im ganzen Rücken. Die Rückenschmerzen werden durch Liegen auf harter Unterlage oder durch Bewegung gebessert. Das Mittel hilft bei Lumbago, die nach Durchnässung, Überheben, Erkältung und unterdrücktem Schweiß entstanden ist. Viele Rückgratsbeschwerden mit lähmungsartiger Schwäche der unteren Extremitäten oder anderer Körperteile. Steifheit und Lähmigkeit im Kreuz, verschlimmert in der Ruhe nach körperlichen Anstrengungen.

Die Symptome der Gliedmaßen entsprechen dem allgemeinen Mittelbild. Stechende, drückende Schmerzen und rheumatische Lähmigkeit, durch Bewegung gebessert, durch ruhige Haltung verschlimmert. Taubheit in den Gliedern und Gelenken, besonders in den Armen bei Herzkrankheiten. Stoßende, reißende Schmerzen in den Gelenken. Lähmung der Arme. Erysipel mit starker Anschwellung der Glieder. Beim Zugreifen wird Stechen und Prickeln in Händen und Fingern empfunden. Kribbeln und Taubheitsgefühl in den Fingerspitzen und Fingern. Anschwellung der Finger. Ausschläge an Händen und Fingern. In den unteren Gliedmaßen finden wir ähnliche Schmerzen mit ähnlichen Modalitäten. Schmerzen in der Hüfte beim Darauf liegen. Reißende, ziehende Schmerzen in den unteren Extremitäten. Ischias mit reißenden, ziehenden Schmerzen, schlimmer während der Ruhe, gebessert durch Bewegung, hervorgerufen durch Erkältung, durch naßkaltes Wetter und durch unterdrückten Schweiß. Bei Verrenkungen ist *Rhus*, nachdem *Arnica* die ersten und schmerzhaftesten Symptome behoben hat, sehr brauchbar für die nachfolgende Sehnen- und Bänderschwäche. Es ist ein Routinemittel für Gelenkschwäche nach Verrenkung. Die Schmerzen schießen strichweise die Glieder hinab. Unruhe in den unteren Gliedmaßen bei Nacht, durch Bewegung gebessert. Lähmung der unteren Glieder mit starkem Mattigkeits- und Schweregefühl. Schwäche in den Beinen beim Treppensteigen. Anschwellung der Gelenke und der Beine. Steifheit in Knien und Füßen. Anfallsweise auftretende Schmerzen in den Beinen nach Durchnässung, besonders nach Schwitzen. Rheumatische Beschwerden beim Wohnen in feuchten Häusern. Beingeschwüre. Unerträgliches Jucken der Beine nachts im Bett. Ausschläge an Füßen und Beinen. Stinkender Fußschweiß bei Rheumatikern. Ekzeme der unteren Gliedmaßen.

Rhus ist ein nützliches Mittel bei Fiebern. Seine Anwendung bei Typhus ist schon geschildert worden. Es hilft auch bei Scharlach mit knötchenförmigem oder unterdrücktem Exanthem, wenn Drüsenentzündungen und Halsschmerzen bestehen. Während des Fiebers besteht häufig Nesselsucht, die mit Ausbruch des Schweißes weicht. Nachtschweiß mit starkjuckendem Ausschlag. Fieber nach unterdrücktem Fußschweiß. Rheumatisches Fieber. Fieberanstieg während der Nacht. Fieber nach Erkältung mit Ausschlag auf den Lippen. Remittierendes und intermittierendes Fieber von typhoidem Charakter. Unerträgliches Jucken und Stechen der Haut. Die Hautausschläge nässen stark. Es bilden sich große Blasen mit oder ohne Erysipel. Das unaufhörliche Jucken wird manchmal erleichtert durch „Brühen" der befallenen Stellen mit Wasser, so heiß es vertragen wird. *Rhus* hat Gürtelrose und die Neigung zu Bläschenausschlägen geheilt; ferner nässende Ekzeme mit wunder Oberfläche sowie Nesselsucht nach Durchnässung, während Rheumatismus oder bei Schüttelfrost und Fieber.

Rumex crispus

(Ampfer)

Rumex, der krause Ampfer, ist ein vernachlässigtes Mittel und nur teilweise geprüft. Die psychischen Symptome sind noch nicht genügend bekannt, aber die katarrhalischen sind durch die Prüfer gut charakterisiert worden.

Traurigkeit, Kleinmütigkeit, Abneigung gegen Arbeit, Reizbarkeit, geistige Erregbarkeit: das ist ungefähr alles, was wir von den psychischen Symptomen dieses Mittels wissen, denn die Prüfungen wurden nur mit tieferen Potenzen und Urtinkturen durchgeführt. *Rumex* ist als Hausmittel gebräuchlich für Blutreinigungskuren und um Ausschläge und Furunkel zu heilen. Wenn man es auf diese Weise benutzt, ist es von milder Wirkung; auch die Prüfungsergebnisse liegen in dieser Richtung.

Die Neigung zu Katarrhen ist sehr typisch. Reichliche, schleimige Absonderungen aus Nase, Augen und Luftwegen. Ständig fließende Nase. Mundvolles Ausräuspern eines dünnschleimigen, wässerigen, schaumigen Sputums. Bisweilen findet man aber auch eine ausgesprochene Trockenheit von Kehlkopf und Trachea mit hartem, trockenem, krampfhaftem Husten.

Manchmal treten grippeartige Bilder auf mit starker Schleimabsonderung und dünnem, wässerigem, schaumigem, mundvollem Auswurf. Das ist aber nur das erste Stadium. Später wird die Absonderung dick, zäh, gelb oder weißlich, so fädig und zäh, daß sie bei allem Ausschneuzen der Nase und trotz vielen Räusperns und Hustens kaum herausgebracht werden kann. Der Kranke ist ganz erschöpft durch diese Anstrengungen. Dieses katarrhalische Stadium tritt gewöhnlich zusammen mit Morgendurchfall auf. Das sind die Leitsymptome dieses Mittelbildes.

„Katarrhalische Kopfschmerzen mit starker Entzündung des Kehlkopfs und der Luftröhre; Schmerzen unter den Schlüsselbeinen und Wundheitsgefühl hinter dem Brustbein.“ Katarrhalische Kopfschmerzen entstehen, wenn der Schleimfluß nachläßt; sie wechseln ab mit Perioden verstärkter Sekretion. Rauhes Gefühl, Brennen und Schmerzen im Kehlkopf und in der Luftröhre. Starke Druckempfindlichkeit der Kehlgrube. Hustenkitzel in der Kehlgrube. Der Patient muß ganz still sitzen und kann nicht tief Luft holen; er atmet hastig und unregelmäßig, weil das Brennen durch tiefe Atmung verstärkt wird. Wenn er ins Freie geht, bekommt er Hustenanfälle mit Luftknappheit; ebenso, wenn er von draußen ins warme Zimmer zurückgeht. Die Anfälle sind so heftig, daß sie unfreiwilligen Stuhlabgang verursachen können. Auch Urin geht oft beim Husten ab.

Ein charakteristischer Zug ist das schmerzhafte Wundheitsgefühl unter den Schlüsselbeinen, als sei inwendig alles wund; die Atemluft scheint direkt unter die Schlüsselbeine zu strömen und dort Wundheit und Brennen zu erzeugen. Rauheitsgefühl und Brennen beim Einatmen.

„Verstopfte Nase; Gefühl von Trockenheit, selbst in der hinteren Nasenöffnung.“ Häufig beginnt der Schnupfen mit ausgesprochener Trockenheit in den hinteren Nasenabschnitten, so daß der Patient sich ständig räuspern muß: der Anreiz dazu drängt sich förmlich auf. Es besteht die Empfindung einer Anschwellung im Nasen-Rachen-Raum, und der Kranke produziert ein sonderbares, räusperndes Geräusch, wenn er versucht, hiermit fertigzuwerden. „Plötzliche scharfe Stiche in der Nasenschleimhaut.“ Diese Stiche sind sehr intensiv und werden bisweilen als eine Art Jucken bezeichnet, das sich von der Nasenspitze bis in den Rachen erstreckt. Manchmal zwingt es zum Niesen oder zum Ausschneuzen der Nase, wobei dieses sonderbare, aufschnupfende Geräusch entsteht; manchmal endet es mit Räuspern, um den Schleim herauszubringen, der etwas tiefer im Rachen sitzt. Die Entzündung steigt in die kleinsten Bronchialäste hinab und verursacht dort eine kapilläre Bronchitis und endlich eine Lungenentzündung.

Das Mittel paßt für akute und chronische katarrhalische Zustände. Tuberkulöse Patienten erkälten sich häufig und sind schon für den geringsten kalten Lufthauch so empfindlich, daß sie mit der Bettdecke vor dem Mund schlafen. Jeder Atemzug verursacht krampfartigen Husten. Anfangs ist der Auswurf dünnschleimig; später wird er so dick und zäh, daß der Kranke ihn kaum noch herausbringt. Hörbares Schleimrasseln. *Rumex* kann demnach in gewissen Grenzen als Palliativum bei Phthise bezeichnet werden. Schmerzen, Wundheit und Brennen, besonders längs der Luftröhre und hinter dem Brustbein.

„Heftiges Niesen bei Fließschnupfen mit Kopfschmerzen, schlimmer am Abend und nachts.“ Viele Symptome sind abends schlimmer. Einige Symptome verschlimmern sich am frühen Morgen. Gewisse Hustenformen treten gegen 23 Uhr stärker auf. *Lachesis* oder *Rumex:* das ist eine schwierige Frage bei diesen Hustenformen; jedes der beiden Mittelbilder will verstanden sein. Bei *Lachesis* husten kleine Kinder im ersten Schlaf; aber wenn man sie aufweckt, husten sie nicht; darum bedeutet bei *Lachesis* der Husten um 23 Uhr eine Verschlimmerung durch Schlaf. Bei *Rumex* finden wir ebenfalls Husten um 23 Uhr, aber unabhängig davon, ob das Kind schläft oder nicht.

„Schleimansammlung im hinteren Nasenausgang." „Gelbschleimige Absonderung aus dem hinteren Nasenausgang." „Nasenbluten, heftiges Niesen und schmerzhafte Entzündung der Nasenlöcher." „Influenza mit heftigem Katarrh, dem Bronchitis folgt." „Kratzen im Hals." Sobald sich der katarrhalische Zustand auf Kehlkopf und Luftröhre ausdehnt, besteht ständiges Kratzen im Hals. Heiserkeit: die Stimme ist beeinträchtigt, weil die Stimmbänder mit zähem Schleim bedeckt sind. Chronische Heiserkeit ist häufig durch *Rumex* geheilt worden. Bei *Phosphorus* beobachten wir die gleiche Heiserkeit, außerdem aber Stimmlosigkeit, die gebessert wird, wenn der Kranke etwas Schleim von den Stimmbändern abräuspert. Die Heiserkeit bei *Causticum* beruht auf einer Schwäche der Stimmbänder. Bei *Phosphorus* verursacht der Entzündungszustand eine Ansammlung von Schleim, wodurch das Sprechen erschwert wird. Bei *Rumex* führt die Ansammlung von zähem, gelatinösem, klebrigem Schleim zu ständigem Kratzgefühl im Kehlkopf.

„Kloßgefühl im Hals, nicht erleichtert durch Räuspern oder Schlucken." Der „Kloß" geht zwar beim Schlucken mit herunter, kommt aber sofort wieder zurück; dieses Symptom finden wir auch bei *Lachesis*. „Schmerzen im Pharynx mit Ansammlung von zähem Schleim im Schlunde." „Katarrhalische Entzündungen des Halses und des Schlundes." *Rumex* entspricht den verschiedensten Stadien schwerer Erkältungen, ist aber besonders angezeigt bei konstitutioneller Veranlagung zu dauernden Erkältungen. Verschlimmerung bei Wetterwechsel. Die Kranken frieren sogar neben dem Ofen, verlangen immer viel warme Kleidung und möchten den Kopf ständig bedeckt haben.

Viele Beschwerden sind schlimmer am Abend, nach einem Bad, nach Abkühlung, nach Einatmen kalter Luft. Rheumatische Beschwerden sind meistens vorhanden und werden durch Kälte verschlimmert. Jede Erkältung scheint sich auf die Gelenke zu schlagen. Das ist auch für *Calcarea phosphorica* typisch: jede Abkühlung wird in den Gelenken gespürt, z. B. die Abkühlung beim Baden.

„Beklemmungs- und Erstickungsgefühl. Heftige Schmerzen im Epigastrium, bis in den Rücken ausstrahlend. Die Kleider scheinen zu eng zu sein. Schwächegefühl im Epigastrium. Alles wird durch Sprechen verschlimmert. Häufiges tiefes Atemholen." „Schießende Schmerzen von der Magengrube zur Brust. Scharfe Schmerzen in der linken Brustseite. Leichtes Übelkeitsgefühl. Dumpfer Schmerz in der Stirn." „Schießende Schmerzen in der Magengrube und oberhalb davon beiderseits neben dem Brustbein." Der Magen verdaut keine oder nur sehr leichte Nahrung. Die Veränderungen der Magenschleimhaut bei diesem Mittelbild entsprechen denen der anderen Schleimhäute. Mannigfaltige

Schmerzen im Magen. „Schmerzhaftigkeit in der Magengrube, allmählich zunehmend. Scharfe, stechende Schmerzen im Magen, die bis zur Brust ziehen; unterhalb des Magens ein Druckgefühl, als läge ein Stein in der Magengrube. Manchmal erstreckt sich dieses Gefühl bis unter das Brustbein. Es wird durch Bewegung und bei tiefer Atmung erheblich verschlimmert. Im allgemeinen tritt Verschlimmerung nach Essen ein, Besserung durch absolutes Ruhigliegen." Es ist sonderbar, daß die Magensymptome durch Sprechen verschlimmert werden. Wundes Gefühl im Magen, verschlimmert durch Sprechen, Gehen, Einatmen kalter Luft. Der Kranke verlangt nach Wärme. Starke Flatulenz. Die Blähungsbeschwerden werden erleichtert durch Aufstoßen und Blähungsabgang (*Carbo veg.*). Die Magenbeschwerden und Leibschmerzen werden durch Sprechen und unregelmäßige Atmung verschlimmert. Der Patient muß in einem Stuhl sitzen und absolut regelmäßig atmen. Unregelmäßige Atmung verursacht Husten oder Erstickungsgefühl.

Morgens muß sich der Kranke mit dem Stuhlgang beeilen (wie bei *Sulfur*). „Stühle schmerzlos, übelriechend, reichlich, braun oder schwarz, dünn bis wässerig. Vor dem Stuhl Leibschmerzen und plötzliches Drängen, das den Kranken morgens aus dem Bette treibt." „Morgendurchfall mit Husten infolge Kitzelgefühl in der Kehlgrube." Phthisiker haben gewöhnlich Morgendurchfall; manche Tuberkulosesymptome entsprechen dem Arzneibild von *Sulfur*. Wenn beim Morgendurchfall Gußstühle vorkommen, wird *Rumex* erleichtern. Das Mittel lindert die Überempfindlichkeit der Lungen, es setzt die Empfindlichkeit für Erkältungen herab und bringt den Kranken wieder auf die Beine. *Rumex* wirkt nicht so tief wie *Sulfur*, ist aber ebenfalls ein antipsorisches Mittel. Allerdings beschränken sich seine Wirkungen auf die Frühstadien der Psora. In ausgesprochen chronischen Fällen kann es eine erste Reaktion hervorrufen, aber es ist notwendig, daß dann ein anderes antipsorisches Mittel folgt. *Calcarea* z. B. ist ein gutes Folgemittel von *Rumex*.

Bei *Rumex* finden wir Empfindlichkeit gegen Kälte, Baden und kühle Umgebung wie bei *Rhus*, außerdem aber Verschlimmerung durch Bewegung. Man kann *Bryonia* mit ihm in dieser Hinsicht verwechseln; aber im Arzneibild von *Bryonia* fehlt die Kälteempfindlichkeit. Bei *Rumex* hingegen besteht eine nervöse Überempfindlichkeit gegen frische Luft, wie sie auch für *Nux* charakteristisch ist.

„Brauner, wässeriger Durchfall, besonders am Morgen. Stuhlgang zwischen 5 und 9 Uhr morgens." „Schwere, anfallsweise eintretende Diarrhoe bei einem alten Mann von 70 Jahren, bei dem *Sulfur* unwirksam war." Der Sulfur-Patient wünscht, wenn er Husten hat, besonders bei Schwindsucht, im allgemeinen frische Luft und Kühlung, obgleich seine Magensymptome manchmal durch heiße Getränke erleichtert werden.

„Stimmlosigkeit nach Einwirkung von Kälte." „Zäher Schleim in Hals und Kehlkopf mit ständigem Räuspern." „Kitzel in der Kehlgrube verursacht

Husten. Der Patient unterdrückt den Husten, solange er kann, weil sich beim Husten das Brennen und das Wundheitsgefühl verschlimmern. Selbst bei heftigstem Erkältungsschnupfen fehlen fieberhafte Symptome, wie sie bei *Bryonia, Rhus* und *Aconit* vorkommen. Es fehlen auch die konstitutionellen Symptome, die Gliederschmerzen, die allgemeine Schmerzhaftigkeit, das hohe Fieber und der Durst. Alle Prozesse scheinen örtlich begrenzt zu sein.

„Heiserer, bellender Husten, anfallsweise jede Nacht um 23 Uhr und zwischen 2 und 5 Uhr morgens auftretend (Kinder)." „Husten mit Schmerzen hinter der Mitte des Brustbeins." „Einige Augenblicke nach dem Niederlegen treten heftigste Hustenanfälle auf; nachts manchmal völlige Stimmlosigkeit."

„Bei Frauen löst jeder Hustenanfall den Abgang einiger Urintropfen aus."

Rumex ist in etwa ein brauchbares Palliativum bei vorgeschrittener Schwindsucht; oft bringt es einen Kranken noch glücklich durch den Winter. Mit *Rumex, Pulsatilla, Senegu, Arsenicum* und *Nux vomica* kann man die letzten Jahre eines Schwindsüchtigen erleichtern. Eine Warnung ist angebracht hinsichtlich der Behandlung der Diarrhoe bei Schwindsucht mit *Acidum acet.* Man lasse besser die Finger davon. Wenn der Durchfall stark erschöpfend ist, bedient man sich lieber eines einfachen Mittels wie *Rumex.* Die gänzliche Unterdrükkung der Durchfälle sollte nicht erzwungen werden, denn es geht dem Schwindsüchtigen besser mit einem kleinen Durchfall, mit einem weichen Morgenstuhl. Ähnlich verhält es sich mit den Nachtschweißen. Wenn man sie unterdrückt, werden eventuell schlimmere Symptome auftreten. Der Allopath zaubert den Durchfall und die Nachtschweiße weg, muß aber später seinem Kranken Morphium verordnen gegen die Folgekrankheiten.

Mit *Arnica* können wir die Schmerzen, das Zerschlagenheitsgefühl und die Überempfindlichkeit eines Schwindsüchtigen beseitigen, den Husten und das Würgen besänftigen und dem Kranken Schlaf verschaffen. Später mag *Pyrogenium* notwendig werden für die Knochenschmerzen und den quälenden Husten. So können wir dem Patienten Jahre hindurch helfen. Manchmal ist *Arsenicum* das passende Mittel und muß dann häufig wiederholt werden; manchmal passen *Lycopodium, Pulsatilla, Pyrogenium* oder *Arnica* besser. Diese Mittel helfen weiter, wenn man sie häufig wechselt. Aber schließlich kommt doch der Zusammenbruch und diese Mittel genügen nicht mehr. Eine zunehmende Atemnot überkommt den Kranken, ein Verlangen nach Luft, denn es ist zuviel atmendes Lungengewebe zerstört. Die Glieder werden ödematös, die Herzkraft läßt nach, Abmagerung tritt ein, es entsteht die bekannte Facies hippokratica. Selbst jetzt können wir mit *Tarantula cubensis* noch vorübergehend Besserung bewirken; wiederholt gegeben erleichtert das Mittel tagelang und schafft eine milde Euthanasie, nicht die Abgestumpftheit von Morphium, das die Sinne benimmt, sondern eine wirkliche Erleichterung der letzten Tage.

Ruta graveolens

(Weinraute)

Ruta wird ebenfalls allzu häufig übersehen. Weil das Mittel nur ungenügend bekannt ist, werden an seiner Stelle oft *Rhus* oder *Argentum nitr.* oder andere Mittel gegeben, auch wenn sie dem jeweiligen Fall nicht in vollem Umfang entsprechen. Viele seiner Symptome sind im Repertorium schwer einzuordnen, wenn man das Wesen dieses Mittels nicht genau kennt. Sein Arzneibild enthält eine Reihe von Beschwerden, die denen bei *Rhus* ähneln: Empfindlichkeit gegen Kälte, Verschlimmerung durch kaltes, nebliges Wetter sowie durch Unterkühlung und Beschwerden nach Überanstrengung, insbesondere Sehnenschmerzen an Beugemuskeln und Aponeurosen. *Ruta* teilt diese Symptomatik mit *Rhus*, hat aber darüber hinaus noch seine speziellen Züge. Das Mittel paßt z. B. häufig bei chirurgischen Indikationen: periostitische Beschwerden nach Verletzungen, Empfindlichkeit der Knochenhaut an Stellen, die relativ ungeschützt sind, z. B. an der Schienbeinkante. Chronische Restzustände von Quetschungen in Form verhärteter Stellen. Knotig verdicktes Periost als Folge von Stock- oder Hammerschlägen oder von Stößen. Bei Farmern, Waldarbeitern, Mechanikern bilden sich harte Knoten in der Hohlhand vom Hammerhalten oder vom Halten eiserner Werkzeuge, z. B. eines Brecheisens. Es entstehen verhärtete, taschenartige Gewebsmassen in den Sehnen. Neigung zu Ablagerungen in der Knochenhaut, in Knochen und Sehnen sowie in den Gelenkkapseln. Besonders am Handgelenk bilden sich Schleimbeutel und Knötchen. In den strapazierten Sehnen entstehen Knötchen und traubenförmig angeordnete kleine Tumoren. Allmählich zunehmende Kontraktur der Beugemuskulatur, so daß z. B. die Hände ständig flektiert bleiben. Hohlfußbildung mit Hammerzehen, da der Tonus der Beugemuskeln dauernd überwiegt.

Überanstrengung der Augenmuskeln mit Kopfschmerzen als Folge. Die Bindehaut der überanstrengten Augen ist gerötet. Augenschmerzen mit Verschlimmerung bei scharfem Hinsehen, durch Lesen von kleinem Druck, durch feine Näharbeit usw. Die Überanstrengung beim Sehen verursacht Rötung und Schmerzen der Augen, Kopfweh und Unfähigkeit, den Blick auf einen Punkt zu fixieren. In dieser Beziehung hat *Ruta* Ähnlichkeit mit *Argentum nitr. Argentum nitr.* und *Natrium mur.* sind die bei Überanstrengung der Augen mit folgenden Kopfschmerzen am meisten benutzten Mittel; auch *Onosmodium* ist häufig bei diesem Zustand angezeigt. Jedoch kann man diese Mittel leicht auseinanderhalten. Der Ruta-Patient wird durch Kälte verschlechtert und wünscht viel Wärme. Der Argentum-nitr.-Patient wird durch Wärme verschlechtert und möchte lieber Kälte. Entscheidend ist also nicht das einzelne Symptom, sondern der Kranke in seiner Gesamtreaktion.

Bei *Ruta* finden wir allgemeine Erschöpfung. Die Beine geben beim Aufstehen von einem Stuhl nach. Der Kranke wankt und muß sich wiederholt anstrengen, ehe er sich erheben kann. Routinemäßig werden *Phosphorus* und *Conium* bei diesem Zustand gegeben. *Ruta* und *Phosphorus* haben beide in ihren Arzneibildern heftigen, unstillbaren Durst auf eiskaltes Wasser. *Phosphorus* und *Conium* sind hinsichtlich der Schwäche in Hüften und Oberschenkeln zu unterscheiden.

Die psychischen Symptome des Mittels sind noch nicht genügend geprüft und nur in ihren allgemeinen Zügen bekannt, die sich auch bei vielen anderen Mitteln finden. „Neigung zu Widerspruch und Streitsucht." „Unzufriedenheit mit sich selbst und mit anderen." „Ängstlichkeit und Kleinmütigkeit mit geistiger Niedergeschlagenheit." Das sind lediglich Allgemeinsymptome, die man immer in einer von zwei Kategorien unterbringen kann: Ein Kranker kann reizbar oder im Gegenteil gutmütig sein. Unser Mittel paßt mehr für reizbare Patienten. Ein Kranker kann ferner verzagt oder im Gegenteil glücklich und zufrieden sein. Der Ruta-Patient neigt zu Melancholie, besonders gegen Abend. Das Spezifische hierbei ist jedoch nur die abendliche Verschlimmerung. Alle Symptome, die man schematisch unter zwei gegensätzliche Kategorien subsumieren kann, sind nur von geringerer Wichtigkeit.

Viele Beschwerden werden im Liegen schlimmer, besonders die scharfen, stechenden, reißenden Schmerzen in den Nerven. Das Bild von *Ruta* zeigt viele Schmerzen, entwickelt aber seine Symptomatik nur langsam, daher sind die Schmerzen vorwiegend chronischer Natur. Alte Neuralgien; stechende, reißende, brennende Schmerzen, besonders in den unteren Gliedmaßen und im Bereich der Augen. Gesichtsneuralgien. Alle mit Worten und manchmal nur mit Vergleichen überhaupt beschreibbaren Schmerzarten, denen lediglich die Verschlimmerung durch Hinlegen und durch Kälte gemeinsam ist. Reißende Schmerzen im N. ischiadicus. Schwerste Ischiasformen. Die Schmerzen beginnen im Rücken und ziehen die Hüften und Oberschenkel hinab. Reißende Schmerzen, erträglich während des Tages, aber verschlimmert abends beim Hinlegen (wie bei *Gnaphalium*).

„Die Augen fühlen sich wie Feuerkugeln an." Es würde aber falsch sein, *Ruta* bei unkomplizierten Augenentzündungen anzuwenden, nur weil sich die Augen heiß anfühlen. Man nimmt besser *Euphrasia, Belladonna* und *Aconit* bei einfachen Entzündungen infolge Erkältung und die Antipsorica bei chronischen Fällen. Aber wenn eine Frau ihre Augen z. B. bei langwieriger feiner Näharbeit überanstrengt hat und die Augäpfel sich wie Feuer anfühlen, ist *Ruta* angebracht. *Aconit* paßt nach Einwirkung kalter Winde, wenn es zu Augenentzündung mit Tränenfluß gekommen ist und die Augen wie rohes Fleisch aussehen.

„Die Augen brennen, schmerzen, fühlen sich überanstrengt an. Die Sicht ist getrübt. Verschlimmerung, wenn die Augen abends strapaziert werden." Letzteres ist ein Teil der allgemeinen Verschlimmerung am Abend. Wenn man beim Abschreiben eines Manuskripts das Original und die Abschrift in verschiedener Entfernung vor Augen hat und wenn außerdem eine schlechte Beleuchtung besteht, dann verursacht das ständige Hin- und Hersehen Kopfweh, das von *Ruta* geheilt wird. Wenn ein Patient mit derart überanstrengten Augen sich außerdem noch kaltem Wind aussetzt, so kommt es zu einer lähmungsartigen Augenschwäche mit Tränenfluß, wobei ebenfalls *Ruta* indiziert ist. Lähmung bestimmter Augenmuskeln, so daß Strabismus entsteht. Alle möglichen Akkommodationsstörungen. „Asthenopie; Reizung aller Augengewebe nach Überarbeitung oder durch Feinarbeit; Hitze und Schmerzen in und über den Augen; die Augen werden nachts wie feurige Kugeln empfunden; Sehtrübung; die Buchstaben scheinen durcheinanderzulaufen; Tränenfluß usw." „Amblyopie, verursacht durch Überanstrengung der Augen, durch Refraktionsanomalien, Schreiben bei künstlichem Licht, feine Nadelarbeit usw. Das Mittel half einem Weber, der kaum noch einen Faden vom anderen unterscheiden und überhaupt nicht mehr lesen konnte und dessen Gesichtsfeld neblig getrübt bzw. in der Ferne völlig verdunkelt war."

Verstopfung mit Prolaps des Mastdarms beim Stuhlgang ist ein charakteristischer Zug dieses Arzneibildes. „Häufiges erfolgloses Drängen mit Prolaps des Afters." „Mastdarmvorfall nach der Entbindung." Schmerzen im Mastdarm beim Sitzen; große Empfindlichkeit im Mastdarm wie von Geschwüren. Das Mittel hilft bei Hämorrhoiden und Mastdarmstrikturen.

Rückensymptome: *Ruta* ist ein ausgesprochenes Rheumamittel. Alle Mittel, für deren Arzneibilder Kälteempfindlichkeit und Verschlimmerung durch naßkaltes Wetter typisch sind, eignen sich zur Rheumabehandlung. Rheumatische Symptome des Rückens. „Zerschlagenheitsgefühl in der Lendenwirbelsäule." „Schmerzen im Rücken oder Steißbein wie von einem Fall oder Schlag." „Die Kniesehnen werden als verkürzt und schwach empfunden; die Knie geben beim Treppensteigen nach." „Schmerzen und Lahmheitsgefühl in den Hand- und Fußgelenken nach Verrenkung oder Verstauchung." Für das Entzündungsstadium nach Verrenkungen wird meistens *Arnica* am besten passen und als Folgemittel *Rhus.* Aber wenn sich in den Sehnen als Verrenkungsfolge Knötchen zeigen, so ist das ein Hinweis auf *Ruta. Arnica, Rhus* und *Calcarea* sind häufig als Routinemittel notwendig, wenn außer den Überanstrengungsfolgen keine weiteren Symptome zu eruieren sind.

Lähmungsartige Schwäche in den unteren Gliedmaßen nach Stauchung des Rückens.

An der abendlichen Verschlimmerung haben folgende Symptome teil: Melancholie, Schmerzen und Brennen in den Augen, grüne Hofbildung um das Licht, Sehtrübung, Schmerzen unter dem rechten Schulterblatt.

Hochgradige nervöse Unruhe (wie bei *Rhus);* der Patient kann nie stillsitzen.

„Zerschlagenheitsgefühl überall wie von einem Fall oder Stoß, am stärksten in den Gliedmaßen und Gelenken." „Quetschungen und andere mechanische Verletzungen von Knochen und Periost; Verrenkungen, Knochenhautentzündungen, Erysipel."

Ruta hat Beziehung zu *Mercurius* und ist ein Antidot von ihm.

Juckende Hautausschläge, die nach Kratzen den Platz wechseln (wie bei *Mezereum*). Ähnlichkeit mit *Phosphorus* hinsichtlich Durst auf kaltes Wasser und Schwäche der unteren Gliedmaßen. Bei Rheuma ist differentialtherapeutisch *Phytolacca* in Betracht zu ziehen. Man vergleiche ferner *Rhus, Sepia, Silicea* und *Sulfur*. *Ruta* ist ein Antipsoricum, aber nicht so tiefwirkend wie *Silicea* und *Sulfur*.

Sabadilla

(Sabadillsamen)

Der Sabadilla-Patient ist zittrig und empfindlich gegen kalte Luft, kalte Räume sowie kalte Nahrung; er möchte warm eingehüllt sein und wünscht heiße Getränke, um seinen Magen aufzuwärmen. Bei seinen dauernden Halskatarrhen hat er Verlangen nach warmer Luft sowie nach heißen Getränken und warmen Speisen. Kaltes zu schlucken, fällt ihm schwer, weil seine Beschwerden dadurch schlimmer werden.

Das gegensätzliche Wesen gewisser Mittel ist aufschlußreich und erleichtert ihr Verständnis. Die Wirkungen von *Sabadilla* wandern von links nach rechts, wodurch der Kenner dieser Materie sogleich an *Lachesis* erinnert wird. Wundheitsgefühl, Schmerzen und Halsentzündungen beginnen auf der linken Seite und breiten sich nach rechts aus. Das gilt sowohl für *Sabadilla* als auch für *Lachesis*. Aber bei *Lachesis* verursacht Wärme eine Verschlimmerung der Beschwerden, einen Krampfzustand mit Würgreiz, und darum wünscht der Lachesis-Patient Kaltes, das ihm Erleichterung verschafft, das leichter geschluckt werden kann und die Halsschmerzen bessert. Bei *Sabadilla* hingegen bringt äußere oder innere Anwendung von Wärme Erleichterung.

Katarrhalische Entzündung der Nase mit ständigem Niesen. Starkes Wundheitsgefühl in der Nase; Brennen und Verstopftsein der Nase. Anfangs dünner, später dicker Schleim. Sämtliche Symptome eines voll ausgebildeten Schnupfens. Der Schnupfen wird gebessert durch Einatmung warmer Luft. Der Kranke sitzt dicht am offenen Kamin und zieht die warme Luft ein. Das Mittel paßt speziell bei einem ausgesprochen chronischen Schnupfen, der auf die gewöhnlichen Mittel nicht reagiert. Verschleppter Schnupfen, dessen Absonderung durch Blumengeruch vermehrt wird. Schon das Denken an Blumengeruch löst

Niesen aus und verstärkt den Nasenfluß, wie auch das Denken an verschiedene andere Dinge die Beschwerden verschlimmern kann.

Viele Heufieberkranke sind empfindlich gegen Blumengeruch, gegen den Geruch gemähter Wiesen, überhaupt gegen alle welkenden pflanzlichen Substanzen. Manche sind gegen den Geruch von Früchten derart überempfindlich, daß man die Äpfel aus dem Hause schaffen muß. Einzelne Heufieberpatienten können selbst an sich sehr angenehme Gerüche, z. B. von Lavendel, nicht vertragen, die bei ihnen auch außerhalb der Saison Anfälle auslösen. Der Sabadilla-Patient ist ein solcher Typ. Überempfindlichkeit gegen jede Umgebung und gegen alle Gerüche, die eine Verschlimmerung der Hals- und Nasenkatarrhe verursachen. Niesen und Schleimfluß aus der Nase, eventuell mit Geschwürsbildung. Periodische Anfälle. Erkältungen im Juni. Heufieber im August. Es ist oft nicht schwierig, Heufieber mit kurzwirkenden Mitteln zu erleichtern und die Anfälle in wenigen Tagen zu kupieren, aber eine endgültige Heilung erfordert Jahre, und der Patient muß in den Pausen zwischen den Attacken entsprechend den jeweils vorhandenen Symptomen behandelt werden. Wenn die Heufiebersymptome auftreten, verschwinden meistens die anderen Symptome. Die Symptomenbilder wechseln mit den Jahreszeiten, aber der Patient ist dauernd krank und bei der Behandlung müssen alle Einzelsymptome zusammengefaßt und in ihrer Gesamtheit ausgewertet werden.

Viele Beschwerden eines solchen Patienten scheinen imaginärer Natur zu sein. Sein Geist beschäftigt sich mit seltsamen Dingen. Seine Einbildungen, andere Personen oder ihn selbst betreffend, sind außergewöhnlicher Art. Er glaubt z. B., sein Körper verwelke, seine Glieder seien verdreht, sein Kinn verlängere sich, und zwar auf der einen Seite mehr als auf der anderen. Er hat die unabweisbare Empfindung, daß dies wirklich so ist, und glaubt das, obwohl der Augenschein dagegen spricht. Es sind Wahnbilder und Sinnestäuschungen. „Irrige Eindrücke über den eigenen Körperzustand." „Der Patient meint, er sei krank oder bestimmte Körperteile seien geschrumpft." „Frauen halten sich für schwanger, während in Wirklichkeit nur Blähungen vorliegen; oder sie glauben z. B., sie hätten ein schreckliches Halsleiden, das böse ausgehen werde." Sämtliche Einbildungen sind völlig grundlos; nichts ist zu sehen, aber trotzdem sind die Leiden größer als beim Vorhandensein objektiver Symptome. Diese Kranken finden für ihre Klagen meistens kein Verständnis; man sollte ihnen jedoch wirklich ein passendes Mittel dagegen geben. Bei *Thuja* z. B. finden wir ebenfalls Täuschungen über den eigenen körperlichen Zustand. Der Patient glaubt etwa, er sei aus Glas und könne daher leicht zerbrechen. Es gibt nur relativ wenig Mittelbilder mit fixen Ideen. Man vergleiche in dieser Beziehung das bei *Pulsatilla, Jodum* und *Anacardium* Gesagte.

„Delirium während intermittierenden Fiebers." „Geistige Anstrengung verschlimmert den Kopfschmerz und verursacht Schlaf." Schläfrigkeit durch Nachdenken, Grübeln und Lesen. Während der Patient noch im Stuhl sitzt und grübelt, fällt er in Schlaf (wie bei *Nux moschata* und *Acidum phosphoricum*).

Benommenheit. Schwindel. Aufwachen nachts mit Schwindelgefühl. Schwindel in frischer Luft und unter allen möglichen anderen Umständen. Viel Kopfschmerzen. Migräne einer Kopfhälfte. Kopfschmerz der Schulmädchen. Schwächliche Kinder, die man wegen Kopfwehs aus der Schule nehmen muß, kommen heim mit merkwürdigen Einbildungen, welche die Schule und sie selbst betreffen. Betäubendes Kopfweh mit Schnupfen. Schmerzen in den Stirnhöhlen und über den Augen. Zersprengendes Völlegefühl, verschlimmert durch Erschütterungen, Niesen und Umhergehen. Erwachen mit dumpfen Kopfschmerzen, die während des Vormittags zunehmen. Der Kopf ist mit kaltem Schweiß bedeckt. Viele Symptome gleichen denen von *Veratrum*, besonders die Kopfschmerzen mit kaltem Stirnschweiß.

Heufieber mit krampfartigem Niesen und Fließschnupfen. Die Nasenlöcher sind verstopft, die Nasenatmung ist erschwert. Schnarchen. Jucken in der Nase. Profuse Nasenblutungen. Hellrotes Blut kommt aus der hinteren Nasenöffnung und wird ausgehustet. Überempfindlichkeit gegen Knoblauchgeruch. Schnupfen mit hochgradigen Stirnkopfschmerzen und mit Rötung der Augenlider. Heftiges Niesen. Reichliche wässerige Absonderung aus der Nase. — Gleichzeitig mit diesen Niesanfällen kommt bei manchen Heufieberformen ein sonderbares Juckgefühl am Gaumendach vor. Zur Erleichterung muß der Kranke die Zunge zurückziehen und an den weichen Gaumen drücken. *Wyethia* kann solche Anfälle kupieren.

Wenn das Juckgefühl sich auf Kehlkopf und Luftröhre ausdehnt und zugleich starke Reizbarkeit und Kälteempfindlichkeit bestehen, ist *Nux vomica* angebracht.

Wenn die Absonderungen brennen und die Oberlippe strichförmig röten oder die Nasenflügel wund machen, und wenn gleichzeitig Niesen mit reichlicher wässeriger Nasenabsonderung besteht, dann paßt *Arsenicum*.

Bei *Euphrasia* finden wir reichlichen scharfen Tränenfluß, aber milden Nasenfluß mit Niesen.

Umgekehrt ist es bei *Allium Cepa:* reichliche, milde, wässerige Absonderung aus den Augen, aber scharfe, wässerige Absonderung aus der Nase.

Indessen sind das keine Konstitutionsmittel; sie heilen nicht, sondern erleichtern nur während der schweren Anfälle. Die erwähnten Symptome sind der Ausdruck einer psorischen Konstitution, die mit antipsorischen Mitteln behandelt werden muß.

Die Anfälle manifestieren sich vor allem an den Schleimhäuten von Nase, Rachen, Luftröhre und Kehlkopf in Form heftiger akuter Entzündungen.

Großer Durst auf heiße Getränke. Starker Appetit wie bei Schwangeren. Zeitweise allerdings auch Appetitverlust mit Abscheu und Ekel vor jeglicher Nahrung. „Abneigung gegen alle Speisen, besonders gegen Fleisch, saure Dinge, Kaffee, Knoblauch." „Krankhafter Hunger oder Ekel vor Nahrung."

Sabadilla ist ein Routinemittel gegen Bandwürmer, Oxyuren und andere Würmer. Allerdings sollte man nie die Verwurmung als solche behandeln, sondern immer den ganzen Kranken, dessen Gesamtsymptomatik über die Wahl des Mittels entscheidet. Auch bei Wurmkrankheiten von Hunden kann *Sabadilla* erfahrungsgemäß unter Umständen von Erfolg sein. *Sabadilla* und *Sinapis nigra* passen speziell bei Oxyurenbefall. Manchmal jedoch müssen andere Mittel eingesetzt werden, um zunächst den Allgemeinzustand des Patienten zu bessern, wonach dann die krankhaften Einzelsymptome oft spontan verschwinden.

Weibliche Geschlechtsorgane: „Nymphomanie infolge Ascaridenbefall." „Schneidende Ovarialschmerzen." „Die Periode kommt zu spät; schmerzhaftes Senkungsgefühl ein paar Tage davor; stoßweise wechselnder Regelfluß; manchmal stärker, manchmal schwächer; das Blut ist hellrot."

Hysterische Patienten mit ganz unausgeglichenem Gemüt; mancherlei nervöse Erscheinungen. „Zucken, krampfhaftes Zittern und kataleptische Zustände bei Wurmbefall."

Sabina

(Sadebaum)

Der Gebrauch dieses Mittels beschränkt sich im allgemeinen auf entzündliche und hämorrhagische Symptome von Nieren, Blase, Gebärmutter, Mastdarm und After. *Sabina* entfacht einen Aufruhr im Kreislaufsystem mit heftigen Pulsationen im ganzen Körper. Dem Kranken ist Hitze lästig, es geht ihm schlechter im warmen Zimmer oder bei zu dicker Kleidung; er möchte die Fenster geöffnet haben und in frischer Luft sein (*Pulsatilla*). Die Alteration des Kreislaufsystems entspricht durchaus dem Wesen eines Blutungsmittels. Es besteht eine Blutungsbereitschaft aller Schleimhäute, besonders in Nieren, Blase und Gebärmutter. Das Mittel wirkt ausgesprochen verkleinernd auf venöse Knotenbildungen, Venenerweiterungen und Varicen. Die Hauptwirkungen manifestieren sich am Darmende in der Gegend des Anus. Stark blutende Hämorrhoidalknoten. Obstipation mit blutenden Hämorrhoiden. Völlegefühl in allen Venen. Der ganze Körper fühlt sich aufgetrieben, gedunsen und angeschwollen an. Starkes Brennen und Klopfen in der Nierengegend. Der Kranke leidet unter hochgradigen Entzündungserscheinungen. Hämaturie. Blasenentzündung mit ständigem Urindrang. Verschlimmerung des Allgemeinzustandes durch Hitze.

Bei Männern Entzündung der Harnröhre mit tripperartiger, katarrhalischer Absonderung.

Der wichtigste Wirkungsbereich des Mittels sind die Menstruationssymptome und ihre Beziehungen zu Gebärmutterblutungen. Bei der Menstruation leidet die Frau unter Senkungsgefühl und wehenartigen Schmerzen. Sehr schmerzhafte Dysmenorrhoe. Die Regel dauert zu lange, tritt zu häufig ein und ist zu reichlich; manchmal hört der Regelfluß bis zur nächsten Periode überhaupt nicht ganz auf. Charakteristisch für dieses und ein paar andere Mittel ist das flüssige, hellrote, mit Gerinnseln vermischte Menstruationsblut. Das Mittel paßt, wenn der Regelfluß nachläßt oder zeitweise ganz ausbleibt und sich darauf wehenartige Schmerzen einstellen, wobei ein großer, teilweise zersetzter Klumpen ausgeschieden wird und ein Strom hellroten Blutes nachfolgt. Das kommt immer wieder vor, besonders nach Entbindungen, nach Fehlgeburten und bei Dysmenorrhoe. Gleichzeitig mit diesen wehenartigen Beschwerden bestehen heftige Kreuzbeinschmerzen, die nach vorne bis zur Gebärmutter oder bis zu den Schambeinästen ausstrahlen. Ein weiteres typisches Symptom sind schießende, messerscharfe Schmerzen, die von der Vagina bis zum Uterus oder bis in die Nabelgegend ziehen und die Patientinnen oft zum Aufschreien bringen. Diese vom Rücken nach vorn und von unten nach oben schießenden Schmerzen mit Blutungen bestätigen immer das Vorliegen dieses Mittelbildes.

Belladonna und *Sabina* sind die beiden wichtigsten Mittel bei Abort im dritten Monat. *Belladonna* macht ebenfalls Senkungsbeschwerden mit Abgang eines dicken Blutgerinnsels und nachfolgender hellroter Blutung. Aber der Allgemeinzustand bei *Belladonna* ist nicht der gleiche wie bei *Sabina.* Bei *Belladonna* finden wir eine Überempfindlichkeit gegen Berührung und Erschütterung; die Kranke verträgt z. B. nicht, daß die Krankenschwester ans Bett stößt. Außerdem ist die hellrote Blutung merkbar heiß, was die Patientin mit ihrer Hyperästhesie selbst am stärksten empfindet. Das stimmt ganz überein mit der allgemeinen Überempfindlichkeit gegen Berührung, Licht, Bewegung, Anstoßen usw. Wenn der Arzt das Bett der Patientin nur berührt, zieht gleich ein Schatten über ihr Gesicht. Bei *Belladonna* finden wir nicht lediglich nach oben schießende Schmerzen, sondern regellos nach allen Richtungen ziehende Schmerzen, die blitzartig erscheinen und ebenso plötzlich wieder verschwinden. Wenn diese Symptomatik vorhanden ist, können wir auf *Ergotin* und dessen physiologische Effekte ruhig verzichten. Man hat häufig geltend gemacht, bei diesen Blutungsfällen sei keine Zeit mehr vorhanden, um noch ein Symptombild aufzustellen. Der erfahrene Arzt wird jedoch häufig die Gesamtsymptomatik mit einem einzigen Blick erfassen können. Das Verhalten des Kranken, ein Hinweis der Krankenschwester und seine eigenen Beobachtungen werden ihn das jeweils passende Mittel ohne Zeitverlust erkennen lassen.

Sabina ist eins der besten Mittel, um einen Abort zu verhüten, denn sein Arzneibild entspricht völlig dem klinischen Bild eines Aborts. Das Mittel bewährt sich ferner bei vorzeitigem Blasensprung oder wenn das Ei bereits ausgestoßen wurde oder wenn die Placenta vor der Ablösung steht. Es stellt die normale Uterusfunktion wieder her, so daß zurückgebliebene Gewebsfetzen ausgestoßen werden können. Eine Curettage ist bei homöopathischer Behandlung kaum jemals erforderlich. Wer curettiert, geht offenbar von der Voraussetzung aus, daß eine, auf andere Weise nicht regulierbare, mangelhafte Funktion der weiblichen Organe vorliege.

„Entzündung der Eierstöcke und der Gebärmutter nach Abort oder Frühgeburt." Heftige Schmerzen, durch Ovarien und Uterus schießend. Kreuzschmerzen, als ob die Knochen gebrochen seien oder auseinanderweichen wollten. Heftige, ziehende, reißende, brennende Schmerzen im ganzen Körper mit Klopfen im Kreuzbein. Klopfendes Gefühl in Gebärmutter oder Blase. „Starke Blutungen mit Gebärmutterkoliken." Zusammenziehende, wehenartige Schmerzen vom Rücken bis zu den Schambeinen. Starker Urindrang. Die Gebärmutterkoliken strahlen nach oben, aber auch nach unten aus, als solle ein Klumpen ausgestoßen werden. Metrorrhagie infolge Plethora falsa; geronnenes oder hellrotes flüssiges Blut. Gußweise Entleerung großer hellroter Blutgerinnsel, besonders reichlich bei Bewegung usw. Das sind die Symptome dieses Mittelbildes bei Fehlgeburt und Regelblutung. „Die Regel kommt zu reichlich und zu früh und dauert zu lange; das Blut ist flüssig oder geronnen, es riecht schlecht und kommt anfallsweise unter wehenartigen Koliken; Schmerzen vom Kreuzbein nach den Schambeinen ausstrahlend."

Erschöpfungszustände während des Klimakteriums infolge Arbeitsüberlastung und Kinderreichtum. Wiederholte Uterusblutungen der oben beschriebenen Art. Anämie. Zeitweilig erholen sich die Frauen ganz gut, werden plethorisch und bekommen ein dickliches, plumpes Gesicht, bis sie durch erneute Blutungen wieder herunterkommen. Uterushämorrhagien bei fibroiden Geschwülsten.

Chronischer Scheidenkatarrh mit Granulationen und reichlichem blutigem Fluor. Alte Psora. Das Mittel eignet sich für gonorrhoische Erkrankungen der Frauen. Warzenartige Auswüchse wie bei *Thuja* und bei der sykotischen Konstitution. Die Thuja-Warze ist klein und empfindlich, sie ist mit einem dünnen Häutchen bedeckt und blutet bei der geringsten Berührung. *Sabina* heilt warzige, blumenkohlartige Auswüchse am Anus sowie gonorrhoische Condylome der Vulva und der männlichen Genitalien.

Hinsichtlich der Gebärmutterblutungen sollte man *Sabina* mit *Ipecacuanha* vergleichen; in beiden Mittelbildern finden wir reichliche, gußweise eintretende, hellrote Blutungen; aber bei der Ipecacuanha-Patientin sind die Erschöpfungssymptome schon zu Beginn der Blutung unverhältnismäßig stark: unabhängig von der Höhe des Blutverlustes wird das Gesicht sehr blaß, es kommt zu Übelkeit, Schwächezuständen und Ohnmachtsanfällen. Bei *Millefolium* sind die Blutungen weniger gußartig als tagelang ständig tröpfelnd und langsam fließend. Das Arzneibild von *Secale* ähnelt dem von *Sabina;* jedoch sollte man *Secale,* wenn es angezeigt ist, niemals in stärkerer Dosierung geben; es macht austreibende, wehenartige Beschwerden mit Abgang großer Blutklumpen, aber die Blutung ist anfangs dunkel und riechend, später dünn und wässerig und hinterläßt in der Wäsche braune Flecken, die nur schwer auszuwaschen sind; bisweilen bestehen reichliche, teerartige Absonderungen, die infolge mangelhafter Uteruskontraktion lange andauern. Wenn Mutterkorn als Droge verabfolgt wird, kommt es zu einer Schwächung der Uteruskontraktionen. Massive Dosen können die Frucht abtöten und eine Fehlgeburt verursachen, ohne daß die Blutung zum Stehen kommt. Es treten lähmungsartige Erscheinungen auf, und das ist gerade der Zustand, für den der homöopathische Arzt *Secale* verordnet. Wir verschreiben es nur selten wegen seiner primären Wirkungsrichtung, sondern meistens bei mangelhafter Rückentwicklung des Uterus, wenn die Nachgeburt zurückgehalten wird. (Hinsichtlich der weiteren Symptome vgl. den Abschnitt *Secale cornutum.*)

Bei lästigen, immer wiederkehrenden Hämorrhagien vermindert *Sabina* die Intensität der Blutung, aber die Wirkung des Mittels hält nicht vor. Zur Vermeidung von Rezidiven braucht man ein Antipsoricum, z. B. *Sulfur* oder *Psorinum;* obgleich man letzteres in der Literatur nicht als Blutungsmittel verzeichnet findet, ist es ein gutes Folgemittel, wenn sich die Wirkung von *Sulfur* erschöpft hat; denn man kann damit chronischen Sickerblutungen und rezidivierenden Hämorrhagien vorbeugen.

Phosphorus ähnelt in mancher Beziehung *Sabina,* vor allem hinsichtlich der reichlichen, hellroten Blutungen, die manchmal auch Gerinnsel enthalten und die gußartig oder in Form von Sickerblutungen auftreten. Die Hauptzüge des Mittels liegen jedoch außerhalb des Symptomenbildes der Blutung: bedrücktes Wesen, große Trockenheit von Zunge und Mund, unstillbarer Durst auf eiskaltes Wasser.

Atonie der Gebärmutter ist ein typisches Symptom bei *Sabina.* Die Gebärmutter kontrahiert sich erst, wenn sich größere Blutgerinnsel in ihr angesammelt haben oder wenn sich eine Blutmole gebildet hat. Bei Blutungen aus anderen Organen werden für gewöhnlich andere Mittel angewandt, weil die individuelle Symptomatik des Arzneibildes von *Sabina* noch nicht genügend bekannt ist.

Viele rheumatische und gichtische Symptome. Gichtknoten an den Gelenken; diese Knoten brennen derart und sind so heiß, daß der Kranke seine Hände oder Füße aus dem Bett strecken muß. Gichtanfälle, besonders wenn sich das konstitutionelle Bild wandelt. Vikariierende Symptome: Solange die Gicht manifest ist, bestehen keine Blutungen. Und bei Blutungen bessern sich die Gichtsymptome.

Sanguinaria

(Kanadische Blutwurzel)

Die Blutwurzel ist ein altes Hausmittel. Viele Farmerfrauen aus dem Osten möchten den Winter nicht ohne Blutwurzel im Haus erleben. An kalten Wintertagen, wenn die Katarrhe und die „Erkältungen“ von Kopf, Hals und Brust kommen, dann bereiten sie sich aus der Blutwurzel einen Tee. *Sanguinaria* ist bei ihnen ein Routinemittel für „Erkältungen“ und deren mannigfache Beschwerden. Und nicht zu unrecht, denn die Arzneiprüfungen haben die Beziehung von *Sanguinaria* zu Brustbeschwerden und „Erkältungen“ bestätigt.

Periodische Kopfschmerzen, in Abständen von etwa 7 Tagen auftretend. Das Kopfweh fängt morgens beim Erwachen an oder weckt den Kranken auf; es beginnt im Hinterkopf, zieht nach oben und setzt sich über dem rechten Auge und in der rechten Schläfe fest. Verschlimmerung während des Tages und durch Licht, so daß der Kranke in ein dunkles Zimmer strebt und sich hinlegen muß. Erbrechen von Galle, Schleim, bitteren Massen und Nahrung; danach Erleichterung der Beschwerden. Die Kopfschmerzen werden ferner gebessert durch Abgang von Blähungen und durch Aufstoßen. Ein weiteres wichtiges Symptom ist, daß der Patient seine heißen Hände und Füße aus dem Bett strecken muß.

Wenn die Kopfschmerzen durch irgendwelche Maßnahmen behoben sind, wird der Patient oft zunehmend empfindlich für Kälte. „Erkältungen“ setzen sich in Nase, Hals und Bronchien fest, die wie Feuer brennen. Auswurf von dickem, zähem Schleim. Leibbeschwerden mit viel Aufstoßen, besonders nach heftigen Hustenanfällen.

Die Wirkung des Mittels hält nicht lange vor. Periodische Kopfschmerzen, die durch *Sanguinaria* behoben wurden, werden bald wiederkehren oder durch etwas Schlimmeres ersetzt werden, falls zur Ergänzung kein tieferwirkendes Antipsoricum gegeben wurde, denn *Sanguinaria* allein wirkt nicht tief genug. Ich erinnere mich eines Falles, wo der Kranke seinen Sanguinaria-Kopfschmerz zwar los wurde, aber danach ein Epitheliom bekam, das später durch *Phosphorus* geheilt wurde. Wäre *Phosphorus* gleich nach Behebung der Kopfschmerzen gegeben worden, dann hätte sich wahrscheinlich keine Geschwulst entwikkelt, weil *Phosphor* das Konstitutionsmittel dieses Patienten war. Wenn man chronische Kopfschmerzen beseitigt, entsteht unter Umständen eine Neigung zu Phthisis. Es entwickeln sich zunehmende Brustbeschwerden. Die Palliativwirkung des Mittels bei Schwindsucht ist bekannt.

Bronchialkatarrh mit allgemeiner Körperschwäche. Empfindlichkeit gegen Kälte, gegen jeden Wetterwechsel, besonders wenn feuchtes Wetter einsetzt, gegen jeden Luftzug und jeden Kleidungswechsel. Brennen hinter dem Brustbein. Dicker, zäher, fädiger Auswurf. Spastischer Husten, der mit Aufstoßen endet.

Aufstoßen von Luft und leeres Aufstoßen. Brennen in der Brust, heftige Schmerzen in Kehlkopf und Luftröhre beim Sprechen, Husten mit Aufstoßen, Hitze in Handflächen und Fußsohlen: diese Symptome ergeben zusammen das Arzneibild von *Sanguinaria.* Viele derartige Patienten bekommen *Sulfur,* das ihnen aber eher schadet als nützt. Andere Mittel passen für diese Patienten besser als *Sulfur, Silicea* oder *Graphites;* Mittel wie *Pulsatilla, Sanguinaria, Senecio gracilis* und *Coccus cacti* wirken hier mildernd und können den Patienten sogar soweit wieder aufbauen, daß er ein stärker wirkendes Mittel in mittleren Potenzen vertragen würde. Jedoch soll man tiefgreifende Mittel immer dann vermeiden, wenn die Lebenskraft abgesunken ist, d. h. wenn der Körper schon zu weit geschädigt ist, um überhaupt noch gesunden zu können. HAHNEMANN warnte vor dem Gebrauch von *Phosphor* in Fällen mangelnder Lebenskraft. *Sanguinaria* ist zwar ein oberflächlich wirkendes Mittel, aber gerade deswegen ein ausgezeichnetes Palliativum.

Katarrhalische Zustände der Nase und des Halses infolge Erkältung oder Einwirkung giftiger Pflanzen; z. B. „Rosenkatarrhe" im Juni. Überempfindlichkeit gegen Blumen und Gerüche. Heufieberkranke mit Brennen in der Nase und im Hals, als ob die Schleimhäute durch Austrocknung rissig würden. Trokkenheit und Brennen im Kehlkopf mit Heiserkeit. Trockenheit und Brennen im ganzen Brustkorb mit Asthma und mit Brennen der Handflächen und Fußsohlen. Eine nähere Untersuchung zeigt dann, daß die Handflächen trocken und faltig sind und sich heiß anfühlen; ebenso die Fußsohlen, deren Haut verdickt und verhärtet ist. Brennende Hühneraugen und Brennen in den Zehen. Kongestive Kopfschmerzen; der ganze Kopf ist heiß und schmerzt.

Bei *Sulfur, Silicea* und *Sanguinaria* finden wir periodische, wöchentliche Kopfschmerzen, bei *Arsenicum* solche, die alle 14 Tage erscheinen. Damit ist jedoch nicht gesagt, daß diese Mittel nicht auch andere Kopfschmerzformen heilen könnten, denn bei *Sanguinaria* z. B. kommen auch Kopfschmerzen vor, die alle 3 Tage auftreten.

„Klopfen im Kopf mit bitterem Erbrechen, verschlimmert durch Bewegung." Der Kopfschmerz wird im allgemeinen durch Bewegung verschlimmert, aber nicht so augenfällig wie bei *Bryonia.* Wenn der Sanguinaria-Kopfschmerz gegen Nachmittag oder Abend zunimmt, kann er so schlimm werden, daß der Kranke zu Bett gehen muß. Der ganze Kopf wird so empfindlich, daß jeder Schritt und jede Erschütterung schmerzt. Schwere Kopfschmerzen können durch Licht, Lärm, Bewegung usw. ausgelöst werden.

„Kopfschmerz, als ob die Stirn bersten wolle, mit Frostgefühl und mit Brennen im Magen." „Kopfschmerz über dem rechten Auge." Das ist ein charakteristischer Zug. „Periodischer Kopfschmerz, morgens beginnend, während des Tages zunehmend und bis zum Abend dauernd. Der Kopf fühlt sich an, als ob er bersten wolle oder als ob die Augen vorgetrieben würden. Klopfende, lanzinierende Schmerzen im Gehirn, schlimmer auf der rechten Seite, besonders in Stirn und Scheitel. Es folgen Frostgefühl, Übelkeit, Erbrechen von Nahrung und Galle. Der Kranke muß sich hinlegen oder Ruhe einhalten. Schlaf bessert." Einige dieser Symptome findet man nicht in jedem Fall, aber alle zusammen ergeben das Bild der Sanguinaria-Kopfschmerzen.

Alle möglichen neuralgischen Beschwerden; schneidende, zerrende, reißende Schmerzen, als ob die Muskeln zerrissen oder überdehnt würden. Schmerzen auf dem behaarten Kopf, vor allem aber in der Schulter- und Nackengegend. Steifes Genick. Der Kranke kann sich im Bett nicht umdrehen und kann den Arm nicht heben, obgleich er ihn vor- und zurückschwingen kann. Schmerz, der den Nacken hinaufzieht. Schmerz im Deltamuskel. Das Mittel wirkt hauptsächlich auf rechtsseitige Symptome, beeinflußt aber auch die linke Seite. Rheumatische Schmerzen rechts in der Schulter-, Hals- und Nackenmuskulatur. Tagsüber eintretende Schmerzen nehmen bei Einbruch der Nacht zu. Die meisten Sanguinaria-Beschwerden verschlimmern sich nachts.

Das Mittel tritt in Konkurrenz mit *Ferrum.* Arzneibild von *Ferrum:* rotes Gesicht, starke Kongestionen, Hebung der Arme behindert, Verschlimmerung der Beschwerden am Tage (nicht bei Nacht) und durch schnelle Bewegungen, Besserung durch langsame Bewegung. — Arzneibild von *Sanguinaria:* blasses Gesicht, bei Brustbeschwerden umschriebene rote Wangenflecke wie bei hektischen Patienten, keine Erleichterung durch Bewegung, Verschlimmerung durch Bewegungen, bei denen die Arme beteiligt sind.

Kopfschmerz durch Magenstörungen, Überessen, fettes Essen, Weintrinken. Das Mittel ist bei alten Trinkern fast ebenso nützlich wie *Nux vomica.* Biertrinker mit Magenbeschwerden. Appetitlosigkeit. Erbrechen selbst kleinster Flüssigkeitsmengen. Keine Nahrung und kein Getränk bleibt im Magen. Gleichzeitig Kopfschmerzen und Durchfall.

Das Mittel paßt besonders für katarrhalische Erkrankungen. Chronischer Halskatarrh. Verdickung der Schleimhäute des Halses. Nase und Rachen sind voll Schleim. Viel Räuspern. Gefühl trockenen Brennens, besonders bei jeder neuen Erkältung.

Schärfe der Absonderungen ist ein anderes typisches Merkmal. Scharfer Schleim in der Nase, der Brennen im Rachen verursacht. Aufstoßen scharfer, heißer Flüssigkeit, die Rachen und Mund wund macht. Durchfall mit scharfen, wässerigen Stühlen, besonders bei Kindern. Die Gesäßbacken werden wund und gerötet. Brennendes Gefühl in allen Eingeweiden, besonders bei alten Magenbeschwerden. Dyspepsie und alle möglichen anderen Magenstörungen.

Die Zunge ist rot und brennt, als ob heiße Speisen im Munde seien. Brennen im Rachen, in der Speiseröhre und am Gaumen. Tonsillitis mit Brenngefühl. „Hitze im Rachen, gebessert durch Einatmen kalter Luft. Der Rachen ist so trocken, daß er rissig zu werden scheint." Dieses brennende Wundheitsgefühl betrifft alle befallenen Schleimhäute.

Wir haben einen Kranken vor uns, der sich plötzlich mit Erkältung zu Bett legen muß, mit Brennen in der Brust, Anzeichen von Lungenentzündung, rostigem Auswurf, heftigem Husten. Jeder Hustenstoß wird als Erschütterung an der Luftröhrenbifurkation empfunden; schneidende Schmerzen und Zerrungsgefühl beim Husten. Nach dem Husten lautes, leeres Aufstoßen. Kein anderes Mittel hat dieses Syndrom.

„Übelkeit mit Brennen im Magen und mit viel Speien." Keine Erleichterung durch Erbrechen. Dauerndes Würgen, das wie Feuer brennt. Häufig wird wegen des starken Brennens fälschlicherweise *Arsenicum* verordnet.

„Erbrechen bitteren Wassers, saurer scharfer Flüssigkeiten, von Nahrung und Würmern. Vorher Ängstlichkeit mit Kopfschmerz und Brennen im Magen. Danach Erleichterung des Kopfwehs, aber starke Erschöpfung." Magenübersäuerung mit saurem Aufstoßen oder saurem Erbrechen.

Schwächegefühl wie bei Hunger, aber es besteht kein Verlangen nach Nahrung. Vernichtungs- und Leeregefühl (wie bei *Phosphorus* mit seinem „Hungerkopfschmerz"). *Psorinum* steht an der Spitze aller Mittel mit „Hungerkopfschmerz", aber der Psorinum-Patient möchte essen und kann kaum genug bekommen. Bei *Sanguinaria* finden wir ebenfalls Hunger, aber gleichzeitig besteht Widerwillen gegen Essen schon bei dem bloßen Gedanken an Speisen und bei dem Geruch von Speisen.

Säuerliches Aufstoßen bei Asthma und Heufieber. *Sanguinaria* erleichtert Asthma mit Magenbeschwerden. Bei Asthma nach Magenstörungen denke man auch an *Nux vomica*.

Leberbeschwerden mit Völlegefühl. Gallenbeschwerden allgemeiner Art. Überproduktion von Galle, aber es besteht ein Gastroduodenalkatarrh, so daß die Galle in den Magen zurückfließt; Aufstoßen bitterer, grüngelber Flüssigkeit. Das sind spezifische Symptome bei chronischen Sanguinaria-Krankheiten. Aufstoßen von Galle; starke Flatulenz. Danach perakuter Durchfall mit gallig gefärbten Gußstühlen. *Natrium sulf.*, *Sanguinaria, Pulsatilla* und *Lycopodium* heilen diesen Wechsel von Durchfall und Verstopfung.

„Der Muttermund ist geschwürig. Riechender, fressender Weißfluß." „Auftreibung des Bauches am Abend. Gärende Gase entweichen aus der Scheide und aus dem offenstehenden Muttermund. Gleichzeitig vom Genick zum Kopf ausstrahlende Schmerzen."

„Chronische Trockenheit des Schlundes; Schwellungsgefühl im Kehlkopf; Aushusten dicken Schleims, wenn gleichzeitig Trockenheit, Wundheit, Brennen und Schmerzen bestehen." „Keuchhusten; krampfhaftes Zusammenschnürungsgefühl quer durch den Hals unter den Kiefern; Husten schlimmer nachts mit Durchfall." Letzteres ist das Leitsymptom bei der Verschreibung dieses Mittels. „Schwerer krampfartiger Husten bei Erkältungen nach Keuchhusten." Manche Patienten bezeichnen diese Art von Husten als „Magenhusten", weil Aufstoßen damit verbunden ist. Bei alldem besteht Brennen und Durchfall.

„Qualvoller, trockener, krampfhafter, erschöpfender Husten, besonders bei Kindern; schlimmer gegen Abend beim Hinlegen und beim Schlafen in kalten Räumen. Gefühl von Wundheit und Brennen in den Bronchien." Die Luftröhre fühlt sich so wund an, daß jeder hinabgleitende Bissen schmerzt; der Kranke kann genau angeben, wo sich der Bissen gerade befindet.

Sarsaparilla

(Sarsaparille)

Sarsaparilla paßt für schleichende Formen chronischer Erkrankungen, besonders bei komplizierten Fällen, die durch verschiedenartige Noxen ausgelöst sind; z. B. bei Psora, Sykosis, Syphilis und Quecksilber-Vergiftung. Allgemeiner Schwächezustand (wie bei *Mercurius, Lachesis* u. a. Mitteln). Die Gewebe werden schlaff, heilen nach Verletzungen nur schlecht und werden bei jedem kleinen Anlaß geschwürig. Nach Verletzungen bleiben torpide Wunden zurück (wie bei *Arsenicum, Lachesis* und *Mercurius corr.).* Schwäche- und Lähmungsgefühl im ganzen Körper. Psychische Symptome: Benommenheit, Begriffsstutzigkeit, verlangsamtes Denken. Geistige Schwäche, die an Imbezillität grenzt und oft damit endet. Psychischer und physischer Schwächezustand.

Alle Organfunktionen sind herabgesetzt, schwach und träge. Kongestive Erscheinungen. Schwäche und Erweiterung der Venen. Neigung zu Varicenbildung, zu varicösen Geschwüren und Hämorrhoiden. Venenerweiterung im Gesicht. Das Gesicht ist oft fleckig gerötet. Stellen mit schwacher Blutzirkulation werden blau, z. B. die Schienbeinkanten, der Fußrücken und die Zehen. Blaue Flecken, ähnlich wie bei Altersgangrän. Das Mittel paßt, wenn in vorgeschrittenen Jahren schwärzliche und blaue Flecken auf dem Handrücken und an anderen Körperstellen auftreten.

Nässende, juckende, schorfige und schuppende Hautausschläge. Die Haut von Handrücken und Handflächen verdickt und verhärtet sich. Psoriasisähnliche, kleieartige Schorfbildung mit blauen Flecken.

Bemerkenswert sind die Modalitäten von Kälte und Wärme. Innere Hitze verschlimmert alle Beschwerden, abgesehen von dem äußeren Frostgefühl, das durch Wärme gebessert wird. Warmes Essen und Trinken verschlimmert. Der Kranke möchte kalte Nahrung, aber äußere Hitze wird als angenehm empfunden.

Secale verursacht ebenfalls Gewebsschwäche, venöse Stase, Geschwüre und Gangrän, unterscheidet sich aber von *Sarsaparilla* durch die Modalitäten von Wärme und Kälte.

Der Magen befindet sich in einem elenden Zustand. Blähungen; ständige Übelkeit; Aufstoßen und Erbrechen saurer Nahrung. Gärungsbeschwerden und

Schweregefühl im Magen wie nach Überessen oder nach verdorbener Nahrung. Die Verdauung ist verzögert und geschwächt.

Die Organe schwellen an und sind blutüberfüllt. Schlund, Zunge und Mund sehen aus, als würden sie geschwürig zerfallen. Blaue Flecken, die anscheinend bald aufbrechen, die aber Wochen und Monate unverändert bestehen bleiben.

Ödeme der Gewebe, besonders an den unteren Extremitäten. Auf Druck bleiben Dellen bestehen. Brightsche Krankheit.

Das Mittel paßt bei alten Syphilitikern, deren Beschwerden durch *Mercurius* unterdrückt worden sind. Geistige und körperliche Erschöpfung. Lähmungsartige Schwäche der unteren Glieder. Keine Ausdauer; ständige Müdigkeit. Herzklopfen und Atemnot bei der geringsten Anstrengung. Geschwüre hier und da auf dem Körper. Die Haut ist schlaff und schmerzt bei Nacht. Knochenschmerzen, schlimmer nachts. *Sarsaparilla* ist ein Antidot von *Mercur* und stellt die Reaktionsfähigkeit wieder her.

Marasmus bei Kindern infolge Lues congenita. Abmagerung in der Halsgegend. Trockene, bläuliche, kupferartige Ausschläge. Herabgesetzte Assimilation. Auffallend sind die in den Kinderwindeln fast immer vorhandenen gelblichen oder kreideweißen Urinsedimente. Das Kind schreit, wenn es Urin lassen muß, weil es weiß, wie schmerzhaft das ist. Manchmal gibt es am Ende des Wasserlassens einen unheimlichen Schrei von sich. Dieses Symptom findet man bei chronisch geschwächter Konstitution. Ein umklammerndes Krampfgefühl, das bei der Kontraktion der Blasenmuskulatur entsteht, veranlaßt den Kranken zum Aufschreien beim Schluß des Harnlassens.

Das Mittel paßt für alte, durch Wein und Frauen geschwächte Lebemänner mit Herz-, Lungen-, Hirn- und Blasenschwäche. Abgemagerte, eingeschrumpfte, vorzeitig gealterte Männer, die im Alter von 40 Jahren schon wie Achtzigjährige aussehen, geschwollene Füße haben und nur noch am Stock gehen können. *Nux* wird in den Frühstadien dieses Zustands helfen, aber später erfordert die geistige und körperliche Schwäche Mittel wie *Sarsaparilla, Lachesis, Secale* usw.

Abgemagerte Kinder mit vorzeitig gealtertem Gesicht, dickem Bauch, trokkener, schlaffer Haut und breiigen Stühlen.

Im Frühling erscheinen Hautausschläge. Die Arzneibilder der venösen Mittel zeigen durchgehends Besserung im Winter und Verschlimmerung im Frühling (z. B. *Lachesis, Secale* und *Hamamelis*).

Katarrh der Blase und der Nieren. Enuresis nocturna bei schwächlichen Kindern. Krampf des Blasenschließmuskels im Sitzen, so daß der Patient nur im Stehen urinieren kann. Dieses Symptom ist bei Frauen besonders lästig, weil sie im Stehen nur schlecht Wasser lassen können. Polyurie während der Nacht.

Zur Illustration folgende Krankengeschichte: „52jähriger Mann, seit Jahren Whiskytrinker. Vor etwa 4 Monaten starke Darmblutung. Schon nach kurzem Gehen Atemnot. Nach dem Blutverlust begannen die Füße anzuschwellen.

Starke Ödeme bis zur Schenkelmitte beiderseits. Früher zwei oder drei Erkältungen ohne nähere Angaben. Vor einigen Monaten plötzlich lähmungsartige Schwäche im linken Arm und Bein. Sie klang nach 3 Stunden ab, hinterließ aber ein Taubheitsgefühl in der linken Hand und reißende Schmerzen in der linken Gesichts- und Kopfseite. Kein Appetit. Blut im Stuhl. Patient fühlt sich die ganze Zeit wie im Traum. Er hatte sehr viel finanzielle Sorgen und grübelte darüber nach. Gedächtnisverlust. Das Gesicht ist mit erweiterten Venen bedeckt und sehr rot. Es besteht eine allgemeine venöse Stase. Auf der Scheitelhöhe Empfindung wie nach einem Hammerschlag. Muß mehrmals nachts Urin lassen. Der frisch gelassene Urin ist klar, wird aber beim Stehenlassen dick und wolkig. Wasserlassen im Sitzen unmöglich, im Stehen nicht behindert. Albuminurie." Wenn *Sarsaparilla* einen 52 Jahre alten Mann mit solchen Symptomen heilen kann, so ist das wohl der Beachtung wert.

„Zuckendes Gefühl längs der männlichen Harnröhre." „Beim Wasserlassen kommt mit einem gurgelnden Geräusch Luft aus der Harnröhre." Dieses Symptom wird häufig bei Blasenkatarrhen gefunden. Es beruht auf Gärung des Schleims und damit verbundener Gasbildung. „Häufiger, erfolgloser Harndrang; verminderte Harnsekretion."

Das Mittel hat schon des öfteren Blasensteine aufgelöst. Es verändert die Harnbeschaffenheit, so daß der Stein nicht mehr wächst, sondern allmählich durch die ständige Auflösung von der Oberfläche her kleiner wird. Ich habe beobachtet, daß starkgefärbter, blutiger, schleimiger Urin nach *Sarsaparilla* sich klärte, aber wenn er länger stand, setzte sich ein Sediment ab. Wenn der Urin wieder wolkig wird, ist es Zeit für eine weitere Arzneigabe. Nach *Sarsaparilla* hält der Urin die steinbildenden Substanzen in Lösung, d. h. er kann sie tatsächlich auflösen.

Vor einigen Jahren sollte ein alter Mann wegen eines bei der Sondierung festgestellten Blasensteins operiert werden. Aber er verweigerte den chirurgischen Eingriff und kam zu mir in Behandlung. Es handelte sich um einen ausgesprochenen Sarsaparilla-Fall. Auf entsprechende Medikation gingen große Mengen Harngries innerhalb eines Jahres ab. Dadurch wurde sein Katarrh erleichtert und sein Blasenleiden erträglich gehalten. Am Ende des Jahres ging unter starken Schmerzen ein erbsgroßer Stein ab, dem noch mehrere kleine Steine folgten. Danach genas der Patient und blieb weiterhin gesund.

Wie viele andere Fälle zeigen, kommt es bei Patienten, die große Mengen Harnsediment ausscheiden, gar nicht erst zur Bildung von Steinen, wenn *Sarsaparilla* rechtzeitig verordnet wird.

Der Sarsaparilla-Patient hat manchmal sehr schmerzhafte Gichtknoten. Nach Einnahme des Mittels werden erhebliche Mengen Harnsediment ausgeschieden, was die gute Wirkung beweist und daher nicht unterdrückt werden sollte.

„Hartnäckige Verstopfung mit heftigem Urindrang. Stuhldrang mit Darmspasmen. Starkes Druckgefühl von oben nach unten ziehend, als ob die Gedärme herausstreten wollten. Während des Stuhlgangs heftiges Reißen und Schneiden im Mastdarm. Wenig Stuhl, der aber heftig nach unten drängt."

Alte, eingetrocknete, sykotische Warzen nach Quecksilber-Behandlung wegen Gichtschmerzen.

Scilla maritima

(Meerzwiebel)

Scilla wurde früher von den Schulmedizinern bei allen Lungen-, Bronchial- und Nierenerkrankungen gegeben. Pneumonie, Asthma, Verminderung der Urinausscheidung und Wassersucht gehören zu den klinischen Indikationen.

Lockerer Morgenhusten, trockener Abendhusten (*Alumina, Carbo veg., Acidum phos., Sepia, Stramonium, Pulsatilla, Scilla*). *Pulsatilla* und *Scilla* sind beide hierbei wirksam, aber *Scilla* entspricht mehr einem harten Husten. Bellender Husten und Niesen, wobei manchmal Urin und Stuhl abgehen können. Der Kranke hustet, bis er schweißbedeckt ist und bis er schließlich zwei oder drei kleine Klümpchen weißen, zähen Schleims herausbringt. Es ist ein krampfhafter Husten, der durch Schleim in der Luftröhre oder durch ein kitzelndes, kribbelndes Gefühl in der Brust ausgelöst wird.

Der lockere Morgenhusten ist schlimmer als der trockene Abendhusten. Der Kranke ist frostig, verträgt nicht den leisesten Zug, bedarf warmer Kleidung und ist sehr kälteempfindlich (anders als bei *Pulsatilla*). Der Harn ist im allgemeinen reichlich, wässerig, farblos.

Von 11 bis 12 Uhr oder gegen 13 Uhr besteht hochgradige Dyspnoë infolge Schleimansammlung in der Brust. Die gleiche Atemnot tritt einige Zeit später erneut auf, aber dann infolge Herzschwäche. Reichlicher, farbloser Harn ist eins der wichtigsten Symptome, ähnlich wie bei *Ignatia;* aber der Scilla-Patient ist nicht hysterisch. Bei Hirnleiden entspricht das Symptomenbild des Mittels in etwa dem von *Cannabis indica* oder *Gelsemium,* aber bei *Scilla* steht die Hirnbeteiligung nicht im Vordergrund und es sind auch nicht viel Fiebersymptome vorhanden. *Phosphorus* hat in seinem Arzneibild Gehirnentzündungen und bei Krisen ist dann die Urinvermehrung ein schlimmes Zeichen. Bei *Pulsatilla* finden wir Tränenreichtum und später reichlichen Urin. *Scilla* paßt für Diabetes mit reichlichem farblosem Harn. Nach Aufhören der Harnflut kommt es zu Brustsymptomen und danach zu Nierenbeschwerden. Wenn diese verschwinden, tritt Wassersucht ein und nach deren Abklingen eine neue Harnflut. Die Wirkung von *Scilla* erstreckt sich also über eine lange Zeit.

Reichlicher, farbloser, wundmachender Ausfluß aus der Nase, stärker am Morgen. Der Husten ist dem bei *Tart. emet.* ähnlich. Heftiges Niesen.

Scilla ist in seiner Wirkungsrichtung *Thuja* sehr ähnlich, vor allem hinsichtlich der plötzlichen Urinvermehrung und des krampfhaften Hustens. Den Urinsymptomen gehen die Stuhlsymptome ziemlich parallel. Beim Stuhlgang entleert sich eine dunkelbraune oder schwärzliche, stinkende Flüssigkeit mit schaumigen Blasen; der Stuhlgang erfolgt schmerzlos, manchmal unwillkürlich.

Erschwerte Atmung mit Bruststichen und Husten. Starke Dyspnoë. Kinder können manchmal vor Atemnot nicht oder nur in kleinen Schlückchen trinken; zwischendurch müssen sie oft tief Atem holen, wodurch dann Hustenanfälle ausgelöst werden. Kurzatmigkeit bei jeder Anstrengung. Schmerzen in der Brust, morgens schlimmer. Dumpfe rheumatische Schmerzen, verschlimmert durch körperliche Anstrengung, gebessert bei Ruhe. Trockener Husten am Abend mit süßlichem Auswurf. Große Körperhitze. *Scilla* folgt gut auf *Bryonia*. Absoluter Schweißmangel ist charakteristisch.

Trockener Husten gegen 23 Uhr, schlimmer von kaltem Wasser oder von kalter Luft (*Rumex*). Bei *Belladonna* finden wir außer rotem Gesicht und Blutandrang zum Kopf ebenfalls Husten um 23 Uhr, schlimmer durch Aufdecken; und bei *Lachesis* Husten bald nach dem Schlafengehen, also auch gegen 23 Uhr. Während des Tages besteht selten starker Husten. Pneumonie mit Stichen beim Einatmen und mit ruckenden Schmerzen, vorwiegend rechtsseitig. Brustkatarrh und drohende Lungenentzündung nach Lungenblutung. Wundheitsgefühl in der Brust, schlimmer nach Bewegung. *Bryonia* wird solche Patienten häufig bessern und sie für die Wirkung von *Scilla* empfänglich machen.

Secale cornutum

(Mutterkorn)

Die besten Prüfer von *Secale*, d. h. die für seine Arzneikraft empfänglichsten, sind magere knochige Leute; und solche Typen haben *Secale* auch am häufigsten als Heilmittel nötig, wenn es auch bei Adipösen nicht unbedingt kontraindiziert ist. Man pflegt bestimmte Konstitutionen mit einem bestimmten Heilmittel in Verbindung zu bringen, aber damit ist nicht gesagt, daß dieses bei anderen keine Wirkung ausübt, falls nur die Symptomatik paßt. Magere Menschen haben spezielle Beziehungen zu *Secale*.

Ausgemergelte, welke, faltige, ungesunde Haut, die generell oder stellenweise bläulich verfärbt ist, besonders an Stellen schwacher Zirkulation, wie an Hand- und Fußrücken und über dem Schienbein. Die Gliedmaßen kribbeln, brennen und prickeln. Empfindung, als ob Insekten zwischen Haut und Muskeln krabbelten. Dumpfes, totes, holziges Gefühl in den Fingern und besonders in den Zehen. Die Zehen werden schwarz und gangränös. Seniles Einschrumpfen. Die Blutgefäße obliterieren. Es kommt kein Blut mehr zu den Zehen, die daher absterben. Es ist also leicht erklärbar, daß *Secale* die Zirkulation bei alten Leuten verbessert und die Entstehung seniler Gangrän hinausschiebt.

Brennen ist ein typischer Zug dieses Mittels. Die Haut brennt, die Glieder brennen. Empfindung des Brennens, obwohl die betroffenen Teile sich kalt anfühlen und auch wirklich kalt sind. Hitzegefühl trotz kalter Haut. Brennen vor allem auch der inneren Organe. Trockenheit mit Brennen. Brennen in Magen und Därmen. Trockenheit und Brennen in Mund und Rachen, in Nase und Luftwegen. Brennen in den Lungen.

Das Mittel erzeugt Geschwüre, die den Kranken zur Verzweiflung bringen können. Alte Geschwüre bekommen ein merkwürdig schlaffes Aussehen: Trokkenheit ohne Granulationen; glänzende, schwärzliche Verfärbung; plötzlich schießen dann schwärzliche Granulationen auf, die schmerzlos sind; es bildet sich schließlich schwarzes, trockenes, brandiges Gewebe, das sich allmählich abstößt. Die Stellen zeigen keine Absonderungen, nur ab und zu geringfügige, schwärzliche Blutungen ohne entzündliche Erscheinungen.

Nasenbluten; dunkles, venöses, riechendes, flüssiges Blut. Blutungen aus Rachen, Lungen, Blase und Mastdarm. Der Urin sieht aus wie Tinte. Langdauernde Gebärmutterblutungen, so daß eine Menstruation in die andere übergeht. Viel schwärzliches Menstruationsblut am ersten Tage. Nach einigen Wochen stellt sich ein dunkler, wässeriger Ausfluß ein, der bis zur nächsten Regel andauert. Dann kommt der dicke, schwarzflüssige, schrecklich riechende Regelfluß wieder. Man findet diesen Zustand bei Frauen, welche *Ergotinum* zu Abtreibungszwecken genommen haben, oder bei empfindlichen Frauen, die das Mittel zur Erleichterung der Entbindung bekommen haben. Natürlich wird man bei weniger empfindlichen Frauen diese langwierigen Prüfungssymptome nicht bekommen.

Manche unvernünftige Frauen wollen trotz aller damit verbundenen Gefahren ihre Leibesfrucht abtreiben lassen. Hinterher müssen sie dann bekennen: „Seitdem ich die Fehlgeburt hatte, bin ich nicht mehr richtig gesund gewesen." Durch *Ergotinum* werden psoraähnliche Störungen verursacht.

Der Allgemeinzustand wird mit wenigen Ausnahmen durch Hitze verschlechtert. Der Kranke sehnt sich nach Kühlung, obgleich seine Glieder eiskalt sind. Er möchte, daß die Fenster geöffnet werden, und will unbedeckt im Bett liegen, auch wenn das Zimmer kalt ist. Bei Magen-Darm-Entzündungen möchte er wenigstens den Bauch unbedeckt lassen.

Scharfe, stechende, neuralgische Schmerzen, die wie Feuer brennen oder wie Messer schneiden und durch Hitzeanwendung gebessert werden. Kopfschmerz, schlimmer bei kühler Luft. Aber der Allgemeinzustand wird durch Aufdecken, durch Aufenthalt in einem kalten Raum und durch Zufächeln kühler Luft gebessert.

Ubiquitäre, heftige Entzündungen. Gangränöse Pneumonie. Gastritis. Peritonitis. Entzündung der Gebärmutter und der Eierstöcke. Bei entzündlichen Zuständen tritt das Mittel in Wettbewerb mit *Arsenicum*. Die Symptome beider Mittelbilder sind so ähnlich, daß sie nur schwer auseinanderzuhalten sind. Die gemeinsamen Merkmale sind starke Auftreibung des Bauches, Tympanie, brennende Hitze, heftiger Durst; Überempfindlichkeit gegen Berührung, so daß jede Bewegung oder Erschütterung unerträglich ist; Blutbrechen; Abgang von Blutgerinnseln; stinkende, blutige Darmentleerungen. Aber die Leitsymptome und die Modalitäten beider Mittel sind verschieden: Der Arsenicum-Patient möchte zugedeckt sein, warm gehalten werden und trockene oder feuchte warme Anwendungen haben, während der Secale-Patient unbedeckt sein will und kalte Luft wünscht.

Krämpfe einzelner oder aller Muskeln. Opisthotonus. Krämpfe in Waden, Oberschenkeln, Fußsohlen und Händen. Hysterische Kontrakturen bei entsprechend Veranlagten. Die Krämpfe beginnen im Gesicht. Manische Erregungszustände. Frauen z. B. entblößen ihren Körper und zerren an ihren Genitalien; sie stecken einen Finger in die Scheide und kratzen, bis die Labien bluten. Jede Mäßigung geht verloren.

Die Spasmen, die nervösen und psychischen Symptome verschlimmern sich bei Blutungen. Auftreten von Krämpfen während der puerperalen Blutung.

Infolge der Blutungsneigung und der Verminderung der Erythrocyten kommt es zu Anämie. Das Gesicht sieht aus wie gedörrtes Rindfleisch, faltig, geschrumpft, welk, als sei es nicht gewaschen. Die Gliedmaßen haben ein schmutzig-graues Aussehen, als ob grauer Schmutz auf der Haut eingetrocknet wäre.

Katarrhalische Erkrankungen aller Schleimhäute, die trocken sind und leicht bluten. Das langsam sickernde Blut ist dunkel und riecht, es gerinnt langsam oder gar nicht. „Nasenbluten; dunkles Blut, das ständig rinnt; große Erschöpfung; kleiner fadenförmiger Puls; Schwächezustände bei alten Leuten, Säufern und jungen Frauen."

Nach Ergotin-Vergiftungen kommt es manchmal zu Linsentrübungen. Altersstar.

Das Mittel paßt für akute und chronische Erkrankungen bei welken, knochigen Patienten mit Neigung zu Geschwüren, mit ungesunder Haut und Verschlimmerung durch Hitze.

Chronischer Durchfall mit erschöpfenden wässerigen Entleerungen. Cholera. Das Mittel hat gewisse Beziehungen zu *Camphora*. Magere Patienten mit Cholera und kalter, blauer Haut; Besserung durch Kälte. Dauernd starker Durst.

Durchfall und Blutungen entstehen oft gleichzeitig. Die Entleerungen sind blutig-wässerig oder enthalten dunkles flüssiges Blut.

Große Dosen des Mittels bewirken starke Uteruskontraktionen, denen erschöpfende Blutungen folgen. Abgang großer Klumpen, die anfangs mit etwas rotem Blut vermischt sein können; charakteristischer sind flüssige, schwärzliche Absonderungen.

„Asiatische Cholera mit Kollaps; das Gesicht ist eingesunken und verzerrt, besonders im Bereich des Mundes. Ameisenlaufen."

Lähmungsartige Zustände. Lähmung der unteren oder oberen Extremitäten oder einseitige Lähmung eines Armes oder Beines. Stechen, Taubheit und Prikkeln. Taubheits- und Brenngefühl die ganze Wirbelsäule entlang. Allgemeine oder lokal begrenzte Abmagerung.

Ausschläge, Abscesse, Furunkel, Karbunkel. Absonderung grünen Eiters. Grün-bläuliches Aussehen. Kleine Furunkel mit grünem Inhalt, die nur langsam reifen und abheilen.

Das Mittel erzeugt Sterilität. Die Gebärmutter ist so schwach, daß sie die Frucht nicht halten kann. Daher ist das Mittel wertvoll bei Sterilität und wiederholten Aborten.

Hypoplasie der Brüste; Milchmangel nach der Entbindung.

„Dünne knochige Kinder mit geschrumpfter Haut, krampfhaften Zuckungen, plötzlichem Aufschreien und Neigung zu Fiebern."

Purpura hämorrhagica. Lähmung der Glieder. Reizung der Spinalnerven. Kachektische Frauen mit rauher Haut und Pusteln, die zu Gangrän neigen.

Selenium

(Selen)

Ausgesprochene geistige und körperliche Schwäche nach langen Fieberzuständen, nach sexuellen Exzessen, nach Onanie und nach Sonnenbädern im Sommer. Starke Ermattung mit ungenügender Erholung durch Ruhe. Geringe Anstrengungen verursachen große Müdigkeit und Schwäche, besonders bei heißem Wetter. Plötzliche Schwächeanfälle in der Hitze. Lähmungsartige Rückenschwäche nach Typhus oder anderen temporären Erkrankungen. Überempfind lichkeit gegen kalte, warme oder feuchte Zugluft. Allgemeine Abmagerung sowie auch partielle Abmagerung von Gesicht, Oberschenkeln und Händen. Das erkrankte Glied schrumpft. Die Haare fallen am ganzen Körper aus, das Haupthaar, die Augenbrauen, die Barthaare und die Schamhaare. Alle nervösen Symptome verschlimmern sich nach Beischlaf. Pulsieren in allen Gliedern und im Leib nach dem Essen. Hochgradige Traurigkeit. Manche Beschwerden sind schlimmer nach Genuß von Wein, Tee oder Zitronenlimonade. Das Mittel ist von großem Wert bei Säufern. Unwiderstehliches Verlangen nach alkoholischen Getränken. Die Symptome sind schlimmer nach dem Schlaf, besonders an heißen Tagen. Reizbarkeit nach Samenergüssen. Der Kranke ist gleichgültig gegen seine Umgebung; geistig ist er stumpf und verwirrt. Während des Wachens ist er sehr vergeßlich, aber im Schlafe träumt er von dem, was er vergessen hat; er spricht Silben falsch aus, betont die Worte falsch und spricht unzusammenhängend. Oft versteht er nicht, was er hört und liest. Er taugt nicht mehr für sein Geschäft, ist erregbar und schwatzhaft am Abend. Geistige Anstrengung erschöpft ihn, daher scheut er Gesellschaft. Er beschäftigt sich gern mit schlüpfrigen Gedanken, jedoch ist er zeitweise impotent.

Schwindel beim Aufstehen aus dem Bett oder vom Stuhl und beim Umhergehen; zugleich Übelkeit, Erbrechen und Schwäche, schlimmer nach dem Frühstück und Mittagessen.

Kopfschmerzen infolge starker Gerüche sowie nach Genuß von Wein, Tee, Zitronenlimonade und alkoholischen Getränken. Heftiges Stechen über dem linken Auge, wenn der Kranke in der Sonnenhitze spazierengeht. Vermehrter Harnabgang bei Kopfschmerzen. Kopfweh alter Trinker.

Das gesamte Kopfhaar fällt aus, ebenso das Haar der Augenbrauen und des Gesichts, wodurch ein merkwürdiges Aussehen entsteht. Das Mittel hält bei Syphilitikern häufig den Haarausfall auf. Es hat Ekzem, Prickeln und Jucken der Kopfhaut geheilt. Die Kopfhaut fühlt sich an, als sei sie zu straff über die Schädelknochen gespannt.

Juckende Bläschen an den Lidrändern und krampfhaftes Zucken des linken Augapfels.

Der Gehörgang ist verstopft; das Ohrschmalz wird hart, so daß die Hörfähigkeit beeinträchtigt wird.

Dunkles, geronnenes Blut kommt aus der Nase. Die Nase ist angefüllt mit dickem, gelbem, gallertartigem Schleim. Nasenjucken. Der Patient bohrt mit den Fingern in der Nase. Chronische Verstopfung der Nase. Schnupfen, auf den wässeriger Durchfall folgt.

Das Gesicht ist kränklich, sieht fettig und glänzend aus. Starke Abmagerung des Gesichts. Zucken der Gesichtsmuskeln.

Zahnweh nach Teetrinken.

Abneigung gegen starkgesalzene Nahrung. Die Zunge ist weißlich belegt. Dem Kranken schmeckt das Frühstück nicht. Unwiderstehliche Sucht nach starken Getränken. Nach dem Essen Pulsieren im ganzen Körper, besonders im Leib. Die Symptome sind schlimmer nach Zuckergenuß, nach salziger Nahrung, nach Tee und Zitronenlimonade.

Empfindlichkeit der Leber auf Druck und bei der Einatmung. Hautausschlag im Bereich des rechten Hypochondriums. Schmerz in der Tiefe des rechten Hypochondriums, schlimmer beim tiefen Atmen. Die Leber ist vergrößert. Stechende Schmerzen in der Leber nach Bewegung und Druck.

Verstopfung infolge Mastdarmträgheit. Erheblich erschwerter Stuhlgang trotz starken Pressens. Der Stuhl ist massig, hart und sehr trocken und erfordert mechanische Hilfe bei der Entleerung. Auch weicher, breiiger Stuhl und wässeriger Durchfall kommen gelegentlich vor.

Unwillkürlicher Harnabgang beim Umhergehen, nach dem Wasserlassen und nach Stuhlentleerung. Stechender Schmerz außen längs der Harnröhre mit einem Gefühl, als ob Urin herauströpfle oder als ob ein beißender Tropfen sich durchzwänge. Der Harn ist dunkel, spärlich und abends rot. Der Harnsatz ist grobkörnig, rot und sandig. Das Mittel hat Entzündung der Prostata verursacht. Bei chronischer Gonorrhoe ist es sehr nützlich.

Schwäche der männlichen Genitalien. Keine Erektionen, obwohl der Sexualtrieb sehr stark ist. Der Coitus bleibt unvollständig oder bringt keine Befriedigung. Häufige Samenergüsse. Ständige Absonderung von Prostatasekret. Erektionen am Morgen ohne sexuelle Erregung; beim Versuch, den Akt auszuüben, tritt Erschlaffung des Gliedes ein. Jucken und Ameisenlaufen an den Genitalien.

Starke Menstruation mit dunklem Blut. Pulsation im Bauchraum während der Schwangerschaft, schlimmer nach dem Essen.

Schwäche bzw. Versagen der Stimme, was dem schwächlichen Allgemeinzustand bei diesem Mittelbild entspricht. Heiserkeit im Beginn des Sprechens. Heiserkeit infolge Schwäche nach chronischer Überanstrengung der Stimme. Aus dem Kehlkopf wird viel klarer, dicker Schleim ausgeräuspert. Der Patient muß sich dauernd räuspern. Das Mittel hilft bei tuberkulöser Laryngitis mit vergrößerten, harten Halsdrüsen.

Trockener, hackender Husten am Morgen. Schwächegefühl in der Brust. Aushusten von Klumpen blutigen Schleims. Erschwerte Atmung nach jeder Anstrengung und infolge Schleimansammlung in der Brust und in den Luftwegen. In der rechten Brustseite unter den kurzen Rippen Schmerzen, die bis zu den Nieren ausstrahlen. Druckempfindlichkeit der Nieren.

Schwäche von Rücken und Wirbelsäule wie bei Lähmungszuständen nach typhoidem Fieber und anderen langwierigen Krankheiten. Nackensteifigkeit beim Kopfdrehen. Lahmheitsgefühl im Rücken am Morgen.

Das Mittel hat syphilitische Psoriasis der Handflächen geheilt. Juckende Handflächen. Die Haut der Hände ist sehr trocken und welk. Reißende Schmerzen in den Händen nachts.

Abmagerung der Beine. Große Schwäche der unteren Extremitäten. Jucken der Fußgelenke abends. Blasen an den Zehen. Flache Geschwüre an den Beinen und Fußgelenken. Krämpfe in Waden und Fußsohlen.

Der Patient ist bis Mitternacht schlaflos; er schläft immer nur ein Weilchen, erwacht früh und stets zur gleichen Stunde. Die Symptome sind nach dem Schlaf schlimmer.

Frost- und Hitzegefühl wechseln. Stellenweise brennende Hitze. Auf der Brust, in den Achseln und an den Genitalien profuse Schweiße, die gelb färben. Schwitzen nach der geringsten Anstrengung.

Nässende, juckende Stellen hier und da auf der Haut. Prickeln, nachdem Ausschläge örtlich behandelt worden sind. Flache Geschwüre. Jucken an den Fingergelenken und zwischen den Fingern.

Man sagt, das Mittel vertrage sich nicht mit *China.* In seiner Allgemeinwirkung ist es *Sulfur* sehr ähnlich; in seiner Wirkung auf das Nervensystem und die Genitalien gleicht es *Acidum phosphoricum.* Die Brustsymptome und der Auswurf sind ähnlich wie bei *Argentum metallicum* und *Stannum.* Die Verstopfung gleicht der bei *Alumen* und *Alumina.* Man sollte *Selenium* jeweils mit diesen Mitteln sorgfältig vergleichen.

Senecio aureus

(Goldenes Kreuzkraut)

Es handelt sich um einen nahen amerikanischen Verwandten von *Senecio vulgaris,* dem gemeinen *Kreuzkraut* (auch *Greiskraut* oder *Baldgreis* genannt). In einigen Teilen der USA wird die einheimische Pflanze *Golden Ragwort,* in anderen *Huckleroot* genannt. Sie ist ein altes Hausmittel und nur fragmentarisch geprüft. Gerade jene Arzneien, die als Hausmittel gebräuchlich sind, sollte man eingehend prüfen. Nur auf diese Weise kann ihre Kraft und Wirkungsrichtung bekannt werden; d. h. sie können nur dann ordnungsgemäß angewandt werden, wenn man die Symptome kennt, die sie hervorrufen.

Senecio muß vor allem hinsichtlich seiner Wirkungen bei jungen Mädchen mit Menstruationsunregelmäßigkeiten studiert werden. Unterdrückung der Regel nach Durchnässung und infolge nasser Füße. Menorrhagien mit so starken Blutungen, daß es zu Anämie kommt. Dysmenorrhoe mit sehr heftigen Schmerzen. Die diesem Arzneityp entsprechenden jungen Mädchen bekommen im Laufe der Zeit die Neigung zu katarrhalischer Phthise. Manchmal ist der Regelfluß viele Monate unterdrückt, das Mädchen wird immer blasser und bekommt einen trockenen, hackenden Husten mit Lungenbluten an Stelle der Periode, also ein vikariierendes Blutspucken. Katarrhalische Verschleimung der ganzen Brust. Es handelt sich um bleiche, schwächliche Mädchen. Sie berichten uns, daß sie ihre Regel verloren haben und unter einem chronischen Husten leiden. Sie sind empfindlich gegen jeden Luftzug, erkälten sich dauernd und bekommen dann reichlichen Auswurf. Die Phthise kann sich viele Jahre als Brustkatarrh zeigen, aber schließlich setzt eine miliare Tuberkulose ein und rafft die Kranke hinweg. Dieser Verlauf ist als akute Auszehrung bekannt. Charakteristisch hierbei sind die Menstruationsunregelmäßigkeiten und die ausgedehnten Katarrhe. „Phthisis mit ausbleibender Menstruation." Wenn das Symptomenbild paßt, kann *Senecio* in solchen Fällen das Wiedereintreten der Menstruation bewirken. Man kann diese Wirkung auch daran kontrollieren, daß der Husten schrittweise entsprechend abnimmt. Natürlich passen auch viele andere Mittel für so allgemeine Zustände; aber *Senecio* hat eine ungewöhnlich enge und spezielle Beziehung zu derartigen Fällen. In gewissen Gegenden hat man das Hausmittel *Senecio* als „Altweibermedizin" zur Wiederherstellung des Regelflusses benutzt.

Blutungsneigung aller Schleimhäute. Schnupfen mit Nasenbluten. Rachenkatarrh mit blutigem Schleimauswurf. Lungenblutungen. Hämorrhagische Nierenentzündungen, die meistens mit Wassersucht enden. Diese wächsern aussehenden, blutarmen, chlorotischen Mädchen, die ihre Regel verloren haben, werden wassersüchtig nach okkulten Blutungen aus Gebärmutter, Nieren und Blase. „Wassersucht bei Blutarmut." *Senecio* ist ein Mittel höchster Observanz für Blutungen bei katarrhalischen Zuständen.

Das Mittel zeigt bei seinen Prüfungen viele Schmerzsymptome der Harnorgane: Schmerzhaftes Harnlassen; lästiges Hitzegefühl im Blasenhals; Nierenkoliken mit stärksten Schmerzen und Übelkeit. Renale Ödeme. Intensiver Schmerz in der rechten Niere usw. Der ganze Urintrakt schmerzt und blutet, besonders bei ausbleibender Regel. Bei jeder Schleimhautentzündung kommt es zu Blutungen, sobald die Menstruation ausbleibt. Auch bei anderen Mitteln finden wir vikariierende Blutungen, z. B. bei *Hamamelis, Phosphorus* und *Bryonia;* aber bei *Senecio* ist dieses Symptom besonders ausgesprochen.

„Dysmenorrhoe mit Symptomen im Harntrakt; schneidende Schmerzen im Bereich des Kreuzbeins und des Hypogastriums." „Hackender Husten nachts." „Amenorrhoe nach Erkältung; nervöse Reizbarkeit; Müdigkeit; Wassersucht." „Menstruationsanomalien bei Schwindsüchtigen." „Schleimrasseln bei unterdrücktem Husten."

Weißfluß, besonders bei chlorotischen Mädchen. Das Mittel hat beachtliche Erfolge bei Chlorose, bei jenem anämischen Zustand mit grünlicher Hautverfärbung, der im Volksmund als „grüne Krankheit" bezeichnet wird.

Senega

(Senegawurzel)

Senega ist ein altes Lungentonicum, und ich vermute, daß es ein Hauptbestandteil der meisten Lungenmittel der letzten 100 Jahre gewesen ist. Es ist nur teilweise geprüft und bedarf weiterer Prüfungen, um seine Besonderheiten festzustellen. Wenn ein Mittel völlig durchgeprüft ist, müssen seine Symptome so gut bekannt sein, daß sie ein einheitliches, geschlossenes Bild ausmachen, d. h. das Mittel muß auf alle Organe in einer Weise gewirkt haben, daß es ihnen und ihren Funktionen den Stempel des eigenen Wesens aufgeprägt hat. *Senega* hat mannigfache Erfolge aufzuweisen, die aber in gewisser Hinsicht nur dem puren Zufall zu verdanken sind.

Senega ist vor allem ein Brustmittel.

Viele Brustsymptome und spezielle Beziehungen zu den Luftwegen, wobei aber die individuelle Symptomatik noch aussteht. Die elektive Wirkung auf die Schleimhäute der Luftwege macht das Mittel besonders geeignet für Brustbeschwerden, asthmatische Zustände und Dyspnoë verschiedener Genese.

Starke Brustschmerzen wie bei Pleuritis und Lungenentzündung. Zu den dankbarsten Indikationen gehört die Pleuropneumonie. Für die Pleuropneumonie bei Rindern ist *Senega* eine Art Spezificum. Auf Krankheiten abgestellte Spezifica eignen sich meistens nur für Tiere, weil diese auch dann geheilt werden können, wenn die Symptome nur teilweise gedeckt sind; bei Menschen hingegen sind viel feinere Unterscheidungen der einzelnen Mittel erforderlich. Pleuritische Schmerzattacken bei Lungenentzündung werden durch *Senega* oft gebessert, wenn *Bryonia* nicht mehr ausreicht. *Senega* steht etwa in der Mitte zwischen *Bryonia* und *Rhus tox.* Die akuten Symptome entsprechen denen bei *Bryonia*, abgesehen davon, daß man bei *Senega* im Gegensatz zu *Bryonia* eine Verschlimmerung der Beschwerden durch Ruhe findet. Die Ähnlichkeit von *Senega* und *Rhus* ist etwas weniger ausgeprägt, aber beide Mittelbilder zeigen Besserung durch Bewegung und Verschlechterung durch Ruhe. Besonders die Brustschmerzen, die rheumatischen Beschwerden und die entzündlichen Zustände verschlimmern sich bei Ruhe, während der Husten und die asthmatischen Beschwerden nach Bewegungen zunehmen. Der Senega-Patient kann nicht bergauf und nicht gegen den Wind gehen, weil er dadurch Brustbeschwerden und Kurzluftigkeit bekommt.

Das Rasseln in der Brust ist so ausgeprägt wie bei *Antimonium tartaricum.* Der zähe Schleim ist so reichlich, so klebrig und fädig wie bei *Kalium bichr.*; er wird nur zum Teil ausgeworfen, der Rest wird unter krampfhafter Anstrengung heruntergeschluckt (wie bei *Spongia* und *Causticum*). *Senega* ist ein tief und schnell wirkendes Mittel; es paßt für heftige, akute Leiden, die sich z. B. nach Erkältungen rasch entwickeln.

Beachtenswert sind einige Augensymptome: „Lähmung der Augenmuskeln." „Iritis und Flecken auf der Hornhaut." „Parese des M. obliquus superior." „Schmerzen über den Augenhöhlen." „Augenschmerzen, als wenn die Augen herausgedrückt würden." „Blepharitis." Das Mittel hat Trübung des Glaskörpers geheilt.

Über den Kehlkopf besagen die Prüfungsprotokolle folgendes: „Aphonie nach schwerer Erkältung oder Überanstrengung der Stimme." „Dauerndes Prikkeln und Brennen im Kehlkopf, das dem Kranken keinen Augenblick Ruhe läßt, so daß er sich nicht hinlegt, weil er zu ersticken fürchtet." Trockenheit im Mund und Hals mit dauerndem Husten. Es besteht ständig ein metallischer

Geschmack nach Kupfer im Mund und im Rachen, als ob der Kranke pulverisiertes Kupfer inhaliert hätte. Schon geringe Mengen des Mittels erzeugen bei der Prüfung diese Trockenheit und metallische Geschmacksempfindung im Mund, ferner ein Kitzelgefühl an der Zungenwurzel, im Rachen und im Kehlkopf, und schließlich tritt reichliche, dicke, klebrige Absonderung auf. „Grippe mit Stechen im rechten Auge beim Husten." „Kehlkopftuberkulose." „Reichliche Ansammlung zähen Schleims in den Luftwegen, der viel Husten und dauerndes Räuspern auslöst, oft jedoch ohne Erfolg." Dieser dicke, zähe Schleim wird die Routineverschreiber meistens dazu verführen, Mittel wie *Kalium bichr.*, *Lachesis* und *Mercurius* zu verordnen, ohne an die Nützlichkeit von *Senega* zu denken.

Das Mittel hat einen weiten Wirkungsbereich bei Beschwerden der Brust, des Kehlkopfs und der Luftröhre, soweit es schwere „Erkältungen" betrifft, die sich dort festsetzen, besonders wenn dabei zäher Schleim auftritt, der kaum ausgehustet werden kann. Manchmal denkt man, der Kranke werde ersticken. Er hustet so stark, daß es dabei zu Erbrechen kommt.

„Gefühl, als wenn die Brust zu eng wäre." „Stärkstes Erstickungsgefühl bei Asthma." „Kurzatmigkeit und Brustbeklemmung beim Treppensteigen." „Dyspnoë auch in der Ruhe."

„Trockener Husten mit Aphonie, schlimmer in kalter Luft und beim Spazierengehen" (wie bei *Phosphorus* und *Rumex*). Husten, der den Kranken von Kopf bis Fuß schüttelt und erbeben läßt. Hustenattacken mit erschwerter Expectoration nach Einatmen kalter Luft. Bei alten chronischen Brustkatarrhen, für deren Anfangsstadien *Bryonia* das Simile war, mit dickem, zähem, fädigem Schleim paßt *Senega,* selbst wenn der Kranke schon an Auszehrung leidet. Kalter Schweiß, besonders am Oberkörper. Grobe Rasselgeräusche infolge des zähen Schleims, den der Kranke nicht aushusten kann. Wir denken in solchen Fällen zunächst an Mittel wie *Antimonium tart.*, *Pyrogenium*, *Kalium bichr.*, usw. Aber *Senega* paßt ebensogut, besonders wenn Rachen und Kehlkopf sehr trocken sind und wenn der zähe, fädige Schleim beim Husten nicht herauskommt. Die Erschütterung durch den Husten verursacht unwillkürlichen Urinabgang und heftige Schmerzen im Kopf und über den Augen. *Senega* paßt ferner speziell bei Mitbeteiligung der Pleura. „Die Brustwände sind empfindlich und schmerzen bei jeder Berührung." „Reichliche Schleimsekretion der Lungen bei alten Leuten." *Senega* ist eins der Hauptmittel gegen den zähen Schleim und das grobe Rasseln bei alten Leuten, auch wenn weiter keine Symptome bestehen. Es reinigt sehr häufig den Hals und hilft alten Leuten, die schon zusammenzubrechen drohen, wieder auf die Beine. „Lautes Schleimrasseln auf der Brust mit fliegenden Brustschmerzen."

Manchmal hat das Mittel Pleuropneumonie noch geheilt, wenn bereits äußerste Erschöpfung bestand (*Phosphorus* und *Arsenicum*). Bei solchen extremen Schwächezuständen stellt *Senega* die Reaktionsfähigkeit wieder her. Bei vorgeschrittener Phthise ist es ein gutes Palliativum. Es wirkt nicht so tief wie *Sulfur* und *Silicea.* Derartige Mittel geben wir nur, wenn wir einigermaßen sicher sind, daß der Patient überhaupt noch heilbar ist. Aber wenn keine Hoffnung mehr besteht, wenden wir unsere Aufmerksamkeit mehr dem schmerzenden Einzelteil zu, d. h. den örtlichen Symptomen. Bei Verschlimmerung der Brustbeschwerden und der Brustzustände kann *Arsenicum* dem Kranken etwas Erleichterung bringen. Bei sehr starken Brustbeschwerden werden ihm Mittel wie *Senega* oder *Bryonia* helfen. Wenn der Patient sich ganz zerschlagen fühlt und sich von einer Seite auf die andere wälzt, wird *Arnica* angebracht sein. Wenn auch alle diese Mittel nicht tiefer in die Konstitution eingreifen, so können sie doch die letzten Tage unheilbar Kranker wesentlich erleichtern und sind dabei ohne jene schädlichen Nebenwirkungen, wie sie die üblichen schmerzstillenden Mittel meistens mit sich bringen.

Um es kurz zu wiederholen: Die Brustschmerzen sind schlimmer in der Ruhe und beim Einatmen. Stechende Schmerzen in der Brust beim Liegen auf der rechten Seite. Große Empfindlichkeit der Brustwände. Schmerz unter dem rechten Schulterblatt beim Husten. Die Brustschmerzen werden besser beim Umhergehen in frischer Luft.

Sepia

(Sepia)

Sepia paßt für große schlanke Frauen mit engem Becken, schlaffer Faser und schwachen Muskeln, also für Frauen ohne ausgeprägten weiblichen Habitus. Eine Frau mit männlich geformten Hüften eignet sich nicht zum Gebären von Kindern; sie kann die weiblichen Funktionen nicht erfüllen, ohne dabei Gefahr zu laufen, daß eine Erschlaffung der Beckenorgane und Beckengewebe eintritt. Das ist das Bild der Sepia-Patientin: sehr groß, schlank, eng gebaut, von den Schultern bis nach unten geradlinig begrenzt.

Sehr charakteristisch ist das Gemütsleben der Sepia-Patientin. Die Fähigkeit natürlicher Liebesempfindung oder Zärtlichkeit scheint ihr fast ganz zu fehlen. Eine Mutter sagt etwa: „Ich weiß, ich sollte meine Kinder und meinen Mann lieben; früher habe ich sie auch wirklich geliebt, aber jetzt ist mir jedes zärtliche Gefühl für sie verlorengegangen.“ Die Liebe ist nicht tief genug, es fehlt ihr die letzte Verwirklichung und die Möglichkeit des gefühlsmäßigen Ausdrucks. Die Liebe als solche bleibt wohl bestehen, aber die Liebesbezeugungen werden vernachlässigt. Das Gemütsleben stirbt ab. Alle Dinge erscheinen verändert. Die Patientin unterdrückt jede Gefühlsäußerung und entfremdet sich dadurch auch jenen, die sie eigentlich liebt. Das kann bis an die

Grenze psychotischer Zustände führen. Es handelt sich dabei um unbewußt bleibende Vorgänge im Unterschied zu anderen Frauen, die sich z. B. infolge schlechter Behandlung durch ihren Mann ganz bewußt klarmachen, daß sie den Mann nicht mehr lieben.

Solche Gemütsverstimmungen entstehen bei Frauen während des Wochenbetts, nach Gebärmutter- und anderen Blutungen, bei chronischen Verdauungsstörungen, auch nach zu flottem Lebenswandel, der zu Kreislaufstörungen, Blässe und Schwächung von Körper und Geist führt; ferner beim Stillen von kräftigen Kindern oder von Zwillingen, die zuviel Milch fordern und die Frau dadurch schwächen, oder infolge übermäßiger sexueller Beanspruchung durch den Mann. Sexuelle Überreizung der Frau kann zu Frigidität führen.

Bei *Sepia* finden wir starke Erregbarkeit, verschlimmert durch Lärm, Aufregung und Geselligkeit. Hochgradige physische und psychische Reizbarkeit. Die Patientin neigt zu Selbstmord, sie ist melancholisch, sitzt herum und sagt nichts, schweigt sich aus, antwortet nur gezwungen und einsilbig auf Fragen, hat an nichts mehr Freude und kann sich das wirkliche Leben kaum noch vergegenwärtigen. Alles erscheint ihr sonderbar. Das Leben hat ihr nichts mehr zu bieten. Es geht ihr in Gesellschaft schlechter, aber sie fürchtet sich, allein zu sein. Und wenn sie in Gesellschaft ist, ist sie boshaft, vor allem gegen jene, die sie in Wirklichkeit am meisten liebt. Die Sepia-Frau läßt keinen Widerspruch zu, während sie selbst durch ihren ewigen Widerspruchsgeist jeden guten Eindruck zuschanden macht.

Ein weiteres Allgemeinsymptom ist eine auffallende, eigentümliche Blässe, die man sich einprägen muß. Gelbliche Haut von einem ganz besonderen wächsernen, anämischen Aussehen mit gelblichen Flecken. An Nase und Wangen gelblich-blasse Verfärbung, die als „gelber Gesichtssattel" beschrieben wurde. Meistens ist das ganze Gesicht dicht mit Sommersprossen bedeckt oder mit großen braunen Flecken wie in der Schwangerschaft. Braune Stellen auf den Wangen; braune Warzen. Rote Warzen verfärben sich braun. Leberflecke im Gesicht, an der Brust und auf dem Leib. Das Gesicht sieht teigig aus, als wären die Muskeln erschlafft. *Sepia* ist selten angezeigt bei einer Patientin mit scharfgeschnittenem, intelligentem Gesicht. Ein Mensch, der viel nachdenkt, bekommt das ausgeprägte, eckige Gesicht eines Denkers, eines Menschen, der Willen und Geist besitzt. Die Sepia-Patientin hingegen ist eher stumpfsinnig und träge, sie denkt langsam und ist vergeßlich. Ihr Geist ist alles andere als aktiv, und wir sehen dies ihrem Gesicht an. Bei manchen Gelegenheiten taut sie zwar etwas auf, aber die geistige Trägheit bleibt doch der hervorstechendste Zug und prägt sich auf dem Gesicht aus, das meistens gedunsen, glatt und rundlich aussieht und durch die Abwesenheit von Denkerfalten auffällt.

Der Patient ist anämisch. Ohren und Lippen sind blaß. Die Finger und die Hände werden schrumpflig, wächsern, bläßlich, blutlos. *Sepia* erzeugt eine fortschreitende Abmagerung des Körpers mit runzliger Haut. Der Kranke scheint vorzeitig gealtert. Falten und blasse Flecken geben dem Gesicht eines 35jährigen das Aussehen eines 50jährigen. Kinder sehen aus wie eingeschrumpfte alte Leute.

Zugleich besteht Verstopfung. Die Därme verlieren die Fähigkeit, den Stuhl auszutreiben. Verstopfung während der Schwangerschaft. Stuhl wie Schafkot. Dauerndes Gefühl, als bliebe nach dem Stuhlgang ein Klumpen im Mastdarm zurück. Im Enddarm bleibt der Stuhl liegen, bis sich so viel angesammelt hat, daß es zu einer mechanischen Entleerung kommt.

Ein weiteres Symptom, das sich bei den meisten Sepia-Patienten findet, ist ein nagendes Hungergefühl, das nur selten zu stillen ist. Selbst wenn der Kranke reichlich ißt, bleibt ein Leeregefühl bestehen. Das ist ein typisches Sepia-Zeichen, insbesondere zusammen mit Verstopfung und den beschriebenen psychischen Symptomen.

Wenn zu alldem noch ein Prolaps hinzukommt, wird *Sepia* sicherlich heilen. Es macht nichts aus, wie stark oder welcher Art der Prolaps ist. Ursächlich ist hier die Erschlaffung aller inneren Teile. Die Kranke wünscht eine Leibbinde oder versucht, die prolabierten Teile mit der Hand zu reponieren. Das Senkungsgefühl bessert sich im Sitzen und beim Beinekreuzen.

Wenn dieses Syndrom vorliegt: das nagende Hungergefühl, die Verstopfung, das Senkungsgefühl und die psychischen Symptome, dann handelt es sich um *Sepia* und nur um *Sepia*. Ein einzelnes Symptom ist nicht maßgebend, wohl aber die Kombination der obigen Symptome.

Ferner besteht eine bemerkenswerte Neigung zu Katarrhen mit milchigen Absonderungen aus den Schleimhäuten. Auch wenn die Verdauung längst beendet und der Magen leer ist, kommt es zu Übelkeit und manchmal zu Erbrechen. Bei dem hier zugrunde liegenden chronischen Magenkatarrh mit milchigem Erbrechen ist *Sepia* ein wertvolles Mittel. Ausnahmsweise kann auch das Schwangerschaftserbrechen in ähnlicher Form auftreten: nach Entleerung des Mageninhalts folgt Erbrechen oder Aufstoßen einer milchigen Flüssigkeit. Das darf nicht mit dem Erbrechen von Milch verwechselt werden, wie es bei einigen Mittelbildern, übrigens auch bei *Sepia*, vorkommt.

Weißliche, milchige Absonderung aus der hinteren Nasenöffnung. Aus der Scheide wundmachender, milchiger Weißfluß, der manchmal geronnen, dick und käsig aussieht und stark riecht. Es können auch dicke, grüne oder gelbe Absonderungen sowie trockene Krustenbildungen auf den Schleimhäuten vorkommen.

Verschleppter Katarrh der Nase. Es werden dicke, grüne oder gelbe, lederartige Krusten ausgeschneuzt bzw. manchmal aus der hinteren Nasenöffnung ausgeräuspert. Verlust des Geschmacks und Geruchs. Der Geruch gekochter Speisen, von Fleisch und Brühe verursacht Übelkeit. Brustkatarrh mit dickem, zähem, gelbem Auswurf; bellender Husten mit Würgen und Erbrechen. Trokkener Husten und trotzdem Rasseln in der Brust. Keuchhusten. Asthmatischer

Husten mit Würgen und Harnabgang. Husten während des ersten Schlafes (*Lachesis*, bei reizbaren Kindern *Chamomilla*). Tuberkulose; rasche Abzehrung nach einem unterdrückten Tripper. Wenn man das Mittel früh genug gibt, hält es das Fortschreiten solcher Prozesse auf. Krampfhafter trockener Husten am Abend bis Mitternacht. Der Patient hält sich während des Hustens die Brust (*Bryonia, Natrium sulf., Phosphorus*).

Hautausschläge. Herpetiforme Ausschläge an den Genitalien, auf den Lippen und am Mund. Herpes tonsurans. Das Mittel hat Gürtelrose und herpetiforme Ausschläge der Labien und der Vorhaut geheilt. Bläschenausschläge in der Achselhöhle und am Ellbogen. Es bilden sich dicke Krusten an den Gelenken, besonders am Ellbogen. Ausschläge zwischen den Fingern. Nässende Ekzeme, die wässerige oder dicke, gelbe, eitrige Flüssigkeit absondern.

Sepia erzeugt Verhärtungen, die ähnlich aussehen wie Epitheliome. Es bilden sich Indurationen an den Lippen, welche aufbrechen und bluten. Dieser grindige Ausschlag, der wie ein Epitheliom aussieht, spricht besonders gut auf *Sepia* an. Wenn der Grind sich abschält, bleibt ein gelber oder grüner, jauchender Geschwürsgrund zurück, aber es bilden sich bald wieder neue Krusten. Wenn man den Schorf zu früh abreißt, blutet es. *Sepia* hat Epitheliome der Lippen, der Nasenflügel und der Augenlider geheilt; ebenso Lippenindurationen, die durch Rauchen aus einer Tonpfeife verursacht waren, wenn der Geschwürsgrund die beschriebene dicke, gelbe, eitrige Absonderung zeigte. *Sepia* ist angezeigt bei Knotenbildungen und lupusähnlichen Veränderungen der Haut, wenn Infiltration besteht. Manchmal heilen diese Gebilde ringförmig vom Zentrum aus. Dies ist ein typisches Sepia-Bild. Verhärtung und blaurötliche Verfärbung sind ebenfalls sehr charakteristisch. Hinsichtlich des blaurötlichen Aussehens ähnelt das Sepia-Bild dem von *Lachesis*.

Sepia-Patienten haben Anlage zu Hysterie. Die Kranke bekommt Weinkrämpfe; sie ist traurig, sanft und ergeben, aber schon in der nächsten Minute kann sie unerträglich, gereizt und widerspenstig sein. Man weiß nie, was sie als nächstes tun wird. Sie sagt und tut merkwürdige Dinge und begeht Irrtümer; man kann sich nicht auf sie verlassen. Sie hat keine Ausdauer und kein Familiengefühl. Geistige Schwäche und Verwirrung, nicht etwa infolge von Fieber, sondern als chronischer Folgezustand von Psora oder Sykosis. Die Patientin fürchtet sich vor Geistern oder ungewöhnlichen Ereignissen; sie spürt Gestalten um sich schweben und sieht verstorbene Freunde, häufig in Zusammenhang mit religiösen Ideen. Sie ist nicht glücklich, wenn sie niemand ärgern oder nicht irgendwem ihren Kummer erzählen kann. Sie ist sarkastisch und beleidigend; bisweilen fürchtet sie, den Verstand zu verlieren oder arm zu werden. „Sie fürchtet Hungers zu sterben. Sie ist launisch und fühlt sich gekränkt, ist leicht erschreckt und voller Vorahnungen." „Leidenschaftlich, erregbar wegen kleinster Ursachen, sehr leicht beleidigt, beunruhigt und zum Schelten aufgelegt."

Nervöse, gallige, periodisch auftretende, heftige, kongestive Kopfschmerzen. Im allgemeinen besser beim Niederlegen und in absoluter Ruhe. Schlimmer bei der gewohnten Bewegung, aber erleichtert durch besonders heftige Bewegungen, wie die meisten Allgemeinsymptome. Blutstauungen im Gehirn. Verlangsamter Gedankenablauf. Der Geist will nicht arbeiten; geistige Anstrengung verschlimmert die Kopfschmerzen. Ein tiefer, langer Schlaf erleichtert, aber wenn die Patientin zu früh geweckt wird, ist der Kopfschmerz gleich wieder schlimmer. Ähnlich ist es mit Bewegungen. Bewegen der Augen, des Kopfes oder des Körpers und Bewegung in einem warmen Raum verschlimmern den Schmerz. Aber ein tüchtiger, langer, erhitzender Spaziergang in frischer Luft erleichtert. Es handelt sich um einen trägen Körperzustand, der heftige Bewegung erfordert, um belebt zu werden. Die Sepia-Symptome werden ohne gleichzeitige Bewegung für gewöhnlich in frischer Luft schlimmer. Besserung durch Bewegung in frischer Luft, Verschlimmerung im Hause. Der Kopfschmerz wird verschlimmert durch Bücken, mäßige Bewegung, Husten, Treppaufgehen, Erschütterung, Licht, Kopfdrehen, Rückenlage und Denken. Aber längere, angestrengte körperliche Übungen erleichtern ihn genauso wie festes Einbinden und örtliche Wärmeanwendung, obgleich er sich im warmen Raum verschlimmert.

Es gibt einen Sepia-Kopfschmerz, der besonders den Hinterkopf betrifft und morgens schlimmer ist. Starke Schmerzen quer durch die Augen und Schläfen. Besserung durch Schwitzen. Verschlimmerung im Anfang von Bewegungen. Klopfgefühl beim Bücken, schlimmer nach Treppensteigen.

Der Kopfschmerz bei *Phosphorus* wird durch Schlaf ebenfalls gebessert, aber durch fortgesetzte, rasche Bewegung verschlimmert.

Sepia paßt für die sogenannten Gallenkopfschmerzen. Erbrechen bessert. Die Schmerzen nehmen allmählich zu. Es besteht Widerwille gegen Essen, sodann Übelkeit und Erbrechen; der Patient schläft ein und erwacht ohne Kopfschmerzen. Bei *Sanguinaria* bessern sich die Beschwerden, ähnlich wie bei *Sepia,* durch Erbrechen sowie in einem dunklen Raum, jedoch ist die Wirkungsrichtung eine andere.

Kopfneuralgien. Periodische Kopfschmerzen bei Gichtikern. Heftige kongestive Kopfschmerzen bei jungen, zartgebauten Frauen, die überempfindlich gegen Lärm sind, besonders bei Frauen mit schwarzen Augen und dunkler Haut, die aber bei Erkrankungen schnell ein blasses Aussehen bekommen. Häufig entsteht gleichzeitig mit den Kopfschmerzen Gelbsucht. Jeden Morgen Kopfschmerzen mit Übelkeit. Speisegeruch erregt Widerwillen.

Der Sepia-Patient ist, wie schon erwähnt, geistig abgestumpft, will nicht arbeiten, will keine Fragen beantworten und ist benommen, wie vergiftet. Augen und Gesicht sind geschwollen, die Skleren gelb verfärbt. Manchmal Anfälle von Erbrechen. Verlangen nach würzigen, scharfen, bitteren Sachen, z. B. Bier. Drohender Schlaganfall. „Schlaganfall bei Männern, die dem Trunke und sexuellen Exzessen ergeben sind, mit Veranlagung zu Gicht, Hämorrhoiden usw." „Drohender Schlaganfall bei liederlichen Menschen in mittleren Jahren mit Arthritis und Hämorrhoiden; solche Patienten haben meistens schon mehrere leichte apoplektische Insulte hinter sich und bekommen häufig von neuem Prodromalsymptome."

Kopfausschläge mit Haarausfall, mit Bildung nässender, gelber Krusten und mit Bläschen. Ekzeme bei Kindern.

Augen: Katarrhalische Symptome mit Bläschen und Pusteln. Chronische Lidrandentzündung. Geschwüre und Anzeichen von Psora. Gewebsinfiltrationen an den Augen und in ihrer Umgebung. Schleierartige Sehtrübung. Tumoren des Tarsus. Verklebung der Lider. Gerstenkörner usw.

Die Ohren sondern dicken, gelben, stinkenden Eiter ab.

Viele Symptome von *Sepia* lokalisieren sich vorzugsweise an der Nase. Verlust des Geruchsvermögens. Dicke, gelbe oder grüne Krusten füllen die Nase aus und lassen sich nur schwer ausschneuzen. Chronische Absonderung dicken, gelben Eiters. „Große übelriechende Pfröpfe in der Nase; sie sind oft so groß, daß sie in den Rachen zurückgezogen und erst dann ausgehustet werden, wodurch Erbrechen verursacht wird. Trockener Schnupfen, besonders der linken Nasenhälfte. Ausschneuzen dicker Klumpen gelben oder grünen Schleims oder gelbgrüner Krusten mit Blut." Das gilt für die übelsten Formen der Katarrhe. Nur wenige Patienten werden es so weit kommen lassen; bei den meisten wird die Nasenaffektion durch örtliche Behandlung vorher geheilt. Aber dann verschiebt sich der Prozeß auf die Brust und es entwickeln sich katarrhalische Lungenerkrankungen.

Das Zahnfleisch zieht sich von den Zähnen zurück. Zahnschmerzen und Neuralgien nach Erkältung.

Kloßgefühl im Hals wie bei *Lachesis,* aber bei letzterem Mittel besteht Besserung durch Schlucken. Das gleiche Symptom bei Verwurmung ist eine Indikation für *Cina.* Kragen und Korsett werden wie bei *Lachesis* als unangenehm empfunden. Verschlimmerung im ersten Schlaf (wie bei *Lachesis*).

Viele Symptome hinsichtlich Appetit, Durst, Essen, Trinken, Magen usw. Saures und bitteres Erbrechen bzw. Aufstoßen von Speiseresten, von Schleim und Galle. Vernichtungs- und Leeregefühl im Magen, meistens durch Essen nicht gebessert. Nagende Hungerschmerzen, die nicht immer durch Essen gebessert werden. Fast immer Übelkeit, besonders am Morgen. Aufstoßen und Erbrechen von milchiger Flüssigkeit, und zwar trotz leeren Magens. Abneigung gegen Speisen und gegen den Geruch gekochter Speisen (wie bei *Colchicum* und *Arsenicum*).

Scharfes, brennendes, ranziges Aufstoßen und Sodbrennen mit Wundheitsgefühl im Hals.

Zur Differentialtherapie wäre folgendes zu sagen:

Phosphorus: mehr das typische Hungergefühl, das durch Essen erleichtert wird.

Ignatia: der Patient seufzt dauernd; er wird „dieses Gefühl" nicht los.

Oleander: Vernichtungs- und Leeregefühl zum Sterben; Essen erleichtert nicht; die Nahrung wird nicht verdaut, sondern am nächsten Tag fast unverdaut ausgeschieden.

Lycopodium: manchmal Vernichtungsgefühl, das nach dem Essen genauso stark empfunden wird wie vorher; nach dem Essen tritt Pulsieren auf.

Kalium carb.: das gleiche Vernichtungsgefühl, nach dem Essen sogar noch stärker; Völlegefühl und Pulsieren nach dem Essen.

Bei schweren Leber- und Herzleiden versagt die Magenfunktion. Herzklopfen, große Schwäche, Leberschwellung, heller Stuhl. Hier muß man an *Digitalis* denken, in dessen Arzneibild ebenfalls das durch Essen nicht gebesserte Vernichtungsgefühl vorkommt. Bei *Sepia* ist dieses Symptom verbunden mit Affektmangel, Klumpengefühl im Mastdarm, Verstopfung usw.

„Schmerzen im Magen auch nach leichten Speisen. Stechen und Brennen im Magen. Magenschmerzen, schlimmer bei Erbrechen." Dies ist eine Besonderheit, da Erbrechen im allgemeinen die Beschwerden erleichtert. Der Sepia-Magen ist wie ein Ledersack: wenn man ihn füllt, kommen die Speisen unverdaut wieder heraus, zuweilen nur etwas angesäuert oder mit Galle vermischt.

Entzündung und Vergrößerung der Leber mit Gelbsucht, Schmerzen, Völlegefühl und Auftreibung.

Der Bauch ist von Blähungen aufgetrieben. Es besteht Darmgurren. Der Leib ist mit braunen Flecken bedeckt.

Sepia hat Bandwürmer beseitigt.

Chronischer Durchfall. Stuhlgang gallertartig und klumpig. Abwechselnd Durchfall und Verstopfung. Mit den Stühlen wird sowohl bei Durchfall als auch bei Verstopfung eine Menge Schleim entleert. Harter Stuhl, bedeckt mit viel gallertartigem Schleim. Der Patient hat tagelang keinen Stuhlgang; nach langen Anstrengungen kommt dann ein starker Schweißausbruch, aber kein Stuhl; erst wenn mit dem Finger nachgeholfen wird, kommt etwas Stuhl und danach eine tassenkopfgroße Menge gallertartigen, gelben oder gelbweißlichen, sehr stark riechenden Schleims.

Akute Durchfälle und Dysenterien mit geleeartigen Stühlen sprechen mehr für *Kalium bichr.* und *Colchicum.*

Auch das Bild von *Graphites* ist anders: unter großer Anstrengung und Schwitzen werden massige Stühle entleert, die mit einer eiweißartigen Substanz, ähnlich dem Weißen gekochter Eier, bedeckt sind.

Bei *Sepia* finden wir immer üblen Geruch. Weiche, stinkende Stühle. Auch der Schweiß und der Urin stinken. „Der Stuhlgang hat einen fauligen, säuerlichen, fötiden Geruch; er wird plötzlich und auf einmal entleert." *Sepia* wird routinemäßig bei Verstopfung gegeben, wenn im übrigen Symptomenarmut besteht. Völlegefühl im Mastdarm nach dem Stuhl. Erfolgloses Pressen sowie Schwitzen beim Stuhlgang, weil der Patient schwach und erschöpft ist. Bei

Sepia finden wir Stuhldrang ohne Erfolg (wie bei *Nux*). Die Sepia-Patientin hat oft tagelang keinen Stuhldrang, aber dann kommt plötzlich ein Drängen, als ob sie in Wehen läge. Prolaps des Mastdarms. Druckgefühl im After wie von einer Kugel, nicht erleichtert durch Stuhlgang. Wundes Gefühl im After und zwischen den Gesäßbacken. Abgang von Ascariden. Nässen aus dem Mastdarm.

Bildung schmerzhafter Hämorrhoiden infolge der starken Kotansammlung im Mastdarm.

Es bestehen viele Harnbeschwerden. Unwillkürlicher Harnabgang bei Kindern gleich nach dem Schlafengehen. Die Sepia-Patientin muß ständig auf ihre Blase achten, weil sie sonst Urin verliert. Urinabgang beim Husten, Niesen, Lachen, beim Türzuschlagen, bei Schreck oder wenn die Aufmerksamkeit abgelenkt wird. Ständiger Harndrang. Milchiger Urin, der wie Feuer brennt und, wenn er eine Weile gestanden hat, einen grau-milchigen Satz bildet, welcher nur schwer aus dem Gefäß zu entfernen ist. Blutiger Urin; spärlicher Urin oder Harnverhaltung. Starke Schmerzen in den Nieren und in der Blase mit Hinabdrängungsgefühl. Plötzlicher Harndrang mit Tenesmen, als ob die Gebärmutter vorfallen wolle; dabei schneidende Schmerzen und Frost im ganzen Körper, wenn momentan keine Möglichkeit zum Wasserlassen besteht, z. B. bei Damen, die in Gesellschaft sind.

Die Sepia-Patientin abortiert meistens im 3. Monat. Sie leidet an allen möglichen Geschwürsbildungen, an Verlagerungen, Senkungen und Erschlaffungen. Retention der Placenta. Mangelhafte Zurückbildung des Uterus. Alle Beckenorgane sind erschlafft und schwach. Gebärmutterblutungen während des Klimakteriums oder während der Schwangerschaft, besonders im 5. und 7. Monat.

Beide Geschlechter haben Abneigung gegeneinander. Bei Frauen besteht oft ein Zustand, der den Verdacht erweckt, sie hätten sich Exzessen hingegeben, während das gar nicht der Fall ist. Mangel an Ausdauer. Erschöpfung nach dem Beischlaf. Schlaflose Nächte. Schlaf voller Träume. Muskelzuckungen und Muskelhüpfen. Weißfluß. Kongestionen im Becken. Eine Frau z. B., die bisher mit ihrem Gatten in normalen Beziehungen lebte, gebiert ein Kind, und danach löst der Gedanke an sexuelle Beziehungen Übelkeit und Gereiztheit aus.

Wir finden alle Arten von Menstruationsstörungen, ohne daß spezielle Symptome für *Sepia* charakteristisch wären. Früher war man der Ansicht, die spärliche Regel sei ein typischer Zug, aber das ist nicht unbedingt der Fall. Aus Arzneiprüfungen und klinischen Beobachtungen geht hervor, daß das Mittel sowohl den reichlichen als auch den spärlichen Menstruationsfluß günstig beeinflußt.

Starke dysmenorrhoische Beschwerden bei zart gebauten, blassen Mädchen.

Sepia ist angezeigt, wenn eine Frau nach Abstillen eines Kindes wieder menstruieren müßte. Manchmal stirbt das Kind und die Regel bleibt aus; die

Mutter kommt dabei gesundheitlich herunter und härmt sich ab. *Sepia* wird in solchen Fällen das Wiedereintreten der Menstruation bewirken.

Calcium wirkt entgegengesetzt: die Regel kommt bereits wieder, während das Kind noch gestillt wird; dicker, grünlicher, scharfer oder milchiger Fluor.

Bei Männern bestehen alte sykotische, therapieresistente, gelbe oder milchige Absonderungen aus der Harnröhre. Der Harn enthält viel Urate, färbt alles rot, macht häufig wund und riecht fötide. Gleichzeitig besteht Prostatitis. „Schleimige Absonderung ohne Schmerzen; oft geht nur während der Nacht ein Tropfen ab, der das Bettuch gelblich färbt. Die Harnröhrenöffnung ist morgens verklebt, besonders wenn die Geschlechtsorgane durch chronische Erkrankungen oder durch häufige Samenergüsse geschwächt sind."

Warzen auf den Geschlechtsorganen. Sexuelle Exzesse. Impotenz bei Männern. Frigidität bei Frauen. All das sind Indikationen für *Sepia.*

Beachtenswert sind die engen Beziehungen von *Sepia* und *Murex.* Gemeinsam sind beiden Mittelbildern: die Muskelerschlaffung; das intensive Leeregefühl im Magen; das Senkungsgefühl in Leib und Becken, verschlimmert durch Anstrengung und Umhergehen, gebessert durch Sitzen mit gekreuzten Beinen und Druck auf die Geschlechtsorgane. Reichlicher Regelfluß und starker Sexualtrieb sprechen für *Murex* und gegen *Sepia.* Weitere Symptome von *Murex* sind: Starke Empfindlichkeit und Blutüberfüllung des Uterus, wodurch die Aufmerksamkeit der Frau ständig auf ihre Gebärmutter gelenkt wird; akute Schmerzen der rechten Uterusseite, die quer durch den Körper nach oben zur linken Brustseite ausstrahlen; wässeriger, grünlicher, dicker, blutiger Ausfluß, der Jucken verursacht. *Murex* heilt Dysmenorrhoe und wirkt palliativ bei Gebärmutterkrebs.

Charakteristisch für *Sepia* ist die Besserung durch starke körperliche Bewegung: Verschlimmerung im Anfang der Bewegung, aber Besserung beim Warmwerden. Diese Modalität ist eng mit den Rückensymptomen verbunden. Es besteht im Rücken eine hochgradige Empfindlichkeit. Die Wirbelsäulenschmerzen ziehen von oben nach unten. Druck auf die Wirbelsäule läßt umschriebene schmerzhafte Stellen erkennen. Spinalirritation. Schmerzen im Rükken, meistens von den Lenden zum Steißbein ausstrahlend, häufig beim Sitzen entstehend und durch ausgiebige Bewegung gebessert. Ein weiterer besonderer Zug ist Besserung durch festen Druck. Der Kranke legt manchmal ein Buch an den unteren Teil der Stuhllehne und drückt den Rücken dagegen. Bei *Sepia* gibt es anscheinend keine Besserung in Rückenlage wie bei *Natrium mur.* Bücken verschlimmert die Rückenschmerzen. „Rückenschmerz, schlimmer vom Knien."

Bei den Symptomen der unteren Extremitäten finden wir starkes Taubheitsgefühl der Füße. „Kälte der Beine und Füße, besonders abends im Bett. Wenn die Füße warm sind, werden die Hände kalt. Eiskalte Füße. Starker, unerträglich riechender Fußschweiß, der Wundheit zwischen den Zehen erzeugt. Anschwellung der Glieder, besser durch Umhergehen."

Der Schlaf ist voller Träume und Kümmernisse. Der Kranke kann wegen Herzklopfen nicht auf der linken Seite schlafen. Herzklopfen im Schlaf mit Pulsieren und Zittern im ganzen Körper. Pulsieren bis in die Fingerspitzen.

Bei verschleppter, falsch behandelter bzw. unterdrückter Malaria bringt *Sepia* den Schüttelfrost zurück und hilft besonders dann, wenn ein Mittel nur mit Hinsicht auf ein Teilgeschehen des Falles gewählt wurde und den Zustand etwas besserte, ohne den Patienten selbst zu heilen. Als Einzelsymptome können Fieber, Frost und Schweiß sehr irreführend sein. *Natrium mur.* ist eines der größten Malariamittel, paßt aber nur für ein geordnetes, reguläres Geschehen, genau wie *China. Sepia* dagegen entspricht irregulär ablaufenden Prozessen. Wenn wir einen Fall behandeln, der durch falsche Verordnungen verwirrt worden ist, müssen wir an *Calcium, Arsenicum, Sulfur, Sepia* und *Ipecacuanha* denken. *China* oder *Natrium mur.* passen niemals für irreguläre Symptome und Zustände.

Sepia ist ein Komplementärmittel zu *Natrium mur.* Abgesehen von der geistigen Stumpfheit finden wir bei *Sepia* eine ähnliche allgemeine Erregbarkeit des Nervensystems wie bei *Natrium mur.;* z. B. wird der Kranke aufgeschreckt durch Geräusche, Türzuschlagen usw.; er hat Muskelzuckungen im Schlaf; oft bleibt er lange wach, weil er irgendwelche Geräusche zu hören glaubt oder weil er denkt, irgendwer habe ihn gerufen; die geringste Störung im Hause weckt ihn auf.

Verschlimmerung vor und während der Regel, während der Schwangerschaft, nach dem Essen, während des ersten Schlafes, während eines Wetterwechsels, während eines Gewitters. Überwältigende Angst.

Silicea

(Kieselsäure)

Die Wirkung von *Silicea* ist langsam. Bei einer Prüfung dauert es lange Zeit, bis sich die Symptome entwickeln. Das Mittel paßt daher auch für Beschwerden, die langsam entstehen. Zu bestimmten Zeiten des Jahres und unter bestimmten Bedingungen entwickeln sich besondere Symptome. Der Prüfer kann sie unter Umständen für den Rest seines Lebens behalten: das liegt im Wesen der lang- und tiefwirkenden Mittel; sie vermögen die gesamte Vitalität völlig zu durchdringen, so daß erbliche Störungen ausgerottet werden können. Der Silicea-Patient ist frostig; seine Symptome entstehen bei naßkaltem Wetter, obgleich sie häufig bei trockenem, kaltem Wetter besser werden. Viele Symptome treten nach einem Bade auf.

Die geistige Haltung zeigt typische Besonderheiten. Dem Kranken fehlt Standhaftigkeit. So wie *Silicea* ein Stützskelett für den Getreidehalm bildet, so wirkt das Mittel in übertragenem Sinne auch auf den menschlichen Geist. Betrachten wir die glänzende, feste, äußere Hülle eines Getreidehalms, so sehen wir, mit welcher Festigkeit sie die Ähre bis zum Reifen trägt. Im Halm findet eine fortschreitende Ablagerung von *Silicea* statt, um ihm Standfestigkeit zu verleihen. Analog ist es auch mit dem Geist: der geistige Zustand, der *Silicea* erfordert, ist gekennzeichnet durch Schwäche, Verwirrung, Furcht und Nachgiebigkeit. Prominente Menschen, die bisher voller Selbstvertrauen und Festigkeit im öffentlichen Leben standen, sagen uns dann etwa, daß sie sich plötzlich vor der Öffentlichkeit fürchten, weil sie vor lauter Nachdenken über ihren veränderten geistigen Zustand nicht mehr zur Sache kommen könnten. Der Kranke fürchtet, er könne versagen oder sein Geist werde nicht richtig arbeiten. Er ist erschöpft durch fortgesetzte geistige Anstrengung. Aber er wird uns auch sagen, daß, wenn er sich einmal ins Geschirr zwinge, alles plötzlich wieder leicht ginge; seine gewohnte Selbstkontrolle kehre dann zurück und er verrichte seine Arbeit pünktlich, vollständig und exakt. Der besondere Zug von *Silicea* besteht in der Furcht vor Mißerfolg. Wenn der Kranke eine ungewöhnliche Aufgabe durchzuführen hat, fürchtet er, sie werde ihm mißraten, aber er führt sie dann trotzdem gut aus. So ist es im Anfang. Natürlich kommt später ein Stadium, wo er seine Arbeit nicht mehr einwandfrei erledigen wird, und dann ist es erforderlich, *Silicea* zu geben.

Ein anderes Beispiel: Ein junger Mann, der jahrelang studiert hat und sich dem Ende seines Studiums nähert, fürchtet sich vor den Schlußexamina, aber er besteht sie einwandfrei. Dann überkommt ihn eine Müdigkeit und er ist jahrelang unfähig, seinen Beruf zu ergreifen. Er hat die oben erwähnte typische Furcht, irgend etwas zu unternehmen.

Wenn der Patient zu etwas angehalten wird, ist er reizbar und zornig. Wenn man ihn allein läßt, wird er furchtsam, zieht sich zurück und möchte allem aus dem Wege gehen. Freundliche, sanfte, tränenreiche Frauen. Das Silicea-Kind ist unwirsch und schreit, wenn es angesprochen wird. Es handelt sich bei *Silicea* um das natürliche Komplement von *Pulsatilla,* aber es ist ein tieferwirkendes, bis auf den Grund gehendes Mittel. Es besteht religiöse Melancholie, Traurigkeit, Reizbarkeit, Verzagtheit. Bei *Lycopodium* finden wir Abgestumpftheit und eine Betätigungsfurcht, die in der Hauptsache auf dem Bewußtsein wirklicher Unfähigkeit beruht. Bei *Silicea* ist diese Furcht nur eingebildet.

Silicea paßt nicht für die Reizbarkeit und nervöse Erschöpfung der Geschäftsleute, sondern mehr für jene Formen der Hirnmüdigkeit, wie wir sie bei geistigen Berufen, Studenten, Rechtsanwälten und Geistlichen beobachten. Ein Rechtsanwalt sagt etwa: „Ich bin nicht wieder richtig zu mir gekommen seit jenem Fall von John Doe.“ Er hat sich lange ununterbrochen geistig anstrengen müssen und darauf folgen dann schlaflose Nächte. *Silicea* wird seine Gehirnfunktionen und geistigen Kräfte wiederherstellen.

Das Mittel erzeugt Entzündung um jeden fibrösen Herd und läßt ihn herauseitern. Es wirkt anreizend auf träge Konstitutionen und bringt z. B. fibröse Ablagerungen um eingewachsene Geschosse zur Entzündung. Verzögerte Verdauung bzw. Assimilation. Geringfügige Verletzungen eitern; die Narben verhärten sich und werden knotig. In Narben von Messerschnitten findet sich eine fibröse Ablagerung, die auf minderwertige Aufbauvorgänge zurückgeht. Ein altes Geschwür heilt mit Verhärtung. Wo sich Narbengewebe bildet, ist es verhärtet, glänzend, glasig. Wenn man in solchen Fällen *Silicea* gibt, werden in den Narben Abscesse entstehen und aufbrechen. Das Mittel wird alte Geschwüre aufbrechen lassen und sie mit einer normalen Narbe ausheilen.

Wenn sich bei gesunden Menschen ein Splitter im Gewebe festsetzt, wird ihn eine Eiterung herauslösen. Aber bei schwächlichen Konstitutionen bildet sich eine plastische Ablagerung um ihn herum und er verbleibt dort. Das ist jedoch nicht die natürliche Ordnung.

Silicea beschleunigt die Bildung von Abscessen und Furunkeln. Es bringt alte Granulationen und Verhärtungen zum Eitern. Es hat rezidivierende Fibrome und alte, verhärtete Tumoren geheilt.

Wenn sich in der Lunge einzelne tuberkulöse Herde befinden, kann *Silicea* sie auf dem Wege über eine entzündliche Reaktion unter Umständen zur Abheilung bringen. Wenn aber die ganze Lunge tuberkulös befallen ist, würde eine allgemeine eitrige Lungenentzündung resultieren. Daher ist es gefährlich, solche Mittel in fortgeschrittenen Stadien der Schwindsucht zu geben oder gar zu wiederholen. Nicht nur *Silicea,* sondern auch viele andere Mittel haben die Kraft, Ablagerungen herauszueitern, die das Ergebnis mangelhafter Resorptionsfähigkeit sind.

Hautwarzen. Nässende Ausschläge. Mitesser. Pusteln. Abscesse. Eiterhöhlen. Das Mittel bringt Heilung bei alten Fisteln mit verhärteten Rändern. Katarrhalische Eiterungen. Schleimig-eiterige Absonderung aus den Augen, der Nase, den Ohren, der Brust, der Scheide usw.

Beschwerden von unterdrückten Absonderungen und unterdrücktem Schweiß. Diese Unterdrückungen bedrohen die Ordnung im ganzen Organismus. Riechender Fußschweiß z. B. verschwindet, nachdem die Füße durchnäßt wurden, aber an seine Stelle treten Frostschauer und starke Unpäßlichkeit. *Silicea* heilt chronischen Fußschweiß, wenn das Symptomenbild zutrifft, und es heilt auch Beschwerden, die nach Unterdrückung von Fußschweiß auftraten. Dicke, gelbe, katarrhalische Absonderung. Die Kranken sagen: „Ich habe diese Absonderung schon viele Jahre lang"; aber wenn man sie eingehender befragt, stellt sich heraus, daß sie irgendetwas, z. B. eine Erkältung, durchgemacht haben, die den vorher bestehenden Fußschweiß unterdrückt hat. *Silicea* wird zunächst den Schweiß zurückbringen und darauf die katarrhalische Absonderung zum Versiegen bringen, mit der Zeit aber auch den Fußschweiß heilen. Katarrhalische Absonderungen aus der Nase und aus anderen Schleimhäuten, Verhärtungen, Tumoren, chronische Gastritis, geistige Ermüdung: alles das kann auf die Unterdrückung von Fußschweiß oder von Ohrfluß oder auf das Zuheilen einer Fistel zurückzuführen sein.

Chronischer Kopfschmerz mit Übelkeit und Erbrechen. Kopfschmerz, der im Hinterkopf beginnt und während des Morgens oder gegen Mittag zur Stirn zieht; schlimmer gegen Abend und nach Lärm, besser durch Wärme. Supraorbitalneuralgien mit viel Kopfschweiß, besser durch Druck und Wärme. Kalter, klebriger, riechender Schweiß auf der Stirn. Wenn ein Silicea-Patient sich anstrengt, schwitzt er im Gesicht; der untere Teil des Körpers bleibt trocken oder fast trocken. Es erfordert außergewöhnliche Anstrengungen, um einen allgemeinen Schweißausbruch hervorzurufen. Charakteristisch ist der Schweiß am Oberkörper und am Kopf. Kopfschmerz einmal in der Woche (*Gelsemium, Lycopodium, Sanguinaria, Sulfur*). Kopfschmerz, der vom Nacken aufsteigt und besonders die rechte Kopfseite befällt (wie bei *Sanguinaria*). Schweregefühl im Hinterkopf, als werde er durch eine Blutwallung herabgezogen (wie bei *Carbo vegetabilis* und *Sepia*). Kopfschmerz schlimmer in kalter Luft. Bei *Psorinum* z. B. finden wir, daß der Kranke selbst im Sommer eine Pelzmütze tragen möchte. Bei *Magnesium mur.* besteht Besserung durch Einhüllen des Kopfes, aber der Patient möchte trotzdem im Freien bleiben. Bei *Rhus* finden wir Schwitzen des Körpers, während der Kopf trocken ist; bei *Pulsatilla* einseitig auftretenden Kopfschweiß.

Schwindel bis Ohnmacht mit Übelkeit. Schwindelgefühl, das die Wirbelsäule hinauf bis zum Kopf kriecht.

Es ist für den Silicea-Patienten besonders notwendig, kalte Luft zu vermeiden. Er muß den Kopf gut eingehüllt haben, besonders den schmerzenden Teil, der außerdem stark schwitzt.

„Kopfweh schlimmer durch geistige Anstrengung, übertriebenes Studieren, Lärm, Bewegung, selbst durch Schritteknarren, durch Licht, Bücken, Pressen beim Stuhlgang, Reden, kalte Luft und Berührung."

Nässende, schuppende Ausschläge auf dem behaarten Kopf. Ekzem des Kopfes.

Silicea paßt für fressende, syphilitische Geschwüre und für brandige, fortschreitende Geschwüre der Kopfhaut. Entzündungen zwischen Kopfhaut und Schädelknochen. Das Mittel beseitigt Blutgeschwülste, wie sie in der frühen Kindheit auftreten (Cephalhämatom der Neugeborenen). Es heilt Enchondrosen und ist von besonderem Nutzen bei der Behandlung von Knorpelaffektionen, z. B. bei Verknorpelungen in Gelenknähe, an den Fingern und Zehen.

Die Beschwerden beim Silicea-Bild sind mit Drüsenverhärtungen verbunden; am stärksten betroffen sind die Nacken-, die Hals- und die Speicheldrüsen, vor allem aber die Parotis. Große, harte Parotisdrüsen. Die Parotisdrüsen vergrößern sich nach jeder Erkältung und werden hart (*Baryum carb.*, *Calcium*, *Sulfur*). *Pulsatilla* paßt für die akute Entzündung der Parotis, während *Silicea* bei den mehr chronischen Formen, die auf Psora zurückgehen, angezeigt ist. „Skrofulöse Drüsen."

Viele Augenentzündungen. Geschwüre der Hornhaut. Pusteln auf den Lidern. Ausfallen der Wimpern. Eiterung der Lidränder mit Brennen, Stechen und Röte. Intensive Lichtscheu. Skrofulöse Augenbeschwerden bei ganz veralteten und chronischen Fällen mit Geschwürsbildung und Eiterung. Dünne, wässerige oder blutige, dicke, gelbe, eitrige Augensekrete. Syphilitische Iritis. „Perforierende oder schorfige Geschwüre auf der Hornhaut. Flecken und Narben auf der Hornhaut. Blutschwamm. Entzündung der Augen nach Verletzungen. Fremdkörper in den Augen. Abscesse und Furunkel in der Umgebung der Augen und an den Lidern. Tarsale Tumoren. Gerstenkörner. Krankhafte Erscheinungen in den Lidwinkeln. Tränenfistel; Verengung des Tränenkanals." Das ist eine allgemeine Übersicht der Augenerkrankungen bei *Silicea.*

Es gibt kein tieferwirkendes Mittel als *Silicea* zur Ausrottung der tuberkulösen Veranlagung, wenn das Symptomenbild paßt. Die meisten Fälle von Tuberkulose werden durch naßkaltes Wetter verschlimmert und durch kaltes, trockenes Wetter gebessert.

Veraltete Fälle von Ohrenerkrankungen. Alter, riechender, dicker, gelber Ohrenfluß nach Scharlach. Alle Arten von Gehörsstörungen bis zur Taubheit; Brausen in den Ohren bei mancherlei Krankheiten mit Schwerhörigkeit. Pfeifen und Brausen wie Dampf oder wie ein Zug, manchmal aus mechanischen Ursachen, manchmal nerval bedingt. Es handelt sich dabei meistens um einen beginnenden trockenen Mittelohrkatarrh. Das Mittel ist besonders nützlich, wenn bei Mittelohrkatarrh und Tubenkatarrh eine Zeitlang Taubheit besteht und dann das Gehör ganz plötzlich wiederkehrt, was auf dem Entweichen angesammelter Flüssigkeit beruht und von den Kranken als eine Art Einschnappen oder Schuß beschrieben wird. „Ohrenfluß, riechend, wässerig, geronnen, mit Empfindlichkeit der inneren Nase, Knochenfraß und Krustenbildung auf der Oberlippe nach Quecksilber-Mißbrauch." Knochencaries besonders der Gehörknöchelchen, der Nase und des Processus mastoideus. „Schorf hinter den Ohren." Trommelfellperforation. Katarrhe des inneren Ohres und der Eustachischen Röhre mit dem „Gefühl einer plötzlichen Verstopfung im Ohr, gebessert durch Gähnen oder Schlingen". Gleichzeitig mit den Ohrbeschwerden bestehen meistens verhärtete Parotisdrüsen.

Ansammlung harter Krusten in der Nase. Verlust von Geschmacks- und Geruchsvermögen. Nasenbluten. Verdickung der Schleimhäute. Langwierige Katarrhe mit Sequestrierung der Nasenknochen. Schrecklich stinkende Ozaena. Alte Fälle von Syphilis mit Zerstörung der Nasenknochen, wo die Nase wie ein schlaffer Sack aussieht oder so stark eingesunken bzw. weggefressen ist, daß lediglich eine Öffnung zurückbleibt. *Silicea* kann hier heilen, und hernach kann man eine künstliche Nase herstellen.

Hepar konkurriert mit *Silicea* bei jauchenden syphilitischen Nasenkatarrhen. *Hepar, Mercurius corr.* und *Arsenicum* sind die Hauptantisyphilitica bei fressenden Nasengeschwüren. Säuglinge leiden unter blutiger Absonderung aus der Nase. Dieses Symptom entspricht häufig *Calcium sulf.*

Das Aussehen des Silicea-Gesichtes ist seidenartig, blutarm, wächsern, müde. Pustulöse und vesiculäre Ausschläge breiten sich im Gesicht aus. Die Nasenflügel sind rissig; an den Lippen bilden sich leicht Fissuren und Krusten am Saum zwischen Haut und Schleimhaut. Hautausschläge und Krusten; Verhärtungen unter den Krusten, die sich abschälen, aber nicht ausheilen. Diese Verhärtungen sind von derselben Art minderwertigen Gewebes, wie man es bei Lupus und Epitheliomen findet; ein torpider, ekzemähnlicher Zustand, der entzündliche Infiltrationen begünstigt. Die kleinen Blutgefäße, die in dieses Gebiet führen, werden dicker und dicker, bis sie verknorpeln. Es besteht die Tendenz, daß die weichen Gewebe sich verhärten und die harten noch härter werden.

In der Kindheit erweichen sich die Knochen und werden sogar nekrotisch, oder es besteht eine Entzündung der Knochenhaut mit nachfolgender Nekrose. Caries der langen Röhrenknochen, der Knochenenden und der knorpeligen Teile. Abscesse in den Knorpeln. Enchondrome. Die Knochen brechen ein und es bilden sich Fisteln. Nekrose des Kiefers, der Tibia, der Gelenke, besonders des Hüftgelenks. Nekrose der Wirbelkörper, so daß eine Skoliose der Wirbelsäule entsteht. Der homöopathische Arzt kann diese Knochenaffektionen in Kombination mit mechanischen Maßnahmen und Stützvorrichtungen behandeln.

Der Silicea-Patient hat rauhe Lippen; sie werden rissig und schälen sich. Rhagaden. Grindige Beläge an den Lippenrändern; Fissuren in den Mundwinkeln, die indurieren. Es besteht häufig eine strichförmige Fissur am Krustenrand. Kleine, epitheliomähnliche Krusten bilden sich an den Nasenflügeln; wenn man sie abkratzt, hinterlassen sie eine wunde Oberfläche ohne Heilungstendenz. Krustenbildungen an den Ohren.

Die Zähne werden cariös und verlieren den Schmelz. Das Dentin besteht größtenteils aus Calciumsilikat. Die Oberfläche des Zahnes wird rauh, verliert ihr glänzendes Aussehen und dann folgt Caries, häufig am Zahnfleischsaum. Zahnschmerzen bei kaltem oder feuchtem Wetter. Die Zähne werden gelb und verfallen rasch; das Zahnfleisch zieht sich von den Zähnen zurück. Alle neuralgischen Beschwerden und Zahnschmerzen werden in einem warmen Raum und durch heiße Getränke gebessert. Abscesse am Zahnfleisch und im Gesicht, besser durch Wärme. Heftige, reißende Kieferschmerzen während der Nacht, besser durch Wärme; manchmal werden sie auch durch Druck erleichtert, außer wenn die betreffende Stelle infolge Entzündung sehr empfindlich ist.

Die Zunge wird von einer Entzündung gichtischen Charakters mit drohender Abscedierung befallen. Sie füllt den ganzen Mund aus. Reißende Schmerzen, schlimmer nachts, besser durch Wärme.

Im Rachen und am Hals Entzündung und Anschwellung aller oder einzelner Drüsen. Bräune mit starken Schmerzen einer oder beider Mandeln und mit drohender Eiterung. Schmerzhafte, verhärtende Entzündung der Parotis, der Sublingual- und weniger häufig der Submaxillar- und Cervicaldrüsen. Schmerzen im Nacken-, Schulter- und Kopfbereich. Bei chronischen Fällen verschlimmern sich die Symptome nach einem Bad. Der Kranke möchte Wärme, fürchtet die Kälte und zittert dauernd. Aber bei akuten Entzündungen im Halsgebiet ist gerade das Gegenteil der Fall; der Kranke leidet dann unter Hitzewallungen; er hat kalte Glieder, während der obere Teil des Körpers heiß ist. Schweiß im Kopf- und Nackenbereich. Hitze- und Erstickungsgefühl in einem warmen Raum. Diesen Zustand findet man bei akuter Bräune und bei Abscessen der Halsdrüsen. *Silicea* zeigt hier gewisse Beziehungen zu *Pulsatilla.* Jedoch ist der Pulsatilla-Patient bei chronischen Zuständen hitzeüberladen und bei akuten Beschwerden frostig, er hat im Anfang Fieberfrost und Schwitzen. Die Mittel verhalten sich also bei akuten und chronischen Zuständen gerade umgekehrt.

Silicea macht viele Halssymptome, ist aber selten angezeigt bei akuten Fällen, weil die Wirkung zu langsam eintritt. Das Mittel kommt erst zum Zuge, nachdem der Kranke eine Reihe von Erkältungen durchgemacht hat, Erkältungen, die des öfteren durch *Belladonna* oder andere akut wirkende Mittel gebessert worden sind, die sich aber trotzdem immer wieder in den Mandeln und Halsdrüsen festsetzen. *Silicea* behebt die Neigung hierzu. Es besteht ein katarrhalischer Zustand mit Heiserkeit, der durch jede Erkältung zeitweise verschlimmert wird, um dann wieder in den chronischen Zustand zurückzufallen. Chronische Rachenkatarrhe. Das Mittel konkurriert mit *Natrium mur.* bei verschleppten Halsentzündungen.

Silicea verursacht Magenbeschwerden, Schluckauf, Übelkeit, Erbrechen und Leberstörungen. Alle diese Symptome sind miteinander verbunden und schwer zu trennen. Entschiedene Abneigung gegen warme Speisen. Der Kranke wünscht Kaltes, möchte seinen Tee lauwarm, bevorzugt kalte Speisen vor warmen. Manchmal hat er eine deutliche Abneigung gegen Fleisch; wenn er es schon nimmt, zieht er kaltes, in Scheiben geschnittenes Fleisch vor. Er liebt Eiscreme und Eiswasser, nach deren Genuß er sich wohl fühlt. Oft ist es ihm unmöglich, heiße Flüssigkeiten zu trinken; sie verursachen Schweißausbruch im Gesicht und am Kopf sowie Hitzewallungen (*Baryum carb.*).

Der Silicea-Patient wird durch extreme Hitze und Kälte ungünstig beeinflußt. Aber auch leichte Temperaturveränderungen von nur wenigen Grad stören ihn schon. Er hat Beschwerden, wenn er sich überhitzt, und er überhitzt sich leicht, schwitzt schon bei kleinen Temperaturschwankungen und holt sich dann eine Erkältung.

Ein Beispiel: Ein Arzt, der eine schwere Geburt zu leiten hatte, überhitzte sich dabei. Er zog seinen Überzieher an und ging in die Vorhalle hinaus, um sich abzukühlen. Dadurch bekam er Asthma, heftigen Husten, reichlichen Auswurf mit Bellen und Erbrechen, monatelang. Die akuten Mittel, die er einnahm, hatten nur palliative Wirkung. Aber eine Dosis *Silicea* heilte ihn fast ebenso schnell, wie er erkrankt war. Er konnte keinen warmen Raum ertragen. Die akuten Beschwerden bei *Silicea* werden häufig schlimmer in einem warmen Raum und durch Hitze.

Das Silicea-Bild zeigt Verschlimmerung durch Milchgenuß. Oftmals kann das Kind keinerlei Milch vertragen und der Arzt ist daher gezwungen, alle Arten von Kindernahrung, die es auf dem Markt gibt, zu verschreiben, wenn er nicht das richtige Mittel kennt. *Natrium carb.* und *Silicea* sind beide nützlich, wenn die Muttermilch Durchfall und Erbrechen hervorruft. Der Routineverschreiber gibt hier gern Mittel wie *Aethusa* und vergißt dabei vollkommen *Silicea.* Das letztere Mittel sowohl als auch *Natrium carb.* haben in ihrem Arzneibild saures Erbrechen und saure Gerinnsel im Stuhl. „Abneigung gegen Muttermilch. Erbrechen." „Durchfall nach Milchgenuß."

Obwohl der Kranke eine Abneigung gegen heiße Speisen hat und Kaltes wünscht, verschlimmern bei Brustbeschwerden kaltes Wasser, Eiscreme und Kaltes ganz allgemein den Husten bis zum Bellen und Würgen. Heftiger, würgender, bellender Husten. Würgen beim Versuch auszuhusten wird gewöhnlich durch *Carbo veg.* beherrscht, aber auch bei *Silicea* finden wir dieses Symptom. „Wassererbrechen mit Frostgefühl. Braune Zunge. Übelkeit und Erbrechen nach allen Getränken, schlimmer am Morgen. Wasser schmeckt schlecht."

Der Silicea-Magen ist schwach und funktionell inaktiv. *Silicea* paßt für Dyspeptiker, die lange Zeit erbrochen haben, besonders für jene, die eine Abneigung gegen warme Speisen haben, die keine Milch vertragen, kein Fleisch mögen und deren geistige und körperliche Symptome dem Gesamtbilde des Mittels entsprechen.

Der Silicea-Patient hat Schmerzen in Magen und Gedärmen mit starker Druckempfindlichkeit. Koliken und Blähungen. Leibschmerzen, durch Wärme gebessert. Auftreibung der Därme mit Flatulenz und Rumoren. Blähbauch bei Kindern und Erwachsenen (*Baryum carb.*). Einschnürungsgefühl um den Leib herum. Der Kleiderdruck wird unangenehm empfunden; Verschlimmerung nach dem Essen. Der entscheidende Zug ist die Besserung durch Wärme.

Verstopfung infolge Trägheit des Mastdarms. Es kommt nur selten vor, daß der Stuhl im Mastdarm liegenbleibt, ohne Stuhldrang auszulösen (wie bei *Alumina*). Es besteht zwar Stuhldrang, aber zugleich die Unfähigkeit, den Stuhl auszutreiben. Der Stuhl kann zu kleinen oder größeren Ballen geformt sein, er kann weich oder massig und hart sein, aber seine Entleerung verursacht immer große Anstrengungen und Beschwerden sowie Schweißausbruch am Kopf. Der Kranke strengt sich an, bis er schwach und erschöpft ist, aber der

Stuhl gleitet zurück. Die einzige Möglichkeit, sich Erleichterung zu verschaffen, besteht in mechanischer Nachhilfe. Große Anstrengung beim Stuhlgang finden wir bei vielen Mittelbildern, aber besonders bei *Alumina, Alumen, China, Natrium mur., Nux vomica, Nux moschata* und *Silicea.*

Silicea hat Bandwürmer abgetrieben, wenn das Symptomenbild paßte (*Calcium, Sulfur*).

Das Mittel hat auch Fisteln geheilt. Kranke mit Schwindsuchtsneigung haben manchmal Abscesse in der Mastdarmgegend, die nach innen oder außen aufbrechen können. Diese Geschwüre stellen eine Art Ventil dar, um die Entstehung schwererer Leiden zu verhindern. Und wenn man sie durch Operation oder andere äußerlich wirkende Maßnahmen zur Abheilung bringt, entsteht an ihrer Stelle eine Neigung zu Brustleiden, entweder als chronischer Katarrh oder als tuberkulöses Infiltrat. *Silicea* ist eines der Mittel, welche die Konstitution normalisieren können. In 1—5 Jahren ist die Fistel nicht mehr notwendig und heilt dann spontan ab. Die Chirurgen verschließen die Fistel plötzlich und künstlich; danach geht es dem Kranken eine Zeitlang gut, aber wenige Jahre später kommt es dann zum Zusammenbruch.

Causticum, Berberis, Calcium carb., Calcium phos., Graphites, Sulfur usw. passen für derartige Fälle. *Silicea* folgt hier gut auf *Thuja.*

Eiterungen im Harntrakt. Katarrh der Schleimhäute. Chronischer Blasenkatarrh mit Eiter und Blut im Harn. Reichliches, fädiges Urinsediment. Prostatitis mit dicker, stinkender Eiterung aus der Harnröhre. Tripper. Fetzige, blutige, eitrige, manchmal dicke oder geronnene Absonderungen.

Abscesse am Penis, am Damm, in der Prostata, in den Hoden. Chronische Entzündung und Verhärtung der Hoden mit starken Schmerzen. Die Hoden fühlen sich wie gequetscht an. Hydrocele bei Knaben oder Erwachsenen.

Bei Männern Impotenz oder Schwäche der Genitalien nach dem Beischlaf. Der Patient ist kraftlos und bald erschöpft, wenn er den Beischlaf mit der sonst üblichen Häufigkeit ausübt. Er braucht 1 Woche bis zu 10 Tagen, um sich zu erholen (*Agaricus*). Viel Schweiß an den Genitalien mit Erschöpfung. Schwäche von Rücken und Wirbelsäule.

Unwillkürlicher Urinabgang nachts. Enuresis kleiner Knaben und Mädchen.

Bei Frauen besteht eine Schwäche der Sexualfunktionen. Seröse Cysten in der Scheide. Fisteln und Abscesse in der Vulva, die mit harter Knotenbildung oder überhaupt nicht ausheilen. Kleine nässende Fisteln mit riechender, käsiger Absonderung. Sie heilen mit Knötchenbildung und brechen dann an der gleichen Stelle wieder auf.

Blutige Absonderung zwischen den Regeln. Bei *Silicea* kommt es leicht zu Gebärmutterblutungen. Praemenstruelle Blutungen infolge Aufregung und besonders während des Stillens. Wenn das Kind angelegt wird, beginnt eine Gebärmutterblutung. Beachten wir den Unterschied zwischen *Calcium* und *Silicea:*

Bei *Calcium* finden wir eine Blutungsneigung während der ganzen Lactationsperiode, aber nicht, wenn das Kind angelegt wird.

Silicea heilt Hydrosalpinx und Pyosalpinx mit reichlicher wässeriger Absonderung aus der Gebärmutter.

Gänzliches Ausbleiben der Regel während mehrerer Monate. Amenorrhoe.

Seröse Cysten in der Scheide von Erbsen- bis zu Orangengröße, die entweder in das Scheidenlumen vorspringen oder die Schleimhautebene nicht überragen. Viele kleine Cysten können wie Hickorynüsse zusammengeschlossen sein. *Rhododendron* und *Silicea* haben solche Cysten geheilt, auch wenn andere entsprechende Symptome fehlten.

„Reichlicher, scharfer, wundmachender, milchiger Fluor mit vorausgehenden schneidenden Nabelschmerzen. Er verursacht beißende Schmerzen, besonders nach scharfen Speisen. Ausfluß während des Wasserlassens; gußartig bei Krebs der Gebärmutter. Harte Knoten in den Brüsten."

Drohende Abscedierung der Brüste. Wenn man das Mittel rechtzeitig gibt, wird es die Störung sofort zum Verschwinden bringen. Wenn es zu spät gegeben wird und Eiterung unvermeidlich ist, bleibt *Silicea* trotzdem nicht wirkungslos. Klopfen, Empfindlichkeit und Schweregefühl können bestehen, aber das Mittel hält die Schmerzen erträglich, beschleunigt den Fortgang und sorgt für eine natürliche Eröffnung. Die Absonderungen bleiben gering und die Wunden werden sich bald schließen. Sobald wir schmerzstillende Mittel gegeben oder heiße Kompressen angewandt haben, werden wir von unseren Mitteln keinen Erfolg mehr sehen. Es besteht eine Blutüberfüllung in den befallenen Teilen; die Anwendung einer Kompresse vermehrt die Beschwerden und verstärkt den Blutzufluß, und wenn Eiterung einsetzt, wird mehr Gewebe vernichtet.

Silicea paßt für Frauen, die infolge Schwäche zu Fehlgeburten neigen oder gar nicht erst empfangen.

Kinder haben alle möglichen Störungen. Sie wachsen kränklich auf und können weder die Muttermilch noch andere Nahrung vertragen. Sie erbrechen und haben Durchfall.

Der Silicea-Husten ist von gefährlicher Art. Das Mittel paßt für die Frühstadien der Phthise, wenn das Lungengewebe noch nicht zu ausgedehnt befallen ist. Es paßt für Husten katarrhalischer Art, wenn das übrige Symptomenbild stimmt. Bei kleinen Lungenabscessen mit geringer Heilungsneigung trägt es zur Genesung bei und bewirkt eine Verkleinerung der Abceßhöhle. Verschleppte Brustkatarrhe mit asthmatischem Keuchen, Erstickungsgefühl und Bewegungsunfähigkeit, die durch Überhitzung und Überanstrengung verursacht wurden. Folgen von Zugluft. Erkältungen nach dem Baden. Feuchtes Asthma. Heiseres Rasseln. Die Brust scheint mit Schleim ausgefüllt zu sein. Der Patient glaubt ersticken zu müssen. Besonders das Asthma alter Sykotiker oder der Kinder sykotischer Eltern wird günstig beeinflußt. Das Mittel konkurriert hier mit *Natrium sulf*. Der Kranke ist bleich, wächsern, blutarm, sehr schwach und immer durstig.

Asthmatische Anfälle nach unterdrückter Gonorrhoe; zugleich besondere Empfindlichkeit gegen Überanstrengung und Überhitzung wie bei den meisten Sykotikern.

Trockener, quälender Husten mit Heiserkeit. Drohende Tuberkulose des Kehlkopfs. Gebrochene Stimme infolge Verdickung der Kehlkopfschleimhäute oder tuberkulöser Komplikationen. Wundheitsgefühl in der Brust bei drohender Miliartuberkulose; Verschlimmerung durch Kälte, Besserung durch warme Getränke. Lungenerkrankungen bei Steinhauern. Der feine Steinstaub verursacht eine chronische Entzündung. *Silicea* löst eine Eiterung aus, so daß die Steinpartikelchen entfernt werden.

Reichlicher, fötider, grüner, eitriger Auswurf, nur während des Tages; oder zäher, milchiger, scharfer Schleim, der manchmal auch glasig oder schaumig-blutig sein kann.

Chronische Neigung zu Erkältungen und Brustkatarrhen mit asthmatischen Symptomen. Chronische Bronchitis. Lungenentzündung mit Eiterung. *Silicea* paßt speziell für die späteren Stadien der Lungenentzündung und deren Spätfolgen. Verzögerte Erholung nach Lungenentzündung (*Lycopodium, Sulfur, Phosphor, Silicea, Calcium*). Wallungen und Rasseln auf der Brust. Tagsüber Wallungen im Gesicht (*Sulfur, Sepia, Lachesis*). Rasseln wie bei *Antimonium tart*. Wallungen wie bei *Sulfur* und *Lycopodium*.

Phthisis. Dicker, gelber, grüner, fötider Auswurf. Ausgeprägteres Kältegefühl als bei *Calcium*. Kopfschweiß. Schmerzen und Stiche in den Lungen.

An den Extremitäten Entzündung der Knochenhaut. Hühneraugen (*Antimonium crud., Graphites*). Eingewachsene Zehennägel. Rheumatische Beschwerden der Fußsohlen. Der Kranke kann nicht auftreten (*Antimonium crud., Medorrhinum, Ruta, Silicea*).

Sobald der Patient einschläft, beginnt er zu schwitzen (*Pulsatilla, Conium*).

Epilepsie. Aura vom Solarplexus in die Brust und zum Magen ausstrahlend.

Das Mittel ist komplementär zu *Calcium, Pulsatilla* und *Thuja*.

Spigelia anthelmintica

(Wurmkraut)

Im Arzneibild von *Spigelia* treten die Schmerzen besonders hervor. Das Mittel ist angezeigt für Menschen, die nach Erkältung schwach und rheumatisch geworden sind. Sie sind ganz heruntergekommen, ein Opfer ihrer Schmerzen. Kaum ein Nerv, der nicht betroffen ist. Schießende, brennende, reißende, neuralgische Schmerzen, besonders im Augen- und Kieferbereich, im Nacken und Gesicht, in den Zähnen und Schultern. Brennen im Gesicht und Nacken wie von heißen Nadeln. Stechen und Reißen, schlimmer durch Bewegung, Arbeit, Essen, selbst durch Denken und jede geistige Anstrengung. Die Schmerzen in Nacken und Schultern werden durch Wärme gebessert, die Augenschmerzen durch Kälte.

Schießende, reißende Schmerzen in den Gliedern mit der Empfindung heißer Drähte. Manchmal werden die Schmerzen verschlimmert durch Niederlegen, aber im allgemeinen besser, wenn Ruhe eingehalten wird; schlimmer durch Licht, Essen, Bewegung, Erschütterung. Die Empfindlichkeit der schmerzbefallenen Teile ist so groß, daß jede leichte Bewegung, z. B. Treppauf- oder Treppabgehen oder das Fahren in einem holpernden Wagen, die Schmerzen unerträglich macht.

Der Spigelia-Patient ist empfindlich gegen Kälte und Wetteränderungen. Er ist ein Rheumatiker und Neuralgiker.

Heftige Schmerzen in der Augengegend. In der Routinepraxis ist der Gebrauch des Mittels auf diesen Bereich beschränkt. Verschlimmerung durch festen Druck; manchmal aber auch Besserung durch Druck, wenn dieser sanft und langsam ausgeführt wird, denn jede Bewegung der drückenden Hand verschlimmert. Der befallene Teil ist angeschwollen und entzündet. Die Augen sind gerötet und treten hervor.

Neuralgien der Brustmuskeln. Die Spigelia-Brustbeschwerden werden oft auf das Herz bezogen, obwohl es sich um Intercostalneuralgien handelt. Reißende, schießende Schmerzen in Schultern und Nacken, besonders auf der linken Seite und in den Arm ausstrahlend. Schmerzen, die hin und her schießen.

Unregelmäßige Herztätigkeit. Schmerzhafte Beschwerden bei Klappenfehlern, besonders nach Rheumatismus. Pericarditis und Endocarditis rheumatischen Charakters. Stechende Schmerzen in der Brust und in den Augen wie von einem Messer.

Dieses Mittel bedarf weiterer Prüfung; seine psychischen Symptome sind noch ziemlich unbekannt. „Schwaches Gedächtnis. Abneigung gegen Arbeit. Ruhelos und ängstlich, um die Zukunft besorgt, melancholisch, Selbstmordstimmung. Angst vor spitzen Dingen, z. B. Stecknadeln usw. Leicht gereizt oder beleidigt.“ Das ist so ziemlich alles an psychischen Leitsymptomen.

Viele Beschwerden treten morgens auf: Müdigkeit und reißende Schmerzen am Morgen.

Alte, blutarme Patienten, bei denen sich die Beschwerden auf die Nerven gezogen haben. Sie sind heruntergekommen, blaß, nervös und haben Neuralgien, Herzklopfen, unregelmäßigen Puls. Schwindel, Schmerzen und Benommenheit beim Aufstehen. Frauen sind so nervös, daß sie „davonfliegen“ könnten; sie sind erregt, können nicht stillsitzen und haben keine Selbstbeherrschung.

Klopfen und Stechen im Kopf. Manchmal bringt Hochlegen des Kopfes Besserung. Schlimmer durch Bücken, Bewegung und Lärm. Bisweilen bessert Waschen mit kaltem Wasser, wenn der Schmerz um die Augen herum sitzt; aber die Besserung hält nicht lange an. Zugleich mit den Kopfschmerzen und Neuralgien besteht Nacken- und Schultersteifigkeit. Der Patient ist so steif, daß er sich ohne starke Schmerzen nicht bewegen kann. Er sitzt im Stuhl wie angenagelt. Lärm verschlimmert, ebenso Licht und sich bewegende Gegenstände, denen er mit den Augen folgen muß. „Leicht brennende, reißende Schmerzen im Gehirn." Der Schmerz scheint im Gehirn zu sitzen, aber es handelt sich wohl eher um die Nerven der Kopfhaut. „Heftiger Schmerz im linken Scheitelbein bei Bewegungen oder beim Umhergehen oder bei einem falschen Tritt. Gegen Abend starkes Druckgefühl außen an der Stirn, schlimmer beim Bücken und beim Draufpressen der Hand. Spannende, reißende Schmerzen in der Stirn, besonders unter den Stirnhöckern, bis in die Augenhöhlen ausstrahlend." Zu beachten ist die Heftigkeit der Schmerzen. Grabende, reißende Schmerzen im Hinterkopf, in der linken Scheitel- und Stirnseite; schlimmer durch Bewegung, laute Geräusche und wenn der Kranke laut spricht oder auch nur leicht den Mund öffnet; besser durch Niederlegen. Druckschmerz in der rechten Stirnseite und im rechten Auge, besonders morgens im Bett, aber nach dem Aufstehen schlimmer werdend. Tiefsitzender Schmerz, durch Druck nicht beeinflußt, sehr heftig bei Bewegung, besonders bei plötzlichem Kopfdrehen. Es ist, als habe sich das Gehirn im Kopf gelockert. Schlimmer bei jeder Erschütterung, bei jedem Tritt und durch das Pressen beim Stuhlgang. Wenn der Kranke die Gesichtsmuskeln bewegt, hat er das Gefühl, als wolle der Kopf platzen. Reifengefühl am Kopf. Neuralgische Schmerzen setzen sich im linken Auge oder in seiner Umgebung fest, besonders nach Erkältungen bei feuchtem, regnerischem Wetter. Überempfindlichkeit der Trigeminusäste.

Zu Beginn der Beschwerden besteht keine so übergroße Empfindlichkeit, aber später nimmt sie zu, wobei auch die Blutüberfüllung der Augen entsprechend anwächst. Die Schmerzen können so schwer werden, daß sie völligen Kollaps mit kaltem Schweiß und Erbrechen verursachen.

Bei *Hepar* können die Schmerzen zu Bewußtlosigkeit bzw. Ohnmacht führen.

Bei *Chamomilla* fühlt der Patient die Schmerzen so intensiv, daß er in heftige Raserei und Zornausbrüche verfällt.

Der Spigelia-Patient leidet ebenfalls intensiv und hat maßlose Schmerzen. Die befallenen Teile werden rot, entzündet und empfindlich. Die Kopfschmerzen werden schlimmer durch Wärme, zeitweilig gebessert durch Kälte. Bei den übrigen Schmerzen ist es umgekehrt.

Bei *Phosphor* werden Kopf- und Magensymptome durch Kälte gebessert, während die Brust und der übrige Körper durch Wärme gebessert werden. Bei *Arsenicum* werden die Kopfsymptome häufig durch Waschen mit kaltem Wasser gebessert, während der Kranke selbst empfindlich gegen Kälte ist und bei seinen übrigen Beschwerden Wärme wünscht.

Spigelia macht viele Augensymptome. Jede Inanspruchnahme der Augen bringt Beschwerden. Manchmal kann der Patient nur geradeaussehen, denn beim Abwärtssehen wird ihm schwindlig, auch wenn er keine Schmerzen dabei hat. Alles wirbelt um ihn herum. Derartige Zustände haben viele Menschen, wenn sie aus der Höhe hinabsehen, aber der Spigelia-Patient hat sie schon, wenn er nur an seiner Nase hinabsieht. Deshalb sitzt er da und starrt geradeaus.

Schielen nach innen und nach außen. Störungen der Akkommodation. Allerlei geringfügige Krampfzustände im Auge. Es ist sehr schwierig, ein passendes Augenglas zu finden. Es besteht kein fixierter Blick, kein ruhender Fokus. Was bei *Ruta* auf einer Überanstrengung der Augen beruht, ist bei *Spigelia* rein neuralgisch bedingt. Latente Sehstörungen.

Stechende Schmerzen in den Augen und in ihrer Umgebung, oft von einem Punkte aus nach allen Richtungen ausstrahlend. Der Augapfel ist empfindlich gegen Berührung. Die Augenbeschwerden werden schlimmer, wenn man an sie denkt. Verschlimmerung nachts. Unerträgliche, drückende Schmerzen, schlimmer beim Bewegen der Augen. Schwindel beim Versuch, die Augen zu bewegen. Der Kranke muß den ganzen Kopf drehen, wenn er etwas ansehen will. Der Schmerz strahlt in die Stirnhöhlen und in den Kopf aus. Gefühl, als ob das Auge zu groß für die Augenhöhle sei.

Ich erinnere mich einer Patientin, die von Augenarzt zu Augenarzt gereist war, viele Sehbeschwerden hatte und kein passendes Augenglas bekommen konnte. Sie hatte einen scharfen, stechenden Schmerz über dem linken Auge bei Tag und Nacht und konnte nur schlafen, wenn sie völlig erschöpft war. *Lac fel.* heilte sie. Dauernder, feiner, stechender Schmerz über dem linken Auge wurde festgestellt bei der Prüfung von Katzenmilch.

Spigelia hat ein Pterygium geheilt, wahrscheinlich ein falsches Pterygium, das von einer heftigen Neuralgie herrührte, die monatelang verschleppt worden war.

Stechende Schmerzen in der Brust, schlimmer bei der geringsten Bewegung und beim Atmen. Zerrendes Gefühl in der Brust beim Bewegen der Arme oder bei irgendeiner anderen Bewegung. Der Patient kann nur auf der rechten Seite und mit erhöhtem Kopf liegen. Rheumatische Beschwerden, besonders in der linken Brustseite. Gefühl, als werde das Herz von einer Hand zusammengepreßt. Schnurren über der Herzgegend; wellenartige Bewegung, die nicht synchron mit dem Puls ist. Wogendes Herzklopfen, nicht synchron mit dem Puls. Zittern der Carotiden. Akute Pericarditis mit Angstgefühl und Druck im präcardialen Raum. Diese Beschwerden folgen auf einen rheumatischen Anfall, entweder gleich oder viele Monate nach Abklingen des Fiebers. *Spigelia* ist selten angezeigt bei Herzrheumatismus phlegmatischer Personen mit herabgesetztem Empfindungsvermögen.

Spongia tosta

(Gerösteter Meerschwamm)

Die psychischen Symptome weisen *Spongia* als Herzmittel aus. Wenn ein Mittelbild Ängstlichkeit, Furcht und Atemnot so wie bei *Spongia* aufzeigt, wird es sich meistens um ein Herzmittel handeln, außer wenn diese Symptomatik mit Reizbarkeit und entzündlichen Erkrankungen des Gehirns verbunden ist. Bei *Spongia* finden wir ohne irgendwelche Hirnsymptome eine bemerkenswerte Ängstlichkeit, Todesfurcht und Atemnot, verbunden mit Herzklopfen und Beschwerden in der Herzgegend. Das Mittel ist besonders angezeigt bei Fällen mit Schmerzen, mit Stauungs- und Völlegefühl in der Herzgegend und auf der Brust, mit Atemnot, Ängstlichkeit, Todesfurcht, Furcht vor der Zukunft und vor unbestimmten schrecklichen Ereignissen. Der Kranke wacht nachts mit großer Furcht auf und braucht einige Zeit, bevor er sich über seine Umgebung orientiert hat (*Aesculus, Lycopodium, Sambucus, Lachesis, Phosphorus* und *Carbo veg.*).

Spongia hat enge Beziehungen zu *Aconit,* das gleichfalls das Herz erregt, sowie Ängstlichkeit, Furcht, Ruhelosigkeit, Todesangst und Todesahnungen hervorruft, zugleich aber auch eine ausgesprochene fieberhafte Erregung, welch letztere bei *Spongia* nur sehr gering ausgeprägt ist. In seiner Wirkung geht *Spongia* viel tiefer als *Aconit.* Seine Herzbeschwerden pflegen sich zwar langsam zu entwickeln, sind aber mit Gewebsveränderungen und allmählicher Herzvergrößerung verbunden. Es kommt zu Herzklappeninsuffizienz mit blasenden, pfeifenden Geräuschen und Regurgitation, verbunden mit den psychischen Symptomen. Auch bei Krupp wirken *Spongia* und *Aconit* ähnlich. Die Wirkung von *Spongia* geht tiefer, setzt aber langsamer ein, so daß es mehrere Tage dauert, bis sie sich voll entfaltet. Der Aconit-Patient erkältet sich nach trockenen, kalten Winden noch am selben Tag und bekommt seinen Krupp dann am gleichen Abend im ersten Schlaf noch vor Mitternacht mit trockenem, krampfhaftem, heiserem Husten. Bei *Spongia* dagegen kommt es in den ersten Tagen nach der Erkältung nur zu Rauheit und Trockenheit der Schleimhäute mit Niesen. Bei beiden Mittelbildern finden wir Krupp vor Mitternacht mit trockenem, heiserem, bellendem Husten, sägender Atmung und Trockenheit der Luftwege. Sie sind einander so ähnlich, daß, wenn *Aconit* einmal nur teilweise Linderung bringt und am nächsten Abend ein Rückfall eintritt oder wenn die Beschwerden bis nach Mitternacht dauern, *Spongia* das natürliche Folgemittel darstellt. *Spongia* wirkt schon gleich von Anfang an bei solchen Fällen, die in jeder folgenden Nacht schlimmer werden und die ein heiseres Bellen und Krächzen vor Mitternacht, bisweilen auch erst nach Mitternacht produzieren. Es ist ein sehr tiefwirkendes Mittel und wirkt manchmal auch bei solchen Beschwerden, die plötzlich und schnell auftreten.

Bei *Hepar* besteht Verschlimmerung abends und am Morgen. Wenn *Aconit* zweifellos gewirkt hat, aber der Krupp trotzdem am nächsten Morgen oder Abend unter Schleimrasseln wiederkommt, gibt man *Hepar*. Trockenheit der Luftwege ohne Rasseln deutet auf *Spongia*. Wenn ein Kind zugedeckt sein möchte oder sagt, es friere, paßt *Hepar;* wenn es den Raum als zu warm empfindet und die Decken abwirft, braucht es *Calcium sulf*.

Dem Spongia-Patienten geht es schlechter im warmen Zimmer und bei Hitze; er wünscht Kälte (wie bei *Jod*), wird aber gebessert durch warme Getränke (wie bei *Arsenicum, Nux, Lycopodium*).

Die Neigung zur Drüsenbeteiligung ist bemerkenswert. Für gewöhnlich sind alle Drüsen betroffen. Sie vergrößern sich allmählich und werden zunehmend hart. Es handelt sich um Drüsen, die nach Entzündungen indurieren oder hypertrophieren. Herzhypertrophie (*Kalmia, Sepia, Naja*). *Spongia* heilt Endocarditis, cardiale Dyspnoë und entzündliche Herzkrankheiten nach Rheumatismus. Hypertrophie der Schilddrüse; Kropf mit Beteiligung des Herzens und Exophthalmus. Die Halsdrüsen sind vergrößert. Chronische Hodenschwellungen. Orchitis mit allmählich zunehmender Verhärtung nach unterdrückter Gonorrhoe, nach Erkältungen oder aus anderen Ursachen.

Der ganze Respirationstrakt wird beeinflußt. Cardiale Dyspnoë und schwerste Formen von Asthma. Trockenheit der Luftwege mit Pfeifen und Giemen, selten mit Rasseln. Der Kranke muß sich aufsetzen und nach vorn beugen. Nach Anfällen von Atemnot bildet sich zäher weißer Schleim in den Luftwegen, der schwer auszuhusten ist und häufig verschluckt wird (*Arnica, Causticum, Lachesis, Kalium carb., Kalium sulf., Nux moschata, Sepia, Staphisagria*).

Kurzluftigkeit, schlimmer beim Liegen. Diese Modalität wird auch bei andern Beschwerden angetroffen. Heftige Basiskopfschmerzen zwingen den Kranken, sich im Bett aufzusetzen und sich ganz still zu verhalten. Das Aufrechthalten des Kopfes erleichtert den dumpfen Druck im Hinterkopf.

Kongestive Kopfschmerzen im Hinterkopf und in der Stirn, meistens verbunden mit Kropf, Herzbeschwerden und Asthma. Die Ursache ist wahrscheinlich die Verlangsamung der Blutzirkulation im Gehirn.

Das Gesicht ist bei Krupp ängstlich, elend, livide, blaß und geschwollen, bläulich fahl mit eingesunkenen Augen, oder gerötet, mit furchtsamem Ausdruck, oder abwechselnd rot und blaß. Es besteht kalter Schweiß. Diese Symptome sind die natürlichen Folgen erschwerter Atmung und sind daher nicht ausschlaggebend für die Wahl eines Mittels. Als Primärsymptome würden sie wahrscheinlich auf *Arsenicum* hinlenken, aber wenn sie mit Herzbeschwerden verbunden sind, sind sie nicht maßgebend.

„Halsentzündung, schlimmer nach Genuß von Süßigkeiten. Die Schilddrüse ist angeschwollen, manchmal bis zum Kinn. Nachts Erstickungsanfälle, bellender Husten mit Stechen im Schlund und Schmerzen im Abdomen.“ Vergrößerung der Mandeln. Erschwertes Schlucken.

Spongia ist angezeigt, wenn Kurzluftigkeit und Husten durch Genuß warmer Speisen oder Getränke erleichtert werden.

Kehlkopfbeschwerden mit plötzlich einsetzender starker Heiserkeit bei Neigung zu Phthise, bei familiärer Tuberkulose, bei kachektischem Aussehen und schwachen Lungen ohne manifeste Tuberkulose. Phthisiker, für die *Spongia* paßt, neigen zu Kehlkopfkomplikationen.

Heiserkeit mit Stimmverlust. Große Trockenheit im Kehlkopf infolge Erkältung. Schnupfen und Niesen. Die Stimme ist zischend wie bei Krupp; die Nase ist trocken. Es besteht nur sehr geringe Schleimansammlung, aber zu einem späteren Zeitpunkt beginnt Geschwürsbildung und dann kann reichlicher Schleimauswurf entstehen. Mit zunehmendem Rasseln ist dieses Mittel weniger angezeigt. Zu heiserem Rasseln mit viel Schleim paßt eher *Hepar*.

Manchmal bekommen Erwachsene als Erkältungsfolge ein Rauheitsgefühl in Kehlkopf und Luftröhre mit Larynxspasmen beim Zubettgehen. Stimmritzenkrampf findet man häufiger bei Frauen (*Ignatia, Gelsemium, Laurocerasus* und *Spongia*).

Bei Krupp ist der Kehlkopf berührungsempfindlich (*Phosphorus*).

Trockener, krampfhafter, lästiger Husten. Verschlimmerung durch Genuß kalter Speisen und Getränke (bei *Veratrum* wird der Zustand durch kaltes Wasser gebessert, aber der Husten wird schlimmer). Wenn die Zimmerwärme zu groß wird, entwickelt sich ein trockener, kitzelnder, quälender, kruppartiger, spastischer Husten.

Bei Herz- und Asthmabeschwerden ähnelt das Mittel *Lachesis*. Ebenso hinsichtlich des Aufschreckens im Schlaf infolge Erstickungsgefühls. Nach dem Schlaf ist die Atemnot schlimmer.

Bei *Phosphor* sind Atemnot und Erstickungsgefühl ebenfalls häufig nach dem Schlaf schlimmer. *Lachesis* hat ein ähnliches Arzneibild, außerdem bei Phthise im letzten Stadium Schweißausbruch beim Einschlafen sowie Atemnot beim Einschlafen und beim Erwachen. *Lachesis* erleichtert diese Symptome, muß aber wiederholt werden.

Herzbeschwerden; gleichzeitig dicker, grüner oder gelber, eitriger Auswurf und Atemnot beim Einschlafen, so daß der Kranke möglichst lange wach bleiben möchte. Furcht vor Schlaf bei fortgeschrittenen Brustbeschwerden. *Grindelia robusta* kann solchen Patienten Erleichterung und, wenn es sich nur um einen Katarrh und nicht um eine Tuberkulose handelt, auch Heilung bringen.

Besondere Beachtung verdienen die Herzsymptome. „Die Kreislaufsymptome sind schlimmer bei geistiger Ermüdung, nach Husten, nach Liegen auf der rechten Seite, vor der Regel, nach Hinlegen, beim Aufsitzen mit Beugen nach vorn, nach Rauchen, nach Treppaufgehen. Der Kranke wacht erschreckt auf und hat das Gefühl, er müsse ersticken; er schläft abends früh ein, aber Atemnot weckt ihn bald wieder auf.“

Wallungen. Erweiterte Venen. Ergüsse in den Körperhöhlen. Das Mittel paßt besonders für tuberkulös belastete junge Menschen, die schwächlich bleiben, blaß sind und nicht vorankommen. Tuberkulöse Diathese.

Jucken, aber kein Hautausschlag. Es scheint immer so, als werde bald ein Hautausschlag auftreten. Der Kranke bekommt höchstens einfache herpetiforme Ausschläge. Überall Jucken ohne manifeste Eruptionen.

Bei akuter Endocarditis sind die Hauptmittel *Spongia, Abrotanum, Sepia* und *Kalmia. Naja* paßt bei Erkrankung der Herzklappen.

Stannum metallicum

(Zinn)

Stannum paßt besonders für Patienten mit ständig zunehmender Schwäche. Das ist so augenfällig, daß man sagen könnte, es müsse sich hier um einen tiefeingewurzelten konstitutionellen Zustand handeln. In der Anamnese findet man Schwächezustände, Kachexie, Katarrhe und Neuralgien, die jahrelang zurückreichen. Es besteht Schmerzempfindlichkeit und eine zunehmende Abneigung gegen jede Beschäftigung, sei es im Beruf, sei es zu Hause. Ständige Müdigkeit, jede Arbeit wird lästig.

Das Gesicht wird immer blasser und kann sogar ein wächsernes, kachektisches Aussehen bekommen. Es entstehen neuralgische Beschwerden im Gesicht, um die Augen, im Magen und in den Därmen. Es sind nicht die schießenden, reißenden Schmerzen, wie sie oft beschrieben worden sind, sondern allmählich anfangende, ständig zunehmende und dann langsam wieder abnehmende Schmerzen. Der Schmerz beginnt manchmal mit Sonnenaufgang, nimmt bis zum Mittag zu, verschwindet allmählich und hört bei Sonnenuntergang auf; er kann aber auch zu irgendeiner Zeit beginnen, recht häufig gegen 10 Uhr morgens, 10—20 Minuten lang zunehmen und dann allmählich abklingen. Einige andere Mittelbilder haben ebenfalls solche mit dem Sonnenlauf gehende Kopfschmerzen. Bei *Kalmia* z. B. finden wir einen ähnlichen Kopfschmerz, der zwar nicht so regelmäßig zu- und abnimmt, aber mittags besonders schlimm ist. Auch bei *Cactus* und bei *Sanguinaria* entspricht der Grad der Kopfschmerzen dem Sonnenlauf. Es ist zwar nicht bekannt, daß *Natrium mur.* diese Art Kopfschmerz verursachen kann, aber es heilt ihn, besonders wenn er um 10 Uhr beginnt und von 14—15 Uhr am schlimmsten auftritt.

Die Neigung zu Schwindsucht ist bei *Stannum* eng mit den Neuralgien verbunden. Während des neuralgischen Stadiums ist die Entstehung von Tuberkulose gehemmt. Wenn aber die Stannum-Neuralgie unterdrückt wird, kann sich eine Schwindsucht entwickeln, zunächst in Form von Schleimkatarrhen. Die

Natur scheint imstande zu sein, durch Schleimabsonderungen andere schlimmere Auswirkungen aufzuheben. Wenn man der Neuralgie den Weg verlegt, wird der Kranke kälteüberempfindlich und erkältet sich leicht. Läßt man aber den Dingen ihren Lauf, dann schlägt sich jede Erkältung auf die Nerven und jeder Luftzug verursacht Neuralgien im Augenbereich. Es besteht Empfindlichkeit gegen jeden Wetterwechsel, besonders bei der hydrogenoiden Konstitution nach von Grauvogl. Wenn man jedoch z. B. durch *Chinin* palliativ einwirkt oder mit nicht genau passenden homöopathischen Mitteln, z. B. mit *Phosphorus,* die Erkältungsneigung behebt, dann erkältet sich zwar der Kranke nicht mehr, bekommt aber statt dessen einen chronischen Brustkatarrh und kann später an Miliartuberkulose sterben. *Stannum* eignet sich zur Vorbeugung von Schwindsucht und ist ein gutes Palliativum bei dieser Krankheit.

Man hat den Schmerz verglichen mit langsam zunehmendem und langsam nachlassendem Ziehen an einer Schnur.

Bei *Pulsatilla* ist der Schmerz während seiner ersten Hälfte in etwa ähnlich: er nimmt ebenfalls langsam zu, aber dann läßt er plötzlich mit einem Ruck nach; er entsteht allmählich, hört aber plötzlich auf.

Erinnern wir uns an das, was über den Schmerz bei *Belladonna* gesagt wurde: er kommt plötzlich, erreicht schnell seinen Höhepunkt, kann stundenlang gleichbleiben, aber dann hört er plötzlich auf.

Bei *Stannum* ist der Schmerz zeitweilig mit einem pulsierenden Klopfen verbunden und kann so stark werden, daß er zu geistiger Benommenheit führt.

„Kopfschmerz jeden Morgen über dem einen oder dem andern Auge, meistens über dem linken, allmählich sich über die ganze Stirn ausdehnend und langsam zu- und abnehmend, oft mit Erbrechen." „Heftiger, brennender, beißender Schmerz." „Gefühl, als wolle der Kopf vor innerem Klopfen bersten. Neuralgie über dem linken Auge, allmählich zunehmend von 10 Uhr bis mittags, dann allmählich abnehmend mit Tränenfluß während der Schmerzdauer. Zeitweise auftretende Supraorbitalneuralgie von 10 bis 15 oder 16 Uhr, langsam zunehmend und dann langsam wieder abnehmend, besonders nach Mißbrauch von *Chinin.*" Gleichzeitig körperliche Schwäche mit kränklichem Aussehen und Neigung zu Schwindsucht. Der Kranke hat viel Schmerzen. Die Vorgeschichte zeigt, daß bei Erkältungen nicht, wie sonst, Brust oder Nase befallen wurden, sondern anfangs fast immer nur die Nerven. Erst später schlagen sich die Erkältungen auf die Brust mit Kurzatmigkeit, mit heftigem, quälendem, bellendem Husten, mit Würgen, Erbrechen und starken Schmerzen. Reichlicher, dicker, gelblichgrüner, blutiger Auswurf, der süßlich schmeckt (*Phosphorus*). Das Würgen beim Husten ist charakteristisch. Dicker, gelber, weißer oder grüner, zäher Schleim. Der Kranke kann nicht gehen und nichts tun, ohne zu husten; er ist immer müde, muß sich bei jeder Arbeit unverhältnismäßig anstrengen und hat morgens beim Erwachen viel Schleim in den Luftwegen. Obwohl er hustet und auswirft, bleibt immer noch etwas zurück. Er bellt, würgt und erbricht fädige Massen, die süßlich, manchmal auch salzig oder sauer schmecken.

Die große Schwäche zeigt sich auch an der Stimme; es besteht Heiserkeit bis Stimmverlust. Die Stimmbänder funktionieren wegen einer lähmungsartigen Schwäche nicht mehr. Sprechen verursacht Schwäche, besonders auf der Brust. „Heiserkeit, Schwäche, Leeregefühl in der Brust beim Versuch zu singen, so daß eine Patientin immer wieder aufhören und zwischendurch tief Atem holen mußte. Manchmal beseitigten ein paar Hustenstöße die Heiserkeit. Wundheitsgefühl im Kehlkopf." Rauhes Gefühl in der Luftröhre und Schmerzen in den unteren Luftwegen beim Husten. Hustenreiz durch den Schleim in der Luftröhre. Der Husten ist lose oder trocken; er ist bei vornübergebeugtem Sitzen lästiger als beim Umhergehen. „Ansammlung großer Schleimmengen in der Luftröhre, die durch Husten leicht entfernt werden. Beklemmungsgefühl beim Bergsteigen, bei der leichtesten Bewegung, beim Niederlegen abends und beim Husten." „Erschöpfende Hustenanfälle. Schmerzhaftes, lahmes Gefühl im Epigastrium. Der Husten ist heftig, klirrend, tief, kurz, paroxysmal, bei geschwächter Brust heiser und schwach. Husten infolge Reden, Singen und Lachen, in Seitenlage oder durch warme Getränke." „Auswurf wie Eiweiß oder gelblichgrüner Eiter, süßlich, putrid, sauer oder salzig während des Tages. Die Brust ist so schwach, daß der Kranke nicht sprechen kann. Leeres Gefühl in der Brust." Das Mittel ist häufig angezeigt bei Fällen, in denen der Routinier *Bryonia* usw. in Tiefpotenzen zur Hustenlösung verschreiben würde. *Stannum* ist bei Schwindsucht nicht gefährlich und wird auch bei unheilbaren Fällen palliativ wirken. Es greift nicht so tief in die Gesamtkonstitution ein wie *Silicea,* aber unter Umständen kann man eine Verschlimmerung der Nervensymptome erleben. Sofern überhaupt noch ein Aufbau möglich ist, wird *Stannum* den Kranken wiederherstellen. Wenn das Mittel die alten neurolgischen Schmerzen reaktiviert und wenn es sich um einen schwer leidenden Kranken handelt, der nicht mehr lange zu leben hat, dann ist *Pulsatilla* das gegebene Antidot.

Wenn ein lockerer, leichter Husten sich unter *Stannum* in einen heftigen, trockenen, quälenden, protrahierten Husten verwandelt, wird *Pulsatilla* den lockeren Husten zurückbringen. Die eben geschilderte Wirkung von *Stannum* ist nicht sehr vorteilhaft. Bei unheilbaren Fällen erhalten wir die besten Ergebnisse, wenn wir keine zu hohen Potenzen verordnen.

Einen weiteren bemerkenswerten Zug des Mittels sehen wir bei Frauen. Wenn eine Frau, die früher unter heftigen Neuralgien gelitten hat, angibt, seit dem Aufhören dieser Schmerzen habe sie einen reichlichen, dicken, gelben oder grünen Ausfluß, denke man an *Stannum.* Es besteht dabei große Schwäche, die von der Brust auszugehen scheint. Der Ausfluß hat die Entstehung von Auszehrung verhindert.

Menses zu früh und zu reichlich. Senkungsgefühl in der Gebärmuttergegend. Prolaps von Uterus und Vagina.

Lähmungssymptome. Schreibkrampf. Frauen können den Besen nicht loslassen (*Drosera* heilt die meisten Fälle).

„Verstopfung; harte, trockene, knollige oder unzureichende, grüne Stühle." Mastdarmträgheit infolge Lähmung. Trotz starken Stuhldrangs und weichen Stuhls keine Stuhlentleerungen. Kolik, besser durch Zusammenkrümmen, durch Druck und in Bauchlage (*Colocynthis, Cuprum*), schlechter durch Bewegung.

„Starke Erschöpfung durch Sprechen oder lautes Lesen. Große Müdigkeit nach Spazierengehen. Schwächung des ganzen Körpers, besonders beim Treppensteigen. Hochgradiges Schwächegefühl in Kehlkopf und Brust, später im ganzen Körper. Zittern, schlimmer bei geringer Anstrengung."

Staphisagria

(Stephanskörner)

Die psychischen Symptome und die Wirkungen dieses Mittels auf den Geist und auch auf den Körper lassen *Staphisagria* recht bedeutsam erscheinen. Der Patient ist erregbar und leicht verärgert, aber selten zornig; d. h. er ist schnell gestört und reizbar, ohne es merken zu lassen. Das Mittel paßt für Beschwerden infolge verhaltenen Zorns, unterdrückten Ärgers bzw. unterdrückter Gefühle. Der Betreffende wird sprachlos vor unterdrückter Entrüstung und vor Ärger. Reizblase mit häufigem Urindrang, der nach unterdrücktem Zorn und nach Beleidigungen tagelang anhält. „Große Entrüstung über Dinge, die der Patient selbst oder andere getan haben; Kummer über die Folgen."

Ein Höhergestellter z. B. kommt in einen Wortwechsel mit einem gesellschaftlich Tieferstehenden; eine Behauptung endet mit einer Beleidigung und der Höhergestellte dreht dem anderen den Rücken zu. Er geht nach Hause und grämt sich. Er spricht nicht darüber, sondern schluckt es herunter, aber er leidet danach. Er hat infolgedessen schlaflose Nächte und viele matte Tage; tage- und wochenlang kann er z. B. nicht addieren oder subtrahieren, macht Fehler beim Schreiben und Sprechen, bekommt eine reizbare Blase, Koliken usw. Gedächtnisverlust mit Schweregefühl zwischen den Augen. Es ist kaum zu entscheiden, ob wirklich ein solches Gefühl im Kopf existiert oder ob der Patient mit dieser Formulierung nur eine Art geistige Benommenheit beschreiben will. Er hat ein dumpfes Gefühl, als ob eine Holzkugel in der Stirn säße oder als wenn das ganze Gehirn aus Holz wäre. Zusammen mit diesem Fremdkörpergefühl in der Stirn tritt ein Gefühl auf, als sei der ganze Hinterkopf hohl; der Kranke beschreibt es als eine Art Taubheit oder Empfindungslosigkeit.

„Gleichgültigkeit, Kleinmütigkeit, geistige Stumpfheit nach Onanie." *Staphisagria* heilt diese Zustände, wenn sie durch sexuelle Überreizung, durch

Masturbation oder durch dauernde Beschäftigung mit sexuellen Beziehungen verursacht sind. Diese Kranken sind reizbar, leicht ermüdet, höchst erregbar und leiden darunter, daß sie ihre Gefühle beherrschen müssen. Ein Gesunder kann leicht mit einem Konflikt fertig werden, wenn er weiß, daß das, was er getan hat, richtig war; aber der Staphisagria-Patient zerfällt gleichsam mit sich selbst, wenn er sich beherrschen muß. Er zittert vom Kopf bis zu den Füßen, verliert seine Stimme und seine Arbeitsfähigkeit, kann nicht schlafen und bekommt infolgedessen Kopfweh.

Sehr häufig kommen Kranke zur Behandlung mit blauen Lippen, zitternden Händen, Herzbeschwerden und Schmerzen im ganzen Körper; sie glauben, sie müßten sterben, und erzählen allerlei von Zank und aufgestautem Zorn. *Staphisagria* beseitigt ihr Zittern und beruhigt sie. Ohne dieses Mittel würden sie schlaflose Nächte haben, geistige Ermüdung, Schwäche und Kopfweh, besonders wenn sexuelle Exzesse vorausgegangen sind.

Im nächsten Stadium wird das Sensorium ebenso reizbar wie die Psyche. Die Fingerspitzen schmerzen. Überempfindlichkeit des Hör-, Geschmacks- und Geruchssinnes. Jeder Eindruck wird als schmerzhaft empfunden. Jeder kleine entzündliche Fleck stellt eine Anhäufung von Schmerzpunkten dar. Geschwüre sind so empfindlich, daß der Kranke bei jeder Berührung in die Luft geht und Krämpfe zu bekommen scheint.

Überempfindliche Hämorrhoidalknoten. Es bilden sich kleine Nervengeschwülste in der Haut; kleine, weizenkorngroße, nässende, polypenartige, blaurötlich entzündete Gewächse, deren bloße Berührung Krämpfe und tagelange Schmerzen verursacht. An den Händen oder im Rücken entwickeln sich hyperästhetische Neurome, die sich manchmal schwärzlich verfärben. Entstehung kleiner, überempfindlicher Warzen, besonders an den Genitalien und am After, an der Harnröhrenmündung und in der Vagina.

Staphisagria paßt für alle Miasmaformen.

Der beschriebene nervöse Zustand spielt bei allen Beschwerden mit. Wenn der Geist und das Nervensystem ganz und gar in Aufruhr sind, handelt es sich meistens um einen Staphisagria-Fall.

Das Staphisagria-Kopfweh ist ein dumpfer, lastender Schmerz im Hinterkopf und in der Stirn. „Gefühl, als ob eine Kugel in der Stirn festsitze, selbst wenn der Kopf geschüttelt wird." Kopfschmerzen infolge Ärger und Entrüstung.

Krustige, schuppige Ausschläge auf dem behaarten Kopf. „Schmerzhafte Empfindlichkeit der Kopfhaut. Die Haut schält sich unter Jucken und Schmerzen ab; schlimmer abends und beim Warmwerden." Die Schuppen werden durch ein wässeriges Exsudat abgehoben; die wunde Hautoberfläche ist äußerst berührungsempfindlich.

An den Augenlidern und auf dem Augapfel zeigen sich Neubildungen, die bei Berührung stark schmerzen. Geschwülste der Meibomschen Drüsen *(Conium, Thuja)*, besonders bei reizbaren Kindern (*Kreosotum*).

Staphisagria wirkt speziell auf die Drüsen. Skrofulöse Drüsen; die Nackendrüsen sind vergrößert. Vergrößerte und verhärtete Eierstöcke und Hoden. Stechende, reißende Schmerzen in allen Drüsen, die chronisch induriert sind.

Stechende, reißende Schmerzen längs der Nerven. Da diese nervösen Kranken ständig ihr Herz beobachten, beziehen sie die stechenden Intercostalschmerzen meistens auf das Herz. Stechende Schmerzen von vorn durch die Brust zum Rücken.

Anschwellung der Mandeln nach Mißbrauch von *Quecksilber*. Chronische Tonsillitis. Die Mandeln sind nicht sehr groß, aber infolge vorangegangener akuter Mandelentzündungen verhärtet. Kropfdiathese mit Verdrießlichkeit und Reizbarkeit. „Schmerzen entwickeln sich nach dem Essen."

Der Staphisagria-Patient hat viel Darmbeschwerden. Chronische Diarrhoe oder Verstopfung. Koliken. Zuckende, reißende Schmerzen im Leib. Durchfall nach kaltem Wasser, nach Essen, nach Entrüstung und Ärger. Blähungen, die wie verfaulte Eier stinken. „Chronische Diarrhoe oder Dysenterie schwächlicher, kränklicher Kinder nach Ärger, Bestrafungen oder sonstigen Emotionen" (*Colocynthis* und *Chamomilla*).

Die Arzneibilder von *Staphisagria* und *Colocynthis* ähneln einander. Bei beiden verursacht Essen und Trinken Leibschneiden und Stuhlgang. Koliken, als ob Steine zerquetscht würden. Bei *Staphisagria* sitzen die Hauptbeschwerden in den Eingeweiden, im Kopf und in den Hoden; bei *Colocynthis* in den Eingeweiden und Eierstöcken. Verschlimmerung durch Ärger bei beiden Mitteln. *Causticum, Colocynthis* und *Staphisagria* folgen einander wie *Sulfur, Calcium* und *Lycopodium*.

Oft werden nervöse Frauen bald nach ihrer Heirat von häufigem, schmerzhaftem Urindrang befallen, der sehr beschwerlich werden und tagelang dauern kann. *Staphisagria* erleichtert die Beschwerden dieser jungen Frauen sehr. Quälendes Reißen ganze Nächte lang; blutiger Urin; unwillkürlicher Urinabgang; scharfer, wundmachender, brennender Urin. Verschlimmerung durch Bewegung. Reichlicher Abgang blassen Urins mit Brennen und Drängen. Brennen beim und nach dem Urinlassen.

Staphisagria hat Prostatavergrößerung mit häufigem Urindrang geheilt, besonders bei alten Männern. Ständiges qualvolles Urintröpfeln. „Häufiger Urindrang mit spärlicher Entleerung in dünnem Strahl oder tropfenweiser Harnabsonderung. Es kann die Empfindung bestehen bleiben, als sei die Blase nicht völlig entleert worden."

Das peinlichste Symptom der männlichen Geschlechtsfunktion ist die Reizbarkeit bei gleichzeitiger Impotenz oder großer Schwäche der Sexualorgane. Der Sexualtrieb ist sehr stark, aber es besteht Impotenz. Das Mittel ist nützlich bei den Folgen fortgesetzter Onanie. „Samenergüsse, denen Ärger und Reue folgen. Schwäche und Kurzluftigkeit. Auswirkungen von Onanie und sexuellen Exzessen. Gedächtnisverlust, Hypochondrie, Schweigsamkeit, eingefallenes Gesicht, verlegener Blick, nächtliche Ergüsse, Rückenschmerz, weiche Knie, geschwächte Organe. Es besteht Mangel an Lebenswärme und Neigung zur Erkältung. Die Augen sind eingesunken, gerötet und glanzlos. Die Haare fallen aus. Abgang von Prostatasekret. Das sexuelle Verlangen bleibt unbefriedigt. In den Hoden dumpfe, quetschende Schmerzen. Wollüstiges Jucken des Scrotums. Atrophie der Hoden."

Trockene, empfindliche Warzen an den Geschlechtsteilen infolge Sykosis oder Mißbrauch von *Quecksilber*, das eine Neigung zu Warzenwachstum verursacht. Bei nässenden, roten, riechenden Warzen ist *Thuja* angezeigt.

Die Hoden schwinden oder schwellen entzündlich an. Die Genitalien atrophieren.

Der Kranke hat das Gefühl, als kröchen Würmer über seine Haut. Empfindung von Krabbeln in den äußeren Geschlechtsteilen der Frau (*Coffea, Platina, Petroleum, Apis, Tarantula hispanica*). Das letztere Mittel hat das Symptom: „Die in den äußeren Teilen bestehende Empfindung von beißenden und kriechenden Insekten wird durch Hitze oder Kälte gebessert."

Bei Frauen besteht heftige sexuelle Erregung. Nymphomanie mit starker geistiger und körperlicher Auswirkung. Der Geist hat sich zulange mit sexuellen Fragen beschäftigt. „Sehr scharfe, schießende Schmerzen in den Eierstöcken, die ausgesprochen empfindlich auf Berührung sind. Die Schmerzen strahlen bis in die Oberschenkel aus. Die Periode ist unregelmäßig, zu spät und zu reichlich; manchmal bleibt sie auch aus; anfangs kommt blasses Blut, dann dunkles, zuletzt geronnenes. Skorbutische Diathese. Pilzwuchs in der Vagina. Stechen und Jucken der Vulva."

Stiche in der Herzgegend. Zittern des Körpers mit nervöser Erregung ist eine spezifische Indikation für *Staphisagria.*

Folgen von Blutverlust, Operationsschock, Verletzungen durch scharfe Instrumente und Schnittwunden. Stechen usw. in Operations- und Schnittwunden. Kolik nach Steinschnitt und beim Stuhldrang. Übelkeit, schlimmer nach Trinken.

Flechten auf den Händen, die abends nach Kratzen jucken und brennen. Taubheit in den Fingerspitzen. Arthritische Knötchen in den Fingern. Ich erinnere mich eines Kranken, der an Gichtknoten litt. Er hatte ein ausschweifendes Leben geführt, hatte sich Lastern hingegeben und war körperlich zusammengebrochen. Nach *Staphisagria* bekam er auf seinen Beinen bis zu den Knien einen Ausschlag, der wie eine Hose aussah. Es bestand etwa ein Jahr lang eine Krustenhaut, aber der Kranke fühlte sich dabei sichtlich besser und auch seine geschwollenen Gelenke besserten sich allmählich. Der Ausschlag war gelb, krustig, zäh, lederartig; wenn er durch die Flüssigkeit darunter abgehoben wurde, konnte man ihn wie eine Binde abschneiden. Der Patient war in dieser Zeit praktisch ein Krüppel. Es schossen immer neue Ausschläge unter den entfernten Krusten auf. Nur mit großen Schwierigkeiten konnte er gehen, da die Krusten in die Haut einschnitten.

Knochenbeschwerden, Exostosen, Entzündung der Knochenhaut. Akuter Gelenkrheumatismus mit wandernden Schmerzen bei ausschweifenden und geschwächten Patienten. Knochenerkrankungen nach Quecksilber-Anwendung. Geschwüre. Caries. Verletzungen durch scharfe, schneidende Instrumente. Nächtliche Knochenschmerzen (*Asa foet.*, *Mercurius*, *Silicea*).

Stramonium

(Stechapfel)

Wenn man das Arzneibild von *Stramonium* betrachtet, denkt man unwillkürlich an „Gewalt". Bei jedem Kranken, der *Stramonium* benötigt oder der damit vergiftet worden ist, wird man sich immer wieder über den gewaltigen Aufruhr und die starke Störung seines Geistes und Körpers wundern. Er steckt voller Aufregung und Wut und ist verwirrt. Sein Gesicht sieht wild und zugleich ängstlich aus. Die Augen sind auf einen bestimmten Punkt fixiert. Kopfkongestionen. Heißer Kopf und kalte Glieder. Heftiges Delirium mit hohem Fieber. Der Patient wendet sich häufig ängstlich vom Licht ab; er bevorzugt eine dunkle Umgebung, weil seine Beschwerden durch helles Licht verschlimmert werden. Die Körperhitze ist so groß, daß man fälschlicherweise an *Belladonna* denken könnte; aber meistens liegt ein continuierliches Fieber vor, während das intensive Fieber bei *Belladonna* immer remittierend ist.

Stramonium ist in seiner Wirkung gleichsam so heftig wie ein Erdbeben. Der Geist ist in Aufruhr, der Kranke flucht, zerreißt seine Kleider, redet heftig und wahnsinnig daher. Erotomanie und Selbstentblößung. Diese Symptome gehen einher mit continuierlichem Fieber, mit Wahnsinn und Hirnkongestionen.

Das Mittel hilft bei heftigen typhoiden Fiebern (Fleckfieber) sowie bei Manie, die schon einige Zeit besteht. Manische Anfälle, die mehr oder minder plötzlich auftreten, so daß ein isolierter Anfall zunächst auf *Belladonna* zu deuten scheint, aber auf Grund der Anamnese kann man die Mittel auseinanderhalten. *Belladonna* würde kaum mehr als ein Palliativum beim ersten Anfall sein, aber beim zweiten Mal würde es überhaupt nicht mehr wirken.

Wenn das Delirium abgeklungen ist, macht der Kranke den Eindruck großen Leidens. Die Stirn ist faltig, das Gesicht blaß, kränklich und eingesunken. Bei Kopfschmerzen deutet das ängstliche Aussehen auf starke Beschwerden infolge meningealer Komplikationen.

„Das Delirium ist mild, der Patient murmelt vor sich hin; oder aber er ist heftig, närrisch, lustig, geschwätzig und spricht unzusammenhängend bei offenen Augen. Lebhaft, fröhlich mit krampfhaftem Gelächter. Rasend, tobend, wild. Versuche, zu stechen und zu beißen. Seltsame Vorstellungen mit sexueller Erregung. Angst, als wenn er von einem Hund angegriffen würde.“ Merkwürdige Ideen über die Gestalt des eigenen Körpers, den er für unproportioniert, vergrößert oder deformiert hält. Alle möglichen Illusionen, Halluzinationen und Sinnestäuschungen. Furcht und große Ängstlichkeit, wenn er Wasser fließen hört.

Der Kranke sieht Tiere, Geister, Engel, abgeschiedene Seelen, Teufel usw.; er weiß anfangs, daß es sich dabei um Täuschungen handelt, aber später ist er von der Wirklichkeit dieser Erscheinungen überzeugt. Er hat solche Halluzinationen besonders im Dunkeln. Manchmal hat er eine Abneigung gegen helles Licht, das ihm Schmerzen bereitet; aber manchmal sitzt er da und starrt ins offene Feuer, obwohl er dadurch Husten und andere Symptome bekommt.

„Singt Liebeslieder und ergeht sich in obszönen Redensarten. Wahnsinn mit Erschöpfung. Springt aus dem Bett; benimmt sich, als ob das Bett unter ihm weggezogen würde. Schreit, bis er heiser wird und die Stimme verliert. Kreischt und schreit Tag und Nacht bei Fieber und manischen Zuständen. Hastig und eilig, wenn er woanders hin will.“ Heftiges Gelächter mit sardonischem Gesichtsausdruck.

„Ein Kind wacht erschreckt auf, erkennt keinen wieder, schreit vor Furcht, klammert sich an die Umstehenden.“

Bei *Hyoscyamus* finden wir wildes, maniakalisches Delirium, aber mit niedrigem Fieber. Bei *Stramonium* besteht hohes Fieber. Bei *Belladonna* kommt das Fieber nachmittags und abends von 15 Uhr bis 3 Uhr morgens, und dann tritt eine Remission ein.

Heftige Krämpfe aller Muskeln. Opisthotonus; Verdrehungen und Kontrakturen der Glieder; Zungenbiß und Blutungen. Während der Krämpfe und manischen Attacken eiskalter Schweiß. Dieses Symptom findet man so ausgeprägt sonst nur noch bei *Camphora.*

Hysterische Krämpfe mit Rückenmarksbeschwerden, schlimmer durch Schreck. Krämpfe bei nervösen, erregbaren Menschen infolge Schreck. Puerperalkrämpfe und Wahnsinn bei septischen Zuständen, die bisweilen unter der Diagnose Melancholie laufen. Die Frauen glauben z. B., sie hätten die göttliche Gnade verloren, obgleich sie ein rechtschaffenes Leben geführt haben; sie sind traurig, bilden sich sonderbare Dinge ein und benehmen sich seltsam, bis schließlich heftige Delirien entstehen; sie schreien laut herum, ermahnen die Menschheit zur Reue und predigen in wirren Sätzen. Das Gesicht ist rot, die Augen blitzen. In solchen Fällen sollte man *Stramonium* mit *Veratrum* vergleichen.

Bei Hirnkongestionen geht das Delirium in Bewußtlosigkeit über. Der Kranke bietet das Aussehen einer schweren Intoxikation. Die Pupillen sind erweitert oder verengt (bei *Belladonna* sind sie erweitert). Auffälliger Stupor, röchelnde Atmung. Der Unterkiefer ist herabgesunken. Man findet diesen Zustand bei Typhus und septischen Fiebern. Foetor, Blutsickern aus dem Munde und anderen Stellen. Hals und Mund sind trocken. Die Zunge ist trocken und angeschwollen, so daß sie den Mund ausfüllt, gefleckt und rot wie rohes Fleisch. Die

Zähne sind belegt, die Lippen trocken und rissig. Manchmal besteht heftiger Durst, zugleich aber Furcht vor Wasser. Durchfall mit unwillkürlichem Stuhlabgang. Der Leib ist aufgetrieben. Es besteht unwillkürlicher Harnabgang.

Meningitis basilaris nach unterdrücktem Ohrfluß. Die Stirn ist faltig, der Blick starr, die Augen sind glasig, die Pupillen erweitert, aber es besteht kaum etwas Fieber. Schrecklicher Schmerz an der Schädelbasis. In der Vorgeschichte finden sich vom Ohr ausgehende Nekrosen.

Heftiger Kopfschmerz nach Sonnenbestrahlung, tagsüber sich den ganzen Tag verschlimmernd. Die ganze Nacht muß der Kranke aufrecht sitzen, weil die Schmerzen beim Hinlegen zunehmen. Es geht dem Kranken schlechter nach jeder Bewegung oder Erschütterung. Die Augen sind starr und glasig. Das Gesicht ist gerötet; später wird es blaß. Die Augen sind starr und unbeweglich auf eine Ecke des Raumes gerichtet. Delirium. Schmerz im Hinterkopf.

Hochgradige Entzündung, die zum Tode führt. Es bildet sich Eiter. Abscesse mit qualvollen Schmerzen (*Hepar, Mercur, Silicea, Sulfur*). Heftige katarrhalische Entzündungen. Septische Zustände. Chronische Abscesse. Karbunkel. Furunkel. Vereiterung der Gelenke, besonders des linken Hüftgelenks. Hüfterkrankungen reagieren oft sehr gut auf *Stramonium*, selbst wenn schon Eiter vorhanden ist oder sich bereits Fistelöffnungen gebildet haben. Schmerzhafte Vereiterung der Knorpel.

Stramonium steht unter den tiefwirkenden Mitteln einzig da hinsichtlich der Heftigkeit der psychischen Symptome.

Stramonium heilt Augenbeschwerden und Hirnreizung nach Überanstrengung durch Studium, besonders bei Studenten, die viel Nachtarbeit leisten müssen, um mitzukommen. Die Kranken scheinen fast blind zu sein. Es bestehen heftige Schmerzen in den Augen bei trübem Licht, während helles Licht die Augenbeschwerden erleichtert. Aber die psychischen Symptome, der Husten, die Kopfschmerzen usw., werden durch Licht verschlechtert.

„Trockenheit von Hals und Schlund, durch Trinken nicht gebessert. Das Schlucken ist erschwert und wird durch stechende Schmerzen im Hals behindert. Krampfartige Schmerzen in den Submaxillardrüsen." Würgen beim Versuch, Wasser zu schlucken. Das Mittel hilft manchmal bei Hydrophobie (*Hyoscyamus, Belladonna, Cantharis* und *Hydrophobinum*).

Stramonium wirkt oft palliativ und ohne Erstverschlimmerung bei chronischen Lungenabscessen, wenn der Husten beim Sehen ins Licht schlimmer wird.

Harnverhaltung. Ohne ständige große Anstrengung ist kein Wasserlassen möglich. Alte Männer haben die Kontrolle über ihre Blase verloren. Der Harnstrahl fließt langsam.

Herzaffektionen mit starker Brustbeklemmung. Psychische Reizbarkeit. Der Kranke verwechselt Personen. Unfähigkeit, im Dunkeln zu schlafen. Große Angst, wenn der Zug durch einen Tunnel fährt. Unregelmäßiger Puls, Herzschwäche. Der Schlaf ist voller Träume und Unruhe.

Sulfur

(Schwefelblüte)

Sulfur ist ein derart umfassendes Mittel, daß man kaum weiß, wo man anfangen soll. Es scheint den Symptombildern aller menschlichen Krankheiten zu entsprechen, und wenn ein Anfänger die Prüfungen von *Sulfur* durchliest, könnte er beinah denken, daß er kein weiteres Mittel benötige, da jedes Krankheitsbild im Sulfur-Bild enthalten sei. Aber wir werden sehen, daß es durchaus nicht alle Krankheiten heilt und daß man es ebenso kritisch anwenden muß wie andere Mittel.

Der Sulfur-Patient ist ein magerer, schlanker, hungriger, schlechtverdauender Typ mit hängenden Schultern; bisweilen jedoch entspricht das Mittel auch fetten, rundlichen, wohlgenährten Kranken. Der eckige, magere Kranke mit hängenden Schultern überwiegt jedoch, besonders wenn längere Verdauungsstörungen mit mangelhafter Assimilation und schlechter Ernährung vorausgegangen sind. Der Sulfur-Zustand wird manchmal durch lange, eintönige Kostgängerverpflegung und Gewöhnung des Magens hieran herbeigeführt. Es handelt sich um Menschen mit sitzender Lebensweise, studierende Stubenhocker, die ihre Tage mit Grübeleien bzw. philosophischen Untersuchungen verbringen, die keine körperliche Bewegung haben und sich infolgedessen auf die einfachste Kost beschränken, welche zur Erhaltung des Körpers nicht ausreicht.

Es gibt noch eine weitere Gruppe von Kranken, denen wir das Sulfur-Bild am Gesicht ablesen können. Es sind Leute mit schmutzfarbener, runzliger Haut und gerötetem Gesicht. Die Haut scheint leicht atmosphärischen Einflüssen zu unterliegen. Das Gesicht rötet sich nach Reiten bei sehr kaltem und auch bei sehr feuchtem Wetter. Die zarte, dünne Haut wird bei der geringsten Ursache rot und sieht trotz häufigen Waschens immer rötlich-schmutzig aus. Bei Kindern kann die Mutter das Gesicht noch so oft und gründlich waschen, es sieht gleichwohl immer aus, als sei es nur flüchtig gewaschen worden.

Von HERING wurde der Sulfur-Patient als „zerlumpter Philosoph" bezeichnet. Der Gelehrte oder Erfinder vom Sulfur-Typ arbeitet Tag und Nacht in fadenscheiniger Kleidung; sein Hut ist zerbeult, seine Haare sind lang und ungepflegt, sein Gesicht sieht schmutzig aus. Er ist unordentlich und häuft Bücher und Buchblätter in wirrem Durcheinander auf. Offenbar verursacht *Sulfur* diese Art Unordentlichkeit, Liederlichkeit und Unsauberkeit. Es ist ein Zustand von Gleichgültigkeit und Selbstbezogenheit. Der Patient ist ein Pseudophilosoph und je mehr er sich in diesen Zustand verrennt, um so enttäuschter ist er, weil die Welt ihn nicht als größten Mann auf Erden betrachten will. Alte Erfinder arbeiten und arbeiten beständig weiter, ohne je Erfolg zu haben. Die Beschwerden, die sich in diesen Fällen entwickeln, auch die akuten, entsprechen *Sulfur*.

Sauberkeit wird bei den Sulfur-Patienten nicht groß geschrieben. Sie halten sie nicht für notwendig. Der Kranke ist schmutzig, er sieht nicht die Notwendigkeit ein, einen sauberen Kragen, saubere Manschetten oder ein sauberes Hemd anzulegen. Das ist für ihn nebensächlich. *Sulfur* paßt selten für saubere Leute, aber es ist durchweg angezeigt bei jenen, die sich durch Unsauberkeit nicht stören lassen. Im Krankenhaus habe ich oftmals beobachtet, daß ein Kranker nach Sulfur-Gaben plötzlich auf sich selbst zu achten begann und z. B. ein sauberes Hemd anzog, während er vorher immer in demselben alten Hemd erschienen war. Es ist erstaunlich, wie schnell Sulfur-Patienten, besonders Kinder, ihre Kleidung verschmutzen. Mütter erzählen uns oft von den Schmutzereien unserer kleinen Sulfur-Patienten. Kinder mit Nasenkatarrhen z. B. ziehen oft die Nasensekrete hoch und verschlucken sie dann. Das ist auffallend, weil schlechte Gerüche zu den Dingen gehören, die den Sulfur-Patienten anwidern. Er ist überempfindlich gegen ekelhafte Gerüche, aber die ekelhaften Dinge selbst ißt und verschlingt er. Es wird ihm übel vom Geruch des eigenen Körpers und Atems. Der Stuhlgeruch ist so aufdringlich, daß er ihn den ganzen Tag zu riechen vermeint. Wegen seiner Überempfindlichkeit gegen Gerüche ist er bei seinen Darmgeschäften sauberer als sonst. Er bildet sich ständig widerliche Gerüche ein und ist dauernd auf der Jagd nach deren Quelle. Er hat meistens eine so starke Einbildungskraft, daß er Dinge zu riechen vermeint, an die er sich in Wirklichkeit nur erinnert.

Der Sulfur-Patient ist durch und durch verschmutzt. Er ist das Opfer widriger Gerüche. Er hat einen riechenden Atem und stinkenden Stuhl. Der Geruch seiner Genitalien verbreitet sich trotz seiner Kleidung im Zimmer, und er empfindet das selbst. Alle Absonderungen stinken mehr oder weniger. Obwohl er sich ständig wäscht, leidet er unter scharfem Achselschweiß, und manchmal riecht der ganze Körper nach Schweiß.

Die Absonderungen aller Körperteile riechen nicht nur aufdringlich, sondern sind auch wundmachend. Der Sulfur-Patient leidet unter Katarrhen aller Schleimhäute, und die katarrhalischen Absonderungen machen ihn überall wund. Bei Schnupfen werden Lippen und Nase wund. Manchmal brennt das Nasensekret wie Feuer, besonders auf den Lippen von Kindern. Die befallenen Teile röten sich wie bei *Acidum sulf.* Die weiblichen Genitalien werden durch reichlichen, wundmachenden Fluor entzündet. Der dünne Stuhl verursacht Brennen und Wundheit in der Aftergegend. Wenn bei Frauen ein Tropfen Harn an den Genitalien hängenbleibt, brennt es; oft genügt es nicht, ihn abzuwischen, sondern die Frau muß ihr Genitale waschen, um den Schmerz zu erleichtern. Bei Kindern finden wir Wundsein in der Aftergegend und zwischen den Gesäßbacken; die ganze Gesäßfalte ist rot, wund und nach dem Stuhlgang entzündet. Aus diesen Zuständen hat man ein bei *Sulfur* immer zutreffendes Leitsymptom abgeleitet: „Alle Absonderungen brennen auf den Teilen, über die sie fließen."

Der Sulfur-Patient hat alle möglichen Ausschläge: vesiculäre, pustulöse, furunkulöse, schuppende Ausschläge. Alle sind von starkem Jucken begleitet, manche auch von Absonderungen bzw. Eiterungen. Auch ohne Ausschlag juckt die Haut stark; sie juckt in der Bettwärme und beim Tragen wollener Kleidung. Manchmal kann der Kranke nur Seide oder Baumwolle tragen. Die Zimmerwärme treibt ihn zur Verzweiflung, wenn er den juckenden Teil nicht erreichen kann, um ihn zu kratzen. Nach dem Kratzen besteht Brennen mit Erleichterung des Juckreizes. Nach dem Kratzen oder auch schon bei Bettwärme entstehen auf dem ganzen Körper lange weiße Streifen mit starkem Jucken und der Kranke fährt fort, sich zu kratzen, bis die Haut wund wird oder bis es brennt, weil dann das Jucken besser wird. Das wiederholt sich ständig: schreckliches Jucken nachts im Bett, morgens beim Aufwachen erneutes Kratzen, aber die Ausschläge jucken und nässen weiter. Es bilden sich ganze Aussaaten von Furunkeln und furunkelähnlichen Ausschlägen. Daher ist *Sulfur* so nützlich bei Impetigo.

Das Mittel hilft bei Eiterungen aller Art. Eiterhöhlen; kleine und große Abscesse; Zellgewebsentzündungen; Eiterungen innerer Organe. Die Eiterungsneigung ist sehr charakteristisch für *Sulfur*. Die Drüsen entzünden sich und die Entzündungen vereitern.

Wo immer *Sulfur* Beschwerden macht, werden wir Brennen finden. Jeder Teil brennt. Brennen bei Kongestionen, Hautbrennen oder Hitzegefühl in der Haut, Brennen hier und da fleckenweise, Brennen in den Drüsen, im Magen, in den Lungen, in den Därmen, im Mastdarm. Brennen und Schmerzen in den Hämorrhoiden. Brennen beim Harnlassen oder Hitzegefühl in der Blase. Es besteht ziemlich überall Hitzegefühl, aber wenn der Kranke etwas besonders Typisches beschreiben will, sagt er: „Brennen an den Fußsohlen, in den Handflächen und auf dem Scheitel." Brennen an den Fußsohlen wird sehr häufig beobachtet, sobald der Kranke im Bett warm geworden ist. Der Sulfur-Patient hat nachts im Bett so heiße und so brennende Fußsohlen, daß er die Füße aus dem Bett streckt. Die Handflächen und Fußsohlen des Kranken haben eine dicke Haut, welche beim Warmwerden im Bett brennt.

Auch andere Beschwerden entwickeln sich beim Warmwerden im Bett. Der Sulfur-Patient verträgt weder Hitze noch Kälte, aber er verlangt immer nach frischer Luft. Er möchte eine ausgeglichene Temperatur. Er fühlt sich beeinträchtigt, wenn die Temperatur zu stark wechselt. Um seine Atmung zu erleichtern, wünscht er offene Türen und Fenster, wenn er viel Beschwerden hat. Den Körper selbst jedoch will er meistens bedeckt haben; aber wenn er sich warm anzieht, wird er durch das Jucken und Brennen der Haut belästigt.

Was die zeitlichen Verschlimmerungen anbetrifft, sind die nächtlichen Beschwerden bemerkenswert. Kopfschmerzen beginnen nach dem Abendessen und nehmen zur Nacht hin zu, so daß das Einschlafen beeinträchtigt wird. Nächtliche Schmerzen und nächtlicher Durst. „Intermittierende periodische Neuralgie, schlimmer nach je 24 Stunden, im allgemeinen um 12 Uhr mittags oder 12 Uhr nachts." Der Mittag ist ein weiterer Zeitpunkt für die Verschlimmerung der Sulfur-Beschwerden. Frostgefühl, Fieber, psychische Symptome und Kopfschmerzen verschlimmern sich mittags. Beschwerden, die einmal wöchentlich erscheinen bzw. sich jeweils nach einer Woche verschlimmern, sind ebenfalls ein typisches Sulfur-Symptom.

Häufige Durchfälle, seit jeher bekannt als „Sulfur-Diarrhoe", obgleich auch viele andere Mittel ein ähnliches Bild bieten: z. B. Durchfall frühmorgens. Der Sulfur-Durchfall kommt zwischen Mitternacht und Morgen, meistens mehr um die Zeit, da der Kranke langsam an das Aufstehen denkt: der Durchfall treibt ihn aus dem Bett. Meistens dünne, wässerige Stühle, nicht gußartig auftretend und nicht sehr reichlich, manchmal sogar spärlich, bisweilen gelblich und stinkend. Nach diesem Morgenstuhl hat der Kranke häufig keine weiteren Beschwerden mehr bis zum nächsten Morgen. Es gibt viele Menschen, die jahrelang regelmäßig durch den Stuhldrang morgens aus dem Bett getrieben werden. Die Kranken leiden unter Schmerzen, Kneifen, Unwohlsein und empfindlichem Brennen in den Eingeweiden. Der Stuhl brennt während der Entleerung; alle Teile, die er berührt, werden wund und empfindlich.

Der Sulfur-Patient ist ewig durstig und möchte dauernd Wasser trinken. Er spricht auch oft von einem Hungergefühl, einem Wunsch nach Essen, aber wenn er sich zu Tisch setzt, ekelt ihn das Essen an, er wendet sich ab und möchte nichts mehr. Er ißt fast nichts und nimmt nur die einfachsten und leichtesten Speisen zu sich. Es besteht Verlangen nach Stimulantien und Alkohol, aber Abneigung gegen Milch und Fleisch. Letztere machen ihn krank, und er verschmäht sie. Einer der alten Ärzte leitete hieraus das Leitsymptom ab: „Trinkt viel und ißt wenig." Das stimmt für *Sulfur*, aber viele andere Mittel haben dasselbe Symptom.

Leeregefühl gegen 11 Uhr vormittags. Es scheint, als ob der Patient nicht auf sein Mittagessen warten könne. Er ist sehr hungrig zu seinen gewohnten Eßzeiten; wenn sich das Essen verschiebt, wird ihm schwach und übel. Diejenigen, die gewohnt sind, um 12 Uhr zu Mittag zu essen, haben dieses leere Hungergefühl um 11 Uhr. Diejenigen, die gegen 13 Uhr essen, haben es um 12 Uhr. Das Leeregefühl tritt bei den meisten Menschen ungefähr eine Stunde vor der gewohnten Essenszeit auf.

Zusammenfassend kann man folgendes Syndrom als typisch für *Sulfur* angeben: Leeregefühl im Magen um 11 Uhr vormittags, Hitzegefühl der Fußsohlen und des Scheitels. Diese drei Symptome sind bei *Sulfur* als eine Art conditio sine qua non angesehen worden, aber sie sind nur ein winziger Teil des gesamten Sulfur-Bildes.

Abgesehen von den Ausschlägen besteht bei *Sulfur* eine ungesunde Veranlagung der gesamten Haut. Die Haut will nicht heilen. Kleine Wunden eitern lange weiter. Abscesse, die sich unter der Haut bildeten, bleiben als kleine Höhlen mit sezernierenden Fistelöffnungen lange Zeit bestehen.

Sulfur verursacht eine Infiltration der entzündeten Teile mit jahrelang bestehenden Verhärtungen. Wenn die Entzündungen sich in einem lebenswichtigen Organ festsetzen, z. B. in den Lungen, können solche Verhärtungen sehr üble Folgen haben. Der Zustand der Infiltration nach Pneumonie wird bekanntlich Hepatisation genannt. *Sulfur* ruft diese Neigung in allen entzündeten Körperteilen hervor, weswegen es gerade bei Hepatisation sehr nützlich ist.

Sulfur ist speziell dann indiziert, wenn ein Kranker nach einer langen Krankheit keine Reaktionsfähigkeit mehr hat, weil sein Organismus psorisch verändert ist, oder wenn ein Kranker gegen Ende einer akuten Krankheit schwach und hinfällig wird. Die Entzündung endet mit Eiterung und Infiltration. Der Kranke befindet sich in einem Zustand der Schwäche, ist sehr ermüdet und hinfällig und hat Nachtschweiße. Verzögerte Rekonvaleszenz z. B. nach Typhus oder nach anderen Erkrankungen. *Sulfur* wirkt bei solchen Zuständen häufig sehr nützlich. Ebenso bei alten Säufern, die nicht vom Alkohol lassen können. *Sulfur* wird eine Zeitlang das Verlangen nach Alkohol unterdrücken und den Kranken kräftigen können.

Die Gewebe sind geschwächt, so daß schon geringer Druck Schmerzen verursacht und manchmal Entzündung bzw. Eiterung hervorruft. Sulfur-Patienten bekommen leicht Decubitus, da sie einen schwachen Kreislauf haben. Verhärtung nach Druck ist gleichfalls ein typischer Zug; ebenso Schwielen und Verhornungen nach Druck. Wenn z. B. ein Schuh drückt, zeigt sich ein großes Hühnerauge oder eine Entzündung der großen Zehe. Wo die Zähne in Berührung mit der Zunge oder anderen Teilen der Mundhöhle kommen, entwickeln sich Knötchen, die im Laufe der Zeit geschwürig werden. Es ist ein langsamer Prozeß, der mit Brennen und Stechen verläuft und später in Krebs übergehen kann. *Sulfur* hemmt dieses Geschehen, wenn das Symptomenbild paßt.

Wir beobachten bei *Sulfur* eine bemerkenswerte Störung der Venen. Es ist ein venöses Mittel und macht viele Venenbeschwerden. Die Venen scheinen erschlafft zu sein und eine träge Zirkulation zu haben. Rötung und Schwellung des Gesichts durch das Wetter, durch den Reiz der Kleidung usw. Varicen an den Extremitäten. Brennende, stechende Hämorrhoiden. Die Varicen brechen auf und bluten. Wenn die Kranken vom Kalten ins Warme kommen, verschlimmern sich die Varicenbeschwerden. Hände und Füße schwellen an. Es tritt ein Stauungsgefühl im ganzen Körper auf.

Der Sulfur-Patient magert ab. Ein besonderer Zug ist die Abmagerung der Glieder bei aufgetriebenem, empfindlichem Leib. Die Muskeln von Hals, Rükken, Brust und Gliedern schrumpfen, ebenso die Bauchmuskulatur, während die Bauchhöhle gebläht ist. Man findet diesen Zustand auch bei Marasmus. Das Bild ähnelt der Symptomatik von *Calcarea;* bei Frauen, die *Calcarea* gebrauchen, werden wir starke Vergrößerung und Auftreibung sowie Verhärtung des Leibes mit Schrumpfung aller anderen Körperteile beobachten können.

Bei *Sulfur* findet man Hitzewallungen zum Kopf und Gesicht, wie sie die Frauen im Klimakterium haben. Die Hitzewallung beginnt in der Herzgegend, allgemeiner gesagt in der Brust, und es besteht das Gefühl, als steige im Körperinnern eine Hitzewelle bis zum Gesicht empor. Das Gesicht ist rot, heiß und blutüberfüllt, und schließlich endet die Hitze mit einem Schweißausbruch. Kongestionen mit Schweiß und rotem Gesicht. Manchmal sagen die Frauen, sie hätten ein Gefühl, als ob heißer Dampf in ihrem Körper wäre und langsam aufsteige, wonach dann ein Schweißausbruch erfolge. Manchmal beobachten wir eine Frau, die ein wenig fröstelt, worauf Hitzewallungen und rote Flecke im Gesicht entstehen, und dann fächelt sie sich Luft zu und möchte Türen und Fenster geöffnet haben. Dieses Bild entspricht *Sulfur, Lachesis* und vielen anderen Mitteln. Wenn die Hitzewallungen in der Brust, besonders in der Herzgegend beginnen, ist *Sulfur* angezeigt; aber wenn sie vom Rücken oder Magen her kommen, paßt *Phosphorus* besser.

Neben anderen allgemeinen Verschlimmerungen haben wir bei *Sulfur* eine Verschlimmerung vom Stehen. Alle Beschwerden werden schlimmer durch längeres Stehen. Stehen ist die schwierigste Stellung für einen Sulfur-Patienten; es führt zu einer Verschlimmerung der Geistesverwirrung, des Schwindels, der Magen- und Bauchsymptome, der venösen Stauung und des Senkungsgefühls im Becken bei Frauen. Der Kranke muß sich hinsetzen oder umhergehen; er kann ganz gut laufen, aber seine Beschwerden verschlimmern sich beim Stillstehen.

Verschlimmerung nach Schlaf paßt zu vielen Sulfur-Beschwerden, speziell zu denen des Geistes und des Sensoriums. Die meisten Sulfur-Beschwerden sind nach dem Essen schlimmer.

Dem Sulfur-Patienten geht es nach dem Baden schlechter. Er fürchtet daher das Baden, und weil er nicht badet, paßt auf ihn im allgemeinen der Begriff des „großen Ungewaschenen". Er kann nicht baden, ohne sich zu erkälten.

Zu den Beschwerden der Kinder wäre folgendes zu sagen: Es handelt sich um kleine Bälger mit schmutzigen Gesichtern und schmutziger Haut, die nächtlichen Anfällen von Geistesverwirrtheit unterworfen sind, die viel unter Kopfschmerzen leiden, die schon Hirnerkrankungen und Meningitis hatten und von Hydrocephalus bedroht sind. Solche Kinder brauchen *Sulfur*. Dieses Mittel wird ihren konstitutionellen Zustand bessern, wenn die bisherigen Mittel versagt haben, weil sie nicht tief genug wirkten. Wenn sich das Kind nicht richtig entwickelt, wenn die Knochen nicht wachsen und wenn sich die Fontanellen nicht schnell genug schließen, kann *Calcarea* indiziert sein, aber *Sulfur* ist bei einem derartig verlangsamten Wachstum unter Umständen fast ebenso wichtig.

Entgegen aller Erwartung ist der Sulfur-Patient nervös und leicht erregbar; er wird leicht durch Lärm erschreckt und fährt aus dem Schlaf auf, als ob er einen Kanonenschuß gehört oder einen Spuk gesehen hätte. Er ist zwar im ersten Teil der Nacht sehr schläfrig und schläft manchmal bis 3 Uhr morgens durch, aber danach wird sein Schlaf unruhig oder er schläft gar nicht mehr. Er fürchtet das Tageslicht und möchte erneut einschlafen. Wenn er dann erst einmal wirklich schläft, kann man ihn kaum aufwecken und er möchte bis spät in den Morgen schlafen. Das ist die Zeit, in der er die beste Ruhe und den festesten Schlaf hat. Er leidet sehr unter schrecklichen Träumen und Alpdruck.

Wenn das Symptomenbild paßt, wird man *Sulfur* bei Erysipel heilsam finden. Für Erysipel als bloßen Krankheitsbegriff haben wir kein Heilmittel, aber wenn der Kranke Erysipel hat und seine Symptome stimmen mit jenen von *Sulfur* überein, können wir ihn mit *Sulfur* heilen. Erst wenn wir uns diesen Unterschied einprägen, werden wir ermessen können, was Homöopathie bedeutet: sie behandelt den Kranken und nicht den Namen, unter dem eine Krankheit läuft.

Der ganze Organismus des Sulfur-Patienten wird durch Kongestionen gestört. Blutwallungen mit Völlegefühl im Kopf, das wir oben als „Hitzewallung" beschrieben haben. *Sulfur* macht ausgesprochene Fieberzustände und kann daher auch bei akuten Krankheiten angewandt werden. Es ist eines der natürlichen Komplemente von *Aconitum*, und wenn *Aconitum* für die akuten Verschlimmerungen paßt und sie beseitigt, so entspricht *Sulfur* sehr häufig dem Konstitutionsbild des Patienten.

Sulfur paßt für die höchst lästigen „skrofulösen" Beschwerden bei geschwächter Konstitution und mangelhafter Assimilation. Es heilt torpide, indolente, schlecht granulierende Geschwüre der unteren Gliedmaßen. *Sulfur* ist häufig angezeigt bei varicösen Geschwüren, die leicht bluten und schmerzhaft brennen.

Bei chronischer Gicht ist *Sulfur* ein nützliches, tiefwirkendes Mittel und wird meistens die Gichtsymptome auf die Extremitäten beschränken, da seine Wirkungsrichtung von innen nach außen geht. Wie *Lycopodium* und *Calcarea* wird es, wenn es dem jeweils vorliegenden Symptomenbild entspricht, besonders bei Fällen mit nicht allzu weit vorgeschrittenen organischen Veränderungen den rheumatischen Zustand auf die Gelenke und Gliedmaßen beschränken.

Sulfur ist wie *Silicea* eine gefährliche Medizin bei schweren strukturellen Veränderungen in lebenswichtigen Organen, besonders den Lungen. *Sulfur* wird häufig alte Fistelöffnungen und kalte Abscesse heilen; der Eiter entleert sich, wenn das Mittel dem jeweiligen Symptomenbild entspricht. Auch chronische Abscesse und entzündete, verhärtete Drüsen, die vor der Eiterung stehen, kommen zur Abheilung. Aber bei vorgeschrittenen Fällen von Phthise ist *Sulfur* gefährlich und sollte niemals in Höchstpotenzen verschrieben werden. Wenn sehr schmerzhafte Symptome bestehen und *Sulfur* angebracht erscheint, kann man allenfalls bis zur 30. oder 200. Potenz gehen. Auf keinen Fall aber sollte man mit *Sulfur* den Morgendurchfall oder die Nachtschweiße bei vorgeschrittener Phthisis unterdrücken, weil dann schädliche Folgen eintreten, selbst wenn *Sulfur* durch die Symptome angezeigt zu sein scheint.

Schon HAHNEMANN hat *Sulfur* speziell für symptomarme Fälle und latente psorische Zustände empfohlen. Hier wirkt das Mittel so ausgezeichnet, daß man es rein routinemäßig anwenden kann. Insbesondere verstärkt es bei solchen Patienten die Reaktionsfähigkeit für andere Mittel, wie auf Grund vieler Erfahrungen feststeht. Wir wissen, daß diesen symptomarmen Fällen eine latente Psora, Syphilis oder Sykosis zugrunde liegt. *Sulfur* steht an der Spitze aller antipsorischen Mittel. Bei psorischer Grundkonstitution wird *Sulfur* die latente Ursache manifest machen; selbst wenn es nicht direkt heilend wirkt, wird es eine bessere Entwicklung der Symptome herbeiführen. Und wie sich *Sulfur* zur Psora verhält, so *Mercurius* zur Syphilis und *Thuja* zur Sykosis.

Bei entzündlichen Zuständen tritt unter *Sulfur* ein blaurötliches Aussehen der entzündeten Teile, eine venöse Blutfülle auf. Masernexantheme von dieser Farbe verlangen sehr häufig *Sulfur*. *Sulfur* ist ein großartiges Mittel bei Masern. Der Routineverschreiber kann bei dieser Krankheit recht gut abschneiden mit *Pulsatilla* und *Sulfur*, eventuell ergänzt durch *Aconit* und *Euphrasia*. Besonders gut wirkt *Sulfur*, wenn die Haut dunkel verfärbt ist und der Masernausschlag nicht herauskommt. Die blaurötliche Verfärbung kann auch bei Erysipelen und Halsentzündungen vorkommen; besonders häufig tritt sie an den Unterarmen, an den Beinen und im Gesicht auf.

Die schädlichen Nebenwirkungen der Impfung werden häufig durch *Sulfur* geheilt. In diesem Falle konkurriert es mit *Thuja* und *Mallandrinum*.

Hinsichtlich der psychischen Symptome, die den wahren Menschen erkennen lassen und seine innere Natur offenbaren, wäre zu sagen, daß *Sulfur* verderblich wirkt, indem es den Menschen zu ausgesprochener Ichsucht treibt. Der Patient denkt nie an die Wünsche seiner Mitmenschen, sondern immer nur an seine eigenen. Alles betrachtet er nur unter dem Gesichtspunkt des eigenen Nutzens. Diese Ichsucht findet man bei allen Sulfur-Patienten. Dankbarkeit fehlt.

Philosophische Monomanie ist auch ein typischer Zug des Mittels. Monomane Studien seltsamer, abstrakter oder okkulter Dinge, die ganz außerhalb jeder Wissensmöglichkeit liegen. Die verschiedensten Gebiete werden ohne irgendeine solide Grundlage studiert. Der Kranke brütet über seltsamen und besonderen Dingen. *Sulfur* bewährt sich bei Menschen, die ständig auf der Suche nach der letzten Ursache aller Dinge sind. Der Sulfur-Patient hat eine Abneigung gegen logische Folgerungen und gegen ernsthafte, systematische Arbeit. Er ist eine Art von Erfindergenie. Wenn ihm eine Idee kommt, kann er sie nicht wieder loswerden. Er verfolgt sie immer weiter, bis er schließlich zufällig auf irgend etwas stößt, und auf diese Weise werden häufig Erfindungen gemacht. Er ist häufig ganz unwissend, bildet sich aber ein, ein großer Mann zu sein. Er verachtet Bildung, Gelehrte und Wissenschaft und glaubt, jedermann müsse einsehen, daß er mit Recht darüber erhaben sei.

Ferner leidet der Sulfur-Typ unter religiöser Melancholie; seine Meditationen sind jedoch ganz unvernünftig, er verrennt sich in närrische, ichbezogene Ideen. Er betet ununterbrochen, schließt sich in sein Zimmer ein und stöhnt vor Verzweiflung, weil er die ewige Seligkeit verloren zu haben meint.

Ein Kranker, der *Sulfur* braucht, befindet sich häufig in einem Zustand von Stumpfsinn und Geistesverwirrung mit Konzentrationsunfähigkeit. Er wacht des Morgens mit Benommenheit, Völlegefühl im Kopf und Schwindel auf. Schwindel auch in frischer Luft. Im Freien bekommt er Schnupfen mit Völlegefühl im Kopf und Benommenheit, so daß er ganz verwirrt aussieht.

In den Lehrbüchern findet sich die oft zitierte Angabe: „Närrische Glückseligkeit und Stolz. Glaubt, daß er Besitzer herrlicher Dinge sei; selbst Lumpen scheinen ihm schön zu sein." Solche Zustände kommen bei Wahnsinnigen vor, besonders bei jenen, deren Psychose nicht voll ausgebildet ist, sondern sich auf diesen einen Zug beschränkt.

Der Sulfur-Patient hat eine Abneigung gegen Beruf und Geschäfte. Er pflegt herumzusitzen und nichts zu tun, während seine Frau sich abschuftet und sich um ihn sorgt. Jedes feinere Gefühl scheint ihm verlorengegangen zu sein. Im Arzneibild von *Sulfur* fehlen alle anspruchsvollen Züge. *Arsenicum* entspricht dem typisch wählerischen Kranken. Beide Mittel bilden in dieser Hinsicht extreme Gegensätze. Der Arsenicum-Patient legt Wert auf gefällige und saubere Kleidung, will alles richtig am Haken hängen haben, achtet darauf, daß die Bilder ordentlich an der Wand hängen, und möchte alles gefällig und hübsch haben; man hat ihn den „Mann mit dem goldknöpfigen Spazierstock" genannt wegen seiner Zierlichkeit, seiner Ansprüche und seiner Sauberkeit. Der Sulfur-Patient ist das gerade Gegenteil alles dessen.

„Zu nichts recht aufgelegt, weder zur Arbeit noch zum Vergnügen, weder zum Sprechen noch zu Bewegungen. Indolenz des Geistes und des Körpers." „Lebensüberdruß, Sehnsucht nach dem Tod." „Zu faul, um sich aufzuraffen, und zu unglücklich zum Leben." „Fürchtet, gewaschen zu werden (bei Kindern)." Kinder werden laut schreien, wenn sie gewaschen werden sollen. Der Sulfur-Patient verabscheut das Wasser und erkältet sich beim Baden.

Was die Mittelbeziehungen anbetrifft, sollte man *Sulfur* nicht unmittelbar vor *Lycopodium* geben. Es gehört zu einer Folgegruppe: *Sulfur, Calcarea, Lycopodium.* Erst *Sulfur,* dann *Calcarea* und dann *Lycopodium,* und dann wieder *Sulfur,* da es gut auf *Lycopodium* folgt. *Sulfur* und *Arsenicum* haben gleichfalls gewisse Beziehungen. Man wird häufig einen Fall eine Zeitlang mit *Sulfur* behandeln, dann eine Zeitlang *Arsenicum* geben müssen und danach wiederum *Sulfur. Sulfur* folgt gut auf die meisten akuten Mittel.

Der Sulfur-Patient leidet viel unter Schwindel. Wenn er ins Freie geht oder wenn er längere Zeit stehen muß, wird ihm schwindelig. Wenn er morgens den

Kopf anhebt, hat er ein dumpfes Gefühl, und wenn er auf die Füße springt, wird ihm schwindelig. Er fühlt sich abgestumpft, müde und nach dem Schlaf nicht ausgeruht, und „die Dinge drehen sich um ihn". Er braucht einige Zeit, um sein Gleichgewicht zu finden. Nur langsam kommt er nach dem Schlaf zu sich. Verschlimmerung nach Schlaf und nach Stehen.

Viele Kopfsymptome. Periodische, kongestive Kopfschmerzen. Starkes Völlegefühl mit Benommenheit, Übelkeit und Erbrechen. Kopfschmerz einmal in der Woche oder alle 2 Wochen: die charakteristische siebentägige Verschlimmerung. Die typischen Sonntagskopfschmerzen der Arbeiter werden durch *Sulfur* geheilt. Sonntag ist der einzige Tag, an dem der Betreffende nicht arbeitet. Er schläft bis spät in den Morgen hinein und steht mit dumpfen, kongestiven Schmerzen im ganzen Kopf auf. Während der Woche verhindert die Arbeit das Entstehen von Kopfschmerzen. Wieder andere haben periodische Kopfschmerzen alle 7—10 Tage mit Übelkeit und Gallebrechen; oder kongestive Kopfschmerzen, die 2—3 Tage dauern. Kopfschmerz mit Übelkeit ohne Erbrechen oder Kopfschmerz mit Gallebrechen. Der Kopfschmerz wird in Zimmerwärme und durch Wärmeapplikationen gebessert; durch Bücken und durch Licht verschlimmert, daher der Wunsch, die Augen zu schließen und in einem dunklen Raum zu bleiben. Verschlimmerung ferner durch Erschütterungen und nach dem Essen. Der ganze Kopf ist empfindlich, die Augen sind gerötet und tränen, oft zugleich Übelkeit und Erbrechen. Zeitweise Kopfschmerzen mit starkem Hitzegefühl im Scheitel, so daß der Kranke kalte Auflagen wünscht. Diese Art Kopfschmerz wird häufig durch Kälte besser, während sonst der Kopf in Zimmerwärme gebessert wird. Verschlimmerung nach jeder Bewegung, nach Essen und Trinken, besonders nach kalten Getränken, während heiße Getränke bessern. Bei den Kopfschmerzen ist das Gesicht oft geschwollen und sieht hellrot aus. Venöse Stase im Gesicht. Die Augen treten hervor, die Haut ist gedunsen. Bevor die Kopfschmerzen auftreten, besteht Farbflimmern vor den Augen. Funken, Sterne oder Zickzackfiguren vor den Augen sind Vorboten der Kopfschmerzen. Solche Zickzackfiguren erscheinen häufig gleichzeitig mit einem Leeregefühl im Magen. Wir finden die gleichen Zickzackerscheinungen und das Flimmern bei *Natrium mur.* und auch bei *Psorinum* als Warnzeichen vor den Kopfschmerzen. Starkes Klopfen im Kopfe. Die Kopfschmerzen können morgens, mittags oder nach der Abendmahlzeit anfangen und nachts zunehmen, so daß der Schlaf beeinträchtigt wird.

Am äußeren Kopf hochgradiges Jucken, besonders bei Bettwärme, aber auch bei Kälte. Juckende, schuppende, nässende oder trockene Ausschläge; Bläschen, Wärzchen, Pusteln und Abscesse. Viel Kopfschuppen. Ausfallen der Haare. Verzögerter Fontanellenschluß. „Nässender, riechender, eitriger Ausschlag auf dem Scheitel, zu honigartigem Schorf austrocknend. Kopfgrind."

Sulfur macht viele Symptome, die man früher als skrofulös zu bezeichnen pflegte, heute aber als psorisch erkannt hat. Es besteht die Neigung, daß jede

„Erkältung" sich auf die Augen schlägt. Schleim- und Eiterabsonderung aus den Augen. Geschwürigwerden und Verdickung der Augenlider. Die Lider sind nach auswärts oder einwärts verzogen. Die Wimpern fallen aus. Augensymptome mit Ausschlägen im Gesicht und auf dem behaarten Kopf, mit juk-kender Haut, besonders in Bettwärme. Katarrhalische Augensymptome, die durch Waschen verschlimmert werden. *Sulfur* wirkt heilend, wenn nicht nur die Augen, sondern alle Beschwerden durch Baden verschlimmert werden, wenn der Kranke wasserscheu ist, wenn er an Jucken leidet, das sich im Bett verschlimmert, und wenn er chronisches Kopfweh mit Hitze auf dem Scheitel hat. *Sulfur* hat Katarakta und Iritis geheilt, Entzündungen und Trübungen der Augen und alle möglichen visuellen Halluzinationen, die mit Kopfweh einhergehen. „Flimmern vor den Augen; kleine, dunkle Flecken und Punkte; schwarze Fliegen scheinen dicht vor den Augen zu schweben; Gas- und Lampenlicht ist von einem Hof umgeben." „Brennende Hitze in den Augen mit starken Schmerzen."

Katarrhalische Ohraffektionen. Wir haben bei den Allgemeinsymptomen gesehen, daß katarrhalische Zustände ein charakteristisches Sulfur-Symptom sind. Dem entgeht keine Schleimhaut des Körpers, alle haben reichliche katarrhalische Absonderungen, manchmal eitrig, manchmal blutig. Die Augen und Ohren machen keine Ausnahme. Der Katarrh der Ohren kann zu Taubheit führen. Verdickung der Schleimhäute und des Trommelfells. Allerlei merkwürdige Ohrgeräusche. Selbst nachdem strukturelle Veränderungen Platz gegriffen haben und sich Taubheit entwickelt hat, können wir den Kranken von seinen Beschwerden befreien, wenn auch die Taubheit nicht mehr heilbar ist. Wenn das Innenohr zerstört ist und wenn ein trockener Mittelohrkatarrh mit Atrophie besteht, können wir keine Restitutio ad integrum mehr erwarten. Für uns handelt es sich immer um eine Krankheit des ganzen Körpers, die behandelt werden muß. Man kann auch die Ohrbeschwerden nicht getrennt von der Gesamtkonstitution des Kranken betrachten. — Bei *Sulfur* finden wir ferner häufiges „Zugehen" der Ohren, besonders beim Essen oder Ausschneuzen.

Die katarrhalischen Nasenaffektionen bei *Sulfur* sind äußerst lästig, vor allem infolge ekelhafter Gerüche. Der Kranke meint, er rieche den eigenen Katarrh und auch seine Umgebung müsse ihn riechen. Der Geruch des chronischen Nasenkatarrhes oder anderer widerlicher Dinge verursacht ständige Übelkeit. Schnupfen, dauerndes Niesen, Verstopfung der Nase. Unter Schnupfen lesen wir in den Prüfungsprotokollen: „Flüssig, wie Wasser aus der Nase tropfend." Alle Nasenabsonderungen sind scharf und brennend. Bei jeder Erkältung entwickelt sich ein Schnupfen. Der Kranke kann nicht baden, kann sich nicht erhitzen, kann kaum ins Freie gehen und kann nicht angestrengt tätig sein, ohne eine Erkältung zu bekommen, die sich auf die Nase schlägt. Jeder Wetterwechsel ruft einen neuen Anfall hervor. Ich habe bei vielen alten Leuten, die im Frühling große Mengen von *Sulfur* gegen Furunkulose und als Blutreinigungskur einzunehmen pflegen, festgestellt, daß sie für den Rest des Jahres unter Schnupfen und den verschiedensten Sulfur-Beschwerden leiden. Wenn wir diese alten Sulfur-Esser beobachten, haben wir das gesamte Arzneibild von *Sulfur* vor uns, was für den homöopathischen Arzt sehr interessant ist. Der Sulfur-Esser hat viel Nasenbluten, trockene Geschwüre und Schorf in der Nase.

Ich habe bereits ziemlich ausführlich den allgemeinen Gesichtsausdruck bei *Sulfur* beschrieben. Vor allem müssen wir an die venöse Stauung, das schmutzige und kränkliche Aussehen, die roten Flecken und die Pseudoplethora denken. Es handelt sich um ein Gesicht, das schnell von blaß zu rot wechselt, ein blasses Gesicht, das sich leicht rötet: infolge Aufregung, in einem warmen Raum, durch geringfügige Reize und besonders morgens. Gesichtsausschläge sind häufig.

Sehr heftige periodische Neuralgien, besonders in der rechten Gesichtshälfte. Langandauernde, lästige rechtsseitige Neuralgien. Ständige Neuralgien bei Patienten in Malariagegenden, wenn kurzwirkende antineuralgische Mittel wie *Belladonna* und *Nux vomica* das Leiden nur vorübergehend gemildert haben. Wenn es sich dem gesamten Symptombild nach um einen Sulfur-Patienten handelt, wird *Sulfur* die Neuralgie dauernd heilen.

Sulfur heilt erysipelatöse Entzündungen des Gesichts. Bei *Sulfur* beginnt das Erysipel auf der rechten Gesichtsseite und um das rechte Ohr herum mit beachtlicher Schwellung. Es breitet sich langsam aus und zeigt eine ungewöhnliche purpurne Verfärbung. *Sulfur* paßt weniger für jene Fälle, die sich rasch und heftig mit Pusteln und großen Blasen entwickeln, sondern mehr für solche, bei denen zuerst ein einzelner dunkelroter Fleck im Gesicht auftritt, dann etwas entfernt davon ein weiterer Fleck und danach noch einer; diese Flecke confluieren schließlich und nach einer Woche etwa entwickelt sich ein torpider, erysipelartiger Zustand. Die Venen sind deutlich erweitert, und der Kranke wird zunehmend bewußtlos. *Sulfur* wird bei diesen Fällen, die sich so langsam entwickeln, als bestände ein Mangel an Lebenskraft, erstaunlich gut wirken. Bei *Arsenicum, Apis* oder *Rhus tox.* hingegen handelt es sich stets um schnell fortschreitende erysipelatöse Entzündungen. Bei *Arsenicum* und *Apis* finden wir ein Erysipel, das wie Feuer brennt; bei *Rhus* bilden sich Blasen auf den erysipelatösen Flecken.

Bei *Sulfur* ist manchmal das ganze Gesicht mit fleckigen, nässenden, schuppigen, juckenden, ekzematösen Ausschlägen bedeckt. Crusta lactea auf der Kopfhaut und an den Ohren; feuchte, dicke, gelbe Krustenschichten mit viel Jucken, das in der Bettwärme schlimmer wird. Kinder wollen ohne Decken schlafen, weil beim Warmwerden des Körpers das Jucken zu stark wird. Die Ausschläge sind mit katarrhalischen Entzündungen der Augen und der Nase verbunden.

Der Sulfur-Patient hat dicke Krusten auf den Lippen, schorfige, rissige Lippen, Risse um die Lippen und Mundwinkel herum. Der Speichel näßt aus dem

Munde und hinterläßt rote Streifen. Ausschläge mit Jucken und Brennen im unteren Teil des Gesichts. Herpetiforme, brennende Ausschläge um den Mund herum. Schwellung und Eiterung der Unterkiefer-, Submaxillar- und Ohrspeicheldrüsen. Die Nackendrüsen sind vergrößert.

Lockerung der Zähne. Das Zahnfleisch zieht sich von den Zähnen zurück, blutet und brennt. Die Zähne verfallen. Mund- und Zungenaffektionen. Fauliger Geschmack. Geschwürsbildung im Munde mit Brennen. Brennende, stechende Aphthen. *Sulfur* ist sehr nützlich bei Soor der Säuglinge und bei Mundfäule der Mütter während der Stillperiode. Tiefsitzende, fressende Geschwüre, die sich an der Innenfläche der Wange ausbreiten. Es bilden sich infolge des Zahndrucks kleine Knötchen an der Zunge und an der seitlichen Mundschleimhaut. Diese Knötchen am Zungenrand sind oft so schmerzhaft, daß der Kranke weder reden noch schlucken kann und von flüssiger Nahrung leben muß. Manchmal dehnen sich die Knötchen auf die ganze Zunge aus; sie können leicht mit Krebsbildungen verwechselt werden.

Sulfur ist ein ausgezeichnetes Mittel für chronische Halsentzündung, wenn das Symptomenbild paßt. Halskatarrhe mit Geschwürsbildung. Die Mandeln sind vergrößert und sehen bläulichrot aus; wochen- und monatelang bestehen Empfindlichkeit und Schmerzhaftigkeit des ganzen Rachens, aber es kann auch eine akute Entzündung auftreten. *Sulfur* ist besonders nützlich bei Tonsillitis mit Eiterung, wenn keine hellrote Entzündung, sondern eine bläulich-venöse Verfärbung besteht. Diese dunkle bläulichrote Farbe ist spezifisch für *Sulfur*. Brennen im Rachen, Stechen, Wundheit, Schmerzen, Entzündung und erschwertes Schlucken. Das Mittel hat Diphtherie geheilt.

Bei den Allgemeinsymptomen sind die Zu- bzw. Abneigungen gegenüber Speisen bereits erwähnt worden. Die Sulfur-Patienten sind gewöhnlich Dyspeptiker, die fast nichts richtig verdauen können. Sie müssen von den einfachsten Speisen leben, um überhaupt in einem erträglichen Zustand zu bleiben. Das übliche Essen wird nicht vertragen. Der Magen ist druckempfindlich. Leere- und Hungergefühl vor den Mahlzeiten. Der Kranke kann nicht lange ohne Essen sein, sonst wird er hinfällig und schwach. Schweregefühl im Magen schon nach kleinen Mahlzeiten, besonders nach Fleischgenuß. Brennen, Schmerzen und Wundheitsgefühl im Magen. Der Sulfur-Magen ist ein schwacher Magen mit träger Verdauung und saurem oder galligem Erbrechen. Saurer Geschmack im Munde vom Säureaufstoßen.

Die Leber ist meistens erheblich gestört. Vergrößerung und Verhärtung mit vielen Schmerzen und Druckgefühl. Durch die Leberschwellung werden die Magensymptome verschlimmert. Gelbsucht mit Völlegefühl in der Leber. Dumpfe Leberschmerzen. Gallensteine. Periodisch auftretende reißende Schmerzen in der Gegend des Gallenganges, verbunden mit starker Zunahme der Gelbfärbung. Der leberkranke Sulfur-Patient ist ein Opfer chronischer Gelbsucht, welche zu- und abnimmt. Jede Erkältung, jedes Bad, jeder Wetterwechsel verschlimmert die Lebersymptome, und wenn diese schlimmer werden, nehmen die anderen Beschwerden ab. Anfälle von galligem Erbrechen und von „Gallenkopfweh", wie der Kranke sagt. Manchmal ist der Stuhl schwarz wie Teer, manchmal ist er grün und dick, manchmal ganz hell und entfärbt. Die Stuhlbeschaffenheit wechselt in Abhängigkeit von der Lebervergrößerung.

Der Sulfur-Patient leidet unter starker, schmerzhafter Auftreibung des Leibes und Rumoren im Leibe. Er kann nicht stehen, weil sich dann die Baucheingeweide senken. Rauheits- und Wundheitsgefühl, Auftreibung und Brennen mit chronischem Durchfall. Es kann auch zur Entstehung von Bauchfell- und Mesenterialdrüsentuberkulose kommen. Nächtliches Jucken der Bauchhautausschläge, durch Bettwärme verschlimmert. Gürtelrose an den Bauchflanken mit Ausbreitungstendenz.

Starke Flatulenz. Viel Aufstoßen. Darmgurren. Abgang von Blähungen. Kolikanfälle bei Windverhaltung. Schneidende, reißende Schmerzen, die durch Lageveränderung nicht erleichtert werden können. Brennen und Schmerzen im ganzen Bauchraum und aller Eingeweide. Katarrh des ganzen Verdauungstraktes. Saures Erbrechen, das im Munde brennt. Scharfer, wundmachender Stuhl. Der flüssige Stuhl brennt bei der Entleerung. Starkes Brennen beim Abgang feuchter Blähungen. Häufiger Stuhldrang, aber es geht nur etwas Flüssigkeit mit Blähungen ab; diese Flüssigkeit brennt wie Feuer und der After wird wund.

Der Stuhl kann dünn, gelb, wässerig, schleimig, grün, blutig, wundmachend sein und stinkt ekelhaft; der penetrante Geruch erfüllt die ganze Wohnung und hängt dem Kranken an, als ob er sich eingeschmutzt hätte.

Der Durchfall kommt besonders am Morgen und ist im allgemeinen auf den Vormittag begrenzt; er treibt den Kranken morgens aus dem Bett. Die Morgenzeit ist typisch, aber auch ein Durchfall, der zu irgendeiner Zeit zwischen Mitternacht und Mittag eintritt, kann ein Sulfur-Durchfall sein. Nur sehr selten heilt *Sulfur* Durchfälle, die während des Nachmittags auftreten. Der Sulfur-Durchfall kann sich zwar manchmal abends verschlimmern, aber nur ausnahmsweise. Die typische Sulfur-Wirkung erstreckt sich meistens nur auf den Morgendurchfall.

Sulfur ist ein ausgezeichnetes Mittel bei Cholera, wenn der Durchfall morgens beginnt, sowie bei Dysenterie, wenn der Stuhl blutig-schleimig ist und dauernd Stuhldrang besteht. Wie bei *Mercurius* muß der Kranke beim Stuhlgang lange pressen, weil er das Gefühl hat, nicht fertig werden zu können. Das ist der typische Mercurius-Zustand. *Sulfur* behebt häufig diesen Zustand, wenn *Mercurius* versagt. Es ist das gegebene Folgemittel nach fälschlicher Anwendung von *Mercurius*. Bei Dysenterie verschafft *Mercurius corr.* sehr schnelle Erleichterung, wenn heftiger Tenesmus vorliegt, wenn der Stuhl aus reinem Blut besteht und wenn gleichzeitig häufiger Urindrang vorhanden ist. Wenn der Tenesmus und der Urindrang weniger intensiv sind, dann paßt *Mercurius solubilis* besser. Für Sulfur-Typen ist natürlich *Sulfur* bei Dysenterie das Mittel der Wahl.

Der Kranke leidet an äußeren und inneren Hämorrhoiden, die große Trauben bilden können und sehr empfindlich sind; sie brennen und bluten leicht und verursachen auch bei flüssigem Stuhl starke Schmerzen.

Die Symptome des Urogenitaltractus machen eine wichtige Gruppe im Sulfur-Bild aus. Katarrh der Blase; ständiger Urindrang; brennende Schmerzen beim Wasserlassen, die auch hinterher noch lange anhalten. *Sulfur* ist angezeigt bei geschwächter Konstitution, z. B. bei Wissenschaftlern und Gelehrten mit sitzender Lebensweise, die an Prostatahypertrophie leiden mit Brennen in der Harnröhre während und nach dem Urinlassen und mit unspezifischem Harnröhrenausfluß. Im Urin findet sich Schleim, manchmal auch Eiter.

Sulfur hat Diabetes im Frühstadium gebessert. Es heilt unwillkürlichen Urinabgang während des Schlafes; ebenso Beschwerden infolge „Erkältungen", die sich auf die Blase geschlagen haben. In dieser Beziehung wirkt es ähnlich wie *Dulcamara,* und wenn *Dulcamara* versagt oder nur in den Frühstadien gewirkt hat, ist *Sulfur* ein gutes Folgemittel.

Ausschläge und Jucken der Genitalien, schlimmer in der Bettwärme. Viel Schweiß an den Genitalien. Kälte der Genitalien. Beim Manne Impotenz. Der Sexualtrieb ist ziemlich stark, aber die Erektionen sind mangelhaft oder es besteht Ejaculatio praecox. Entzündung von Glans und Vorhaut. Juckender, brennender Bläschenausschlag unter der Vorhaut. Entzündliche Phimose; Verdickung und Einschnürung der Vorhaut. Entzündliche Phimose kann auf medikamentösem Wege oft geheilt werden, nicht aber die angeborene Phimose. Die Genitalien riechen unangenehm stark. Absonderung von Prostatasekret beim Stuhlgang.

Bei Frauen kommt häufig Sterilität vor. Unregelmäßigkeiten der Menstruation. Amenorrhoe bei jeder kleinen gesundheitlichen Störung. Manchmal verstärkte Monatsblutungen. Langdauernde Metrorrhagie.

Bei einem Abort paßt *Belladonna* für den akuten Zustand; *Apis* oder *Sabina* passen für das Frühstadium und hemmen entweder die Blutung oder beschleunigen die Austreibung des Foetus. Aber es kommt danach zu neuen Blutungen mit langwierigen Störungen. In vielen dieser Fälle können wir nichts weiter tun, als die Kranke zunächst auf *Sulfur* zu setzen. Wenn die Symptome maskiert sind, ist *Sulfur* immer von großem Wert. Auf *Belladonna* werden wir häufig *Sulfur* folgen lassen müssen. *Sabina,* das heftigste, gußartige Blutungen bei Aborten verursacht, braucht ebenfalls sehr oft *Sulfur* als Folgemittel. Bei langwierigen, rückfälligen Blutungen im chronischen Stadium, also nicht anfangs zur Zeit der ersten Blutung, sind vor allem *Sulfur* und *Psorinum* angezeigt.

Frauen, die *Sulfur* bedürfen, haben häufige und starke Blutwallungen, ähnlich den klimakterischen Kongestionen, und hier tritt *Sulfur* in Konkurrenz mit *Lachesis* und *Sepia. Sulfur* und *Sepia* passen für heftige Dysmenorrhoe bei

Mädchen und auch bei älteren Frauen. Falls die Allgemeinsymptome passen, wird *Sulfur* Dysmenorrhoe heilen, auch wenn die lokalen Symptome der Bekkenorgane dem Arzneibild nicht völlig entsprechen sollten. Die Allgemeinsymptome stehen immer voran und sind in jedem Fall ausschlaggebend.

Sulfur macht heftiges Brennen in der Scheide. Lästiges Jucken in der Vulva. Fötider Geruch der Genitalien infolge starker Schweißbildung, so daß der Patientin manchmal selbst davon übel wird. Man denke stets an die Überempfindlichkeit der Sulfur-Patienten gegen Gerüche. Starker, riechender, brennender, scharfer, klebriger Fluor, der weißlich oder gelb sein kann und Jucken sowie Wundsein der äußeren Genitalien verursacht.

Während der Schwangerschaft besteht viel Übelkeit, manchmal nur in den ersten Monaten. *Sulfur* behebt bei Frauen vom Sulfur-Typ die Schwangerschaftsbeschwerden und ermöglicht verhältnismäßig leichte, fast schmerzlose Wehen. *Sulfur* ist angezeigt bei Frauen mit Schwächezuständen unter der Geburt und mit verlängerter Austreibungszeit sowie wehenartigen Schmerzen nach der Niederkunft. Es paßt auch bei Schwellung der Brustdrüsen.

Des weiteren finden wir septicämische Zustände mit eitrigen oder unterdrückten Lochien. Bei Puerperalfieber paßt *Sulfur* meistens besser als *Aconit, Bryonia, Belladonna, Opium* usw. Wenn es sich nur um ein Milchfieber handelt oder um eine leichte Brustentzündung mit kurzem Schüttelfrost, dann werden unsere kurzwirkenden Mittel, z. B. *Aconit,* sehr nützlich sein. Aber wenn es sich um einen Fall von Septicämie handelt, dann wirkt *Sulfur* besser und tiefer. Wenn die Füße brennen, wenn Leeregefühl im Magen und nächtliche Verschlimmerung mit Vernichtungsgefühl und starker Erschöpfung bestehen und wenn den ganzen Körper eine Empfindung von aufsteigendem Dampf oder von aufeinanderfolgenden Hitzewellen durchdringt, dann müssen wir *Sulfur* geben. Wenn jedoch zu diesem Bild ständige Schüttelfröste hinzukommen, dann haben wir *Lycopodium* nötig, das ebenso tief wirkt wie *Sulfur.* Wenn ständig kleine Frostanfälle und leichtes Zittern abwechseln und der Puls nicht mehr der Temperatur entspricht, muß *Pyrogenium* gegeben werden. Bei bläulichroter Verfärbung des Körpers, bei kaltem Schweiß, bei remittierendem oder intermittierendem Fieber mit Gesichtsröte und Durstgefühl nur während des Frostgefühls müssen wir *Ferrum* geben, da kein anderes Mittel gerade dieses Bild bietet. Wenn die eine Seite des Körpers heiß, die andere kalt ist bei einer in Tränen aufgelösten, vor Furcht zitternden, nervös erregten, unruhigen Frau, dann geben wir *Pulsatilla,* denn auch dieses Mittel ist kräftig genug, um mit einem solchen septischen Zustand fertig zu werden.

Sulfur paßt bei Wundfiebern, wenn sie mit Hitzewallungen und dampfendem Schweiß verlaufen.

Manchmal findet man in den Frühstadien der septischen Zustände eine Anzahl von Bryonia-Symptomen, aber *Bryonia* reicht auf die Dauer nicht aus.

Der Sulfur-Patient hat viele Atembeschwerden. Kurzluftigkeit schon bei ganz geringen Anstrengungen. Reichlicher Schweiß. Hochgradige Erschöpfung. Asthmatische Atmung und viel Rasseln in der Brust. Jede Erkältung schlägt sich auf die Brust oder die Nase. In beiden Fällen resultiert ein langwieriger Katarrh. „Jede Erkältung endet in Asthma." Das würde an sich für *Dulcamara* sprechen. Aber sehr häufig werden Restzustände von den Anfällen zurückbleiben, so daß der Arzt ein tiefwirkendes Mittel geben muß. Nach *Dulcamara* kommt *Sulfur* als komplementäres Mittel zum Zuge. *Calcarea carb.* hat eine ähnliche Beziehung zu *Dulcamara.*

Die Nase, die innere Brust und die Lunge können viele Beschwerden machen. Der Kranke hat etwa eine Lungenentzündung im Stadium der Infiltration; nachdem *Bryonia* die bedrohlichen Anzeichen überwunden hat, erholt sich jedoch der Kranke nicht recht; er schwitzt am ganzen Körper, ist erschöpft und hat ein merkwürdiges Schweregefühl in der Brust. Die Atmung ist erschwert, es bestehen Hitzewallungen ohne viel Fieber, manchmal Kältegefühl und Hitzewallungen abwechselnd. Bei näherer Untersuchung finden wir Hepatisation und dann ist die Zeit gekommen für Mittel wie *Phosphorus, Lycopodium* und vor allem für *Sulfur. Bryonia* und *Aconit* reichen zwar für die Anfangssymptome häufig aus, aber bei Hepatisation nach einseitiger Pneumonie ist *Sulfur* erforderlich. Falls es sich jedoch um eine doppelseitige Lungenentzündung handelt oder die Hepatisation einen sehr großen Teil der Lunge einnimmt, genügt auch *Sulfur* oft nicht mehr. Wenn dann der Fall bedrohlich wird, wenn der Kranke verfällt und eine Facies hippokratica bekommt, müssen wir *Arsenicum* geben. Letzteres wirkt zwar stimulierend, aber nicht endgültig heilend. Zur Ausheilung der Pneumonie- und Hepatisationsfolgen ist vielmehr die nochmalige Verabfolgung von *Sulfur* als Folgemittel von *Arsenicum* erforderlich. In anderen Fällen ist *Phosphorus* das gegebene Folgemittel von *Arsenicum,* und zwar wenn der Patient nach anfänglicher Erholung plötzlich hohes Fieber mit brennendem Durst nach eiskaltem Wasser bekommt.

Sulfur heilt Bronchialkatarrh und asthmatische Bronchitis, wenn das Symptomenbild paßt. Sehr starker Husten, der den Kopf und den ganzen Brustkorb erschüttert. Schmerzen im Kopf beim Husten. Manchmal besteht blutiger Auswurf, und dann droht immer Phthise. Abgemagerte Patienten mit erbbedingter Phthisedisposition, die das bekannte Leeregefühl im Magen haben, Hitze auf dem Scheitel und Verschlimmerung durch Bettwärme. Es würde ihnen besser gehen, wenn sie ausgedehnte Hautausschläge hätten, aber sie bekommen keine, weil sich bei ihnen alles auf die inneren Organe schlägt. *Sulfur* wird bei derartigen Patienten die Neigung zu Phthise beheben oder, wenn es schon zu weit mit ihnen gekommen ist, sie doch jahrelang beschwerdefrei halten. Daß man in vorgerückten Stadien der Tuberkulose mit *Sulfur* sehr vorsichtig sein muß, ist schon oben zur Genüge betont worden. Bei manifester Tuberkulose provoziert *Sulfur* Entzündungen und Eiterungen in der Umgebung der tuberkulösen Herde. Jede Zelle, die nicht mehr in der Lage ist, ihre Funktion auszuüben, wird durch *Sulfur* ausgemerzt.

Das typischste Rückensymptom im Sulfur-Bild sind Rückenschmerzen beim Aufstehen von einem Stuhl. Der Patient muß anfangs gekrümmt gehen und kann sich nur langsam aufrichten, nachdem er sich eine Weile bewegt hat. Der Schmerz sitzt hauptsächlich in der Lumbosacral-Region.

Die Extremitäten sind mit Ausschlägen bedeckt. Ausschläge auf dem Handrücken und zwischen den Fingern, manchmal auch auf den Handflächen; bläschenförmige und schuppige, juckende Ausschläge; Pusteln, Furunkel und kleine Abscesse; unregelmäßige erysipelatöse Flecken hier und da an den Gliedern; schmutziges Aussehen der Haut. Hautjucken in der Bettwärme. Gelenkschwellungen. Rheumatische Beschwerden; Steifheit der Gelenke; Spannung in der Kniekehle; rheumatische und gichtische Sehnenverkürzung. Krämpfe in den Beinen und Fußsohlen. Brennen der Fußsohlen im Bett. Der Kranke streckt die Füße aus dem Bett, um sie abzukühlen. Manchmal sind die Fußsohlen abwechselnd heiß und kalt. Körperschmerzen mit Kälte der Glieder, aber nach dem Zubettgehen brennen letztere so stark, daß der Kranke sie aus dem Bett strecken muß. Die Hühneraugen, unter denen er fast immer leidet, brennen und stechen in der Bettwärme.

Die Haut des Sulfur-Patienten wird leicht geschwürig und eitert. Ein Splitter unter der Haut verursacht Geschwürsbildung. Wunden heilen langsam und eitern. Jeder kleine Nadelstich eitert (wie bei *Hepar*).

Die Ausschläge bei *Sulfur* sind zu zahlreich und zu vielgestaltig, um sie alle erwähnen zu können. Aber sie haben ein paar charakteristische Züge gemeinsam, z. B. das Brennen, Stechen und Jucken und die Verschlimmerung durch Bettwärme. Die Haut ist rauh und ungesund. Im Gesicht sitzen viele Mitesser, Aknepusteln und andere Pickel. Furunkel und Abscesse an allen Körperteilen; schuppenförmige Hautausschläge, Bläschenausschläge usw.

Syphilinum

(Nosode)

Die Nosode *Syphilinum* ruft bei Vorliegen von Symptomen einer unterdrückten Syphilis heilsame Reaktionen hervor, vor allem wenn die Arznei als Hochpotenz gegeben wird. Jedoch ist die Anwendung dieses Mittels nicht auf die spezifische Indikation luetischer Erkrankungen beschränkt, sondern es kann, wie jedes andere Mittel, gegen alle Symptome, die es bei seiner Prüfung ausgelöst hat, eingesetzt werden, bzw. gegen Symptome, die denen einer Krankheit ähnlich sind, d. h. gegen Symptome, die sich klinisch bewährt haben. Viele

Symptome sind nachts im Bett schlimmer. Viele erscheinen am Abend und dauern bis zum Morgen. Vom Sonnenuntergang bis zum Sonnenaufgang ist die Zeit der heftigsten Schmerzen und Leiden bei diesem Mittelbild. Einige Beschwerden werden durch Wärme gebessert, andere durch kalte Luft und kalte Anwendungen. Es besteht große Schwäche des Morgens beim Erwachen. Das Mittel hat auch schon Epilepsie gebessert. Epileptische Krämpfe nach der Menstruation. Schlaflosigkeit manchmal nur in der einen Hälfte der Nacht, manchmal während der ganzen Nacht. Heiße Blutwallungen werden die ganze Nacht über empfunden. Wandernde Schmerzen im ganzen Körper. Schmerzen im Periost, in den Nerven und Gelenken. Die Schmerzen nehmen zeitweilig langsam zu und allmählich wieder ab. Heftige Schmerzen hier und dort. Verschlimmerung der Beschwerden sowohl bei kaltem Winterwetter als auch in der Sommerhitze. Hochgradige Abmagerung. Abscesse. Lähmung der Glieder. Caries der Knochen. Verbiegung der Wirbelsäule. Gummata. Zwergwüchsige Kinder. Verbiegung der Knochen. Vergrößerte Drüsen. Aufdringlicher Körpergeruch. Viele Körperteile sind empfindlich gegen Berührung, besonders die Knochen. Häufig ist zu beobachten, daß bei herabgekommenen Syphilitikern die angewandten Mittel jeweils nur einige Tage wirken und dann gewechselt werden müssen. In diesem Fall ist immer die Anwendung der Nosode ratsam. Wenn lediglich große Schwäche besteht und andere Symptome fehlen, wird das Mittel gut wirken; ebenso bei Geschwürsbildung ohne Heilungstendenz an den Beinen, im Halse, im Munde usw. Auch Fistelöffnungen, Exostosen, Fissuren, Tuberkel und Warzen sind prompt geheilt worden. Das Mittel versagt im allgemeinen bei primären und sekundären Krankheitserscheinungen, denn es ist eigentlich kein ausgesprochenes Antisyphiliticum; aber bei unterdrückten Symptomen scheint es gewisse Reaktionen hervorrufen zu können. Der Verfasser hat oft beobachtet, daß bei geschwächten Patienten Gummata im Rachen und am After nach Verabfolgung von *Sulfur* geschwürig zerfallen, während *Syphilinum* diese Reaktion verhindert und zur Heilung führt. *Sulfur* versucht, die Krankheitsprodukte zu beseitigen, aber das hält der Patient nicht immer durch. Häufig entsteht der Verdacht von latenter Syphilis, wenn nach *Sulfur* in Hochpotenzen schwerwiegende Verschlimmerungen eintreten. *Sulfur* in Tiefpotenzen hat keine derartigen Folgen. Falls solche langwierige Verschlimmerungen entstehen, sollte man immer *Syphilinum* in Betracht ziehen. Es besteht häufig latente Syphilis, wo man es am wenigsten erwartet. Die Nosode sollte nur in Hochpotenzen angewandt werden.

Vergeßlichkeit; Geistesschwäche; Lachen und Weinen ohne besonderen Grund. Der Kranke erinnert sich nicht an Gesichter, Namen, Verabredungen, Ereignisse, Bücher oder Örtlichkeiten. Er kann nicht rechnen. Er verzweifelt an seiner Gesundung. Melancholie. Er fürchtet verrückt zu werden. Imbezillität. Der Patient ist gleichgültig gegen seine Freunde und freut sich an nichts mehr. Er fürchtet die Nacht und fürchtet den Morgen, denn Schwäche und Schmerzen sind schlimmer beim Erwachen. Er sagt immer, er sei nicht mehr der alte und er empfinde sich selbst ganz anders als früher. Ein Mann in mittleren Jahren, der lange an latenter Syphilis gelitten hatte, gab sein Geschäft auf und blieb jammernd und traurig zu Hause. Seine Frau unterhielt mit ihrer Arbeit die Familie. Nachdem er einige Dosen *Syphilinum* erhalten hatte, bekam er neue Energie und wurde fleißig und wieder wohlhabend. Viel Schwindel. Aphasie. In manchen Fällen von Hirnsyphilis haben *Sulfur* und *Causticum* langwierige Leiden und Schwäche verursacht. *Syphilinum* wirkt hier günstiger.

Alte Syphilitiker leiden häufig unter heftigen neuralgischen Kopfschmerzen. Heftige Schmerzen in den Kopfseiten, in Stirn und Schläfen. Schmerzen von Schläfe zu Schläfe, von Ohr zu Ohr, von einem Auge bis zum Hinterkopf und über den Augen. Die Schmerzen werden manchmal durch Wärme gebessert. Berstende Schmerzen. Völlegefühl im Kopf. Schmerzen nachts zum Verrücktwerden; Schlaflosigkeit. Kopfschmerz und Delirium. Kopfneuralgie um 16 Uhr beginnend, bis Mitternacht allmählich schlimmer werdend, dann allmählich besser, bei Tagesanbruch aufhörend. Hochgradige Empfindlichkeit des Periosts der Schädelknochen. Manche Schmerzen dehnen sich geradlinig aus und werden daher als lineare Kopfschmerzen bezeichnet. Heftige, vernichtende Schmerzen im Hinterkopf. Dumpfe Schmerzen in der Stirn und im Hinterkopf. Schneidende Schmerzen im Hinterkopf. Kopfschmerzen, die zuerst durch die Schläfen und dann senkrecht nach oben ziehen, also gleichsam ein umgekehrtes T bilden. Scheitelkopfschmerzen, als ob der Kopf eingedrückt würde. Heftige Schmerzen im ganzen Kopf mit rotem Gesicht, erweiterten Gesichtsvenen, Ruhelosigkeit und schlaflosen Nächten. Sehr schmerzhafte Schädelexostosen. Haarausfall.

Lähmung der Augenmuskeln ist nicht ungewöhnlich. Strabismus. Diplopie. Amaurose. Atrophie des Nervus opticus. Die Netzhaut ist abgeblaßt, grau und gefleckt. Myopie. Iritis. Ptosis. Lähmung des Musculus obliquus superior. Chronische rezidivierende Phlyktänen der Hornhaut. Bindehautentzündung mit Geschwürsbildung. Hornhautgeschwüre. Interstitielle Keratitis. Flecken auf der Hornhaut. Das linke Auge ist mit pilzartigen Gewächsen bedeckt; intensiver Schmerz, nachts verschlimmert. Akute Ophthalmie der Neugeborenen, wenn einer der Eltern Syphilis durchgemacht hat. Reichliche eitrige Absonderung aus den Augen. Die Lider sind stark geschwollen. Die Augen können wegen der Schwellung nicht geöffnet werden. Iritis mit intensivem Nachtschmerz und Lichtscheu. Schmerzen in den Augen von Sonnenuntergang bis Sonnenaufgang. Beißende Tränen.

Scharfe Schmerzen im Ohr. Eitrig-wässerige Absonderung aus dem Ohr. Caries des Mastoidfortsatzes. Lähmung des Gehörnerven. Kalkablagerung auf dem Trommelfell.

Das Mittel hat oft die riechenden, grünen oder gelben Absonderungen aus der Nase bei Kindern mit spezifischer Anamnese geheilt. Trockenheit der Nase, die nachts verstopft ist. Häufige Anfälle von Schnupfen. Jede Erkältung schlägt sich auf die Nase. Syphilitische Ozaena. Die Nasenknochen werden durch Caries zerstört und die Nase sinkt ein. Die ganze Nase zerfällt geschwürig. Blutende Nasengeschwüre. Harte Pfropfen in der Nase.

Gesichtsneuralgie. Lähmung einer Gesichtsseite. Tuberkeln und kupferfarbene Ausschläge im Gesicht. Das Mittel hat krebsige Geschwüre des Gesichts gebessert. Schorfige Ausschläge im Gesicht. Das Mittel hat Rupia der Wangen und Gesichtslupus geheilt. Papeln und Pusteln. Die Lippen zeigen Fissuren und sind geschwürig. Geschwüre am Kinn, an den Lippen und Nasenflügeln.

Die Zähne sind deformiert, verdreht, bei Kindern tonnenförmig, fleckig verfärbt und zerfallen frühzeitig. Heftige Schmerzen in den Zähnen. Grabende Schmerzen in den Zahnwurzeln wie von einem Wurm.

Mund und Zunge sind geschwürig. Der Atem stinkt. Die Zunge ist weich und schwammig; sie zeigt Zahneindrücke nach längerer Medikation von *Quecksilber*. Einseitige Zungenlähmung. Die Zunge ist rot, wund, aufgesprungen und empfindlich. Flecken auf der Zunge, die stellenweise vom Epithel entblößt ist. Rote Flecken. Reichlicher, zäher Speichel. Geschwürsbildung des weichen Gaumens. Caries des harten Gaumens. Der weiche Gaumen kann völlig zerstört sein. Blutung aus Geschwüren.

Der Rachen ist mit Geschwüren bedeckt. Entzündung des Rachens und der Mandeln. Der weiche Gaumen ist geschwollen und knotig. Katarrh und Geschwürsbildung im Nasen-Rachen-Raum. Die hinteren Naseneingänge sind mit Krusten gefüllt.

Der Appetit ist schlecht. Der Kranke hat Verlangen nach starken Getränken. Durst. Abneigung gegen Speisen, besonders gegen Fleisch. Alle Nahrung ist unbekömmlich. Blähsucht. Sodbrennen. Übelkeit. Erbrechen. Geschwürsbildung im Magen.

Der Mastdarm macht mancherlei Beschwerden. Geschwürsbildung, Fissuren, Hämorrhoiden, Knotenbildung, Gummata, reichliche Blutung, schneidende, brennende Schmerzen. Condylome. Verstopfung. Lähmung des Mastdarms. Vorfall des Afters. Erschlaffter, hervortretender Mastdarm.

Diese Nosode hat Knötchenbildung in den Hoden, im Samenstrang und am Scrotum geheilt; ebenso herpetiforme Ausschläge an der Vorhaut und am Hodensack. Verhärtung der Hoden und des Samenstrangs.

Knotenbildung in der Scheide und an den Labien. Geschwürsbildung des Muttermundes. Verhärtung der Cervix. Reichlicher, gelbgrüner Ausfluß. Weißfluß kleiner Mädchen mit spezifischer Anamnese. Scharfwässeriger Weißfluß, der nachts durch die Bettwärme verschlimmert wird. Schmerzen in den Eierstöcken während der Nacht. Jucken der Vulva. Scharfe Schmerzen in der Gebärmutter. Ovarialcysten und -tumoren. Schneidende Schmerzen in den Eierstöcken während des Beischlafs im Augenblick des Orgasmus. Gebärmutter- und Eierstocksbeschwerden bei spezifischer Vorgeschichte.

Geschwürsbildung im Kehlkopf und Verlust der Stimme. Aphonie vor der Regel. Anhaltende scharfe Schmerzen im Kehlkopf vom Abend bis zum Sonnenaufgang, die den Kranken zwangen, jede Nacht auf und ab zu gehen, wurden durch eine einzige Gabe von *Syphilinum* in Höchstpotenz geheilt.

Nächtliche Asthmaanfälle bei warmem Wetter. Kurzluftigkeit. Attacken von spastischem Bronchialasthma, die nachts im Bett oder während eines Gewitters auftraten und 25 Jahre lang gedauert hatten. Dyspnoë von 1—4 Uhr nachts.

Trockener, schmerzender Husten während der Nacht. Wundheit in der Brust. Dickeitriger Auswurf. Trockener Husten vom Liegen auf der rechten Seite. Schleimig-eitriger Auswurf, gräulich, grünlich oder grüngelblich, geschmacklos. Klarer, weißer, schleimiger Auswurf. Rasseln auf der Brust. Schmerz- und Druckgefühl hinter dem Brustbein. Ausschläge auf der Brust.

Rheumatische Steifigkeit und Lähmigkeit im Rücken. Schmerzen in der ganzen Wirbelsäule. Schmerz in der Nierenregion, verschlimmert nach Urinlassen. Schmerz im Kreuzbein, schlimmer im Sitzen. Caries der Hals- und Brustwirbel. Vergrößerte Nackendrüsen. Das Mittel hat verhärtete Halsdrüsen geheilt. Schmerzen im Rücken, in der Hüfte und den Oberschenkeln während der Nacht. Das Mittel hat die Hodgkinsche Krankheit gebessert.

Entzündung der Gelenke. Rheumatismus. Die Muskeln sind zu harten Knoten oder Klumpen zusammengebacken. Schmerzen in den Gliedern, durch Wärme gebessert, verschlimmert während der Nacht. Steifheit aller Gelenke. Rheumatische Schmerzen und Schwellung der Gelenke der oberen Gliedmaßen. Rheumatismus des Deltamuskels; Schmerzhaftigkeit beim Erheben des Armes. Schmerzen in den Armen bei Bewegung. Geschwüre auf den Handrücken. Nächtliche Schmerzen und Schwellung in den Beinen. Schmerzen in den unteren Extremitäten beeinträchtigen den Schlaf; verschlimmert durch heiße Anwendungen, gebessert durch Übergießen mit kaltem Wasser. Schwäche in den Knien und Hüften. Starke Knochenschmerzen in den Beinen, im Fußrücken und in den Zehen nachts im Bett. Die Schmerzen treiben den Kranken nachts aus dem Bett. Reißen in Hüfte und Oberschenkel, verschlimmert während der Nacht, gebessert bei Tagesanbruch und durch Umhergehen, nicht wetterabhängig (durch *Syphilinum* gebessert). Geschwüre und große Krusten an den Beinen. Spannung in den Sehnen der Beine und Fußsohlen. Extreme Kälte und Hitze lassen häufig die Symptome hervortreten. Neuralgie der Glieder, allmählich zunehmend, verschlimmert bei Anbruch der Nacht. Äußerste Empfindlichkeit des Schienbeins.

Tarantula hispanica

(Tarantel)

Dieses schreckliche Gift sollte nur in starken Verdünnungen benutzt werden. Die Nervensymptome dieses Mittels sind kaum zu beschreiben und zu zahlreich, um alle zu erwähnen. Beklemmung und Ruhelosigkeit sind die vorherrschenden Zustände. Das Mittel hat viel Ähnlichkeit mit *Arsenicum.* Manchmal wird die ängstliche Beklemmung nur psychisch empfunden, manchmal aber rein körperlich, und zwar besonders in den Gliedern und im Magen. Herzbeklemmung ist ein hervorstechender Zug. Es besteht eine starke Abneigung gegen Farben, vor allem gegen Grün, Rot und Schwarz. Lasterhafte Vorstellungen kommen bei allen Arzneiprüfungen vor. Verlust jeden Schamgefühls. Es besteht das Verlangen, umherzurennen, zu tanzen und auf und ab zu springen. Phantastische Tänze werden aufgeführt. Manchmal wirkt Musik bessernd auf alle Symptome, manchmal jedoch auch verschlimmernd. Der Kranke wird durch Musik stark erregt.

Der Patient magert oft so stark ab, daß man sagen könnte, „er fällt vom Fleische". Kriechen und Krabbeln auf der Haut des ganzen Körpers. Lähmung des gesamten Körpers oder aller Gliedmaßen. Zitternde und zuckende Krampfbewegungen. Das Mittelbild ähnelt dem Veitstanz. Das Mittel hat daher Chorea geheilt, gleich ob diese durch Musik gebessert oder verschlimmert wird. Die starke Unruhe der Glieder gleicht der bei *Arsenicum. Tarantula* wirkt ebenso tief wie *Arsenicum* und heilt manchmal, wenn *Arsenicum* trotz scheinbar richtiger Wahl versagt. Angst, Ruhelosigkeit, ständige Bewegung von Armen, Beinen, Rumpf und Kopf. Unruhe in den Beinen abends im Bett vor dem Einschlafen (wie bei *Arsenicum* und *Lycopodium*). Viele Schmerzen im ganzen Körper, besonders in den Gliedern, Knochen, Armen und Gelenken. Infolge der ausgesprochenen Periodizität der Symptome paßt das Mittel speziell bei intermittierendem Fieber mit Unruhe der Glieder, mit Schmerzen in den Knochen, mit Stichen und mit Beklemmung, besonders wenn diese Erscheinungen sich des Abends einstellen und das Fieber die ganze Nacht dauert. Frostgefühl am Abend mit nachfolgendem Fieber ohne Schweiß ist ein typischer Zug.

Der Kranke ist immer empfindlich gegen Kälte. Die Schmerzen in den Gliedern werden schlimmer in kalter Luft und durch Erkältung. Kaltes, feuchtes Wetter verschlimmert alle Symptome. Umhergehen in frischer Luft, wenn es nicht kalt ist, bessert die meisten Symptome. Frische Luft und Abreiben bessern. Es besteht Schwäche aller Glieder. Heftige Schmerzen in den Därmen und in der Blase. Brennen ist ein typisches Symptom, besonders Brennen im Mastdarm, in den Handflächen, an den Fußsohlen und in der Gebärmutter. Das Mittel eignet sich ausgezeichnet für hysterische Frauen. Neigung zum Schlafwandeln. Extreme Überempfindlichkeit. Alle Symptome werden schlimmer durch Kummer und Aufregung. Wenn choreatische Symptome vorhanden sind, kann der Kranke besser rennen als langsam gehen.

Beeinträchtigung des Gedächtnisses. Große Reizbarkeit. Hysterische Symptome werden durch Musik gebessert. Das Benehmen einer Frau kann possierlich oder aber unzüchtig sein. Starke Erregung durch Musik. Die Patientin singt, bis sie vor Erschöpfung umfällt. Fuchsartige List. Zerstörungswut. Irrsinnsanfälle mit Drohungen. Unruhe in den Beinen. Die Patientin antwortet nicht, wenn sie gefragt wird. Sie bildet sich häufig ein, sie sei beleidigt worden. Geistesabwesenheit mit großer Traurigkeit. Erregung mit Singen, Tanzen und Weinen. Sie sieht häßliche Gestalten, Fremde, Tiere, Gesichter, Insekten und Geister. Tarantula-Patienten simulieren alle möglichen Krankheiten, besonders Ohnmacht. Abneigung gegen Rot, Grün und Schwarz und alle grellen Farben. Die Kranke zieht an ihrem Haar und drückt den Kopf mit den Händen. Ständiges Klagen und Drohen. Sie bedroht ihre Kinderfrau und das Hauspersonal. Sie schlägt ihren Körper und ihren Kopf mit den Händen, sie schlägt das Hauspersonal und ihre besten Freunde. Gewalttätigkeit und Zorn. Der Kranke zerreißt seine Kleider. Tröstlicher Zuspruch verursacht Weinen.

Die psychischen Symptome sind abends nach dem Essen besser. Viele körperliche Symptome, besonders Fieberzustände, sind abends schlimmer.

Der Patient will sich im Dunkeln hinlegen und nicht angesprochen werden. Er hat viele verrückte Ideen; er möchte sich z. B. verstecken, weil er sich einbildet, er werde angegriffen. Widerspruch löst Zornanfälle aus.

Häufige Schwindelanfälle, die so stark werden können, daß der Kranke umfällt. Schwindel nachts und beim Treppabgehen. Schwindel mit Kopfkongestionen und beim Fixieren von Objekten.

Die Kopfsymptome sind ebenfalls sehr zahlreich. Verdrehungen und Zuckungen des Kopfes. Der Patient reibt ständig den Kopf an etwas, z. B. am Kopfkissen. Er wirft den Kopf von einer Seite zur anderen. Gefühl von Hämmern im Kopf. Brennende Hitze im Kopf. Kopfschmerzen abends und morgens beim Erwachen. Das Öffnen der Augen ist erschwert. Kopfbeugung nach vorn verschlimmert. Die Schmerzen sind drückend und wandern häufig im Kopf herum. Heftige Schmerzen im Hinterkopf und zugleich in den Schläfen.

Starrer Blick. Krampfhaft geöffnete Augen. Sehtrübung, besonders auf dem rechten Auge. Heftiger Schmerz im rechten Auge. Sand- oder Splittergefühl in den Augen. Jucken in den Augen. Brennen, schlimmer im rechten Auge. Starke Photophobie. Das rechte Auge ist also meistens stärker betroffen. Auch andere körperliche Symptome treten auf der rechten Seite schlimmer auf.

Reichliche Absonderung aus den Ohren. Heftiger Schmerz im Ohr. Stechen im Gehörgang. Schwerhörigkeit. Dumpfe, reißende Schmerzen im rechten Ohr. Summen und Pfeifen mit Schwindel. Morgens beim Erwachen Klingen in den Ohren, wie von Glocken. Das rechte Ohr ist mehr betroffen.

In der Nase bestehen viele katarrhalische Symptome. Trockenheit und Brennen; Niesen und Schnupfen. Nasenbluten. Die akuten und chronischen Nasensymptome sind auf der rechten Seite schlimmer.

Das Gesicht sieht kränklich aus und zeigt den Ausdruck des Schreckens.

Reißende Schmerzen in den Zähnen. Schmerzen im Unterkieferwinkel, als ob die Zähne ausfallen wollten.

Entzündung des Rachens und der Mandeln, schlimmer auf der rechten Seite. Schmerzen in der rechten Mandel, die nach dem Ohr ausstrahlen. Schießender Schmerz im Rachen. Schmerz und Constrictionsgefühl beim Schlucken. Das Mittel hat Diphtherie geheilt. Starke Schwellung des äußeren Halses mit hohem Fieber.

Abneigung gegen Speisen, besonders gegen Fleisch. Durst auf kaltes Wasser. Übelkeit und Erbrechen. Bitteres Aufstoßen. Vernichtungs- und Angstgefühl im Magen. Brennender Schmerz im Magen.

Brennen im Leib, das sich auf alle Eingeweide ausdehnt. Brennen im Mastdarm. Scharfer Schmerz in der Milz. Die Leber ist druckschmerzhaft und geschwollen. Schmerz in beiden Lenden. Der Leib ist von Blähungen aufgetrieben. Der Kranke leidet viel an Koliken. Schießende Schmerzen gleichzeitig im Leib, im After und in der Scheide. Nach Tarantel-Stichen wurden bei Frauen fibroide Tumoren im Leib und in der Gebärmutter gefunden. Heftige Schmerzen im Unterleib.

Das Mittel hat hartnäckige Verstopfung geheilt, nachdem Abführmittel und Einläufe versagt hatten. Die Leitsymptome sind auch hier: ständiges Umherwerfen, Angst, Ruhelosigkeit, Herumwälzen von einer Seite auf die andere und das Reiben des Kopfes am Kopfkissen. Es besteht kein Stuhldrang. Mit dem Stuhl kommt viel Blut. Mastdarmschmerzen. Tenesmen und Koliken. Es kann aber auch Durchfall mit Übelkeit und Erbrechen bestehen.

Man findet viele toxikologische Symptome. Zucker im Harn. Das Mittel hat Diabetes mit Kummer, Angst, Schwäche und Zerschlagenheitsgefühl im ganzen Körper geheilt. Unwillkürlicher Harnabgang beim Husten. Viele Nierenschmerzen. Erschwertes Wasserlassen. Das Mittel hat Nierenkolik und Cystitis geheilt. Entsprechend den Allgemeinsymptomen bestehen Blasenkrämpfe und krampfhafte Harnverhaltung. Reichlicher Urinabgang bei Diabetes mit Abmagerung. Ziehende Schmerzen in der Harnröhre nach dem Wasserlassen. Viel Harnsediment. Der Urin stinkt.

Sehr starker Sexualtrieb ohne jede Selbstkontrolle. Lüsternheit, die an Wahnsinn grenzt. Onanie, welche Prostatabeschwerden verursacht. Samenergüsse. Das Sperma ist blutig. Schmerzen in den Genitalien. Die Hoden sind schlaff oder geschwollen und schmerzhaft. Schmerzen in der Leistenbeuge. Das Glied ist geschwollen. Ziehende Schmerzen in den Samensträngen.

Bei Frauen besteht ebenfalls ein heftiger, unkontrollierter Sexualtrieb. Die Menstruation kommt zu früh und zu reichlich. Heftiges Jucken der Genitalien bis oben in die Scheide hinauf, schlimmer nachts. Schmerzen und heftige Krämpfe in der Gebärmutter. Das Mittel hat Nymphomanie geheilt. Der Beischlaf verstärkt das sexuelle Verlangen und bringt keine Entspannung. Hyperästhesie der Genitalien. Fibroide Tumoren sind durch das Mittel geheilt worden. Gebärmutterverlagerung infolge Muskelerschlaffung. Starkes Senkungsgefühl im Becken. Anschwellung und Verhärtung der Gebärmutter. Heftige, wehenartige Krämpfe, verbunden mit Brennen in der Gebärmutter, Übelkeit und Erbrechen. Starke Druckempfindlichkeit des Uterus. Schießende Schmerzen in den Geschlechtsorganen.

Das Mittel ist sehr nützlich bei Beschwerden der Luftwege. Ständiges Räuspern, um Kehlkopf und Luftröhre vom Schleim zu befreien. Stimmverlust und Heiserkeit. Trockenheit in Kehlkopf und Luftröhre. Brennen vom Rachen bis in die Brust hinab.

Viele Hustensymptome. Häufiger, trockener Husten, schlimmer am Abend. Trockener, krampfhafter Husten mit bellendem Würgen bei jedem Versuch, den Auswurf herauszubringen. Husten mit unwillkürlichem Harnabgang. Husten mit Schmerzen im Kehlkopf und in den Bronchien. Nächtlicher Husten. Am Morgen trockener Husten oder lockerer Husten mit dickem, gelbem Auswurf.

Starke Atembeschwerden, ähnlich wie bei Herzstörungen. Druckgefühl auf der Brust mit keuchender Atmung und erstickendem Katarrh, besonders beim Erheben der Arme und beim Liegen auf der linken Seite. Rheumatische Schmerzen.

Zahlreiche Herzsymptome. Herzklopfen mit Mitralgeräuschen. Gefühl von Herzflimmern mit unregelmäßigem Puls. Starke Herzangst. Stürmische Herzaktion. Gefühl, als ob das Herz wie nach einem Schreck plötzlich stehenbleibe, obwohl kein Schreck vorausgegangen ist. Ständiger Luftmangel und Wunsch nach frischer Luft. Gefühl, als ob sich das Herz umdrehe oder als ob es gequetscht bzw. gedrückt werde. Das Mittel hat Angina pectoris und viele stenocardieähnliche Herzsymptome geheilt.

Im Rücken finden wir Furunkel, Abscesse und Karbunkel, besonders im Nakken und zwischen den Schulterblättern. Heftige Schmerzen in der Lendengegend und unter den Schulterblättern, schlimmer durch Bewegung. Rheumatische Schmerzen im ganzen Rücken. Der Hals ist steif und schmerzt bei Bewegung. Das Mittel hilft bei Schmerzen der Wirbelsäule und bei Spinalirritation. Druck und Berührung verschlimmern.

Die Symptome der Gliedmaßen sind zu zahlreich, um alle besprechen zu können. Nur ein paar können hier erwähnt werden. Schwäche, Taubheitsgefühl und Unruhe sind immer vorhanden. Rheumatische Schmerzen. Die Schmerzen in den Gliedern sind so stark, daß der Kranke den Kleiderdruck unerträglich findet. Schweregefühl und Taubheit der oberen Gliedmaßen. Schmerzen im Arm wie nach einer Quetschung. Herzschmerzen und starke Schulterschmerzen. Der Patient muß vor Nervosität ständig die Hände bewegen und an den Fingern zupfen. Taubheitsgefühl in der linken oberen und der rechten unteren Extremität. Lähmung der unteren Gliedmaßen mit Rückenschmerzen bei Bewegung. Ruhelosigkeit der unteren Extremitäten mit dem ständigen Verlangen zu schreien (*Arsenicum*). Müdigkeit und Schmerz am Abend. In den unteren Extremitäten Taubheitsgefühl abwechselnd mit Muskelreißen. Unruhe in den unteren Extremitäten mit heftigen Schmerzen während des Frostes bei intermittierendem Fieber. Starke nächtliche Hüftschmerzen. Schmerzen in den Hüften und im Steißbein abends beim Sitzen. Der Patient hat das Verlangen zu springen. Schmerzen in den Gesäßbacken von 6 Uhr morgens bis zum Abend. Schmerzen in den Oberschenkeln beim Umhergehen, als seien sie bandagiert. Schießende Schmerzen in den Oberschenkeln und in der rechten Achillessehne. Der Patient muß abends im Zimmer umhergehen und schleppt sich dabei von Stuhl zu Stuhl (wie bei *Arsenicum*).

Schlaflosigkeit vor Mitternacht ist sehr charakteristisch.

Jucken, Beißen und Krabbeln am ganzen Körper, besonders in den Gliedern. Jucken und Brennen. Das Mittel hat trockene, juckende Ekzeme geheilt, nachdem *Arsenicum* und *Sulfur* versagt hatten. Es ist ein sehr tief und lange wirkendes Mittel und sehr nützlich bei Hautkrankheiten.

Theridion

(Orange-Spinne)

Hysterische Empfindlichkeit mit erheblicher Verschlimmerung durch Lärm, Bewegung und Anstrengung kennzeichnet dieses Mittel in besonderer Weise. Schmerzschauer ziehen wellenförmig über den Körper; danach Übelkeit. Übelkeit durch Lärm ist sonst ein seltenes Symptom. Das Mittel heilt hartnäckige Fälle von Spinalirritation, wenn das übrige Symptomenbild paßt. Chronischer Nasenkatarrh. Knochennekrose. Rasch fortschreitende Auszehrung. Abmagerung. Vergrößerung der Drüsen. Ständiger Hunger und Durst. Die alten Ärzte gebrauchten das Mittel bei skrofulösen Zuständen. Große Mattigkeit. Die Beschwerden werden durch Wärme und während der Ruhe gebessert. Ohnmacht bei der geringsten Anstrengung. Frostigkeit, Zittern und Beklemmung. Der Kranke ist ruhelos und immer geschäftig, vollbringt aber nichts. Die Knochen sind empfindlich.

Traurigkeit und Depression. Hysterische Heiterkeit. Abneigung gegen Arbeit und Beruf. Lustigkeit und Singen bei Kopfschmerzen.

Schwindel beim Schließen der Augen, infolge Bewegung, durch Bücken, an Bord eines Schiffes, bei jedem Geräusch. Übelkeit, Erbrechen und kalter Schweiß. Aufwachen um 23 Uhr mit Schwindel und langsamem Puls. Schwindel mit Sehtrübung und Schmerzen in den Augen. Schwindel und Übelkeit beim Knien in der Kirche. Schwindel wie bei Seekrankheit.

Der Kopfschmerz ist sehr heftig, wird durch Bewegung, durch Reden und durch warme Getränke verschlimmert, ist mit Übelkeit und Erbrechen verbunden. Empfindlichkeit gegen Licht und Lärm. Stirnschmerzen, die bis in den Hinterkopf ausstrahlen, verschlimmert durch Lärm, Bewegung und kalte Luft. Kopfschmerz beim Beginn von Bewegungen. Der Kranke hat ein Gefühl, als ob der Scheitel nicht zu ihm gehöre oder als ob er die Schädeldecke abheben könne. Schmerz tief in den Augen. Beschwerden nach Sonnenstich. Drückende Schmerzen in den Schläfen. Klopfender Schmerz über dem linken Auge und quer über die Stirn. Die Kopfschmerzen werden im Liegen schlimmer. Jucken auf dem behaarten Kopf und im Nacken abends.

Das Mittel heilt viele nervöse Augensymptome. Flimmern vor den Augen, auch bei geschlossenen Lidern. Empfindung, als sei ein Schleier vor den Augen. Doppelsehen. Empfindlichkeit gegen Licht. Flattern vor den Augen mit Übelkeit und kalten Händen. Drückende Schmerzen hinter den Augen. Beim Schließen der Augen Übelkeit und Erbrechen.

Das Gehör ist verschärft. Jedes kleinste Geräusch fährt durch den ganzen Körper, besonders in die Zähne, verschlimmert den Schwindel und verursacht Übelkeit. Rauschen in den Ohren wie von einem Wasserfall. Druck auf den Ohren. Völlegefühl hinter den Ohren.

Das Mittel hat hartnäckigen Nasenkatarrh mit riechenden, dicken, gelben oder grünlichgelben Absonderungen geheilt. Drückender Schmerz an der Nasenwurzel. Trockenheit in der Nase. Heftige Niesanfälle.

Das Gesicht ist blaß und kränklich. Kinnbackenkrampf morgens beim Erwachen. Schaum vor dem Mund mit Frostgefühl. Die Zähne sind empfindlich gegen kaltes Wasser und schrille Geräusche. Zahnschmerz verursacht Weinen. Brennen in den Zähnen. Salziger Geschmack im Mund. Die Zunge fühlt sich wie verbrannt an. Taubes Gefühl im Mund. Das Geschmacksvermögen ist vermindert.

Verlangen nach Wein und sauren Getränken. Viel Durst. Der Patient möchte gern essen, weiß aber nicht was.

Übelkeit mit vielen Beschwerden und aus mancherlei Ursachen. Übelkeit morgens beim Aufstehen, durch Lärm, beim Schließen der Augen oder wenn ein Gegenstand zu lange fixiert wird, bei Bewegungen, vom Reden, vom schnellen Fahren in einem Wagen, vom Fahren in der Eisenbahn oder auf einem Schiff. Übelkeit mit Kopfschmerz und Schwindel, verschlimmert durch warme Getränke. Seekrankheit bei nervösen Frauen, welche die Augen schließen, um das Gefühl der Bewegung des Schiffes loszuwerden, und dann erst recht sterbenselend werden. Empfindlichkeit des Magens.

Das Mittel hilft bei vielerlei Leberbeschwerden mit brennenden Schmerzen und Gallebrechen, verschlimmert durch Berührung, Bewegung und Lärm.

Schmerzen in der Leistengegend bei Männern nach Beischlaf und bei Bewegungen, besonders beim Anziehen der Beine. Verstopfung mit weichem, aber trotzdem erschwertem Stuhl. Afterkrampf. Prostatahypertrophie mit dem Gefühl eines Fremdkörpers im Damm.

Der Patient muß nachts mehrmals aufstehen, um Urin zu lassen. Polyurie während der Nacht.

Schwache Erektionen. Verminderter Sexualtrieb. Samenergüsse während des Nachmittagsschlafs.

Quetschungsschmerz in der Eierstocksgegend, durch Bewegung verschlimmert. Unterdrückte Regel.

Seufzen und Kurzatmigkeit beim Treppensteigen.

Stiche in der Brust unterhalb der linken Schulter bis zum Hals. Herzbeklemmungen.

Empfindlichkeit der Wirbelsäule, verschlimmert durch Bewegung, durch Lärm, durch Erschütterungen und beim Gehen. Schmerzen zwischen den Schulterblättern. Blutleere im Rückenmark. Jucken des Rückens und des Nackens.

Ziehen in den Oberschenkeln mit Kältegefühl, gebessert durch Wärme. Heftiges Jucken der Waden. Anschwellen der Füße. Schweregefühl in den Gliedern. Schmerzen in den Knochen, als seien diese gebrochen.

Schüttelfrost. Der Kranke schwitzt leicht. Eiskalter Schweiß mit Ohnmacht, Schwindel und Erbrechen in der Nacht.

Heftiges Hautjucken.

Thuja occidentalis

(Lebensbaum)

Der typische Thuja-Patient hat ein wächsernes, glänzendes Gesicht, das wie mit Fett bestrichen und häufig fast durchscheinend aussieht. Er macht einen kränklichen, beinah kachektischen Eindruck. Das Bild gleicht der sykotischen Konstitution oder der Krebskachexie. Ein schwächlicher Kranker mit kachektisch gelblicher oder häufig sehr blasser Hautfarbe.

Viele Hautsymptome. Der Schweiß ist charakteristisch, er riecht süßlich wie Honig, manchmal auch stark und stechend wie Knoblauch. Von den Geschlechtsteilen geht ein durchdringender Geruch aus, der verbranntem Horn, verbrannten Federn oder verbranntem Schwamm ähnelt. Diese sonderbar strengen Gerüche finden sich besonders bei Feigwarzen der Genitalien, wie sie *Thuja* heilt.

Die ganze Haut sieht ungesund aus. Viel Schweiß im ersten Schlaf (wie bei *Arsenicum*). Wäre nur das wächserne Aussehen vorhanden, das den Arzneibildern von *Arsenicum* und *Thuja* gemeinsam ist, so könnte man *Arsenicum* verschreiben. *Arsenicum* ist bei dieser Symptomatik häufig das akute und *Thuja* das chronische Mittel, während sonst *Arsenicum* im allgemeinen ein chronisches Mittel ist.

Man findet bei der Sykosis manchmal einen asthmatischen Zustand, für den *Arsenicum* scheinbar das Simile ist, aber dieses Mittel erleichtert nur, es wirkt nicht auf das Grundübel; es wirkt wie *Aconit* bei akuten Krankheiten und bessert nur vorübergehend. Bei Syphilis und Psora wirkt *Arsenicum* langanhaltend und rottet die Beschwerden mit der Wurzel aus, sofern das Mittel den jeweiligen Symptomen entspricht. Aber für Sykosis ist es kein Simile. Es deckt hierbei nicht alle Symptome wie *Thuja* und *Natrium sulfuricum*, welche die jahrelang unterdrückten ursprünglichen Krankheitszeichen wieder aktivieren.

Der Thuja-Patient neigt zu warzenartigen Auswüchsen, die weich, schwammig und sehr empfindlich sind. Sie brennen, jucken und bluten leicht infolge des Drucks der Kleidung. Auf den Handrücken bilden sich hornartige Auswüchse, die aufbrechen. Sie sind gestielt und werden an der Basis rissig. Blumenkohlartige Auswüchse im Gebärmutterhals, am After (*Acidum nitricum*) und in der Umgebung der großen Labien sowie allgemein auf den Schleimhäuten. Hornartige Auswüchse zeigen sich mehr auf der Haut, bräunliche Warzen besonders auf der Bauchhaut. Große braune Leberflecke auf dem Bauche.

Bläschenausschläge am ganzen Körper (wie bei *Sepia*). Gürtelrose an der Brust. Herpes labialis und präputialis. In diesen Fällen sollte man die Mittel *Rhus, Graphites, Kalium jodatum* und *Mezereum* in Vergleich ziehen.

Der Zustand ist mit vielerlei Leiden und neuralgischen Beschwerden verbunden. Bei Sykose ist *Thuja* ein großartiges Mittel. Es gibt Fälle, in denen die Warzen durch *Kalomel* zum Verschwinden gebracht werden können. *Kalomel* läßt sie schrumpfen und abfallen. Das ist die Behandlung der Alten Schule. Wer mit *Acidum nitricum, Kalomel* oder ähnlichen Mitteln die erwähnten Feigwarzen beseitigt, bedenkt nicht, daß diese Condylome ohne konstitutionelle Grundlage nicht hätten erscheinen können. Die Warzenbildung hat den Kranken vor anderen Krankheiten bewahrt. Er fühlte sich auch besser mit seinen Warzen. Merkwürdigerweise bekommen wir bei Unterdrückung dieser Warzen Symptombilder von *Acidum nitricum, Thuja, Mercurius* oder *Staphisagria.* Bei allen Symptombildern, die auf unterdrückte Feigwarzen zurückgehen, wirkt *Thuja* am besten.

Thuja ist ein stark wirkendes Mittel, wenn Tiergifte, z. B. Schlangenbisse, oder Pocken und Impfschäden in der Anamnese eine Rolle spielen.

Absonderungen aus der Harnröhre, vor allem sykotischer Natur; nach ihrer Unterdrückung entstehen Schmerzen in den Fußsohlen und Knien, im Rücken und in den Lenden, im Ischiasnerv und in den Knie- und Fußgelenken. Verschlimmerung in der Ruhe (wie bei *Rhus*). Die Schmerzen nehmen zu, solange der Kranke sich ruhig verhält. Da er aber sehr häufig das Bett hüten muß, bewegt er sich ständig hin und her und kann nicht still auf einer Seite liegen.

Hier ist ein antisykotisches Mittel am Platze. *Rhus* wäre nur angezeigt, wenn keine Sykose zugrunde läge; wenn diese Symptome aber von unterdrücktem Tripper herrühren, wird *Medorrhinum* oder *Thuja* heilen.

Nach Unterdrückung der Absonderungen entwickelt sich manchmal eine Hodenentzündung. Dann wird meistens *Pulsatilla* das Mittel der Wahl sein, nur selten *Thuja.*

Das weitere Studium von *Thuja* läßt uns eine tiefe Wirkung auf die Drüsen erkennen, in denen stechende, reißende Schmerzen bestehen. Eine besondere Drüse, der Eierstock, wird mehr betroffen als die anderen, besonders der linke Eierstock. Heftige Schmerzen im linken Eierstock, die während der Regel anhalten oder noch zunehmen und in die Oberschenkel ausstrahlen und die manchmal so heftig werden, daß die Frau laut zu schreien beginnt, sind für *Thuja* sehr charakteristisch (während bei *Zincum* und *Lachesis* mit dem Regelfluß Erleichterung einsetzt).

Wenn die Erkrankung der Eierstöcke eine Zeitlang bestanden hat, entwickeln sich auch psychische Symptome, z. B. hochgradige Reizbarkeit, Eifersucht, Streitsucht und Bösartigkeit. Diese Reizbarkeit äußert sich vor allem gegenüber den Hausgenossen, dem Ehemann und der Mutter. In Gegenwart Fremder beherrscht sich die Frau noch, und es kann sein, daß der Arzt hierdurch getäuscht wird, zumal solche Kranke zum Betrügen neigen. Die Patientin möchte allein sein. Sie entwickelt fixe Ideen, z. B. schwanger zu sein oder ein Tier in den Därmen zu haben. Sie fühlt sogar Kindsbewegungen ohne wirklichen Grund. Sie denkt, sie werde verfolgt oder es gehe jemand an ihrer Seite. Sie hat das Gefühl, Körper und Seele seien voneinander getrennt. Es ist zwecklos, den Versuch zu machen, ihr diese fixen Ideen ausreden zu wollen. Sie glaubt, sehr zart zu sein, z. B. aus Glas, und zerbrechen zu müssen. Mit diesen Zuständen verbunden sind heftige, anhaltende, reißende Kopfschmerzen und reißende Schmerzen in den Augen; Besserung durch Hitze, während die übrigen Schmerzen in kühler Luft besser werden.

Thuja macht Schmerzen, die sich auf eng umschriebene Stellen beschränken, etwa als ob ein Nagel in den Kopf, in die Schläfen oder in die Stirn getrieben werde (*Ignatia, Anacardium*). Diese Schmerzen verschlimmern sich ständig, befallen die Augen und machen sie so empfindlich, daß sie kaum berührt werden können. Hitze und Niederlegen verschlimmern. Schlimmer in einem warmen Raum, besser in frischer Luft.

Rheumatische Kopfschmerzen werden schlimmer in feuchter Luft, durch saure Speisen und durch stimulierende, anregende Getränke und Speisen.

Thuja macht einige bemerkenswerte Darmsymptome. Gußartiger, wässeriger Morgendurchfall, als ob Wasser aus einem Spundloch hervorsprudele.

Allgemeiner katarrhalischer Zustand des ganzen Körpers: Katarrhe der Nase, der Ohren und der Brust. Hackender Husten mit Auswurf grünlichen Schleims am Morgen; manchmal sehr reichliches Sputum. *Thuja* paßt häufig für verschleppte Lungenentzündungen bei Sykotikern mit einer unterdrückten Gonorrhoe und mit Feigwarzen.

Die Nieren- und Urinsymptome sind ebenfalls bemerkenswert. Kongestion und Entzündung der Nieren, scharfer Schmerz in den Nieren, brennender Harn, unspezifische Entzündungen von Blase und Harnröhre. Eiter im Urin. Blasenlähmung. Der Kranke muß lange Zeit warten, bis er Urin lassen kann. Harnverhaltung. Ständiger Urindrang. Reißende Schmerzen in der Harnröhre. Gefühl, als ob ständig Harn durch die Harnröhre liefe (wie bei *Kalium bichromicum* und *Petroselinum*).

Bei den Harnröhrenerkrankungen sykotischen Charakters steht *Thuja* vor allen anderen Mitteln. Für die nichtsykotischen Erkrankungen reicht *Cannabis sativa* aus; dieses Mittel bessert das Brennen während und nach dem Harnlassen und die dicke, gelbgrüne Absonderung, aber bei Sykose haben immer noch einige weitere Mittel zu folgen. *Thuja* hingegen wirkt hier von vornherein heilend.

Bei starkem Blutharnen, heftigem Wollustgefühl, quälenden Schmerzen, blutig-wässeriger Absonderung aus Harnröhre und Blase mit Ruhelosigkeit bei Tag und Nacht kommt *Cantharis* in engere Wahl und kann unter Umständen in wenigen Tagen heilen. Aber dieses Mittel setzt eine ausgezeichnete Grundkonstitution voraus, wie sie im allgemeinen nicht gegeben ist, weil es sich bei diesen Kranken meistens um Trinker und Raucher handelt. Sie bilden die schwerbeeinflußbaren Fälle und bieten wenig Möglichkeit zu entscheidenden Kuren, wenn es nicht gelingt, ihren Lebenswandel zu ändern. Man muß sie auf leichte Kost setzen und ihnen das Rauchen und Trinken ganz und gar verbieten. Erst eine völlig ausgeglichene Lebensweise sichert den Erfolg. So kann man wohl sagen, daß im allgemeinen die Behandlung der Sykosis sehr schwer ist und die Geduld und das Können eines jungen Arztes auf eine harte Probe stellt.

Tuberculinum bovinum

(Tuberculinum Koch)

Die von mir benutzte Aufbereitung von *Tuberculinum* unterscheidet sich von der im allgemeinen auf dem Markt befindlichen. Ich erhielt dieses Präparat von einem Professor der Veterinärmedizin. Es wurde aus tuberkulösen Drüsen von geschlachteten Rindern gewonnen und durch die Firma Boericke & Tafel zunächst bis zur 6. Centesimale potenziert, danach mittels der Skinnerapparatur bis zur 30., 200., 1000. und höheren Potenzen. Diese Aufbereitungen habe ich seit 15 Jahren benutzt und ebenso viele meiner Freunde.

Ich wende *Tuberculinum* nicht lediglich als Nosode an, d. h. nicht allein von dem Gesichtspunkt aus, daß ein Krankheitsprodukt gegen die entsprechende Krankheit eingesetzt werden soll. Es wird immer wieder behauptet, daß alles, was zu Syphilis Beziehungen habe, mit *Syphilinum* behandelt werden müsse, und so auch Tripper und dessen Folgen mit *Medorrhinum,* Psora mit *Psorinum,* Tuberkulose mit *Tuberculinum* usw. Das wird eines Tages außer Gebrauch kommen, denn es ist Isopathie und keine reine Homöopathie.

Es müßten noch Prüfungen am Gesunden angestellt werden, so daß wir in der Lage wären, *Tuberculinum* nach seinem Arzneibild zu verschreiben, geradeso wie wir jedes andere Mittel zu benutzen pflegen. *Tuberculinum* greift tief in die Konstitution ein, weil es das Produkt einer Krankheit ist, die in konstitutionellen Bedingungen wurzelt. In dieser Beziehung gleicht das Mittel *Silicea* und *Sulfur.* Es ruft eine bessere Reaktionslage hervor, so daß andere Mittel danach intensiver wirken, und kann in dieser Hinsicht sehr wohl als eine Art Antipsoricum betrachtet werden.

Eine der hervorragendsten Anwendungen dieses Mittels ist die bei intermittierendem Fieber. Hartnäckige Fälle von intermittierendem Fieber haben die Neigung, immer und immer wiederzukommen, selbst wenn Mittel wie *Silicea* und *Calcarea* gut gewirkt und das Fieber zunächst gebrochen haben. Nach Erkältung, nach Zugluft, nach Ermüdung, nach geistiger Überanstrengung, nach zu reichlichem Essen mit Magenstörungen tritt das Fieber dann wenige Wochen später wieder auf. Und dann ist *Tuberculinum* am Platze. Ähnlich auch bei Phthisikern, die zusätzlichen Belastungen ausgesetzt sind.

Wenn *Tuberculinum bovinum* in Hochpotenzen gegeben wird, zwei Dosen jeder Potenz in langen Zwischenräumen, können Kinder und junge Leute von einer etwaigen tuberkulösen Anlage befreit werden und ihre Spannkraft wiedererlangen. Das Mittel heilt die meisten Fälle von adenoiden Wucherungen und tuberkulösen Halsdrüsen.

Die durch die Toxine der Tuberkulose verursachten psychischen Symptome können durch *Tuberculinum* behoben werden. Hoffnungslosigkeit bei vielen Beschwerden. Abneigung gegen geistige Arbeit. Beklemmung abends bis Mitternacht. Angst und Geschwätzigkeit während des Fiebers. Lebensüberdruß. Quälende Gedanken während der ganzen Nacht. Das sind die allgemeinen psychischen Züge, die sich nach Verschreibung des Mittels oft bessern. Bei vererbter Tuberkulosedisposition mit Schwächezuständen, intermittierendem Fieber und den erwähnten psychischen Symptomen sollte man an *Tuberculinum* denken. Geschwätzigkeit ist ein allgemeiner Zug bei hektischem Fieber infolge tuberkulöser Intoxikation. Oft handelt es sich um einen Patienten, dem es zunehmend schlechter geht, der niemals das richtige oder nur ein vorübergehend besserndes Mittel findet, der den dauernden Wunsch nach Abwechslung und nach Reisen hat, der stets etwas neues tun oder immer wieder einen anderen Arzt haben möchte. Der Wunsch zu reisen, dieser kosmopolitische Zug des Geistes, gehört zu dem spezifischen Arzneibild von *Tuberculinum* (wie bei *Calcarea phosphorica*). Es ist der Zustand derer, die im Begriff sind, ihren Verstand zu verlieren oder in irgendeine langwierige Krankheit zu verfallen. Menschen an der Grenze des Wahnsinns. Phthise und Psychose sind tatsächlich austauschbare Zustände. Der eine Zustand kann in den andern übergehen. Viele geheilte Phthisiker werden schließlich wahnsinnig. Andererseits bekommen geheilte Psychotiker manchmal eine Phthise. Die intellektuellen Symptome und die Lungensymptome können vikariieren.

Tuberculinum heilt die heftigsten und hartnäckigsten periodischen Kopfschmerzen, wenn das übrige Symptomenbild paßt. Sie kommen jede Woche oder alle 2 Wochen und unter besonderen Bedingungen auch unregelmäßig, z. B. bei feuchtem Wetter, nach Überarbeitung, nach seelischer Aufregung, nach Überessen, bei verdorbenem Magen usw.

Man hat oft beobachtet, daß, wenn chronische konstitutionelle Kopfschmerzen beseitigt wurden, der Kranke manchmal abmagert und Schwächezustände bekommt. Ein vollkommener Szenenwechsel greift Platz, ein Husten setzt ein. Der Kopfschmerz ist behoben, aber der Patient wird schwach. In solchen Fällen, wo die Symptome vikariieren, ist *Tuberculinum* immer ein sehr nützliches Mittel.

Zerschlagenheitsgefühl im ganzen Körper. Knochenschmerzen. Die Augen schmerzen bei Berührung und beim Seitwärtssehen. Chronische tuberkulöse Schwächezustände mit kaltem Kopfschweiß. Die gleiche Symptomatik wurde bei Calcarea-Prüfungen gefunden. Die Beziehungen zwischen *Tuberculinum* und *Calcarea* sind sehr eng; die beiden Mittel sind austauschbar, d. h. das eine Mittel kann eine Zeitlang angezeigt sein und dann das andere. Es sind beides tiefwirkende Mittel. Auch *Silicea* hat enge Beziehungen zu *Tuberculinum*, da es ähnlich wirkt und ebenso tief in das Lebensgefüge eingreift. *Calcarea*, *Tuberculinum* und *Silicea* sowie die Silikate gehören zusammen.

In den „Guiding Symptoms“ findet sich die Bemerkung: „Schmerzen im Kopf, als ob der Kopf in einen zu engen Eisenreifen gezwängt sei.“

Scharfe, schneidende Kopfschmerzen, schlimmer durch Bewegung. In den „Guiding Symptoms“ steht: „Unfreundliche, schweigsame, reizbare Geisteshaltung. Der Patient schreit im Schlaf auf, ist nachts sehr unruhig, eine Schwester starb an tuberkulöser Meningitis.“ Diese Angaben stammen von Burnett. Das Mittel hat Hydrocephalus geheilt.

Vor vielen Jahren heilte Dr. Biegler einen Fall von tuberkulöser Meningitis mit *Tuberculinum*. Es gibt noch mehr Beispiele für die Heilung von tuberkulösen Erkrankungen des Gehirns in den Frühstadien.

Das Gesicht wird rot bis purpurfarben während des Frostes und während der Hitze. Abneigung gegen alle Speisen, ganz besonders gegen Fleisch. Durst auf große Mengen kalten Wassers während des Frostes und der Hitze. Verlangen nach kalter Milch. Leeregefühl im Bauch mit Ohnmachtsanfällen. Beklemmungsgefühl in Leib und Magen, ähnlich dem bei *Sulfur* beschriebenen. Bei Hunger ein Vernichtungsgefühl, das den Kranken zum Essen treibt. Diese Symptome sind durch *Tuberculinum* behoben worden, nachdem *Sulfur* versagt hatte.

Die typische Abmagerung, die oft schon beginnt, bevor andere tuberkulöse Symptome manifest werden, ist eine spezielle Indikation für *Tuberculinum* — wenn das ganze Symptomenbild paßt, wie immer wieder betont werden muß.

Die tuberkulösen Hirn- und Hirnhauterkrankungen sind meistens mit Verstopfung verbunden. Der Stuhl ist massig und hart. Die Verstopfung kann aber auch mit Durchfall wechseln. Verstopfung ist ein typischer Zug von *Tuberculinum*. „Verstopfung, Stuhl massig und hart, dann Durchfall. Jucken des Afters. Plötzlicher Durchfall vor dem Frühstück mit Übelkeit. Die Leistendrüsen sind verhärtet und geschwollen. Sehr starker Schweiß bei chronischem Durchfall.“ Diese und die folgenden Angaben stammen von Burnett, der diesen Zustand als „Tabes mesenterica“ bezeichnet hat. „Schwellung in der linken und rechten Bauchseite. Seitenstiche nach Laufen. Matt und nicht zum Reden aufgelegt. Nervös und reizbar. Spricht im Schlaf, knirscht mit den Zähnen. Geringer Appetit. Blaue Hände. Verhärtete und fühlbare Drüsen überall. Aufgetriebener Leib. Die Milzregion ist angeschwollen.“ Das war einer von Burnetts klinischen Fällen, die durch sein *Bacillinum* geheilt wurden. Bekanntlich hat Burnett in den meisten Fällen *Bacillinum* in der 200. Potenz benutzt.

Phthisiker werden ebenso wie Sulfur-Patienten morgens oft vom Durchfall aus dem Bett getrieben, ein Symptom, das durch *Tuberculinum* behoben werden kann.

Allgemeine Erschlaffung. Schwäche der Genitalien, die schlaff herabhängen. Erschlafftes Scrotum.

Die Menses kommen zu früh, zu reichlich und dauern zu lange. Später eventuell Amenorrhoe. Dysmenorrhoe.

Husten vor und während des Frostes.

Erstickungsgefühl, schlimmer in einem warmen Raum (bei tuberkulösen Spitzenherden links).

Uterussenkung mit Schweregefühl. Zur Zeit der Menstruation Uteruserschlaffung, als ob es zum Vorfall käme.

Trockener Husten vor dem abendlichen Frost (*Rhus tox.*). Der trockene Husten bleibt manchmal während des Frostes und auch während des Fiebers bestehen, aber der Kranke weiß aus Erfahrung, daß der Frost infolge des Hustens eintritt. Er sagt dann etwa: „Ich spüre, daß meine alten Frostschauer wiederkommen, weil sich der Husten wieder eingestellt hat.“ Die früheren Mittel sind vielleicht nicht erfolgreich gewesen, weil sie nicht tief und nicht lange genug gewirkt haben. Ein homöopathisches Mittel, das einen krankhaften Zustand wirklich heilt, wird immer wieder wirken; vorausgesetzt, daß das Symptomenbild das gleiche bleibt, wird vielleicht nur eine Veränderung der Potenz nötig sein. *Tuberculinum* ist speziell dann indiziert, wenn bei jedem Rückfall einer Krankheit ein neues Mittel notwendig war.

Erstickungsgefühl in einem warmen Raum. Der Patient bekommt nur Luft, wenn er im kalten Wind reitet. Wenn Phthisiker keine Erleichterung finden außer durch Reiten im kalten Wind, so ist das ein zwar seltenes, aber sicher beobachtetes Symptom.

Der Kranke will tief atmen und wünscht frische Luft; er möchte die Türen und Fenster geöffnet haben; er sitzt mit kaltem Schweiß bedeckt im Zimmer und sehnt sich nach frischer Luft. Wenn er kalten Schweiß hat, kann er keinen Wind vertragen, weil er sich zu leicht erkältet. Besonders dann, wenn die tuberkulösen Veränderungen in der linken Lungenspitze beginnen, ist das Mittel angezeigt.

„Harter, trockener, erschütternder Husten." Der Auswurf ist dick, gelb, oft gelbgrünlich. Trockener Husten bei jungen Mädchen, deren Menarche noch nicht eingetreten ist. Wenn die tuberkulösen Herde nicht zu ausgedehnt sind, kann *Tuberculinum* den Fortschritt des Leidens aufhalten. *Tuberculinum* verschafft häufig Immunität, wenn es vor Manifestwerden einer vererbten tuberkulösen Disposition angewandt wird. Es immunisiert die Konstitution.

Kranke, die abends an Schwächezuständen mit Pulsbeschleunigung leiden. Herzklopfen nach dem Abendessen.

Zucken der Muskeln beim Zubettgehen und während des Schlafes. Rheumatischer Schmerz im rechten Ellenbogen. Zerschlagenheitsgefühl in Knochen und Knochenhaut. Lästige, ziehende Gliederschmerzen während der Ruhe, besser beim Umhergehen. Es ist ein typischer Zug dieses Mittels, daß die Schmerzen und Beschwerden durch Bewegung gebessert werden. Wenn an sich *Rhus* angezeigt zu sein scheint, verhindert oft die Schwere der Störung bzw. ihre chronische Natur die Wirkung von *Rhus*, aber *Tuberculinum* heilt solche Fälle. Besonders bei Buchhalterinnen und Ladenmädchen mit ererbter phthisischer Konstitution, mit Schmerzen und Beschwerden bei feuchtem, regnerischem Wetter, während eines Sturmes, bei Wetterwechsel, bei Abkühlung usw. heilt *Tuberculinum*, auch wenn Mittel wie *Rhus* versagt haben. Diesen Kranken geht es besser bei Bewegung und beim Umhergehen, schlechter während der Ruhe. Lästige, ziehende Schmerzen in den Beinen während der Ruhe, besser beim Umhergehen. Kälte des linken Fußes und Beins abends im Bett. Stechende Schmerzen in den Gliedern während der Ruhe. Umherziehende Schmerzen in Gliedmaßen und Gelenken. Schmerzen im ganzen Körper, vor allem aber in den unteren Gliedmaßen. Steifigkeit beim Beginn der Bewegung. Alle Schmerzen durch Hitze gebessert. Steifheit der unteren Gliedmaßen am Abend. Körperliche Anstrengung verschlimmert.

Alle Beschwerden werden durch Stehen verschlimmert. Der Kranke muß sich bewegen. Das ist ein wichtiger Zug dieses Mittels (wie bei *Sulfur*).

Intermittierendes Fieber mit Ziehen in den Gliedern während der Ruhe. Frostigkeit gegen 7 Uhr morgens. Frostschauer am Abend, besser im Bett. Frost gegen 17 Uhr mit Durst. Husten vor dem Frost und während des Frostes. Erbrechen während des Fiebers. Der Kranke möchte zu all diesen Zeiten bedeckt sein. Starke Hitze mit Frostschauern. Rezidivierendes intermittierendes Fieber.

Ziehen in den Gliedern am Abend vor dem Frost und während des Frostes. Der Patient weiß wegen des Ziehens in den Gliedern, daß der Frost kommt. Frost um 23 Uhr.

Schmerzen in den Schädelknochen mit Empfindlichkeit der Knochenhaut; Besserung durch Umherreisen und durch Bewegung (wie bei *Rhus*); Verschlimmerung in der Ruhe.

Schwitzen bei geistiger Anstrengung. Der Schweiß färbt das Bettuch gelb. Hitze und Schweiß während des Schlafes. Nachtschweiße sind bekanntlich bei Phthise sehr charakteristisch.

Ameisenlaufen auf der Haut. Das Mittel hat tuberkulöse Hautausschläge und purpurrote Knötchenausschläge geheilt. Der Kranke möchte immer am Ofen sitzen. Jucken in kalter Luft, besser in der Nähe vom Ofen, schlimmer durch Kratzen. Empfindlichkeit gegen jeden Wetterwechsel, besonders gegen kaltes, feuchtes Wetter, manchmal auch gegen warmes, feuchtes und regnerisches Wetter. Verschlimmerung vor einem Sturm. Der Kranke kann jede Veränderung der atmosphärischen Elektrizität fühlen. Wenn er sich erkältet, kommen alle Symptome heraus.

Periodizität ist ein charakteristischer Zug dieses Mittels.

Ohnmachtsanfälle, Schwäche nach einem kurzen Spaziergang.

Das Mittel hat konstitutionelle, periodisch auftretende Kopfschmerzen, die schon 45 Jahre lang bestanden hatten, geheilt. Es heilt sogar alte Leute von diesen periodischen Beschwerden.

Die Schmerzen ziehen manchmal umher. Stechende, kneifende, krampfartige, wandernde Schmerzen, stets schlimmer durch Kälte und in kaltem, feuchtem Wetter.

Valeriana

(Baldrian)

Dieses Mittel heilt viele nervöse und hysterische Erscheinungen bei reizbaren Frauen und Kindern sowie die Beschwerden der Hypochonder. Große nervöse Erregbarkeit, Exaltiertheit, hysterische Kontrakturen, Zittern, Herzklopfen, Gefühl des Schwebens, anfallsweise Atembeschleunigung, stechende Schmerzen, Spannung in den Gliedern mit Zuckungen und Muskelhüpfen, Globus hysterîcus. Empfindung, als ob etwas Warmes aus dem Magen aufsteige, mit paroxysmalem Erstickungsgefühl. Alle Nerven sind in Aufruhr. Überempfindlichkeit aller Sinne. Große nervöse Unruhe. Alle diese Allgemeinsymptome entwickeln sich in der Ruhe und werden durch Bewegung und Umhergehen erleichtert. Der Patient wird leicht ohnmächtig und bekommt schon bei geringen Anstrengungen entsprechende Symptome. Die Beschwerden wechseln, die Schmerzen wandern im Körper herum. Das Mittel eignet sich ausgezeichnet für die zahlreichen nervösen Erscheinungen bei Spinalirritation, bei denen Besserung durch Bewegung und Verschlimmerung durch Anstrengung eintritt. Anstrengung verursacht in diesen Fällen Kopfschmerzen. Stechende Schmerzen im ganzen Körper während der Ruhe.

Der Patient ist oft ekstatisch oder hysterisch. Der Geist unterliegt einem raschen Wechsel seiner Zustände und Ideen. Die psychischen Symptome entwickeln sich während der Nacht. Der Kranke sieht Bilder, Tiere und Menschen, ist geistig sehr aktiv, gespannt und erregt und springt von einem Thema zum andern; er hat irreführende Vorstellungen, denkt z. B., er sei jemand anders, kriecht an den Bettrand, um Platz zu machen, bildet sich ein, daß Tiere neben ihm liegen, die er nicht verletzen möchte, usw. Furcht des Abends im Dunkeln. Die Symptome werden im Dunkeln verschlimmert. Große Traurigkeit und Reizbarkeit. Mürrisch, leicht erbittert. Die psychischen Symptome treten besonders bei Ruhe, im Sitzen und Liegen hervor und verschwinden beim Umhergehen.

Schwindel beim Bücken. Der Patient fühlt sich so leicht, als schwämme er in der Luft.

Heftige, nervöse Kopfschmerzen abends während der Ruhe, durch Bewegung gebessert. Betäubende Schmerzen im Kopf. Stechende, reißende Schmerzen. Starkes Kältegefühl im Kopf. Kopfschmerz nach Hitze und nach Sonnenbestrahlung. Verschlimmerung im Freien und durch Zugluft. Schmerzen in der Stirn und quer durch die Augen. Spannungs- und Zusammenschnürungsgefühl der Kopfhaut. Eiseskälte auf dem Scheitel.

Die Augen blicken wild. Lichtblitze vor den Augen im Dunkeln. Morgens Druck in den Augen. Die Augen schmerzen. Sehr gutes Sehvermögen.

Das Gehör ist verschärft. Ruckende Schmerzen, Pfeifen und Klingen in den Ohren.

Das Gesicht ist im Freien rot und heiß. Stiche im Gesicht und in den Zähnen. Plötzliche ruckende Schmerzen im Gesicht. Muskelhüpfen und ziehende Schmerzen im Gesicht. Gesichtsneuralgie, in der Ruhe verschlimmert.

Dickbelegte Zunge. Ranziger Geschmack. Schaler Geschmack im Mund beim Erwachen.

Gefühl, als hänge ein Faden im Rachen. Speichelfluß und Erbrechen.

Gieriger Hunger mit Übelkeit, schlimmer bei leerem Magen, gebessert nach dem Frühstück. Beschwerden nach Fasten. Morgens Aufstoßen, das nach faulen

Eiern schmeckt. Aufstoßen ranziger Flüssigkeit. Übelkeit, Ohnmachtsanfälle, eiskalter Körper. Säuglinge brechen gleich nach dem Anlegen, falls die Mutter sich vorher geärgert hat. Kinder erbrechen klumpig geronnene Milch.

Aufgetriebener Leib. Schneidende Leibschmerzen. Kolik. Krämpfe hysterischer Frauen abends im Bett und nach dem Mittagessen.

Wässeriger Durchfall mit Gerinnseln bei Kindern. Grünlicher, breiiger Stuhl mit Blut. Bauchkrämpfe und Tenesmus bei Kindern. Würmer im Stuhl. Aftervorfall infolge des Pressens beim Wasserlassen.

Polyurie bei nervösen Frauen. Der Urinsatz ist rot oder weiß.

Menses spät und spärlich.

Würgen in der Halsgrube beim Einschlafen. Erwachen infolge Erstickungsgefühls. Die Einatmung wird zunehmend flacher und rascher, bis sie kurz aufhört, wonach in kurzen Pausen seufzendes Luftschnappen einsetzt (vgl. *Ignatia, Acidum oxalicum*). Anfallsweise Atmungsbeschleunigung bei hysterischen und sehr nervösen Frauen. Globus hystericus.

Stoßende, stechende Schmerzen in der Brust. Druck auf der Brust mit Kloßgefühl im Hals. Stechen in der rechten Brustseite und in der Leber. Herzstiche mit raschem, kleinem, schwachem Puls.

Schmerzen in der Kreuzbeingegend während der Ruhe, gebessert durch Umhergehen. Rheumatische Schmerzen in den Schulterblättern.

Rheumatische Schmerzen in allen Gliedern, verschlimmert in der Ruhe nach vorangegangener Anstrengung, gebessert durch Umhergehen. Ziehen und Rucken in den Gliedern. Muskelhüpfen während der Ruhe. Schwere in den Gliedern; der Kranke möchte seine Gliedmaßen bewegen, kann es aber nicht. Stechende Schmerzen in Armen und Schulter. Ziehen in den Muskeln mit stechenden Schmerzen in den Armen. Hysterische Kontrakturen in Händen und Armen. Krampfige, sehr heftige Schmerzen, wie von einem elektrischen Schlag, wiederholt durch den Oberarm schießend. Krampf im Biceps beim Schreiben. Schmerzen längs des N. ischiadicus beim Stehen, gebessert durch Umhergehen. Reißende Schmerzen im Oberschenkel bis zur Hüfte hinauf. Reißen in den Waden beim Kreuzen der Beine. Reißen in der Muskulatur des Oberschenkels während der Ruhe. Heftige, ziehende, ruckende Schmerzen in den unteren Gliedmaßen während der Ruhe. Ziehen in den Oberschenkeln, den Beinen und den Achillessehnen beim Sitzen, gebessert durch Umhergehen. Schmerzen in den Fußgelenken nach Anstrengung und Treppensteigen, gebessert durch Umhergehen. Ziehen in den Fußwurzelgelenken beim Sitzen. Schmerz in der Ferse während der Ruhe. Hysterische Krämpfe in den unteren Gliedmaßen, besonders in Waden und Füßen.

Schlaflosigkeit vor Mitternacht. Krämpfe in Händen und Füßen verhindern das Einschlafen. Lebhafte Träume. Die Symptome verschlimmern sich beim Erwachen.

Veratrum album

(Weiße Nieswurz)

Das Symptom „Kälte“ ist bei allen Wirkungen von *Veratrum* sehr charakteristisch. Es gibt kaum eine Symptomgruppe in diesem Mittelbild ohne das Begleitsymptom Kälte. Kälte der Absonderungen, Kälte des ganzen Körpers. Des weiteren ist eine ausgesprochene Erschöpfung mit den verschiedenen Symptomgruppen verbunden. Vollständige Erschlaffung und Erschöpfung mit Kälte. Profuser Schweiß. Erbrechen und Durchfall.

Reichliche, wässerige Absonderungen ohne offensichtliche Ursachen. Der Kranke liegt matt und erschöpft im Bett, kalt bis in die blaurot verfärbten Fingerspitzen. Die Lippen sind kalt und blau. Bedrücktes, runzeliges Gesicht. Hochgradiges Kältegefühl, als ob statt des Blutes Eiswasser durch die Adern laufe. Die Kopfhaut ist kalt, die Stirn ist mit kaltem Schweiß bedeckt. Kopfweh und Erschöpfung. Fleckweise verteilte Kälte am ganzen Körper. Leichenkälte der Extremitäten. Häufige Krämpfe. Der Kranke sieht aus, als werde er sterben. Dieser Zustand entwickelt sich während der Regel, während einer Kolik mit Übelkeit, bei Manie und heftigem Delirium, bei Kopfweh, bei heftigen Entzündungen.

HAHNEMANN sagte erstaunlicherweise voraus, daß sich *Veratrum, Camphora* und *Cuprum* zur Behandlung der Cholera eignen würden. Er erkannte das Wesen dieser Mittel und ihre Heilkräfte. Er sah die Ähnlichkeit von Arzneibild und Krankheitsbild.

In Fällen mit sehr starken Krämpfen ist *Cuprum* das Simillimum; bei Kälte, Blausucht, wenig Schweiß, Erbrechen und Durchfall ist *Camphora* das Mittel der Wahl. Wenn reichliche Absonderungen, Blausucht und Kälte vorhanden sind, ist *Veratrum* angezeigt. *Secale* hat in seinem Arzneibild ebenfalls einige Cholerazüge. Bei *Podophyllum* finden wir erschöpfende Durchfälle, bei *Arsenicum* ängstliche Unruhe.

Die psychischen Leitsymptome sind Heftigkeit und Zerstörungswut. Der Kranke möchte alles zerstören oder zerreißen; er reißt sich die Kleider vom Leib, ist immer sehr geschäftig und forciert sein Tagewerk. Ein Böttcher, der an einer Veratrum-Psychose litt, türmte dauernd Stühle übereinander. Als er gefragt wurde, was er da täte, antwortete er, er treibe Faßdauben auf. Wenn er sich nicht hiermit beschäftigte, riß er an seinen Kleidern oder betete stundenlang auf den Knien und so laut, daß man es in der ganzen Straße hören konnte.

Exaltierter religiöser Wahnsinn. Der Patient glaubt z. B., er sei der auferstandene Christus; er schreit und kreischt, bis er blau im Gesicht wird; sein Kopf ist kalt wie Eis und mit kaltem Schweiß bedeckt; oder er predigt z. B. mit weit ausgestreckten Armen Reue. Er mahnt zum Bereuen, predigt, heult, singt obszöne Lieder und entblößt sich. Furcht vor dem Tod und vor ewiger Verdammnis. Bildet sich ein, die Welt stände in Brand.

„Manie mit dem Verlangen, alles zu zerschneiden und zu zerreißen, besonders die Kleider. Unzüchtigkeit und geile Reden. Puerperale Manie und Krämpfe mit starken Hirnkongestionen. Blaues, gedunsenes Gesicht. Die Augen treten hervor. Wilde Schreie. Will beißen. Geschwätzigkeit. Spricht überstürzt. Ist untröstlich über eingebildetes Unglück. Rennt im Raume herum, heult und schreit oder sitzt brütend, jammernd und weinend da."

Verzweiflung und Hoffnungslosigkeit an der Grenze des Wahnsinns. „Verzweifelt an seiner Genesung, versucht Selbstmord." Infolge Kummer und Hoffnungslosigkeit können die Patienten in einen Zustand heftiger Manie verfallen. *Veratrum* bringt sie über ihre Hoffnungslosigkeit hinweg. „Melancholie, der Patient läßt den Kopf hängen, er sitzt brütend und schweigend da."

Junge Mädchen haben jahrelang Regelbeschwerden mit prämenstruell auftretenden Verzweiflungszuständen. Sie lächeln niemals, die Welt und das ganze Leben erscheinen ihnen düster. Das sind Vorzeichen einer Psychose. *Veratrum* könnte viele Frauen vor der Irrenanstalt retten, besonders jene mit Gebärmutterbeschwerden. Mädchen in der Pubertät leiden unter Dysmenorrhoe, hysterischen Zuständen, Durchfall und Erbrechen. Während der Regel werden sie kalt wie eine Leiche, ihre Lippen und Glieder werden kalt und blau, furchtbare Schmerzen treten auf. Vernichtungsgefühl. Manie, jeden küssen zu wollen. Hysterie mit Kälte zur Zeit der Periode, reichlicher Schweiß, Erbrechen, Durchfall usw.

Veratrum macht lästige Kopfschmerzen neuralgischer Art von großer Heftigkeit, begleitet von Kälte, von Galle- und Blutbrechen, starker Erschöpfung, reichlichem Schweiß. Erbrechen und Würgen, auch wenn der Magen schon leer ist. Krampfhaftes Würgen und Magenkrämpfe.

Heftige Blutwallungen zum Kopf bei gleichzeitiger Kälte der Extremitäten. Der Kopf fühlt sich wie in Eis eingepackt an. Der Kranke hat das Gefühl, als läge Eis auf dem Scheitel und Hinterkopf (*Calcarea*). Spannung im Kopf, als ob die Hirnhäute zu eng um das Gehirn gezogen seien. Drückende Schmerzen.

Ich erinnere mich an einen Farmer, der mich eines Sommers aufsuchte. Er hatte beim Wassertrinken das seltsame Gefühl, das Wasser liefe an der Außenseite des Halses hinab und nicht durch die Speiseröhre. Das war so ausgesprochen, daß er seine Freunde bat, nachzusehen, ob das Wasser nicht außen hinabrinne. *Veratrum* 2m. (2000. Potenz) heilte ihn. Kein Mittel hat jemals bei den Prüfungen dieses Gefühl hervorgebracht; aber auf Grund von Analogieschlüssen brachte ich das Simile heraus.

Heftiger Durst nach kaltem Wasser und Verlangen nach Eis. „Alle Früchte verursachen eine schmerzhafte Auftreibung des Magens."

„Heftiges Erbrechen. Übelkeit mit Schwäche. Der Kranke muß sich niederlegen. Hysterische Magenkrämpfe. Kolikartige Krämpfe in den Bauchmuskeln. Magenkatarrh, große Schwäche mit Kälte und plötzlichem Umfallen."

Rheumatische und neuralgische Gliederschmerzen, die sich in der Bettwärme verschlimmern und den Kranken nachts aus dem Bett in einen kühlen Raum treiben, wo er umhergehen muß, um sich Erleichterung zu verschaffen. Natürlich vermutet man zunächst, daß Hitze diesen Kranken angenehm sei. Das ist sie auch manchmal, besonders wenn der Leib und andere Körperteile kalt sind; sonst aber verschlimmert Wärme die Schmerzen (*Mercurius*).

„Schmerzhafte, lähmungsartige Schwäche in den Gliedern."

„Abwechselnd Frost und Hitze, bald hier, bald dort im Körper. Inneres Frostgefühl vom Kopf bis zu den Zehen beim Trinken." Viele Beschwerden der Veratrum-Patienten werden beim Trinken schlimmer.

Brennen während des kalten Schweißes. Bei den chronischen psychischen Störungen ist die Haut dunkel verfärbt und trocken, mit Ausnahme der Stirn, aber bei akuten Beschwerden mit überwiegend körperlichen Symptomen, z. B. bei Dysmenorrhoe, aber auch bei akutem Irresein usw., ist die Haut von profusem Schweiß bedeckt.

Nagender Hunger trotz Übelkeit und Erbrechen. Leere- und Vernichtungsgefühl im Leib nach dem Stuhlgang.

Zincum metallicum

(Zink)

Das Arzneibild von *Zincum* ist vollständig und sorgfältig auf die Symptome aller Körperteile hin durchgeprüft. Das Mittel ist ein Antipsoricum und eignet sich für abgewirtschaftete, schwache Patienten. Schwäche charakterisiert das gesamte Prüfungsbild.

Der Zincum-Patient ist nervös, sehr empfindlich und leicht erregbar; er zittert und bebt, hat Muskelzucken, reißende Nervenschmerzen sowie Stiche und regt sich beim leisesten Anlaß auf. Einerseits besteht Überempfindlichkeit, andererseits kann aber auch eine Beeinträchtigung des Empfindungsvermögens vorhanden sein. Die hochgradige Überempfindlichkeit entspricht derjenigen bei *Nux* (im übrigen jedoch wirken die beiden Mittel entgegengesetzt). *Nux vomica* und *Zincum* passen für überarbeitete und erregbare Menschen. Der Nux-Patient reagiert am besten auf Hochpotenzen. Weiterhin bestehen lähmungsartige Schwäche, Abmagerung und Erschöpfung sowie sehr viele Hirn- und Rückenmarkssymptome.

Alle Funktionen sind herabgesetzt. Hautausschläge erscheinen langsam. Der ganze Organismus scheint ermüdet und schwach zu sein. So kann z. B. ein Mädchen in der Pubertät bei ausbleibender Menarche körperlich und seelisch stark herunterkommen. Es bekommt choreatische Symptome, Zuckungen und Muskelhüpfen, Rücken- und Nackenschmerzen, Brennen der ganzen Wirbelsäule, Krabbeln auf der Haut der Extremitäten, hysterische Erscheinungen aller Art. Empfindlichkeit gegen jedes Geräusch, gegen das Sprechen der Menschen im Zimmer, gegen Papierrascheln usw. „Reden oder Zuhören macht Beschwerden. Das Sprechen anderer Leute geht dem Kranken auf die Nerven und macht ihn mürrisch, selbst wenn es seine Freunde sind."

Schwächliche Kinder mit geistiger Unterentwicklung und schlechtem Gedächtnis. Sie sind an sich leicht zu lenken, aber wenn man sie antreibt, werden sie zornig. Wenn ein Kind Masern oder Scharlach durchgemacht hat, kann es hernach in Stupor verfallen, besonders falls der Ausschlag nicht richtig herausgekommen ist. Neigung zu Krämpfen. Ziehen in den Gliedern. Harnverhaltung. Der Kopf wird von einer Seite zur andern gerollt. Später kann der stuporöse Zustand in völlige Bewußtlosigkeit übergehen. Die Haut läßt Ausschläge nur schwer nach außen treten.

Die Verdauung im Magen ist verzögert. Saures Erbrechen. Darmträgheit. Der Rectuminhalt wird eingedickt. Erschwerung des Wasserlassens. Lähmung der Blase und hartnäckige Verstopfung verbunden mit Rückenmarkssymptomen. Der Urin fließt anfangs nur langsam. Der Patient kann nur im Sitzen Wasser lassen, manchmal nur, wenn er dabei seinen Rücken gegen eine harte Stuhllehne drückt. Schmerzen in der Rücken-, Lenden- und Kreuzbeingegend, besser beim Umhergehen, schlechter beim Erheben vom Stuhl. (Bei *Rhus* sitzt der Schmerz in der Kreuzbeingegend, bessert sich beim Umhergehen und kommt beim Sitzen wieder. Bei *Calcarea, Rhus, Phosphorus, Sulfur* und *Sepia* finden wir diese Modalität sehr deutlich ausgeprägt. Bei *Zincum* ist die Verschlimmerung beim Erheben vom Stuhl weniger auffallend als bei *Petroleum* und *Ledum*).

Taubheit der Fußsohlen mit schneidenden Schmerzen in der Ferse beim Gehen. Folternde, stechende, dolchartige, reißende Schmerzen. Tabes dorsalis.

Die Glieder sind gelähmt. Parese und später Paralyse einer oder beider Seiten. Zucken, Zittern und Schwäche. Zusammenfahren und Zucken während des Schlafes.

Ernährungsstörungen bei Blutarmut. Abmagerung am ganzen Körper. Die Haut welkt; das Gesicht ist blaß, faltig, ungesund, kränklich. Ständiges Frostgefühl und Empfindlichkeit gegen Kälte. Viele neuralgische Beschwerden. Reißende Schmerzen in allen Körperteilen nach Zugluft. Spannung und Ziehen an verschiedenen Stellen. Merkwürdiges Ziehen in der Augengegend, als wenn sich Strabismus entwickeln wolle. Ziehen in den Muskeln. Der Nacken wird zurückgebogen. Spannung und Ziehen überall. In Ruhe zieht der Kranke die Gliedmaßen an den Körper, weswegen es leicht zu Kontrakturen kommt. Völlige Deformierung der Finger.

Verlangsamtes Denken bei allgemeiner Schwäche und Ermüdung. Schwaches Gedächtnis. Vergeßlichkeit. „Der Kranke wiederholt alle Fragen, bevor er sie beantwortet." Er muß nämlich Zeit gewinnen, um zu begreifen, was gemeint ist; erst dann antwortet er. Dieses Symptom findet man z. B. auch bei verzögerter Rekonvalescenz nach Typhus und bei Kindern nach Hirnkrankheiten. Nervöse Erschöpfung.

Zincum paßt nicht für angeborenen Schwachsinn, auch nicht für Kinder an der Grenze der Idiotie. Hier eignet sich *Baryta carbonica* besser.

Manchmal finden wir schwerere Hirnstörungen, die einige Anforderungen an unsere Geduld stellen. Bisweilen verfallen die Patienten in eine langsam zunehmende Bewußtlosigkeit. Sie rollen tagelang mit dem Kopf. Die Augen sind glanzlos, der Körper ist abgemagert. Unwillkürlicher Stuhl- und Urinabgang im Bett. Zunge und Lippen sind trocken, dürr und eingeschrumpft, so daß sie wie Leder aussehen. Das Gesicht ist welk. Der Patient altert zusehends. Lähmung einer Hand oder eines Fußes. Bisweilen scheint das ganze Muskelsystem gelähmt zu sein. Aufschreien vor Schmerz (aber nicht so schrill wie bei *Apis*). Eine Gabe *Zincum* kann manchmal die Reaktionsfähigkeit schnell wiederherstellen. Einige Tage danach entsteht ein Zucken und Zittern in den bisher bewegungslosen Teilen oder die Wirkung des Mittels zeigt sich in reichlicher Schweißbildung und starkem Erbrechen. Plötzliches Zusichkommen, das alarmierend wirkt, denn es gleicht dem bevorstehenden Ende, aber es ist der Anfang der Reaktion. Tage- und nächtelang ist die Wiederkehr des Empfindungsvermögens von quälendem Ameisenlaufen, Stechen, Prickeln und Krabbeln begleitet. Die Eltern und die Nachbarn wollen meistens, daß etwas dagegen getan wird, aber wenn wir ein Gegenmittel geben würden, käme der alte Zustand wieder. Diese Symptome sind ja die Zeichen des von neuem erwachenden Lebens. So wird es eine oder zwei Wochen weitergehen, aber dann werden sich Rückfallserscheinungen zeigen. Es bedarf einer weiteren Dosis von *Zincum*, worauf erneut Schweißausbruch und Erbrechen folgen. Wir werden dieses Bild oft bei spinaler Meningitis sehen. Im kongestiven Frühstadium wird *Belladonna* Erleichterung bringen, aber beim Einsetzen der obengenannten Symptome ist *Zincum* das einzige Mittel, das heilen wird. Der Belladonna-Patient hat ein gerötetes Gesicht, einen heißen Kopf, lodernde Augen, klopfende Carotiden und Kopfrollen. Bei *Bryonia* finden wir stille Gefügigkeit, Apathie, bläulichrote Verfärbung, Schläfrigkeit und Besserung durch Ruhe; bei *Helleborus* nur wenig Fieber, kalte Gliedmaßen, Umherwerfen des Kopfes, erweiterte Pupillen, Bewußtlosigkeit, keinerlei Ansprechbarkeit mehr. Wenn die Reflexe erloschen sind, kommt *Zincum* zum Zuge.

Nachdem *Gelsemium, Belladonna* oder *Bryonia* Erleichterung verschafft haben, geben wir *Zincum*. Es handelt sich bei diesen meningitischen Symptomen meistens um mürrische kleine Kinder, die sich oft wochenlang mit diesem Zustand herumschlagen, dabei abmagern und bewußtlos werden.

Wir müssen uns die Mutter vornehmen und ihr erklären, was geschehen wird, wenn das Kind zum Bewußtsein zurückkehrt. Wenn wir das nicht tun, kann es geschehen, daß man uns entläßt und einen anderen Arzt holt. Ein älterer Mensch wird die Belastung mit einer derart schweren Krankheit kaum mehr aushalten, aber es ist erstaunlich, wie gut die Kleinen manchmal die chronische Entzündung und Kongestion überwinden. Das Mittel wirkt auch nach Scharlach und falsch behandelter tuberkulöser Meningitis. Manche schwere Hirnerkrankungen habe ich auch mit *Phosphorus* durchgebracht, dessen Arzneibild eine gewisse Ähnlichkeit mit dem von *Zincum* hat. Es bestehen keine Berichte über geheilte tuberkulöse Meningitiden, aber der homöopathische Arzt wird immerhin den einen oder anderen Fall heilen können, wenn es auch 2 oder 3 Monate dauern wird und das Befinden mit 2 oder 3 Rückfällen auf und ab geht.

Bei den Augensymptomen finden wir eine eigentümliche Verdickung und Trübung der Bindehaut, die infiltriert und lederartig ist und gelbe Flecken aufweist. Verdickung der Augenwinkel wie bei Pterygium. DUNHAM heilte mit *Zincum* bemerkenswerterweise ein Pterygium. Der Bericht über diesen Fall in den „Guiding Symptoms" lautet wie folgt: „Pterygium des rechten Auges, eben auf die Hornhaut übergehend; im linken Auge vom inneren Epikanthus bis zur Pupille sich ausdehnend." — „Juckender und stechender Schmerz im inneren Augenwinkel mit Trübung der Sicht. Viel Brennen in den Augen und Lidern am Morgen und Abend mit dem Gefühl von Trockenheit und Druck."

Zincum heilt hochgradige Verdickung der Augenlider, Ektropium, Entropium und granuläre Entzündung der Lider. In einem schweren Fall von Entropium, bei dem die Augenwimpern den Augapfel dauernd scheuerten und Tränenfluß, starke Entzündung und Rötung verursachten, beseitigte *Zincum* alle Beschwerden. Starke Lichtscheu. *Zincum* und *Euphrasia* haben bei Augenbeschwerden ähnliche Wirkungen.

Schielen nach Hirnerkrankungen, nach Scharlach und bei Dysmenorrhoe.

Auffallend ist folgendes Syndrom: Schmerzen in den Eierstöcken und in der Gebärmutter, hysterische Erregung, Erleichterung bei Eintreten der Regel. Das steht in Gegensatz zu *Cimicifuga,* wo wir nervöse Erregung und hysterische Symptome während der ganzen Regeldauer finden: je reichlicher der Regelfluß ist, desto heftiger werden die Schmerzen. Bei *Lachesis* und *Zincum* sind die Symptome schlimmer vor der Regel und bessern sich mit Eintritt der Regel.

Die große Nervosität des Zincum-Patienten äußert sich besonders in den Füßen. Wir können gelegentlich ein Kind oder eine Frau beobachten, die ständig einen Fuß bewegen. Diese nervöse Unruhe der Füße und gleichzeitig eine Erleichterung der Symptome beim Bewegen der Füße finden wir in vielen Arzneibildern, besonders aber bei *Zincum.* Ein Mädchen von 12 Jahren bot kein übereinstimmendes Symptomenbild, und ich konnte infolgedessen kein passendes Mittel finden. Die Mutter sagte mir, das Kind habe sie dadurch geärgert, daß es in der Kirche dauernd einen Fuß bewegte. Als man das Mädchen nach dem Grund fragte, antwortete es, daß beim Ruhighalten der Füße Urin abgehen würde. *Zincum* heilte das Kind. Im Text der Prüfungsprotokolle finden wir doppelt unterstrichen die Worte: „Nervöse Unruhe der Füße."

Endlich bietet das Arzneibild von *Zincum* auch einige typische Herzsymptome, z. B. Zusammenschnürungsgefühl der ganzen Brust bei schwächlichen Menschen.

Arzneimittelregister *)

(Vergleichsmittel)

*) Die fett gedruckten Zahlen verweisen auf die Mittel, die im Buch abgehandelt sind.